AF368632

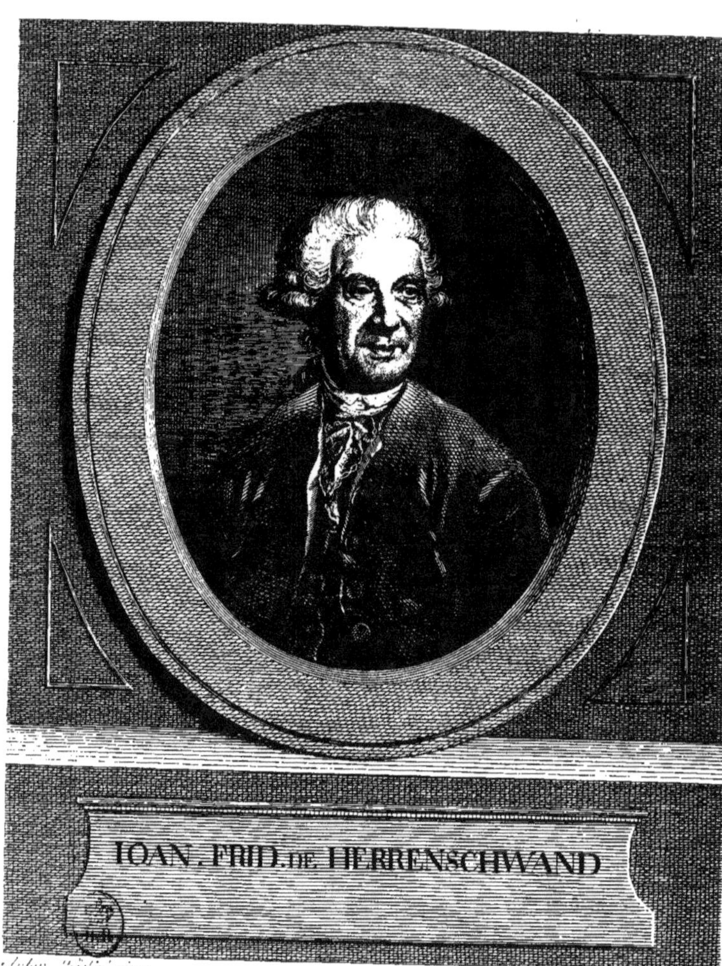

IOAN. FRID. DE HERRENSCHWAND

TRAITE

DES PRINCIPALES ET DES PLUS FRÉQUENTES
MALADIES •
EXTERNES ET INTERNES.

A l'ufage des jeunes Docteurs en médecine, des Chirurgiens-Médecins & des Praticiens qui fuppléent au défaut des Médecins gradués; ainfi qu'à celui des perfonnes éclairées, qui, par des motifs de bienfaifance, exercent la médecine dans les campagnes, ou qui, peu à portée des fecours de l'art, font obligés d'être leur propre médecin & de médicamenter ceux qui les environnent.

Ouvrage qui contient non-feulement les directions néceffaires pour apprendre à bien diftinguer les maladies, & à les traiter à l'aide du régime & des ordonnances ufitées pour l'apothicaire, mais encore au moyen de remedes domeftiques, ou rédigés en une petite pharmacie portative, peu difpendieufe.

DÉDIÉ A LL. EE. LES SOUVERAINS SEIGNEURS
DE L'ÉTAT DE BERNE.

Par M. JEAN-FRÉDERIC DE HERRENSCHWAND, Doct. en Méd. Affocié étranger de la Soc. ROYALE DE MÉDECINE de Paris & de la Soc. ÉCONOMIQUE de Berne; ci-devant premier Médecin DU ROI DE POLOGNE, & Confeiller intime de S. M. & de la SÉRÉNIS-SIME COUR DE SAXE-GOTHA; Médecin confultant de la VILLE DE BERNE, &c.

Ex votis cordati efto medici ab incunabulis Civibus ac Genti tandemque pofteris pro viribus prodeffe.

A BERNE,

Chez François SEIZER & Compagnie, Libraires.

MDCCLXXXVIII.

AVIS DES ÉDITEURS.

Plufieurs de nos correfpondants, à qui nous avions fait paffer le profpectus de cet ouvrage, nous ont témoigné leurs regrets fur l'annonce
que l'édition fe feroit in 4°. en un feul volume, en nous affurant, que
pour l'édition in-8°. en plufieurs volumes, ils auroient foufcrit pour la
moitié de plus.

Nous avouons que ce préjugé nous auroit porté à nous y foumettre fans l'auteur, qui nous a démontré que fon ouvrage feroit d'un ufage
très-difficile, & même fujet à donner lieu à des méprifes de conféquence,
s'il étoit divifé en plufieurs volumes, vû qu'à tout moment le lecteur feroit dans le cas de quitter ceux qui traitent des maladies pour confulter
les volumes qui contiennent les régimes, les ordonnances pour l'apothicaire, ou les médicaments de la pharmacie portative, & encore pour
aller à la recherche des matieres traitées antécédemment.

Ces obfervations convaincront le lecteur que ce Traité des maladies ne fera d'un ufage fûr & commode que dans le format que nous
avons choifi.

Si toutefois le Public reclamoit une édition en petit format, nous
ne nous refuferons d'autant moins à le fatisfaire que cela nous mettra
à même de l'enrichir des nouvelles obfervations que l'auteur nous a
promis de nous fournir, & qui entr'autres conftateront par l'expérience,
les vertus d'excellentes eaux-minérales, &c.

Très-fâchés que, par l'inadvertence des Imprimeurs, il s'eft gliffé plufieurs fautes dans l'ouvrage, nous avons voulu y remédier en les indiquant dans un *Errata*, par où l'on verra qu'on y a mis tous les foins
& toute l'exactitude poffibles, l'auteur ayant vaqué en perfonne à
cette partie.

A LEURS EXCELLENCES

MESSEIGNEURS LES AVOYERS, PETIT ET GRAND CONSEILS

de la Ville & République de BERNE.

TRÈS-ILLUSTRES ET PUISSANTS SEIGNEURS, GRACIEUX SOUVERAINS.

En déduisant, dans la préface, les motifs qui m'ont engagé à composer l'ouvrage que j'ai l'honneur de mettre sous les yeux de VOS EXCELLENCES, j'ai annoncé que je m'appliquerois à le rendre plus particuliérement utile à mes Compatriotes.

Je me flatte de n'avoir rien omis de ce qui intéresse essentiellement la santé des peuples de VOTRE domination; & si je n'ai pas fait mention de l'abus que fait le bas peuple de ses mauvaises eaux-de-vie, du café & du tabac à fumer, c'est parce que les hommes de cette classe ne peuvent être instruits que par l'almanach. Des exemples frappants que l'on y insèreroit, pendant plusieurs années consécutives, des mauvais effets de ces objets qui font leurs délices, feront de l'impression sur quelques individus qui déja y sont habitués; ceux qui ne le feront pas, éviteront d'en contracter l'habitude, & il est à souhaiter que dès à présent, un médecin patriote s'occupe de ces erreurs du Peuple.)(

D'ailleurs, *TRÈS-ILLUSTRES ET PUISSANTS SEIGNEURS*, j'ai concentré dans ce traité de pratique l'expérience en médecine que j'ai acquise durant ma vie, en tant que j'ai pu croire qu'elle feroit à l'ufage des perfonnes pour lefquelles j'ai écrit. Les ordonnances pour l'apothicaire & les medicaments que j'indique, font les mêmes que j'ai employés : ce que j'enfeigne eft fondé fur l'expérience ; la méthode que j'ai fuivie & les rai-fonnements fuccints dont j'ai appuyé les faits, répandront affez de clarté fur la doctrine pour être comprife, & donner à la médecine rationnelle un caractere de vérité, qui détachera le lecteur du merveilleux & des em-piriques.

C'eft dans cette efpérance & dans celle que les ouvertures qui fuivent, pourroient avoir le bonheur de plaire à *VOS EXCELLENCES*, que j'ai ofé defirer de confacrer très - refpectueufement ce traité de pratique aux *ILLUSTRES PROMOTEURS* de la félicité d'un peuple débonnaire, qui fera nombreux, en état de défendre fes foyers, & heureux, auffi long-temps qu'il participera à la fanté de fes ayeux.

Une partie de *V O S* fujets, *G R A C I E U X S O U V E-R A I N S*, jouit de ce premier bien de la vie ; mais indépendamment du danger que court le bas peuple d'en être infenfiblement privé par les erreurs dont j'ai fait mention, les maladies fecrettes fe font fi fort mul-tipliées dans le courant de ce fiecle, qu'aujourd'hui elles font comme endé-miques dans plufieurs contrées du Canton. Les gens du peuple des deux fexes s'y marient mal guéris, &, par leur progéniture, ainfi que par les alliances que des individus mal conftitués contractent avec ceux qui font en fanté, une partie des habitants eft déja & fera de plus en plus affectée des vices du sang que les syphilitiques mal guéris communiquent à leurs enfants, & qui, malheureusement, se perpétuent de génération en génération, dèsque l'un ou l'autre des parents y participe : & comme l'on ne sauroit en arrêter les progrès qu'en facilitant au Peuple les moyens de se faire guérir à peu de frais & sans se déplacer, je me suis appliqué à enseigner ces moyens ; les consultations gratuites, & par-là même nombreuses, que j'ai données durant les années que j'ai passé en retraite à la campagne, & pendant une dixaine d'années que j'habite dans la Capitale, ainsi que mes excursions & correspondances dans le Canton m'ayant convaincu qu'il pressoit de les mettre en œuvre.

Les hommes, *TRÈS-ILLUSTRES ET PUISSANTS SEIGNEURS,* qui médicamentent *VOS Peuples ;* ont jusqu'ici manqué, quant à ce qui regarde les maladies internes, d'un livre à leur portée, propre à leur servir de guide dans leur pratique, & à les maintenir dans la bonne voie. J'ai pris cet objet en considération, & j'espere que cet ouvrage leur rendra ce service.

Dans cette supposition, me seroit-il permis de manifester à *VOS EXCELLENCES* ce que je pense sur les moyens d'accélérer les biens que je desire à *VOS Peuples* dans leurs maladies ? Leurs préjugés qu'il faut ménager sont connus & comme ils préferent les médecins de leur état, il faut les en pourvoir.

Les instructions régulieres & de vive voix, seroient les meilleures ; mais en même temps trop dispendieuses pour un chirurgien-médecin de la campagne : d'ailleurs les arrangements nécessaires pour créer des établissements de cette nature, & le temps que les cours usités demandent, absorberoient des années; plusieurs autres s'écouleroient encore avant que cette jeunesse eût acquis de l'expérience, & ce ne seroit qu'alors qu'on pourroit interdire la pratique à ceux qui sont actuellement en possession de l'exercice de la médecine chez le Peuple.

Comme, parmi ces hommes, il y en a qui ne possedent pas mal ce qui a rapport à la chirurgie, qui ont lu des fragments sur la médecine, & qu'une pratique déja longue a éclairés; cette classe de chirurgiens-médecins saisira promptement le contenu d'un précis qui leur offrira les principes & la clef de la pratique rationnelle.

Pour les connoître & pour apprécier les talents de tous ceux qui médicamentent actuellement le Peuple, il faudroit leur faire subir un examen préliminaire, & appointer les non-recevables, à raison de leurs connoissances & circonstances, à un second examen; mais afin que, de la part des examinateurs & des sujets à examiner, ce second acte ait de la base, il faudroit à la suite du précédent, déterminer sur quoi les premiers auront à faire rouler le second examen & ce que l'on y exigera des derniers; c'est pourquoi il faudroit faire choix de l'ouvrage le plus convenable à ce but, & ce choix étant fait, on le notifieroit à tous ceux qui auront à subir à l'avenir l'examen, en leur accordant le terme nécessaire pour s'y présenter.

J'ai encore pris en considération cet objet important en écrivant ce traité des maladies: je me suis appliqué à le rendre intelligible, & j'ai lieu de penser que mes confreres trouveront qu'il contient tout ce qu'un bon chirurgien-médecin doit savoir. Comme il sera publié dans les deux langues du Pays, & qu'il traite de toutes les maladies les plus fréquentes *en un seul volume, il servira, si je vois bien, au susdit usage; & je crois oser assurer VOS EXCELLENCES que les examinés, en état de faire sentir, à l'examen, qu'ils en ont saisi le contenu, seront solidement initiés dans la science de connoître les maladies, d'en distinguer les causes, de les traiter par un régime convenable & par des médicaments également efficaces & peu dispendieux; & que même ils pourront devenir, à l'aide de talents naturels, par la lecture de quelques bons livres & la pratique, des médecins dignes de la confiance du SOUVERAIN.*

En fixant une année aux meilleurs sujets, non-reçus au premier examen, pour subir le second, & aux autres les termes dont on croira qu'ils auront besoin pour s'y préparer, il se trouvera prochainement assez de sujets qui mériteront d'être privilégiés, pour pouvoir attendre l'augmentation nécessaire.

Et s'il plaisoit à VOS EXCELLENCES d'accorder aux privilégiés qui auront fait un cours d'anatomie, d'opérations & d'accouchements, s'il s'en trouve, & qui seront pourvus des instruments de premiere nécessité pour l'exercice de ces arts, le brevet de chirurgien de bataillon dans celui des régiments de milices qui, pour la majeure partie, sera formé des habitans de la contrée où le breveté sera domicilié, bientôt dans les districts qui en manqueront, des jeunes gens ambitionneront ces places & se mettront en état de les obtenir. Par cet arrangement, les milices seroient, en cas de besoin, pourvues de gens de l'art, qui déja auroient leur confiance; & tous les bataillons étant pourvus, le pays le sera. Dès-lors les vagabonds qui trompent, font périr ou maltraitent le Peuple au point de surcharger les hôpitaux, de leurs victimes, quitteront d'eux-mêmes le Canton, ou ils renonceront au métier perfide qu'ils exercent.

Il importe à la santé des indigenes, que les chirurgiens-médecins qui soignent les régiments avoués, soient instruits. Messieurs les colonels & capitaines les tirent souvent de la Capitale, où ils ne trouvent guere que de jeunes gens qui y sont en condition chez les maîtres chirurgiens, & il seroit fort à desirer qu'un Docteur en médecine leur fît des préléctions annuelles sur la pratique de la médecine : en commentant ce traité des maladies que j'ai tâché d'adapter aussi à cet usage, il pourroit l'enrichir de ses propres connoissances & observations, & l'utilité de ce commencement d'instructions en favoriseroit d'autres. D'ailleurs, les gens de l'art du Pays & des Troupes avouées se prêtant par ainsi la main, les maladies secrettes diminueroient promptement, & comme j'espere d'avoir facilité aux jeunes Docteurs médecins un heureux début dans la pratique, & mis les individus intelligents, qui vivent isolés dans les campagnes, ainsi que les voyageurs, en état, à défaut de bons secours d'être leurs propres médecins, il semble que les avantages que j'ai cherché à réunir, ne sauroient manquer de faire de la sensation quant à la conservation de la vie & de la santé des Sujets de *VOS EX-CELLENCES*, & de servir à réparer les breches qui, pendant le silence ou l'insouciance de la Faculté du siecle précédent & d'une partie de celui-ci, ont été faites à la santé de la Nation par les maladies syphilitiques & par leurs suites plus fâcheuses encore.

C'est-pourquoi & afin de porter du remede à toutes autres maladies, il faut, *TRÈS-ILLUSTRES ET PUISSANTS SEIGNEURS*, de toute nécessité, que l'Illustre Conseil de Santé soit seconds par des hommes instruits : alors seulement Son zele à remplir les intentions paternelles de *VOS EXCELLENCES* pourra fructifier.

J'ai cherché à former de ces hommes, à faire connoître leurs talents avec évidence, à en accélérer la diſtribution dans tout le Canton, à les accréditer chez le Peuple par une note honorifique du SOUVERAIN & à les rendre à tous egards propres à exécuter les ſages ordonnances des Seigneurs qui veillent à la ſalubrité du Pays.

Mon vœu ſera accompli, ſi mes combinaiſons obtiennent les ſuffrages de VOS EXCEL LENCES; & j'en fais de très-ardents pour la durée non interrompue de VOTRE Regne paiſible & bienfaiſant.

Je ſuis avec le plus profond reſpect.

TRÈS-ILLUSTRES ET PUISSSANTS SEIGNEURS,

GRACIEUX SOUVERAINS,

DE VOS EXCELLENCES

Le très-humble & très-obeiſſant ſerviteur & co-ſujet

Jean-Fréderic DE HERRENSCHWAND.

PRÉFACE.

Il y a environ dix ans, que le Magnifique Conseil de fanté
de l'État de Berne, voulut bien me demander ma façon de
penfer, fur l'établiffement des écoles de fages-femmes que le
Souverain a inftituées depuis, & me confulter auffi fur les moyens
de fouftraire le peuple au pouvoir & aux artifices des empiriques. Comme il eft naturel à l'homme fouffrant & malade, de
chercher du foulagement & fa guérifon, j'ai cru que le meilleur
moyen pour détruire ces pernicieux fléaux du bas-peuple, feroit
de faire inftruire des particuliers à pouvoir exercer en même tems,
auffi fimplement que poffible, mais d'après de bons principes,
la médecine, la chirurgie & la pharmacie, qu'ils pratiqueroient
parmi les habitans des campagnes, conformément à leur état &
à leurs moyens. Il conviendroit auffi d'affigner à chacun de ces
éleves, un certain diftrict déterminé, dans lequel il auroit la
perfpective de vivre du produit de fon triple talent. Cette ouverture n'a pas encore été prife en confidération à Berne; mais
depuis quelques années, des médecins de Zurich, animés d'un
vrai patriotifme, ont pris des arrangemens propres à former de
pareils éleves pour leur Canton; & ils admettent aux inftructions qui leur font données, les autres Suiffes & les étrangers
qui fouhaitent d'y participer.

Si cet arrangement eût eu lieu un fiecle plutôt, & qu'on
eût chargé ces éleves des fonctions de chirurgiens-praticiens dans
les troupes avouées des Cantons, ainfi que de foigner la fanté
du peuple, la nation Helvétique eût confervé la pureté inap-
préciable du fang de fes aïeux, ou du moins on auroit fort
diminué les fléaux répandus dans les villes & campagnes, &
dont les fuites deviendront de plus en plus funeftes. C'eft ce
dont je me fuis affuré depuis environ huit ans que j'habite la

*

ville de Berne, où, après la mort du grand Haller, le Gouvernement m'a fait l'honneur de me defirer. Mes obfervations fur cet objet, & divers autres motifs des plus intéreffans pour les États de la Suiffe, m'ont engagé à leur donner, principalement à mes *Illuftres Co-Souverains*, des preuves de ma fenfibilité à leur confiance, en confacrant à leurs peuples les fruits de quelques veilles & de mon expérience. En méditant cet ouvrage, j'ai confidéré que tant les Seigneurs repréfentans des États confédérés, que leurs fubdélégués, le clergé & les perfonnes notables qui réfident dans des lieux éloignés des villes, manquent entiérement des fecours de l'art, ou les reçoivent trop tard; que le bas-peuple eft livré aux empiriques; que les moins à plaindre font ceux qui font médicamentés pàr des perfonnes bienfaifantes, par des chirurgiens, qui, aux dépens du peuple, peuvent avoir acquis quelque expérience. Or, toutes ces perfonnes ont un befoin urgent d'avoir de bons tableaux des maladies, pour apprendre à les connoître parfaitement, & d'inftructions, pour qu'elles puiffent les traiter par un régime, par des remedes domeftiques & par des médicamens peu difpendieux.

J'ai pris en outre en confidération, les dangers que courent dans leurs voyages les militaires, la nobleffe, les commerçans, & enfin les gens de tout état : j'ai mûrement réfléchi fur ce qui manque aux chirurgiens, qui, parmi le bas-peuple, pratiquent la médecine, & à ceux qui doivent toujours être prêts à foigner la fanté des troupes, ou des milices enrégimentées. Je me fuis occupé des points effentiels qui manquent aux gens de l'art, qui foignent l'élite de la nombreufe jeuneffe du pays, qui fe releve dans les divers fervices avoués par les Souverains des Cantons; j'ai enfin remarqué le peu de tems que les étudiants qui fe vouent à la médecine, demeurent dans les Univerfités, & le befoin, qu'à leur retour, ils ont d'un guide fûr, pour bien débuter dans la pratique.

Ces objets réunis ont dirigé ma marche pour tracer mes tableaux des maladies, & pour conformer les régimes & remedes que je preferis, à l'état & aux facultés des individus. Les ordonnances pour l'apothicaire, numerotées en chiffres ordinaires, ferviront à ceux qui font à portée d'une bonne pharmacie. Dans le cas où l'on en feroit trop éloigné, comme aufli en faveur des voyageurs & des indigens, j'ai fubftitué, autant qu'il m'a été poffible, des remedes domeftiques qui fe trouvent en tout lieu; & j'ai remplacé encore la plus grande partie des ordonnances pour l'apothicaire, par des médicaments que j'ai rédigés en petite pharmacie domeftique, à l'ufage tant de ceux qui traitent le peuple, que des familles qui réfident dans les campagnes, des eccléfiaftiques & autres perfonnes que des motifs d'humanité engagent à exercer la médecine. Ces médicaments font rapportés à la fin du livre, fous des chiffres romains. Les voyageurs pourront fe procurer les mêmes remedes en plus petit volume, & l'on trouvera, fous les ordonnances pour l'apothicaire, & à la fin du livre, quand & comment il faut en ufer.

J'ai claffé les régimes; ils font détaillés à la fuite du traitement des maladies, fous des lettres alphabétiques; de forte que les médecins, dont les momens font précieux, pourront y renvoyer ceux de leurs malades qui feront pourvus de cet ouvrage.

Au refte, ma langue maternelle étant l'allemand, qui eft l'idiôme de la plus grande partie de la nation Helvétique, au fein de laquelle je fuis né, & pour laquelle j'ai plus particuliérement écrit ce livre, je me ferois décidé à le compofer en allemand, fi l'éditeur ne fe fût chargé d'en faire faire la traduction en cette langue, à mefure qu'il imprimeroit l'édition françoife. J'ai donc le droit de réclamer de l'indulgence, pour les fautes de langage ou de ftyle qu'il eft difficile à un allemand de ne pas commettre, quand il écrit dans une langue étrangere.

* 2

4

J'ai dû, en outre m'abſtenir dans cet ouvrage, autant qu'il m'a été poſſible, des termes de l'art, & m'appliquer à être clair, précis & laconique. Je me flatte que les perſonnes éclairées, qui liront attentivement ce traité, remarqueront le rationnel de la pratique, par la cohérence des notions. Comme les mêmes maladies ſont ſujettes à varier, j'ai réuni les acceſſoires à l'eſſentiel ; & à meſure que l'on verra pluſieurs malades attaqués de la même maladie, on trouvera, j'eſpere, que mes tableaux ſont tracés d'après nature.

Comme ce feroit en pure perte, pour la plupart de mes lecteurs, que je citerois les ſources où j'ai puiſé, je ne m'y ſuis point aſſujetti. Les médecins inſtruits ſauront m'attribuer ce qui m'appartient, & reconnoîtront ſans peine à qui je ſuis redevable du ſurplus.

Afin que cet ouvrage ne devienne pas inutile aux voyageurs qui ſe trouveroient dans des pays où les apothicaires ne connoiſſent pas la langue françoiſe, ils trouveront au bas des ordonnances en françois, les mêmes recettes en langue latine, dans le ſtyle uſité parmi les apothicaires de tous les pays. De cette maniere, le voyageur qui ſera pourvu de mon livre, n'aura qu'à envoyer chez l'apothicaire une copie de la recette du médicament dont il aura beſoin. Quant à ceux qui ſeront pourvus de ma pharmacie de voyage, en ſuivant les renſeignements preſcrits dans ce livre, ils trouveront de quoi ſe médicamenter : en cas de maladie grave, ils préviendront les dangers d'un long délai, & ſans riſquer de rien négliger d'eſſentiel, ils pourront attendre l'arrivée des gens de l'art. En conſultant mon ouvrage, ils pourront encore apprécier leur mérite & leur ſavoir, d'après leurs raiſonnements & la marche qu'ils voudront entreprendre.

C'eſt à regret que j'ai multiplié ſans néceſſité, mes ordonnances pour purger, chaſſer les vers, &c. Le peuple eſt fort pré-

venu en faveur de ces fortes de remedes ; & comme les compofitions dont il ufe font défectueufes, les apothicaires des campagnes les corrigeront d'après mes principes. D'ailleurs, par les renvois que j'ai faits, en traitant des matieres qui avoient deja été
développées dans d'autres endroits de mon livre ; par la claffification des régimes & par l'arrangement de la matiere médicale, j'ai
réduit en un volume ce qui en auroit formé plufieurs.

Si j'ai atteint mon but, les effets avantageux que produira
cet ouvrage, qui, de mon fû, eft le premier de ce genre qui
ait été publié, engageront des médecins favants & experts, à faire
pour leur patrie ce que j'ai defiré de faire pour la mienne. Car il
s'en faut de beaucoup, que les peuples de la Suiffe foient les
feuls qui participent peu ou point au fecours des gens de l'art.

Lorfque, pour le bien de l'humanité, les gouvernemens policés ont claffé les hommes de l'art, ils affecterent exclufivement aux
corps des chirurgiens, le traitement des maladies, qui, outre des
connoiffances théorétiques fort étendues, exigent une main
adroite, ferme & exercée.

La préparation & la diftribution des médicamens furent ré-
fervées au corps des apothicaires ; & le traitemeut des maladies,
conjointement avec l'infpection fur les chirurgiens, les accoucheurs
& les apothicaires, demeurerent réunis entre les mains & du reffort de la faculté de médecine, compofée de Docteurs gradués.

Par cet arrangement, dans prefque toutes les maladies, le
malade a befoin de trois agents :

Le médecin confeille & fait fes ordonnances ; le chirurgien
exécute après avoir délibéré avec le médecin ; il en eft de même
de l'apothicaire.

Par cet arrangement, chacun de ces agents étant concentré
dans fa fphere, apprend à s'y retourner, & gagne du tems pour
fe perfectionner ; mais en tout pays, l'homme deftitué des facultés

néceffaires pour acquitter l'honoraire du médecin, la rétribution du chirurgien & le compte de l'apothicaire, eft comme exclus des fecours de l'art. C'eft-là le cas de la moitié des habitans des grandes villes, & de la plus grande partie de ceux des campagnes. Par conféquent, plus des trois quarts de l'humanité, dans les pays les mieux policés, font réduits à reclamer dans les villes mêmes où les gens de l'art abondent, les fecours dont ils ont befoin, de la bienfaifance du particulier ou du public; & dans les Etats qui ont peu d'hôpitaux, la majeure partie des malades indigens eft, en vérité, totalement privée des fecours que l'humanité réclame pour eux.

Il eft vrai que l'arrangement actuel, indépendamment de ce qui regarde les progrès de la médecine, de la chirurgie & de la pharmacie, a produit de grands biens: une grande partie des connoiffances acquifes dans l'hiftoire naturelle, dans la phyfique, dans la vétérinaire & l'agriculture, ainfi que pour l'avancement des beaux arts & de l'induftrie, proviennent des médecins botaniftes, anatomiciens, métallurgiftes & chymiftes.

S'il étoit poffible de peupler la campagne de gens de l'art, reftreints à exercer chacun fa profeffion, ce feroit fans doute ce qu'il y auroit de plus avantageux; mais on comprendra l'impoffibilité d'une telle mefure, par la fuite de cette préface. Il paroît que les gouvernemens en font convaincus, puifque dans les métropoles mêmes, les anciennes ordonnances à cet égard font fans force. A Londres, l'apothicaire, à Paris, les chirurgiens & les apothicaires, de même que dans une partie de l'Allemagne & dans prefque tous les autres pays, exercent plus ou moins la médecine, & fans aucun empêchement. Ces infractions diminuent le nombre de ceux qui s'adonneroient à l'étude de la médecine, & engagent ceux qui s'y vouent effectivement à abréger tellement leurs études, que les docteurs en état de préfider dignement à cette science, ainfi qu'à la chirurgie, aux accouchemens & à la pharmacie, font actuellement par-tout en petit nombre. La jeuneffe, incertaine de recueillir les fruits de fes frais & de fes peines, ne facrifie plus, comme ci-devant, le tems & l'argent néceffaires pour acquérir folidement tous les élémens des connoiffances indifpenfables pour faire , par des études ultérieures & de l'expérience, des progrès diftingués. Peu d'étudians en médecine demeurent plus de trois ans à l'univerfité. Ci-devant les prélections s'y faifoient en latin, aujourd'hui elles fe font dans la langue du pays; mais le latin eft encore d'ufage pour les examens & les actes publics, lorfqu'on prend le grade de Docteur. De forte qu'outre le latin & le grec, il faut apprendre les langues du pays où l'on fait fes études. Cela abforbe du temps; d'ailleurs on profite peu des inftructions que l'on reçoit dans une langue que l'on ne poffede pas bien: & comme les favans publient leurs ouvrages de médecine dans les idiômes de leurs pays, le médecin qui veut s'enrichir des progrès que font les étrangers, eft réduit à en attendre les traductions, à moins qu'outre les deux langues mortes, il ne poffede plufieurs langues vivantes. Et encore , outre les cours d'humanité & de philofophie que le jeune homme, qui fe propofe d'étudier la médecine, doit avoir fait chez lui , il a befoin d'être bon logicien & de favoir affez bien les mathématiques, pour comprendre le méchanifme du corps humain. C'eft pourquoi les élémens de l'hydraulique , de l'hydroftatique , de l'optique & de l'acouftique lui font abfolument néceffaires. Il aura donc encore à étudier préliminairement, à l'univerfité, ces élémens, de même que la phyfique expérimentale. Pour lui faciliter l'étude de la matiere médicale, il faut qu'il fache fyftêmatiquement les élémens de l'hiftoire naturelle : étant une fois au fait de ces préliminaires, il fera fon cours d'anatomie & difféquera lui-même, afin de s'imprimer parfaitement dans la mémoire l'effentiel de la ftructure du corps humain. Il a encore à étudier la phyfiologie, pour apprendre à connoître l'ufage , les fonctions, & les jeux des différentes parties du corps dans l'état de fanté ; la pathologie, pour fe mettre au fait des caufes principales qui alterent la fanté, & pour apprendre à remonter des effets aux caufes. Il devra s'occuper de la nomenclature des maladies, pour apprendre à les diftinguer ; de la fémiotique, afin de prévoir les événemens par les fymptômes, & de la thérapie ou de l'art de former fon plan de traitement, d'après les diverfes indications ; enfin il aura à apprendre à connoître fes moyens de guérir, qui font les régimes, la matiere médicale, & l'art de faire jouer fes moyens par de fages combinaifons dans fes ordonnances. Ces objets réunis font connus fous le nom d'inftitutions de médecine, & ils font la partie théorétique de cette fcience.

La deftination du docteur médecin étant de préfider à la chirurgie, aux accouchemens, & d'infpecter les pharmacies ; l'étudiant en médecine, avant de paffer à l'étude de la pratique, eft obligé de faire fon cours de théorie de la chirurgie & des opérations chirurgicales. En faifant cette étude, il devra fuivre fes maîtres dans les hôpitaux, pour y voir une partie des maladies qui, dans la pratique de la médecine, feront voilées à fes yeux ; cela lui fera de la plus grande utilité. Il a encore à faire un cours d'études concernant accouchemens, & à fe familiarifer par l'afpect avec les drogues tant fimples que compofées , pour apprendre à en diftinguer les bonnes & les mauvaifes qualités ; puis il devra fe mettre au fait de la chymie pharmacéotique , ainfi que des principales manipulations des apothicaires.

Dès-lors, il fera préparé à l'étude de la pratique. Sur cet objet, fes profeffeurs lui expoferont l'hiftoire des principales maladies, dont il aura à lire & à relire les nombreux tableaux, afin de les graver dans fa mémoire affez énergiquement pour con-

noître

noître auſſi-tôt l'original par la peinture. Il apprendra d'abord &
s'exercera à remonter des effets aux cauſes, à former ſes indications, à les remplir, à faire ſon pronoſtic, & à bien traiter les
maladies ainſi que les ſymptômes urgents qui les accompagne-
ront. Et pour s'habituer à connoître les maladies, leurs cours, leur
traitement, les criſes & les événemens, ſa premiere école ſera de
ſuivre les médecins dans les viſites qu'ils font aux hôpitaux. Aprés
les travaux qu'exigent les connoiſſances approfondies que je viens
d'indiquer, il pourra aſpirer au grade de doĉteur; mais il ne ſera
point médecin. Pour le devenir, il devra ſe confiner dans une
place de guerre, ou dans une de ces villes où il y a des hôpitaux ouverts aux jeunes médecins; dans la ferme réſolution de
ne point quitter ces écoles, avant d'y avoir vu & bien examiné
toutes les principales maladies. Pour cet effet, & pour ſe préparer à paſſer ſa vie à voir ſouffrir les hommes, & à compâtir à leurs
maux, & s'accoutumer à s'expoſer ſans crainte à la contagion,
& à humer un mauvais air, afin de ſoulager l'humanité, il ſe
conſtituera, une couple de fois pour chaque eſpece de maladie,
garde du malade.

Cette tâche ſera plus pénible que longue & diſpendieuſe;
puiſque dans un hôpital où il y a conſtamment environ une centaine de malades, toutes les maladies principales s'y rencontrent
en peu de temps. Alors ſeulement, s'il a eu de bons maîtres, &
avec du taĉt, de l'application & l'attention de prendre note de ce
qu'il ne devra jamais oublier, il fera ſuffiſamment initié pour devenir un praticien diſtingué. Il pourra alors devenir un vrai coſ-
mopolite, ſi, aux connoiſſances qu'il aura acquiſes, il ajoute les
voyages néceſſaires pour ſe mettre au fait de la médecine natio-
nale des peuples les mieux policés, en donnant une attention
particuliere aux maladies les plus fréquentes, &, pour ainſi dire,
indigenes chez eux, & qui, pour cette raiſon, y ſont mieux trai-

* *

traitées qu'ailleurs. Cette marche, réunie à la pratique & à la lecture de peu de livres, mais des meilleurs, couronnera fes travaux antécédents; il jouira d'une eftime diftinguée, & les particuliers qui penfent, ainfi que les Gouvernemens, fauront apprécier fon mérite, & le récompenfer de fes frais & de fes veilles.

Mes maîtres ont été Salzmann, Bœkler & Nicolaï à Straf-
bourg; dans les Univerfités Saxonnes, Wedelius, Hamberger,
Teichmayer & Fred. Hoffmann; & à Leide, Boerhave, Albinus,
Gaubius & Sgravefande; c'eft dans cette derniere ville que j'ai
été gradué en 1735. Immédiatement après cette promotion, j'ai
fuivi exactement la marche que je viens de tracer. Je m'en
fuis fi bien trouvé, que j'ai exercé la médecine à la fatisfaction
du public, en Flandres, à Londres, à Paris, en Allemagne, à
Varfovie & dans ma patrie, en fuivant conftamment les principes que j'enfeigne.

J'ai cru cette digreffion néceffaire pour exciter les étudiants
en médecine à prolonger leurs études; pour engager le public
& les particuliers, qui voudront avoir de bons médecins, à les
bien traiter; comme auffi pour faire fentir à mes compatriotes,
à quel point ils placent mal leur confiance, lorfqu'ils l'accordent
aveuglément à des gens fans connoiffances & fans aveu. Je les
prie de prendre la peine de lire avec attention quelques-uns des
tableaux que j'ai faits d'environ trois-cent maladies affez ordinaires,
lefquelles, par la diverfité des caufes & du traitement, peuvent
être portées à-peu-près au double, & d'écouter à cet égard les
raifonnemens de leurs favoris. Qu'ils leur demandent encore feulement la dénomination de la maladie pour laquelle on les confultera; & en confultant ce que j'en dis dans cet ouvrage, ils
verront fouvent que les plus accrédités de ces praticiens voient
les malades mais pas les maladies, dont cependant il faut con-

noître le nom & la marche, avant de fe décider pour le traitement. Cela fuffira pour convaincre les perfonnes éclairées, qu'il
faut du tems & de l'application pour fe bien imprimer dans
la mémoire les nombreux tableaux des maladies; qu'il faut du
tact, du difcernement & de l'habitude, pour reconnoître l'original
à la peinture, & des connoiffances étendues pour opérer la guérifon.

J'ai fait auffi cette digreffion, principalement dans la vue de dé-
montrer que l'arrangement que les Gouvernemens ont ordonné,
ne pouvant avoir lieu que pour le particulier riche qui habite dans
des villes confidérables, où les hommes de l'art font affurés de
faire des récoltes proportionnées à leurs frais & à leurs veilles,
les trois quarts & demi du genre-humain fe trouvent léfés, au
point qu'il eft néceffaire de les affifter autant qu'il eft poffible.

Le traitement de la plupart des maladies demande à la vérité plus de tact, plus de pénétration pour diftinguer les caufes,
& plus de méthode que de remedes. Les méthodes font connues: de grands médecins ont travaillé fi heureufement fur la
théorie & fur le rationnel de la médecine, & l'effentiel en eft fi
bien concentré, qu'il feroit tems de fe tourner entiérement vers
la recherche des moyens de remplir leurs indications plus brié-
vement & avec plus d'efficacité. Cette recherche réuffiroit mieux
que celle des fpécifiques, à l'égard de ces maladies dont les caufes font fi compliquées, fi différentes & fi fort en oppofition entr'elles, qu'il eft auffi peu probable qu'on en faffe jamais la découverte, qu'il eft impoffible d'empêcher de mourir les hommes
incurables ou détruits.

Il fe promulgue tant de prix, pour approfondir mille objets
qui intéreffent bien moins l'humanité qu'un bon remede qui pût
guérir ou feulement porter du foulagement à quelques maux. A
Vienne, Paris, Londres, Berlin, &c. des établiffemens ou des

Compagnies refpectables, qui ont la confiance du public, s'occupent des progrès de la médecine: fi ces Compagnies invitoient
publiquement les perfonnes affectées de telles maladies, à leur
faire parvenir leurs contributions pour fervir à récompenfer celui
qui, par des épreuves bien conftatées, communiqueroit le meilleur remede à leurs maux; que cela fût conftaté par l'aveu de
ces Compagnies, pour quelque cas bien déterminé, il eft vraifem-
blable qu'on ne tarderoit pas à avoir des primes affez confidérables, par le moyen defquelles on feroit d'heureufes découvertes.

Cette marche accéléreroit autant les progrès de l'art de guérir,
qu'ils font arrêtés par les fyftêmes & les preftiges, & par le merveilleux qui dégrade les médecins qui y croient. Ces découvertes immédiatement publiées, enrichiroient bien plus la médecine
de bons remedes, que l'achat que font quelquefois les Souverains
de remedes fecrets, fouvent infuffifamment éprouvés, & à l'égard
defquels les acquéreurs accordent ordinairement aux vendeurs de
ne les publier qu'après eux; d'où il réfulte que la majeure partie
de ces médicamens tombent en difcrédit & dans l'oubli, s'ils viennent jamais à être publiés.

Avant que, dans le courant de l'année 1743, j'euffe fait
les nombreufes expériences, qui ont expulfé complétement le
vers connu fous le nom de folitaire, on croyoit qu'il n'y avoit
pas de remede pour le déloger entiérement avec fon filet. L'a-
gent principal de ce vermifuge étoit connu d'un payfan, dont la
famille l'avoit adminiftré, de pere en fils, avec un fuccès incertain; & j'ai retrouvé dans des livres, quelques traces de ce remede. Le Docteur Van-Dœvern, qui fe propofoit de publier un
ouvrage fur cette matiere, me demanda à Paris, de vive voix & un
peu trop laconiquement, quelle étoit la compofition du remede
dont je m'étois fervi. Je lui répondis qu'il n'avoit pas réuffi à quel-

ques médecins de mes amis, à qui je l'avois communiqué ; qu'en mon abfence, il étoit tombé en difcrédit, & qu'à mon retour en Suiffe, j'efpérois de le perfectionner. Dans fon livre , il s'eft amérement plaint de mon refus : d'autres l'ont copié, mais une Compagnie illuftre, en m'honorant du diplôme par lequel elle me choififfoit pour fon affocié étranger, a bien voulu effacer la fâcheufe impreffion que la mauvaife humeur de M. Van-Dœvern avoit produite fur un comité de fon Corps.

Le fameux Warth de Londres m'a dit, qu'il étoit redevable de fes remedes fecrets à un moine François.

On fait qu'un payfan a guéri, fous les yeux de quelques hommes de l'art, nombre d'adultes affectés de hernies inguinales, & qu'après avoir donné des preuves de fon favoir, le guériffeur a difparu.

Je tiens de plufieurs perfonnes dignes de foi, qu'un autre payfan a fouvent fourni des fimples, qui, en vingt-quatre heures de tems, ont fait paroître & fixé la goutte chez des valétudinaires que l'on foupçonnoit porter le germe de cette maladie ; & qu'avec le même remede, il a auffi précipité au pied la goutte remontée.

Une payfanne, en faifant reniffler un fuc d'herbes, a fait rendre fur le champ à des malades, par les narines , du fang & une abondance de mucofités : elle a guéri par - là, des ophtaimies chroniques des plus rebelles.

J'ai vu une couple de fois un vieux gentilhomme flamand, adminiftrer un remede de petit volume, qui ne produifoit pas d'effet bien fenfible, & qui, non-feulement prévenoit le redoublement de la fievre, mais guériffoit fur le champ les malades affectés de fievres - continues rémittentes.

Les perfonnes qui opéroient ces cures ne font plus , & leurs remedes font perdus. Un médicament qui guérit eft , ce felon moi, plus à defirer encore qu'un bon & grand livre. Il eft à préfumer, que des prix qu'on offriroit feroient revivre d'excellents remedes, publiés par d'anciens Auteurs dont les ouvrages font tombés dans l'oubli; & qu'ils enrichìroient la matiere médicale de bons médicamens, qui font maintenant entre les mains de particuliers de tous les Etats.

AVANT-PROPOS.

L'homme est en santé, lorsqu'il a la faculté de faire dûement toutes ses fonctions principales. La maladie suppose le contraire, & la partie-pratique de la médecine enseigne les moyens de conserver la santé; de connoître les maladies, leurs cours; quels en sont les symptômes favorables où défavorables, & l'art de les guérir, s'il est possible; si non de soulager le malade.

Quoiqu'avec tous les secours de la médecine, la santé ne puisse être le partage de tous les hommes, puisqu'il y en a de si mal constitués dès leur naissance, qu'il ne peuvent jouir que d'une santé chancelante; on observe cependant, que le plus grand nombre des hommes, qui sont valétudinaires, sont nés avec les avantages requis pour pouvoir se porter mieux.

Comme la santé se délabre le plus souvent, parce que l'on ignore ou qu'on néglige les moyens de rémédier aux indispositions auxquelles le tempérament dispose, ce traité sera commencé par une esquisse de la doctrine des tempéramens. Après avoir indiqué ce qui, en général, est convenable ou contraire aux différentes complexions, il sera fait mention des principaux vices primitifs que l'estomac, les solides & la masse des fluides sont sujets à contracter, principalement lorsque le régime de vie n'est pas approprié au tempérament. Quant aux maladies, après avoir traité des principales, qui sont générales ou particulieres aux différentes parties du corps, je traiterai des maux vénériens, par-où ce traité sera terminé.

DES

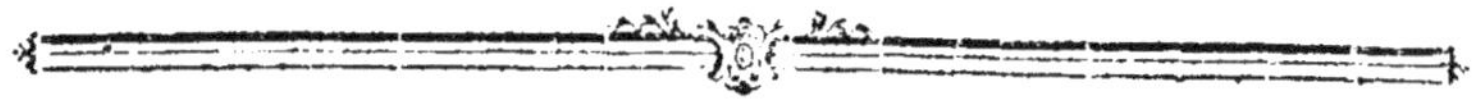

DES TEMPÉRAMENTS EN GÉNÉRAL.

LES tempéraments, confidérés comme réfultant de l'amalgame des principes conftitutifs de l'homme, varient tellement entre eux, que chaque individu naît avec fa conftitution perfonnelle, laquelle par la proportion, la qualification & les modifications des diverfes parties dont il eft compofé, diffère, plus ou moins, de celle de tout autre individu. Comme toutefois il fe trouve dans les tempéraments, des affinités qui les affimilent, & que l'expérience prouve que ces affimilations font conftamment accompagnées de rapports frappants, tant à l'égard des opérations du corps & de l'efprit, qu'à celui des maladies & des indications pour leur traitement; les médecins ont recueilli ce que l'afpect & la recherche leur ont fourni de moyens, pour claffer les tempéraments, d'après les principes conftitutifs qui leur ont paru dominer dans les divers individus de l'efpece humaine.

Les anciens phyficiens, croyant tous les êtres matériels compofés elémentairement d'air, de feu, d'eau & de terre, & les médecins de leur temps appercevant dans l'homme ces quatre principes, dont l'un ou l'autre prédominoit dans chaque individu; cette opinion les porta à former la première claffe des complexions, fous la dénomination de tempéraments chaud, froid, fec & humide. Comme ils trouverent des conftitutions dans lefquelles aucun de ces quatre principes ne dominoit fenfiblement fur les autres, ils appellerent cette heureufe & rare compofition, la complexion tempérée, & ayant obfervé, que le plus fouvent, dans le même individu, deux principes prédominoient en même temps fur les deux autres, ils formerent de cette complication une feconde claffe de tempéraments; favoir : le bilieux, le fanguin, le phlegmatique & le mélancholique.

Le chaud & le fec font les principes qui dominent conjointement dans le bilieux.

Le chaud & l'humide prévalent dans le fanguin.

Le froid & l'humide prédominent dans le phlegmatique, & le froid & le fec dans le mélancholique.

A

Dans le fens ſtrict, l'on ne peut faire que ces quatre combinaiſons ; vû que le chaud & le froid , de même que le ſec & l'humide , ne peuvent prévaloir l'un & l'autre dans le même individu ; mais il en eſt des tempéraments comme des vents, qui varient à l'infini, felon leurs différents rapports avec les vents cardinaux. Quiconque ſaura diſtinguer les quatre tempéraments de la premiere claſſe , connoîtra , au moyen de quelque attention , & faiſira aſſez bien l'eſſentiel des mélanges acceſſoires , pour pouvoir ajuſter convenablement les régimes , ainſi que les autres moyens indiqués pour diminuer les vices majeurs de toutes les complexions, & pour les rapprocher, autant que cela peut ſe faire , de la conſtitution tempérée. Car il eſt impoſſible à l'art, de changer abſolument le tempérament avec lequel l'homme eſt né ; & il eſt beaucoup plus difficile de corriger le vicieux de la conſtitution que l'homme apporte au monde , que de remédier aux altérations d'une conſtitution que le mauvais régime ou les maladies auroient produites. Au reſte , une eſquiſſe de la doctrine des tempéraments mettra les perſonnes judicieuſes, qui ne ſont pas initiées dans la théorie de la médecine, en état de faiſir la cohérence d'un grand nombre de maladies auxquelles la complexion diſpoſe, de même que les rapports des préceptes de la pratique ; puis la réfléxion leur fera entrevoir le rationnel de la médecine.

Comme il y a des conſtitutions qui diſpoſent à l'obéſité, à la maigreur, à une vigueur ou à une délicateſſe exceſſives , il ſera fait mention de ces vices de complexion à la ſuite de la doctrine des tempéraments : nous indiquerons auſſi les moyens d'en prévenir les mauvaiſes ſuites.

DE LA COMPLEXION TEMPÉRÉE.

Les perſonnes chez qui les principes conſtitutifs de l'homme approchent d'un certain équilibre, ſont moins ſujettes à de grandes maladies ; elles ſupportent mieux divers excès, mais moins auſſi que ne le ſont les tempéraments décidés. Par exemple, les rafraîchiſſants leur conviennent moins qu'aux tempéraments chauds & bilieux, mais elles ſupportent mieux ce qui échauffe. Plus on approche de cette complexion, plus on a lieu d'eſpérer de vivre longtemps en ſanté. Moyennant du régime & de l'attention de s'accoutumer ſagement à ſupporter ce qu'il eſt difficile d'éviter dans la vie ; les perſonnes qui ſont de ce tempérament, prolongeront conſidérablement leurs jours. Auſſi eſt-ce de cette conſtitution qu'il faut tâcher de rapprocher les autres,

DES QUATRE TEMPERAMENS DE LA PREMIERE CLASSE.

Du tempérament où le chaud prédomine manifeſtement.

Les perſonnes de ce tempérament ont le plus ſouvent la chevelure brune ou noire, & plus de chaleur à l'habitude du corps, que l'on n'en a communément. Elles ſont plutôt maigres que graſſes; leurs chairs ſont fermes; leur teint eſt vif & d'un rouge qui tire ſur le foncé; les caroncules des yeux & des levres ſont de même couleur; le pouls eſt fort fréquent, les opérations du corps & de l'ame, ainſi que les paſſions, ſont vives & promptes. Ceux qui ont ce tempérament ſont auſſi les plus électriques. La chaleur, l'air ſec, les grands exercices, les veilles, les vins & les aliments qui échauffent, les alterent, les agitent & leur occaſionnent un ſommeil inquiet. Ils ſont ſujets à la conſtipation; & comme la tranſpiration eſt abondante, les urines & les autres excrétions en ſont d'autant diminuées. Les ſolides ſont diſpoſés à l'excès de reſſort; la maſſe des fluides peche par la denſité fibreuſe qui diſpoſe à l'inflammation du ſang, à l'épaiſſiſſement de la bile, & à la ſaburre chaude des premieres voies, &c.

Pour rapprocher cette complexion de la tempérée, les perſonnes d'un tempérament chaud uſeront du régime décrit ſous la lettre D, & prendront ſouvent le bain domeſtique No. 2 : elles entretiendront la liberté du ventre avec la poudre No. 175, ſoit avec des lavements d'eau tiede. Au printemps & en automne, elles ſe feront ouvrir la veine, & prendront, pendant ſix ſemaines, les bouillons No. 14, ou le petit lait; ſi c'eſt en été, des eaux minérales légeres, propres à éclaircir & à rafraichir le ſang; telles que celles de Wyſſenbourg en Suiſſe : elles éviteront auſſi ce qui échauffe & qui agite. Celles qui pourront vivre dans un climat tempéré, dont l'air ſera plus humide que ſec, ſe garantiront des maladies dont elles ſont menacées.

Du tempérament dans lequel le froid domine manifeſtement.

Ce tempérament eſt plus ordinaire aux blonds qu'aux bruns. L'œil manque de vivacité ; la rougeur des caroncules des yeux & des levres eſt matte , & le foible coloris des joues s'éteint auſſi-tôt qu'on s'expoſe au froid. La peau eſt pâle , & plus feche qu'humide ; l'habitude du corps a peu de chaleur ; le pouls eſt petit & lent : les opérations du corps & de l'ame ſe font lentement. Les perſonnes de cette conſtitution font en outre indolentes, indifférentes , peu ſuſceptibles de paſſions, mais fixes dans leurs idées : elles ſont portées au ſilence & à la triſteſſe , & ont communément de l'embonpoint : elles crachent & mouchent beaucoup de pituites. Leurs urines ſont pâles, écumeuſes & abondantes ; le ventre eſt ou pareſſeux ou relâché ; ce qui rafraîchit les incommode ſur le champ ; le froid , & ce qui interrompt la tranſpiration , leur donne la peau-de-poule , & les fait grelotter.

Le tempérament froid eſt encore caractériſé par le peu d'élaſticité des ſolides : il diſpoſe à la ſaburre viſqueuſe des premieres voies, à l'épaiſſiſſement muqueux de la maſſe des liquides, aux flatuoſités, à l'obſtruction des viſceres du bas-ventre, à l'hypocondrie, aux maladies catarrhales, aux fievres d'accès , &c.

On corrigera ce tempérament , en ſuivant le régime preſcrit ſous la lettre C , par l'exercice journalier du corps, & par l'uſage des frictions , faites matin & ſoir ſur toute l'habitude du corps. En été, les bains des eaux-thermales de Lœſch, Bade, Schinſinach en Suiſſe ; ou , à leur défaut, les bains Nº. 1 ſeront trés-ſalutaires. On ſe purgera dans l'intervalle, tous les mois, avec la décoction Nº. 31 , & l'on prendra , au printemps & en automne , les bouillons amers Nº. 10.

Du tempérament où l'humide ſurdomine manifeſtement.

Cette complexion différe de la froide en ce que la peau eſt relâchée & flaſque ; les fibres ont ſi peu de reſſort , & la maſſe des liquides abonde tellement en ſéroſités, qu'au ſimple aſpect , l'habitude du corps paroît bouffie & ſpongieuſe à l'attouchement. Le tempérament humide a d'ailleurs beaucoup d'affinités avec le froid : il diſpoſe à la ſaburre pituiteuſe , aux maladies vermineuſes, aux affections hydropiques, externes & internes , à l'apoplexie & à la paralyſie ſéreuſe &c.

La correction de ce tempérament exige les exercices indiqués pour la complexion froide, que l'on prolongera juſqu'à la moiteur : le régime fera aulli le même, entre-mêlé de celui déſigné ſous la lettre A. On rapprochera les purgations avec la décoction No. 31 ; l'on uſera de la poudre martiale N°. 182 : en été, on boira des eaux martiales, on cherchera à paſſer ſa vie dans un air chaud & ſec ; & pour conſolider l'amélioration qu'on aura procurée au corps, on obſervera exactement les régimes preſcrits ſous les lettres A & I, & l'on fera des voyages de long cours, dans des pays méridionaux.

Du tempérament où le ſec prédomine manifeſtement.

Ce tempérament ſe connoit à la grande maigreur du corps. Les chairs ſont recouvertes d'une peau fibreuſe, élaſtique ; la tranſpiration inſenſible eſt très-abondante ; les autres excrétions ſont parcimonieuſes, & celles du ventre, compactes & ſeches. Les perſonnes dont la conſtitution eſt telle, ſont agiles de corps & d'eſprit, mais leurs forces s'épuiſent facilement. Les vaiſſeaux ſanguins ſont fort apparents ; le pouls eſt élevé & dur : la maſſe des liquides eſt denſe, & la bile peche par l'épaiſſiſſement. Les complexions ſeches ont encore de la diſpoſition à la ſaburre atrabilaire, à la mélancholie, aux maladies inflammatoires, &c.

Pour corriger le tempérament ſec, il faut uſer habituellement des régimes indiqués ſous les lettres E, F & G, & préférer les aliments farineux, les légumes pleins de ſucs, & les fruits fondants. On prendra ſouvent le bain preſcrit ſous le N°. 2. On remédiera à la conſtipation, par des lavements d'eau de graine de lin ; l'on vivra dans un air tempéré & humide ; on s'humectera abondamment avec du petit-lait, du lait d'amandes, & avec de l'eau d'orge & de ris. Les perſonnes de cette conſtitution prolongeront leur ſommeil ; elles ne prendront que des exercices de corps très-modérés, & éviteront les travaux de l'eſprit longs ou pénibles.

DES QUATRE TEMPÉRAMENTS MIXTES,
QUI FORMENT LA SECONDE CLASSE.

Pour les diftinguer, on cherchera d'abord à connoître les deux principes de la premiere claffe qui dominent fur les deux autres ; & en combinant les renfeignements donnés fur les tempéraments fimples, on faura fi c'eft le chaud ou le fec qui prévaut chez le bilieux ; le chaud ou l'humide dans le fanguin ; le froid ou l'humide dans le phlegmatique, & le froid ou le fec dans le mélancholique. Par cette perquifition, l'on parviendra à connoître le tempérament de chaque individu.

Pour corriger ces tempéraments mixtes, on commencera par mettre en ufage ce qui a été recommandé pour modérer le principe prédominant des conftitutions de la premiere claffe : enfuite de quoi l'on s'occupera plus particuliérement du fecond principe qui prévaut fur les deux autres, en obfervant toutefois de modifier tellement les moyens, que l'on parvienne à rapprocher les tempéraments de la deuxieme claffe, de la complexion tempérée ; & cela feulement autant qu'il fera néceffaire pour préferver ces quatre tempéraments des maladies majeures dont ils font menacés. Celles-ci font, chez les bilieux où le chaud & le fec dominent, la difpofition à l'épaiffiffement de la bile & du fang ; la faburre & la fievre inteftinale bilieufe ; les maladies aigues fans inflammation ou qui en font accompagnés ; des congeftions opiniâtres dans le fyftême des vaiffeaux du bas-ventre, qui ramenent le fang au cœur par la veine-porte ; les hémorrhoïdes feches, l'obftruction des vifceres du bas-ventre ; l'hypochondrie, les affections colériques & atrabilaires, &c.

Au contraire, le tempérament fanguin où l'humide eft affocié au chaud, difpofe à la furabondance du fang & de la bile. La bile eft fujette à contracter trop de fluidité & une putrefcence acrimonieufe, qui occafionne une faburre pareille dans l'eftomac, & des fievres inteftinales de même nature, qui dégénerent facilement en fievres bilieufes putrides. Cette conftitution difpofe encore aux hémorrhagies, aux hémorrhoïdes fluentes, à des congeftions locales plus ou moins inflammatoires, à des fievres continues & intermittentes, & à des fievres catarrhales, malignes ou exanthématiques, ainfi qu'à la dyffenterie, lorfque la matiere de la perfpiration vient à refluer.

Quant à la complexion phlegmatique & à la mélancholique, on diſtinguera facilement ces deux tempéraments, par les renſeignements donnés
dans la defcription des conſtitutions froides, feches & humides. La phlegmatique étant prédominée par le froid & l'humide, diſpoſe à la furabondance de la férofité, à la faburre pituiteufe des premieres voies, aux
affections catarrhales & aux fluxions froides, aux infiltrations aqueuſes
dans le tiſſu cellulaire, aux épanchements d'eau qui forment les différentes maladies hydropiques, aux affections vermineufes, à diverſes maladies
de la peau, &c.

Dans le tempérament mélancholique, où le froid & le fec prévalent conjointement, la fibre eſt plus élaſtique que chez les perfonnes phlegmatiques ;
les liquides, & fur-tout la lymphe pechent par l'épaiſſiſſement viſqueux, glutineux ; le pouls eſt plein & embarraſſé, & de cet état naît la pareſſe de
toutes les opérations du corps & de l'ame. Les perfonnes de cette conſtitution font taciturnes, pâles, défaites, occupées fans ceſſe du même objet : elles perdent le fommeil, font en proie aux foupçons, & d'un commerce difficile ; elles deviennent opiniâtres & même indomptables.

Parmi les complexions plus compliquées, & celles qui participent aux
tempéraments de la feconde claſſe, la fanguine-bilieuſe & la fanguine-phleg-
matique font les plus ordinaires & les plus à defirer. Le bilieux, tempéré
par le phlegme, eſt la complexion la plus avantageufe pour les grandes opérations de l'eſprit. Pour corriger ces divers tempéraments, on fuivra la marche
qui vient d'être indiquée ; & comme il fera traité particuliérement de la plus
grande partie des maladies auxquelles le tempérament difpofe, cette eſquiſſe fuffira pour faire diſtinguer les affinités des maladies avec les différ-
rentes conſtitutions du corps humain, & connoître l'effentiel de ce qu'il
convient de faire, pour éviter les grands écueils où le tempérament conduit l'homme.

DE LA CONSTITUTION FORTE A L'EXCÈS.

La force du tempérament fe manifeſte principalement par une ſtruc-
ture athlétique. La peau eſt plutôt rembrunie que blanche : les chairs font

fermes & dures; les épaules larges, la poitrine ample, les membres muſculeux, & de même que le ventre, plutôt charnus que gras : cet enſemble & la vigueur ſoutenue du pouls & de toutes les fonctions animales & vitales ſont des ſignes non-équivoques de la conſtitution forte.

Les jours des perſonnes fortes ſont beaucoup moins aſſurés qu'elles ne le croient généralement : outre que le tempérament les porte à divers excès, & qu'elles ſont exemptes de ces petits maux qui aſtreignent à des ménagemens, la conſtitution forte conduit naturellement & d'une maniere inſenſible au deſſéchement des petits vaiſſeaux : à meſure qu'elles augmentent en vigueur; elles deviennent de plus en plus ſujettes à des maladies aigues & inflammatoires.

On préviendra l'augmentation du reſſort des ſolides, ainſi que l'épaiſſiſſement chaud du ſang & les maladies auxquelles ce tempérament diſpoſe, moyennant l'uſage des régimes ſous les lettres D, F & G, entremêlés des alimens du régime ſous la lettre A. On remédiera à la pléthore, par la ſaignée, on prendra ſouvent quelques bains d'eau tiede & de ſon, & au printemps & en automne, du petit-lait, dont on continuera l'uſage pendant l'eſpace de pluſieurs ſemaines : on pourra prendre auſſi des bouillons Nº. 14. On évitera les boiſſons ſpiritueuſes ; dans les repas, on boira à l'ordinaire beaucoup d'eau pure, ſoit d'un vin blanc, léger, mêlé avec de l'eau ; & dans l'intervalle des repas, de l'eau d'orge, de l'orgeat ou de la limonade très-légere.

De la conſtitution délicate.

Les perſonnes qui ſont d'une conſtitution délicate, ont communément la peau blanche, mince & marbrée de veines d'un bleu clair : la couleur des joues & des levres eſt ordinairement vive ; les os ſont grêles, la charpente du corps eſt fine ; la poitrine étroite, le pouls fréquent & l'eſprit vif. Elles ſont fort agiles, mais promptement accablées, & ne peuvent ſupporter aucun excès : la chaleur & le froid les incommodent également, leur eſtomac & leur poitrine ſont ſi foibles, que peu de choſe leur occaſionne ſoit des indigeſtions, ſoit le dévoiement : elles ſont ſujettes à avoir une toux ſeche, à cracher du ſang, & à ſaigner du nez; elles ont l'ame ſenſible, les parties irritables du corps ſe criſpent facilement, & le ſexe, ſur-tout, qui...

eſt

eft d'une telle conftitution, a beaucoup de difpofition aux maladies fpafmodiques, convulfives & vaporeufes: les fibres, dans les perfonnes de ce
tempérament, font gréles & fubtiles, & le fang a un défaut de confiftance
qui produit des effcts analogues à l'acrimonie. L'équilibre qui dépend de
l'action & de la réaction réciproque des folides & des liquides, ne dure
guere; les efprits fe portent dans les parties où il y a de l'irritation, &
les fonctions de l'économie animale, de même que les opérations de l'a-
me, fe font avec irrégularité.

Pendant que la délicateffe du tempérament fera accompagnée de beaucoup de maigreur & de foibleffe, on ne pourra mieux faire que d'ufer du
régime prefcrit fous la lettre G, jufqu'à ce que toute l'habitude du corps
paroiffe mieux nourrie; & au cas que l'eftomac fût fort débile, on commencera par le lait-de-femme ou d'âneffe. On emploiera en même temps
le matin & le foir, les frictions légeres fur tout le corps: on fera de fréquentes promenades, en obfervant d'éviter la fatigue & tout ce qui épuife,
& l'on vivra, autant qu'il fera poffible, fans fe mettre en peine ou s'affecter de rien de défagréable. On fera fuccéder à ce régime celui qui eft indiqué fous la lettre B. On prolongera les frictions, l'on augmentera fes exercices, on montera à cheval, & quand on aura acquis quelque vigueur, le
vrai moyen de l'augmenter, fera de s'expofer infenfiblement aux injures
du temps, de mener une vie champetre, de manger de toutes fortes d'aliments, & des viandes froides plutôt que des chaudes; de préférer une nourriture compacte à une légere; de faire de longs voyages & des naviga-
tions de long cours; de fe laver l'habitude du corps avec de l'eau fraîche, & d'y plonger une couple de fois par femaine, tout le corps, la
tête la premiere, mais en n'y reftant qu'un inftant; & afin de s'y accoutumer infenfiblement, on prendra les premiers de ces bains tant-foit-
peu tiedes.

De la conftitution maigre.

Les perfonnes chez qui la maigreur provient uniquement du tempérament, & qui d'ailleurs font faines, prendront infenfiblement de l'embonpoint, moyennant le régime de lait, ou à l'aide d'un long ufage des régimes prefcrits fous les lettres F & H. En automne, elles mangeront autant

de raiſins blancs & bien mûrs, qu'elles pourront en ſupporter ſans en être purgées ; elles dormiront beaucoup, prendront ſouvent quelques bains tiedes ; elles éviteront la chaleur, la ſéchereſſe, tous les exercices un peu violents, les grands travaux de l'eſprit, les chagrins, ainſi que les vives paſſions de l'ame. Elles boiront beaucoup d'eau-de-ris ou d'orge, pure & émulſionnée avec quelques piſtaches, avec des amandes-douces, & de préférence, avec des pignons des Alpes.

Lorſque les perſonnes qui ſont de cette conſtitution auront acquis quelque embonpoint, elles paſſeront à l'uſage du régime ſous la lettre A, en préférant les aliments farineux ; & elles prendront le lait de chevre au printemps & en automne.

De la conſtitution qui tend à l'obéſité.

On cherchera à arrêter les progrès de l'obéſité, moyennant une vie dure & laborieuſe : on s'occupera l'eſprit d'affaires difficiles ou qui allument les paſſions ; le ſommeil ſera court, on évitera les viandes ſucculentes, les nourritures farineuſes, graſſes, ou abondantes en parties butireuſes & alimentaires : on mangera peu : le pain dont on fera uſage, ſera pétri avec le ſon & bien cuit ; les aliments ſeront aſſaiſonnés avec les ſtimulants aromatiques indiqués au régime ſous la lettre C. On préférera le poiſſon à la viande ; les viandes froides, dures & compactes à celles qui ſont chaudes ; les fruits & légumes aigrelets & d'un goût âpre, à ceux qui ſont doux & d'une pulpe farineuſe. On s'abſtiendra des ſoupes, ſauces, gelées & conſommés, des œufs, de la pâtiſſerie, du laitage, des bierres épaiſſes, du vin rouge, des vins doux, moëlleux, épais, nourriſſants, ou ſtomachiques ; on fera diete de temps en temps : on boira, à jeun & en ſe couchant, quelques verres d'une eau de ſource légere & froide, & l'on s'abſtiendra du thé & d'autres boiſſons faites avec de l'eau chaude.

DES INDISPOSITIONS PRIMITIVES

Auxquelles le tempérament difpofe, & que l'on contracte facilement par un régime de vie qui lui eft contraire, ainfi que par les erreurs & les ex-cès que l'on commet le plus fréquemment dans le courant de la vie.

Les indifpofitions primitives auxquelles le tempérament difpofe, ou que l'on contracte par un genre de vie généralement préjudiciable à la fanté, ou contraire à la conftitution du corps, proviennent de quelques vices qui fe forment infenfiblement dans l'eftomac & dans les premieres voies, & qui alterent le fyftême des folides ou la maffe des liquides en général.

Quant à l'eftomac, fes principaux vices qui fe contractent par le régime, font les faburres, ou des amas de crudités d'une qualité froide, chaude ou atrabilaire.

Les folides font fujets à contracter de l'excès ou du défaut dans leurs refforts; & pour ce qui regarde la maffe des liquides, la furabondance ou le défaut, l'excès de vivacité ou l'appauvriffement du fang, divers défauts de confiftance & différentes acrimonies répandues dans toute la maffe des liquides, ou qui alterent particuliérement la lymphe ; tels font les vices généraux & primitifs dont il va être traité.

DES DIFFÉRENTES SABURRES DES PREMIERES VOIES.

On appelle faburre, les amas d'humeurs dans les premieres voies, qui fe forment infenfiblement, & qui font fujets à fe renouveller jufqu'à ce que le foyer en foit abfolument détruit. Ce vice eft fréqueut, & caufe une infinité de maladies dont il eft la fource. Quoique les humeurs & les levains, qui conftituent cet amas dans les premieres voies, foient d'une qualité différente, il fuffira de les diftinguer en faburres ou crudités froides, chaudes & atrabilaires.

De la faburre froide.

Le tempérament froid, humide, & le relâchement des folides, difpofent à la faburre froide. Elle eft produite par des aliments farineux, groffiers & de difficile digeftion ; par le laitage, les légumes, les fruits aqueux, vifqueux ou acides ; par le thé ou l'eau chaude pris à l'excès ; enfin, par les vins & bierres peu fpiritueux & d'une qualité froide.

Les humeurs qui conftituent la faburre froide, font plus ou moins glaireufes, vifqueufes, gluantes & pituiteufes. Cette faburre eft fouvent accompagnée d'un levain acide dans l'eftomac, & les perfonnes dont les premieres voies font affectées de crudités froides, (à moins que le levain acide ne furdomine affez fortement pour exciter l'appétit) éprouvent du dégoût ; leur langue eft blanche & recouverte de craffe ; elles ont la bouche pâteufe & la falive vifqueufe, de la pefanteur ou un fentiment de plénitude dans l'eftomac. Ces fymptômes font accompagnés d'une fenfation de froid à la foffette du cœur, lorfque la faburre eft fimplement pituiteufe ; & les malades fe plaignent d'une forte d'ardeur, quand l'eftomac eft en même temps chargé d'un levain acide. Les perfonnes qui font dans ce cas font en outre fujettes à avoir un crachement abondant de pituites, & des rapports & vents qui n'ont ni goût ni mauvaife odeur ; quelquefois ils fentent l'acide. Le ventre eft ordinairement pareffeux : les excréments font glutineux, d'une couleur tirant fur le blanc ou fur le verd ; les urines font écumeufes & claires, ou dépofent un fédiment bourbeux & blanc ; la tête, le corps & l'efprit font pefants & engourdis, principalement après les repas ; la digeftion eft lente, pénible & mauvaife ; & quand l'amas des crudités froides eft confidérable, il fe joint à ces fymptômes l'intermiffion du pouls, des naufées, des vomiffements de glaires, la colique & le dévoiement.

La faburre froide produit infenfiblement l'épaiffiffement froid & l'acrimonie froide de la maffe des liquides, ainfi que les diverfes maladies chroniques qui en réfultent : elle difpofe encore aux maladies vermineufes

Si ce vice eft récent, on évacuera les premieres voies avec la poudre d'Ipécacuanha, Nº. 192 ; c'eft la voie la plus courte, qui, fans de vraies contre-indications, eft toujours la meilleure. Cette évacuation fe fera s'il le faut à diverfes reprifes, en prenant dans l'intervalle la poudre digeftive Nº. 176 : on fe purgera le furlendemain avec la décoction laxative Nº. 31. On fe nourrira pendant quelques femaines, avec les aliments les plus légers du régime indiqué fous la lettre C ; on mangera peu en une fois ; on fera de l'exercice, & l'on prendra à la fin des repas, de l'élixir

No. 58 ; fi ce remede étoit inefficace, on lui fubftituera l'élixir No. 56, & en cas que la bile du malade foit inerte, on préférera l'élixir N°. 57.

Lorfque la faburre froide fera invétérée ou opiniâtre, on emploiera fucceffivement à la fuite des remedes fufdits, ceux qui font recommandés pour la cachexie.

De la faburre chaude.

Le tempérament chaud & bilieux difpofe à la faburre chaude ; elle eft produite par les œufs, le beurre, les aliments gras & huileux ; par les poiffons & tous les aliments qui fe corrompent & s'alkalifent facilement, ainfi que par l'ufage d'eaux croupies & qui tendent à la corruption.

Les humeurs qui conftituent cette faburre, font d'une nature alka-line, rance, putride ou bilieufe.

Les perfonnes qui font affectées de ce vice dans les premieres voies, n'appetent que des aliments acides ou aigrelets, elles ont de la répugnance à manger de la viande ; elles font altérées, fujettes à avoir des rapports d'un goût & d'une odeur putrides, qui fentent l'œuf pourri ; la bouche eft amere ou infectée d'un goût de corruption, & la langue chargée d'une craffe jaune. Celles qui ont une faburre chaude à l'eftomac, font fujettes à avoir de la chaleur à la foffette du cœur, à rendre des matieres puantes, bilieufes & âcres, foit par le bas ou en vômiffant. Si cette faburre eft invétérée, elle eft ordinairement accompagnée des fymptômes qui dénotent l'acrimonie chaude de la maffe du fang.

Si la faburre chaude eft récente, il fuffira d'en débarraffer l'eftomac avec la poudre vomitive d'Ipécacuanha N°. 192, & de fe purger une couple de fois avec la potion minorative N°. 168. On obfervera enfuite, pendant quinze jours, le régime fous la lettre D, & l'on prendra l'élixir N°. 59.

Lorfqu'au contraire la faburre chaude fera invétérée, on réitérera les fufdites évacuations felon le befoin qu'on en reffentira : l'on prolongera l'ufage du régime & de l'elixir indiqués, jufqu'à ce que les fymptômes de cette indifpofition foient entiérement diffipés, & que la maffe du fang foit déchargée des levains qui s'y feront gliffés.

De la faburre atrabilaire.

Le tempérament fec & chaud, ainfi que le mélancholique, difpofent à la faburre atrabilaire. Elle eft caufée par les chagrins, les vives ou longues afflictions de l'ame, par les profondes fpéculations, par les veilles,

les travaux continus de l'efprit, ainfi que par un régime chaud & fec. Les humeurs qui conftituent ce genre de faburre, font une bile âcre, épaiffie, recuite & tenace, au point qu'il eft difficile de la délayer, de la brifer, & de l'évacuer. Les perfonnes qui y font fujettes ont quelquefois les hypochondres tendus, & le plus fouvent, cette région eft irritée, crifpée ou affectée d'un fentiment de chaleur, elles ont la bouche feche & amere ; elles font fujettes à la conftipation, qui les incommode beaucoup, & leur corps, de même que leur efprit, fe reffentent des divers fymptômes qui font familiers aux hypochondriaques & aux mélancholiques.

On ne négligera pas cette faburre, vû qu'elle conduit à grands pas aux affections hypochondriaques & mélancholiques. Afin d'y remédier, on commencera par prendre l'émétique N°. 178 ; on détrempera enfuite les humeurs atrabilaires; on boira à cet effet, tous les matins, pendant cinq ou fix jours, trois ou quatre livres de petit-lait, légérement miellé, ou autant d'eau-d'orge, mêlée avec trois ou quatre onces d'oxymel fimple. Au bout de ce terme, on s'évacuera avec la potion émétique N°. 165. Après cette évacuation, on reviendra aux délayants recommandés ; on prendra chaque foir, le lavement N°. 108, & l'on réitérera au bout de huit ou dix jours la même potion, en obfervant, au cas que le malade foit pléthorique, de le faigner avant la premiere évacuation.

Si, après la feconde évacuation, les fymptômes de la faburre atrabilaire n'étoient pas diffipés, la perfonne qui en eft atteinte prendra pendant quinze jours, le matin à fon réveil, un demi-bain d'eau-de-fon tiede, & boira après s'être derechef évacuée, pendant l'efpace de trois femaines, les eaux-thermales purgatives, indiquées fous le N°. 3. Elle obfervera le régime prefcrit fous la lettre E : puis elle affermira fa guérifon, par l'exercice du cheval & l'ufage des eaux-minérales-ferrugineufes, apéritives & légérement purgatives, rapportées fous le même N°.

DES VICES GÉNÉRAUX DES SOLIDES.

Du défaut de reffort dans les folides.

Le tempérament froid & humide, ainfi que la conftitution chargée d'embonpoint, difpofent au défaut de reffort. La vie molle, l'air humide, les

aliments gras & aqueux , le trop grand ufage du thé ou d'autres boiffons aqueufes & chaudes ; les maladies & les travaux d'efprit qui épuifent, en font les caufes ordinaires.

A mefure que les folides' fe relâchent , la peau prend une couleur
plus pâle, & s'amollit infenfiblement : la rougeur des levres & des caroncules des yeux s'éteint ; on devient pefant & fenfible au froid ; la digeftion fatigue, & après les repas, l'on a un fentiment de plénitude & de
mal-aife ; les forces & l'agilité du corps diminuent ; le pouls devient mol
& petit ; le fommeil appefantit & ne répare pas les forces ; les excréments
font gluants & mal liés ; les urines pâles & abondantes : en prenant de l'exercice , on provoque plutôt la fueur que la tranfpiration infenfible, &
à mefure que le relâchement des folides augmente , la vivacité de l'efprit
diminue.

Les maladies qui fuivent de près le relâchement des folides, font
l'épaiffiffement froid du fang & de la lymphe ; les catarrhes froids, la ca-
cochimie, la cachexie , l'œdeme , & des obftructions tant dans les glandes que dans les vifceres du bas-ventre.

Il convient de faire une attention particuliere à la caufe du relâchement, & au degré d'affoibliffement du malade. Ceux qui auront contracté
le défaut de reffort, par un fimple épuifement, & qui feront en même
temps fort-foibles , emploieront fucceffivement tout ce qui eft recommandé
pour fortifier la conftitution délicate. Dèsqu'ils feront parvenus à pouvoir
faire ufage du régime fous la lettre C, ils commenceront à prendre la
teinture de Mars, ou l'électuaire roborant, N°. 201 & 54.

Au contraire, lorfque la débilité fera médiocre, ou que le relâchement des folides fera occafionné feulement par un régime relâchant, ou par
une vie molle, on fe nourrira principalement de volailles blanches, de veau
& de mouton rôtis, dont on évitera de manger la graiffe : on fera ufage
de fruits aftringents, tels que le coing, la neffle, le quinorodon, les capres ; on évitera les aliments farineux, aqueux, gras, de même que l'eau
chaude, & tout ce qui eft de difficile digeftion. On boira peu, & ceux
qui ne boiront que de l'eau, feront éteindre dans leur boiffon un morceau d'acier ou de fer rougi au feu : celui qui fera ufage de vin, boira
par préférence du gros vin rouge & âpre, pur ou mêlé avec de l'eau ferrée.

En outre, on fe fera frotter, matin & foir, tout le corps avec une flanelle feche ; on prolongera infenfiblement les frictions, & l'on prendra graduellement autant d'exercice que l'on en pourra fupporter fans s'é-puifer. Quant aux médicaments, en cas que le relâchement des folides foit manifeftement accompagné d'une furabondance de férofités dans le fang, on fe purgera, felon le befoin, avec la décoction laxative N°. 31. On continuera de faire tout ce qui vient d'être prefcrit, jufqu'à ce que les fymptômes qui caractérifent le défaut de reffort aient difparu ; & fi l'on defire d'augmenter l'élafticité des folides, on y parviendra moyennant l'u-fage des bains froids, du régime fous la lettre J ; par des eaux froides ferrugineufes, eftimées corroborantes : par de longs voyages, ou par un genre de vie ruftique.

De l'excès du reffort des folides.

L'excès du reffort des folides eft directement oppofé au vice précé-dent. A mefure que l'élafticité augmente, la peau & les chairs deviennent plus fermes à l'attouchement ; les levres & les caroncules des yeux pren-nent une rougeur foncée ; la vigueur augmente ; l'embonpoint & les uri-nes diminuent ; la tranfpiration infenfible devient plus abondante : le ventre eft refferré, le pouls dur & fort. Les perfonnes dont les fibres font trop élaftiques ont beaucoup de chaleur naturelle, & tout ce qui deffeche & échauffe, les incommode.

Ce vice difpofe à l'acrimonie alkaline, à l'épaiffiffement chaud du fang, aux inflammations, aux fievres continues & aux maladies aigues.

On commencera à remédier à la plenitude du fang, par la faignée : on obfervera le régime prefcrit fous les lettres D & H ; en obfervant en même temps, d'ufer avec modération des acides qui n'ont pas de l'auftérité. On boira beaucoup d'eau-d'orge, de lait-d'amandes, ou d'orgeat léger, & on prendra fouvent quelques bains d'eau tiede, bouillie avec une couple de poignées de fon de froment.

Après avoir fait ufage de ces boiffons, on paffera à celui du petit-lait, qu'on prendra tiede & médiocrement clarifié, & qu'on adoucira avec du fyrop de violettes. On en prendra tous les matins, pendant quelques femai-nes, une couple de livres, & les perfonnes qui ne fupportent pas le petit-lait, lui fubftitueront l'eau-de-poulet troublée avec la crême-d'orge. Dans les faifons des fruits, elles mangeront beaucoup de cerifes aigrelettes ou

douces,

douces, mais bien mûres, des raifins blancs, pleins d'un fuc qui ne foit pas fort fpiritueux, & cependant bien mûrs; des fraifes, des figues, des melons & des pêches, des poires fondantes, foit d'autres fruits émollients & adouciffants, cruds & cuits. Leurs exercices de corps feront très-modérés, & elles éviteront les travaux de l'efprit ainfi que les paffions violentes. Ce régime fera continué jufqu'à ce que le ventre foit lubrifié, le fommeil paifible, & que le reffort des folides fe trouve fuffifamment diminué.

DES VICES GÉNÉRAUX DE LA MASSE DU SANG.

La maffe du fang étant un mélange de différents liquides que l'on diftingue à l'œil, & de divers principes que l'on fépare au moyen d'opérations chymiques. Ces liquides font parfaits, quand toute la maffe eft proportionnée à la capacité des vaiffeaux; qu'il n'y en a ni plus ni moins qu'il n'eft néceffaire pour conferver la libre circulation, & que la partie rouge, muceufe, féreufe & lymphatique; les fels, les fouffres, la terre, l'eau & les efprits dont le fang eft compofé, font de bonne qualité & dans la proportion requife pour la bonne confiftance de toute la maffe, pour le fuccès des fécrétions & des excrétions, ainfi que des actions vitales, animales, &c. qui en dépendent.

De la pléthore.

La furabondance de fang, qu'on nomme pléthore, fe manifefte communément par le gonflement foutenu des veines, & par une forte de laffitude ou d'accablement & d'engourdiffement dans les membres. Les perfonnes pléthoriques font échauffées ou fatiguées par de petits exercices; & comme le fang fe porte d'ordinaire à la tête, la rougeur du vifage en eft augmentée. Elles font encore fujettes à avoir des éblouiffements, des maux de tête, des étourdiffements & de l'affoupiffement : leur fommeil eft fouvent dur & profond, & leur pouls plein ou embarraffé.

Les fuites les plus ordinaires de la pléthore font des hémorrhagies,

des vertiges, la fievre éphémere, & des congeftions de fang, dont réfultent des maladies inflammatoires, l'apoplexie fanguine, &c.

On remédie fur le champ à la pléthore, au moyen d'une faignée proportionnée à la plénitude des vaiffeaux: mais comme la faignée feule difpofe communément à la rechúte, on aura foin, après avoir défempli les
vaiffeaux, de prendre des exercices propres à augmenter la tranfpiration.
On vivra d'aliments peu nourriffants; l'on fera diete; on boira beaucoup
d'une eau de fource légere & froide; on évitera la vie molle; on dormira
peu, & en cas que l'on foit fort enclin aux indifpofitions dont nous avons
parlé, on prendra, après la faignée, pendant huit jours, matin & foir, de
la poudre de crême-de-tartre No. 175.

J'obferverai encore, que ceux qui auront été fujets au faignement de nez,
au crachement de fang, au flux hémorrhoïdal, ainfi que les femmes qui auront
perdu leurs regles, ne peuvent, fans beaucoup de danger, fe paffer de la faignée, lorfqu'après avoir perdu ces évacuations naturelles, elles deviennent
pléthoriques. Il convient auffi à celles qui font dans l'ufage de fe faire faigner
par précaution, au printemps & en automne, lorfqu'elles veulent s'en déshabi-
tuer, de faire enforte qu'elles diminuent d'abord feulement la quantité du fang
qu'elles fe font tirer, puis de retrancher la faignée de l'automne, en continuant encore, pendant quelques années, celle du printemps. Quant aux perfonnes qui craignent d'être faignées, elles y fuppléeront par les ventoufes,
l'application des fangfues aux bras, aux mains ou aux jambes, ou enfin moyennant la diete, qui éloignera les retours de la pléthore.

Du défaut de fang.

Le tempérament froid & phlegmatique difpofe au défaut de fang.
La diette, l'ufage d'aliments peu nourriffants, une vie laborieufe, de longues maladies, des évacuations abondantes ou de longue durée, produifent cette incommodité. On connoît le défaut de fang par la foibleffe du
pouls, la pâleur du vifage & de la peau, fuites des cas que nous venons
de détailler. Ces fymptômes font accompagnés de foibleffe & d'une forte
de langueur dans les fonctions tant du corps que de l'efprit.

Le défaut de fang difpofe à la confomption, à l'hydropifie anafarque,
à la fievre - lente &c.

On emploiera, à raifon du degré d'épuifement où l'on fera tombé, ce qui eſt recommandé pour fortifier les conſtitutions délicates ; & l'on prendra, dans les moments de foibleſſe, la mixture-cordiale No. 124, ou une cuillerée d'excellent vin - de - liqueur.

De la ſubtilité vicieuſe du ſang.

Ceux qui pechent par la ſubtilité vicieuſe du ſang, ont la maſſe des liquides dépouillée des parties balſamiques & mucilagineuſes, qui donnent au ſang la conſiſtance néceſſaire, & lient les divers principes dont ſa maſſe eſt compoſée. Les perſonnes qui ſont dans ce cas, ont le teint aſſez vermeil, quoiqu'en effet elles ſoient foibles : elles ſont vives & agiles de corps & d'eſprit, mais auſſi très - promptement accablées & épuiſées : elles ſont ſujettes à la ſueur, aux hémorrhagies, à la diarrhée, au flux d'urine, aux ébullitions & aux fluxions; leur pouls eſt vif & fréquent, leur ſommeil inquiet; le ſang qu'on leur tire eſt d'un rouge vif, & prend peu de conſiſtance lorſqu'il eſt refroidi.

Ce vice diſpoſe aux inflammations à l'extérieur, aux congeſtions rhûmatiques, à l'hémoptyſie, à la phtyſie, à la fievre-lente & aux fievres-exanthématiques à taches rouges.

On remédiera inſenſiblement à la ſubtilité vicieuſe du ſang, moyennant le lait-de-vache & le régime preſcrit ſous la lettre F. Afin de prévenir les accidents qui en réſultent, on ne négligera pas de faire de petites ſaignées, au printemps & en automne, juſqu'à ce qu'on ait atteint l'âge de trente ans. On évitera auſſi les veilles & tout ce qui agite le ſang.

De la ſurabondance des ſéroſités dans le ſang.

Le tempérament humide, phlegmatique, ainſi que le défaut de reſſort des ſolides, diſpoſent à la ſurabondance de ſéroſités dans la maſſe des liquides. Ce ſont les aliments aqueux, les excès de thé ou d'autres boiſſons d'eau chaude, comme auſſi le défaut d'exercice, qui en ſont les principales cauſes.

Les perſonnes qui en ſont atteintes, ſont affeétées des différents ſymptômes qui caractériſent le tempérament humide; elles ſont ſujettes aux catarres froids & pituiteux, à la bouffiſſure, aux enflures œdémateuſes, & elles ont beaucoup de diſpoſition à l'hydropiſie.   C 2

Lorſque la ſurabondance des ſéroſités eſt ſeulement une ſuite du tempérament, on y remédiera moyennant le régime & les remedes preſcrits pour corriger les conſtitutions humides & phlegmatiques : on réitérera les purgations preſcrites pour ce tempérament, juſqu'à ce que les humeurs ſurabondantes ſoient évacuées. Enſuite l'on prendra, pour affermir le mieux que l'on aura acquis, de l'électuaire - martial No. 52, pendant quinze jours & même plus long-temps s'il eſt néceſſaire.

Lorſqu'au contraire, la diſſolution du ſang arrive à la ſuite d'une longue maladie ou d'une évacuation abondante, ſans qu'il ſoit à préſumer qu'elle provienne d'une autre cauſe que d'un épuiſement & d'un relâchement général dans les ſolides ; on s'abſtiendra dans ces cas, de purgations, des diurétiques & des ſtimulants : on ſe nourrira de bons bouillons & potages, de viandes & de volailles blanches, plutôt rôties que bouillies, & d'autres aliments ſucculents, nourriſſants & de facile digeſtion, dont on prendra peu en une fois, mais ſouvent. On boira peu, & l'on préférera le vin rouge au blanc ; on frottera, matin & ſoir, tout le corps avec une flanelle ſeche : on prendra de l'électuaire roborant No. 54 : on paſſera peu-à-peu aux grands exercices, & l'on continuera à ſe conduire de cette maniere, juſqu'à ce que les ſéroſités ſurabondantes ſoient diſſipées, & que les ſolides ſe trouvent remontés.

De l'échauffement habituel du ſang.

La conſtitution chaude & médiocrement humide, la bonne chere, comme auſſi les veilles, les boiſſons qui échauffent, & une vie déréglée, produiſent ce vice du ſang. Les perſonnes qui ſont dans ce cas, ont le teint allumé, le corps & l'eſprit prompts dans leurs opérations, les paſſions vives, le ſommeil court, léger & accompagné de rêves turbulents ; la chaleur, le vin, tout ce qui échauffe ou qui anime la circulation, leur occaſionne des maux de tête, des inſomnies, des palpitations & de l'agitation.

Dans ces cas, les différents principes qui conſtituent le ſang, ſont exaltés ou affinés ; les eſprits abondent dans la maſſe du ſang, les ſolides ſont élaſtiques, le genre nerveux eſt tendu & ſuſceptible d'irritation. Ce vice diſpoſe aux ébullitions, aux hémorrhagies, de même qu'aux maladies inflammatoires & aigues.

On corrigera infenfiblement ce vice du fang, moyennant une vie fobre, par l'ufage d'aliments farineux & rafraîchiffants, & par les régimes prefcrits fous les lettres D & H, joints au calme de l'efprit. On s'abftiendra de vin, de liqueurs fpiritueufes, de viandes fucculentes, d'épiceries, d'œufs, de chocolat, de caffé, & de tout ce qui eft chaud & aromatique : on prendra des bains d'eau tiede & les bouillons rafraîchiffants N°. 14, pendant plufieurs femaines confécutives ; & l'on appaifera, dans le befoin, l'orgafme du fang, moyennant la poudre tempérante N°. 190. Dans des cas preffants, on aura recours à la faignée, & le malade boira, dans les vingt-quatre heures, une demi-douzaine de verres d'eau fraîche, acidulée avec cinq ou fix gouttes d'efprit-de-vitriol, & une couple de cuillerées à caffé de fyrop de limon pour chaque verre.

De l'appauvriffement du fang.

L'appauvriffement du fang eft ordinaire aux perfonnes qui font mal nourries, épuifées par le travail, par des évacuations fubites & abondantes, ou par de longues maladies. La complexion feche & froide, ainfi que celle qui eft humide & froide, difpofent le plus à cette incommodité, qui cependant arrive indépendamment de ces caufes. Ceux dont le fang eft appauvri ont le pouls petit & débile ; la couleur du vifage & de la peau eft pâle, jaune, verdâtre ; leurs yeux font éteints, les opérations de l'ame & du corps, lentes & foibles ; ils font languiffants, indifférents, frileux, & ils ne peuvent foutenir long-temps les exercices du corps & encore moins les travaux de l'efprit : la digeftion les fatigue, & une mauvaife nuit les accable autant qu'une bonne les reftaure. Ce vice du fang difpofe aux obftructions, à l'hypochondrie, à la phtyfie, à la fievre-lente, &c. Les principes de la maffe des liquides font dans un état mal proportionné & mal lié ; le fang eft dénué d'efprits, & les folides font relâchés.

Ceux dont la conftitution eft feche, remédieront, à raifon de leur épuifement, à l'appauvriffement du fang, moyennant le lait de femme, celui d'âneffe, de chevre ou de vache, coupé avec des eaux minérales, martiales, ftomachiques & non-purgatives ; telles que les eaux de Spaa, &c. Ils vivront à la campagne, fans peines ni foucis, & chercheront à paffer leur temps dans une diffipation agréable , jufqu'à ce qu'ils éprouvent une amélioration fenfible dans leur état. Dès-lors , ils pafferont fucceffivement aux régimes prefcrits fous les lettres B & A.

Quant aux perfonnes dont la conftitution eft humide , elles prendront, pour animer la maffe des liquides , les bouillons de viperes , ou , à leur défaut , ceux prefcrits fous le N°. 12. Elles fe feront frotter tout le corps , matin & foir , & éviteront également l'inaction & la fatigue : elles fe nourriront principalement de bons potages , de viandes & volailles blanches & rôties ; elles mangeront peu en une fois, mais d'autant plus fréquemment ; elles boiront à leurs repas du bon vin rouge , pas trop trempé , & prendront dans les intervalles , un doigt de vin-de-liqueur , ou de la mixture cordiale N°. 124. Si leur eftomac avoit befoin d'être fortifié , on leur donnera vingt grains de quinquiina en poudre , à leurs deux repas , dans la premiere cuillerée de foupe qu'elles prendront.

De la vifcofité ou de l'épaiffiffement froid du fang.

La vifcofité du fang eft ordinaire aux perfonnes d'une conftitution froide , & dont les folides pechent par le défaut de reffort. Elle eft fouvent précédée & accompagnée des fymptómes qui caractérifent la faburre froide des premieres voies. La couleur de la peau devient infenfiblement mauvaife ; celle du vifage eft d'un pâle tirant fur le jaune ; la falive eft vifqueufe , les urines font écumeufes & dépofent fouvent un fédiment blanc & glaireux : la vigueur du corps diminue , & l'efprit s'engourdit à un point frappant. Ceux dont le fang eft vifqueux font pareffeux, pefants, frileux & fujets à avoir , lors de leur réveil , des laffitudes qui ne fe diffipent que peu à peu , à la faveur de l'action & de quelque exercice ; leur fang eft groffier & mal affiné ; la partie muceufe qui y domine , & les principes terreux , tartareux & falins en font mal élaborés.

La diminution des principales excrétions, l'accumulation des matieres tartareufes & falines, de fréquents reffentiments de la faburre froide dans les premieres voies, la cachexie, l'engorgement des glandes, l'obftruction des vifceres, des maladies cutanées & d'autres maladies chroniques , font communément les fuites de la vifcofité du fang.

Ceux qui en font attaqués, doivent fe nourrir de viandes blanches, ainsi que des fruits & légumes recommandés pour les régimes décrits sous les lettres A & B ; ils éviteront la réplétion ; ils mâcheront bien les mets qu'ils prendront, & boiront d'un bon vin blanc, vieux, légérement trempé, & chercheront à passer leur vie dans un climat sec & chaud.

Quant aux remedes qu'ils auront à prendre, ils se purgeront, tous les huit jours, avec la décoction laxative N°. 31 ; ils prendront, dans les intervalles des purgations, de l'électuaire N°. 52, &, immédiatement après, les bouillons amers N°. 10. Pour affermir ensuite leur guérison, ils prendront pendant un temps considérable de l'élixir bilieux N°. 57 ; ils se donneront aussi autant d'exercice qu'ils en pourront supporter sans s'épuiser. Si enfin, après avoir pris quelque temps de ce dernier remede, les symptômes de la viscosité du sang n'étoient pas encore dissipés, ils auront recours aux eaux-thermales, qui dissolvent & atténuent les humeurs, & qui purgent légérement: ils monteront journellement à cheval, en observant d'avoir l'estomac vuide, & se feront frotter, matin & soir, l'habitude du corps.

De la densité phlogistique, ou de l'épaississement chaud de la masse du sang.

Le tempérament chaud & sec, l'excès de ressort des solides, ainsi que la saburre chaude des premieres voies, disposent à l'épaississement chaud du sang. L'usage des aliments échauffants & aromatiques, les veilles, l'abstinence des boissons aqueuses, l'usage des liqueurs spiritueuses, les travaux & les exercices qui font transpirer à l'excès, en font les causes ordinaires.

L'épaississement chaud du sang se manifeste par la chaleur de la peau, par la dureté du pouls, & par les divers symptômes qui déclarent l'excès du ressort des solides.

Les parties rouges de la masse du sang font plus abondantes qu'elles ne devroient l'être ; la sérosité manque ; le sang se coagule promptement dans la palette. Lorsque l'épaississement est phlogistique, à mesure que le sang se refroidit, il se couvre d'une toile ou d'une cœnne blanchâtre, tirant sur le gris ou sur le verd, & qui a une consistance tenace. Cet épaississement dispose à l'inflammation du sang, à l'acrimonie chaude, aux rhûmathismes goutteux, ainsi qu'aux maladies inflammatoires & aigues.

On y rémédiera par le régime & par les remedes indiqués pour l'excès du reſſort des ſolides : on ajoutera aux émulſions qui ont été recommandées, deux grains de nitre ſur chaque verre, & l'eau d'orge ſera réduite en julep, avec de l'oxymel ſimple ou avec du ſyrop de vinaigre.

De l'épaiſſiſſement atrabilaire de la maſſe du ſang.

Les ſignes de l'épaiſſiſſement atrabilaire du ſang ſont les mêmes que ceux qui indiquent la ſaburre atrabilaire. Ce vice dans les premieres voies, précede & accompagne l'épaiſſiſſement atrabilaire du ſang.

Les principes qui le conſtituent tiennent d'une bile réſineuſe & âcre ; & les ſymptômes de vapeurs & de mélancholie noire qui s'y joignent, déclarent à quel degré il eſt porté.

On remédiera d'abord à la ſaburre atrabilaire par les remedes que nous avons indiqués : on prendra enſuite quinze bains domeſtiques, après quoi on boira pendant ſix ſemaines le petit - lait clarifié , puis des eaúx minérales ferrugineuſes & froides. Le malade cherchera à ſe diſtraire ; il montera ſouvent à cheval, & s'il a de la diſpoſition aux hémorrhoïdes, on cherchera à les faire fluer au moyen des remedes recommandés pour le traitement des hémorrhoïdes. Lorſqu'il ſera rétabli, on entretiendra la liberté du ventre avec la poudre de crême-de-tartre N° 175 ; & après qu'on aura débarraſſé les premieres voies, il prendra le petit-lait au printemps & en automne. En été, il uſera fréquemment de bains domeſtiques tiedes , & des eaux-martiales froides qui ſont légérement purgatives.

DES VICES DE LA MASSE DES LIQUIDES

Difficiles à connoître dans les commencements , & qui dégénerent en cacochymie.

Lorſque de longues maladies, un mauvais régime , la mauvaiſe digeſtion, ont altéré la maſſe des liquides , des ſécrétions, des excrétions &c, en général, ou , plus particuliérement l'un ou l'autre, au point, que les fonctions de l'économie animale ſe font mal , que le viſage ſe décolore, & qu'il

ſe

fe manifefte des fymptômes qui annoncent la mauvaife confiftance & l'acrimonie des liquides ; cet état eft appellé cacochymie. Comme il n'a pas
encore été traité de la mauvaife qualité des humeurs blanches & des
acrimonies du fang, il eft indifpenfable d'en faire mention ici, pour apprendre au lecteur à diftinguer les caufes de la cacochymie, & à combattre
efficacement une maladie fort - connue, qui eft la fource d'une infinité
d'autres.

Des fymptômes généraux de l'acrimonie du fang.

Les fymptômes généraux qui déclarent l'acrimonie de la maffe des liquides, font des cuiffons, des démangeaifons, des picotements, des inquiétudes, qu'on reffent dans les différentes parties du corps La fueur, les
urines & les larmes picotent ou cuifent. Les fluxions âcres, les différentes ébullitions, éruptions & maladies de la peau, font auffi des indices
qui conftatent l'âcreté de la maffe des liquides en général, ou de la lymphe en particulier. Quoiqu'il y ait plufieurs fortes d'acrimonie qui different plus ou moins les unes des autres, il fuffit, dans la pratique, de diftinguer celles du fang, qui font fpontanées & qui fe contractent infenfiblement par un régime de vie contraire au tempérament, en acrimonies chaudes, froides, muriatiques ou falées, & en acrimonies fcorbutiques.

De l'acrimonie froide, inerte.

Le tempérament froid & humide, la faburre froide des premieres voies,
comme auffi la vifcofité du fang, difpofent à l'acrimonie inerte. Les aliments groffiers qui ont une qualité acide, âpre, aftringente, ainfi que les
aliments terreux & farineux, qui font d'une difficile digeftion, & la diminution des excrétions, font les caufes qui la produifent.

Les levains qui conftituent cette acrimonie, font des fels & principes groffiers, unis à de la vifcofité. On connoîtra que cette efpece d'acrimonie domine dans la maffe des liquides, lorfqu'après avoir été affecté de la
faburre froide dans les premieres voies, on éprouvera quelqu'un des fymptômes qui indiquent l'acrimonie du fang en général.

Les perfonnes qui en font affectées maigriffent & s'affoibliffent fans

perdre l'appétit : elles deviennent pâles & frileuſes ; la ſueur & les excréments ont une odeur acide : les urines en ont peu ; elles ſont crues, claires,
écumeuſes ; & quand elles ſont chargées, ce qui arrive communément après
avoir pris de l'exercice, elles dépoſent un ſédiment blanchâtre & glaireux.

L'acrimonie froide diſpoſe à la gravelle, au rhûmatiſme, à l'engorgement des glandes, aux dartres ſuperficielles avec des croûtes blanches,
muqueuſes ou ſeches & farineuſes : elle diſpoſe auſſi à l'obſtruction des viſceres du bas-ventre, à l'hypochondrie & à divers autres maux chroniques.

Avec une telle diſpoſition du ſang, les âcres ſe trouvent étroitement
unis aux viſqueux, & on ne peut les atteindre, corriger & évacuer, qu'a-
près avoir briſé & diviſé leurs liens. C'eſt à quoi l'on parviendra le mieux
par des bains naturellement chauds, & par la boiſſon des eaux minérales
fondantes, & légérement purgatives, rapportées ſous le N° 3. On ſe nourrira
avec les viandes blanches, & les légumes du régime indiqué ſous les lettres A & C : on boira aux repas' d'un bon vin vieux & trempé, & l'on
pourra ſubſtituer aux ſuſdits bains, les bains N°. 1 : après avoir fini de les
prendre, on ſe purgera tous les huit jours avec la décoction laxative N°. 31.
Dans les intervalles des purgations, on prendra à jeun les bouillons amers
N° 10, &, en ſe couchant, une priſe de pillules de ſavon, N°. 159.
On ſe donnera beaucoup d'exercice, & on continuera ce régime pendant
pluſieurs ſemaines. Au cas qu'alors les ſymptômes de cette acrimonie ne
diſparuſſent pas, on prendra, pendant l'eſpace d'un mois, la décoction des
bois avec l'eau-de-chaux N°. 26. Pour éliminer entiérement les âcres
dégagés par la deſtruction des viſcoſités, l'on boira pendant quelques ſemaines des eaux aigrelettes - ferrugineuſes, dénominées ſous le N°. 3.
L'on pourra uſer auſſi de quelque autre lavage qui ne ſoit ni relâchant
ni rafraîchiſſant, & qui paſſe bien ; on prendra beaucoup d'exercice, &
l'on ſe fera frotter, matin & ſoir, toute l'habitude du corps, avec une flanelle.

De l'acrimonie chaude, bilieuſe.

Le tempérament chaud & bilieux diſpoſe à l'acrimonie chaude. Elle eſt
produite par des aliments gras, ſucculents, aromatiques, échauffants, ou
d'une qualité alkaline.

Les levains qui conſtituent l'acrimonie chaude, ſont bilieux, alkaleſ-
cents & tendants à la putridité.

La masse des liquides peche communément par cette acrimonie, lorsque les symptômes généraux de l'acrimonie du sang ont été précédés, ou sont accompagnés de la saburre chaude des premieres voies. Les personnes qui en sont affectées ont de la répugnance pour la viande, & du goût pour les aliments acides : elles maigrissent, sont échauffées, sujettes à avoir la bouche seche : leur sommeil est inquiet, leurs urines sont rouges & d'une odeur assez forte ; leur pouls est fréquent & vif, l'esprit altier ; la chaleur & tout ce qui échauffe augmentent sur le champ l'action & l'impression des levains âcres.

Ce vice du sang dispose à des mouvements de fievre, aux ébullitions, aux dartres qui s'étendent, s'enflamment & rendent des sérosités âcres qui criblent la peau. Quand il est considérable, il dispose au scorbut chaud, au prurit à l'anus & au périnée qui devient cuisant & rend des eaux sanieuses. Cette acrimonie dispose encore aux fievres inflammatoires & putrides.

On remédiera d'abord à la trop grande quantité de sang, par la saignée : on se nourrira principalement de légumes, de mets farineux, de fruits aigrelets & de viandes blanches : on observera les régimes indiqués sous les lettres D & F : on boira beaucoup d'eau - d'orge acidulée avec du syrop de vinaigre, de limonade, des juleps composés, avec de l'eau & des syrops de verjus, de grenades, ou avec de la gelée de groseilles.

Quant aux remedes, on commencera, après une saignée préliminaire, par prendre pendant plusieurs jours le petit-lait tamarindé, No. 148, afin de débarrasser les premieres voies ; après quoi l'on prendra, tous les matins, une couple de livres de petit-lait pur, soit du lait battu, dont on aura parfaitement tiré le beurre. On pourra prendre aussi les bouillons rafraîchissants No. 14 ; on se baignera, sur le soir, tous les deux jours, dans de l'eau-de-son tiede. Il faudra continuer ce régime jusqu'à ce que les symptômes de l'acrimonie chaude soient dissipés. Alors on achévera de purifier le sang, par l'usage d'une eau - minérale, légere & rafraîchissante.

De l'acrimonie muriatique ou salée.

La viscosité du sang, la suppression de la transpiration & des autres principales excrétions, disposent à cette acrimonie, que l'usage du fro-

mage, de viandes, de poiſſons & autres aliments ſalés produiſent promptement chez les perſonnes dont la vie eſt ſédentaire.

On pourra conclure que cette acrimonie eſt répandue dans la maſſe
des liquides, lorſque les ſymptômes généraux de l'acrimonie ſuccedent aux
cauſes que nous venons d'indiquer. La ſalive, la ſueur , les larmes ſont
ſalées; les urines ſont ſans odeur , & celles du matin ſe trouvent ſouvent
couvertes d'une pellicule de pluſieurs couleurs, formée par l'union des
particules ſalines avec les viſqueuſes.

Les perſonnes affectées de ce vice du ſang, ſont altérées & ſujettes
à des chaleurs internes, qui ne ſe manifeſtent pas au-dehors : elles maigriſſent , quoique l'appétit & la digeſtion ſoient bons : elles ſont ſujettes aux
ardeurs d'urines, & à des ébullitions blanchâtres, véſiculaires, & remplies
d'une eau ſalée , ou à des aphtes ou dartres ſuperficiels. A meſure que
cette acrimonie augmente , à ces ſymptômes ſucccedent inſenſiblement
ceux qui caractériſent l'acrimonie ſcorbutique, & ce vice des humeurs produit le ſcorbut muriatique ou ſalé.

Pour y remédier, on ſe nourrira avec les aliments les plus doux &
les plus légers du régime preſcrit ſous la lettre A , en ſalant auſſi peu
qu'il ſera poſſible les mets dont on uſera. On prendra auſſi tous les matins un
un bain d'eau tiede. Pour diviſer & dénaturer en même temps les ſels muriatiques , on boira dans la matinée , de trois en trois heures , quatre à ſix onces
de la ſeconde eau-de-chaux N°. 38, blanchie avec du lait : l'on continuera pendant ſix ſemaines l'uſage de ces remedes , en obſervant de ſe purger au commencement & à la fin de la cure, avec la poudre N°. 186 Après ce terme, on commencera à prendre les bouillons anti-ſcorbutiques N°. 9 , en obſervant de boire beaucoup d'eau pure , & de prendre aſſez d'exercice pour
entretenir une tranſpiration abondante. Il faudra perſiſter dans cette conduite, juſqu'à ce que les accidents & les ſymptômes de ce vice du ſang
aient diſparu.

De l'acrimonie ſcorbutique.

Lorſque les acrimonies du ſang, dont il a été fait mention , viennent
à s'exalter & à s'acerber au point que le ſyſtéme des ſolides & toute l'é-
conomie du corps en ſont ſenſiblement altérés , ces acrimonies ont dégénéré en acrimonie ſcorbutique. Inſenſiblement on devient pareſſeux ; les ex-

trémités & les reins font affectés d'une efpece de douleur femblable à celle qu'occafionne la fatigue. Les autres fymptómes varient à raifon de l'efpece de fcorbut : les plus ordinaires font la langueur des fonctions du corps, de fréquentes attaques de douleurs vagues, & des picotemens que la chaleur du lit augmente. Les malades, à leur réveil, fe trouvent brifés & fatigués : les gencives font irritées, gonflées, échauffées, fujettes à faigner quand on les preffe ; lorfqu'on les faigne, le fang eft mal lié & grumeleux ; les urines dépofent fouvent un fédiment couleur de briques, & font couvertes d'une pellicule muqueufe & colorée.

Les levains fcorbutiques fe développent de plus en plus : il furvient des taches d'un rouge tirant fur le bleu, qui paroiffent & difparoiffent, & qui affectent le plus fouvent les bras & les jambes : les gencives fe gonflent & s'enflamment : elles s'ulcerent & fe confument peu-à-peu, au point que les dents décharnées & vacillantes fe carient & rendent l'haleine mauvaife. Les malades font fujets à cracher du fang, & à prendre des douleurs de rhûmatifme ; les taches fcorbutiques fe multiplient, deviennent permanentes, noirâtres ; & quand le mal a empiré, ils prennent des varices fous la langue, des hémorragies, des éruptions à la peau fujettes à dégénérer en ulceres rongeants, puants, & difpofés à fe gangréner. A ces fymptómes fe joignent des attaques de fievre plus ou moins vives, ainfi que divers autres accidents dangereux & mortels.

Comme les levains fcorbutiques font d'une nature différente, pour parvenir à les détruire, on diftinguera bien l'efpece de fcorbut dont le malade fera affecté. A cet effet, on obfervera fi c'eft des fymptómes de l'acrimonie chaude du fang, ou de ceux de l'acrimonie froide ou falée, que le fcorbut a été précédé.

L'humeur fcorbutique, jointe à la premiere de ces acrimonies, produit le fcorbut chaud ; jointe à la feconde, elle produit le fcorbut froid ; jointe à la troifieme, elle forme le fcorbut falé.

A l'égard du fcorbut chaud, il eft commun aux perfonnes qui font de longs voyages dans des climats chauds ; aux foldats & aux marins qui font contraints de boire des eaux corrompues, & de vivre d'aliments d'une qualité putrefcente & alkaline.

Les progrès de cette efpece de fcorbut font prompts ; mais on en guérit aifément moyennant le régime & les médicaments ci-après indiqués.

On obfervera le régime lettre D : on fe purgera tous les huit jours avec l'électuaire lénitif N⁰. 51 ; on prendra, dans l'intervalle des purgations, le petit-lait anti-fcorbutique N⁰. 146, au défaut duquel on boira beaucoup de limonade ou de l'eau-d'orge adoucie avec l'oxymel fimple ; & l'on ufera de l'élixir de vitriol compofé N⁰. 59. Si les gencives font attaquées, on fe lavera la bouche deux fois par jour avec le gargarifme anti-fcorbutique-rafraîchiffant N⁰. 84, duquel on pourra fe fervir également pour baffiner les taches fcorbutiques. On continuera ce régime dans un endroit dont l'air foit falutaire, jufqu'à ce que les fymptômes de cette efpece de fcorbut foient diffipés. Ceux des malades qui feront à portée de prendre des eaux minérales-aigrelettes, devront en ufer pour affermir leur guérifon.

Quant au fcorbut froid, il eft ordinaire aux perfonnes qui habitent des fouterrains, ou des lieux humides & marécageux, de même qu'à celles qui ont l'eftomac délabré, foit par le trop grand ufage de thé , ou par d'autres boiffons aqueufes de cette nature. Cette maladie eft encore fort-ordinaire aux indigents, dont la vie eft fédentaire , & qui fe nourriffent d'aliments groffiers, indigeftes & farineux.

On obfervera, pour le fcorbut froid, le régime prefcrit fous la lettre C : on fe purgera tous les fix jours avec les pillules purgatives N⁰. 156. Dans l'intervalle des purgations, on prendra dans la matinée, de deux en deux heures, vingt gouttes de l'élixir atténuant N⁰. 56, & en fe couchant, deux gros de la poudre digeftive N⁰. 176. On obfervera ce régime jufqu'à ce que les principaux accidents commencent à diminuer. Dès-lors on fera ufage du régime prefcrit fous les lettres B & A. La boiffon ordinaire fera du vin blanc infufé fur du raifort fauvage , rapé dans la proportion d'une once pour deux livres de vin : on prendra en même temps l'électuaire anti-fcorbutique, N⁰. 46 : on remédiera aux vices des gencives, avec le gargarifme anti-fcorbutique fpiritueux N⁰. 85 ; on affermira la guérifon par un bon régime, par l'exercice du corps, & par l'ufage de l'électuaire-martial N⁰. 52, & l'on habitera dans un lieu dont l'air foit fain, & dans un logement fec.

Quant au fcorbut falé ou muriatique, on le diftinguera, on le traitera & le guérira de la même maniere que l'acrimonie muriatique ; en obfervant toutefois de prolonger felon le befoin les moyens indiqués , jufqu'à ce que les principaux fymptômes en foient diffipés. Alors on ufera , ainfi

que ſur la fin de la cure de l'eſpece froide, pendant l'eſpace de temps néceſſaire, du vin anti-ſcorbutique No. 221 ; & en quittant ce remede, on
ſe mettra au régime de lait, pendant un temps ſuffiſant pour renouveller
la maſſe des liquides.

Les ſcorbutiques foibles & exténués commenceront par prendre, de
quatre en quatre heures, un gros de conſerve de cochléaria, avec une
couple de taſſes de lait qu'ils boiront par-deſſus, & qui, avec le pain néceſſaire, leur ſervira d'aliment. Ils continueront ce régime juſqu'à ce qu'ils
ſoient en état de faire la cure preſcrite ci-deſſus.

DES VICES GÉNÉRAUX DE LA LYMPHE.

De l'épaiſſiſſement de la lymphe.

Le tempérament froid & phlegmatique, le défaut de reſſort des ſolides ;
l'amas d'humeurs analogues à la ſaburre froide dans les premieres voies, &
l'épaiſſiſſement froid du ſang, diſpoſent à cette maladie. Un long uſage de
laitages, les aliments farineux, viſqueux, pâteux ou tenaces & gluants ;
les eaux dures & rudes, le défaut d'exercice, le grand froid & la ſuppreſſion de la tranſpiration, ſont les cauſes qui la produiſent.

On connoîtra que c'eſt la lymphe qui eſt principalement épaiſſie, lorſque les ſymptômes de l'épaiſſiſſement froid du ſang ſeront accompagnés
du gonflement ou de l'engorgement de quelque partie du corps où il y
a beaucoup de glandes, telles que le cou & le deſſous du menton. Ce
vice de la lymphe n'eſt plus équivoque, lorſque le malade a été noué dans ſon
enfance, qu'il eſt ſujet aux fluxions ou à des tumeurs froides, ou qu'il eſt
affecté de ſymptômes qui indiquent de l'engorgement dans le méſentere.

L'épaiſſiſſement ſimple de la lymphe diſpoſe principalement aux catarres
& rhûmes pituiteux, à l'engorgement des glandes lymphatiques, aux tubercules au poumon, à l'épaiſſiſſement de l'humeur bronchiale, au gorgement des
glandes gutturales & bronchiales, au goître &c. Comme ce vice de la lymphe
occaſionne toujours la diminution de la tranſpiration & des autres excré-

tions, il eſt ſuivi de près par l'acrimonie de la maſſe lymphatique ; & ſi le malade a des diſpoſitions à la goutte, à la gravelle, aux écrouelles &c ; ces levains étant exaltés par de la lymphe acrimonieuſe, ces maladies ſe manifeſtent plus promptement.

L'épaiſſiſſement ſimple de la lymphe eſt beaucoup plus ordinaire aux enfants qu'aux perſonnes adultes. Celles-ci y remédieront moyennant le régime & les remedes indiqués pour l'épaiſſiſſement froid du ſang : elles éviteront le froid, l'humidité, l'inaction, & ſe vêtiront chaudement.

Quant aux enfants, on leur fera prendre le lait-de-femme, d'âneſſe ou de chevre, ce dernier coupé avec moitié d'eau-de-Selz. Ils mangeront peu en une fois ; on les nourrira de bouillons faits avec une vieille poule maigre, dont on leur fera de la ſoupe ou des panades avec du pain bien levé, bien cuit & raſſis : on leur permettra de ſucer ſeulement quelque peu de viandes blanches, on leur donnera un œuf frais, un biſcuit, une pomme-renette, ou une poire-bon-chrétien, cuites dans de la braiſe, & aſſaiſonnées avec un peu de ſucre & de canelle. On pourra leur donner auſſi d'autres aliments de cette nature. S'ils ſont d'âge à pouvoir boire du vin, on leur en donnera à la fin du dîner, quelque peu & du meilleur : on aura grande attention à maintenir la propreté de leur corps : on les logera dans un appartement ſec ; leurs habits ſeront chauds, bien ſéchés & parfumés avec des baies de genievre ou avec du carabé. On leur frottera le corps, matin & ſoir, avec une flanelle chauffée & parfumée des mêmes parfums que leurs habits, & ils prendront tous les genres d'exercices convenables à leur âge. Quant aux remedes qu'on leur donnera, on les purgera, de dix en dix jours, avec du ſyrop de rhubarbe : ils prendront dans les intervalles, une dixaine de gouttes de l'élixir No. 56, dans une cuillerée à café de ſyrop de capillaire ; & lorſqu'on aura lieu de croire que la lymphe eſt atténuée, pour affermir la guériſon, on leur donnera la teinture de Mars N°. 201. On les baignera deux fois la femaine dans une eau un peu plus chaude que tiede, où l'on aura fait cuire un moment quelques poignées d'origane ou de ſerpolet ; ce qu'on fera pendant l'eſpace de ſix femaines. La continuation du régime, des précautions & des exercices recommandés, pris dans un air ſain, préviendra le retour de l'épaiſſiſſement de la lymphe, laquelle venant à engorger les glandes où s'élaborent les fluides les plus ſubtils, & où ſe prépare & ſe fait l'ouvrage

important

important de toutes les fécrétions, deviendroit la fource d'une infinité de miferes & d'un grand nombre de maladies.

De l'acrimonie de la lymphe.

Les fymptômes qui caractérifent l'acrimonie de la lymphe, varient à raifon de la nature & de l'abondance des parties âcres qui y font répandues, & felon le degré de l'épaifliffement dont la maffe lymphatique eft affectée en même temps.

Les fluxions âcres & opiniâtres, l'obftruction des glandes lymphatiques ; les dartres qui dépendent de l'obftruction des glandes - miliaires, accompagnées d'un fuintement ; la galle fanieufe, la toux feche & divers mouvements convulfifs & fpafmodiques, font les maux les plus ordinaires qu'elle produit. Ce vice difpofe au rhûmatifme goutteux, à la migraine, aux fievres catarrales & exanthématiques fans inflammation. Il contribue, comme il a été déja remarqué, non - feulement à multiplier, mais à exalter très-fort les levains goutteux, écrouelleux & cancereux, & il réveille la difpofition qu'on a à ces maux.

Quand les fymptômes de l'acrimonie fuccedent, ou font manifeftement compliqués avec ceux de l'une ou de l'autre des acrimonies du fang dont il a été traité, on pourra en conclure que les mêmes âcres qui dominent dans le fang, dominent auffi dans la lymphe. L'on emploiera, dans ces cas, les divers régimes recommandés pour corriger les différentes acrimonies du fang. Dèsque les principaux fymptômes feront diffipés, on achévera d'adoucir la lymphe avec du lait d'âneffe ou du lait de vache, coupé avec égale portion de la décoction de Squine, No. 35 ; dont on prendra, matin & foir, telle dofe que l'on pourra fupporter, & l'on tâchera de dormir & de tranfpirer après avoir pris la dofe du matin.

Lorfque au contraire, les fymptômes qui déclarent l'âcreté de la lymphe, ne font pas manifeftement compliqués avec ceux de l'une ou de l'autre des acrimonies du fang, l'on trouvera le plus fouvent que la maffe lymphatique eft infectée de levains dont les germes viennent du pere, de la mere, ou de la nourrice du malade, ou qui ont été gagnés par la contagion. Ces différentes acrimonies font ou compliquées avec l'épaifliffement général de la maffe lymphatique, ou elles exiftent fans qu'il y ait en même temps un épaifliffement manifefte.   E

L'acrimonie qui eft fans épaiffiffement, eft commune aux perfonnes d'une conftitution fanguine & délicate, de même qu'à celles qui pechent par la fubtilité vicieufe du fang. Les fluxions âcres fur les dents ; les ophtalmies feches, les affections éréfipélateufes, la toux avec crachement d'une humeur mince & âcre ; les rhûmes de cerveau qui font accompagnés d'une fonte d'eaux âcres ; le prurit, des démangeaifons fans éruption à la peau ; des dartres volantes, feches ou avec fuintement d'une eau âcre lorf- qu'on les irrite ; des inquiétudes pendant le fommeil ; des attaques de crampes, des fpafmes qui vont & viennent fans aucune caufe manifefte, font les accidents les plus communs qui déclarent qu'il y a une acrimo- nie fubtile dans la lymphe. L'abfence des fignes qui en indiquent l'épaif- fiffement acheve de conftater que l'acrimonie n'eft pas compliquée avec l'é- paiffiffement. Auffi voit-on fouvent ces différents fymptômes d'acrimonie ceffer après la petite-vérole, la rougeole, & d'autres éruptions confidé- rables à la peau ; quelquefois encore, par la goutte, par la fievre-intermit- tente, par des évacuations périodiques, &c.

Lorfque l'âcreté de la lymphe eft accompagnée des fymptômes qui in- diquent l'épaiffiffement de ce liquide, les levains qui font enveloppés ir- ritent moins le genre nerveux, & affectent d'autant plus la peau & la par- tie glanduleufe. La galle, les dartres humides, la teigne, les fluxions fé- reufes, des glandes qui fe tuméfient, des loupes, le goître & d'autres tu- meurs indolentes ; des maux de gorge habituels, provenant du gonflement des amygdales ; de fréquentes attaques de rhûme, avec expectoration de phlegmes vifqueux & acres ; l'épaiffiffement de l'humeur bronchiale, l'afth- me humide, des rhûmatifmes opiniâtres & les fleurs-blanches, font au- tant de maladies qui proviennent de cette fource, & qui manifeftent ce vice compliqué de la lymphe. Les perfonnes dont les peres, les meres ou la nourrice ont été mal guéris de quelque maladie vénérienne, ou qui auront le plus léger foupçon d'être affectées de levains écrouelleux, can- céreux ou goutteux, fentiront combien il leur importe de ne rien épar- gner pour fe garantir de l'épaiffiffement acrimonieux de la maffe lymphatique.

Quand l'acrimonie de la lymphe eft légere & fimple, on commencera par délemplir les vaiffeaux par la faignée, & au cas que les âcres affec- taffent les yeux ou quelqu'autre partie d'où il conviendroit de faire une dérivation, on préférera à la faignée les ventoufes avec fcarification. On fe purgera enfuite avec la potion laxative N⁰. 166 ; puis on prendra, pendant quinze jours, le matin au fortir du lit, le bain tiede N⁰. 2, ou un bain d'eau-de-fon, blanchie avec du lait : enfin, on prendra le petit-lait pendant fix femaines, & , en fe couchant, la poudre de magnéfie N⁰. 181.

Pendant tout le temps que l'on fera ufage de ces remedes, on obfervera le régime prefcrit fous la lettre F : l'on boira, entre les repas, de la décoction N⁰. 25 ; & fi les fymptômes de l'acrimonie de la maffe lymphatique étoient nombreux & invétérés, on réitérera, de huit en huit jours, la purgation, & immédiatement après ce cours de remedes, on prendra le lait d'âneffe, ou à fon défaut, celui de vache, coupé avec une égale partie de la décoction N⁰. 35, faite fans regliffe: La dofe du mélange fera d'environ une livre matin & foir, à continuer pendant fix femaines. Par ces moyens, on préviendra les progrès & les fuites de l'acrimonie fimple, lors même qu'elle fera compliquée avec un principe d'épaiffiffement de la maffe lymphatique.

Si ce vice étoit invétéré & rebelle, on en conclura que l'acrimonie eft intimement unie à une vifcofité difficile à brifer. Dans ce cas, on fera fuccéder au cours des fufdits remedes, un long ufage du bois-gentil, afin d'éconduire par cet égoût la matiere peccante. Pour la corriger en même temps, on prendra, pendant fix femaines, afin de dépurer les humeurs-blanches, les gouttes N⁰. 93 , & l'on boira fur chaque prife trois ou quatre verres de la décoction de douce-amere N⁰. 27. Pour confolider la guérifon, on prendra fur le lieu les eaux-thermales les plus convenables ou les bains qui font rapportés fous le N⁰. 3 ; & s'il fe manifeftoit quelque vice fpécifique, on aura recours au traitement indiqué pour ces maux. Comme ces vices cutanés, qui font de longue durée, endommagent le tiffu de la peau, lorfqu'après avoir corrigé la maffe lymphatique, il reftera quelque affection locale, il faudra employer les topiques convenables.

De la Cachexie.

Lorfque la cacochymie, foit les diverfes altérations de la maffe des liquides, dont il a été parlé, eft parvenue au point d'occafionner une mauvaife digeftion, & que le chyle nourrit & entretient mal les folides, l'indifpofition primordiale qui réfulte de cette complication, fe nomme cachexie.

Les fymptômes de la cachexie varient à raifon du vice qui domine dans le fang. Les perfonnes qui en font affectées perdent infenfiblement leur couleur; le vifage & la peau deviennent pâles ou prennent une couleur jaunâtre, qui tire fur le verd; les chairs deviennent molles & flafques; les yeux font éteints; le pouls eft mol & languiffant; les urines font crues, écumeufes ou troubles; les malades font pefants & abattus. Pendant le temps que fe fait la digeftion, ils font fujets à avoir un friffonnement intérieur, & le feu leur monte au vifage. Ils ont des rapports & des flatuofités qui les moleftent; l'exercice les fatigue; en montant, ils refpirent avec peine & prennent des battements de cœur: ils font indolents, enclins à la trifteffe & à prendre de la mauvaife humeur. Le foir, ils font fujets à avoir la cheville des pieds enflée, & les paupieres gonflées à leur réveil.

Quand la cachexie a fait des progrès confidérables, les malades font fort dégoûtés; ils n'appetent que de mauvais aliments; les forces & l'embonpoint diminuent de jour en jour; ils deviennent bouffis & prennent la fievre-lente. Les vifceres du bas-ventre s'obftruent infenfiblement, & la cachexie eft fuivie de l'hydropifie, de la confomption, &c.

Quoique cette maladie puiffe dépendre de plus d'une forte de faburres & d'humeurs cacochymes, comme ce font communément la faburre froide & l'épaiffiffement froid de la maffe des liquides qui l'occafionnent, le malade fe guérira le plus fouvent au moyen du régime & des remedes que nous allons indiquer.

Il fe nourrira des aliments les plus légers qui font prefcrits dans les régimes fous les lettres A & C: il évitera le lait & les aliments farineux: il fe purgera de huit en huit jours avec la décoction laxative Nᵒ. 30, & s'il avoit des naufées ou d'autres fymptômes qui indiquent que l'eftomac eft fort chargé, il prendra, avant la premiere purgation, la poudre vomitive d'Ipécacuanha Nᵒ. 192. Dans l'intervalle des purgations, il boira les bouillons amers Nᵒ. 10, & à la fin des repas, il fera ufage de l'élixir-vifcéral Nᵒ. 58. Il habitera dans un air fec & tempéré, &, s'il fe peut, à la campagne, où il prendra toute forte d'exercices, fans toutefois trop fe fatiguer; il fe fera frotter, matin & foir, tout le corps, avec une flanelle parfumée de carabé ou de baies de génievre. Le malade continuera l'ufage de ces remedes, jufqu'à ce qu'il commence à reprendre des couleurs & des forces. Il augmentera alors fes exercices ; il montera à cheval, boira à fes repas d'un bon vin rouge un peu âpre, qu'il mêlera avec de l'eau où l'on aura éteint un morceau d'acier rougi au feu. Et, pour confolider fa guérifon, il prendra l'électuaire N.º 54, ou des eaux-minérales, fer-rugineufes, ftomachiques, telles que celles de Spaa, &c. en obfervant de fe nourrir principalement de viandes rôties, fucculentes & de facile di-geftion.

Les déductions que nous avons faites jufqu'ici mettront le lecteur attentif & judicieux au fait de l'état du phyfique des perfonnes pour lef-quelles il pourroit s'intéreffer. Il faura ce qu'il y aura à faire pour con-ferver la fanté des individus qui ont une bonne conftitution : il appren-dra à améliorer les complexions qui en auront befoin, à connoître les dérangements primitifs du corps humain, & les moyens d'en arrêter les progrès ultérieurs. Ces notions préliminaires le mettront en état de remon-ter à la fource de nombre de maladies, d'en faifir les affinités & d'en comprendre la cohérence & la marche raifonnée du traitement. Ce font ces confidérations réunies qui m'ont engagé à entrer dans ces préliminai-res peu ufités, & dans ces détails fur les tempéraments, fur les vices pri-mitifs des folides, des fluides de l'eftomac &c : afin d'enfeigner à con-noître le phyfique de l'homme, à le maintenir en fanté, & à l'améliorer, en faifant appercevoir les principes d'un dérangement quelconque, & les moyens d'en prévenir les fuites : objets qui ne font pas moins précieux que l'art même de guérir les maladies formées.

DE LA FIEVRE EN GÉNÉRAL.

LA maladie la plus fréquente & qui fait le plus de ravages, c'eft la fievre. Les fymptômes qui la déclarent le plus conftamment, font une agitation fréquente & non-naturelle du pouls, accompagnée de chaleur & de divers dérangements dans l'économie du corps. Les autres accidents les plus communs, & qui varient felon l'efpece & la violence de chaque maladie, font l'accablement, la laffitude, un mal-aife général, le friffon, la foif, une bouche mauvaife, le dégoût, des naufées, de l'embarras aux hypocondres, le vomiffement, la diarrhée ou la conftipation, les maux de téte, l'affoupiffement ou l'infomnie, l'ardeur & la féchereffe de la peau ou des fueurs abondantes; des angoiffes, le délire ou le tranfport au cerveau; des aphtes & maux de gorge & diverfes éruptions en forme d'ampoules, de taches ou de boutons.

On connoîtra les fources du plus grand nombre de ces maladies, quand on aura lu & fuivi attentivement ce que nous avons dit à leur égard en parlant du traitement des différentes faburres des premieres voies, & des altérations de la maffe des humeurs. Sans nous affujettir, pour en traiter, aux doctes nomenclatures, divifions & fubdivifions qu'on a données fur les fievres; & pour ne pas nous écarter tout-à-fait des ufages reçus, nous traiterons des différentes fievres, d'après la claffification généralement adoptée par les médecins.

Il y a des fievres qui atttaquent par accès, & où le malade eft fans fievre pendant les intervalles d'un accès à l'autre: on les nomme intermittentes ou fievres-d'accès. Lorfque elles durent toujours, de maniere cependant qu'elles fe ralentiffent & fe rallument alternativement, on les appelle fievres-continues avec redoublement. Celles qui n'ont d'intermiffion ou de rémiffion que lorfque la maladie tire à fa fin, font appellées fievres-continues. Quand elles font caractérifées par de l'irruption, on les appelle fievres exanthématiques; & lorfqu'elles font peu fenfibles, de longue durée, qu'elles confument peu-à-peu les malades, on les appelle fievres-lentes ou étiques.

Comme c'eft le nombre & la violence des fymptômes dont la fievre eft accompagnée, qui caractérifent la maladie & en annoncent l'événement, il fera traité d'abord des divers accidents qui font familiers aux fébricitants, & des moyens de les diminuer, ou s'il eft poffible, de les diffiper. Nous indiquerons enfuite les fignes qui annoncent la guérifon, les fymptômes qui annoncent que l'événement eft incertain, ceux qui indiquent que le malade a plus à craindre qu'à efpérer, & enfin ceux qui annoncent une mort prochaine.

DES SYMPTÔMES GÉNÉRAUX DE LA FIEVRE.

Du friſſon & du friſſonnement.

Pour abréger & diminuer le friſſon, le malade ſera couché dans un appartement tempéré : il mettra ſur lui des couvertures chaudes mais légeres : il boira ſouvent une taſſe de la tyſane commune No. 210 , ou du thé léger & chaud. Si le friſſon affecte plus particuliérement le dos ou quelque autre partie, on la couvrira de linges chauds ; & s'il étoit univerſel, long & opiniâtre, on lui appliquera, ſous les aiſſelles & ſous les pieds, des briques chauffées & enveloppées d'un linge, ſoit des bouteilles de grais ou d'étain , remplies d'eau aſſez chaude pour le réchauffer. Comme les remedes chauds, la thériaque &c : ſont dangereux dans ces maladies, ſur-tout dans celles dont on ne connoît pas encore le caractere, il faudra s'en abſtenir entiérement auſſi long tems que l'on fera incertain à cet égard. Que le friſſon ſoit ou ne ſoit pas accompagné de tremblement & de claquement de dents, on n'emploiera, pendant qu'il durera, que ce qui vient d'être recommandé. Le malade s'abſtiendra auſſi de boire, s'il trouve que la boiſſon augmente l'oppreſſion.

Lorſqu'il ſera décidé que la fievre eſt intermittente, le fébricitant fera bien de ſe mettre dans un lit baſſiné, une couple d'heures avant le commencement du friſſon ; & il préviendra ſouvent l'accès, ſi , à l'approche du friſſon, il peut parvenir à provoquer une douce ſueur. Pour cet effet, deux heures avant l'accès, il prendra deux onces de rob de ſureau, ou, ce qui vaut mieux, une double doſe de la mixture diaphorétique No. 125 ; après quoi il boira pluſieurs taſſes d'infuſion de chardon - bénit. S'il parvient à tranſpirer, pendant les premieres heures du paroxyſme, il entretiendra la moiteur avec de l'infuſion de fleurs de ſureau. Si le malade ſue difficilement , on renouvellera les briques ou boules d'étain ; moyennant quoi ces maladies, & en particulier les fievres tierces qui ſurviennent à la ſuite de la ſuppreſſion de la tranſpiration, ſeront ſouvent terminées. Si néanmoins elles ne l'étoient pas, comme la chaleur égale ordinairement le friſſon, en l'affoibliffant, on diminuera le paroxyfme; & comme le peu de perfonnes que la fievre d'accès tue, meurent pendant le friffon, on ne négligera pas de mettre en ufage les précautions indiquées, toutes les fois que le friffon fera non-feulement long & confidérable, mais accompagné de beaucoup d'oppreffion.

De l'oppreffion & des angoiffes.

Lorfque, dans une fievre intermittente, l'oppreffion & les angoiffes furviendront pendant le friffon, on y obviera par les remedes recommandés pour affoiblir le friffon; & l'un & l'autre de ces accidents fe diffiperont en proportion de l'accroiffement que prendra la chaleur qui leur fuccede. Quand l'oppreffion & les angoiffes furviendront dans une fievre continue, on remarquera fi le malade eft affecté d'une douleur aux hypocondres, qui augmente lorfqu'on le touche, ou s'il éprouve feulement un fentiment de plénitude à l'eftomac, accompagné de rapports & de naufées.

Comme, dans ce dernier cas, ces accidents dépendent de la plénitude des premieres voies, on les diffipera en prenant la potion émétique & laxative No. 165; & cela, dans l'intervalle des paroxyfmes, fi la fievre eft intermittente. Si c'eft une fievrec-ontinue avec redoublement, on prendra cet émétique entre les redoublements mêmes; & fi elle eft continue fans redoublement, on fera prendra au plus vîte le même remede, à moins que le malade ne foit affecté d'une douleur vive aux hypocondres, laquelle, fi elle augmentoit à l'attouchement, dénoteroit que l'oppreffion & l'angoiffe dépendent d'un principe d'inflammation. Dans un tel cas, on fera précéder une ou deux faignées au bras, d'une dixaine d'onces chacune : le malade boira beaucoup de petit-lait, de tyfane commune No 210, ou de tyfane-d'orge No. 213. On appliquera, fur l'endroit où il reffent la douleur, une veffie à moitié remplie de lait chaud : on lui fera prendre, de fix en fix heures, le lavement domeftique No. 108, & fi, apres la diffipation entiere de cette douleur, il reftoit des indications pour évacuer par le haut, on le fera avec la poudre vomitive d'Ipécacuanha No. 192; & s'il eft indiqué d'évacuer par le bas, cela fe fera avec la potion No. 168. Enfin, s'il y avoit lieu de craindre une fievre éruptive, l'oppreffion & les angoif-fes pourroient dépendre de la congeftion du levain aux hypocondres.

Dans

Dans ce cas, il conviendra de favorifer cette éruption comme nous le dirons plus bas.

Des rapports & vents, du dégoût, des naufées & des maux de tête auxquels font fujets les fébricitants, & qui dépendent des premieres voies.

S'il arrive qu'au commencement d'une fievre, le malade fe trouve affecté de l'un ou de plufieurs de ces accidents, ils dépendent communément d'une plénitude à l'eftomac ou au bas-ventre, à laquelle il eft important de remédier fur-le-champ.

Si la langue eft chargée, & que le malade fente uniquement & principalement de la plénitude dans l'eftomac, ou qu'il ait des rapports ou des naufées confidérables, on ne négligera pas de l'évacuer avec la poudre émétique Nº. 178. Mais fi le bas-ventre étoit en même temps plein & tendu, ou qu'il fût conftipé, on préférera de lui donner le lavement Nº. 111, & enfuite la potion émétique & laxative Nº. 165. Au défaut de ces fignes qui indiquent de la plénitude à l'eftomac, on le purgera réitérativement, s'il en eft befoin, avec la potion laxative Nº. 166.

Quant aux naufées qui furviennent pendant le cours des fievres inflammatoires & éruptives; comme elles font pour l'ordinaire occafionnées, ainfi qu'il a déja été infinué, par un principe d'inflammation ou par la congeftion phlogiftique du levain exanthématique à l'eftomac ou au bas-ventre; lorfque en même temps, la follette du cœur ou les hypochondres feront affectés d'une douleur qui augmente par l'attouchement, on employera fans délai ce qui eft indiqué pour l'oppreffion & les angoiffes qui dépendent d'un principe d'inflammation; fi l'inflammation étoit compliquée avec la plénitude des premieres voies, on différera d'évacuer le malade, jufqu'à ce que les fignes de l'inflammation foient diffipés ou diminués au point, qu'on ne rifque pas de l'augmenter par l'émétique ou par la purgation. Après ces évacuations, on lui fera prendre par précaution les gouttes anodines Nº. 89.

*De la chaleur, de l'altération, de l'insomnie, des maux de tête
& de gorge qui surviennent dans la fievre.*

Afin de mitiger l'ardeur & la chaleur de la fievre, on renouvellera l'air
avec précaution : on arrosera l'appartement avec de l'eau froide ; & fi cela ne
suffisoit pas, on posera dans un sceau d'eau rafraîchie avec une poignée de
nître ou de charbons concassés, quelques branches de sureau ou de saule,
afin de répandre dans l'appartement la vapeur aqueuse & fraîche que ces plantes exhalent. On tiendra les rideaux du lit ouverts, le malade sera couché
sur un matelas de crin que l'on pourra couvrir encore d'une peau lisse,
afin de procurer une plus grande fraîcheur, & ses couvertures seront légeres. On lui appliquera aux jambes la fomentation rafraîchissante Nº. 81,
& l'on bassinera souvent les tempes, le dessous du menton, les mains &
les poignets, avec de l'eau tiede mêlée d'un quart de vinaigre. On donnera au malade, dans chaque coup de boisson qu'il prendra, quelques grains
de nître purifié. Cette boisson ne sera que tiede, & il en prendra peu
en une fois, mais très-souvent. Lorsque l'altération sera très-grande, on
préférera une limonade légere, & les juleps aigrelets, recommandés au régime prescrit sous la lettre D. On pourra aciduler les tisanes avec une
couple de gouttes d'esprit-de-soufre ou de vitriol.

Au cas que le malade ne pût supporter ces boissons, il prendra de
la tisane commune Nº. 210, ou d'un orgeat léger, & on lui donnera,
matin & soir, un lavement d'eau-de-son, où l'on aura dissous deux gros
de nître. En outre, pour se soulager de l'altération, & se rafraîchir la
bouche, il sucera des tranches d'oranges-douces ou de citron, légérement
sucrées : il fera fondre sur sa langue des tablettes d'épine-vinette, & il
se gargarisera souvent avec cinq parties d'eau tiede, mêlée avec une partie de vinaigre.

Pour le soulager des maux de tête, on lui appliquera sur le front &
sur les tempes, une croûte de pain imbibée de vinaigre-rosat mêlé avec
le double d'eau-tiede : il prendra, matin & soir, un bain de pieds d'eau-
de-son tiede, où l'on aura jetté un verre de vinaigre : dans l'intervalle, on
lui appliquera aux jambes la fomentation ci-dessus recommandée. Son chevet sera élevé ; ses gardes se tiendront fort-tranquilles : il boira beaucoup,
& prendra, matin & soir, les lavements indiqués, où l'on fera fon-

dré deux gros de nitre. Si les maux de tête font violents & opiniâtres,
on lui appliquera à la plante des pieds le cataplafme de levain N°. 16.

Dans les infomnies, le malade & les perfonnes qui l'environnent fe
tiendront auffi tranquilles qu'il fera poffible : on cherchera à l'affoupir par
quelque bruit amufant, tel que celui d'une montre ou de quelque eau qui
tombe goutte à goutte dans un baffin : il boira de l'orgeat léger ; & fi l'on
a remédié à la pléthore & à la plénitude des premieres voies , on pourra lui donner l'émulfion calmante N°. 66.

Dans les maux de gorge, on préférera pour boiffon ordinaire, les juleps de fyrop-de-mûres, que le malade avalera lentement & tiedes , & dont
il ufera fouvent en guife de gargarifme.

Tels font les moyens qu'il convient d'employer pour adoucir & pal-
lier les divers accidents dont il vient d'être queftion. On ne négligera cependant pas de fuivre les indications de la maladie ; & fi les maux de tête
étoient très-violents & accompagnés d'une chaleur ardente , on aura recours
à la faignée au pied & même à la jugulaire, dans ceux de ces maux qui demanderont une prompte & puiffante dérivation du fang.

Des inquiétudes, des aliénations momentanées d'efprit, des foubrefauts,
trémouffements & mouvements convulfifs ; des affeXions foporeufes,
du délire & des tranfports qui furviennent dans les fievres.

La plus grande partie de ces divers accidents peuvent arriver au commencement de la fievre, lorfqu'elle eft en vigueur, & même encore dans le
temps qu'elle tire fur fa fin.

Lorfqu'ils fe manifeftent dès le commencement de la fievre , & pendant
qu'elle n'eft pas affez confidérable pour pouvoir les produire, on pourra en
conclure que la maladie fera maligne, ou qu'il furviendra quelque éruption. Ces fymptômes proviennent alors communément de matieres exal-
tées dans les premieres voies , ou de la congeftion fur le cerveau ou à
la région des hypocondres ; d'un levain fubtil qui anéantit le principe des
forces , ou qui trouble le cours des efprits.

Quand ces accidents furviennent dans une fievre qui n'eft ni maligne ni éruptive, cela a ordinairement lieu pendant la vigueur de la maladie. Ils font communément occafionnés par une inflammation au cer-

veau, & quelquefois encore par le dépôt de la matiere morbifique à la
tête ; & les aliénations d'efprit, le délire & les mouvements convulfifs.,
qui furviennent au déclin des fievres qui ont été de longue durée , dérivent le plus fouvent de l'épuifement.

On connoîtra que c'eft principalement d'une pourriture dans les premieres voies, que proviennent les fymptômes dont il eft queftion, quand
le malade a la bouche mauvaife , la langue fort-chargée , & en même temps des rapports qui fentent l'œuf pourri, ou un grand dégoût &
un fentiment de pefanteur & de chaleur au creux de l'eftomac. Ces fymptômes font communément accompagnés de naufées , de vomiffements &
autres fymptômes , qui conftatent la plénitude du bas-ventre , & varient
à raifon de la qualité des matieres , & félon qu'ils affectent plus particuliérement l'eftomac ou les inteltins.

Les accidents du cerveau qui proviennent de cette caufe , diminueront & fe diffiperont à mefure que l'on évacuera les premieres voies. Pour
cet effet, le malade prendra la potion, émétique & laxative No. 165. Lorfque l'opération fera finie, on lui donnera le lavement domeftique No. 108,
afin d'achever d'entraîner les matieres qui auront été précipitées dans les
inteftins ; & fi les fymptômes de la pourriture fubfiftoient encore après ces
évacuations, on réitérera fans délai le fufdit émétique. Le malade fe détrempera , dans l'intervalle , avec les boiffons aigrelettes , recommandées
pour la chaleur fébrile ; & à moins que les indications ne foient bien fortes,
afin de ne pas attirer dans le fang les levains des premieres voies, on fufpendra la faignée jufqu'à ce que l'on ait remédié à la plénitude du bas-
ventre.

Lorfque, au lieu d'avoir des fymptômes d'une pourriture dans les premieres voies, le fébricitant eft affecté d'un ferrement aux hypocondres,
d'angoiffes & d'une douleur femblable à la cardialgie ; les accidents au cerveau font ordinairement fympathiques, & dépendent de la congeftion du
levain de la fievre maligne ou exanthématique dans les hypocondres.

Si le malade n'a pas de plénitude dans le bas - ventre , & s'il eft
exempt des fufdits fymptômes, on en conclura que le cerveau eft immédiatement affecté.

Que le cerveau foit affecté immédiatement ou par fympathie, comme
ces différents accidents font le prélude de l'inflammation & des dépôts

qui font périr la plus grande partie des perfonnes qui meurent des fievres malignes & putrides, on mettra auſſi-tôt tout en œuvre pour les diſſiper. A cet effet, l'on fera fcrupuleuſement la diſtinction ci-après détaillée, puiſqu'il y va de la vie du malade ; favoir que l'on évite la faignée dans les cas où elle ne feroit qu'épuifer fes forces, & que l'on doit la faire promptement quand elle eſt indiquée : mais toujours avec le ménagement requis, pour ne pas éteindre la vigueur dont la nature aura befoin pour arriver à la convalefcence.

Pendant que les fymptômes dont il a été traité feront légers, il fuffira de mettre en ufage ce qui a été recommandé pour diminuer les maux de tête, en traitant de la chaleur fébrile ; & fi la région des hypochondres eſt en fouffrance, on y appliquera la fomentation réfolutive No. 82, ou une veſſie à moitié remplie de lait chaud. On fuivra d'ailleurs les indications de la maladie ; au cas que la faignée foit indiquée, on la fera au pied ; & fi l'on prévoyoit par la conſtitution épidémique, que la fievre dût être éruptive, on favorifera l'éruption, ainſi qu'il eſt recommandé pour le traitement de cette efpece de maladie.

Lorfque les accidents dont il eſt queſtion feront confidérables chez un malade fanguin, vigoureux, rouge de vifage, & que les maux de tête foient accompagnés d'un battement aux carotides, de petites pertes de fang par le nez, d'un pouls élevé ou petit, mais manifeſtement fort embarraſſé, on le faignera promptement au pied, & on lui donnera immédiatement après, le lavement purgatif No. 111. Après qu'il l'aura rendu, on réitérera la faignée au pied ; ou fi l'engorgement de la tête étoit très-preſſant, on la fera à la jugulaire, & on lui donnera, peu après, l'émulfion ſtibiée No. 68, que l'on pourra concentrer dans le cas où il ne feroit pas en état d'en prendre une quantité fuffifante pour faire promptement la révulfion & l'évacuation requifes. On lui appliquera en même temps à la plante des pieds le cataplafme de levain No. 16, & les véficatoires aux gras-de-jambes : il boira beaucoup de tifane commune No. 210, tiede, & il continuera l'ufage de l'émulfion ſtibiée, au point d'en être évacué cinq ou fix fois dans les vingt-quatre heures, jufqu'à ce que les accidents, dont il eſt queſtion, foient diſſipés, foit qu'il furvienne une éruption, une évacuation fpontanée quelconques, ou une métaſtafe falutaire. Dès-lors on fe contentera de feconder la nature, comme il eſt recommandé pour le traitement des éruptions &

'crifes qui furviennent dans les fievres. Lorfque, fans ces révolutions, les accidents du cerveau feront confidérablement diminués, on fuivra le fil de la maladie, en fatisfaifant aux indications qui pourront fe préfenter.

Au défaut des fymptômes qui rendent la faignée néceffaire, on ne faignera point le malade ; & fi l'on avoit des raifons preffantes pour diminuer le volume du fang, & faire en même temps une révulfion plus prochaine du cerveau, on fubftituera à la faignée, les ventoufes à la nuque, ou les fangfues au cou. Ces précautions étant prifes, on fera prendre au malade des bains de pieds réitérés : on lui appliquera les véficatoires aux gras-de-jambes ; & afin de dériver, de repomper & d'entraîner infenfiblement les levains qui fe feront fixés fur le cerveau ou fur les hypochondres, on lui fera prendre en même temps de l'émulfion ftibiée N°. 68, qu'il continuera felon le befoin, jufqu'à ce qu'il y ait lieu d'efpérer que la nature émouffera, digérera & évacuera la matiere morbifique. C'eft-pourquoi on la fecondera fagement fans la troubler dans fes opérations.

Lorfque le cerveau s'affecte dans une fievre qui n'eft pas maligne, les accidents deviendront rarement confidérables, fi, dès les commencements de la maladie, on a l'attention de donner fes foins aux fymptômes. Ceux de la tête, qui font légers ou momentanés, dépendent ordinairement de la chaleur & de l'agitation du fang. On y remédiera moyennant le régime & les remedes indiqués pour la chaleur fébrile, en obfervant d'éviter la faignée, & en fe contentant d'employer les véficatoires & l'émulfion ftibiée, lorfque le malade fera en léthargie, foible & plutôt pâle que d'un teint animé : comme auffi lorfqu'on aura lieu de croire que le cerveau eft moins affecté d'inflammation, qu'embarraffé par un dépôt critique de la matiere morbifique.

Quant au délire, aux aliénations d'efprit, à l'infomnie & aux mouvements convulfifs qui furviennent aux fébricitants épuifés par la longueur de la maladie, on s'abftiendra de les évacuer. Les malades prendront de bons bouillons : on les ranimera avec la mixture cordiale N°. 124 ; & fi leur état le permet, on préférera la poudre de quinquina N°. 184.

De la douleur non - rhûmatique qui affecte les fébricitants.

Quand les douleurs qui furviennent dans les fievres font fourdes ou vagues, elles font rarement de conféquence ; &, à moins qu'elles ne proviennent d'une caufe bien connue, on s'en tiendra à des applications émollientes, telles que les fomentations avec la décoction de feuilles de mauves ou de graine de lin ; le cataplafme émollient N°. 15, ou une veffie à moitié remplie de lait chaud. On donnera au malade l'émulfion calmante N°. 66, & au cas que la douleur fût un prélude de la métaftafe, on fe conduira comme il eft recommandé pour le traitement de la métaftafe.

Lorfqu'au contraire la douleur eft fixée, vive, poignante, accompagnée d'un fentiment d'ardeur & de pulfation à la partie affectée, le pouls étant en même temps dur, la douleur eft inflammatoire ; & fi l'inflammation n'eft pas un fymptôme de la métaftafe de la matiere morbifique fur une partie externe, on doit la confidérer comme un mal d'autant plus fâcheux & dangereux, que la partie affectée fera plus profonde & noble.

Comme les inflammations, qui fe forment intérieurement, font fouvent plus dangereufes que la fievre, & que les remedes qui tendent à les réfoudre fervent communément à la diminuer ; on s'appliquera à arrêter les progrès de l'inflammation, & l'on emploiera au plus vîte, tout ce qui eft recommandé pour la réfolution des inflammations internes en général.

De la grande foibleffe, de l'évanouiffement & de la défaillance.

Lorfque ces accidents fe manifeftent dès le commencement de la maladie, & avant que le fébricitant ait été affoibli par la diete, foit par des évacuations fpontanées ou artificielles, il fe trouve ordinairement de la malignité dans la fievre. Si le malade a en même temps le pouls prefque naturel ou petit, avec de l'embarras au cerveau, on ne doutera plus que les fufdits fymptômes ne proviennent d'un levain dans les premieres voies, qui accable la nature, ou qui, étant venu à pénétrer dans le fang, commence à affecter le cerveau & à engourdir les efprits. Pour peu que le malade ait la bouche mauvaife, la langue chargée, des naufées ou d'autres fignes de plénitude dans les premieres voies, le meilleur cordial pour lui,

fera de le faire vomir au plus vite, moyennant la poudre émétique No.
178 ; & si après cela le ventre étoit embarrassé , on le purgera le lendemain avec la potion laxative No. 166.

Lorsqu'il n'y a pas des indices de plénitude à l'estomac, & que le malade
est affecté des symptômes que nous avons dit indiquer un principe d'inflammation ou une congestion du levain morbifique au cerveau, on emploiera les différents remedes prescrits pour la résolution des inflammations &
pour dissiper les mouvements convulsifs , le délire , &c. qui dépendent de la
derniere de ces causes. On suivra d'ailleurs les indications de la maladie ,
comme nous l'avons enseigné en traitant de l'espece de fievre dont le malade sera attaqué ; & si la foiblesse étoit accompagnée d'évanouissements ou
de défaillances, on mettra sous le nez du malade, du vinaigre fort, ou
l'esprit - volatil No. 75.

Quand les symptômes dont il est question ont lieu dans le cours de
la fievre, à la suite de quelque évacuation abondante, spontanée ou artifi-
cielle, on pourra la modérer ou la supprimer entièrement moyennant
les remedes & les précautions indiqués en traitant des différentes évacuations
qui surviennent dans les fievres. Dans ce cas , de même que lorsque le malade aura été épuisé par la longue durée de la fievre , on cherchera à le
restaurer par de meilleurs bouillons. On lui donnera la mixture cordiale
No. 124 ; on lui mettra sous le nez des eaux-de-senteur agréables , & ,
sur les poignets, l'épithême No. 69.

Au reste, quel que puisse être le caractere de la fievre, toutes les fois
que la nature sera dans un état de paresse, de langueur, d'engourdisse-
ment ou d'épuisement considérable, & dont on ne puisse pas pénétrer la
cause, on l'excitera au plus vite. On donnera pour cet effet au malade ,
d'heure en heure, la poudre de quinquina No. 184 ; & si le cas étoit pres-
sant, on lui appliquera en outre des vésicatoires aux gras de-jambes ; afin
d'émouvoir tous les ressorts, & d'exciter la nature à faire un dernier effort, soit pour pousser au-dehors le levain éruptif, ou pour expulser les
matieres morbifiques, à la faveur d'une évacuation ou d'une métastase critiques.

De

De la diminution ou de la suppression des excrétions naturelles dans les fievres.

Comme il y a des fievres où la matiere morbifique eſt entraînée inſenfiblement à la faveur des fécrétions & des excrétions, qui ſe foutiennent pendant tout le cours de la maladie ; & que, d'un autre côté, les évacuations favorables & critiques, dont il ſera traité ci-après, manquent ſouvent, parce que l'on a négligé de rémédier à temps à la conſtipation, à la diminution des urines ou de la tranſpiration ; on ſera d'autant plus prompt à prévenir les accidents qu'occaſionne la rétention, tant de la matiere morbifique, que des récréments des aliments & boiſſons, qu'il y aura pluſieurs couloirs qui feront bouchés en même temps.

A cette fin, on prendra la précaution d'obvier à la conſtipation, moyennant le lavement domeſtique Nº. 108 : ou, ſi elle a duré quelque temps, on emploiera le lavement purgatif Nº. 111. Au cas qu'on eût de la difficulté à lui appliquer un clyſtere, le malade boira une quantité ſuffiſante de tyſane de créme - de - tartre Nº. 211, ou de jus de pruneaux, animé d'une once de manne ſur quatre onces de ce liquide, ou de petit - lait, afin de lui relâcher le ventre.

Quant à la tranſpiration, on l'entretiendra à la faveur de la température de l'appartement. Le malade n'aura ſur lui que des couvertures qui ſoient chaudes ſans être peſantes, & ſa boiſſon ſera plus chaude que tiede. Si la tranſpiration avoit diminué au point que la peau fût ſeche, il prendra des bains de pieds d'eau-de-ſon un peu plus chaude que tiede ; & ſi la fievre eſt maligne ou exanthématique, on lui donnera la mixture diaphorétique Nº. 125. Si elle eſt ardente, les bains de pieds feront réitérés, & l'on animera l'eau-de-ſon avec un gobelet de vinaigre. Le malade prendra enſuite la mixture tempérante Nº. 130, & boira beaucoup de tyſane commune Nº. 210. Au cas où la ſuppreſſion de la tranſpiration ſera opiniâtre, on cherchera à relâcher le tiſſu de la peau par une petite ſaignée, & au moyen de veſſies à moitié remplies d'eau chaude qu'on lui appliquera ſous les aiſſelles : on lui fera auſſi des fomentations aux jambes, avec de l'eau-de-ſon mêlée d'un ſixieme de vinaigre. Dans des cas très-preſſants, on aura recours au bain de vapeurs qu'on fera avec la même eau, & que le malade prendra ſous ſes couvertures, foutenues par des cerceaux. S'il eſt

G

en état de demeurer levé, il prendra ce bain fous un manteau de toile
cirée : fi cela étoit impraticable, & que le malade fût prêt à périr par la
fuppreffion de la tranfpiration, il pourra boire de l'eau fraiche ; vû que
cette boiffon, prife en a bondance a diverfes fois a provoqué la tranfpiration & la fueur, lors même que tous les diaphorétiques & les fudorifiques avoient échoué.

   Quant aux urines; dèsqu'elles ne feront pas proportionnées à la quantité des liquides que le malade aura pris, & qu'en même temps la boiffon
ne fera pas entraînée par la diarrhée ou par la fueur ; afin de les augmenter, le fébricitant prendra, dans chaque bouillon & dans tout ce qu'il
boira, trois ou quatre grains de nitre purifié, & on lui donnera, matin
& foir, le lavement domeftique N°. 108. Mais fi au contraire la boiffon eft entraînée par un autre couloir, la diminution des urines ne fera
de conféquence qu'autant que l'évacuation qui y fupplée fera nuifible.
Dans ce cas, on ne pourra augmenter les urines qu'en diminuant ou en fup-
primant l'évacuation défavorable. Si le malade étoit affecté de la ftrangurie, de l'ifchurie, ou d'une fuppreffion totale des urines, on y remédiera
de la maniere recommandée pour traiter ces accidents. Ce feroit em-
bar ffer la circulation, que d'inonder de boiffons le malade, pendant que
les couloirs feront obftrués. En attendant le retour des fécrétions, il boira
moins, & s'il y avoit en même temps une diminution de la tranfpiration
& des urines, qui fût confidérable ou de longue durée, on ne négligera
pas de tenir la voie du ventre ouverte, afin d'entraîner par-là une partie
de ce qui ne paffera pas par les autres voies excrétoires. On donnera donc
au malade, matin & foir, le lavement purgatif N°. 111, & on le purgera même avec la potion minorative N°. 168.

Des différentes évacuations fpontanées qui furviennent dans les fievres.

   Les principales évacuations qui furviennent dans les fievres, font le
flux des hémorrhoïdes & des menftrues ; le faignement du nez, le vomiffement, la diarrhée, la fueur & le flux des urines. Ces évacuations font
favorables, quand elles diminuent la maladie ; critiques & parfaitement falutaires, lorfqu'elles terminent la fievre; indifférentes, quand le malade ne s'en
trouve ni mieux ni plus mal ; & enfin elles font mauvaifes, lorfque la fievre ou
fes fymptômes, loin de diminuer, augmentent ou fe multiplient.

Quand le cours de la maladie n'a pas été troublé par une méthode mal entendue, les évacuations critiques arrivent communément dans les jours que les anciens ont appellé parfaitement critiques, dont les principaux font le feptieme, le quatorzieme, le vingt-unieme & le vingt-huitieme. La crife eft quelquefois annoncée l'avant-veille, par un petit prélude de l'évacuation qui doit fe faire le jour critique; & le malade eft ordinairement, peu avant la crife, ou affoupi, ou plus agité & plus mal que jamais.

Quant au flux des hémorrhoïdes & des menftrues, il eft annoncé par les fymptômes ordinaires en pareils cas. Ces évacuations font falutaires & quelquefois parfaitement critiques, dans les fievres qui ont pour caufe principale la fuppreffion du flux hémorrhoïdal ou menftruel. Elles font communément favorables, & foulagent merveilleufement, dans les congeftions de fang, de même que dans les engorgements inflammatoires idiopathiques à la tête & dans le bas-ventre. D'ailleurs, ces flux ne nuifent qu'autant qu'ils empêchent d'adminiftrer les remedes convenables à la maladie, & qu'ils épuifent les forces. On emploiera, pour favorifer ou pour modérer & arrêter ces évacuations, les remedes extérieurs recommandés pour le traitement du flux menftruel & hémorrhoïdal.

Quant à l'hémorrhagie du nez, elle eft annoncée par la pléthore, par la rougeur du vifage, le mal de tête, le battement des arteres, des tempes ou du col; par le chatouillement dans les narines, de même que par la difpofition du malade à faigner du nez dans l'état de fanté. Selon des nouvelles obfervations, un pouls entremêlé de pulfations également fortes, mais plus ferrées, & par conféquent moins éloignées l'une de l'autre que n'étoient les pulfations précédentes, annonce l'hémorrhagie; & plus cette variation du pouls eft répétée & confidérable, plus l'hémorrhagie doit être prochaine.

Le faignement du nez eft ordinairement critique dans les fievres continentes & dans les continues, qui dépendent principalement de la pléthore, de la raréfaction, ou de quelque légere congeftion du fang. Lorfqu'il eft parfaitement critique, il eft abondant ; la fievre tombe ; la plus grande partie des fymptômes diminuent à mefure que le fang coule, & le malade fe trouve peu après dans l'état de convalefcence. Quant aux petites pertes de fang par le nez, elles ne font favorables que lorfqu'elles arrivent l'avant-veille des jours critiques, pour annoncer l'hémorrhagie critique, & que, dans les maux de tête &

dans les congeſtions du ſang au cerveau , elles ſoulagent le malade. Il eſt indif-
férent quand il eſt irrégulier, quand il ſe répete en petite quantité & qu'il arrive à des perſonnes ſujettes à ſaigner par le nez , dans l'état de ſanté. L'hémorrhagie du nez eſt dangereuſe, quand, ſans produire de bons effets,
elle épuiſe le malade, ou fait rentrer une éruption critique ; & lors même
qu'elle eſt critique, quand la perte de ſang eſt abondante au point d'occa-
ſionner des évanouiſſements accompagnés de convulſions, & lorſque l'on
ne peut l'arrêter. Elle eſt encore de mauvais augure, quand , ayant le cerveau embarraſſé, le malade perd quelques gouttes de ſang : ce qui dénote
que la congeſtion eſt conſidérable, opiniâtre ou inflammatoire.

Lorſque l'on prévoit l'hémorrhagie critique , le malade tiendra ſouvent
ſous le nez, une éponge imbibée d'eau chaude, dont il reſpirera la vapeur, afin de relâcher les vaiſſeaux d'où le ſang doit fluer. On ſuſpendra
les remedes qui pourroient détourner cette hémorrhagie : le malade boira
beaucoup : il ſe nourrira d'un bouillon foible, troublé avec de la crême-
d'orge, & attendra ainſi qu'elle ſurvienne Si le ſang ne venoit pas bien,
il reniflera de l'eau tiede, & pourra irriter la narine d'où le ſang découle,
avec une paille tranchante.

Quand, au contraire, l'hémorrhagie dure un temps conſidérable, &
que la perte de ſang eſt ſi abondante que le malade tombe en foibleſſe , on
l'arrétera au plus vîte, & l'on emploiera ce que nous avons recommandé à
cet effet, en parlant du traitement de l'hémorrhagie du nez.

Si, par la connoiſſance qu'on aura de la cauſe de la maladie & de la
diſpoſition phyſique du fébricitant, on prévoit que l'hémorrhagie ne ſera pas
parfaitement critique ; comme auſſi lorſqu'on obſervera que le ſaignement
du nez ne produit rien de favorable, on continuera de remplir les indications de la maladie. S'il falloit faire une ſaignée, on préférera celle au
pied à celle du bras : on pourra continuer l'uſage de la vapeur d'eau chaude, recommandé ci-deſſus. Loin de troubler par-là les opérations de la
nature , elles n'en ſeront que plus heureuſes ; & un ſaignement qui n'auroit été qu'utile, pourra devenir parfaitement critique & ſalutaire.

A plus forte raiſon, on ne s'arrétera point au ſaignement du nez,
où le malade ne perd irrégulièrement que quelques gouttes de ſang. Ce
ſera une indication de plus pour le ſaigner au pied. L'on continuera
de faire ce que la fievre & les accidents demandent, ſans compter ſur une

hémorrhagie critique ; à moins que ces petits faignements n'arrivaffent l'a-
vant-veille des jours critiques ci-deffus indiqués, & avec des fignes qui annonçaffent l'hémorrhagie critique.

Rarement le vomiffement qui furvient dans les fievres eft parfaitement critique ; mais fouvent il eft favorable. Il eft précédé par un fentiment de plénitude à la foffette du cœur ; par des rapports d'un goût fade,
amer ou putride ; par des naufées ou par un crachement fréquent. Quand
il eft abondant & aifé, & que les accidents qui l'ont précédé fe diffipent
à mefure que le malade vomit, on n'a qu'à le faciliter par une boiffon
abondante d'eau tiede. Si l'évacuation, au contraire, n'étoit ni aifée, ni
abondante, ou qu'elle ne diffipât pas ce fentiment de plénitude & les naufées qui l'ont précédée, on n'héfitera pas à donner au malade la poudre
vomitive d'Ipécacuanha N°. 192 : ce qu'on réitérera fans délai, fi la plénitude paroiffoit confidérable, & que la maladie fût encore dans fon commencement, & s'il arrivoit que les fymptômes de plénitude fe renouvellaffent dans le cours de la maladie ; puifque les matieres de l'eftomac venant à s'aigrir, à fe corrompre & à s'infinuer dans le fang, la maladie
en deviendroit plus vive, & que le fébricitant prendroit une diarrhée qui
l'épuiferoit, &c. Si, après avoir été fuffifamment évacué, il avoit l'eftomac
irrité & de la difpofition à vomir, on lui appliquera fur le creux de l'eftomac un emplâtre de thériaque, & il prendra la potion anti-émétique N°. 163.

Le vomiffement eft de mauvais augure, lorfqu'il n'eft pas précédé des
fymptômes de plénitude ci-deffus indiqués, & qu'il fubfifte opiniâtrement,
après que les matieres peccantes ont été évacuées. Il eft alors d'autant
plus dangereux, que le malade fera en même temps affecté du délire, du
hoquet, ou d'autres mouvements convulfifs, foit d'une douleur fixe &
vive à la foffette du cœur, qui augmente à l'attouchement. Dans ce cas,
le vomiffement provient le plus fouvent d'une inflammation à l'eftomac,
& l'on emploiera au plus vîte ce qui a été recommandé pour la diffiper,
en parlant du traitement de l'inflammation à l'eftomac.

Quant au vomiffement convulfif, qui arrive affez fouvent dans les
fievres exanthématiques ou malignes ; lorfque le levain fe fixe à l'eftomac,
on appliquera fur la foffette du cœur une veffie à moitié remplie de lait
chaud, & l'on donnera au malade le lavement domeftique N°. 108. Si
le vomiffement fubfiftoit, on emploiera ce qui eft recommandé pour favorifer l'éruption, en traitant des éruptions qui furviennent dans les fievres.

Dans ces divers vomiffements, qui feront longs & opiniâtres, le malade s'abftiendra des bouillons, de même que des boiffons fades. Il prendra pour aliment quelques cuillerées de gelée de viande, où l'on aura fait entrer de la raclure de corne-de-cerf. Il boira peu en une fois, & feulement de la limonade légere, animée d'une goutte de vin blanc; ou de l'eau pure, acidulée avec quelques gouttes d'efprit-de-vitriol ou d'efprit-de-fouffre.

De la Diarrhée.

La diarrhée qui furvient dans les fievres, eft fouvent favorable, quelquefois parfaitement critique, & d'autres fois mauvaife & même dangereufe.

Celle qui eft favorable ou critique, eft communément précédée de fymtômes de plénitude dans les premieres voies. Elle eft annoncée par des borborifmes, par des pincements dans le ventre ou par des douleurs de colique. Dans la diarrhée critique, ces accidents font accompagnés d'un pouls intermittent; & plus cette intermiffion du pouls eft longue ou répétée, plus la crife eft prochaine.

La diarrhée qui eft abfolument critique & falutaire, ne furvient guere que dans les fievres continentes, & encore dans quelques fievres inflammatoires. Elle arrive ordinairement dans les jours critiques que nous avons indiqués ci-deffus, & elle eft communément précédée, l'avant-veille, d'un relâchement du ventre.

Dèsque l'on prévoira la diarrhée critique, on fufpendra les médicaments qui pourroient la détourner; & le malade, afin de favorifer cette évacuation, boira beaucoup de petit-lait ou de la tifane No. 212, adoucie avec du fyrop de violettes. Il prendra, les matins & foirs, le lavement domeftique No. 108. Il attendra le commencement de la diarrhée, & au cas que l'évacuation ne fût pas abondante, & qu'elle ne produifit pas un foulagement prompt & confidérable, il prendra la potion minorative No. 168, qu'il réitérera encore le lendemain, fi la premiere dofe a diminué la fievre, & qu'elle ne foit pas abfolument tombée.

La diarrhée peut être favorable durant tout le cours de la maladie, comme un bon effet d'une mauvaife caufe, & parce qu'elle entraîne les matieres peccantes qui font dans les premieres voies, ou parce qu'elle prévient ou diminue la congeftion du fang ou de la matiere morbifique à la tête ou fur les vifceres. C'eft-là le bien que fouvent elle. produit dans les fievres-malignes, de même que dans quelques fievres inflammatoires & continues avec redoublement. Pendant que le malade fera foulagé par la diarrhée, & que cette évacuation ne l'affoiblira pas beaucoup, on la facilitera au moyen des lavements domeftiques, & de la boiffon de petit-lait ou d'eau-d'orge recommandée ci-deffus. S'il y avoit en même temps une plénitude déclarée dans les premieres voies, ou fi fes forces augmentent à mefure que le malade ira du ventre, on feconderca la nature en le purgeant avec la potion minorative fufdite. Mais dèsque la diarrhée commencera à l'affoiblir beaucoup, il conviendra de l'arrêter doucement. A cet effet, le malade prendra pour boiffon ordinaire, la tyfane blanche N°. 208, coupée avec une égale portion d'eau : on lui dennera alternativement, de quatre en quatre heures, ou un bouillon d'une vieille volaille troublé avec de la crême-de-ris, ou quelques cuillerées de gelée de corne-de-cerf N°. 87. Si fa foibleffe exigeoit qu'on arrêtât promptement la diarrhée, il prendra l'électuaire contre la diarrhée N°. 48 ; avec la précaution, s'il y avoit encore des fymptômes de plénitude, de le purger premiérement avec la potion de manne N°. 167, ou de le faire vomir moyennant la poudre d'Ipécacuanha N°. 192, au cas que le flux du ventre fût accompagné de naufées ou de vomiffements.

La diarrhée eft mauvaife, quand loin de foulager le malade, elle l'épuife & augmente les accidents de la fievre. C'eft ce qui arrive affez fouvent dans les fievres au commencement defquelles on a négligé les évacuations indiquées. Elle nuit encore, quand elle fait rentrer une éruption, ou qu'elle occafionne la fuppreffion de quelque évacuation falutaire. Le flux de ventre eft auffi de mauvais augure, quand il eft colliquatif, c'eft-à-dire lorfque le malade rend beaucoup de matieres aqueufes, grifes ou rouffes, & très-fétides, comme auffi lorfqu'il laiffe aller fous lui des matieres moins mauvaifes, mais fans s'en appercevoir, quoiqu'il ne foit pas dans le délire.

Quand un pareil flux-de-ventre arrive à la fuite d'une plénitude à l'eftomac qu'on a négligé d'évacuer ; en quelque temps qu'il furvienne, on pourra être affuré qu'il eft occafionné par un refte de pourritures dans l'eftomac ou dans les inteftins. Pour peu donc que l'eftomac foit encore embarraffé, ou que le malade ait des naufées ou des rapports, on l'évacuera fans délai, mais doucement, avec la poudre vomitive d'Ipécacuanha N°.

192. Si la diarrhée subfiftoit après l'opération du vomitif, on purgera peu après le malade avec la potion minorative N°. 168, & l'on pourra, après cela, arrêter le flux-de-ventre, moyennant le régime & les remedes recommandés pour le traitement de la diarrhée fébrile. On en agira de même si la diarrhée a fait rentrer une éruption, ou fi elle occafionne la fuppreffion d'une évacuation falutaire, & lorfque le malade fera en même temps affecté de naufées & de vomiffements, foit d'autres fymptômes qui marquent qu'il y a une plénitude confidérable dans l'eftomac ou au bas-ventre. Au cas que les premieres voies foient en bon état, on arrêtera incontinent la diarrhée, de la maniere ci-deffus prefcrite; après quoi l'on mettra en ufage les moyens enfeignés pour provoquer l'évacuation ou l'éruption fupprimées. Dans la diarrhée colliquative, le malade prendra, matins & foirs, le lavement tonique N°. 112.

De la fueur qui furvient dans les fievres.

La fueur des fébricitants eft quelquefois parfaitement critique & falutaire; fouvent favorable, mais fouvent auffi elle eft nuifible.

La fueur parfaitement critique n'arrive guere que dans les fievres continentes qui font légeres, & dans les fievres inflammatoires, lorfque les liquides, qui font en ftagnation, font fubitement repompés, & qu'après être rentrés dans le torrent de la circulation, la nature les expulfe par cette voie. L'on prévoit que la fueur fera parfaitement critique, quand la maladie eft épidémique & de nature à fe terminer par une pareille crife; de même que lorfque le fébricitant s'eft tiré, par la fueur, d'autres maladies fébriles. La fueur critique eft le plus fouvent annoncée par un pouls, qui, de temps en temps, augmente graduellement en vigueur, tellement que la feconde pulfation eft plus forte que la premiere &c. Plus cet accroiffement du pouls eft répété & prolongé, plus la fueur eft prochaine.

Dèsque l'on aura lieu de s'attendre à une fueur critique, on fufpendra tous les remedes qui pourroient la troubler. Le malade aura fur lui des couvertures chaudes, mais légeres; fa boiffon fera plus chaude que tiede, & fréquente: ce fera de la tyfane commune N°. 210, dont il fera ufage; & quand la fueur commencera à paroitre, afin de la favorifer, on pourra lui donner, de temps en temps, une taffe d'une légere infufion

de

de fleurs de fureau, ou de tyfane de fcorfoneres Nᵒ. 217, & il évitera de changer de linge , jufqu'à ce que cette fueur fpontanée foit fur fa fin.

La fueur qui eft favorable, paroît fur toute la furface du corps: elle
produit de l'amolliffement & du dégagement dans le pouls: elle diminue les
accidents de la fievre, & n'accable pas confidérablement le malade. Cette
efpece de fueur fpontanée furvient ordinairement à la fin des redoublements de la fievre-continue ; & quoique communément elle foit moins la
caufe que l'effet de la diminution de la fievre, on ne fera rien qui puiffe
la diminuer , tant qu'elle foulagera le malade. On l'entretiendra comme
il eft dit ci-deffus, & avec d'autant plus de foin , que l'odeur qu'elle aura
fera mauvaife, ou que la fievre fera maligne de fon caractere. Quand, au
contraire, la fueur commencera à affoiblir beaucoup le malade, on diminuera
infenfiblement fes couvertures : ce qu'il boira fera feulement dégourdi, &
on lui donnera de bons bouillons.

Quant aux fueurs qui font mauvaifes, on les connoît en ce que,
loin de foulager le malade, la fievre & fes accidents continuent également, ou même augmentent pendant que les forces du malade diminuent.
Ces fueurs commencent fouvent dès les premiers jours de la maladie;
& comme elle ne font qu'emporter les parties les plus fluides du fang, on
évitera de les favorifer. On pourfuivra les indications de la fievre , fans
ménager la fueur; & pour la diminuer , on renouvellera l'air de l'appartement du fébricitant. Il changera de lit avec précaution , ou il reftera
levé auffi long-temps que fes forces le permettront : il boira moins, & feulement de l'eau-pannée , dégourdie. Comme le plus fouvent ces fueurs font
fymptômatiques , & qu'elles proviennent d'une pourriture dans les premieres voies; au cas que le malade foit affecté des fymptômes qui indiquent de la plénitude au bas-ventre, on le purgera au plus vite avec la
potion laxative Nᵒ. 166.

La fueur colliquative eft familiere aux perfonnes étiques, & furvient
quelquefois dans les fievres-continues, dont la longue durée a épuifé le
malade. Elle eft de mauvais augure, de même que la fueur locale & froide qui s'amaffe en groffes gouttes fur le front, fur les tempes & au col.
Au cas que la fueur colliquative foit un accident de la fievre étique , on
emploiera , pour la diminuer, ce qui eft recommandé en traitant de la
pulmonie ; & fi elle arrive dans une fievre-continue, on donnera au ma-

lade la mixture cordiale Nᵒ. 124 ; &, par-deſſus, un verre d'infuſion de quinquina faite dans la proportion de deux livres d'eau froide ſur une once de quinquina. On le nourrira de bons bouillons troublés avec de la crême-de-ris : ſa boiſſon ſera de l'eau-pannée , mêlée avec un huitieme d'un excellent vin rouge ; & afin de comprimer les pores de la peau, ſes vêtements feront ferrés.

Du flux des urines chez les fébricitants.

C'eſt de la quantité & non de la qualité des urines qu'il s'agit ici. Il en eſt du flux d'urines, qui ſurvient dans les fievres, comme de la ſueur ; & il eſt beaucoup plus rare encore que cette excrétion ſoit parfaitement critique : communément elle eſt favorable. Ce flux d'urines peut être parfaitement critique dans la fievre catarrhale & dans l'inflammation des voies urinaires ; vû que, dans le premier cas , des urines ſtrangurieuſes, épaiſſes, bourbeuſes & abondantes entraînent promptement les levains catarreux, & que, dans les inflammations fébriles des voies urinaires, de même que dans la dyſſenterie, le flux d'urines annonce ſouvent la ceſſation de la criſpation des vaiſſeaux, & la réſolution de l'inflammation.

Le flux d'urines eſt favorable, quand il remplace & termine les ſueurs & diarrhées non-ſalutaires ; de même que lorſqu'il produit une diminution ſenſible de la fievre ou de ſes accidents ; quand la couleur des urines eſt d'un rouge proportionné à la violence de la fievre , & que leur quantité l'eſt auſſi au volume de la boiſſon ; comme auſſi lorſque le malade en rend beaucoup en une fois, & qu'elles dépoſent promptement plus ou moins de ſédiment, ou qu'elles contiennent un nuage ramaſſé & bien ſuſpendu. Le flux d'urines eſt mauvais, quand, loin de ſoulager, il affoiblit le malade, ou qu'il ſupprime ou empêche quelque autre évacuation ſalutaire. Dans ce cas, les urines ſont communément claires, crues, huileuſes, ou bourbeuſes ; la boiſſon paſſe promptement, & le volume des urines excede celui des liquides que le malade a pris.

Lorſque le flux d'urines ſera parfaitement critique, on ſuſpendra tous les remedes qui pourroient diminuer ou détourner cette excrétion. Le malade ne ſera pas trop couvert & il boira beaucoup de tyſane commune Nᵒ. 210, qu'il entremêlera , s'il urine difficilement ou avec douleur, d'une taſſe d'infuſion de racine de guimauves ou d'eau-de-graine de lin, adoucie avec du ſyrop de guimauve.

Quand les urines ne font que favorables , on continuera de remplir les indications de la fievre. Le malade boira beaucoup de tyfane commune No. 210: afin d'entretenir cette excrétion falutaire , il prendra trois ou quatre fois par jour, dans fa boiffon, une douzaine de grains de nître purifié ; &. fi la fievre étoit putride ou très-vive, il ufera pour fa boiffon ordinaire , d'une légere limonade ou des juleps aigrelets recommandés au régime décrit fous la lettre D.

On cherchera à diminuer le flux d'urines qui nuit par fon abondance, moyennant les diaphorétiques. Le malade prendra, à cet effet, la mixture diaphorétique No. 125: il boira par-deffus quelques taffes d'infufion chaude de fleurs de fureau, & on le couvrira fuffifamment pour favorifer la fueur. Sa boiffon ordinaire fera la tyfane No. 217, coupée avec une égale portion d'eau ; & au cas que le flux d'urines fût accompagné d'une plénitude au bas-ventre, on fera précéder l'ufage des diaphorétiques par la potion laxative No. 166.

Des éruptions qui furviennent aux fébricitants.

Ces éruptions font la bouchere, des cloches, des ampoules, des boutons, des taches à fleur de la peau , foit boutonnées ou en grains, & des tumeurs plus confidérables.

La bouchere, les cloches, les ampoules & les boutons furviennent fouvent dans les fievres qui ne font pas malignes. Ces éruptions font le plus fouvent de peu de conféquence, de même que les taches fuperficielles & larges de couleur d'écarlate, & que l'on appelle taches écarlatines, ou fievres-rouges non-épidémiques : quelquefois même la bouchere annonce la terminaifon prochaine de la fievre.

Quand les taches font femblables à la morfure des puces, on leur donne le nom de pétéchies. On les diftinguera de celles que caufe la morfure des puces, par l'abfence du point noir, qui fe trouve dans le centre de ces dernieres.

Cette éruption n'eft pas fâcheufe chez les enfants ni chez les perfonnes adultes, lorfque les taches font couleur de rofe ; mais plus la rougeur fera foncée ou tirera fur le livide , plus ces taches feront de mauvais augure. Il en eft de même des taches appellées vibices, qui font des raies longues d'un rouge livide ; vû que ces fortes d'éruptions annoncent un principe gangréneux dans la maffe du fang.

Quant aux éruptions qui font en grains ou en boutons, les principales font la petite-vérole & la rougeole , dont il fera traité féparément. L'éruption miliaire confifte dans de petits grains rouges ou blancs, entés fur des taches pétéchiales. Le pourpre, au contraire, fe manifefte par des taches de cette couleur, qui reffemblent à des morfures de puces ; mais elles ont une élévation perceptible dans toute leur furface, qui tire quelquefois fur le blanc, & ces grains prennent alors le nom de pourpre-blanc. Il furvient encore, dans les fievres, des éruptions éréfipélateufes, dartreufes, fcorbutiques. Quant aux tumeurs, ce font de gros boutons, des parotides, des charbons, des téréminthes &c. dont nous donnerons la defcription, en parlant du traitement des inflammations externes & des maladies cutanées.

Quand ces différentes éruptions dépendent de la conftitution épidémique, il eft d'ufage d'appeller ces maladies fievres exanthématiques ou éruptives. Elles prennent le nom de fievres-pourprées, de fievres-miliaires, &c. felon les divers caractéres de l'éruption.

Dèsque , fans qu'il y ait d'épidémie, il paroîtra de l'éruption dans une fievre quelconque , on obfervera fi la maladie & fes fymptômes s'adouciffent à mefure qu'elle fe manifefte. Dans ce cas, l'éruption fera falutaire, fi elle peut fe faire en entier. On fufpendra tout ce qui pourroit la troubler, & l'on fecondera la nature par les moyens recommandés ci-après.

Si la fievre eft épidémique, & que l'on fache d'avance qu'elle eft exanthématique ; que par conféquent la nature a de la propenfion à chaffer la matiere morbifique à la faveur d'une éruption, on cherchera à favoir dans quelle époque de la maladie l'éruption s'eft faite chez d'autres perfonnes qui en ont été attaquées , afin de fufpendre alors tout ce qui pourroit s'oppofer à l'éruption, & de prendre les mefures convenables pour la faciliter & la rendre falutaire. A cet effet, on examinera fcrupuleufement le tempérament & l'état du malade & s'il étoit plutôt d'une conftitution tempérée que chaude ou froide, ou que la fievre fût médiocre , le pouls développé , & les hypocondres & le cerveau libres ou peu embarraffés. Dans ces cas , on abandonnera l'éruption à la nature, & l'on continuera feulement à remplir les indications de la maladie, de la maniere qui fera recommandée quand nous traiterons des fievres épidémiques-exanthématiques en général, & en particulier de la petite-vérole, de la rougeole , &c.

Lorfque , au contraire , le tempérament du malade fera chaud , vif, bouillant ; & fi la fievre eft violente, accompagnée de beaucoup d'agitation , d'inquiétudes, de réveries & d'aliénations d'efprit ; ou même d'un affoupiffement avec battement aux carotides & beaucoup de rougeur au vifage, on pourra être affuré que l'on favorifera l'éruption par la faignée. L'on héfitera d'autant moins à la réitérer , que le pouls fera en même temps dur & fuffoqué, le fang cœnneux, ou le cerveau embarraffé. Le malade ne prendra pour aliments que de l'eau-de-poulet ou plutôt des gruaux minces & à l'eau : il fera dans un appartement fort tempéré, & légérement couvert : il boira beaucoup de tyfane - d'orge N°. 213 , ou d'un orgeat trèsléger : on lui donnera la mixture tempérante N°. 130 : & au cas qu'il eût de la douleur, de l'infomnie ou de grandes agitations, il prendra, après la feconde faignée, l'émulfion calmante N°. 66.

Mais fi fon tempérament étoit froid & phlegmatique , la faignée, loin d'être utile, fera d'autant plus pernicieufe, que le malade fera en même temps foible, affoupi ou engourdi. On le nourrira d'un meilleur bouillon : fa boiffon fera la tyfane de fcorfoneres N°. 217 : il fera couché dans un lieu tempéré, & aura fur lui des couvertures chaudes mais légeres ; & s'il eft fort affoibli, on lui donnera la mixture cordiale N°. 124. Au cas que l'éruption ne fe fît pas duement, & que le retard fût dangereux, on lui appliquera des véficatoires aux gras-de-jambes ; & fi la fievre étoit maligne, il prendra la mixture bézoardique N°. 121, au lieu de la cordiale.

Comme l'expérience prouve, que l'éruption eft fouvent fufpendue tant chez les perfonnes d'une conftitution chaude, que chez celles d'une conftitution froide ou tempérée ; parce que la nature eft opprimée par la plénitude des premieres voies, ou par la congeftion du levain exanthématique au cerveau ou aux hypocondres ; fi le malade a la langue chargée, des naufées, de l'embarras à l'eftomac ou de la plénitude au ventre, on ne négligera pas de l'évacuer, felon l'indication , foit avec la poudre émétique N°. 178, ou avec la potion laxative N°. 166. C'eft ce que l'on fera chez les perfonnes d'une conftitution phlegmatique, avant de leur donner les cordiaux & les bézoardiques. Si le malade eft d'une conftitution chaude, on ne l'évacuera qu'après la premiere ou la feconde faignées. Quant à la congeftion des levains exanthématiques dans le cerveau ou dans les hypocondres, on la connoîtra moyennant les fignes que nous avons indiqués, en traitant des aliénations d'efprit, des mouvements convulfifs, embarras au cerveau &c. qui furviennent dans les fievres. On y rémédiera de la même maniere, & avec la même diftinction.

Quand, au contraire, le malade n'eft que peu ou n'eft point foulagé par l'éruption , on en conclura qu'elle eft imparfaite & plutôt fymptómatique que critique. On fuivra, dans ce cas , les indications de la maladie, fans s'arrêter à l'éruption. Mais fi le malade a été un peu foulagé par l'éruption, celle-ci pourra devenir critique, fi l'on parvient à la rendre plus parfaite. On perfévérera, à cet effet, dans l'ufage des divers remedes recommandés pour la favorifer ; & fi on les emploie promptement & avec la diftinction prefcrite, bien loin de nuire , on pourra s'affurer que fi même ce qu'il y aura d'éruption venoit à difparoître pour un moment, peu après elle reffortira mieux, & qu'une éruption, qui auroit été peu utile, deviendra fouvent parfaitement falutaire. C'eft ce que l'on fera auffi, lorfqu'une éruption qui a été critique ne fera pas ftable , ou qu'elle rentrera fubitement. Comme le reflux dans le fang des levains qui fe font portés à la peau eft très-dangereux, on fera, dans ce cas , d'autant plus empreffé à la provoquer , que les accidents de ce reflux feront plus confidérables.

Quant aux tumeurs exanthématiques, il n'en furvient guere que dans les fievres épidémiques & très-malignes. Dèsque ces tumeurs commenceront à paroître, afin d'attirer & de fixer les matieres morbifiques , on appliquera fur la partie où le dépôt paroîtra vouloir fe faire, le cataplafme émollient N°. 15. L'on pourra hâter auffi la tuméfaction, au moyen d'un cornet de ventoufe appliqué à fec fur la tumeur. Le dépôt étant formé , afin d'empêcher le reflux de la matiere & d'accélerer la fuppuration , on fubftituera au cataplafme émollient, le cataplafme maturatif N°. 17, animé, s'il en eft befoin, avec de la gomme-ammoniac. On ouvrira l'abcès, dèsqu'il y aura de la fluctuation; &, fi la tumeur eft glanduleufe, plutôt avec la pierre de cautere qu'au moyen de l'incifion. On nourrira le malade fuffifamment pour foutenir fes forces ; on lui donnera, dans l'intervalle, des bouillons, la mixture cordiale tempérée N°. 124: & , fi la fievre a été maligne, on préférera la mixture bézoardique N°. 121 : & , pour exciter une douce fueur, le malade boira de l'infufion diaphorétique N°. 103. On évitera d'ailleurs, pendant la fuppuration de ces tumeurs, de l'affoiblir par la faignée & par la purgation ; & l'on s'abftiendra de tout ce qui pourroit contribuer à repomper les matieres du dépôt. La fuppuration fera entretenue jufqu'à ce que la tumeur foit entiérement fondue. Si elle venoit à difparoître, & qu'en même temps les accidents de la maladie fe renouvellaffent, on emploiera inceffamment ce qui eft indiqué pour favorifer les éruptions, en parlant du traitement des éruptions en général.

Des aphtes qui furviennent dans les fievres.

Les aphtes fe manifeftent par des véficules blanches, qui en s'affaiffant prennent bientôt la couleur & la confiftance de croûtelettes couleur de lard. Le plus communément elles fe forment dans la bouche, d'où quelquefois elles gagnent la gorge, l'œfophage, l'eftomac, le canal des inteftins, la trachée-artere & le poumon. Dans la bouche, elles ne font qu'incommodes : lorfqu'elles s'étendent plus loin, elles deviennent dangereufes, & mortelles quand la gangrene s'y met.

On connoît à la fimple infpection les aphtes de la bouche & de la gorge. Celles de l'œfophage, de l'eftomac & des inteftins fe manifeftent par la préexiftence des aphtes de la bouche, fuivie d'une fenfation douloureufe dans le trajet de l'œfophage, qui excite quelquefois, lorfqu'on avale, le hoquet, de petits vomiffements, ainfi que de la diarrhée avec des pincements dans les entrailles, fi les aphtes gagnent les inteftins.

Les aphtes placées dans la trachée-artere & dans les bronches, s'annoncent par une voix enrouée, entrecoupée, & par une petite toux rauque.

Pendant qu'elles n'affecteront que la bouche, le malade fe gargarifera fouvent avec de l'infufion de fauge, adoucie avec du miel : on touchera fouvent les aphtes avec de la charpie trempée dans du miel-rofat, mêlé d'une égale portion de jus de citron : cette application fe fera auffi & très-fréquemment fur les aphtes de la gorge. Si elles font rebelles à ce remede, on renforcera le mélange de miel & de jus de citron d'un gros de borax fur trois onces dudit mélange : l'on pourra toucher légérement celles des levres & des bords de la langue, qui font fort-incommodes, avec un morcelet de vitriol bleu. A mefure que les aphtes gagneront l'intérieur, le malade avalera fouvent, par cuillerées à café, de la mixture adouciffante N°. 117.

Si les aphtes venoient à brunir, à fe noircir ou à être infenfibles &
gangréneufes , on joindra aux fufdits remedes l'ufage intérieur de la décoction anti-feptique N°. 22, dont on fera auffi & fouvent des injections à
la gorge.

Lorfque les croûtelettes blanches fe détacheront, on évacuera doucement le malade avec la potion de manne N°. 167, dont il prendra,
d'heure en heure, une cuillerée à bouche pleine, jufqu'à ce qu'il commence à aller du ventre. L'on entretiendra cette évacuation pendant une
couple de jours, afin d'éliminer les croûtelettes aphteufes du tube alimentaire.

De la métaftafe, ou du dépôt de la matiere morbifique par tranfport.

La métaftafe furvient, non-feulement dans les fievres malignes, mais
auffi dans celles qui ne le font pas, lorfque la matiere morbifique, qui eft
répandue dans le fang, au lieu d'être évacuée par les éruptions ou par les
excrétions dont il a été traité, s'amaffe fur une partie, & forme un dépôt
local. Elle arrive auffi, quand, dans les fievres inflammatoires, les liquides
qui ont été altérés par la ftagnation, font repompés & tranfportés ailleurs.
La métaftafe eft falutaire dans les deux cas, lorfque le dépôt fe fait & fe
foutient à l'habitude du corps, jufqu'à ce que la matiere morbifique foit
entiérement évacuée : elle a lieu le plus fouvent fur les parotides, fous l'aif-
felle & aux aines. Elle eft favorable & fauve même la vie par des maladies
moins dangereufes, comme il arrive, quand le dépôt fe fait à la cuiffe,
aux tefticules, dans loreille, ou que la matiere morbifique occafionne la
jauniffe en obftruant le foie, ou en caufant un engorgement réfoluble
dans quelque autre vifcere. La métaftafe eft mortelle, quand il fe fait un
dépôt confidérable fur le cerveau, à la poitrine, à la gorge ou fur quelque autre partie des plus nobles, d'où ce dépôt ne fauroit être évacué par
la nature aidée de l'art. Toutes les fois qu'il fe formera à l'habitude du
corps, comme la matiere métaftafique eft le plus fouvent de mauvaife qualité,
& que fon reflux dans le fang feroit dangereux, on évitera en général
les applications qui pourroient le répercuter ou le réfoudre.

Dèsque le malade commencera à fe plaindre, pendant la vigueur de
la fievre, d'une douleur à l'une ou à l'autre des parties où la métaftafe a
coutume

coutume de se former ; afin d'y attirer les matieres, on y appliquera au plus vite le cataplasme émollient No. 15. Si, par-là, les apparences du dépôt se dissipoient sans augmentation de fievre ni des autres accidents de la maladie, on pourra en conclure que la matiere de la métastase est bénigne; & dans ce cas, si l'inflammation de la tumeur n'est pas considérable, elle pourra se dissiper en partie à la faveur de la transpiration locale, & être ensuite résorbée & évacuée insensiblement. On continuera alors le cataplasme émollient: le malade boira beaucoup de l'infusion diaphorétique No. 103 : il sera bien couvert, & les bouillons qu'il prendra seront fort chauds, afin qu'il soit toujours dans une forte transpiration. Dèsqu'il surviendra quelque autre évacuation spontanée, propre à entraîner la matiere de la métastase, on la favorisera de la maniere que nous avons recommandée en parlant du traitement des différentes évacuations qui surviennent dans les fievres.

Si, au contraire, le dépôt étoit une parotide sous l'aisselle ou à l'aine, & que la douleur fût vive & l'inflammation considérable ; ou que la fievre eût été maligne, on emploiera incessamment tout ce qui a été indiqué à l'article des éruptions, afin d'y attirer la matiere morbifique, & de faire abscéder les tumeurs métastasiques; & l'on observera, à tous égards, la même direction.

Comme la matiere métastasique des fievres inflammatoires & de celles qui ne sont ni putrides ni malignes, est assez bénigne chez les personnes d'ailleurs bien constituées; afin d'éviter le dépôt à la cuisse, aux testicules, ou sur d'autres parties où la suppuration est à redouter ; on pourra, pendant que la partie qui en est menacée ne sera pas fort enflammée, en tenter la résolution par les moyens recommandés pour la résolution des inflammations en général; pourvû qu'ils soient compatibles avec l'état du malade. Dans ce cas, on en continuera l'usage aussi long-temps que la fievre & ses accidents ne redoubleront pas : car si cela arrivoit, la voie de la résolution seroit des plus dangereuses; & il n'y auroit alors d'autre parti à prendre, que celui de favoriser la suppuration, selon les avis, que nous avons donnés à cet effet, en traitant des inflammations en général.

Quand le dépôt se fera sur un viscere, on donnera au malade l'électuaire lénitif, N°. 51, & une quantité suffisante de petit-lait, afin d'exciter & d'entretenir chez lui une diarrhée modérée. Après ces préliminaires,

I

il prendra des eaux-minérales apéritives & légérement purgatives., jufqu'à ce
que le mal foit diffipé. Si le cas en eft. fufceptible , on obfervera de faire
précéder ces remedes par de petites faignées, lorfque le vifcere où la métaftafe s'eft faite fera affecté d'une douleur permanente , & fi le dépôt venoit à dégénérer en une obftruction chronique, on fera tout ce qui eft enfeigné pour défobftruer le vifcere engorgé.

Quant à la métaftafe qui fe fait fur le cerveau , au poumon & à la
gorge; dans le premier cas , le malade eft ordinairement dans un affoupiffement léthargique , & l'on mettra au plus vite en ufage, autant que cela
fera compatible avec fon état, ce qui a été recommandé pour diffiper la
congeftion de la matiere morbifique au cerveau ,, en traitant des affections foporeufes qui furviennent dans les fievres.

Si la poitrine ou la gorge étoient affectées au point que le malade
fût en danger d'étouffer, on fera promptement ce qui eft indiqué pour le
catarre fuffoquant , pour la péripneumonie ou l'efquinancie , en tant que
fa fituation pourra le comporter; en obfervant toutefois de n'employer la
faignée qu'autant que l'inflammation le demandera abfolument , & de la
faire auffi locale que poffible, par les fcarifications ou par les fangfues. On
cherchera, en cas de métaftafe à la poitrine, à exciter promptement le flux-
de-ventre, à l'aide de l'émulfion ftibiée N°. 68 : on appliquera en même temps.
un véficatoire entre les épaules; & fi le dépôt eft à la gorge, on fe fervira
extérieurement des topiques recommandés pour faire abfcéder & percer les
abcès qui fe forment dans les efquinancies à la gorge..

Des entamures & bleffures de la peau.

On ne négligera pas, dans les fievres qui font de longue durée, de
prévenir que les malades fe bleffent à force d'être toujours couchés fur
la même partie. On aura foin, à cet effet, de les faire changer de place &
de fituation : on étendra une toile cirée fous le croupion & fous les parties qui font fujettes à s'échauffer , & de préférence , une peau de chien
apprêtée pour cet ufage. Dèsque l'on appercevra de la rougeur à la peau,
on couchera le malade de façon qu'il ne foit pas appuyé fur la partie affectée : on lui baffinera la peau avec du vin blanc infufé de feuilles de fauge , &
on l'enduira avec du blanc-d'œuf bien battu avec partie égale d'eau-de-vie.

Si la peau étoit entamée , on fubftituera à ce dernier remede l'onction avec
la pommade de Saturne de Goulard, ou avec de l'onguent de cerufe ; & l'on
répétera ces panfements felon le befoin. Si la partie affectée étoit livide
ou peu fenfible , ce feroit un figne de commencement de gangrene. On
emploiera, dans ce cas, ce qui eft recommandé pour le traitement des inflammations externes en général ; afin de rémédier à la gangrene , de même qu'au fphacele , fi la partie étoit infenfible , noire & fphacelée.

DES SIGNES QUI ANNONCENT LES ÉVÉNÈMENTS
DANS LES MALADIES EN GÉNÉRAL , ET DANS LES FIEVRES
EN PARTICULIER.

Ces fignes feront rapportés avec prolixîté, foit pour tranquillifer , foit
pour engager les perfonnes éloignées des gens de l'art & à qui la vie du
malade eft précieufe, à fe hâter de les appeller.

Des fignes favorables dans la fievre.

On a lieu d'efpérer la guérifon du malade, fi, en cas d'épidémie,
ceux qui ont été attaqués de la même maladie ont été guéris ; & , en général, quand le malade eft d'un bon tempérament, & que les accidents
de la fievre dont il eft attaqué , font en petit nombre & dans un degré
fupportable ; fi le vifage, l'humeur, la voix & la refpiration ne font pas fort
changés ; s'il ne perd pas entiérement le fommeil ; fi la foif eft proportionnée à la chaleur fébrile ; fi les hypocondres ne font ni fort tendus ni
affectés de fortes douleurs : comme auffi lorfque les urines paffent bien , ne
font pas fort enflammées , & qu'elles dépofent un fédiment ou contiennent
un nuage blanchâtre ; quand les excrétions de la peau, du ventre & de la
falive ne font pas fupprimées, ni fort altérées quant à leur qualité; fi la
chaleur eft égale par tout le corps , & plutôt humide que feche & brûlante ; fi le pouls eft paffablement égal , mol & dilaté ; fi le malade fe
couche fur le dos ou fur les côtés, felon qu'il eft habitué à le faire lorfqu'il eft en fanté ; enfin, s'il a le cer au libre, que les remedes indiqués

& bien appliqués faſſent leur effet naturel, & que le malade ſoit ſoulagé par les évacuations ſpontanées qui lui ſurviennent.

Des signes défavorables, mauvais & mortels.

L'événement de la maladie devient douteux, ſi l'épidémie eſt meurtriere, & à meſure que l'on remarque le contraire de ce qui vient d'être expoſé. Le danger augmente à proportion que les accidents de la fievre deviennent de plus en plus aigus, & les redoublements plus fréquents & plus violents. Si le fébricitant n'eſt pas altéré à raiſon de la chaleur qu'il a, ou ſi rien ne peut diminuer l'ardeur de ſa ſoif, la langue demeurant fort ſeche & rude, fort chargée ou couverte d'une croûte brune & ſeche ; ſi l'humeur eſt entiérement oppoſée au naturel du malade, dans l'état de ſanté ; s'il eſt dégoûté de tout, ayant des nauſées continuelles ; s'il vomit tout ce qu'il prend ; ſur-tout quand, en même temps, il a de la douleur aux hypocondres ; qu'il reſpire difficilement & fréquemment, en ſoupirant, en dilatant les narines ou en ſoulevant les clavicules & les omoplates. L'on ſaura encore que le danger augmente, ſi la tranſpiration, la ſécrétion de la ſalive & l'évacuation du ventre ſont conſidérablement diminués ; ou ſi le malade a des évacuations ſpontanées, qui, loin de le ſoulager, l'épuiſent ; s'il urine peu ou avec beaucoup de difficulté ; ſi les urines ſont fort claires ou fort rouges, & en même temps crues ; s'il eſt ou fort aſſoupi, ou affecté d'une inſomnie de longue durée, ſoit d'un délire conſidérable ou de tranſports ; s'il a une éruption qui ne le ſoulage point, ne ſoit pas ſtable, ou couleur de pourpre tirant ſur le livide. Si le pouls eſt toujours fort fréquent, embarraſſé, ou dur & inégal, intermittent ou fort foible ; s'il eſt affecté de treſſaillements ou ſoubreſauts, de tremblottement de la levre ou des mains, de mouvements convulſifs, ſoit d'un hoquet opiniâtre. Ces divers accidents ſont tous de mauvaiſe augure : le danger augmente par leur accumulation, & devient extrême lorſque le front, les tempes ou le col ſe couvrent d'une ſueur froide ; quand, ayant le cerveau embarraſſé, le malade perd, par le nez, ſeulement quelques gouttes de ſang ; s'il piſſe du ſang ; s'il change bruſquement & à tout moment de ſituation, ou s'il eſt très-foible, étendu ſur le dos, ſe laiſſant aller du chevet aux pieds, enſorte que, ſans s'en appercevoir, il ſe trouve avoir les pieds nuds & hors du lit ; ſi au lieu d'avaler imperceptiblement,

la boisson tombe avec bruit dans l'estomac ; si les yeux sont larmoyants
ou fort secs ; si l'œil est égaré, le regard triste ou fixé sur le même objet ;
s'il laisse aller tout sous lui , & cela sans s'en appercevoir ; s'il s'occupe à
plumer ses couvertures, à chercher & à prendre çà & là des choses qui n'e-
xistent que dans son imagination ; quand , après avoir été épuisé par la
longueur & la violence de la maladie, il se manifeste un dépôt sur un viscere noble ; quand le fébricitant s'évanouit avec suspension du battement du
pouls , & des tressaillements convulsifs au visage , précédés d'urines noires
ou qui sont claires & crues, après qu'il en a rendu de fort épaisses. Ces
accidents, & la cessation subite d'une grande soif, d'une douleur violente
ou d'un transport considérable au cerveau, sans que l'art ou la nature y
aient donné lieu par une crise copieuse, annoncent la gangrene ou un
dépôt mortel ; & c'est ce que l'état du pouls, qui deviendra petit & inégal, confirmera. Bientôt succéderont le refroidissement de l'haleine & des
extrémités, la pâleur du nez & des oreilles, & l'agonie, qui d'ordinaire
est accompagnée de l'enfoncement des tempes & des yeux, du flétrissement
des oreilles & de l'affaissement du nez : ce qui fait le visage hypocratique.

C'est d'après ces divers signes, & par la réunion de plusieurs de ces
accidents chez le même malade , que l'on connoîtra son état. Les exceptions à faire & les prognostics particuliers seront inférés dans le traitement
des différentes especes de fievres, & des autres maladies graves.

CONDUITE A OBSERVER

Dans le commencement des fievres en général.

Dèsque l'on sera attaqué de la fievre, en attendant que l'on con-
noisse son caractere, le malade cherchera à être tranquile de corps & d'esprit : il sera couché ou levé dans un lieu pluôtt un peu frais que trop chaud,
dont on renouvellera sagement l'air : il observera le régime sous la lettre
H : il boira tiede & souvent de la tisane No. 210 , ou de l'une ou de
l'autre des boissons prescrites. au dit régime il prendra le lavement No.
108, & à moins de symptómes urgents & d'indications positives de faire
d'autres remedes, il prendra uniquement, dans les premieres vingt-quatre

heures , de la mixture tempérante Nᵒ. 130. Si la fievre dure moins de
vingt-quatre heures , c'eſt un mouvement fébril paſſager , ou un accès
de fievre-intermittente; & ſi c'eſt une fievre ephémere', elle ſera terminée
au bout de 24 heures. Dans le ſecond cas , il ſuffira que le malade continue le régime ſuſdit, & il différera de prendre d'autres remedes juſqu'à ce
que l'on ſache ſi la fievre eſt tierce, quarte, &c. Si au contraire elle duroit
au-delà de vingt-quatre heures, en continuant le régime ſuſdit, l'on réitérera le lavement matin & ſoir , & le malade prendra des bains de pieds
tiedes, dans de l'eau-de-ſon où l'on jettera un gobelet de vinaigre. Pour
le ſurplus, on demeurera dans l'obſervation. Au cas que le fébricitant ait
la bouche mauvaiſe, la langue chargée, de l'embarras au creux de l'eſtomac, ou des nauſées , on l'évacuera au plutôt avec de la poudre émétique Nᵒ. 178, ou on le purgera avec la potion laxative Nᵒ. 166. Si le
bas-ventre étoit affecté de ſymptômes qui dénotaſſent qu'il y a de la plénitude ſeulement dans les inteſtins; & ſi le malade eſt pléthorique, que le pouls
ſoit vif, fort embarraſſé ou très-fréquent, ou qu'il reſſentit de la douleur
aux hypocondres, on fera précéder ces évacuations, par la ſaignée que l'on
fera plutôt au pied qu'au bras. Au cas qu'il ait de grands maux de tête,
on réitérera la ſaignée après la premiere évacuation, auſſi ſouvent que l'e-
xigeront la pléthore, la véhémence de la chaleur, ou la qualité phlogiſtique
du ſang; & ſi quelque douleur aigue indiquoit de réitérer la ſaignée, avant
d'évacuer le malade, on rapprochera les ſaignées pour pouvoir accélérer
l'évacuation. Le fébricitant continuera de boire beaucoup, & ſuivra en tout
point le ſuſdit régime, à moins que l'on ne prévît que la fievre ſera intermittente ou de longue durée. Pour lors, on pourra lui accorder de
petites ſoupes , une pomme cuite ou quelqu'autre aliment de cette nature; & en favoriſant en même temps les excrétions ſpontanées qui ſurviendront, il ne ſera rien négligé d'eſſentiel. Bientôt un exact obſervateur
ſaura quelle eſt l'eſpece de fievre dont le malade eſt attaqué, & il le traitera
en conſéquence.

De fievres-d'accès ou intermittentes.

Les fievres-d'accès paroiſſent provenir [principalement du reflux de
la matiere de la tranſpiration, qui ſe joint à un amas de crudités dans les
premieres voies. Cette ſaburre impregne inſenſiblement la maſſe des liquides
& des levains qui produiſent des paroxyſmes plus ou moins éloignés.

A l'approche de l'accès, le malade eft pefant : il baille, s'étend, & a des laffitudes dans les membres. L'accès commence communément par un friffonnement au dos, & par le refroidiffement des extrémités ; & peu après le fébricitant eft ordinairement faifi d'un tremblement avec claquement de dents. Ces fymptômes font accompagnés de quelque difficulté de refpirer : le pouls, pendant que le froid dure, eft petit, fréquent, & embarraffé ; les ongles font pâles ou de couleur bleuâtre, & les urines claires & crues. Cet état dure plus ou moins de temps, mais rarement au - delà de deux heures. Au déclin du froid, le fébricitant eft fujet à avoir des naufées & du vomiffement : peu à peu fuccede la chaleur, qui au commencement eft feche & piquante, mais qui devient infenfiblement plus vive : le malade eft altéré, inquiet, quelquefois affoupi ; il a communément de grands maux de tête fans ou avec des rêveries. Peu à peu la chaleur diminue, le malade prend de la moiteur qui affez fouvent eft fuivie d'une fueur abondante : la durée de la chaleur varie ; elle dure rarement plus de huit heures ; pendant qu'elle eft dans fon fort, le pouls eft fréquent, vif & élevé, & les urines font rouges. La fréquence & l'élévation du pouls, ainfi que la chaleur & les autres accidents de la fievre diminuent à la faveur de la moiteur, & ceffent en même temps que la fueur. Alors les urines dépofent communément beaucoup, & leur fédiment eft fouvent femblable à de la brique pilée. La fievre tombe, le pouls devient naturel, & à l'accablement près, le fébricitant fe trouve bien jufques au retour de l'accès.

Quand l'accès revient tous les jours & à la même heure, la fievre fe nomme *quotidienne*.

Lorfque l'accès vient d'un jour à l'autre ; & environ à la même heure, la fievre eft appellée *tierce-parfaite* ou *légitime* : & quand les accès de cette fievre avancent ou retardent, on la nomme *fievre tierce-irréguliere & illégitime*.

Si le malade a tous les jours un accès, mais de maniere que le troifieme, quant à l'heure de l'attaque & à la violence du paroxyfme, a du rapport avec le premier, & le fecond avec le quatrieme, la fievre eft *double-tierce*.

Lorfque les accès ne reviennent qu'après un intervalle de deux jours, la fievre eft appellée *quarte* ; & elle eft légime illégitime, ou double, felon qu'elle imite les divers caraɛteres dont il a été fait mention en parlant de la fievre tierce. Les fievres-d'accès prennent le nom de *fievres - continues intermittentes*, quand les paroxyfmes font multipliés ou prolongés de façon, que le malade, avant d'avoir le pouls tout-à-fait net, commence à reprendre le friffon d'un nouvel accès.

Jufqu'à ce que l'on connoiffe la marche des intermiffions, on fuivra la conduite prefcrite pour le traitement des fievres en général. Si la faignée étoit indiquée, elle fe fera pendant la chaleur de l'accès, & avant que la fueur paroiffe, en obfervant de faire précéder les premieres évacuations recommandées pour les fievres en général. On fera encore la plus grande attention au tempérament & à la nature de la faburre dont le malade fera affeɛtée. Il fera évacué conféqucmment au moyen des remedes recommandés pour détruire les différentes faburres des premieres voies, & l'on obfervera de faire les grandes évacuations enforte qu'elles foient finies avant le commencement de l'accès prochain. Si le malade étoit d'une conftitution chaude, pléthorique ou affeɛté de grands maux de tête, on pourra réitérer la faignée comme il eft dit ci-deffus. Cette feconde faignée fera d'autant plus utile, que la faifon fera chaude, la chaleur de l'accès vive ou longue, & que la fievre intermittente approchera davantage de la continue.

Après ces préliminaires, fi le fébricitant eft phlegmatique, cacochyme, affeɛté de quelque engorgement ou de quelque maladie cutanée, ou qu'il foit fujet à des douleurs de rhûmatifme ou à d'autres maux chroniques de cette nature, il conviendra communément de laiffer fubfifter la fievre; puifqu'en pareil cas la fievre d'accès défobftrue les vifceres & épure les humeurs. Le malade prendra donc, feulement entre les accès, la mixture diaphorétique N°. 125, & immédiatement après chaque prifé, un verre de la décoɛtion amere N°. 21. Si le froid eft grand, il fera ufage, avant les accès, de ce qui eft recommandé pour diminuer le friffon fébril; au moyen de quoi l'on parviendra à détruire infenfiblement, nonfeulement la fievre, mais en même temps divers maux chroniques qui l'auront précédée. S'il furvenoit quelque indication pour l'arrêter, l'on examinera l'état des premieres voies, & fi l'eftomac fe trouve chargé, on réitérera premiérement le vomitif N°. 178; fi non, on purgera le malade à deux ou trois reprifes, avec la décoɛtion fébrifuge & laxative N°. 29;

29 ; après quoi l'on pourra en toute fûreté arrêter la fievre avec l'électuaire fébrifuge No. 50. Le plus fouvent l'opiat fébrifuge N°. 144 pourra complettement remplacer la décoction & l'électuaire fufdit ; puifqu'en
même temps qu'il arrête la fievre , il tient le ventre fuffifamment ouvert
pour balayer le canal des inteftins & prévenir des engorgements.

Lorfqu'il ne fera pas utile de laiffer fubfifter la fievre , le plutôt qu'on
l'arrêtera fera le mieux. Le malade, après avoir pris les remedes généraux
ci-deffus indiqués , & s'être purgé avec la décoction fébrifuge & laxative,
s'il lui refte quelque fentiment de plénitude , prendra de préférence &
fans différer l'opiat fébrifuge N°. 144 : fi - non , il ufera de l'électuaire
No. 50.

Les perfonnes attaquées d'une fievre intermittente , feront diete durant l'accès. Elles boiront , pendant la durée de la chaleur , beaucoup d'eau
de citron, d'eau pannée, ou de tifane commune, tiede. On leur donnera
un bouillon à la fin de l'accès : elles obferveront, dans l'intervalle des accès, le régime prefcrit fous la lettre B, en s'abftenant cependant de laitages & d'aliments farineux : elles mangeront peu , & prendront leur dernier repas à une diftance fuffifante de l'accès prochain, afin que la digeftion foit faite avant le retour de la fievre. S'il furvenoit l'un ou l'autre des
accidents rapportés en traitant des fymptômes qui furviennent dans les
fievres, on y remédiera de la maniere que nous avons indiquée dans cet
article.

Tels font les moyens de guérir les diverfes efpeces de fievres-d'accès;
& la guérifon fera radicale, fi le malade n'habite pas un de ces lieux où
les fievres-intermittentes font endémiques , parce que l'air & la mauvaife
qualité des aliments renouvellent fans ceffe les deux caufes principales de
cette maladie ; de forte qu'il devient indifpenfable de quitter un pareil féjour. D'ailleurs, les fievres intermittentes font peu dangereufes: celles du printemps fe terminent fouvent avec le feptieme accès; & ces maladies font en
général d'autant moins à craindre , que les bons intervalles font plus longs ;
mais la fievre-quarte eft communément rebelle.

Quoique le friffon & le tremblement foient des fymptômes très-or-
dinaires dans les fievre-intermittentes , il s'en trouve cependant où les
malades n'ont point ou n'ont que peu de froid. On faura que la fievre qui
n'eft point accompagnée de froid eft intermittente, par le fédiment cou-

K

leur de briques pilées que les urines dépofent. Le plus fouvent, ces fievres font fans types & erratiques.

Plus les accès font longs, fréquents, & la chaleur ardente, plus la faignée, même réitérée, eft convenable; & le temps le plus propre à la faire, eft, comme nous l'avons dit, durant la chaleur, & avant que la fueur commence. Au défaut d'une intermiffion fuffifante pour évacuer le malade, dans l'intervalle d'un accès à l'autre, on adminiftrera la purgation foit le vomitif au déclin de la fievre, afin que l'évacuation foit faite avant l'arrivée du nouveau paroxyfme.

Avant de donner le quinquina, s'il y avoit quelque obftruction manifefte dans un vifcere, ou que la fievre fût quarte, le malade prendra premiérement entre les accès, de fix en fix heures, une prife de l'électuaire apéritif-martial N°. 52, & par-deffus, un gobelet de la décoction amere N°. 21. Il continuera ces apéritifs jufqu'à ce que l'obftruction foit diffipée; & fi la fievre étoit quarte, il en ufera au moins pendant une quinzaine de jours: dans ces cas, il fe purgera tous les cinq jours avec la décoction laxative & apéritive N°. 30. Si, après avoir fait des évacuations réitérées, le malade continuoit à avoir des fymptômes de plénitude dans les premieres voies, afin de rémédier en même temps à la faburre & à la fievre, on fe contentera de le purger doucement entre les accès, avec la décoction fébrifuge & laxative N°. 29, jufqu'à ce que la fievre foit abfolument coupée. Si cela tardoit, le malade prendra, pour tout remede, l'opiat fébrifuge N°. 144.

Comme, chez les enfants, on ne peut pas fuivre la marche fufdite, on cherchera à les guérir à l'aide du liniment fébrifuge N°. 115. Si ce remede diminue le paroxyfme, on le réitérera & l'on fe fervira en outre de l'épithême fébrifuge N°. 70. Au cas que ces moyens fuffent infructueux, après avoir préalablement évacué l'enfant par le haut, avec une infufion de cinq à dix grains d'ipécacuanha, faite avec une once d'eau bouillante; ou par le bas, avec du fyrop de chicorée à la rhubarbe, on fera ufage des lavements de quinquina N°. 110, en obfervant de proportionner à fon âge les dofes de ces ingrédients. Les lavements pourront être auffi employés chez les adultes qui refuferont de prendre des fébrifuges par la bouche; & fi cela encore n'étoit pas praticable, on tentera d'appliquer, fur le creux de l'eftomac, un ample cataplafme de quinquina en poudre, cuit dans du vin blancs & qu'on aura foin de renouveller auffi-tôt qu'il fera deffêché.

Les fievres d'automne en général, & les fievres-quartes en particu-lier, font quelquefois fi opiniâtres, que le convalefcent en eft réitérativement attaqué jufqu'à ce qu'il ait atteint le printemps, ou qu'il ait changé d'air. La fleur de camomilles en poudre, prife à la dofe d'un gros, de trois en trois heures, dans l'intervalle des accès, a quelquefois arrêté des fievres-quartes qui avoient réfifté au quinquina.

Le gonflement du ventre qui furvient fubitement chez les enfants, de même que l'enflure des chevilles du pied chez les adultes, font com-munément des marques de guérifon. Ces tumeurs fe diffipent le plus fou-vent à mefure que le convalefcent reprend des forces. Si cependant l'enflure perfiftoit, le convalefcent prendra, les matins & les foirs, une dixaine de grains de fel-d'abfynthe, dans un gobelet de la décoction amere N°. 21. Lorfque la fievre aura été de longue durée, ou que le convalefcent fe trouvera fort affoibli; comme, dans ce cas, l'enflure provient d'un relâ-chement général des folides, on fubftituera au fel-d'abfynthe, une vingtai-ne de grains de quinquina en poudre: il prendra un exercice modéré, & on lui frottera les extrémités du bas en haut, matin & foir, avec une flanelle parfumée de carabé.

Le petit nombre des perfonnes qui périffent de la fievre-d'accès, meurent dans le froid; & l'on ne négligera pas, lorfque le friffon fera confidérable, de faire ce qui eft recommandé pour le diminuer. S'il ar-rivoit qu'un fébricitant, d'un âge avancé fur-tout, eût dans l'accès un affoupiffement profond & léthargique, on fe hâtera d'arrêter la fievre au moyen de l'électuaire fébrifuge N°. 50; vû qu'autrement, dans l'accès fui-vant, il rifqueroit de mourir d'apoplexie.

Lorfqu'après qu'on a arrêté la fievre avec le quinquina, il furvient une tenfion & un embarras permanent au bas-ventre; on examinera s'il n'y a pas d'obftruction dans le vifcere. Dans ce cas, on cherchera à faire revenir la fievre au plus vîte: on purgera à cet effet le malade, une cou-ple de fois, avec la potion laxative N°. 166, & il s'expofera à la frai-cheur de l'air. Si la fievre revient, on ne l'arrêtera plus, mais on trai-tera le fébricitant avec les apéritifs ci-deffus recommandés.

K 2

La voracité prolonge les fievres-d'accès, & occafionne des rechûtes chez les convalefcents: il faut foigneufement éviter l'un & l'autre par un bon régime. Le défaut d'appétit, au contraire, qui eft de longue durée, entretient le convalefcent dans un état de langueur & de foibleffe qui lui font pénibles. Il prendra, dans ce cas, double dofe de l'élixir vifcéral N°. 58; de bonnes nourritures, en petite quantité & fouvent, & de l'exercice avant les repas. Si toutefois il fe manifeftoit des fymptômes de plénitude, on ne pourra fe difpenfer de le purger avec la décoction fébrifuge & laxative N°. 29; & afin de prévenir la rechûte que la purgation pourroit occafionner, il prendra, dès le lendemain & pendant quelques jours, à jeun & en fe couchant, un gros de quinquina en poudre. On obfervera de prendre cette précaution, toutes les fois qu'un convalefcent d'une fievre-d'accès, guérie au moyen du quinquina, aura befoin d'être purgé, avant qu'il fe foit écoulé quinze jours au moins, depuis fon dernier reffentiment de fievre.

Des fievres-continentes ou continues, fans redoublement.

Les fievres-continentes, dont le caractere eft de ne pas avoir d'intermiffion comme les fievres-d'accès, ni de rémiffion comme les fievres-continues avec des redoublements, paroiffent principalement provenir de la pléthore, de la raréfaction, de l'échauffement & de l'épaiffiffement chaud du fang, dont il a été traité précédemment.

Cette efpece de fievre eft fouvent éphémere ; mais on la voit plus ordinairement durer fans relâche pendant fept jours. Lorfqu'elle paffe ce terme, la maladie eft fomentée par des levains qui ont paffé infenfiblement du tube alimentaire dans la maffe des liquides, ou par la matiere de la tranfpiration refluée, & qui entretient l'érétifme fébril.

De la fievre-éphémere, ou de la premiere efpece des fievres-continentes.

La fievre-éphémere eft auffi douce que de courte durée, puifqu'elle ne dure pas plus de 24. heures : elle eft communément occafionnée par un léger échauffement, ou feulement par la raréfaction du fang. La fréquence & l'élevation du pouls, la chaleur, l'altération, l'accablement & le mal de tête, font les principaux fymptômes de cette maladie, lefquels font tous modérés.

La fievre éphémere fe terminera au moyen de la diete & des précautions que nous avons indiquées en traitant de la conduite à obferver dans les fievres en général. Si elle étoit familiere au malade, il fe fera faigner au printemps & en automne : il prendra, après ces faignées de précaution, tous les matins pendant 15 jours, une pinte de petit-lait, ou le bouillon rafraîchiflant N°. 14; & il fe ménagera dans les aliments, les boiffons & dans les exercices qu'il prendra & qui échauffent.

De la feconde efpece des fievres-continentes.

Les fymptômes en font plus confidérables que dans la précédente : ils durent au-delà de 24. heures. Le malade eft rouge de vifage, un peu agité & affecté d'infomnies, ou d'un affoupiflement léger, fans ou avec de petites rêveries : fes urines font foncées. Pendant tout le cours de la maladie, fon pouls eft affez égal : il eft mol, & médiocrement fréquent & élevé. Cette fievre ne dure guere plus de fept jours, & n'eft pas dangereufe. Elle provient communément de la pléthore jointe à un épaiffiffement chaud du fang, mais qui n'eft pas fort confidérable; & fi elle n'eft pas troublée dans fon cours, elle fe termine ordinairement à la faveur d'une fueur abondante ou d'une hémorrhagie du nez.

Le fébricitant obfervera le régime prefcrit fous la lettre H : il prendra des bains de pieds tiedes dans de l'eau-de-fon où l'on aura jetté un gobelet de vinaigre ; & on lui débarraffera les inteftins avec le lavement domeftique N°. 108. Après ces préliminaires, on lui fera fans délai une faignée copieufe, qui fera réitérée au bout de 24. heures, fi la pléthore l'exige, ou que le premier fang eût été fort-épais & échauffé, ou enfin que les maux de tête fuffent confidérables. Il boira en outre beaucoup de tifane commune N°. 210, ou de limonade légere & tiede.

Si le malade a de l'embarras dans le bas-ventre, on lui donnera, une couple d'heures après la premiere faignée, le lavement purgatif N°. 111.

il prendra la poudre tempérante N°. 190 ; & fi, après la feconde faignée, il étoit encore agité ou affecté d'infomnie, on pourra lui donner, vers le foir, l'émulfion calmante N°. 66. On lui tiendra le ventre libre, au moyen du lavement domeſtique ; & l'on continuera fur ce pied juſqu'à ce que la fievre foit tombée, ou que le fébricitant ait des fymptômes qui annoncent la fueur, l'hémorrhagie ou quelque autre évacuation critique. On fera alors, ainſi que pour d'autres accidents fébrils, ce qui eſt recommandé en traitant des fymptômes des fievres en général. On ne purgera, dans cette efpece de fievre, qu'une couple de jours après qu'elle aura abſolument ceſſé, à moins que le malade n'eût des fymptômes bien marqués d'une plénitude dans les premieres voies. Dans ce cas, on l'évacuera avec la potion minorative N°. 168. Le convalefcent prendra peu à peu de meilleurs aliments, & quand il aura été purgé, il obſervera pendant une quinzaine de jours, le régime fous la lettre B, avec la précaution de s'abſtenir de lait & d'aliments farineux.

De la troifieme efpece des fievres-continentes.

Celle-ci eſt aſſez fréquente : fes commencements font tels que ceux de la précédente ; mais l'abattement eſt plus confidérable, & les fymptômes augmentent plus ou moins promptement, de façon que la chaleur, l'altération, les inquiétudes & les maux de tête deviennent fort confidérables. Lorſque la fievre eſt dans fa vigueur, le malade a la langue fort-feche, les yeux larmoyants & beaucoup de chaleur aux hypocondres : il eſt aſſoupi ou il a une infomnie opiniâtre avec délire : la peau eſt fort-feche & brûlante, les urines font ou fort-rouges & crues, ou bourbeufes.

Quand cette efpece de fievre-continente eſt vive dans le commencement, & qu'elle dure juſques vers la fin, à-peu-près dans le même degré de violence, elle n'eſt pas dangereufe. En la traitant comme la feconde efpece, on la verra terminer de même, les 9me, 11me, ou le 14me jours.

Lorſqu'au contraire la fievre & fes accidents augmentent infenfiblement pendant les premiers jours, elle continue communément à augmenter également durant quelques autres jours confécutifs : elle fe maintient

un même nombre de jours dans son plus haut dégré de violence : dès-lors
elle décline peu-à-peu, comme elle avoit augmenté ; & les causes morbifiques, à mesure qu'elles sont digérées, s'évacuent par les urines, par
la transpiration, &, vers la fin de la maladie, par des sueurs abondántes.

Mais quand', au lieu de ces excrétions bienfaisantes, la langue, qui
dans le commencement n'étoit que seche, vient à se charger, & qu'il
survient des accidents à l'estomac & au bas-ventre, qui annoncent que
la décharge de la matiere morbifique se fait dans le tube alimentaire ;
alors il est à craindre, que la maladie ne dégénere en fievre-putride. Dans
ce cas, la fievre-continente, au lieu de suivre sa marche, prendra le caractere de la fievre-putride, dont il sera fait mention ci-après.

Comme la seconde espece des fievres-continentes paroît principalement provenir de la pléthore jointe à l'épaississement chaud du sang ; la
troisieme espece a de plus pour cause un levain acrimonieux dans les humeurs. Les premieres voies ne paroissant pas être chargées, dans les commencements de la maladie ; l'une & l'autre se terminent le plus souvent
tout-à-coup à la faveur d'une sueur ou d'une hémorrhagie critique du nez,
tandis que, dans la premiere espece, les matieres morbifiques sont entraî-
nées peu-à-peu, durant le déclin de la fievre, par les différentes excrétions naturelles, & en particulier par la voie des urines & de la transpiration. On traitera dès le commencement, la troisieme espece, à tous égards
comme la seconde. Le malade prendra pour aliments, des gruaux à
l'eau, assaissonnés de jus de citron & d'un peu de sucre : il boira très-
copieusement : il donnera la préférence aux diverses boissons aigrelettes
recommandées au régime sous la lettre D. Si, après la seconde saignée,
la chaleur, la sécheresse de la peau & les maux de tête étoient encore
fort-considérables, on pourra, environ dix heures après, le saigner une
troisieme fois en plus petite quantité. Ces saignées se feront dans les intervalles alternativement au bras & au pied, & l'on pourra les réitérer jusqu'à
quatre fois, si le période de l'accroissement est long & violent.

Dès que cette fievre aura cessé d'augmenter, le malade pourra se
nourrir d'eau-de-poulet, ou d'un bouillon foible de veau, troublé avec
de la crême-d'orge : il boira de l'eau-d'orge ou de l'orgeat fort-léger, &
il continuera l'usage des bains de pieds, des lavements & de la poudre

tempérante, jufqu'au déclin de la fievre. Alors on le preffera moins de boire: on lui donnera une quantité fuffifante de l'émulfion ftibiée Nº. 68. pour le faire aller du ventre une couple de fois dans les 24 heures, & fur le foir le lavement Nº. 108. On pourra lui donner progreffivement des bouillons un peu plus forts. Le troifieme ou le quatrieme jour de fa convalefcence, il fera purgé avec la potion minorative Nº. 168. ce qui fera réitéré au bout de huit jours, dans l'intervalle desquels il obfervera prudemment le régime prefcrit fous la lettre B. Quant aux accidents, fi l'infomnie & l'agitation l'indiquoient, on lui donnera, vers le foir, l'émulfion calmante. On remédiera, tant aux fymptômes fébrils qu'à la diminution des fécrétions naturelles, & l'on favorifera les évacuations critiques, comme il eft recommandé au traitement de la fievre en général. On faura ce qu'il y a à efperer & à craindre, en confultant ce que nous avons dit touchant le prognoftic général fur les fievres. Si la fievre-continente venoit à dégénérer en putride, il importera de la bien diftinguer de la continue-putride, qui a des redoublements, & dont il fera traité ci-après; puifque dans celle-ci, les matieres peccantes viennent principalement des premieres voies, au lieu que les fievres-continentes-putrides dépendent originairement d'un épaiffiffement chaud & acrimonieux de la maffe des liquides, & d'un érétifme dans les vaiffeaux, que des évacuants prématurés des premieres voies ne feroient qu'augmenter, & dont on ne peut diminuer les effets qu'après la faignée, & en faifant boire très-abondamment au malade d'une boiffon anti-putride, qui délaie le fang & relâche les organes fécrétoires. C'eft-pourquoi l'on évitera de purger dans les commencements de cette fievre, & s'il y avoit des indications bien marquées d'évacuer les premieres voies, on le fera feulement avec la potion minorative Nº. 168, & après avoir fuffifamment diminué le volume du fang par la faignée. Mais on purgera le convalefcent un couple de jours après que la fievre l'aura abfolument quitté, avec la potion laxative Nº. 166, que l'on réitérera felon le befoin. Il ufera dans l'intervalle des aliments les plus légers du régime prefcrit fous la lettre B.

DES

DES FIEVRES MIXTES,

qui parcourent leur période fans redoublement ou avec des redoublements irréguliers, & qui fe réduifent à la fievre-inteftinale, & à la fievre-putride-bénigne.

De la fievre inteftinale ou gaftrique.

LA fievre-inteftinale, qui eft très-fréquente, eft précédée & accompagnée des fymptômes de l'une ou de l'autre des faburres dans les premieres voies, dont il a été traité. Les levains qu'elle a communiqués à la maffe des liquides, joints au reflux de la matiere de la tranfpiration fur le tube alimentaire, produifent cette maladie.

On la connoît donc par la préexiftence & par l'exiftence des fymptômes de la faburre. Au furplus, le malade eft abattu : il a des laffitudes dans les membres, & des friffons qui, au commencement de la fievre, alternent avec la chaleur. Quant à la fréquence du pouls, & aux accidents familiers aux fébricitants, ils font plus ou moins confidérables. La fievre inteftinale fe termine quelquefois par la diarrhée ou par une fueur critique : lorfque les rémiffions font fréquentes ou longues, elle fe change fouvent en fievre-intermittente. Dans le cas contraire, fur-tout lorfque la faburre eft chaude, elle dégénere volontiers en fievre-putride, qui fera toujours bénigne fi l'on fe preffe de faire les évacuations indiquées.

Quand la fievre inteftinale eft bien traitée, elle n'eft pas dangereufe. Le plus fouvent, fa durée eft de neuf à quatorze jours : rarement elle dure plus de vingt-un jours.

Les auteurs parlent très-peu ou point de cette fievre ; &, en développer les variations, méneroit à une prolixité qui ne peut avoir lieu dans un ouvrage abrégé tel que celui-ci.

Comme il y a de l'analogie entre la faburre des premieres voies, & les levains qui de-là fe font répandus dans la maffe des humeurs, il ne faut pas prendre le change fur leur qualité. On commencera le traitement de cette maladie, en évacuant la faburre qui exifte, felon les ren-

L.

feignements donnés en traitant des faburres. Le malade ne fera faigné qu'à bonnes enfeignes, & après qu'on aura, à reprifes réitérées, débarraffé les premieres voies avec le lavement purgatif N°. 111. Les premieres évacuations recommandées pour la faburre étant faites, il prendra encore, felon le befoin, pendant trois, quatre ou cinq jours, & dans la matinée, l'émulfion ftibiée N°. 68; laquelle, en tenant le ventre ouvert, loin de détourner les autres excrétions, les favorifera. Dans l'après-midi, il prendra une couple de prifes de la poudre de crême-de-tartre N°. 175. Le fébricitant ayant été fuffifamment évacué, fera ufage, fi la faburre a été chaude, des demi-dofes de la décoction anti-feptique N°. 22; & fi la faburre étoit de nature froide, on préférera la décoction fébrifuge N°. 28, que l'on continuera jufqu'à ce que la fievre foit abfolument abattue. Quant aux accidents fébrils qui pourroient furvenir, on confultera l'article du traitement des fymptômes des fievres en général; & pour ce qui regarde l'alimentation & la boiffon, plus la faburre aura été chaude, bilieufe, putride ou atrabilaire, plus il ufera des boiffons aigrelettes qui font rapportées au régime fous la lettre D. Il s'en tiendra, pour fa nourriture, aux gruaux & autres farineux du régime prefcrit fous la lettre H, & cuits feulement à l'eau. On préférera, dans la faburre froide, la tifane commune N°. 210, que l'on pourra aromatifer légérement avec du fucre frotté fur de l'écorce de citron: les gruaux peuvent auffi être coupés avec la moitié d'un bouillon de veau ou de poulet. Dans la convalefcence, le malade fe gouvernera felon qu'il a été recommandé pour les fievres-continues fans redoublement, & il ne négligera pas de fe purger plufieurs fois.

De la fievre-putride-bénigne.

Il a été fait mention des principes & des caufes de cette maladie, en parlant du traitement de la troifieme efpece des fievres-continentes & de celui de la fievre-inteftinale. A mefure que les levains s'exaltent, & qu'ils tendent à la putridité, l'accablement augmente, le pouls devient petit, fréquent & quelquefois irrégulier: il furvient de nouveaux fymptômes fébrils; les précédents prennent de l'accroiffement, & la tête s'affecte.

Les premieres évacuations étant faites de la maniere prefcrite ci-deffus, pendant que l'on donnera au malade l'émulfion ftibiée & la créme-de-tartre, dont, s'il le faut, on prolongera l'ufage; on lui appliquera à la plante des pieds, le cataplafme de levain N°. 16; & fi cela ne décharge pas la tête, les véficatoires aux gras-de-jambes. Dèsque que la fievre commencera à tomber manifeftement, on emploiera la décoction ou l'électuaire fébrifuge, comme dans la fievre-inteftinale; & le malade, quant à la boiffon & à l'alimentation, fe comportera de mêmes ainfi que dans la convalefcence.

Des fievres-continues avec des redoublements.

On connoît les fievres-continues avec des redoublements, par les exacerbations & la diminution de la fievre, qui arrivent alternativement pendant la plus grande partie du cours de la maladie. Ces fievres paroiffent confifter dans la complication d'une fievre-d'accès avec une fievre-continente; & leur cours varie felon l'efpece de fievre-d'accès qui eft réunie à la continente; de forte que les redoublements imitent les accès de la fievre-quotidienne, ou tierce, ou ceux de la fievre-double, tierce &c. Cependant les redoublements font le plus fouvent irréguliers, & ne commencent qu'au bout d'une couple ou de plufieurs jours de la maladie. Ils répondent, quant à leur force, à la quantité & à la qualité de la faburre & des levains répandus dans la maffe des humeurs. Quand ces fortes de fievres font épidémiques, elles ont fouvent un caractere de malignité.

Comme les caufes, le caractere & le traitement des fievres-continues avec des redoublements different, il eft effentiel de les bien claffer. On peut les divifer en fievres-continues-catarrhales, bilieufes, vermineufes & ardentes. L'on faura fi elles font malignes, par les qualités de l'épidémie, & par le rapport que ces maladies auront avec les fievres-malignes, dont il fera traité ci-après.

De la fievre-continue-catarrhale.

La fievre-continue-catarrhale eft affez fréquente dans les climats où l'air eft fujet à des variations fubites. Elle eft fouvent épidémique &

quelquefois maligne. Cette maladie paroît provenir principalement de la rétention de la matiere de la perfpiration, qui épaiffit & altere la lymphe, au point que la circulation dans les vaiffeaux lymphatiques eft tellement gênée, que la matiere perfpirable réflue fur le poumon, fur l'eftomac & fur le canal inteftinal.

La fievre-continue-catarrhale commence ordinairement par une grande laffitude & par des fymptômes de rhûme. Le malade éprouve un friffonnement par tout le corps , qui affecte davantage le dos & les extrémités inférieures qui font très-froides. Quelque temps après, le friffonnement commence à alterner avec un peu de chaleur : le froid ceffe peu-à-peu, & le fébricitant prend une chaleur peu confidérable au commencement, mais qui, pendant la nuit, devient piquante. Il eft altéré, inquiet, agité, oppreffé ou enroué: il touffe, il a quelquefois de la difficulté à avaler, & communément un befoin fréquent & preffant d'uriner. La tête eft plutôt chargée que fortement endolorie: le palais & les narines font échauffés & fecs ; la langue eft blanche ; les reins , les membres, & quelquefois même la poitrine, font affectés de douleurs ; & le malade a de l'affoupiffement ou de légeres aliénations d'efprit. Vers le matin, il fuccede à ces fymptômes une moiteur abondante, à la faveur de laquelle le redoublement finit. Pendant le jour, la fievre eft affez modérée ; mais le redoublement revient réguliérement vers le foir : les urines que le malade rend pendant la vigueur du redoublement , font rouges & crues; & fur la fin, elles dépofent communément un fédiment couleur de rofe, pâle ou blanc. Tel eft le cours ordinaire de la fievre-continue-catarrhale , qui n'eft pas maligne. Elle n'eft pas fort-dangereufe , & dure rarement plus d'une quinzaine de jours.

Si le friffonnement qui précede le redoublement eft confidérable, on fera, pour le diminuer, ce qui a été recommandé à cet effet, en traitant du friffonnement fébril. L'air de l'appartement du malade fera plutôt un peu chaud que tempéré. Si la chaleur qui fuccede eft feche & vive, ou fi le malade a beaucoup d'oppreffion, de l'inflammation à la gorge, ou une douleur fixe & vive à la poitrine ou ailleurs , on le faignera au bras , & cela pendant la chaleur du redoublement, & avant le commencement de la moiteur. Si le fang étoit coenneux , ou que le fébricitant fût d'une conftitution qui tînt de la chaude ou de la fanguine, ou s'il a

été foulagé par la premiere faignée, on la réitérera durant le redoublement fuivant. Dans l'intervalle des redoublements, il prendra, de quatre en
quatre heures, un gruau d'avoine à l'eau, affaifonné d'un peu de fucre ; &
fi la fievre étoit modérée, ce fera un bouillon de mou de veau, ou de
poulet, troublé avec de la crême-d'orge ou de ris. Il pourra manger encore
une pomme cuite. Pendant tout le cours de cette fievre, il boira beaucoup d'eau-d'orge adoucie avec du miel-blanc ou avec du fyrop de capillaire, &, fi la chaleur étoit vive, avec de l'oxymel fimple. Durant la
fueur qui furvient à la fin des redoublements, fa boiffon fera une légere
infufion de fleurs de fureau, adoucie comme les précédentes boiffons. On
lui donnera le lavement domeftique No. 108, à la fin de chaque redoublement, & après que la moiteur aura ceffé. D'ailleurs, tant pour diminuer les maux de gorge, l'enrouement & la toux, qu'afin de faciliter l'expectoration, on emploiera les différents remedes qui ont été recommandés en traitant des maladies catarrhales ; & l'on obfervera de donner les
béchiques avec la diftinction qui a été faite relativement à la confiftance
de la matiere de l'expectoration. Quand la fievre fera confidérablement
diminuée, on commencera à purger le malade, mais fort-doucement. A
cet effet, il prendra, après chaque redoublement, une quantité fuffifante
d'infufion pectorale-laxative No. 104, ou une prife de l'électuaire lénitif
N°. 51, fur lequel il boira du petit-lait. Si la poitrine ou les premieres
voies étoient chargées d'humeurs glaireufes, muqueufes & épaiffes, on incorporera dans chaque prife du dit électuaire, deux grains de kermès-
minéral. On continuera, à l'aide de ce régime, à délayer, à divifer & à
précipiter ces humeurs ; & quand la fievre fera tombée, on purgera le
convalefcent avec la potion No. 167.

Lorfque la fievre-continue-catarrhale prend ou a déja pris un caractere de malignité, la langue eft fort-chargée, & fe couvre d'une craffe
brune ou blanche & épaiffe. La faignée eft alors préjudiciable, & ne devient néceffaire que quand il fe fait fur le cerveau ou fur la poitrine, une
congeftion de la matiere catarrhale, accompagnée des fymptômes qui indiquent la faignée, & dont il a été fait mention à l'article du traitement
des fymptômes fébrils en général. Il convient ordinairement, dans la
fievre-catarrhale-maligne, de commencer par évacuer le malade avec la poudre vomitive d'ipécacuanha No. 192. Après cela, il prendra, pendant tout

le cours de la maladie, immédiatement après le redoublement une prife
de l'électuaire lénitif, comme il eſt dit ci-deſſus, avec le kermès, ſur laquelle on lui donnera des bouillons clairs de mou de veau. Il boira beaucoup de tiſane commune Nᵒ. 210, tiede; & afin de diminuer par la ſueur
le levain catarreux, il prendra, lorſque la moiteur commencera, trois ou
quatre cuillerées de la mixture diaphorétique Nᵒ. 125, & il boira, pendant
la durée de la ſueur, beaucoup de tiſane de ſcorſoneres N°. 217. Du reſte,
pour diminuer les ſymptômes fébrils, & pour faciliter l'expectoration, il
fera ce qui a été indiqué ci-deſſus.

Si les accidents de la tête devenoient conſidérables, on emploiera le
cataplaſme de levain, & les véſicatoires qu'on appliquera de la maniere
qui a été recommandée pour la fievre-putride-bénigne; & s'il ſurvenoit
une éruption, une évacuation, ou quelque autre des accidents fébrils dont
il a déja été traité, on ſe conduira comme il a été preſcrit pour ces ſortes de cas. J'obſerverai ſeulement, que les véſicatoires entre les deux
épaules & ſur le lieu où eſt la douleur, ſont très-efficaces pour les douleurs qui ſont à l'extérieur de la poitrine, & que ceux qu'on appliquera aux
gras-de-jambes ſont préférables pour les accidents de la tête, auſſi bien que
pour la plus grande partie des ſymptômes fâcheux qui ſurviennent dans
la fievre-catarrhale, & en particulier dans l'oppreſſion & dans la ſuppreſſion de l'expectoration, qui arrivent dans ces fievres qui ſont malignes.

De la fievre-continue-bilieuſe.

La fievre-continue-bilieuſe eſt fréquente. Elle paroît provenir conjointement d'une bile exaltée qui eſt en effervefcence dans les premieres
voies, & de l'épaiſſiſſement chaud ou de l'acrimonie chaude du ſang, dont il
a été traité. Le cours de cette maladie varie ſelon la quantité & la qualité
des levains qui ſe trouvent dans les premieres voies, & ſelon que le ſang
eſt en même temps plus ou moins échauffé, épais ou âcre. Les redoublements ne commencent, le plus ſouvent, qu'au bout d'une couple de
jours: ils reviennent quelquefois comme les accès de la fievre-tierce; mais
ils imitent ordinairement la fievre double-tierce illégitime. Lorſqu'il n'y a
pas de rémiſſion conſidérable d'un redoublement à l'autre, elle tient ordinairement du caractere de la fievre-continente-putride.

La mauvaife humeur, la décoloration du vifage qui tire plus ou moins
fur le jaune, & l'abattement accompagné de maux de téte, d'amertume à
la bouche, de dégoût, d'un fentiment de chaleur & de plénitude à l'eftomac & aux hypocondres, & quelquefois encore d'un friffonnement intérieur, font les fymptômes par lefquels la fievre-bilieufe commence. A ces
accidents fuccedent la chaleur fébrile, l'altération & des naufées. La langue eft fort chargée ; l'accablement & les maux de téte augmentent ; le
malade a les membres comme brifés : il eft fujet à vomir des humeurs âcres
& bilieufes, ou à rendre de pareilles matieres par la voie des felles, & à
avoir des fueurs prématurées, qui, loin de le foulager, l'épuifent. Sa foif
devient le plus fouvent ardente, fon humeur acariâtre, & le dégoût parfait.
Le pouls eft fréquent & communément dur : dans les commencements, les
urines font prefque naturelles, mais dans la fuite, elles deviennent de plus
en plus foncées, & ont peu, ou n'ont point de fédiment. Ces fymptômes augmentent confidérablement durant les redoublements, & ils fe multiplient au point que le malade tombe dans le délire avec affoupiffement.
Il eft fujet à des foubrefauts & à divers autres accidents rapportés en traitant des fymptômes qui furviennent dans les fievres. Pendant la maladie, la langue demeure fort-chargée, & plus les divers fymptômes qui déclarent la plénitude des premieres voies perfiftent ou reviennent après des
évacuations réitérées, plus la maladie fera longue. L'on faura ce qu'il y a
à efpérer ou à craindre, d'après les prognoftics que nous avons donnés fur
les fievres en général.

Dans la fievre-continue-bilieufe, il eft très-effentiel d'évacuer le malade au plus vite, & d'empécher que les levains des premieres voies ne
s'infinuent de plus en plus dans le fang. Que l'eftomac paroiffe être embarraffé ou non, à moins cependant qu'un pouls plein & embarraffé, une
douleur fixe ou beaucoup de chaleur aux hypocondres, n'indiquaffent que
l'on doive commencer par faigner le malade, on obfervera de lui donner
fans délai la poudre émétique No. 178. L'opération du vomitif étant finie, on débarraffera le bas-ventre au moyen du lavement purgatif No.
111. Le lendemain, on le purgera avec la potion laxative No. 166 ; &
afin de donner moins de facilité aux matieres des premieres voies à paffer
dans le fang, toutes les fois que la fievre ne fera pas confidérable, on différera la faignée jufqu'au premier redoublement qui fuccédera à ces éva-

cuations. Cette faignée fera d'une dixaine d'onces, & fe fera au bras, pendant la chaleur du dit redoublement, & avant le commencement de la fueur.

Dans les cas où, après le redoublement, l'état de la langue ou de l'embarras à l'eftomac dénoteroient que l'eftomac eft encore chargé, on n'héfitera
pas à faire prendre derechef au malade la poudre émétique ; & cela, pendant la rémiffion de la fievre : fi-non, on réitérera deux ou trois fois, la
purgation fufdite, dans les intervalles des trois ou quatre premiers redoublements ; pourvû toutefois que le malade ne foit ni très-foible, ni fort
délicat ; en quels cas il faudroit le purger avec la potion minorative No.
168. Il fuffira communément de l'évacuer enfuite, à la fin de chaque redoublement, au moyen du lavement qui vient d'être indiqué, à moins que
de fortes indications de l'évacuer par le haut ou par le bas, ne deman-
daffent que l'on répétât le vomitif ou la purgation ci-deffus recommandés.
Dans ce cas, l'on ne balancera pas à y revenir, vû que c'eft principalement par-là que l'on abrege la fievre-continue-bilieufe. Quant à la faignée,
on la réitérera une ou deux fois, fi la pléthore ou la conftitution chaude ou fanguine du malade l'exigeoient, & felon que la fievre, qui fubfifte
entre les redoublements, eft très-confidérable. En ce cas, la faignée fe
fera plutôt au pied qu'au bras. Si la fievre ne va pas en augmentant, &
qu'il ne furvienne pas des fymptômes qui demandent que l'on fe hâte de
faire la faignée, on attendra, pour la faire, la chaleur du redoublement ;
Pendant tout le cours de la maladie, le malade obfervera le régime fous
la lettre H : fes bouillons feront à l'eau & très-foibles, & affaifonnés de
jus de citron. Il boira beaucoup, pendant tout le cours de la maladie, foit
d'une limonade légere, ou de juleps aigrelets, recommandés au dit régime.
Les grandes évacuations étant faites, le malade ne prendra d'autres médicaments que de la tifane de crême-de-tartre No. 211, du petit-lait tamarindé No. 148, ou des poudres de crême-de-tartre No. 175, en dofe fuffifante pour procurer une couple de felles dans les vingt-quatre heures.
Ces laxatifs feront adminiftrés dans la matinée, ou pendant les rémiffions
dans le redoublement. Il boira très-fouvent & en une fois, des boiffons
aigrelettes fufdites, & à la fin de chaque redoublement, on lui appliquera
le lavement No. 108. Si la maladie traînoit en longueur, & que le fébricitant fût fort-affoibli, on lui donnera de meilleurs bouillons, une pomme
cuite, de la gelée de pommes renettes ou de grofeilles ; & dèsque la force

&

& la durée des redoublements feront fenfiblement diminuées. Afin de les couper entiérement, le malade prendra la décoction anti-feptique N°. 22, dont il continuera l'ufage jufqu'à ce que la fievre foit abfolument tombée. Quant aux accidents qui furviendront, on y rémédiera d'après les inftructions données en parlant du traitement des fymptômes des fievres en général.

La fievre étant coupée au moyen des fufdits fébrifuges, on ne purgera le convalefcent qu'au bout d'une huitaine de jours, à moins qu'il n'y eût des indications bien marquées pour le faire plutôt ; &, dans ce cas, on l'évacuera avec la décoction fébrifuge & laxative N°. 29. Pendant la convalefcence, on lui donnera peu-à-peu une plus grande quantité de nourriture, qui confiftera dans les aliments les plus légers du régime indiqué fous la lettre B.

Si d'après l'épidémie ou par les fymptômes de malignité, on avoit lieu de croire que la fievre fût bilieufe-maligne, on ne changera rien au traitement qui vient d'être prefcrit. On évitera feulement, autant que poffible, de faigner le malade ; mais l'on fera d'autant plus diligent à faire les premieres évacuations par le haut & par le bas, ainfi qu'à favorifer les évacuations fpontanées qui feront utiles, à fupprimer celles qui feront nuifibles, & à remédier aux accidents du cerveau.

La fievre continue-bilieufe eft fouvent épidémique dans les armées, lorfque les troupes, expofées à l'ardeur du foleil, manquent d'eau, ou qu'elles font réduites à vivre d'aliments qui fe putréfient aifément, ou qu'elles n'ont à boire que des eaux corrompues. C'eft-pourquoi il convient de remarquer ici, que l'ufage abondant de fruits mûrs & aigrelets, tels que les cerifes, le raifin, le vinaigre mêlé avec de l'eau, contribuent beaucoup à préferver & à guérir de cette maladie. La tifane de crême-de-tartre, qui eft moins difpendieufe, peut non-feulement remplacer les fufdits fruits aigrelets, mais elle eft auffi très-falutaire dans cette maladie : vû qu'après qu'on a fait les grandes évacuations, elle entraîne infenfiblement les reliquats du levain, fi l'on en boit fuffifamment pour entretenir le flux modéré du ventre.

M.

De la fievre vermineufe.

Cette efpece de fievre eft commune aux enfants qui ont des vers &
de la pourriture dans les premieres voies. Quelquefois elle eft épidémique chez les perfonnes adultes. Elle attaque de préférence celles d'un tempérament délicat , & qui ont les organes de la digeftion foibles. Cette
maladie eft communément précédée d'un appétit vorace, & commence à
fe déclarer par un grand dégoût , accompagné de maux de cœur, d'un
goût de pourriture à la bouche & de rapports de même nature. La langue eft fort-chargée ; les yeux font un peu caffés ; le malade éprouve de
grands maux de tête , & eft fujet à avoir du prurit au nez. Dans les commencements , la chaleur eft peu confidérable à l'attouchement, inégale &
communément entrecoupée de friffonnements : le pouls eft peu élevé, mais
fréquent & irrité. Quant aux redoublements , ils reviennent irréguliérement
& , pendant qu'ils durent, la chaleur & l'altération n'augmentent pas beaucoup. Le pouls varie : pour l'ordinaire, il devient feulement plus fréquent ; le
malade a communément une joue beaucoup plus rouge que l'autre ; il eft affoupi, s'éveille en furfaut & a une petite toux feche, des angoiffes, des treffaille-
ments ou de légers mouvements convulfifs. Les urines qu'il rend fur la fin du
redoublement, font ordinairement bourbeufes. Il eft en outre fujet à avoir,
pendant le cours de la maladie , des attaques de colique qui fe terminent
par des felles de très-mauvaife odeur, & dans lefquelles on trouve fouvent
des vers à demi moulus & fondus. Cette maladie eft le plus fouvent de
longue durée : les intervalles d'un redoublement à l'autre font quelquefois
très-longs, & ils reviennent dans le temps où l'on a cru le malade déja
hors de danger, & la fievre fur fa fin.

A l'exception de la faignée, qui eft rarement indiquée , on traitera
la fievre vermineufe des perfonnes adultes, à tous égards, comme la fievre-continue-bilieufe. Le malade prendra en outre , durant les intervalles
d'une purgation à l'autre, de trois en trois heures, & à raifon de fon âge,
une couple ou plufieurs cuillerées du mélange fait par égale portion d'huile
d'amandes-douces & de jus de citron, que l'on liera enfemble avec du fucre ; & s'il étoit affecté de fymptômes qui indiquaffent qu'il auroit des
vers ronds & encore vivants, on ajoutera à chaque prife du fufdit mélange huileux , trois grains de mouffe de Corfe en poudre , & dans

les lavements recommandés pour la fievre - bilieufe , demi - once d'huile
de ricin. Quant aux enfants , on les évacuera réitérativement , avec l'ipécacuanha ; & par le bas , avec le fyrop de chicorée à la rhubarbe : on leur
fera prendre le fufdit mélange huileux fans ou avec la mouffe de Corfe ,
en dofe proportionnée à leur âge. Les lavements qu'on leur donnera feront compofés de partie égale d'eau & de lait , & animés d'une couple
de gros d'huile de ricin. On purgera les convalefcents qui feront adultes ,
avec les pillules N°. 155 ; & les enfants , avec le fyrop N°. 198 Les uns
& les autres obferveront, pendant la premiere quinzaine, le régime qui eft
rapporté fous la lettre B, & l'on n'accordera aux enfants que ce qui convient à leur âge.

De la fievre - ardente.

Cette maladie paroît provenir principalement de l'épaiffiffement chaud
de la maffe du fang , joint à un amas d'humeurs adultes dans les premieres voies, qui entrent tout-à-coup dans une fermentation terrible, & qui
produifent un embrafement , un agacement & un érétifme univerfels. Elle
eft fréquente dans les climats chauds. La fievre eft vive dès le premier
jour de la maladie : les redoublements reviennent communément d'un jour
à l'autre, & font fortvi-olents : la fievre qui fubfifte entre les redoublements , augmente de plus en plus ; le malade périt fouvent dès le troifieme ou quatrieme jour : & fon fort eft communément décidé avant l'é-
coulement du feptieme.

Quoique dès le commencement la chaleur foit vive, elle eft cependant inégale. Le malade éprouve beaucoup d'ardeur dans les hypocondres
& à la poitrine , dans le même temps qu'il a du friffonnement dans les
extrémités. La bouche, les narines & toute l'habitude du corps font affectées d'une chaleur piquante & feche ; fon vifage eft enflammé, fon haleine
devient brûlante ; fa langue eft feche, rude, & chargée d'une craffe brune
ou noire : il a des naufées ; il eft fort-altéré, inquiet, agité, dégoûté, accablé & brifé par tout le corps : fa refpiration eft fréquente & difficile ;
il a de l'infomnie, des rêveries, du délire : fon pouls eft dur & fréquent ;
les urines rouges & enflammées. Ces divers fymptômes augmentent durant les redoublements, au point qu'il reffent une ardeur infupportable

à la poitrine & aux hypocondres , avec de terribles angoiſſes. Il touſſe ;
ſa voix eſt fine & tremblante; ſon pouls, de même que ſes urines, varient
beaucoup. Pendant les redoublements , il tombe ou dans un aſſoupiſſement
léthargique, ou il prend des tranſports au cerveau avec des ſoubreſauts,
des treſſaillements ou des mouvements convulſifs. Quand cette maladie ſe
termine en bien , c'eſt ordinairement à la faveur d'une des évacuations
critiques des plus abondantes, dont il a été fait mention en parlant du
traitement des ſymptômes des fievres en général , & qui eſt précédée &
accompagnée d'un tremblement local & univerſel. Mais lorſque les redoublements reviennent tous les jours, que le fébricitant crache ou rende
du ſang par les urines, ou que la gorge ou le cerveau s'enflamment, que
la ſoif ceſſe ſubitement, que les urines deviennent noires , crues, ou qu'elles ceſſent de couler, le malade eſt ſans eſpérance.

On lui fera au plus vite une ſaignée abondante au bras, & immédiatement après, on débarraſſera ſon ventre, en lui donnant le lavement
purgatif No. III. Dèsqu'il l'aura rendu, on réitérera la ſaignée au pied.
Toutes les cinq ou ſix minutes, il boira un coup de limonade dégourdie , ſoit d'eau d'orge acidulée avec du ſyrop de verjus ou de groſeilles.
On ajoutera à chaque coup de ces différentes boiſſons, quelques gouttes
d'eſprit-de-ſouffre ou de vitriol: il ne prendra d'autre aliment, que de ſix
en ſix heures un bouillon de gruau d'orge ou d'avoine , cuit à l'eau.
On lui donnera entre ces bouillons un lavement de petit-lait ou d'eau-de-
ſon, où l'on aura diſſout deux gros de nitre ; on ne fera autre choſe juſqu'à ce que le malade entre dans le redoublement, à moins qu'il n'ait des
ſymptômes d'une grande plénitude à l'eſtomac ou au bas-ventre. Dans ces
cas, on l'évacuera ſelon l'indication, & ſuivant ce qui a été recommandé
pour le traitement des fievres en général. Pendant la chaleur des premiers
redoublements, & avant le commencement de la ſueur , on réitérera la
ſaignée qui ſe fera plutôt au pied qu'au bras: le malade continuera à prendre fréquemment les ſuſdites boiſſons ; quant aux bouillons & aux lavements, on ne les lui donnera qu'entre les redoublements. S'il ſe dégoûtoit des boiſſons aigrelettes, qui ſont les plus ſalutaires pour lui, il boira
d'un orgeat léger, dans lequel on fera diſſoudre, ſur chaque livre, un demi-gros de nitre, ou du lait battu, clarifié. On lui baſſinera ſouvent les
tempes, le front & les poignets avec du vinaigre-roſat, coupé d'une égale

portion d'eau tiede. A l'approche de chaque redoublement, on lui appliquera fur la plante des pieds une tranche de veau imbibée de vinaigre, ou le cataplafme de levain No. 16. Le malade fera ordinairement levé, ou couché la téte fort haute, & légérement couvert, dans un appartement frais, très-aéré; les rideaux de fon lit feront ouverts. On continuera à le traiter de cette maniere, jufqu'à ce que l'on remarque les fymptómes de l'une ou de l'autre des évacuations critiques, dont il a été fait mention à l'article des fymptómes des fievres en général. On les favorifera comme il eft indiqué : on remédiera de même à la fuppreffion des fécrétions & aux divers accidents fébrils qui furviendront. Quand il fera entré en convalefcence, on le purgera feulement cinq ou fix jours après la fin de la maladie, avec la potion laxative N°. 166. En attendant, il fera fuftenté avec des gruaux au bouillon. Après qu'il aura été purgé , il commencera à prendre peu après, les nourritures les plus légeres du régime indiqué fous la lettre B ; & , pour confolider fa guérifon, il boira pendant quinze jours, trois fois par jour, de la décoction anti feptique N°. 22.

Des fievres endémiques en général.

Lorfque, dans le même lieu , beaucoup de perfonnes font conftamment attaquées de la même maladie, on lui donne le nom de maladie endémique. Comme les fievres endémiques varient felon le lieu & les faifons, & felon que les années font plus ou moins infalubres, les médecins les plus confommés dans la pratique ne parviennent à les approfondir & à les bien traiter, qu'en s'inftruifant de leur nature chez les indigenes, & au moyen d'obfervations & d'effais raifonnés. En attendant qu'on ait acquis ces connoiffances préliminaires , on cherchera les rapports qu'aura la maladie endémique avec d'autres maladies connues, & l'on emploiera la méthode recommandée pour la maladie avec laquelle elle aura le plus d'analogie.

Comme ces maladies endémiques proviennent fouvent d'une pourriture dans les premieres voies, on ne négligera pas d'évacuer promptement, pour peu qu'il y ait d'indication pour cela. On obfervera attentivement ce qui contribuera à augmenter ou à diminuer la maladie & fes accidents les plus fâcheux , que l'on cherchera à prévenir par les divers

moyens indiqués pour le traitement des fymptômes des fievres en général.
Si la nature étoit portée à une évacuation, à une métaftafe ou à une éruption critiques, on fuivra les avis donnés pour ces fortes de cas.

Afin d'apprendre à fe garantir des maladies endémiques, on examinera
la qualité de l'air, celle de l'eau & des aliments les plus ordinaires;
puifque c'eft fouvent de leur vice ou de leur corruption que naiffent ces
maladies. On pourra corriger l'air au moyen du feu, des parfums, ·&
de la vapeur du vinaigre : on ne boira que de l'eau qui aura été bouillie;
on évitera les aliments cruds, & on affaifonnera les viandes & les légumes avec du jus de citron, du vinaigre ou quelque peu d'épices. On boira
du bon vin ; on évitera le ferein, & l'on cherchera à entretenir & à
augmenter la tranfpiration infenfible, par de l'exercice & en s'habillant
de la maniere la plus convenable au lieu qu'on habite.

Des fievres épidémiques en général.

Quand beaucoup de perfonnes font attaquées d'une même efpece de
fievre, on appelle ces maladies fievres épidémiques. Elles font ordinairement dangereufes, affez fouvent éruptives & quelquefois contagieufes ou
malignes. Ces maladies varient fi fort entre elles, que les médecins les
plus habiles ne parviennent à les bien connoître & à les bien traiter, qu'à
la faveur d'une longue expérience; & comme leurs caufes & les accidents
varient toujours plus ou moins, on ne pourra mieux faire, que de confulter les auteurs qui en ont traité, d'obferver le rapport qu'aura la fievre
qui regne avec celles qui l'ont précédée, & de mettre en ufage ce qui
aura réuffi en pareils cas. Au défaut d'obfervations analogues, & en attendant que, par des recherches approfondies, par le hazard, ou par des
expériences raifonnées, l'on apprenne quelque chofe de mieux, on traitera la fievre épidémique comme celle des fievres connues avec laquelle
elle aura le plus d'analogie.

Comme les fievres épidémiques font communément compliquées avec
une pourriture confidérable dans les premieres voies, pour peu qu'il y
ait de l'indication de donner l'émétique, il ne faudra jamais négliger de
le faire. On obfervera encore dans ce cas, ainfi que dans les maladies endémiques, tout ce qui paroîtra faire du bien ou nuire au malade. On re-

marquera les accidents qui deviennent funeftes, & l'on cherchera à les
prévenir ou à y remédier par les divers moyens indiqués pour le traitement
des fymptômes des fievres en général : & fi la nature eft portée à des
évacuations, à des éruptions ou à des métaftafes critiques, on la fecondera
felon ce qui eft prefcrit pour le traitement des fymptômes fébrils en général.

Afin de fe garantir de ces maladies, on fuivra les préceptes donnés pour fe préferver des maladies endémiques ; & fi la fievre-épidémique
étoit contagieufe, on cherchera à furmonter l'inquiétude que pourroit
caufer la crainte de la prendre ; on fe tiendra éloigné de ceux qui en
font atteints : on évitera le ferein, de fe furcharger l'eftomac, comme
auffi tout ce qui pourra diminuer la tranfpiration infenfible. On fe purgera au premier indice de plénitude, & l'on prendra de temps en temps
un verre de bon vin, pour fe maintenir en force & en gaîté. Ces dernieres regles feront également utiles à ceux qui habitent des lieux qui
tuent à la longue, ou qui alterent fi fort la fanté, que le plus grand nombre des perfonnes qui ont eu le malheur d'y rencontrer un mauvais été,
en demeurent malades tout le refte de leur vie. Qu'il me foit permis
de repréfenter à cette occafion, combien il feroit à defirer, que les Souverains fiffent entre eux les arrangemens néceffaires, que réclament leur
propre intérêt & celui de l'humanité, pour que la plupart de leurs pla-
ces-fortes, dont l'air & le climat font fi funeftes, ne fuffent garnies de
troupes qu'en temps de guerre, & alors même qu'elles le fuffent en grande
partie par des coupables, qui pourroient efpérer, en y demeurant un certain temps, d'obtenir leur liberté & le pardon de leurs crimes.

De la fievre-écarlatine, ou fievre-rouge.

Elle attaque rarement les perfonnes adultes, mais fréquemment les
enfants. Cette maladie, lorfqu'on l'a prife à l'ardeur du foleil, eft ordinairement de peu de conféquence. Le plus fouvent elle eft bénigne ;
mais quelquefois auffi elle eft grave & même très-dangereufe. Lorfqu'elle
eft bénigne, elle commence par de l'enrouement avec un peu de mal à la
gorge : on éprouve de l'accablement & des envies de vomir ; dans les
vomiffements, le malade rend de la bile ; le mal de gorge augmente dans
les 24 heures, & il s'y joint de l'oppreffion. Le troifieme jour, & quel-

quefois même plutôt, on voit paroître de petites taches rouges, qui fe manifeltent d'abord au vifage, defcendent fucceffivement & s'élargiffent en peu de temps au point que tout le corps eft couvert d'une rougeur, qui difparoît lorfqu'on la preffe avec la main & revient incontinent. Vers le quatrieme jour, le mal de gorge diminue, mais l'enrouement de la voix fubfifte. Les cinquieme ou fixieme jours, il furvient une fueur, un faignement de nez ou une petite diarrhée qui foulagent, & la fievre redouble le foir avec des rêveries qui ne durent qu'autant que le redoublement. La rougeur commence à fe diffiper, en quittant d'abord le vifage: elle difparoît peu-à-peu de toute l'habitude du corps, & en laiffant après elle des véficules blanches & vuides, de la groffeur du millet. Alors la peau eft extrémement fenfible & devient farineufe.

Le huitieme ou le neuvieme jour, la maladie paroît terminée; mais vers le douzieme, ceux qui n'ont pas été fobres, & à l'abri de l'intempérie de l'air, ont les glandes du cou gonflées. D'autres perfonnes, vers le dix-huitieme jour, fe trouvent foibles & ont de l'oppreffion; leurs urines diminuent, la peau devient bouffie; & fouvent il en réfulte une hydropifie anafargue. Si alors la fievre s'y joint avec la foif, de l'infomnie, des fpafmes & du délire, le malade eft dans le plus grand danger.

Lorfque cette maladie eft épidémique & qu'en même temps la petite-vérole ou la rougeole regnent, on la diftinguera, déja avant l'éruption, en ce que le malade n'a pas l'œil larmoyant comme dans la petite-vérole, non plus que les larmes cuifantes, & l'éternuement qui précedent la rougeole. D'ailleurs le mal de gorge eft plus confidérable dans la fievre-écarlatine, que dans les autres fievres accompagnées d'éruption.

Quand cette maladie s'annonce par un grand accablement, par de l'affoupiffement, par de l'oppreffion, & par un pouls concentré, ces fymptômes font de mauvais augure, fur-tout lorfque, parmi les taches rouges, il y en a qui font d'une couleur foncée & tirant fur le livide. Alors la mort peut s'enfuivre en peu de jours. La falive, de même que les urines teintes de fang, ne font d'aucune conféquence; mais fi les enfants pouffent des dents pendant cette fievre, ils font dans un très-grand danger.

Quand la maladie eft fort-douce, la boiffon abondante d'une infufion légere de partie égale de fleurs de tilleul & de fureau, ou d'un quart de lait mêlé avec trois quarts d'eau, fuffira pour favorifer l'éruption; la chaleur

leur modérée du lit & la diete feront le refte. Si l'attaque eft vive, & que le mal de gorge foit confidérable, la peau brûlante, & qu'il y ait de l'oppreffion, il faudra, fans balancer, faire une faignée, que l'on réitérera chez les perfonnes adultes, fi l'on voit que les accidents qui ont indiqué la premiere faignée fubfiftent. Quant aux enfants, on leur appliquera les fangfues aux tempes, fur-tout s'ils pouffent alors des dents; c'eft-là le meilleur moyen de les fauver.

Si le malade a des naufées, il faudra faciliter le vomiffement avec de l'eau tiede, ou lui donner la poudre vomitive d'ipécacuanha N°. 192, fur laquelle il boira de l'eau tiede jufqu'à ce qu'il la rende claire. Lorf-que le ventre ne fera pas libre, on donnera aux enfants des lavemens d'eau & de lait, & on les purgera avec de la manne diffoute dans du lait. Quant aux perfonnes adultes, on leur fera prendre, dès les commence-ments, la potion minorative N°. 168, & journellement, pendant tout le cours de la maladie, le lavement domeftique N°. 108.

Afin de diminuer le mal de gorge, on appliquera au malade, d'une oreille à l'autre & fous le menton, le cataplafme émollient N°. 15, &, à la plante des pieds, le cataplafme de levain N°. 16. Il fe gargarifera, & on lui fera des injections à la gorge, avec un mélange tiede, compofé de cinq parties d'infufion de fleurs de fureau, & d'une partie de vinaigre de fureau, qu'on adoucira avec du miel.

Si le mal de gorge ne cédoit pas à ces remedes, on réitérera les fangfues derriere l'oreille; & fi le cas étoit preffant, on fera fcarifier les amygdales. Quand le malade commence à cracher beaucoup de vifcofi-tés, c'eft un figne que le mal eft fur fon déclin; & alors les fomenta-tions, le gargarifme & les injections dont nous avons parlé, feront fuffi-fantes. Le malade ne boira alors que des tifanes de fon, d'orge ou de ris N°. 218. 213 & 215, & il ne prendra pour aliments que du gruau d'avoine cuit à l'eau. Pour les enfants, ils boiront du lait coupé avec le tiers d'eau bouillie.

On prévient le délire, par les évacuations que nous avons recom-mandé de faire dès les commencements de la maladie. Celui qui vient & qui ceffe en même temps que les redoublements, n'exige que de lége-res émulfions, comme celle du N°. 65, pour tempérer la fievre. Mais fi le délire qui fubfifte entre les redoublements, ne cede pas aux bains de

N

jambes & aux cataplafmes de levain appliqués à la plante des pieds, il fera néceffaire alors de faigner le malade, s'il eft adulte, & de lui appliquer les véficatoires aux gras-de-jambes. Si c'eft un enfant, on lui fera appliquer les fangfues aux tempes.

Pendant plus de quinze jours, le convalefcent doit obferver un rigoureux régime, ne point prendre l'air & demeurer durant l'efpace de trois ou quatre femaines, conftamment dans un appartement plûtôt chaud que tempéré. Les matins & foirs, on lui frottera doucement tout le corps, avec une flanelle douce, & il fera purgé deux ou trois fois, à deux ou trois jours d'intervalle, avec la potion laxative N°. 166; & s'il arrivoit qu'il prît de l'enflure, on le purgera encore, s'il eft adulte, tous les quatre, cinq ou fix jours, avec la poudre purgative N°. 186; & dans les jours d'intervalle, on lui donnera de trois en trois heures une cuillerée à caffé de fyrop d'oignon-de-mer, ce qu'on continuera jufqu'à la guérifon complette. Les enfants prendront le même fyrop en dofe proportionnée à leur âge, & on les purgera avec de la poudre cornachine, dont on pourra leur faire prendre depuis cinq jufqu'à dix grains, ou avec le fyrop laxatif N°. 197.

De la fievre-pétéchiale, ou pourprée.

Cette maladie, lorfqu'elle eft épidémique, eft plus ou moins contagieufe. Elle provient d'un fang diffous, impur, putrefcent & qui rend les efprits vitaux inertes. Elle eft précédée de la perte des forces, & fe manifefte par les mêmes accidents que la fievre-putride. Les taches, qui reffemblent à la morfure des puces, paroiffent le plus communément vers le feptieme jour : elles ne font point une dépuration du fang ; mais, felon leur quantité & leur couleur plus ou moins foncée, elles font l'effet & le figne du degré de la putréfaction des humeurs.

Les taches livides annoncent un fang difpofé à la corruption fphacéleufe : celles qui font noires prouvent que le fang eft déja affecté de ce genre de corruption : quant aux taches qui font en petit nombre, & d'un rouge clair & animé, elles ne doivent pas inquiéter le médecin, ni l'engager à ranger la maladie dans la claffe des fievres-putrides ou pétéchiales-malignes ; puifque ces taches difparoîtront avec les autres fymptômes, pourvû qu'il ait foin de fuivre les indications en général de la maladie.

Quant au traitement de la fievre-pétéchiale-épidémique, on fera attention à fes fymptômes, qui feront à peu-près les mêmes que ceux de la fievre-putride non-maligne, ou qui approcheront des fymptômes de la fievre - putride - maligne. On fe conduira felon le rapport que la fievre-pétéchiale aura avec l'une ou l'autre des fievres - putrides dont il a été traité. La faignée ne conviendra que dans le commencement de la maladie, & chez les perfonnes décidément pléthoriques, & dont le pouls fera exactement déprimé par la furabondance du fang. On ne négligera pas non plus les évacuations par le haut ; & quant aux purgatifs, comme c'eft ordinairement après des intempéries extraordinaires, ou lorfque les aliments de premiere néceffité ont été confidérablement altérés, que fe manifeftent les fievres-pétéchiales-malignes ; & que du commencement de la maladie, les humeurs peccantes ne font pas difpofées à être expulfées par les évacuants, à moins qu'il n'y ait de fortes indications pour purger le malade, il conviendra de différer de le faire, & de donner aux délayants & à la nature le temps de préparer & de cuire les matieres morbifiques, avant de les mettre en mouvement par la purgation. Mais dès le feptieme jour de la maladie, on pourra purger avec fuccès, & l'on fecondera la nature, qui, vers cette époque, cherchera le plus fouvent à fe débarraffer, par la diarrhée, des matieres morbifiques.

Au refte, les convalefcents fe conduiront comme nous l'avons recommandé à ceux qui ont été atteints de la fievre-putride.

De la fievre-miliaire.

Cette fievre eft ordinairement précédée de douleurs vagues ou fixes, qui paroiffent provenir d'une congeftion lymphatique - acrimonieufe. Les femmes en couche, les perfonnes goutteufes, celles qui font fujettes au rhûmatifme, à la gravelle, de même que les fébricitants que l'on traite avec des fudorifiques, font fujets à prendre des éruptions miliaires. Ce font des véficules blanches, de la groffeur d'un grain de millet, remplies d'une eau féreufe. Elles fe fechent peu après qu'elles fe font ouvertes & que leur humeur s'eft diffipée par la perfpiration : elles fe manifeftent principalement à la poitrine, au cou & entre les doigts. La fievre eft douce, mais accompagnée d'infomnies & d'accablement. Les remedes fort-chauds & un régime échauffant irritent cette maladie; qui peut alors devenir dangereufe. On donnera au malade la mixture diaphorétique N°. 125, fur chaque prife de laquelle il prendra un gobelet de tifane chaude de fcorfoneres N°. 217 : tous les deux jours, on lui tiendra le ventre libre , au moyen du lavement domeftique N°. 108 : il fuivra le régime indiqué fous la lettre H, en obfervant de cuire les gruaux avec du bouillon de veau. Afin d'entretenir la tranfpiration, il boira beaucoup de la fufdite tifane, coupée avec une double portion d'eau chaude.

Les véficatoires feront le meilleur remede, pour diffiper les congef-tions & les accidents qui dépendent de cette maladie. Les miliaires qui furviennent aux petéchies livides ne font point du tout à craindre.

DE LA PETITE-VÉROLE.

Il y a deux efpeces de fievres épidémiques & éruptives que l'homme prend tôt ou tard; favoir, la petite-vérole & la rougeole.

On diftingue communément la petite-verole, en vérolette ou petite-vérole-volante, en petite-vérole-difcrette, & en petite-vérole-confluente.

La vérolette ne garantit pas de la petite-vérole, au lieu que les perfonnes qui ont effuyé cette derniere, font fouvent exemptes de la vérolette. Celle-ci n'eft autre chofe qu'une éruption de boutons véficulaires, qui blanchiffent & fe fechent promptement. Comme les accidents de la petite-vérole-volante font peu confidérables, il fuffira de prendre les précautions recommandées ci-après, pour la petite-vérole difcrette & bénigne.

La petite-vérole eft appellée difcrette, lorfque les grains du vifage font & reftent féparés les uns des autres, & on l'appelle confluente, quand les grains du vifage fe touchent à leur bafe, de façon que plufieurs puftules fe confondent & s'uniffent enfemble.

La petite-vérole difcrette eft quelquefois fi bénigne, & le nombre des grains fi petit, qu'il y a des perfonnes qui l'ont eue fans qu'elles s'en foient apperçues. Cette maladie eft communément annoncée par de l'abattement

& par un friffonnement entre-coupé de chaleur. Le malade eft fujet à éprouver des maux de tête & de la douleur aux reins ; mais il eft encore plus
immanquablement affecté d'une douleur à la foffette du cœur, & qui augmente, quand on preffe de la main fur le creux de l'eftomac. A ces fymptômes fe joignent bientôt la fievre, & communément encore des naufées
& du vomiffement : les perfonnes adultes ont beaucoup de difpofition à
fuer ; les enfants au contraire font affoupis & ordinairement affectés de
mouvements convulfifs, affez forts quelquefois pour reffembler à des attaques d'épilepfie.

Lorfque ces fymptômes, de même que la fievre, font peu confidérables, on a lieu d'efpérer que le cours de la maladie fera doux, & l'é-
vénement heureux. En cas contraire, la petite-vérole difcrette fera d'autant plus mauvaife, que la qualité de celle qui regne le fera, & qu'il pouf-
fera beaucoup de puftules au vifage du malade.

L'éruption commence communément au bout de trois, ou au plus
tard, au bout de quatre jours d'indifpofition. Ce font d'abord de petits
points rouges qui paroiffent premiérement autour des levres & du vifage ;
puis fucceffivement au cou, à la poitrine, aux autres parties du tronc, & enfin
aux extrémités du corps. Ces points s'élargiffent & deviennent bientôt femblables aux taches que forme la piquure des puces, à la différence près,
qu'on n'y apperçoit pas le point qui eft au centre de celles-ci.

L'éruption de la petite-vérole-difcrette dure environ trois jours, à
compter depuis l'apparition des premieres taches. A mefure qu'elle fait des
progrès, la fievre & les accidents qui l'avoient précédée diminuent à proportion, & fe diffipent prefque entiérement. Les taches s'élevent infenfiblement en forme de grains, de forte que lorfque les dernieres pouffent,
celles qui ont paru les premieres font d'autant plus boutonnées que l'intervalle de leur éruption a été plus long. A mefure que les grains groffiffent, la peau de l'enceinte des boutons devient rouge, tendue & fe gonfle quelque peu.

Dèsqu'il y a beaucoup de boutons dans cet état, la fievre furvient
de nouveau : le malade éprouve de l'ardeur & une tenfion douloureufe
aux endroits de la peau qui font enflammés. Il eft inquiet, & s'il a des
grains à la gorge, aux yeux ou dans les bronches, fes yeux s'enflamment ;
fes paupieres fe gonflent ; il avale avec difficulté ; il touffe & eft oppreffé.

Ces accidents continuent & ils augmentent communément jufques vers la fin du huitieme jour de la maladie, qui eft le quatrieme à compter depuis le commencement de l'éruption. Alors le vifage, les paupieres & les mains font plus ou moins gonflées, felon le nombre des boutons qui fe trouvent fur ces parties; & les paupieres font fujettes à être enflées, au point que les yeux font abfolument fermés.

Comme la fuppuration des premieres puftules eft alors fort - avancée, le pus qui eft répompé, joint à l'inflammation de l'enceinte des boutons qui n'ont pas encore fuppuré, produifent un redoublement de fievre, C'eft communément dans ce temps, qui arrive les quatrieme & cinquieme jours après le commencement de l'éruption, ou le huitieme & neuvieme de la maladie, que les perfonnes attaquées de la petite - vérole - difcrette font dans le plus grand danger.

Après ce terme, les puftules continuent à blanchir fucceffivement à mefure qu'elles ont pouffé: les accidents de l'inflammation diminuent, & vers le onzieme jour de la maladie, le vifage eft communément dégonflé; les puftules qui ont été convexes & remplies d'un pus blanc, font applaties, d'une couleur jaune, & commencent à fe fécher. Les boutons répandus fur le corps, éprouvent fucceffivement les mêmes changements ; de-forte que, vers le quatorzieme jour, tous font tombés par croûtes & par écailles, à la réferve de ceux des extrémités, qui fubfiftent encore quelques jours.

L'éruption de la petite-vérole-confluente eft précédée par les fymptômes généraux qui annoncent la petite-vérole-difcrette. La fievre eft communément confidérable dès le commencement de la maladie ; & lorfque la conftitution épidémique eft mauvaife, le malade éprouve ordinairement de l'oppreffion: il eft affecté foit d'une douleur cardialgique, accompagnée d'angoiffes qui font quelquefois cruelles, ou de quelque autre douleur fixe & vive. Souvent même la fievre a les caracteres de la fievre maligne.

Avant l'éruption, les perfonnes adultes n'ont pas autant de difpofition à la fueur que dans la petite-vérole-difcrette : elles font en échange fujettes à prendre un flux-de-ventre, qui diminue ordinairement à mefure que l'éruption fait des progrès. Quant aux enfants, ils font fujets à s'affoupir, au point qu'on a fouvent de la peine à les éveiller.

L'éruption de la petite-vérole confluente, à moins qu'elle ne foit fufpendue par quelque congeftion douloureufe , commence le plus fouvent
dès le troifieme jour de la maladie. C'eft une ébullition qui fe manifefte
à des intervalles irréguliers ; & fouvent une partie des taches qui s'étoient
montrées, difparoiffent un moment après. La fievre & les accidents qui
avoient précédé l'éruption fubfiftent, pendant que celle-ci fe fait, prefqu'a-
vec une égale force, ou ne diminuent que de jour , & lorfque l'éruption
éft bien avancée. Les enfants commencent alors affez fouvent à avoir une
diarrhée qui dure ordinairement pendant un temps confidérable de la maladie. Les grains groffiffent moins qu'ils ne le font dans la petite - vérole-
difcrette : le vifage s'enflamme & fe gonfle promptement, & la face eft
couverte d'une plaque rouge qui blanchit à mefure que les boutons fe
rempliffent de pus. Au bout du huitieme jour de la maladie , les puftules
commencent à devenir jaunes & rudes : les environs des boutons qui font
fur le corps & aux extrémités, s'enflamment & fe gonflent au point que les
boutons paroiffent entés fur des plaques éréfipélateufes , fort - rouges , &
quelquefois mêlées de taches pétéchiales, foit de quelques ampoules pleines
d'une férofité cuifante.

Lorfque la petite - vérole eft maligne, les perfonnes adultes, de même
que les enfants qui n'ont point de diarrhée, commencent à faliver à mefure
que l'éruption avance. La falive eft d'abord claire & abondante, puis elle
diminue & s'épaiffit infenfiblement vers le onzieme jour de la maladie, qui
eft le temps où l'inflammation, la fievre & les accidents qui en dépendent font communément au plus haut degré. Le malade a beaucoup de
peine à cracher : il eft enroué, il touffe , il avale avec peine & avec douleur : il eft fujet à rendre fa boiffon par les narines , & tellement accablé,
que la nature manque de forces pour achever la fuppuration. Alors les boutons qui avoient commencé à blanchir prennent un creux & s'affaiffent :
la peau qui étoit enflammée, pâlit, fe flétrit ; & le vifage, au lieu de fe
dégonfler infenfiblement, fe dégonfle tout-d'un-coup. Le creux ou le centre des puftules devient affez fréquemment noir & gangréneux, & fi le malade ne prend au plutôt un gonflement confidérable aux bras & aux mains,
ou qu'il ne recommence à faliver en abondance, il périt promptement, foit
par les progrès que fait la gangrene, foit par la congeftion des levains ou
des matieres qui font repompées , & qui, à mefure qu'elles gagnent le

cerveau ou la poitrine, ou qu'elles fe jettent fur d'autres parties, produifent divers accidents mortels.

Lorfque, au contraire, le malade a paffé le onzieme jour de la maladie, il eft hors de danger, à moins que l'éruption n'ait été retardée ou
que l'efpece de la petite-vérole ne foit très-mauvaife. Dans le premier cas,
la vigueur de la maladie eft retardée en proportion du temps que l'a été
l'éruption ; & quand la petite-vérole eft d'une très-mauvaife efpece, le malade continue , après le onzieme jour , à éprouver le foir de violents
redoublements de fievre ; & il eft en danger jufqu'à ce que les redoublements aient confidérablement diminué, ce qui peut durer jufqu'au vingtieme jour de la maladie. Enfin, la petite-vérole confluente eft d'autant plus
de temps à fe defsécher , que les croûtes font moins jaunes & plus brunes.
A mefure qu'elles tombent, le vifage paroît liffe & uni, les creux & les coûtures étant couverts d'écailles qui fe détachent peu-à-peu. Ce n'eft qu'après
cela que les impreffions de la petite-vérole fe manifeftent , & au lieu d'u-
ne convalefcence parfaite, il arrive fréquemment, qu'à la fuite de cette maladie, fur-tout quand les convalefcents ne fe ménagent pas, ou qu'ils fe
preffent de fortir , il furvient une diarrhée qui les épuife ; des fluxions
qui font fort à craindre, fur-tout fi elles attaquent les yeux ; des cloux,
la fievre-lente ou d'autres accidents qui deviennent fâcheux & pernicieux
même, fi on les néglige.

Ce tableau a été tracé d'après nature, afin de faire fentir à un chacun , & particuliérement à mes compatriotes qui reculent encore l'u-
fage de l'inoculation , que d'attendre la petite-vérole naturelle, c'eft s'expofer à un grand danger ; & que même , fi l'épidémie & les autres circonftances font favorables , pour être moins confidérable , ce danger ne
laiffera pas d'être fort à redouter.

Pour l'éviter , l'inoculation nous offre un moyen affuré dont les expériences fans nombre ont conftaté les avantages pour l'humanité , non-
feulement pour la fouftraire au danger ordinaire , mais encore aux accidents
fâcheux qui fuccedent à la petite-vérole naturelle. Jamais on n'aura lieu de re-
gretter de s'y être décidé, fi l'on inocule un fujet qui ne foit ni mal conftitué, ri
atteint de quelque autre maladie & qu'on emploie pour cet effet un levain de
bonne qualité, fur-tout à l'âge & dans les faifons de l'année les plus convenables , après quelques jours de régime, & qu'on aura fait les évacuations des
premieres voies qui feront indiquées.　　　　　　　　　　　　　L'inoculation

L'inoculation fe fera fur la peau des deux avant-bras, par de légeres fcarifications de la longueur de trois à fix lignes, & moyennant trois mouchetures fur chaque bras, faites avec la pointe d'une lancette qu'on viendra de tremper dans le pus encore blanc d'un bouton de petite - vérole. Ces mouchetures étant faites, on infinuera le pus par une friction légere, dans ces mêmes mouchetures, avec la chemife du malade; puis, fans les couvrir d'aucun emplâtre, on laiffera agir la nature que l'on fe contentera de feconder par une vie fobre & par un exercice modéré & journalier. On le prendra en plein air, l'avant & l'après-midi, autant que la température de l'air le permettra; ce que l'on continuera jufqu'à ce que l'on apperçoive les annonces de l'éruption qui fe manifefte communément dès le huitieme ou dixieme jour après l'inoculation. Dèslors, pendant la journée, le malade fe tiendra plutôt levé que couché, dans un appartement tempéré, dont on renouvellera l'air tous les jours. Il s'abftiendra de viande; il boira du lait coupé avec une égale portion d'une infufion très-légere de parties égales de fleurs de tilleul & de fureau; &, de temps en temps, fi l'éruption avoit befoin d'être animée, il prendra auffi quelques verres de la tifane de fcorfoneres Nº. 217. Ses aliments feront les plus légers & les plus doux du régime prefcrit fous les lettres B & H: il n'en prendra que peu à la fois, mais affez fouvent & en quantité fuffifante pour foutenir modérément fes forces. S'il étoit plus de deux jours fans aller du ventre, on le lui relâchera avec un lavement compofé d'une égale partie d'eau & de lait, foit au moyen d'un fuppofitoire de miel cuit.

En obfervant cette conduite, la maladie fe terminera heureufement; & lorfque le plus grand nombre des boutons fera defféché, on purgera le convalefcent avec de la manne ou avec la pôtion laxative Nº. 166. Cette purgation fera réitérée deux ou trois fois, à quatre ou fix jours d'intervalle, dèfque les croûtelettes du bras feront tombées. Tout alors fera fini, & le convalefcent pourra reprendre peu-à-peu fon genre de vie ordinaire.

Au défaut de pus frais, l'inoculation fe fera avec une petite meche qui aura été imbibée du meilleur pus que l'on pourra fe procurer d'ailleurs. Comme ce procédé eft connu par toutes les perfonnes de l'art, il feroit inutile d'en donner ici le détail. Quant à ceux qui ne pourront ou qui ne voudront pas profiter de cette découverte précieufe pour le genre humain, en attendant que les Gouvernements conviennent enfemble de féqueftrer de la foc iété les perfonnes attaquées de la petite-vérole, & d'éteindre par-là la contagion qui fe communique plus rarement par ceux qui ont été inoculés, nous allons leur indiquer les moyens les plus propres pour furmonter les dangers qu'ils n'ont pas voulu prévenir par l'inoculation.

Lorfqu'on aura lieu de préfumer que l'on fera attaqué de la petitevérole, on cherchera à la rendre bénigne. A cette fin, pendant que cette maladie regne, on obfervera les régimes indiqués fous les lettres B & H. On mangera peu de viandes : on fe nourrira principalement de légumes, de laitages & d'autres aliments adouciffants : on boira très-peu de vin & beaucoup d'eau-d'orge ou de tifane commune N°. 210 , & l'on prendra nne couple de fois la femaine, des bains de pied d'eau-de-fon, tiede, ou fi c'eft en été, des demi-bains domeftiques. Ceux qui font pléthoriques, accoutumés à la faignée, ou d'un tempérament chaud & fanguin, fe feront faire une faignée de précaution; & les perfonnes adultes, auffi bien que les enfants, auront foin de fe purger, les premieres, avec la potion laxative No. 166, & les derniers avec de la manne. Après ces préliminaires, dèsqu'on éprouvera quelques indices de plénitude dans les premieres voies, on prendra une couple de prifes de la poudre de crême-de tartre No. 175.

On ufera de ces précautions avec d'autant plus d'exactitude, que la conftitution épidémique fera mauvaife, & que la faifon & le tempérament de la perfonne menacée feront-chauds. Ceux qui feront dans ce cas, éviteront de s'échauffer & de fe refroidir; au moyen de quoi la petite-vérole fera toujours beaucoup plus douce qu'elle ne l'auroit été fans ces précautions; fur-tout, quand on aura adouci le fang par le régime recommandé, ou par celui qui eft fpécifié fous la lettre G, pour ceux dont le fang eft fort âcre. On aura foin de leur relâcher la peau, par une douzaine de bains tiedes d'eau-de-fon, blanchie avec du lait, & de remédier immédiatement, avant ou durant les avant-coureurs de l'attaque, à la pléthore & à la faburre des premieres voies.

Quant au traitement, on le variera felon le tempérament du malade & la qualité de la petite-vérole. Comme elle eft quelquefois fi bénigne, qu'elle paroît fans avoir été annoncée par les fymptômes ci - deffus mentionnés, il fuffira, dans ce cas, dèsque la maladie fe fera manifeftée, que le malade fe confine dans une chambre tempérée. Pour aliments, il prendra de quatre en quatre heures, un bouillon affez mince de mou de veau,

que l'on troublera avec de la crême-d'orge ou de ris; on pourra lui accorder de plus, quelques pruneaux ou une pomme cuite. Il boira beaucoup d'eau-d'orge tiede & de la tifane commune N°. 210. Quant à ceux
qui fupportent bien le lait, ils auront en même temps une boiffon & un
aliment très-convenables, dans le lait de vache coupé avec le triple d'eau
bouillie ; & l'on adoucira ce mélange avec un peu de fucre. Par ces moyens,
& en prévenant la conftipation, d'un jour à l'autre, avec un lavement compofé de moitié d'eau & de lait, où l'on aura diffous une couple de cuillerées à café pleines de fucre, on pourra en toute sûreté abandonner la guérifon à la nature. On purgera feulement le convalefcent avec la potion
laxative N°. 166, & fi c'eft un enfant, avec de la manne Auffi-tôt que
les croûtes du vifage feront abfolument tombées, on réitérera une couple
de fois la purgation, à fix à huit jours d'intervalle : après quoi le convalefcent pourra prendre peu à peu l'air, & retourner à fon genre de vie
ordinaire.

Lorfqu'au contraire la petite-vérole eft précédée par les accidents
dont il a été fait mention ci-deffus, le malade fera bien, pendant que
la fievre & les fymptômes dont il fera affecté le permettront, d'être durant
le jour plutôt levé que couché; & il fe tiendra dans un appartement tempéré, dont l'air fera renouvellé dans l'avant & dans l'après-midi. De quatre en quatre heures, il prendra les bouillons minces ci-deffus recommandés : il boira beaucoup d'eau-d'orge tiede, ou de tifane commune : on évacuera fes inteftins au moyen du lavement purgatif N°. 111, & il trempera, les matins & foirs, fes jambes jufqu'aux genoux, dans de l'eau de-
fon tiede, que l'on pourra blanchir avec du lait. S'il a des vomiffements,
afin de les faciliter, il boira beaucoup d'eau tiede : s'il eft d'un tempérament vif, fanguin, ou que la fievre foit confidérable, il conviendra de
le faigner ; & s'il a la bouche mauvaife, la langue chargée, de l'embarras à l'eftomac & des naufées ou d'autres fymptômes qui indiquent une
plénitude dans l'eftomac, on l'évacuera avec la poudre vomitive d'ipécacuanha N° 192; fi non, pour peu que le ventre foit plein ou tendu,
on le purgera avec la potion minorative N°. 168 ; & quand on aura
remédié à la pléthore & à la faburre des premieres voies, il continuera
fimplement à boire beaucoup, & à prendre, matin & foir, un bain de
pieds, jufqu'au terme de l'éruption. Dèsque celle-ci commencera, il fe met

tra au lit, en obfervant que fes couvertures foient légeres & médiocrement chaudes.

Si la fievre & les principaux accidents qui l'ont précédée diminuent
à mefure que l'éruption avance, on n'aura qu'à faire prendre au malade les
boiffons fufdites, & le nourrir avec les bouillons ci-deffus recommandés.
Mais fi, au contraire, l'éruption n'étoit pas encore commencée à la fin du
quatrieme jour de la maladie, ou que le malade n'en fût pas foulagé; s'il eft
animé, agité, & qu'il ait beaucoup de fievre, il faudra le faigner au pied,
& lui donner enfuite l'émulfion calmante N°. 66. S'il étoit foible, phlegmatique, & d'un tempérament mou & lent, on ne le faignera pas, mais on lui
fera prendre une prife de confeétion d'hyacinthes dans un doigt de vin,
ou la mixture cordiale N°. 124. Par ces moyens, l'éruption fe fera prefque toujours duement, & les accidents qui l'ont précédée, ou qui l'auroient fufpendue, ne manqueront pas de diminuer.

Mais fi ces accidents continuoient, on emploiera au plus vîte les différents moyens qui ont été recommandés pour favorifer les éruptions, à
l'article qui traite des fymptômes fébrils en général. S'il furvenoit un faignement de nez, qui diminuât fenfiblement les forces du malade, on arrêtera l'hémorrhagie & les autres évacuations nuifibles, par les remedes
recommandés pour le traitement de ces fymptômes, dans le même article
qui vient d'être cité.

Pour éloigner l'éruption de la gorge, il eft d'ufage d'attacher au cou
du malade, pendant l'ébullition, un fachet de rue fraîche, animé d'un
morcelet de camphre. Cela pourra fe faire, pourvû qu'on ne néglige point
les gargarifmes, dont un des meilleurs eft l'infufion de plantin, adoucie
avec du fyrop de mauves.

Pour garantir les yeux, on les couvrira d'une piece de taffetas verd, hu-
meétée de quelques gouttes d'efprit de vin camphré, & qui, attaché au bon-
net, flottera fur les paupieres. Si le malade a de la toux, il boira de temps
en temps une taffe d'infufion de bouillon-blanc & de petites-marguerites.
Pendant l'éruption, les malades continueront le régime ci-deffus, & s'hu-
meéteront beaucoup avec de la tifane commune, ou de l'eau-d'orge pure ou
coupée avec du lait; & fi l'éruption menacoit de rentrer, afin de la maintenir à l'habitude du corps, on fera ufage des remedes qui auront facilité la fortie de la petite-vérole. C'eft-là ce qu'il y a à faire pendant les deux

ou trois jours que l'éruption dure ; & fi elle venoit à rentrer , on em‑
ploiera au plus vîte, pour la faire repouffer, les différents moyens recom‑
mandés à cet effet pour le traitement des éruptions , à l'article des fymp‑
tômes fébrils.

L'éruption étant faite , on aura foin que l'appartement du malade
foit très‑tempéré pendant tout le cours de la maladie. Afin qu'il ne refpire
pas l'air infect de fa propre tranfpiration, on tiendra les rideaux de fon
lit ouverts , & l'on renouvellera , une couple de fois par jour , l'air de
fon appartement, en ouvrant, à cet effet, alternativement la porte ou la fe‑
nêtre.

Au cas que la petite‑vérole foit confluente ou abondante, ou que le
malade ait été fort agité & irrité, avant ou durant l'éruption , dèsque celle‑
ci fera achevée , on cherchera à adoucir les accidents qui dépendent de
l'inflammation des boutons. A cet effet, le malade boira beaucoup d'eau‑
d'orge ou d'orgeat très‑léger : il prendra , dans chaque livre de fa boiffon ,
cinq ou fix grains de nitre ; & les bouillons qu'on lui donnera feront
très‑minces. S'il eft irrité ou affecté de douleurs , d'inquiétudes , d'infom‑
nies ou de délire, on lui donnera, vers les cinq heures du foir , l'émul‑
fion calmante No. 66 : ce que l'on continuera de dix en dix heures , au
cas que le malade ait des tranfports. Et fi ces tranfports étoient accom‑
pagnés d'une violente fievre , ou que l'inflammation fût très‑vive , on ba‑
lancera d'autant moins à le faigner au pied , que la rougeur inflammatoire
des boutons & plaques fera forte , & la fuppuration peu avancée.

Comme les maux de gorge redoubleront pendant ce période , le
malade fe gargarifera fouvent avec de l'infufion de fleurs de mauves, adou‑
cie avec du miel‑rofat : gargarifme dont il ufera également fi la falivation
commençoit à diminuer.

Dèsque les puftules du vifage feront blanches , & que les accidents
de l'inflammation auront confidérablement diminué, ce qui, dans la pe‑
tite‑vérole, arrive communément dès le neuvieme jour de la maladie , &
dans la petite‑vérole‑confluente ordinaire , le douzieme jour ; on difcon‑
tinuera alors le régime & les remedes dont nous venons de parler. Le ma‑
lade prendra peu‑à‑peu de meilleurs bouillons : fa boiffon fera une li‑
monade légere ; & lorfque la fuppuration des puftules à l'habitude du corps
fera avancée , afin de diminuer le reflux du pus dans le fang, on com‑

mencera à lui accorder, une couple de fois par jour, quelques cuillerées d'une gelée de viande affaisonnée de jus de citron. S'il étoit foible, on coupera la limonade avec un douzieme d'un léger vin blanc, & on lui donnera , deux ou trois fois par jour , dans les intervalles des bouillons , de la mixture cordiale N°. 124.

Durant ce même période, on pourra remédier à la conftipation , moyennant le lavement domeftique N°. 108 , & c'eft-là tout ce qu'il y aura à faire lorfqu'il ne furviendra pas , pendant la fuppuration , d'accidents confidérables. Mais fi le redoublement de la fievre étoit d'une grande force , on purgera le malade avec la potion minorative N°. 168 : après que le laxatif aura achevé d'opérer , il prendra l'émulfion calmante N°. 66. Afin de tenir le ventre ouvert , il boira en même temps une quantité fuffifante d'eau-d'orge , adoucie avec du fyrop de violettes ; & il continuera l'ufage de cette boiffon adouciffante , jufqu'à ce que la fievre foit diminuée.

Quelquefois il arrive que les redoublements font accompagnés d'un affoupiffement profond ou de tranfports , ou que la rougeur de la peau vient à pâlir fubitement & à fe flétrir , ou enfin que la tumeur du vifage ou celle des bras & des mains s'affaiffe tout-à-coup. Ces accidents furviennent affez fréquemment dans la petite-vérole-difcrette , entre le huitieme & le neuvieme jour , & dans la petite-vérole-confluente , le dixieme ou douzieme jour ; fur-tout lorfque la falivation vient à s'arrêter fubitement , ou que l'on a négligé , dans les commencements de la maladie , de remédier à la pléthore ; ou enfin , lorfqu'au lieu de rafraichir le malade , on lui donne des médicaments chauds. Dans ces cas , on lui fera au plus vite une faignée abondante au pied : on lui donnera , immédiatement après , la potion minorative N°. 168 , que l'on réitérera de deux en deux jours , & il prendra du petit-lait , ou de l'eau d'orge , en quantité fuffifante pour maintenir le ventre libre jufqu'à ce qu'il foit hors d'affaire. Quand au contraire , les fufdits accidents auront été précédés d'une grande foibleffe , foit que le malade fût plutôt épuifé qu'affecté d'un mouvement confidérable de fievre , on emploiera au plus vite les cordiaux & les véficatoires recommandés pour la débilité à l'article qui traite des fymptômes fébrils en général. Et fi le cas eft preffant , foit que le malade ait quelques fymptômes de plénitude à l'eftomac , dèsqu'il aura été un peu ranimé par les cordiaux , on lui donnera la poudre d'ipécacuanha N°. 192. C'eft en obfervant la diftinction qui vient d'être faite, que l'on cherchera à remédier aux fufdits accidents, de même qu'aux angoiffes, à l'oppreffion fuffoquante, aux mouvements convulfifs & autres fymptômes qui font communément funeftes dans ce période de la petite-vérole; & au cas que ces accidents fuccédaffent au dégonflement fubit du vifage & des mains, on fomentera ces parties du corps avec la décoction de mauves, plutôt un peu chaude que tiede, afin d'y attirer de nouveau le gonflement. Si la gorge étoit prife au point que le malade fût en danger de fuffoquer, on lui appliquera autour du cou le cataplafme émollient No. 15; & on lui injectera fouvent dans la gorge de l'infufion de mauves adoucïe avec du miel, afin de faire crever les puftules qui bouchent les conduits ; & fi le cas eft preffant, on cherchera à fauver le malade, moyennant un vomitif ou la bronchotomie.

Afin de diminuer les coutures & les cicatrices du vifage, dèsque les puftules ifolées feront bien mûres, à mefure qu'il s'en trouvera de blanches, on les ouvrira adroitement à leur bafe, & on les humectera fans ceffe avec un linge imbibé dans de l'eau de mauves ou de graine de lin tiede. Par ce moyen, on facilitera la perfpiration des matieres acrimonieufes, en relâchant la peau; on les adoucira en même temps, & l'on empêchera qu'elles ne creufent.

Lorfque les yeux du malade feront fermés, on évitera de les ouvrir avec effort, mais on les baffinera fouvent avec de la décoction tiede de mauves, ou avec du lait-de-femme, & l'on attendra ainfi qu'ils fe décollent. Si les narines étoient remplies de puftules ulcérées, on y introduira des bourdonnets imbibés d'huile-de-cire rectifiée, d'huile-d'œufs, ou, à leur défaut, de beurre frais.

A mefure que les boutons de la petite-vérole fécheront, on oindra les croûtes qui feront déja feches, avec de l'huile d'amandes-douces; & quand elles feront tombées, on enduira légérement une couple de fois le vifage, de la pommade No. 161. Six à huit jours après ces préliminaires, le convalefcent commencera à s'étuver le vifage, matin & foir, avec de la vapeur d'eau chaude; tant afin d'amollir les brides des cicatrices qui pourroient fe trouver, que pour diffiper les taches.

On commencera à purger le convalefcent, quand les croûtes du vifage feront abfolument tombées. A cet effet, on donnera aux enfants la potion de manne No. 167, en dofe convenable à leur âge; & aux adultes, la potion laxative Nᵒ. 166 ; ce qu'on réitérera à cinq ou fix jours d'intervalle, deux, trois ou quatre fois, felon le befoin. On leur accordera, aux heures des repas, entre les deux premieres purgations, un peu de potage & quelques fruits cuits : on augmentera enfuite infenfiblement la quantité de leurs aliments, tellement que pendant quelques femaines, ils obferveront le régime prefcrit fous la lettre B ; & ils reprendront infenfiblement leur genre de vie ordinaire. S'il étoit refté dans le fang quelque levain de petite-vérole, les convalefcents auront foin de fe ménager d'autant mieux. Ils éviteront de s'expofer à l'air ; ils prendront, pendant une quinzaine de jours, les matins & foirs, du lait coupé avec une égale portion de décoction de fquine Nᵒ. 35, & ils réitéreront d'autant plus fouvent la purgation, qu'ils feront affectés de fluxions, de clous, d'ulceres, ou de quelques autres reftes de la maladie. Dans la diarrhée de longue durée, qui fuccede à la petite-vérole, on emploiera avec fuccès la faignée & le petit-lait.

Au cas qu'il reftât un gonflement aux cuiffes, on les fomentera, après une couple de purgations, avec du lait dont on aura fait bouillir quatre livres avec une poignée de fleurs de camomilles, & une égale quantité de feuilles de mauves : l'on délayera, dans la colature, demi-once de favon blanc.

Pour ce qui regarde les accidents dont il n'a pas été fait mention ici, on les trouvera rapportés fous le traitement des fymptómes des fievres en général.

DE LA ROUGEOLE.

La rougeole eft communément précédée par un friffonnement entrecoupé de chaleur. Peu après, le malade a plus ou moins de fievre ; il eft abattu, altéré ; fes yeux font chargés & larmoyants ; il éternue fréquemment & il fe fait une diftillation d'une humeur lymphatique du nez. A ces fymptómes fe joignent un peu d'enrouement & d'embarras à la gorge : il touffe, il reffent plus ou moins d'oppreffion ; il éprouve de l'affoupif-

fement

fement & des maux de tête, & quelquefois des vomiffements, de la dia-
rhée & un faignement de nez.

L'éruption commence ordinairement le quatrieme ou cinquieme jour
après la premiere atteinte d'indifpofition. Ce font des taches qui, au commencement, reffemblent beaucoup à celles de la petite-vérole : elles fe mul
tiplient promptement, deforte que dans peu l'éruption eft faite, & le malade eft couvert de taches affez larges, & qui font parfemées de petits grains
que l'on remarque plutôt à l'attouchement qu'à l'œil, à moins que la rougeole ne foit boutonnée. En ce dernier cas, les grains font fort-vifibles.
La toux, la foif, les maux de tête & les inquiétudes continuent & augmentent même après l'éruption. Le fixieme ou le feptieme jour de la maladie, le vifage eft un peu rude à l'attouchement : vers le huitieme, les
taches font légérement farineufes, & le lendemain elles difparoiffent. Les
malades ont alors communément un petit redoublement de fievre, d'oppreffion & de toux; & au lieu d'une convalefcence parfaite, ils prennent
fouvent de la diarrhée, ou il leur refte de la toux avec un peu de fievre, & ils font fujets à avoir des fluxions opiniâtres.

Avant, pendant & après l'éruption de la rougeole, on fe conduira
comme dans la petite-vérole bénigne ; & afin de mitiger la toux, le malade boira fouvent une taffe de la décoction pectorale No. 33, coupée avec
une égale portion d'eau, & adoucie avec du fyrop d'althéa, ou avec du
miel blanc. Pour le même effet, il prendra l'*églegme adouciffant* No. 44,
& s'il a mal à la gorge, il fe gargarifera avec de l'eau-d'orge, adoucie de
fyrop de mûres. Quand les taches feront abfolument diffipées, il fera purgé comme les convalefcents de la petite-vérole. On réitérera le laxatif,
deux ou trois fois, de huit en huit jours, & il prendra dans les intervalles, matin & foir, du lait coupé avec la décoction de fquine No. 35.

Telle eft la maniere dont on traitera la rougeole ordinaire : mais fi
la conftitution épidémique de cette maladie étoit mauvaife, on emploiera,
felon les indications, & avant l'éruption, la faignée, le vomitif ou la purgation, ainfi qu'il a été recommandé pour le traitement de la petite-vérole. Si le malade étoit for-tagité, on lui donnera, vers le foir, l'émulfion
calmante No. 66. Au cas, qu'après la diffipation de la rougeole, l'oppreffion
& la toux fuffent confidérables ou de longue durée, ou que le convalefcent fût fatigué par la diarrhée; on ne balancera pas à le faigner, & l'on

rémédiera à ces divers accidents, moyennant le petit-lait & un régime adouciffant. Si la tête étoit affectée de grandes douleurs, que le malade eût des
rêveries, ou que l'éruption ne fût pas ftable, on pourvoira à la liberté de fon
ventre par le lavement domeftique No. 108 : on lui appliquera, à la plante
des pieds, le cataplafme de levain No. 16 ; & fi ces fymptômes étoient
graves, on lui mettra les véficatoires aux gras-de-jambes. S'il étoit affecté
de quelques autres reftes de la rougeole, on ne négligera pas d'y appor-
ter les remedes néceffaires, & l'on réitérera la purgation , après la maladie, d'autant plus fouvent que la rougeole aura été fâcheufe.

DES FIEVRES MALIGNES.

On donne ce nom à toutes les maladies fébriles qui font accompagnées
d'accidents graves, bizarres & trop confidérables pour pouvoir dépendre
du degré de fievre que l'on remarque au pouls , ou de celles des caufes
de la maladie dont on a connoiffance.

On diftinguera les fievres malignes, en celles qui ont un caractere de
malignité dès le commencement, & en celles où les fymptômes de malignité furviennent pendant le cours, & pour l'ordinaire, pendant la vigueur
de la maladie.

Quant à la fievre maligne de la premiere efpece, elle eft communément épidémique, & paroît dépendre d'un levain ordinairement répandu
dans l'air , & qui fe trouve quelquefois dans l'eau ou dans les aliments.
Ce levain étant plus ou moins actif dans les différentes conftitutions épidémiques, le cours de la maladie varie en conféquence, comme auffi felon
le tempérament & la bonne ou mauvaife conftitution des perfonnes qui
en font attaquées.

Cette maladie commence communément par un grand accablement. Le
malade eft abattu, foible ; il a les membres brifés ; il éprouve de la pefanteur,
des étourdiffements ou des maux de tête ; il eft dégoûté , trifte ; il a l'humeur
fort - inégale , & les perfonnes qui ne le quittent pas, remarquent que de
temps à autre il déraifonne un peu. Son pouls eft en même temps prefque

naturel, plutôt petit qu'élevé, & il a des intervalles dans lefquels on le croiroit plutôt indifpofé qu'attaqué d'une maladie auffi grave. Cet état dure plus ou moins de jours : la circulation & toutes les fonctions de la nature languiffent, & l'on obferve ordinairement du dérangement ou de la diminution dans quelques fécrétions. A ces fymptômes fuccedent affez fouvent des maux de cœur, des vomiffements ou une diarrhée fpontanée : la fréquence du pouls, la fievre & l'accablement augmentent, & le malade commence à avoir des redoublements fans ou avec du friffonnement. Le levain qui auparavant étoit enveloppé, fe développe ; alors il devient plus actif & crifpe les vaiffeaux capillaires, au point que la circulation fe fait avec beaucoup de difficulté. Le malade eft fujet à avoir des évanouiffements, des trémouffements, des foubrefauts & d'autres fymptômes qui proviennent de l'impreffion que fait le levain fur les nerfs. Les fécrétions diminuent d'avantage ; la langue devient feche, rude & quelquefois noire ; la tranfpiration eft fupprimée, les urines font crues, & il commence à fe faire des congeftions de la matiere morbifique dans les hypocondres, qui occafionnent dans cette région une douleur ou un gonflement accompagnés d'angoiffes, d'oppreffion & d'une toux feche.

Quand la congeftion fe fait au cerveau, les maux de téte redoublent alors, & à mefure qu'ils augmentent, le malade fe plaint moins : il eft moins altéré, fes yeux font égarés, la couleur de fon vifage eft plus animée ; fes levres & fes mains font fujettes à trembler ; il eft dans le délire ou quelquefois dans un affoupiffement qui dure auffi long-temps que la congeftion même.

Lorfque le levain fe jette fur les voies urinaires, fur la poitrine, &c. les fymptômes qu'il produit varient felon la fenfibilité & la fonction de la partie affectée. C'eft de ces différentes congeftions de la matiere morbifique, qui furviennent, fe diffipent & reviennent alternativement, pendant le cours de la maladie, que dépendent les orages & les calmes trompeurs, qui rendent l'événement incertain & très-dangereux, jufqu'au moment de la convalefcence.

Lorfque la congeftion eft confidérable ou de longue durée, le levain s'enflamme, il fphacele ou met en putréfaction la partie fur laquelle il fe fixe ; ce qui arrive d'autant plus promptement, que la matiere eft plus exaltée & plus âcre. A défaut de ces événements, la fievre maligne fe ra-

lentit, redouble & traîne en longueur, jufqu'à ce que le levain morbifique foit expulfé, par une éruption , une évacuation, ou par une métaftafe critiques , ou que la matiere morbifique foit émouffée & entraînée infenfiblement par les différents couloirs fécrétoires. C'eft ce qu'on voit fréquemment, lorfque, dans la vigueur de la maladie, la langue devient fouple
& humide , que les fécrétions qui avoient été diminuées , augmentent
à mefure, & que les redoublements & les accidents de la fievre diminuent
en même temps.

La fievre maligne de la feconde efpece devient telle accidentellement.
Les différentes fievres non-malignes dont il a été traité, & en particulier
celles qui font épidémiques, font les plus fujettes à prendre un caractere
de malignité, lorfqu'au commencement de la maladie on a négligé d'évacuer fuffifamment les premieres voies , ou quand, au lieu de laver & de
tempérer le levain morbifique, on a au contraire augmenté fon activité par
l'ufage de remedes chauds & âcres. Le changement d'une fievre non-maligne
en fievre-maligne arrive encore, lorfque quelque éruption ou évacuation qui
auroient été favorables ou critiques , ont été troublées & fupprimées.

La malignité accidentelle commence ordinairement à fe manifefter par
la fuppreffion ou la diminution des fécrétions diverfes. Le malade eft beaucoup plus abattu; les redoublements & les accidents de la fievre augmentent, & communément la foif diminue. Sa langue devient aride & fa peau
feche; fes urines font plus crues ou moins abondantes. A ces fymptômes
fe joignent bientôt ceux qui caractérifent la fievre maligne de la premiere
efpece , & principalement le délire ou le tranfport , l'affoupiffement , les
affections convulfives, & les divers accidents qui ont été rapportés à l'article des fymptômes fébrils en général , & en particulier à celui de la congeftion de la matiere morbifique au cerveau.

Comme l'on ignore la qualité fpécifique des levains & miafmes qui
caufent les fievres malignes, & qu'on ne connoît pas mieux les antidotes
par lefquels on pourroit les détruire promptement; l'on ne peut mieux
faire que de commencer par évacuer promptement les matieres des premieres voies, & remédier enfuite à la pléthore, afin de prévenir l'accroiffement de la fievre, qui pourroit dépendre de ces deux caufes : d'autant
plus, qu'au commencement de la maladie, le levain de la fievre maligne eft pour la plus grande partie dans l'eftomac.

Pour peu donc que le malade ait la bouche mauvaife , la langue chargée, ou le creux de l'eftomac embarraffé, on ne négligera pas de l'évacuer avec la poudre émétique N°. 178. Après l'opération du vomitif, on lui débarraffera le ventre à l'aide du lavement purgatif No. 111. Mais fi le fébricitant étoit décidément de tempérament fanguin ou pléthorique, ou que fa fievre fût vive ou accompagnée de quelque douleur confidérable, l'on fera précéder le vomitif par une, ou s'il le falloit, par deux ou trois faignées, & cela non-obftant la fuffocation & la petiteffe du pouls. Hors ces cas, on ne faignera le malade dont le tempérament fera fanguin ou pléthorique , qu'après avoir évacué les premieres voies. Quoi qu'il en foit, on n'héfitera pas à réitérer fans délai le vomitif, pour peu qu'il y ait de l'indication pour cela, & fur-tout , fi le malade a été foulagé par le premier vomitif ; fi-non , on le purgera avec la potion laxative N°. 166 ; ce que l'on réitérera de même que la faignée, felon le befoin, & jufqu'à ce que le pouls & les premieres voies foient fuffifamment dégagés. Ce ne fera cependant qu'avec la plus grande circonfpection , qu'on faignera les perfonnes d'une conftitution foible ou phlegmatique. Il convient même le plus fouvent de ne point adminiftrer la faignée à de tels malades, fur-tout lorfque , dans la même épidémie , elle auroit produit de mauvais effets fur d'autres perfonnes qui en auroient été atteintes. On fe gardera également de la réitérer, à moins qu'il ne furvienne quelque douleur inflammatoire, foit une congeftion de la matiere morbifique au cerveau ou fur quelque autre vifcere, qui demanderoit abfolument la faignée. Dans ces cas , on préférera toujours de la faire au pied plutôt qu'au bras, fur-tout fi le malade éprouve de grands maux de tête.

Dans les intervalles des évacuations, le malade ne fe nourrira que de bouillons médiocrement forts : il boira en même temps beaucoup de tifane commune N°. 210, ou de l'eau-d'orge ou de citron tiede. Il fera couché dans un appartement plutôt frais & bien aéré que tempéré ; & s'il a été fortement irrité par les remedes évacuants, on pourra lui donner, après l'opération du vomitif ou de la purgation , une prife des gouttes anodines N°. 89, qu'il prendra, s'il eft fort accablé, dans une couple de cuillerées de la mixture cordiale No. 124.

Dès-qu'on aura remédié à la pourriture des premieres voies & à la pléthore, on cherchera à noyer, à affoiblir, à digérer & à diffiper infenfiblement le levain morbifique qui eſt dans le ſang. D'un autre côté, l'on préviendra la congeſtion de la matiere morbifique ſur les viſceres : on aura ſoin de conferver les forces du malade, & de tenir tous les couloirs libres & ouverts, juſqu'à ce que la nature enſeigne la voie de la criſe, où que le levain morbifique ſoit inſenſiblement mais entiérement diſſipé. A cette fin, les malades d'un tempérament froid, phlegmatique & pareſſeux, boiront beaucoup de tiſane de ſcorſoneres tiede, N°. 217 : les autres prendront abondamment de la tiſane commune ou d'une limonade légere. On leur donnera, de quatre en quatre heures, un bouillon fait d'une vieille volaille & d'une demi-livre de rouelle de veau. Ce bouillon ſera plus ou moins fort, ſelon l'état de la fievre & ſelon les forces du malade, qui prendra en outre au milieu de l'intervalle des bouillons, la mixture diaphorétique N°. 125. On remédiera d'ailleurs à la conſtipation, à la diminution ou à la ſuppreſſion des ſécrétions, de la maniere qui a été recommandée pour le traitement des ſymptômes qui ſurviennent dans les fievres; & au cas que le malade eût quelque éruption ou quelque évacuation ſpontanées, on agira ſelon les renſeignements donnés au même lieu; en obſervant de ne point ſupprimer la diarrhée, à moins qu'elle ne ſoit manifeſtement nuiſible.

Au moyen de ces précautions, & par le fréquent uſage des bains de pieds un peu plus chauds que tiedes, & animés d'un gobelet de vinaigre fort, ou d'une demi-cuillerée de moutarde en poudre, on préviendra ſouvent les congeſtions dangereuſes de la matiere morbifique. Si néanmoins il en ſurvenoit, le malade continuera à boire beaucoup, & on y remédiera au plus vîte en, obſervant, quant au délire, aux affections ſoporeuſes & autres accidents qui en dépendent, la diſtinction qui a été faite, en parlant du traitement des ſymptômes qui ſurviennent dans les fievres.

Dèſque la congeſtion ſera diſſipée, on reviendra à l'uſage des médicaments que l'on aura ſuſpendus pour y remédier; & on les continuera juſqu'à ce que la fievre maligne ſoit terminée par des évacuations inſenſibles, ou juſqu'à ce qu'il ſurvienne une éruption, une évacuation ou une métaſtaſe critique. Si la nature tomboit en défaillance, on l'excitera par les remedes preſcrits pour la débilité qui ſurvient dans les fievres.

Pendant la vigueur de la fievre maligne, les bouillons que prendra le malade ſeront des gruaux à l'eau, aſſaiſonnés de jus de citron. On lui en donnera de meilleurs, dèſqu'il aura été conſidérablement affoibli par la

longueur de la maladie ou par d'abondantes évacuations ; & fur-tout s'il
eft naturellement d'une conftitution foible. Les malades chez qui il y aura
des fignes manifeftes de putridité, fe réconforteront par l'ufage modéré d'un
vin qui ne foit pas violent, plutôt blanc que rouge, & trempé de limonade ou d'eau ; & auffi-tôt que les rémiffions le permettront, on leur donnera pour cordial & fébrifuge, trois onces de la décoction anti-feptique
Nº. 22, qu'ils prendront toutes les heures.

Quant à la fievre-maligne-accidentelle ; au cas que le malade n'ait pas
été fuffifamment évacué dans les commencements de la maladie, & qu'il
foit encore affecté des fymptômes qui indiquent qu'il y a de la plénitude
ou de la pourriture dans les premieres voies, on ne pourra mieux faire,
afin d'arrêter les progrès de la malignité, que de le faire boire beaucoup
& de l'évacuer promptement felon l'indication, foit avec la poudre émétique Nº. 178, ou avec la potion minorative Nº. 168. Si de grands
maux de tête ou quelque douleur permanente & vive qu'il éprouveroit,
ou fi la dureté de fon pouls, la rougeur du vifage ou d'autres fymptômes de cette nature, marquoient une difpofition à l'inflammation, on fera
fuivre les évacuations, ainfi qu'il a été indiqué ci-deffus, par une ou plufieurs
faignées. L'on réitérera le vomitif ou la purgation, jufqu'à ce que l'on ait
bien évacué les premieres voies ; & dèsque cela fera praticable, on emploiera la décoction anti-feptique qui vient d'être recommandée.

Si au contraire le foyer de la malignité n'étoit pas dans les premieres voies, & qu'elle dépendit d'un fang qui a été exalté & allumé par
le défaut de boiffon fuffifante ou par l'ufage de médicaments chauds &
âcres ; on faignera fans délai le malade : il boira beaucoup de petit-lait clarifié, ou d'orgeat très-léger ; il prendra la poudre tempérante Nº. 190,
& on lui appliquera, matin & foir, un lavement de petit-lait, ou le lavement Nº. 108.

Au cas enfin que la malignité provînt de la fuppreffion d'une évacuation falutaire & critique, foit de la rentrée d'une éruption, on le conduira
felon ce qui a été recommandé pour le traitement de ces accidents, à l'article des fymptômes fébrils. Dans tous ces cas, on fera attentif à foutenir
les forces du malade, & l'on continuera à combattre la caufe de la malignité, jufqu'à ce qu'elle foit entiérement domptée. On emploiera pour cet
effet, ainfi que pour les accidents, ce qui eft recommandé pour la fievre

maligne de la premiere efpece ; & dèsque la malignité fera éteinte , on traitera la maladie felon le caractere qu'elle aura pris.

De la fievre - putride - maligne.

Cette fievre, qui eft toujours plus ou moins contagieufe , eft endé-mique dans les lieux chauds & humides où l'air manque d'élafticité & où les eaux & les aliments tendent à la putréfaction. Souvent par les mêmes caufes elle devient épidémique, & attaque quelquefois en hyver, dans les climats froids, les gens qui paffent du très-grand froid dans des poëles très-chauds. Cette maladie s'annonce par la plupart des fymptômes de la fievre-maligne. Le mal de tête eft confidérable dès le commence-ment , auffi bien que la chaleur qui alterne avec le friffon : le malade a la langue fort-chargée d'une craffe épaiffe & feche; il éprouve de la pefan-teur à l'eftomac, avec des renvois d'une amertume putride qui l'incommo-dent fort : il a l'œil fort-animé & brillant, & le blanc de l'œil luifant, tan-difque le corps & l'efprit font affaiffés & très-abattus. Bientôt la craffe de la langue devient brune : la langue même tremble lorfque le malade l'a-vance ; & elle fe feche promptement, au point qu'elle devient rude & ra-boteufe, & qu'il s'y forme des fiffures. Cette féchereffe eft entretenue par le tariffement des fources falivaires. La peau eft fi feche & fi ardente, qu'on ne fauroit y tenir la main long-temps appliquée, fans qu'elle reffente le même effet. Le malade a des fueurs fétides, avec de la conftipation ; & s'il va du ventre, il rend des matieres d'une puanteur infupportable. Ses uri-nes font crues, & fon pouls eft très-fréquent & petit. A mefure que la ma-ladie fait des progrès , la refpiration eft très-laborieufe & entrecoupée de profonds foupirs. Le blanc des yeux s'enflamme alors, & affez fouvent il paroît en même temps des taches rouges ou livides, répandues fur l'habitude du corps, des ulceres noirâtres dans la bouche, & des véficules aphteufes à la langue. Lorfque la diffolution du fang eft à fon comble, il en fuinte une fé-rofité teinte de fang ; quelquefois auffi, il furvient un faignement de nez abondant; le pouls tremblotte plutôt qu'il ne bat, & le malade dont l'ha-leine eft fétide, eft comme infenfible & dans un affoupiffement profond , avec des rêveries, du délire & des mouvements convulfifs. Dans cet état, il eft fujet à prendre la gangrene aux extrémités & aux parties-naturelles,

ou

ou à des tumeurs dans les groffes glandes, particuliérement aux aines, & près de l'oreille aux glandes-parotides.

La vraie fievre-putride-maligne a des rapports avec la pefte : elle tue fi promptement, qu'une marche raifonnée ne fauroit fauver le malade.

La premiere chofe à faire, fera de tranfporter le malade, fi la faifon le permet, en plein air, foit dans une chambre vafte où l'on puiffe avoir nuit & jour un courant d'air. Les gens de la campagne, fur-tout s'il y en a plufieurs qui foient attaqués dans la même maifon, feront tranfportés d'abord dans l'aire à battre le bled, ou dans une remife à deux portes op-pofées, dont l'une reftera ouverte, & où l'on tiendra le malade plutôt levé que couché. Sa couche fera un matelas de crin, ou de la paille fraî-che qu'on renouvellera tous les jours, & qui fera recouverte d'un drap de lit : le malade lui-même n'aura d'autre couverture qu'un tel drap.

Dans cette maladie, le meilleur cordial étant un air frais & élaftique, fi la faifon ne permet pas d'expofer le malade au plein air, il faudra re-nouveller le jour & la nuit celui qu'il refpirera. Cette précaution jointe à l'u-fage abondant d'un bon vin, préfervera les gardes de la contagion.

Comme, dans cette fievre, les malades demandent des boiffons acides, on fera boire abondamment, à ceux qui font riches, de la limonade cou-pée avec un huitieme de bon vin blanc : quant aux pauvres, on les défal-térera avec du fort vinaigre, mélé de cinq fois autant d'eau pure & tie-de : on pourra également leur donner de la petite-biere. Pour leur nour-riture, il fuffira de leur faire prendre, de quatre en quatre heures, un gruau d'avoine, d'orge, ou de ris à l'eau, animé d'un quart de vin blanc, ou affaifonné de jus de citron & de fucre.

Dèsque le malade, chez qui il fe manifeftera des fymptômes qui indi-quent un amas de pourriture dans les premieres voies, aura été mis en état d'être évacué, on lui donnera la potion émétique & laxative Nº. 165. A défaut d'indication manifefte pour le vomitif, ou s'il fe trouve déja trop foible pour fupporter cette évacuation, & même après avoir évacué celui qui aura pû l'être, on lui donnera fans délai la décoction anti-feptique Nº. 22, de laquelle il prendra d'heure en heure trois onces. Dans les intervalles, il boira un verre de bon vin trempé, s'il eft fort, avec un tiers ou moitié d'eau : au défaut de vin, on pourra lui donner de la bonne biere ou du cidre. On n'aura plus alors qu'à continuer de lui

Q

donner ces aliments & ces boiffons. Quant aux fymptômes urgents qui pourront furvenir, on confultera à cet égard ce qui a été dit en parlant du traitement des fymptômes des fievres en général. On obfervera toutefois d'éviter la faignée & de ménager avec grand foin la moiteur qui pourroit furvenir, & qui, quand elle fera prolongée, fera toujours bienfaifante. C'eft pourquoi l'on évitera l'air, & l'on fera prendre au malade les fufdites boiffons tiedes.

Cette maladie meurtriere, où le fang & les parties fur lefquelles il fe fait des congeftions fe gangrenent promptement, eft des plus courtes. Quand il fe forme une congeftion péripneumonique à la poitrine, elle tue déja dès le troifieme jour : rarement en dure-t-elle plus de fept. Pour fauver la poitrine & enlever les douleurs qui tiennent de l'inflammation, il faudra appliquer fur-le-champ un large véficatoire, foit fur la poitrine, foit fur les autres parties qui paroîtront enflammées. Les tumeurs qui fe forment fur les glandes feront traitées felon qu'il eft indiqué à l'article de la métaftafe, en parlant des accidents fébrils. Et afin de fauver la tête, & de foutenir les forces par l'irritation, on obfervera d'appliquer de-bonne-heure les véficatoires aux gras-de-jambes.

De la fievre - lente.

Elle fe manifefte par une fréquence ou par une élévation du pouls, qui eft communément plus fenfible vers le foir, & pendant le temps de la digeftion. Cette maladie eft ordinairement de longue durée ; & comme fes accidents augmentent & fe multiplient infenfiblement, on y diftingue trois périodes.

Dans le premier, le mouvement fébril & les accidents de la fievre font légers ; les fonctions du corps fe font affez bien, & le malade eft la plupart du temps en état de vaquer à fes affaires. Peu-à-peu la fievre devient plus fenfible ; le malade a cependant de bons intervalles plus ou moins longs ; le friffonnement fébril eft quelquefois fi léger, qu'il fe manifefte feulement par la peau-de-poule. La chaleur fébrile eft enfuite plus marquée & de plus longue durée ; le malade eft altéré ; il a de la rougeur aux joues ; il éprouve de la chaleur à la paume des mains ou à la plante des pieds, & ces retours de fievre fe terminent pour l'ordinaire par une moiteur qui l'accable : les urines qu'il rend alors font briquetées. Tels font les fymptômes du fecond période, pendant lequel le malade s'affoiblit & maigrit à vue-d'œil. Il a quelquefois un appétit vorace, mais le plus fouvent il éprouve du dégoût & de la répugnance pour les viandes : il digere mal ; il a la bouche mauvaife, la langue chargée, & d'autres fymptômes qui indiquent de la plénitude dans les premieres voies. Dès-lors il eft fujet à des redoublements qui reffemblent beaucoup aux accès de la fievre-continue ou double-tierce.

Quand la fievre-lente eft permanente, ou que les redoublements font fréquents & confidérables, il fe joint aux fufdits fymptômes des fueurs nocturnes, opiniâtres & abondantes. Alors la fievre-lente eft dans le troifieme degré ; le malade prend communément de l'enflure aux jambes : il eft fort exténué ; fes cheveux tombent ; il n'a de forces que celles que la fievre lui prête ; les organes de fes fens s'affoibliffent, & il tire infenfiblement fur fa fin. Il s'éteint fans accidents, ou meurt hydropique : affez fouvent même il eft emporté par la diarrhée ou par la fueur colliquative.

Quoique ce foit-là le cours ordinaire de la fievre-lente, cette maladie ne laiffe pas d'être fufceptible de grandes variations, tant par rapport aux fymptômes, que relativement à la durée de chaque période, & à la difficulté de la guérir. Elle differe encore, felon la caufe, l'âge & la conftitution du malade. En général, quand elle eft dans fon fecond période, elle eft difficile à guérir ; dans le troifieme, le malade fe rétablit très-rarement.

Afin de traiter cette maladie avec fuccès, on en recherchera fcrupuleufement la caufe, qui provient quelquefois uniquement d'un vice de la maffe des liquides, joint à une grande irritabilité des nerfs. L'irritation trouble la digeftion & les fécrétions, ce qui donne lieu à des engorgements imperceptibles dans les glandes lymphatiques, dans les poumons, &c. C'eft-là ce qui conftitue la fievre-lente-nerveufe.

La fievre-lente eft d'autres fois occafionnée par une faburre opiniâtre dans les premieres voies ; par des vers qui dérobent & infectent le chyle, ou par quelque engorgement perceptible ou imperceptible dans le bas-ventre, lequel nuit à la digeftion & gêne le paffage du chyle dans le fang. Mais la plus fâcheufe caufe de cette maladie, & qui eft auffi très fréquente, c'eft une fuppuration, un abcès ou un ulcere dans l'intérieur du corps, qui font ou qui ne font pas connus. Q 2

La fievre-lente qui provient de la premiere de ces caufes , eft familiere aux perfonnes affectées d'un vice fcrophuleux, fcorbutique , vérolique, ou chez lefquelles on a répercuté une maladie cutanée , ou fupprimé quelque écoulement habituel produit par la nature ou établi par l'art; tels que des cauteres, &c. Elle attaque encore les perfonnes, qui, ayant le fang diffous, font épuifées par des pertes de fang.

Si l'on a lieu de croire que la fievre - lente provienne de l'acrimonie de la maffe des liquides, on confultera ce qui a été dit à cet égard. On commencera le traitement, en mettant en ufage les divers remedes recommandés pour corriger ces différents vices des liquides ; & l'on établira en même temps un ou une couple de cauteres. Immédiatement avant fes repas, le malade prendra vingt grains de quinquina en poudre, & fe donnera autant d'exercice qu'il pourra en fupporter. Le meilleur fera celui du cheval , ou de prendre du mouvement dans une voiture ouverte, l'eftomac étant vuide.

Si la fievre eft occafionnée par un levain fpécifique, on y remédiera par les remedes fpécifiques. S'il exiftoit une répercuffion de quelques humeurs , ou la fuppreffion de quelque égoût , on commencera à remédier à la plénitude des premieres voies, par des purgations douces ; telles que la potion de manne No. 167, ou la potion minorative No. 168. Dèsque les premieres voies feront en bon état , on rétablira les égoûts fupprimés ou taris. En cas de dartre ou de galle répercutées, on inoculera le malade avec des levains analogues, & on achévera de le guérir, moyennant le régime de lait fpécifié fous la lettre G On obfervera toutefois de donner aux malades d'un tempérament fec, pour toute boiffon, la décoction de fquine No. 35, coupée d'un quart de lait, & aux perfonnes replettes, la feconde eau-de-chaux, mélée d'un tiers de lait. Avant les repas , tous prendront quinze grains de quinquina en poudre, mélé de cinq grains de rhubarbe ; & dèsque la fievre-lente ceffera, on traitera la galle, les dartres, &c. felon ce qui eft preferit pour le traitement de ces maladies.

La fievre-lente qui provient de l'obftruction du bas-ventre fuccede fouvent à d'autres maladies, & en particulier à la fievre-d'accès, comme auffi à la fuppreffion des hémorrhoïdes ou des menftrues, & à tout ce qui peut occafionner de l'altération & de l'obftruction dans les vifceres. Pour traiter cette maladie, on commencera par remédier à la faburre des premieres voies, félon qu'il eft recommandé de faire pour le traitement des faburres & des maladies vermineufes; en obfervant cependant d'employer les évacuants les plus doux.

Si le malade eft affecté d'une obftruction manifefte , il prendra enfuite, s'il eft en état de la fupporter, matin & foir, la poudre apéritive-martiale Nº. 172; &, par-deffus, le bouillon défobftruant Nº. 13 : fi-non, il fera ufage des petits-laits avec les fucs d'herbes Nº. 193 , ou des eaux minérales-ferrugineufes les plus légeres, qui font dénommées fous le Nº. 3. Si l'obftruction étoit peu confidérable, & que néanmoins la fievre fût d'une certaine force, on donnera au malade, les matins & foirs, huit onces ou autant qu'il pourra fupporter de lait d'ânelle, coupé du double d'eau de Selz, ou du tiers de celle de Vals, ou de quelque autre eau minérale-apéritive, dont il continuera l'ufage jufqu'à ce que la fievre-lente foit entiérement diffipée. Il fe nourrira légérement; il vivra de potages, de poiffons réputés fains, cuits à l'eau, & de quelque peu de viandes blanches.

Si la fievre-lente avoit fuccédé à la fuppreffion des hémorrhoïdes ou des menftrues, on emploiera en même temps les remedes compatibles, qui font recommandés pour rétablir le flux de ces écoulements : & au cas qu'elle eût fuccédé à une fievre-d'accès mal guérie ; celle-ci revenant , on évitera de l'arrêter par des fébrifuges ; mais on l'entretiendra au contraire au moyen du traitement recommandé à cet effet à l'article des fievres-d'accès.

Lorfque la fievre-lente provient d'une ulcération , d'une fuppuration, ou d'un abcès caché , on l'appelle communément fievre-étique. Cette maladie fuccede à une fievre-continue, quand celle-ci fe termine par un dépôt ou par une métaftafe, d'où la matiere morbifique reflue peu ou beaucoup dans le fang, & caufe plus ou moins de fievre. Souvent encore elle fuccede à la fievre-lente, lorfque l'acrimonie qui l'occafionne eft affez confidérable pour caufer quelque phlogofe, érofion & ulcération dans les poumons ou ailleurs ; mais elle fuccede communément aux inflammations internes qui fe font terminées par la fuppuration, ou elle provient d'une ulcération caufée par la putréfaction d'un fang extravafé. C'eft ce que l'on voit fréquemment arriver à la fuite de l'hémoptyfie ou du crachement de fang.

Les perfonnes qui font attaquées de la fievre-étique, outre les fymptômes généraux de la fievre-lente, éprouvent divers accidents qui dépendent de la fonction du vifcere ou de la partie qui eft ulcérée. Leurs urines font communément couvertes d'une pellicule huileufe & luifante, & quand la maladie eft avancée, elles dépofent fouvent un fédiment purulent. D'ailleurs, les progrès de la fievre-étique font d'autant plus rapides, que le fang eft plus allume & âcre.

Si le dépôt des matieres eft extérieurement acceffible, on cherchera à amollir & à mûrir au plus vîte le réfervoir, par les cataplafmes émollients & maturatifs N°. 15 & 17. On l'ouvrira d'abord qu'il fera mûr, felon les regles chirugicales : on le panfera enfuite, ainfi qu'il eft prefcrit à l'article qui traite des abcès. Si la fuppuration & la réforbtion du pus entretenoient la maladie, on donnera au malade, les matins & foirs, une demi-livre du mélange compofé de parties égales de lait de vache, & de feconde eau-de-chaux ; il obfervera le régime de lait fpéficié fous la lettre G ; ou s'il ne peut pas le fupporter, le régime balfamique décrit fous la lettre F.

Si l'abcès eft interne, on cherchera à amollir le réfervoir qui contient le pus, moyennant le fufdit régime de lait. En même temps, le malade prendra, les matins & foirs, une couple de cuillerées d'un mélange de parties égales d'huile d'amandes-douces & de fyrop d'althéa. On cherchera auffi à hâter la rupture de l'abcès, par la fecouffe de la voiture, par celle du cheval, ou par d'autres exercices convenables. C'eft ce qu'on obfervera de faire, dèsque l'on aura lieu de préfumer que l'abcès eft mûr ; ce qui arrive ordinairement au bout d'une quarantaine de jours. Quand l'abcès fera crevé, on facilitera l'évacuation du pus par la voie que la nature fe fera frayée, & le malade prendra enfuite, les matins & foirs, en une quantité qui égale le volume d'une noix mufcade, du baume de Lucatelli N°. 5. Sa boiffon ordinaire fera du lait coupé de parties égales d'infufion balfamique N°. 100, ou de deux tiers d'eau de Selz. Son régime fera la diete blanche, indiquée fous la lettre G. Si cependant le lait lui étoit contraire, il obfervera le régime balfamique fpécifié fous la lettre F, & il prendra en même temps le quinquina pur, qu'on mêlera néanmoins avec de la rhubarbe, fi le ventre, que, dans toutes les efpeces de fievres-lentes on tiendra très-modérément ouvert, ne s'ouvroit pas une fois en trente-fix heures.

Du reste, on facilitera l'évacuation de matieres purulentes ; & si elles venoient des poumons , on traitera le malade comme il est recommandé de faire pour la pulmonie.

De la consomption.

C'est ici le lieu de parler de deux autres maladies qui ont du rapport avec la fievre-lente, en ce qu'elles sont de longue durée , & que ceux qui en sont affectés languissent , s'exténuent & se dessechent insensiblement. Il s'agit de la consomption appellée phtisie - nerveuse, & du marasme.

La phtisie-nerveuse commence souvent par un léger bourfoufflement par toute l'habitude du corps, qui, à la pâleur près, ressemble plutôt à de l'embonpoint qu'à une enflure. Ceux qui en sont affectés éprouvent du dé-goût pour toutes sortes d'aliments solides : ils rendent peu d'urines , qui sont ordinairement rouges, & qui ne sont pâles que lorsqu'elles sont abon-dantes. Les chairs & les forces se consument peu - à - peu , sans que le ma-lade soit beaucoup incommodé de chaleur , ni de difficulté à respirer, ou d'autres accidents fébrils , à moins que la phtisie n'approche du dernier degré.

Cette maladie provient principalement de l'appauvriffement du sang, de l'affaiffement des vaiffeaux capillaires, de l'inertie des corps glanduleux, & de la caducité du genre nerveux. Quand elle est invétérée , le malade s'éteint & meurt sans accidents pénibles, à l'exception d'une petite toux seche qui survient affez souvent.

Le malade évitera les travaux de l'esprit & tous les exercices qui dimi-nuent les forces : il se fera frotter, pendant un quart d'heure , le matin & le soir, tout le corps avec une flanelle : il se proménera beaucoup en voi-ture & sur-tout à cheval ; il habitera dans un air champêtre & salubre , plutôt humide que fort sec. S'il est bien foible , il vivra de lait de femme qu'il tettera. Le bouillon émulfionné de pignons des Alpes Nᵒ. 14 , le lait artificiel Nᵒ. 112 , serviront de supplément à cette nourriture , & la dé-coction de mouffe-d'Islande Nᵒ. 32, en secondera les bons effets. On pourra même user aussi de ce régime dans les fievres-lentes, lorsque le lait sera indiqué pour appaiser la toux.

Au défaut de lait de femme, le malade prendra, les matins & foirs, dix grains de poudre anti-étique N°. 171, & par-deſſus une chopine de lait d'âneſſe.

Aux heures du dîner & du fouper qu'il avancera, il mangera un morceau de pain, pendant qu'il boira lentement environ une livre de lait de vache, fraîchement tiré. Toutes les fois que fon ventre fera reſſerré, il prendra, avant les deux repas, la poudre de quinquina avec de la rhubarbe, felon ce qui a été confeillé pour la fievre-lente : s'il n'eſt pas conſtipé, il ne prendra que le quinquina. Une couple de fois par femaine, il fe baignera dans de l'eau-de-fon tiede, blanchie avec du lait : il prendra ces bains à jeun, & y demeurera pendant une demi-heure. Dèsqu'il fera en état de voyager, il fera des voyages de long cours dans des climats tempérés auſſi-tôt qu'il aura acquis un mieux ſtable, il prendra des eaux minérales-aigrelettes & ferrugineufes, dénommées fous le N°. 3 ; & il vivra des aliments les plus aifés à digérer des régimes fpécifiés fous les lettres B, F & G. Afin de prévenir toute rechûte, il réitérera pendant plufieurs années, au printemps, l'ufage du lait d'âneſſe, au défaut duquel il ufera de la gelée de falap N°. 88. En automne, il mangera beaucoup de raifins blancs, bien mûrs, doux, mais qui ne foient pas trop vineux, ni d'un fuc trop épais.

Du marafme.

Le marafme eſt propre aux vieillards décrépits & aux perfonnes qui ont été épuifées par de longues maladies, ou ufées par la débauche ou par les travaux de l'efprit. Cette maladie fe connoît par la maigreur feche & par la débilité de ceux qu'elle attaque. Le malade a la peau adhérente aux os, les vaiſſeaux capillaires font en coalition, & la circulation ne fe fait que dans les gros vaiſſeaux. La bouche eſt en outre feche, & la falive gluante. Le malade eſt dégoûté & a les extrémités froides à l'attouchement, tandis qu'il eſt incommodé de chaleurs internes. Il urine beaucoup, & fouvent avec douleur : fon pouls eſt dur & élevé, fa refpiration un peu difficile ; fa voix caſſée : il s'éteint peu-à-peu, & quelquefois il finit avec la gangrene qui gagne les extrémités du corps, ou les parties fur lefquelles il eſt obligé de fe tenir couché.

Le malade prendra, deux ou trois foiſ par femaine, un bain d'eau-defon blanchie avec du lait : il fe nourrira en outre d'excellents bouillons, de

confommés,

confommés , ainfi que les bouillons Nº. 12 , dans les temps où l'on pourra fe les procurer , de chocolat & d'autres aliments reftaurants , en obfervant d'en prendre peu à la fois, mais à fréquentes reprifes. On lui donnera plufieurs fois par jour un doigt de vin de liqueur , & dans le befoin, on le ranimera avec la mixture Nº. 124 , avec des eaux de fenteur à mettre fous le nez , & même, en cas preffant, avec l'efprit volatil Nº. 7ʃ : on lui lavera auffi les poignets & les temples avec de l'eau à la Reine de Hongrie ou de lavande. S'il étoit trop foible pour ufer des aliments reftaurants dont nous venons de faire mention, & qu'il fupportât néanmoins le lait, il prendra pour tout aliment, de fix en fix heures, fix onces de lait de vache fraîchement trait : il ne prendra dans ce cas , aucune autre nourriture, fi ce n'eft à midi, qu'on pourra lui donner un gobelet d'un excellent chocolat de fanté , dans lequel il trempera quelques petites tranches de pain grillé. Il obfervera de s'abftenir de tout ce qui diminue les forces, & principalement des travaux de l'efprit, comme auffi de tout ce qui affecte défagréablement l'ame.

Il ne remédiera à la conftipation qu'au moyen du lavement domeftique Nº. 108 : & afin d'animer la circulation du fang, on lui frottera doucement, les matins & foirs, avec une flanelle, les extrémités ; en obfervant que ces frictions fe faffent du bas vers le haut. On pourra faire prendre aux perfonnes d'une conftitution froide & phlegmatique, les bouillons de viperes.

DES OBSTRUCTIONS EN GÉNÉRAL.

Après les fievres, le genre de maladie qui eft le plus étendu, comprend les obftructions ou l'interception plus ou moins parfaite & confidérable du cours des liquides à travers les vaiffeaux de la partie affectée. Lorfque l'obftruction eft légere, on l'appelle engorgement, & l'engorgement qui n'eft pas permanent, fe nomme congeftion. Lorfque la partie obftruée l'eft conftamment & au point d'être palpable, le mal eft appellé obftruction avérée, & quand l'obftruction eft confirmée au point que la partie obftruée eft dure à l'attou-

R

chement, rénitente & peu ou point fenfible; alors il ne refte que peu ou point de circulation dans la partie affeétée, & l'obftruétion prend le nom de tumeur fquirreufe.

Dans le premier cas, la circulation eft moins coupée que gênée, & les différents degrés d'obftruétion qui ne font pas palpables, fe manifeftent encore par plus ou moins de tiraillements, de pefanteur, d'embarras & de douleur, felon la fenfibilité & la fituation de la partie affeétée ; mais fur-tout par le défaut des fonétions qui font propres au vifcere obftrué. Les fuites de l'obftruétion font l'inflammation, la fuppuration, l'endurdiffement fquirreux, le defféchement de la partie affeétée, des affeétions hydropiques ou paralytiques, la confomption & les fievres-lentes ou étiques ; & quant aux engorgements qui fe font dans le bas-ventre, leurs fuites les plus ordinaires font l'obftruétion des vifceres, l'hypocondrie ainfi que ce qui accompagne ces maladies.

Pour faciliter le traitement des obftruétions, elles feront divifées en trois claffes. Nous rangerons fous la premiere les maladies à congeftion favoir : les affeétions catarrhales, rhûmatiques & goutteufes : la feconde comprendra les engorgements & les obftruétions des glandes ; & dans la troifieme, feront claffés les engorgements & les obftruétions des vifceres.

Comme ces maladies font toutes du genre des maladies chroniques ou non-aigues, & vû qu'elles font ordinairement compliquées avec l'épaiffiffement froid, chaud ou atrabilaire du fang, foit avec l'un ou l'autre des vices de la lymphe dont il a été traité, il eft très-effentiel de commencer par confulter ce qui a été dit fur ces matieres, afin d'adopter en conféquence le traitement qu'on aura à fuivre. En obfervant cette marche, &, fi l'obftruétion paroît au dehors, en appliquant fur la région affeétée l'emplâtre de favon de barbette, on diffipera ordinairement les engorgements qui ne feront pas invétérés, & fouvent même les obftruétions récentes, ou du moins, le fang étant en meilleur état, les apéritifs deviendront beaucoup plus efficaces. Dans ce cas, le malade ne pourra mieux faire que d'obferver conftamment le régime recommandé pour l'efpece d'épaiffiffement qui exiftera chez lui. Sa boiffon ordinaire fera de la tifane apéritive No. 206, dont il prendra une quantité confidérable. Quant aux remedes qu'il conviendra de lui donner, comme la réfolution des obftruétions invétérées demande un long efpace de temps, on fe réglera à cet égard felon les faifons & d'après les éclairciffements qui fuivent.

Pour peu que le malade soit pléthorique ou échauffé , on fera précéder l'usage des apéritifs par la saignée. S'il est sanguin , ou que la partie obstruée soit irritée ou disposée à s'enflammer , on réitérera la saignée selon le besoin, pendant le temps que durera la cure , & sur-tout aux approches des équinoxes. Au printemps, le malade fera usage, pendant six semaines, du suc d'herbes apéritif No. 193 , en buvant par-dessus un verre ou la quantité de petit lait qu'il pourra supporter. Il prendra ensuite , en se couchant , jusqu'à l'approche de la canicule, une prise de l'électuaire apéritif-martial No. 47: & dans la matinée , le petit-lait chalibé N°. 147. Pendant la canicule, il boira tous les matins , soit des eaux minérales savonneuses qui tiennent le ventre libre , ou des eaux ferrugineuses-diurétiques & légeres, dénommées sous le No. 3 : cela étant fait , il prendra pendant une quinzaine de jours , des eaux thermales fondantes & modérément purgatives ; puis, avant la fin de l'automne, il reviendra à l'usage du suc d'herbes apéritif, dont il est fait mention ci-dessus.

En hyver, il usera alternativement pendant un mois, de quatre pillules gommeuses No. 152 , qu'il prendra en se couchant ; & le mois suivant, de six pillules de savon N°. 159, sur lesquelles il prendra un bouillon de rouelle de veau, altéré avec de la chicorée amere ; & à son réveil , celui sous le N°. 13. En même temps qu'il fera usage de ces remedes , il prendra encore, dans la journée & dans les intervalles des repas, une livre de décoction faite avec une once & demie de cinq racines apéritives , & à laquelle on ajoutera un gros de la liqueur de *terre foliée de tartre* ; & toutes les fois qu'il changera de remede, il observera de se purger , de même qu'en les commençant & en les finissant , avec la décoction laxative No. 31. A chacun de ces changements, il interrompra les remedes pour l'espace d'une huitaine de jours, pendant lesquels, si la saison le permet, il prendra des bains domestiques tiedes N°. 2 , où l'on aura délayé un demi-quart-de livre de savon blanc : en sortant du bain, il boira le bouillon N°. 11.

Dans les obstructions compliquées avec l'épaississement froid du sang , les bains domestiques seront moins nécessaires, & la saignée ordinairement sera plutôt nuisible qu'utile. Les sucs d'herbes apéritifs, les bouillons amers N° 10, les pillules gommeuses, l'électuaire apéritif-martial, le petit-lait chalibé, & les bains & eaux-thermales fondantes & légérement purgatives, sont les apéritifs qui, dans ces cas, doivent avoir la préférence.

R 2

Dans les obstructions qui feront accompagnées de l'épaississement atrabilaire du sang , on préférera le petit-lait adouci avec du miel , le petit - lait anti - scorbutique N°. 146 , les bains domestiques & les eaux minérales - légeres, savonneuses, ou aigrelettes & ferrugineuses. Les exercices du corps & le travail de l'esprit feront modérés, & le malade boira beaucoup d'eau de rouille N° 39. Quand les obstructions feront accompagnées de l'épaississement de la lymphe , on prendra, après les remedes généraux recommandés pour l'épaississement de la lymphe , une quinzaine des susdits bains : on se purgera ensuite, de huit en huit jours, avec le syrop laxatif N°. 197 , & l'on prendra pendant six femaines , en allant fe coucher, une prise de la poudre de cloportes composée N°. 174. Pendant l'usage de ces derniers remedes, le malade évitera le froid, & s'abstiendra de laitage; il boira beaucoup de la décoction de squine N°. 35 : enfin , au cas qu'on ne pût réussir à le guérir, on ne pourra mieux faire que de suivre patiemment le cours des remedes recommandés pour lever les obstructions en général.

Dans les obstructions des visceres du bas-ventre, le malade a le plus souvent quelque disposition aux hémorrhoïdes. En ce cas, on préférera à la saignée, l'application des sangsues au fondement ; & plus les obstructions feront invétérées, plus on procédera lentement , & l'on administrera les apéritifs actifs & irritants avec d'autant plus de circonspection , que la partie affectée approchera du squirre, ou qu'elle fera irritée & disposée à s'enflammer. Dans toutes sortes d'obstructions , on remédiera à la constipation à l'aide du lavement domestique N°. 108. Le malade prendra autant d'exercice qu'il pourra en supporter sans être fatigué ; il l'augmentera par degrés , en préférant celui de cheval à celui de la voiture. En persistant , s'il en a la patience , dans l'usage de ces remedes , il employera ce que la médecine possede de mieux pour lever les obstructions ; &, comme l'eau qui tombe goutte à goutte perce les plus durs rochers, on viendra insensiblement à bout de dissiper les obstructions résolubles les plus opiniâtres.

Au cas qu'on ne soit pas à même de faire usage d'eaux minérales-ferrugineuses , on y suppléera en faisant tremper la boule-de-Mars dans l'eau minérale antacide-apéritive N°. 37, jusqu'à ce qu'elle soit teinte, & qu'elle ait pris un léger goût de fer. A son défaut, on pourra prendre , dans le premier gobelet de ces eaux , dix grains de sel-de-Mars. Dans le cas où les obstructions seroient squirreuses, on renoncera absolument aux apéritifs : on emploiera seulement le petit-lait & des eaux minérales-légé-res, pures ou coupées avec du lait d'ânesse ; & si le squirre devenoit dou-loureux, on soulagera le malade par la saignée , par quelques demi-bains domestiques & l'émulsion calmante Nᵒ. 66, qu'il prendra jusqu'à ce que l'irritation soit passée. On évitera dans la suite les remedes & tout ce qui pourroit échauffer le sang ou animer la circulation ; & en s'astreignant à observer le régime de lait indiqué sous la lettre G, le malade pourra vi-vre encore long-temps , sans éprouver de grandes incommodités.

DES CONGESTIONS CATARRHALES.

Les symptômes des congestions catarrhales varient selon l'abondance, l'épaississement & l'acrimonie de l'humeur catarrheuse. L'enchiffronnement, le rhûme de cerveau, le gonflement pituiteux des amygdales & de la luette, qui est accompagné de difficulté à avaler ; diverses fluxions sur les dents, sur les joues, les paupieres ou sur les oreilles ; le torticolli & la courba-ture; l'enrouement & le rhûme de poitrine , font l'effet de la congestion catarrhale sur ces différentes parties. Il sera traité en particulier des deux dernieres, aussi bien que de la péripneumonie catarrhale.

Pour ce qui regarde les autres fluxions, que les parties affectées soient tuméfiées ou non, toutes les fois qu'elles feront pâles, gorgées, nullement échauffées, peu douloureuses, & que le malade sera sans fievre, on pourra être certain que l'humeur de la fluxion est froide , & causée par la stagnation d'une pituite épaissie, que l'on dissipera à la faveur de la trans-piration & en facilitant le débordement des humeurs catarreuses. A cet effet, on se tiendra au chaud ; on prendra, les matins & soirs , après s'ê-tre mis au lit, deux cuillerées de la mixture diaphorétique Nᵒ. 125 , & ensuite une quantité suffisante d'infusion de fleurs-de-sureau , afin de pro-voquer une douce sueur. Si la fluxion affecte des parties qu'on puisse par-fumer & frotter, on les parfumera avec du sucre, du carabé, ou des baies de genievre; on les frottera doucement avec une flanelle parfumée des mêmes drogues.

Si l'oreille eſt affectée de fluxion froide, on y appliquera à repriſes réitérées, un ſachet chaud de parties égales de poudre de fleurs de camomilles & de ſureau, qu'on arroſera légérement d'eau-de-vie camphrée : au défaut d'un tel ſachet, on y ſuppléera avec la mie d'un petit pain chaud partagé en deux, & arroſé d'eau-à-la Reine. Dans l'intervalle de ces applications, on fera couler dans l'oreille quelques gouttes d'huile de camomilles tiede.

Si la fluxion eſt ſur les yeux, on baſſinera les paupieres avec de l'eau tiede, mêlée d'un dixieme d'eau vulnéraire ou d'eau-de-vie : ſi elle affectoit la joue ou les gencives, on mâchera de la racine de pyrethre, afin de favoriſer le débordement des humeurs, & l'on appliquera ſur la joue le ſachet dont il vient d'être parlé.

Dans l'enchiffronnement & pour le rhûme de cerveau, on renifflera de l'eau tiede mêlée de partie égale d'eau-à-la Reine, ou de jus de poirreau, & l'on prendra quelques priſes du tabac céphalique No. 199. On flairera du ſel d'Angleterre, ou l'eſprit-volatil No. 75, & l'on oindra la racine du nez, de ſuif mêlé d'un peu d'huile de muſcade.

Pour le gonflement de la luette & des amygdales, on appliquera un ſachet de cendres chaudes autour du cou : on ſe gargariſera ſouvent avec du lait dans lequel on aura fait bouillir une quantité de poivre ſuffiſante pour le rendre piquant; & ſi la difficulté d'avaler étoit accompagnée d'enrouement, on humera la vapeur d'une décoction de fleurs de ſureau. Pour détendre & dégorger les gencives, on tiendra conſtamment de l'eau tiede dans la bouche.

Au cas que ces différentes fluxions fuſſent conſidérables ou fort-pénibles, on abrégera beaucoup leur durée par un véſicatoire appliqué le plus près poſſible de la partie affectée ; & ſi elles traînoient en longueur, on purgera le malade à repriſes réitérées avec les pilules céphaliques No. 151. Dans la fluxion qui affecte l'oreille, on appliquera le véſicatoire derriere cette partie, en forme de croiſſant, & ſur les tempes, lorſqu'elle ſera ſur les dents. Dans ce cas, le malade prendra en outre quatre ou ſix gouttes d'huile de cajeput, ſur un morceau de ſucre qu'il laiſſera fondre dans ſa bouche, en obſervant de faire paſſer la ſalive ſur les parties ſouffrantes, ſans craindre de l'avaler. Il répétera ce remede s'il ſent qu'il en eſt ſoulagé.

Les récidives de ces congeſtions catarrhales étant familieres aux enfants, aux vieillards & aux perſonnes qui pechent par l'épaiſſiſſement froid du ſang ou de la lymphe, on les préviendra moyennant le régime & les remedes recommandés pour corriger ces vices des liquides ; comme auſſi en prenant ſoin d'entretenir la tranſpiration.

Quand la partie attaquée de fluxion eſt échauffée, & qu'elle eſt affeſtée de fortes douleurs, d'irritation, de picottements ou de cuiſſons, la fluxion eſt d'une nature oppoſée à la froide. L'humeur catarrhale eſt alors chaude & âcre, & propre à enflammer les membranes & glandes qui ſont engorgées. Dans ce cas, il eſt à propos de faire ſaigner le malade. il prendra la mixture tempérante Nº. 130 , & l'on favoriſera le débordement des humeurs en relâchant ſimplement les vaiſſeaux. A cet effet, on baſſinera aſſidument les yeux avec de l'eau tiede, ſi la fluxion eſt ſur les oreilles, ſur les joues ou ſur le goſier : on appliquera ſur la partie affeſtée la fomentation Nº. 82, lorſque la douleur ſera vive , ſi non le cataplaſme émollient Nº. 15 , après avoir fait couler dans l'oreille de l'huile de fleurs de bon-homme ou d'amandes-douces. Pour la fluxion ſur les gencives , on ſe gargariſera & l'on ſe lavera ſouvent la bouche avec de l'eau tiede. Dans le rhûme de cerveau, on oindra la racine du nez avec la pommade adouciſſante Nº. 161 , & l'on renifflera de l'eau tiede mélée d'un quart de lait. Dans cette ſorte de fluxion, la nourriture du malade ſera des gruaux d'avoine, de ris, d'orge; des fruits cuits & des légumes adouciſſants. Il boira, le matin avant de ſe lever , l'infuſion de fleurs de ſureau mélée de partie égale de celle de tilleul , & en quantité ſuffiſante pour exciter & pour entretenir une douce tranſpiration ; & dans l'après-dînée , on lui donnera de l'orgeat fort léger & tiede. On continuera le tout juſqu'au déclin de la fluxion, & l'on purgera alors le convaleſcent avec la potion minorative Nº. 168.

Si cette eſpece de fluxion étoit opiniâtre , ou en cas de rechûte , on pourra en conclure que la maſſe du ſang ou de la lymphe ſont âcres ; & l'on ne parviendra à la guériſon radicale, qu'en employant les remedes recommandés pour corriger l'acrimonie qui domine dans les humeurs, à l'article qui traite des acrimonies de la lymphe.

Lorſque les fluxions ſont mal gouvernées, ou quand les levains catarreux ſont fort-âcres & actifs, la partie où la fluxion s'eſt formée s'enflamme effectivement. C'eſt ce qui ſe manifeſte par un ſentiment de cha-

leur, d'ardeur, comme auſſi par une douleur vive & par des élancements
que l'on éprouve à la partie affectée, & qui font accompagnés de fievre.

Quand l'inflammation arrive au commencement ou pendant le cours
de la fluxion, il convient de faire une ſaignée copieuſe; & ſi l'on redoute
la ſuppuration, ou ſi la fluxion à la gorge eſt accompagnée d'enrouement,
on réitérera la ſaignée ſelon le beſoin, & à de petits intervalles. Le régime
du malade ſera le liquide ſous la lettre H, & il boira beaucoup de tiſane
commune Nᵒ. 210 ou de celle d'orge Nᵒ. 213. On emploiera d'ailleurs,
en fait de topiques, les cataplaſmes & tout ce qui a été recommandé ci-
deſſus pour détendre les parties engorgées. Le malade continuera à prendre
la mixture tempérante Nᵒ. 130.

Si le mal étoit à la gorge, il ſe gargariſera avec le gargariſme commun Nᵒ. 86; & s'il exiſtoit en même temps de l'enrouement, il prendra,
de temps à autre, une cuillerée à café de l'egglegme adouciſſant Nᵒ.
44. Au cas que l'inflammation ne cedât pas à une couple de ſaignées, ſoit
qu'elle eût été négligée dans ſes commencements, il ſera inutile de tirer beaucoup de ſang, & d'inſiſter ſur la réſolution; ſur-tout dans les fluxions ſur les
oreilles & principalement ſur les joues; vû que cela ne feroit que retarder la
ſuppuration qui eſt inévitable. Alors on ne pourra mieux faire que de l'avancer, en continuant d'appliquer le cataplaſme émollient Nᵒ. 1ƒ. Afin de faire crever intérieurement les abcès de la joue & de la gorge, on tiendra conſtamment dans ſa bouche du lait bouilli avec quelques figues, & l'on ſe gargariſera avec cette décoction, juſqu'à ce que l'abcès ſoit crevé. Dès-lors,
on ſe gargariſera, pour le déterger & le guérir, avec de l'eau-de-ſauge,
adoucie avec du miel-roſat. Si l'abcès crevoit au-dehors, on ſe conduira en
ce cas comme il eſt enſeigné à l'article des inflammations qui ſe terminent en abcès.

De l'enrouement & des rhûmes de poitrine.

Quand les humeurs catarreuſes affectent la membrane muqueuſe & les
glandes de la trachée-artere, il en réſulte de l'enrouement & quelquefois même l'extinction de la voix; & lorſqu'elles ſe jettent ſur les ramifications des
bronches, elles produiſent les rhûmes de poitrine.

L'enrouement

L'enrouement catarreux est ordinairement accompagné de quelque difficulté d'avaler. Qu'oiqu'il en soit, quand le malade est exempt de fievre, d'ardeur, de douleur & de fortes irritations dans le gosier, l'humeur catarreuse est froide & douce, & pour dégager la trachée-artere, il suffira qu'il se tienne chaudement. Il prendra les remedes recommandés ci-avant pour les fluxions froides, & appliquera autour du cou un mouchoir de soie ou un sachet rempli de son ou de cendres chaudes. Il boira d'une infusion de sauge adoucie avec du miel, & humera souvent de la vapeur d'eau bouillie avec de la fleur de sureau ; & si cette espece d'enrouement traînoit en longueur, on purgera le malade avec les pillules purgatives N°. 156.

Quand au contraire l'enrouement est accompagné de sécheresse, d'âpreté, de douleur, d'ardeur, de fortes titillations ou de picottements dans le gosier, on pourra en conclure, que la trachée-artere est affectée ou du moins menacée de phlogose ; alors si on n'y prend garde, l'enrouement dégénérera en extinction de voix, & l'inflammation sera suivie d'ulcération à cette partie. Dans cette espece d'enrouement, on fera toujours bien de se faire saigner : ce qu'on n'hésitera pas de réitérer si la fluxion étoit accompagnée d'une fievre considérable. On boira beaucoup de petit lait clarifié, & de la tisane tiede de graine-de-lin N₀. 212 : on humera souvent de la vapeur d'eau cuite avec du son, & on prendra la mixture tempérante N°. 130. Si le gosier étoit sec, âpre, ou que les humeurs de l'expectoration fussent âcres, on usera de l'egglegme adoucissant N°. 44, ou du looc blanc de Paris. Pour cette espece d'enrouement, on fera bien d'appliquer autour du cou le cataplasme émollient N°. 15. On remédiera à la constipation, moyennant le lavement domestique N°. 108 : on s'abstiendra de viandes & de vin, & l'on se nourrira de gruaux de ris, d'orge, de fruits cuits & de légumes adoucissants. Si, pour avoir négligé ces précautions, le malade crachoit, à la suite de l'enrouement, des matieres purulentes ou teintes de sang, il ne négligera pas de se mettre aussi-tôt au régime de lait spécifié sous sa lettre G, afin de prévenir les progrès de l'ulcération & la pulmonie.

Quant aux rhûmes de poitrine, la premiere attention qu'on doit avoir, c'est de bien examiner si le catarre est chaud ou froid, & si l'humeur catarreuse est âcre ou sensiblement salée ; afin de ne pas prendre le change dans le choix des remedes qui font absolument opposés.

S

Les rhûmes chauds ſont ordinairement précédés de friſſons qui ſont toujours ſuivis de chaleur, de ſoif, d'accablement, & de la perte de l'appétit accompagnée même quelquefois de dégoût. Les malades ſont oppreſſés ; ils ont de la chaleur, de la douleur ou des points à la poitrine ; la toux eſt fréquente, plutôt ſeche qu'humide, & les ramifications des bronches ſont menacées ou déja affectées de phlogoſe.

Quand les rhûmes ſont froids, le malade eſt frileux & engourdi. Ce rhûme eſt commun, ſur-tout aux enfants & aux vieillards d'un tempérament froid & pituiteux; & il eſt ſouvent précédé & accompagné du rhûme de cerveau, d'un gonflement pituiteux des amygdales & de la luette, & d'une diſtillation d'humeurs pituiteuſes qui tombent ſur le goſier. La toux eſt humide, & le malade rend des pituites plutôt fades qu'âcres ; il a peu ou n'a point de fievre. C'eſt-là l'eſpece de rhûmes la plus ordinaire.

On abrégera ce rhûme en évitant de s'échauffer & de ſe refroidir : on uſera ſobrement de viandes & de vin ; on boira beaucoup de la tiſane commune Nº. 210, & une couple de fois par jour, quelques taſſes d'infuſion pectorale Nº. 104, ou d'une légere infuſion de véronique adoucie avec du ſyrop de capillaire. On ſe trouvera bien du jus de régliſſe pour faciliter l'expectoration. Un doigt de punſch, de biſchop ou de vin de Malaga, ſont également ſalutaires pour faire mûrir ces ſortes de catarres. Toutes les fois que le rhûme froid ſera long & accompagné d'une expectoration abondante, on fera bien de ſe purger doucement & pluſieurs jours de ſuite avec l'infuſion pectorale-laxative Nº. 104, & à la fin, avec la potion laxative Nº. 166.

Dans les rhûmes, qui ſont accompagnés d'un mouvement fébril, on remarquera ſi l'expectoration eſt aiſée ou difficile, & ſi les matieres en ſont ſéreuſes & âcres, ou épaiſſes & glutineuſes. Plus la toux ſera ſeche, plus le malade boira des ſuſdites tiſanes, & humera ſouvent de la vapeur d'eau-de-ſon bouillante. Au cas que les matieres que l'on crache, ſoient ſéreuſes ou âcres, on uſera en même temps de la pâte de guimauve, du ſuſdit egglegme adouciſſant, ſoit du looc de Paris ; & ſi la toux étoit fréquente, ou en cas qu'elle redoublât, afin de la mitiger, on prendra en ſe couchant, demi-once de ſyrop de pavots, ou quatre grains de pillules de cinogloſſe : on s'abſtiendra de la viande & du vin. Mais ſi la chaleur étoit peu conſidérable , le malade pourra boire , dans l'après - midi, de la limonade chaude ou d'un orgeat léger & tiede , & prendre un lait-de-poule , le ſoir, en allant ſe mettre au lit.

Lorſqu'au contraire la matiere qui s'expectore ſera épaiſſe ou viſqueuſe , on diviſera l'humeur catarreuſe : on facilitera l'expectoration moyennant la poudre pectorale N°. 185 , par - deſſus laquelle le malade prendra une taſſe d'infuſion de l'écorce du bois de ſaſſafras , adoucie avec du miel ; & il boira beaucoup d'infuſion de véronique , ou d'infuſion pectorale non laxative ; & ,s'il eſt beſoin, afin de mitiger la toux nocturne , il prendra vers le ſoir ſix grains de pillules de ſtyrax.

Lorſque l'expectoration ſera devenue aiſée , le malade pourra ſe contenter de boire fréquemment une taſſe de la décoction pectorale N°. 33 ; mais ſi elle étoit fort-abondante ou de longue durée, on l'abrégera avec une priſe de la poudre vomitive d'ipécacuanha N°. 192. S'il y répugnoit, afin de détourner les humeurs de la poitrine , il prendra pendant pluſieurs jours conſécutifs , l'infuſion pectorale-laxative. Toutes les fois que les muſcles de la poitrine ſeront fatigués par les ſecouſſes de la toux , on lui frottera cette partie avec l'onguent pectoral N°. 140.

C'eſt-là tout ce qu'il y a à faire pour terminer cette ſorte de rhûme de poitrine. S'il dégénéroit en rhûme chaud, on emploiera ce qui va être recommandé pour y remédier.

Comme dans les rhûmes chauds, la phlogoſe qui affecte les ramifications des bronches dégénere facilement en inflammation , d'où peut réſulter la pulmonie , on ne négligera jamais de ſe faire ſaigner ſans délai Le régime qu'on obſervera: ſera de prendre ſouvent un gruau clair ; on boira beaucoup de petit-lait tiede & bien clarifié, qu'on adoucira avec du ſyrop -de violettes ou de guimauves. A défaut de petit-lait, on pourra prendre de la tiſane de ſon N°. 218 On réitérera la ſaignée, ſelon le beſoin , & la quantité du ſang que l'on aura tiré une ou pluſieurs fois, juſqu'à ce que la fievre, l'oppreſſion, les douleurs & les chaleurs de la poitrine ſoient ſuffiſamment diminuées pour que le rhûme approche de la nature de celui -dont il vient d'être traité. Dès-lors on obſervera le régime , & l'on mettra en uſa--ge , ſelon l'état de la toux, les divers remedes recommandés pour le catarre de la ſeconde eſpece.

Il reſte à obſerver, que les perſonnes ſujettes aux rhûmes froids préviendront les rechûtes, en ſuivant les directions données pour corriger l'épaiſſiſſement froid du ſang, & en prenant beaucoup l'exercice de cheval. Celles qui feront ſujettes aux rhûmes chauds, emploieront le régime & les remedes recommandés pour l'épaiſſiſſement chaud du ſang.

On détruira les levains catarreux, & l'on préviendra les rhûmes & les fluxions qu'occaſionne l'acrimonie de la lymphe, ſoit ſimple ou compliquée avec l'épaiſſiſſement de ce fluide, en ſuivant les avis donnés pour corriger ces vices. On apprendra à diſtinguer la toux catarrhale de la toux ſtomachale, en conſultant l'article qui traite des ſaburres : on la diſtinguera de celle qui eſt ſpaſmodique, en recourant à l'article des ſpaſmes & de la coqueluche ; & enfin de la toux étique & pulmonique, en jettant un coup d'œil ſur la deſcription qui a été faite de ces maladies.

DE LA FLUXION CATARRHALE SUR LE POUMON,

ou

DE LA PÉRIPNEUMONIE CATARRHALE.

Cette maladie eſt commune pendant les premiers froids de l'hyver, & lorſque le froid & le chaud alternent ſubitement. Elle provient de l'engorgement catarreux des vaiſſeaux capillaires du poumon, qu'occaſionne le reflux de la tranſpiration joint à la viſcoſité de la maſſe des liquides. Elle attaque auſſi fréquemment les vieillards & les perſonnes d'un tempérament phlegmatique, qui ſont ſujettes aux catarres & aux rhûmes pituiteux.

La maladie commence ordinairement par des ſymptômes de rhûme : la ſalive eſt épaiſſe & glutineuſe ; les malades ſont fort-accablés & affectés de friſſons qui alternent avec plus ou moins de chaleur. A ces ſymptômes ſe joignent de l'oppreſſion, des inquiétudes, des vertiges, un grand embarras à la tête, & une toux accompagnée d'expectoration de matieres viſqueuſes, qui ſe détachent avec peine & ſe ſuppriment facilement. Les

urines font communément troubles, épaiffes & blanches : le pouls eft embarraffé & comme fuffoqué, de forte que la fievre n'annonce point le danger que court la perfonne atteinte de cette maladie, qui conduit fouvent au
tombeau, fans avoir été précédée de fymptômes de nature à préfager un
événement auffi funefte.

Ses fuites font ordinairement une difpofition à la rechûte, & des tubercules au poumon ; quelquefois même elle dégénere en péripneumonie
inflammatoire.

Dès les commencements de la maladie, il fera néceffaire de faigner
ceux qui font manifeftement pléthoriques, & cela feulement une fois. On
ne leur tirera cependant que fix à fept onces de fang, à moins que l'oppreffion & la rougeur du vifage ne fuffent très confidérables. On débarraffera toujours l'eftomac au plutôt poffible, avec la poudre émétique N°.
178 ; après quoi l'on évacuera les inteftins avec le lavement purgatif N°.
111. Immédiatement après ces évacuations, les malades boiront conftamment
tous les quarts-d heures, une taffe de tifane de Santals N°. 216, fort - chaude :
ils s'humecteront fouvent de la vapeur d'eau bouillie avec des fleurs de
fureau ; ils prendront les poudres pectorales N°. 18f, & par-deffus, une
taffe de la dite tifane. On leur appliquera, d'un jour à l'autre, le lavement
purgatif fufdit, & fi l'oppreffion refiftoit à ces remedes, ou que l'expectoration diminuât beaucoup, on ajoutera à chaque prife des poudres pectorales,
un grain de kermès-minéral. Si, dans les vingt-quatre heures, ce remede
ne foulageoit pas le malade, il prendra de deux en deux heures une ou
deux cuillerées de la mixture antafthmatique N°. 118 ; & fi l'expectoration
étoit autant que fupprimée, on lui appliquera en même temps les véficatoires entre les deux épaules & aux gras-de jambes.

Quant au régime à obferver, on donnera au malade, de quatre en
quatre heures, pour tout aliment, un bon bouillon fait avec une vieille
volaille dégraiffée, ou avec une rouelle de veau ; & l'on y fera infufer une
poignée de cerfeuil ou de chicorée-amere. Dèsque la maladie aura diminuée au point qu'elle approchera de la nature du rhûme, on emploiera,
felon l'état de la toux & de l'expectoration, les differents remedes recommandés pour le traitement des rhûmes. On obfervera toutefois de faire les
diftinctions dont il a été parlé à la fin du précédent article, en obfervant
de purger les convalefcents à deux ou trois reprifes, chacune à quelques

jours d'intervalle , d'abord avec la potion de manne N⁰. 167, & enfuite
avec les pillules purgatives N⁰. 156, s'ils étoient encore affectés de vifcofités ; fi non, ils feront purgés avec la potion minorative N°. 168.

DES CONGESTIONS RHÛMATISMALES EN GÉNÉRAL.

Quand la lymphe eft épaiffie , & chargée de levains tartreux , foit hérédi-
taires ou acquis , ces vices des humeurs difpofent aux rhûmatifmes. La fuppreffion de la tranfpiration, celle du flux hémorrhoïdal ou de quelque autre évacuation habituelle qui concourt à épurer la maffe des humeurs , ainfi
que la trop grande diffipation des parties les plus fubtiles du fang, durant
les grandes chaleurs, font les caufes les plus ordinaires qui achevent d'épaif-
fir & de rendre la maffe des liquides affez terreufe, acrimonieufe ou phlogiftique , pour occafionner des engorgements rhûmatiques.

Le rhûmatifme eft fimple, lorfque l'engorgement fe fait dans les membranes des mufcles. On l'appelle *arthritique* ou goutteux, quand la congeftion fe fait fur les parties ligamenteufes des articulations ; & on le nomme fixe,
lorfque l'engorgement eft permanent fur la même partie du corps. Quand
il eft de peu de durée au même endroit, & que les levains arthritiques fe
tranfportent d'un endroit à l'autre, il prend alors le nom de rhûmatifme
vague.

Le rhûmatifme fimple peut affecter toute la partie mufculeufe du corps.
Les mufcles de la tête, du cou, de l'épaule, de la hanche, des lombes,
du bras & de la cuiffe, en font le plus fouvent attaqués ; & quelquefois
auffi l'humeur rhûmatique fe jette fur la veffie, les inteftins, &c. Le rhûmatifme à la hanche prend le nom de fciatique , & celui qui affecte les lombes eft appellé courbature.

Les attaques de ces maladies font plus fréquentes au printemps & en
automne, que dans d'autres faifons. Les mufcles dont les membranes font
engorgées, font fubitement affectés d'une forte de douleur déchirante, qui
eft fourde lorfque la partie malade eft en repos, & qui par l'action devient
le plus fouvent vive , au point que le mouvement des mufcles affectés fe fait

avec beaucoup de difficulté & de douleur , ſans qu'il y ait cependant au dehors ni rougeur ni tumeur quelconques. Quant au rhûmatiſme goutteux, il eſt univerſel lorſqu'il affecte à la fois les articulations de pluſieurs extrémités: on l'appelle local par les raiſons contraires.

La premiere eſpece de rhûmatiſme goutteux eſt ordinairement précédée ou de rhûme de cerveau, de douleurs vagues, ou d'une ſorte de ſenſibilité , qui fait qu'on eſt géné dans ſes habits. L'attaque commence par des friſſons qui alternent avec de la chaleur : du ſoir au matin , la douleur redouble communement avec des inquiétudes , & elle augmente encore lorſque l'on irrite par le mouvement la partie qui eſt affectée. Le malade a beaucoup de diſpoſition à ſuer : à ces ſymptómes ſe joint une fievre proportionnée à la violence de la douleur, & à la ſenſibilité des parties ſur leſquelles l'humeur arthritique eſt fixée.

La cheville des pieds, les genoux, les coudes, les épaules, la nuque & les articulations des doigts, ſont les parties que les levains arthritiques affectent le plus fréquemment ; & quand le rhûmatiſme goutteux eſt fixe, il ſuccede à la douleur de la rougeur , & celle-ci eſt ſuivie de l'enflure de la partie affectée. Dès-lors le paroxyſme ſe termine inſenſiblement ; les levains arthritiques ſe diſſipent à la faveur de la tranſpiration , & les parties qui ont été affectées ſont pendant quelque temps foibles & engourdies.

Les ſuites ordinaires des attaques conſidérables de rhûmatiſme ſont de la diſpoſition à la rechûte, ou un reſſentiment chronique de douleur qui redouble par le froid. Quelquefois auſſi ſuccede au rhûmatiſme goutteux le décroît ou l'anchyloſe, qui eſt une privation du mouvement de la partie qui a été affectée.

Que le rhûmatiſme ſoit ſimple ou goutteux, fixe ou vague ; toutes les fois que l'attaque ſera récente , fort-vive, & accompagnée de fievre , ou que le malade ſera ſanguin , bien nourri , accoutumé à la ſaignée , ou qu'il y aura une ſuppreſſion d'hémorrhoïdes, de menſtrues ou de quelque autre évacuation habituelle de cette nature ; ou enfin lorſque le malade aura le ſang échauffé ou épaiſſi par le régime, par les veilles, par de grandes fatigues, on ne négligera jamais de lui faire une ſaignée copieuſe, & notamment au pied, en cas de ſuppreſſion de menſtrues ou d'hémorrhoïdes. Le lendemain de la ſaignée, il ſe purgera avec la potion minorative No. 168. Si le premier ſang avoit été coenneux, ſoit que les douleurs n'euſſent pas confidérablement diminué, on réitérera la faignée le lendemain de la purgation ; & fi le malade étoit hémorrhoïdaire ou affecté du rhûmatifme lombaire, on fubftituera à cette faignée les fangfues au fondement. Dans le rhûmatifme mufculaire qui fera peu profond, on préférera, après la premiere faignée, d'appliquer fur la partie affectée plufieurs fangfues, ou plutôt les ventoufes avec fcarification. Dans l'intervalle de ces différentes opérations, le malade boira beaucoup de tifane commune N°. 210 , & les foirs & matin, dans fon lit, quelques taffes d'infufion de fleurs de fureau, afin d'animer & d'entretenir la tranfpiration. Il fera levé ou couché felon fa commodité, mais fort-tranquille, & il prendra pour principale nourriture, de quatre en quatre heures, un gruau ou un bouillon troublé avec de la crême-de-ris ou d'orge. Aux heures des repas , il mangera une pomme cuite, ou l'un ou l'autre des aliments les plus légers & les plus doux du régime prefcrit fous la lettre II. Il appliquera fur la partie affectée, fi la douleur n'eft pas profonde, de la toile fine ou du taffetas trempé dans de la cire fondue. Si la douleur étoit vive , on fomentera pendant le jour la partie malade, avec une flanelle, pliée en quatre, imbibée d'eau de graine de lin , chaude & blanchie avec de la mouffe de favon blanc. Durant la nuit, il portera fur la peau une piece de flanelle enduite de favon chauffé fur de la braife. Par ces moyens, les douleurs s'appaiferont le plus fouvent, ou du moins l'inflammation rhûmatique deviendra moins forte ; & l'on diffipera infenfiblement les levains arthritiques, en prenant après la feconde faignée, de quatre en quatre heures , une prife des poudres camphrées N°. 173 , & par-deffus un bon gobelet de tifane commune N°. 210.

On remédiera à la conftipation, à l'aide des lavements domeftiques N°. 108. Le malade boira en outre , dans la matinée, une pinte de petit-lait, & dans l'après-midi, beaucoup de tifane fufdite , foit d'un orgeat cuit & léger. Afin de mitiger les grandes douleurs, on pourra appliquer fur la partie affectée, pendant quelques heures, la fomentation N°. 82, & à fon défaut, le cataplafme émollient N°. 15 , en obfervant de donner au malade, vers l'heure du fommeil, l'émulfion calmante N°. 66. On aura foin encore que fon appartement foit tempéré , & lui même légérement couvert , mais cependant affez pour entretenir la tranfpiration. Le malade continuera à fe conduire avec patience de cette maniere , jufqu'à ce que les douleurs aient confidérablement diminué ; dès-lors on lui frottera

tera, les matins & foirs, les parties où il ne reſtera que de l'enflure &
de la foibleſſe : ces frictions fe feront avec une flanelle chaude, paifumée
de Tacamahaca ou de baies de genievre, & l'on ne ceſſera de tenir ces
parties enveloppées dans de la flanelle, juſqu'à ce que l'enflure foit entiérement diſſipée. On purgera les convaleſcents avec la potion laxative Nᵒ.
166 ; ils obſerveront, pendant pluſieurs femaines confécutives, le régime
fpécifié fous la lettre B, & s'ils étoient fort exténués, ils prendront du
lait les matins & foirs.

Afin de rétablir le reſſort & la foupleſſe des parties qui auront été
attaquées, le convaleſcent ufera, dans la belle faifon, d'un bain naturel favonneux, au défaut duquel il prendra une quinzaine de bains d'eau tiede,
dans laquelle on aura délayé deux onces de favon, & fait tremper quelques poignées de ferpolet. Si la faifon n'étoit pas propre aux bains, on frottera, les matins & les foirs, pendant quinze jours, les parties qui auront
été affectées, avec une flanelle chauffée ; & on les lavera doucement avec
demi-once de favon blanc, rapé, diſſous fur les cendres dans fix onces de
bonne eau-de-vie.

Quand au contraire le malade affecté de rhûmatifme, eſt d'un tempérament phlegmatique & qu'il n'a point de fievre, il ne conviendra point de
le faigner ; il fe nourrira modérément de viandes blanches, dé fruits & de légumes recommandés au régime indiqué fous la lettre B ; il boira beaucoup de la décoction de fquine Nᵒ. 35 ; & il fe purgera, de huit en huit
jours, avec les pillules purgatives Nᵒ. 156. Dans l'intervalle des purgations, il prendra à jeun les bouillons anti-fcorbutiques Nᵒ. 9 ; & dans les
après-midi, les bains aromatiques Nᵒ. 1, dans lesquels il demeurera une
demi-heure. Du bain il paſſera au lit, & on lui donnera une prife
de la mixture diaphorétique Nᵒ. 125, & par-deſſus quantité fuffifante
d'infuſion chaude d'écorce de faſſafras. A l'effet d'animer la tranfpiration,
& d'entretenir une douce moiteur, on frottera auſſi une couple de fois
le jour, la partie attaquée, avec une flanelle chaude, parfumée de
baies de genievre ; puis on l'enveloppera d'une peau de lapin cu
de chat fauvage, ou dans un duvet. A mefure que les douleurs fe
diſſiperont, on traitera les parties affectées comme il a été prefcrit pour
le rhûmatifme chaud. Afin d'achever de divifer la lymphe & pour prévenir les récidives, les convaleſcents prendront encore, pendant quelques jours

T

les bains dont nous venons de parler. Ils ſe purgeront trois ou quatre fois de huit en huit jours, avec les pillules purgatives; & ſi l'attaque a été longue & opiniâtre, ils ne négligeront pas de prendre, dans la belle ſaiſon prochaine, un des bains d'eaux thermales ſouffrées ou martiales rapportés ſous le N°. 3.

Quant aux douleurs de rhûmatiſme qui ſe fixent à demeure ſur un muſcle, lorſque le mal eſt ſupportable, & le malade exempt de fievre, ſi le taffetas ciré ne l'enlevoit pas, les ventouſes guériront les malades d'un tempérament ſanguin, & les véſicatoires produiront le même effet chez les phlegmatiques. Si cependant ces remedes étoient ſans ſuccès, on prendra pendant long-temps pour boiſſon ordinaire, de la tiſane de Pareira-Brava N°. 214, & en même temps, les matins & ſoirs, dix grains d'antimoine de Hongrie crud. Au cas que ce rhûmatiſme fût goutteux & opiniâtre, quatre grains de l'extrait d'aconit, intimément mêlé avec demi-once de ſucre, produiront le meilleur effet. Dans les commencements, on prendra matin & ſoir, chaqué fois ſix grains de ce mélange dans une cuillerée d'eau tantſoit-peu tiede; & l'on augmentera peu à peu la doſe juſqu'à vingt grains, en obſervant d'en prendre une troiſieme & même une quatrieme priſe deux heures avant chaque repas. L'on ne pourra mieux faire que de continuer ce remede qui tient le ventre ouvert & anime la tranſpiration. Il faut encore obſerver ici, que le ſang qu'on tire dans les rhûmatiſmes chauds, ſe couvre d'une coenne plus ou moins épaiſſe, blanche, jaune ou verdâtre, & que, dans le rhûmatiſme chaud, plus la coenne eſt tenace & épaiſſe, plus il convient de réitérer la ſaignée à de petits intervalles.

Le rhûmatiſme des lombes, celui du croupion, ainſi que la ſciatique, étant ſouvent occaſionnés par la ſuppreſſion des hémorrhoïdes, on tentera dans ce cas, de prévenir la rechûte par les remedes indiqués pour favoriſer le flux des hémorrhoïdes.

Comme les douleurs de rhûmatiſme qui affectent vivement les muſcles de la poitrine, le diaphragme de la veſſie, les inteſtins, l'eſtomac & la tête ſont dangereuſes, on réitérera promptement la ſaignée, & on appliquera enſuite un véſicatoire ſur la partie attaquée ou dans ſa proximité.

Il y a des douleurs de rhûmatiſme, qui ſont l'effet d'un vice vénérien ou ſcorbutique. On y remédiera par les médicaments ſpécifiques pour ces maladies.

Les douleurs de rhûmatisme qui sont accompagnées d'un sentiment de froid ; le rhûmatisme héréditaire , l'articulaire qui croise d'une articulation à l'autre, sans être accompagné d'enflure considérable , de même que celui qui se fixe à la plante des pieds , sont longs & difficiles à guérir.

On cherchera à remédier à la contraction des ligaments & aux anchyloses qui succedent au rhûmatisme goutteuxen , douchant souvent & long-temps avec de l'eau tiede ou du bouillon de tripes , les parties affectées ; on les oindra ensuite avec le liniment de limaçons N°. 114 : si cela ne réussissoit pas , on étuvera souvent & long-temps les parties anchylosées, avec la vapeur d'huile - de - lin distillée goutte à goutte sur une brique rougie au feu.

Dans les rhûmatismes qui sont accompagnés de fievre , les sueurs abondantes sont aussi contraires que la transpiration est favorable.

Les narcotiques, les onguents & les esprits dont on se sert extérieurement, sont toujours nuisibles durant la vivacité des attaques , sur - tout pendant qu'elles sont accompagnées de fievre & de rougeur à la partie affectée. Les tempéraments phlegmatiques se préserveront de récidives, en prenant de fréquents & de grands exercices du corps. Les personnes d'une constitution chaude en useront avec modération , & toutes devront éviter la suppression de la transpiration, comme aussi de se mouiller les pieds, & de s'exposer aux intempéries soudaines de l'air. Elles quitteront tard & reprendront de - bonne - heure les habits d'hyver. Une couple de fois par semaine, elles se feront brosser l'habitude du corps avec la brosse angloise. En hyver, elles porteront une chemisette d'espagnolette sur la peau ; & si elles sont sujettes à la courbature & à la sciatique, elles porteront habituellement une sangle, qui prendra du creux de l'estomac jusqu'au bas du croupion.

Toutes les fois que l'humeur rhûmatique affectera vivement une partie de laquelle il convient de la déplacer, on le fera, si cette partie n'est pas fort - profonde , au moyen des vésicatoires appliqués immédiatement sur l'endroit où est la douleur, ou aussi près qu'il sera possible. Si elle étoit profonde, comme à la hanche & aux lombes, on y appliquera, sur-tout chez les malades qui sont sanguins, jusqu'à trois fois, chacune à deux jours d'intervalle, une demi-douzaine de cornets de ventouses. Dans les cas où le mal seroit invétéré, les bains & les douches d'eau thermale-sulphureuse

réuſſiſſent ſouvent. A leur défaut, le moxa , le flux ſpontané des hémorrhoïdes & la diete blanche, ont encore produit de bons effets. Mais ce
qu'un habile médecin peut faire de mieux , après avoir ſoigneuſement
examiné le tempérament , la ſaburre , le vice de conſiſtance & l'acrimonie
qui dominent chez le malade , ainſi que l'état du reſſort des ſolides , ſera de
travailler ſyſtématiquement à la deſtruction de ces vices , d'après les principes & la marche qui ont été développés ci-avant.

DE LA GOUTTE.

Quoique la goutte ait beaucoup de rapport avec le rhûmatiſme , les levains goutteux ſont toutefois d'une nature différente. Lorſque la goutte
eſt légitime , elle ſe manifeſte par une douleur qui affecte principalement
les ligaments des os du pied , & en particulier les muſcles du gros orteil, dans leſquels on éprouve une douleur déchirante , ou des élancements qui redoublent par moments, & qui , au bout de plus ou moins de
temps, ſont ſuivis de rougeur à la partie attaquée, & de plus ou moins
d'enflure. Durant cette période , le malade eſt inquiet, échauffé ; il a de
l'inſomnie , un mouvement fébril , ou même de la fievre. Ces accidents
diminuent, auſſi bien que la rougeur, à meſure que l'enflure augmente ;
& ſi l'humeur de la goutte ne s'eſt pas tranſportée ailleurs , le paroxyſme
ſe termine inſenſiblement à la faveur de la tranſpiration, qui d'ordinaire eſt
accompagnée d'un prurit. Peu - à - peu il ſe détache de la peau de petites
écailles qui tombent en farine chez les perſonnes dont la goutte eſt légere.
Dans la goutte confirmée , il ſe manifeſte ſous ces écailles une matiere cré-
tacée, plus ou moins dure & abondante. Après les attaques de cette maladie, il reſte pendant quelque temps au malade , de l'enflure & de la foibleſſe à la partie qui a été affectée.

On appelle goutte chiragre, celle qui ſurvient à la main, & gonagre, celle qui attaque les genoux ; quand elle ſe fixe ſur l'une ou l'autre de ces parties , elle n'eſt guere plus dangereuſe que la goutte légitime qui ſe fixe ſur le pied.

La goutte devient illégitime, lorfque les levains goutteux parcourent
le corps ; & les fymptômes qu'ils produifent, varient à raifon de la fenfibilité & des fonctions de la partie qu'elle affecte. Si c'eft l'eftomac, le
malade y prend de la crampe, ce qui produit des naufées & des vomiffements. Les vifceres fur lefquels la goutte fe jette, font en général affectés de douleurs fpafmodiques; & fi c'eft la poitrine qu'elle attaque, il en
réfulte de l'oppreffion, des fuffocations, une toux convulfive, de l'afthme,
des douleurs pleurétiques &c. Si la goutte remonte à la tête, elle produit
communément des maux-de-tête violents , accompagnés de vertiges , de
mouvements convulfifs, de délire ou d'affoupiffement Quelquefois même
elle occafionne alors des attaques d'apoplexie, de paralyfie &c.

Quand l'humeur de la goutte affecte la veffie, les inteftins ou d'autres vifceres, la partie attaquée fait fes fonctions avec douleur, ou ne les
fait pas du tout; & fi l'on ne parvient à la déloger, le vifcere s'enflamme, & la gangrene fuccede de près.

La goutte légitime eft peu dangereufe, lorfqu'elle commence à l'âge
de cinquante ans. Moyennant une vie fobre & réglée, fes attaques ne
font ni fréquentes, ni longues , & par conféquent elles font fupporta-
bles. Cette forte de goutte, qui revient une ou une couple de fois par an,
aftreint à un régime & à des remedes généralement utiles à la fanté , &
par-là, elle devient une indifpofition bienfaifante.

Quand au contraire la goutte commence à la fleur de l'âge, les paroxyfmes deviennent infenfiblement plus longs & plus fréquents, les forces diminuent dans l'intervalle des paroxyfmes: dans les intervalles des
attaques, les malades font fujets à éprouver des douleurs vagues; les parties qui ont été fouvent affectées, demeurent foibles, & les articulations
reftent gorgées d'une lymphe groffiere , qui s'épaiffit de plus en plus, au
point que les jointures s'anchylofent, ou font affectées de nodofités & de
tumeurs, qui quelquefois crevent & rendent une matiere femblable à de
la craie ou à du tuf. A mefure que les capillaires lymphatiques des extrémités s'obftruent, la tranfpiration fe fupprime dans les parties où l'humeur goutteufe devroit fe loger: les gros vaiffeaux deviennent variqueux;
& les levains goutteux ,qui ne peuvent plus arriver aux extrémités, remontent aux genoux, aux extrémités fupérieures, ou fe jettent fubitement fur
la partie noble la plus foible; deforte que, lorfque l'on ne parvient pas à
les déloger promptement, le malade eft en danger de perdre la vie.

Afin d'adoucir & d'abréger les paroxyfmes de la goutte légitime, on fe fera appliquer, au premier avertiſſement de l'attaque, le lavement domeſtique Nº. 108; & ſi la goutte ſe fixe ordinairement avec quelque difficulté, on prendra, après avoir rendu le lavement, un bain de pieds dans de l'eau-de-ſon un peu plus chaude que tiede, & où l'on jettera une couple de cuillerées de moutarde en poudre, broyée avec de l'eau bouillante. De ce bain, l'on paſſera dans un lit ſec & légérement baſſiné. L'appartement du malade ſera tempéré; il obſervera une diete rigoureuſe pendant les plus grandes douleurs qui ſont le période de l'inflammation; il ne prendra pour toute nourriture qu'un bouillon mince, qu'on lui donnera de quatre en quatre heures; mais on pourra lui accorder pour ſon dîner, de la ſoupe & un œuf mollet, & le ſoir, quelque légume ſalubre ou une pomme cuite. Il boira beaucoup d'eau-panée dégourdie, ou de la tiſane de citrons Nº. 209; & vers le ſoir, ſi les douleurs & les inquiétudes ſont conſidérables, on lui donnera l'émulſion calmante Nº. 66. Par ces moyens, joints à une grande tranquillité, & en réitérant ſouvent le lavement ſelon le beſoin, il ſuccédera bientôt à la douleur, de l'enflure & de la moiteur, ce qui annonce le déclin du paroxyſme. On entretiendra la moiteur par des bouillons pris chauds, & par quelques taſſes de thé foible blanchi avec du lait. Alors le malade ceſſera de boire de la tiſane de citron, & s'en tiendra à l'eau panée priſe copieuſement & tiede. Afin d'amener & d'entretenir la moiteur aux pieds, on les enveloppera d'une baie de Friſe; ſi cela incommodoit le malade, il tiendra ſes jambes ſoigneuſement couvertes d'un duvet léger, & ſes pieds rapprochés l'un de l'autre, pour ſe communiquer réciproquement la tranſpiration avec la chaleur naturelle. Dès que les douleurs ſeront diſſipées, on frottera ou l'on broſſera très-doucement, matin & ſoir, les parties qui auront été affectées; & afin de rémédier à l'enflure & à la foibleſſe, les convaleſcens augmenteront inſenſiblement leur nourriture, mais ils ne ſe léveront & ne reprendront leur régime ordinaire que lorſqu'ils pourront marcher ſans douleur.

C'eſt ainſi qu'on ſe conduira dans les attaques d'une goutte ordinaire; avec la différence cependant, que dans la gonagre & dans la chiragre, on appliquera les topiques aux genoux & aux mains. Si la douleur eſt très-vive, on pourra la mitiger en appliquant, pour une couple d'heures, ſur la partie affectée, le cataplaſme émolſient Nº. 17. Au cas que l'on fût menacé d'une attaque de goutte, immédiatement après des excès de table, ou qu'à l'approche du paroxyfme on eût de la plénitude au bas-ventre, on fera précéder la marche indiquée par le lavement purgatif N°. 111. Si cette plénitude étoit confidérable, on prendra la potion minorative N°. 168, afin de prévenir les défordres que la goutte jointe à la faburre des premieres voies pourroit caufer.

Quand au contraire la goutte eft illégitime, ou qu'elle remonte, on cherchera inceffamment à attirer l'humeur goutteufe aux pieds ou aux extrémités fur lefquelles elle avoit coutume de fe fixer. A cet effet, à l'approche du paroxyfme, le goutteux prendra un exercice qui l'anime & le mette en tranfpiration. A défaut d'exercice, il fe fera bien frotter toute l'habitude du corps; il trempera, pendant une demi-heure, fes jambes dans le bain ci-deffus recommandé; & fi la goutte avoit coutume de fe fixer fur les extrémités fupérieures, il y baignera encore fes mains. Après cela, il prendra un peu de vin cordial; il fe mettra dans un lit baffiné, & s'il tranfpire difficilement, on lui donnera, afin de provoquer la tranfpiration, une couple de prifes de la mixture diaphorétique N°. 125, fur laquelle il boira plufieurs taffes d'infufion d'écorce de faffaffras, adoucie avec du fucre. Si malgré cela la goutte ne commençoit pas à fe faire fentir, on réitérera le fufdit bain, & l'on appliquera à la plante des pieds, le cataplafme de levain N°. 16. Le malade boira en même temps, tous les quarts-d'heure, une taffe de la tifane chaude des Santals N°. 216, au moyen de quoi l'on manquera rarement de fixer la goutte vague aux extrémités où elle a coutume de fe jetter. Si-non, au cas que les douleurs errantes fuffent vives & peignantes, ou que le malade fût pléthorique à la fleur de l'âge, ou échauffé par le vin, les veilles &c., on n'héfitera pas un moment à lui faire au pied une faignée de huit à dix onces, que l'on réitérera dans la goutte remontée, & à laquelle on fera fuccéder très-promptement l'application des véficatoires aux gras-de-jambes. Ces moyens attireront la goutte aux pieds ou fur l'extrémité où elle fe fixoit ordinairement; ou il arrivera quelquefois que l'humeur de la goutte fera déplacée fans paroître ailleurs.

La goutte une fois fixée, pendant fon cours on gouvernera les malades felon qu'il a été prefcrit ci-deffus: on accordera à ceux qui feront débiles, ou chez qui la goutte ne fera pas bien ftable, aux heures des repas, un œuf mollet, même un peu de viande ou de gelée, & un doigt de bon

vin ; & dans les intervalles des repas, on les fortifiera avec quelques prifes du julep cordial N°. 107.

Comme il n'eft que trop réel que les fréquentes attaques de goutte
font tout au plus un bon effet d'une caufe également mauvaife & dangereufe,
il eft fort à defirer que l'on trouve un remede qui ait la vertu fpécifique
de détruire cette caufe fort - problématique encore. Auffi long-temps qu'elle
reftera inconnue, ce ne pourra guere être que par un hafard heureux que
ce fpécifique pourra fe découvrir.

Quoique le grand nombre de remedes tant vantés pour cette maladie, aient tous échoué, il eft cependant vrai qu'il y a des moyens fûrs
pour l'affoiblir fans préjudicier à la fanté, pourvu qu'on les emploie avec
la diftinction requife. On fera donc d'abord les perquifitions néceffaires
pour favoir fi la goutte eft héréditaire ou acquife. Au cas que le pere, la
mere, ou feulement les aïeux du malade euffent été fujets à cette maladie,
on ne pourra mieux faire, pour en affoiblir les levains fans nuire à la
fanté, que de réitérer, une fois l'année, hors les temps des paroxyfmes,
ce qui eft recommandé pour corriger l'acrimonie de la lymphe qui n'eft
pas accompagnée d'un épaiffiffement confidérable. Le goutteux fe nourrira
conftamment avec les aliments du régime B; & s'il étoit maltraité de cette
maladie, il ufera pendant plufieurs étés de la diete blanche G : il prendra grand foin de fon eftomac, qu'il fortifiera par le fréquent ufage de
élixir vifcéral N°. 58 : il prendra journellement des exercices modérés,
ou à leur défaut, il fe fera broffer l'habitude du corps avec la broffe angloife, & il évitera les fuppreffions de la tranfpiration.

Quand, au contraire, la goutte eft acquife, il faut s'attacher à corriger patiemment les vices de l'eftomac & de la lymphe, felon les regles
données pour le traitement des faburres, de l'épaiffiffement & des acrimonies de la lymphe.

Les goutteux obferveront le régime fufdit, varié avec celui du lait. Dans
le befoin, ils remédieront à la pléthore par la faignée, & à la plénitude
des premieres voies, par la diete & la poudre de rhubarbe N°. 187, plutôt que par des purgations fortes. Ils quitteront tard les habits & fur-tout
les chauffures d'hyver, & ils les reprendront de bonne heure. Ils obferveront tout ce qui vient d'être prefcrit pour animer & entretenir la tranfpiration : ils prendront très-fouvent un bain de pieds dans de l'eau-de-fon
tiede ;

tiede, & dans la bonne faifon de temps à autre, les bains domeftiques Nᵒ. 2 : ils éviteront les peines & les paffions de l'ame, ainfi que les excès de travaux de l'efprit & ceux de l'amour phyfique. Ceux fur-tout qui ne voudront pas s'affujettir à la diete blanche, après s'être préalablement purgés avec la fufdite poudre de rhubarbe, prendront pendant fix femaines, lorfque les vaches feront au verd, le matin dans le lit, une livre de lait de vache qui ne foit pas coulé. Les perfonnes qui pécheront par l'épaiffiffement de la lymphe, couperont le lait avec une égale partie d'eau de Selz; elles prendront ce mélange par verres, à huit ou dix minutes l'un de l'autre; & deux heures après avoir légérement foupé, la valeur de deux gros de l'électuaire vifcéral Nᵒ. 55, moyennant quoi elles éloigneront, abrégeront & adouciront les attaques de cette maladie : c'eft ce qu'elles obtiendront encore mieux, en fubftituant chaque troifieme jour à cet électuaire, une des pillules indiquées pour fervir de fupplément au vin Nᵒ. 225.

La foibleffe & l'enflure, qui fubfiftent après la goutte, fe diffiperont par la friction feche & par des bains tiedes, à prendre pendant cinq ou fix minutes, matin & foir : ils feront compofés d'un mélange de deux parties de décoction de fleurs-de-fureau, & d'une de vin blanc.

Si la goutte étoit compliquée avec la gravelle, on coupera, en ce cas, le lait ci-deffus recommandé, au lieu d'eau de Selz, avec une égale partie de tifane de Pareira-Brava Nᵒ. 214; & l'on fubftituera à l'électuaire vifcéral, les pillules de favon Nᵒ. 159.

DES ENGORGEMENTS ET TUMEURS DES GLANDES.

Les tumeurs des glandes qui ne font pas inflammatoires, peuvent fe divifer en celles qui affectent les glandes lymphatiques, & en celles qui font formées dans les corps glanduleux, qu'une membrane commune recouvre.

Quant à la premiere efpece, la nature ayant deftiné une quantité infinie de glandes au raffinement de la lymphe, un grand nombre d'entre elles font fi petites, qu'elles ne font perceptibles que quand elles font gonflées; & à mefure qu'elles ceffent de faire leurs fonctions, il en réfulte peu

à peu un préjudice confidérable à toute l'économie du corps. Dans les commencements, les fymptômes de cette maladie font fi peu fenfibles, que fouvent lorfqu'on l'apperçoit, elle eft déja invétérée. Les enfants y font plus
fujets que les perfonnes adultes. Chez les premiers, elle eft ordinairement
précédée du rhachitis, & l'on appelle noués les fujets qui en font atteints,
parce que les articulations font tuméfiées & nodeufes.

L'engorgement général des glandes eft accompagné d'une tuméfaction dure au bas-ventre, & des fymptômes qui ont été décrits à l'article de
l'obftruction du méfentere. Ces obftructions fe manifeftent par de petites
tumeurs indolentes & mobiles, qui ne caufent communément aucun changement dans la couleur des téguments, & qu'on découvre fous la peau,
particuliérement dans les parties peu garanties du froid, ou dans celles où
les glandes abondent; telles que le cou, la nuque, le deffous du menton,
les aines & les aiffelles, où on les trouve quelquefois liées comme un
chapelet par des vaiffeaux lymphatiques gonflés, qui paffent d'une glande
à l'autre.

Quand le nombre des glandes obftruées eft confidérable, les malades ont la falive vifqueufe, & avec un appétit ordinairement affez bon,
ils maigriffent plutôt que de prendre de l'embonpoint. Ils ont un fentiment de plénitude dans le ventre; leurs excréments font glutineux; leurs
urines font crues ou dépofent un fédiment blanc & muqueux; l'agilité du
corps & la vivacité de l'efprit diminuent : les malades font pâles & ont le
vifage ou feulement le cou comme bouffis Lorfqu'ils s'expofent au froid,
ou qu'ils prennent de violents exercices, ils éprouvent une douleur fourde
dans la région des glandes engorgées; & comme la lymphe s'épaiffit de
plus en plus par le défaut de leurs fonctions, qui réfulte de cet engorgement, & que d'un autre côté, elle s'aigrit par la ftagnation & par la diminution des fécrétions; le méfentere & tout le fyftême des glandes s'obftruent plus ou moins rapidement, & les poumons contractent des tubercules. Les malades prennent des fluxions opiniâtres, & fi l'on néglige de
les fecourir à temps, ils font fujets à devenir étiques ou hydropiques. D'autres fois les glandes engorgées s'irritent infenfiblement, s'enflamment &
s'ulcerent; ce qui arrive affez fouvent chez les perfonnes dont la lymphe eft
àcre, ou qui ont apporté en naiffant des levains écrouelleux dans le fang.

Comme l'engorgement des glandes lymphatiques , qui eft léger &
nouveau, provient ordinairement du fimple épaiffiffement de la maffe lymphatique , on y remediera en ce cas, par le traitement recommandé pour
l'épaiffiffement de la lymphe , & l'on appliquera fur les glandes obftruées
de la laine graffe , ou de l'emplâtre de cigue.

Si cette méthode étoit infructueufe, ou que l'obftruction fût confidérable , invétérée ou occafionnée par des levains écrouelleux , la guérifon , dans
le premier cas, fera difficile & longue ; dans le dernier , elle fera de fort-
longue durée & très-incertaine. La meilleure marche qu'on puiffe fuivre pour
le premier cas, eft celle qui eft indiquée pour remédier à l'acrimonie de la
lymphe compliquée avec l'épaiffiffement de ce fluide , & l'on appliquera
fur les glandes obftruées, l'emplâtre de cigue malaxé avec partie égale de
l'emplâtre de Vigo, & avec le quadruple de mercure. Durant l'ufage de
ces remedes, s'il furvenoit dans quelque glande une douleur affez confidérable pour qu'on eût lieu de prévoir l'inflammation & la fuppuration,
on faignera le malade ; on appliquera fur la glande irritée , le cataplafme
émollient N°. 15 ; & l'on fufpendra les fondants & ce qui irrite. Si la
fuppuration étoit inévitable , on emploiera ce qui eft ordonné pour faire
abfcéder le phygetlon ; on ouvrira l'abcès avec les précautions enfeignées
au même article ; on le panfera enfuite avec l'onguent bafilic mêlé avec
du précipité rouge , en proportion de demi - gros fur l'once de bafilic.
Durant la fuppuration , on continuera de faire prendre au malade les remedes internes fufdits, afin de réfoudre l'obftruction des glandes lymphatiques. Dans des cas rebelles, & où il n'y aura pas de principe écrouelleux, après avoir purgé le malade , s'il eft adulte , avec la poudre purgative N°. 186, & fi c'eft un enfant, avec le fyrop N°. 197, on lui donnera felon fon âge, matins & foirs, dans de la pomme cuite, trois à huit
grains de la panacée altérante de Plumer, & il boira en outre beaucoup
de la décoction de fquine N°. 35, coupée avec un quart de lait. Il continuera ce remede jufqu'à fa guérifon parfaite , en obfervant un régime
doux, comme auffi de ne point s'expofer au froid, & de fe purger comme il eft dit ci-deffus, de huit en huit jours. Cette marche réuffira encore
fouvent dans les tumeurs glanduleufes, qui, chez les enfants , reffemblent
aux écrouelles , & qui proviennent d'un levain vénérien , imparfaitement
détruit chez le pere, la mere, ou la nourrice.

V 2

Quant aux vraies écrouelles, quelquefois ce mal trompeur & cruel, qui eſt héréditaire, épargne un enfant & même une génération entiere; mais ce n'eſt qu'en apparence, puiſqu'il ſe manifeſte de nouveau dans la génération ſuivante. Ce ſeroit donc un grand avantage pour l'humanité, que les individus qui en ſont affligés ſe mariaſſent entre eux, en attendant que la Providence accorde aux humains un ſpécifique qui détruiſe radicalement ce fléau. Les pillules Nº. 1ʃ7, qui purifient les humeurs & déſobſtruent le ſyſtême glanduleux, & la panacée de Plumer à prendre ſept à huit grains les matins & ſoirs, ſont peut-être ce qu'il y a pour cela de plus efficace, pourvu qu'on en continue l'uſage en obſervant le même régime qui vient d'être recommandé.

Les tumeurs glanduleuſes, enveloppées d'une membrane qu'on appelle kiſte, ſont de différentes groſſeurs; elles ſont ordinairement indolentes, cauſent peu ou point de changement à la couleur de la peau, & prennent divers noms ſelon leur emplacement, leur configuration, ainſi qu'à raiſon des matieres que la poche renferme, & des maux qu'elles produiſent. Les loupes ſe forment principalement dans les cellules graiſſeuſes & dans les follicules des petites glandes, qui ſont inſenſiblement dilatées par un dépôt de matieres groſſieres. Elles prennent le nom de poires & de melons, lorſque la tumeur ſe termine en queue : quand la gaine d'un tendon de la main ou du pied fait la poche de la tumeur, elle prend le nom de ganglie; & les tumeurs qui affectent les environs de la trachée - artere, ſont appellées goîtres.   On diſtingue encore ces tumeurs à raiſon de leur dureté; on les nomme athéromes, quand elles ſont mollâtres, contenant une matiere ſemblable à de la bouillie; melliceris, lorſque la matiere a la conſiſtance du miel; & ſtéatomes, quand la tumeur eſt fort-dure à l'attouchement, & qu'elle contient une matiere ſemblable au ſuif.

Pour ce qui regarde les écrouelles dont il vient d'être fait mention, ce ſont des tumeurs dures, indolentes dans les commencements, & qui ſe forment le plus ſouvent & principalement dans les parties glanduleuſes qui avoiſinent le cou. Le ſquirre, proprement dit, n'eſt autre choſe que l'endurciſſement parfait d'une partie glanduleuſe, qui ſuccede à l'inflammation; cette eſpece de tumeur eſt très-dure, rénitente, indolente ou peu ſenſible. Ces différentes tumeurs enkiſtées, ſont appellées malignes, quand par la mauvaife qualité des humeurs, ou par l'ufage de remedes trop actifs, elles viennent à s'irriter. Les tumeurs fquirreufes commencent à dégénérer en carcinomes, dèfqu'on y fent une douleur permanente, de l'ardeur & des élancements confidérables. Lorfque le carcinome vient à s'ulcérer, il prend le nom de cancer; & à mefure que les tumeurs enkiftées s'étendent & deviennent volumineufes, elles font fujettes à devenir adhérentes, & compriment les parties voifines; d'où réfultent bien des accidents qui varient felon les fonctions des parties comprimées. Lorfque la tumeur ou les parties adhérentes font irritées par l'âcreté des humeurs ou par l'ufage de remedes trop actifs, elles s'enflamment, abfcedent ou dégénerent en ulceres rebelles; ce qui arrive communément dans les écrouelles & dans les fquirres.

Toutes les fois que ces différentes tumeurs enkiftées feront nouvelles, indolentes & mollâtres, on cherchera à les réfoudre moyennant l'ufage fucceffif des remedes internes & externes, recommandés pour l'engorgement des glandes lymphatiques : on les fumigera, en même temps, les matins & foirs, le plus long-temps que cela fera praticable, avec de la vapeur de vinaigre bouillant, diftillé fur une brique rougie au feu. On conduira cette vapeur fur la partie affectée, à l'aide d'un entonnoir, & fi c'étoient des loupes ou le goître, on les frottera avant de faire ces fumigations. On appliquera en outre fur le goître un fachet de fel grillé & chaud, & fur les autres tumeurs indolentes, l'emplâtre de cigue malaxé avec un tiers de fiel de bœuf infpiffé. Si ces moyens diminuoient la tumeur fans l'irriter beaucoup, on continuera jufqu'à parfaite guérifon, en obfervant pendant & après l'ufage de ces remedes réfolutifs, de travailler à éclaircir & à adoucir la maffe de la lymphe, felon les directions données pour le traitement de l'epaiffiffement & de l'acrimonie de ce fluide. Au cas que ces tumeurs s'enflammaffent durant l'ufage de ces remedes, il conviendra de les fufpendre, & fi la fuppuration eft à redouter, on emploiera les divers moyens prefcrits pour opérer la réfolution des inflammations externes, à l'article qui traite des inflammations en général. Si au contraire la fuppuration étoit inévitable ou convenable, on cherchera à l'avancer, en fuivant pour cet effet, ce qui eft recommandé à l'article de la fuppuration qui furvient aux inflammations.

Quand les tumeurs enkiftées feront anciennes, fort-dures, fquirreufes, difpofées à devenir carcimonateules, ou qu'après avoir ufé pendant fix femaines, des remedes recommandés pour la réfolution, la tumeur fût cependant dans fon premier état, on ne pourra mieux faire, fi cette opération eft praticable, que de l'extirper felon l'art. C'eft ce qu'on ne fera qu'après avoir préparé fuffifamment le malade par des remedes convenables à la conftitution, & propres à corriger les vices de la maffe du fang. Si au contraire la tumeur avoit été caufée par quelque accident externe, on procedera fans délai à l'opération, pourvu que le malade foit d'ailleurs bien conftitué.

Dans les cas où le nombre, la fituation & la nature des tumeurs, foit la conftitution du malade, óteroient tout efpoir de pouvoir les réfoudre ou les fondre par la fuppuration, ou enfin de les extirper avec fuccès; afin de prévenir leur accroiffement & les autres fâcheufes fuites, on cherchera à deffécher ces tumeurs. A cet effet, on les fomentera long-temps avec de l'eau-de-chaux, fur chaque livre de laquelle on aura fait diffoudre demi-once d'alun-de-roche. Les malades obferveront un rigoureux régime; pour leur boiffon ordinaire, ils prendront de la décoction de fquine Nº. 35, coupée avec un quart de lait; ils éviteront avec un foin égal de fe refroidir & de s'échauffer; ils fe feront faigner & fe purgeront au printemps & en automne; puis ils prendront le lait d'âneffe. En fuivant cette conduite, ils préviendront les accidents qu'il y auroit à craindre, pourvu qu'ils évitent en même temps tous les médicaments internes & externes qui pourroient irriter le mal. Si toutefois la tumeur devenoit carcimonateufe, on l'extirpera au plus vite, s'il eft poffible, en obfervant de corriger le fang avant & après l'opération; & lorfque l'extirpation ne fera pas praticable, on appliquera pendant le jour, fur la tumeur, de la raclure de carottes jaunes, étuvées dans une terrine, & la nuit, l'onguent anodin Nº. 131.

Pour ce qui regarde le goître en particulier, s'il ne cédoit pas aux remedes fufdits, il faudra recourir au fpécifique qui eft l'éponge de mer non-calcinée, en décoction; & calcinée & infufée avec des aromates dans du vin, ou en opiate, telle que celle fous le Nº. 145; en obfervant pendant que l'on en ufera, de fe purger tous les huit jours, avec la potion Nº. 166. Les perfonnes qui auroient de la répugnance pour ce remede, fe guériront également du goître, en allant vivre dans un climat méridional, voifin de la mer, tel que Marfeille, &c. Comme l'on regarde comme prouvé par l'expérience, que les remedes contre les tumeurs enkiftées ope-

rent avec plus de fuccès pendant le déclin de la lune, on pourra fuivre
en cela l'opinion reçue. Ce qu'il y a de vrai, eft, que de temps à autre,
il convient de changer les applications externes, & que les tumeurs ramollies ou prêtes à fe diffiper, quand on continue les mêmes remedes,
reprennent quelquefois tout-à-coup leur premier état, & rendent par ces
alternations les cures plus longues.

De l'engorgement des glandes du méfentere[1], & des inteftins.

Le méfentere, qui eft deftiné à donner paffage au chyle & à le fub-
tilifer, eft fort-fujet à s'obftruer, & les obftructions de ce vifcere caufent
beaucoup de préjudice à toute l'économie du corps. Cette maladie, qui
eft commune aux enfants, eft cependant moins rare chez les adultes qu'on
ne le croit. Dans fes commencements, il eft difficile de la connoître ; elle
fe manifefte infenfiblement par la pâleur & la bouffiffure du vifage, &
par une forte de langueur du corps & de l'efprit : les yeux font éteints,
la falive eft épaiffe, la bouche pâteufe, les urines font troubles, les évacuations du ventre n'ont pas de regle, les excréments font glutineux,
mal liés ; tout le corps maigrit & les forces diminuent peu à peu, tan-
difque le ventre feul refte gros & tendu, & que le malade eft affecté d'un
fentiment de plénitude.

Quand l'engorgement des glandes du méfentere eft confidérable, les
malades, après les repas, prennent des chaleurs internes, accompagnées
d'un peu de fievre & d'altération : on remarque à l'attouchement, aux
environs du nombril, des boulettes ou un gâteau, formés par le gorgement des glandes.

Les fuites de l'engorgement du méfentere font l'atrophie, le rhachitis ;
le gorgement de toutes les glandes lymphatiques, de fréquents relâchements du ventre, l'affection cœliaque, la fievre-lente, l'hydropifie afcite,
ou des affections fquirreufes au méfentere.

Lorfque l'engorgement des glandes méfentéraïques eft léger & nouveau, on y remédiera moyennant le régime & les remedes recommandés
pour l'épaiffiffement de la lymphe.

Quand il eft confidérable ou invétéré, la guérifon fera longue &
l'on ne pourra mieux faire que d'obferver le régime & prendre les reme-

des propofés pour lever les obftructions en général, en donnant la préférence aux apéritifs recommandés pour l'obftruction compliquée avec l'épaiffiffement froid. Au cas qu'on n'avance pas vers la guérifon, ou qu'on ait lieu de fufpecter que des levains écrouelleux ou véroliques fuffent la caufe de la maladie, on emploiera ce qui eft recommandé pour remédier à l'acrimonie de la lymphe compliquée avec ces maux. On tiendra le bas-ventre couvert avec l'emplâtre de favon de barbette malaxé d'un quart de fiel de bœuf infpiffé; & afin de prévenir l'inflammation & la fuppuration des glandes obftruées, on procédera doucement & pas-à-pas dans l'adminiftration des fondants; on les fufpendra tous les huit jours pour purger le malade, s'il eft adulte, avec la potion No. 166; & fi c'eft un enfant, avec le fyrop No. 197: les deux jours fuivants, le malade prendra un demi-bain domeftique: on lui tiendra le ventre libre avec le lavement domeftique No. 108; & les bains étant finis, il retournera à l'ufage des apéritifs & fondants, dont il vient d'être fait mention.

De l'engorgement & du fquirre du pancréas.

Quand le pancréas, qui eft un gros corps glanduleux, annexé à la partie poftérieure du fond de l'eftomac, eft engorgé, les malades digerent mal; ils éprouvent de l'embarras au creux de l'eftomac, avec des maux de cœur & des naufées, après qu'ils ont pris des aliments. Lorfque le pancréas eft obftrué dans toute fon étendue, on découvre par l'attouchement, quand l'eftomac eft vuide, une tumeur oblongue, profonde & un peu mobile, qui quelquefois eft faillante & s'étend depuis la foffette du cœur jufqu'à l'extrémité de l'hypochondre gauche. Les malades, dont le pancréas eft bien obftrué, vomiffent fouvent les aliments qu'ils ont pris; ils maigriffent confidérablement, & quand cette tumeur eft dure & rénitente, elle eft fquirreufe & incurable.

On traitera les différents degrés d'obftruction de ce vifcere comme les obftructions du méfentere; & vû que l'empâtement invétéré des glandes inteftinales, produit un engluement aux paroies du canal des inteftins, qui en fe defféchant, devient très-ténace & quelquefois coriace, il faut le détremper journellement avec le lavement domeftique No. 108, animé d'un peu de mouffe de favon; & dèsque l'on remarquera dans les felles des

glaires

glaires recuites ou membraneufes, on redoublera l'ufage des lavements, dans chacun defquels on diffoudra deux gros de favon blanc; c'eft ce que l'on continuera de faire jufqu'à ce que les glaires aient difparu. Pour confirmer la guérifon, on prendra pendant un mois ou fix femaines du fyrop de favon N°. 195; & tous les quatre jours, on fe purgera avec les pilules laxatives N°. 154.

De l'embarras de la circulation du fang , dans le fyftéme des vaiffeaux qui aboutiffent à la veine-porte.

La circulation du fang, dans le fyftéme des vaiffeaux qui aboutiffent à la veine-porte, eft fouvent génée & embarraffée : les maux & les incommodités qui en réfultent, font très-fréquents. Le fang qui coule dans ces veines a perdu de fa fluidité, lorfqu'il arrive dans les vaiffeaux qui fe réuniffent pour le ramener par la veine-porte au cœur, & ces vaiffeaux du bas-ventre font encore fujets à être comprimés par les aliments , par les excréments & les flatuofités. Ce défaut dans la circulation eft très-familier aux gens de lettres & aux perfonnes dont le genre de vie eft fédentaire. Il fe manifefte par une pefanteur aux reins & aux hypochondres, qui font plus ou moins gonflés ou tendus. Les malades font fujets à prendre des éblouiffements ou des chaleurs fubites, fur-tout après les repas; & lorfqu'ils font conftipés ou échauffés, ils éprouvent encore quelquefois des étourdiffements, des maux de tête & des palpitations au cœur ou aux hypochondres. Le ventre eft affecté d'un fentiment de plénitude, qui, en grande partie, eft occafionné par des flatuofités dont l'explofion les foulage très-fort; & quand cette indifpofition eft invétérée ou confidérable, le malade prend un prurit inquiétant au fondement, des boutons d'hémorrhoïdes , ou il a une fenfation de tenfion à la veffie, lorfque les ramifications des vaiffeaux qui y font diftribués, font plus particuliérement gorgées.

Les malades font d'ailleurs inquiets, difpofés à la trifteffe , fujets à des gonflements fubits, aux vents par le haut & par le bas, & à la conftipation, qui les incommode autant qu'ils font foulagés d'abord après avoir été à la garderobe. Outre tous ces maux qui font journaliers, les malades font encore fujets à des mouvements de fievre & à des douleurs de rhûmatifme.

X

Cette affection difpofe à l'engorgement des vifceres du bas-ventre , à la dilatation variqueufe des vaiffeaux hémorrhoïdaux, dont le flux fpontané dans cette affection , eft finguliérement falutaire : elle difpofe auffi très-fort à l'hypochondrie & à la mélancholie.

On remédiera d'abord à la pléthore par la faignée ; le malade fe purgera avec la potion minorative N°. 168 ; il prendra enfuite, le matin & à jeun , des gouttes laxatives N°. 94, en dofe fuffifante pour en être évacué deux fois par jour ; en obfervant de boire fur ces gouttes, une pinte de petit-lait : vers le foir, il prendra le lavement N°. 109. Il continuera ces remedes l'efpace de trois femaines , & même au-delà s'il le faut. Tous les matins, il fe frottera avec la main, pendant un quart-d'heure, le bas-ventre dans tous les fens ; il montera fouvent à cheval , ayant l'eftomac vuide ; & afin de jetter les vents interceptés, il prendra, dans de l'infufion de fleurs de camomilles, les gouttes carminatives N°. 92. S'il fe préfente des varices hémorrhoïdales au fondement , il fe fera appliquer les fangfues. Il s'abftiendra d'un genre de vie trop fédentaire, il diminuera le travail de l'efprit, & obfervera les régimes indiqués fous les lettres B & E. Il évitera de fe charger l'eftomac, il cherchera à fe diftraire & à vivre avec des perfonnes gaies & amufantes ; & pour confolider fa guérifon, il prendra dans la prochaine belle faifon, les eaux aigrelettes-martiales du N°. 3, ou fi fon bas-ventre n'étoit pas bien net & dégagé, des eaux minérales-martiales & laxatives, rapportées fous le même N°. de la matiere-médicale.

De l'engorgement de la rate.

La ftructure & la fituation de ce vifcere le difpofent à des gonflements & à des engorgements fréquents, qui font plus ou moins permanents & confidérables. Pendant que la rate n'eft que gonflée, le malade éprouve dans l'hypochondre gauche, une douleur fourde, de la pefanteur & des tiraillements qui redoublent durant les premiers moments qu'il eft à cheval ou en voiture, & fur-tout lorfqu'il fe met à courir. Il refpire alors avec difficulté ; le cœur lui bat ; & quand le gonflement eft confidérable, il fe joint à ces accidents des ferrements de cœur & des vents, qui, pour ainfi dire, l'étouffent ; il foupire involontairement, & il eft fouvent de mauvaife humeur : fon appétit eft affez bon , mais comme la digeftion eft mauvaife ,

c'eſt ordinairement après les repas qu'il eſt le plus indiſpoſé. Il eſt en outre accablé ; il éprouve de la peſanteur à la tête ; & ces différentes incommodités ſont journalieres, auſſi long-temps que la rate n'eſt que gonflée.

Quand au contraire ce viſcere n'eſt pas ſeulement engorgé, mais qu'il
eſt encore obſtrué, on remarque, lorſque le malade eſt couché ſur ſon dos,
une tumeur permanente dans l'hypocondre gauche, qui ſouvent occupe une
portion de la partie ſupérieure & gauche du bas-ventre. Dans ce cas , la
peſanteur , le tiraillement qu'il éprouve, ainſi que les divers ſymptômes du
gonflement de la rate, répondent au volume de la tumeur ; & lorſque celle-
ci eſt conſidérable, le malade ne peut être couché en tout ſens : tandiſqu'il
maigrit & qu'il s'exténue, il eſt affecté d'une toux ſeche , de fréquentes
palpitations de cœur, & de maux de tête.

L'obſtruction de la rate eſt eſtimée ſquirreuſe, quand elle eſt invétérée, & que la tumeur eſt circonſcrite, dure & rénitente à l'attouchement.
Dans ce cas, il ſe manifeſte le plus ſouvent de l'enflure à la cheville du
pied gauche. Le malade a un très-mauvais teint, ſon eſprit eſt triſte, abattu ;
il éprouve de l'accablement dans tout le corps , & inſenſiblement il devient étique ou hydropique.

Si le gonflement & l'engorgement de la rate ſont récents , on y remédiera en ſuivant ce qui eſt preſcrit pour l'embarras de la circulation dans
les vaiſſeaux qui aboutiſſent à la veine-porte. S'il étoit invétéré, on prolongera & l'on réitérera juſqu'à parfaite guériſon, l'uſage de ce qui eſt conſeillé dans le même article ; & en même temps , le malade obſervera de
monter beaucoup à cheval & de ſe couvrir l'hypocondre gauche avec de
l'emplâtre de cigue , animé de gomme-ammoniac.

Quant au traitement de l'obſtruction de la rate ; comme les ſymptômes de cette maladie ſe multiplient & augmentent par accès , le malade
prendra, pour ſe ſoulager, des bains de pieds d'eau-de-ſon tiede , où l'on
aura délayé un peu de ſavon : on lui donnera le lavement émollient &
carminatif N°. 109. Dans les agitations accompagnées d'échauffement, il
prendra de deux en deux heures, une priſe de la poudre tempérante N°.
190 ; & s'il n'eſt pas échauffé, on lui donnera une couple de priſes de la
poudre abſorbante & carminative N°. 170, ſur leſquelles il boira une couple de taſſes d'infuſion de fleurs de camomilles. Pour travailler à la guériſon , on commencera par le ſaigner au bras, & le ſur-lendemain, on lui

appliquera les fangfues au fondement. Le malade prendra enfuite une douzaine de demi-bains domeftiques ; & deux heures après chaque bain, le lavement domeftique N°. 108. Pendant la nuit, il fe couvrira l'hypocondre
gauche avec le fufdit emplâtre ; & le jour, quand il aura ceffé de prendre
les bains, on y appliquera la fomentation réfolutive N°. 83 , que l'on renouvellera auffi fouvent, qu'elle fe fera refroidie ou féchée.

Dèsqu'il aura fini les bains , le malade fe purgera de huit en huit jours,
avec les gouttes laxatives N°. 94 ; & dans l'intervalle des purgations , il
prendra chaque jour à jeun, l'électuaire apéritif - martial N°. 52 , fur lequel il
boira les bouillons contre les obftructions N°. 13 , foit une livre de petit-lait chalibé N°. 147. Toutes les fois qu'il fera conftipé au-delà de trente-
fix heures, on obfervera d'y remédier au moyen du lavement dont nous
avons parlé tout-à-l'heure. D'ailleurs, le malade mettra en ufage ce qui pourra convenir à fon état, de ce qui a été prefcrit en traitant des embarras
qui furviennent dans le fyftême des vaiffeaux de la veine-porte. Il fe nourrira des aliments les plus légers & les plus apéritifs des régimes fpécifiés fous
les lettres B & E, & il prendra modérément, mais chaque jour, les exercices du corps qu'il pourra fupporter le mieux.

Si après que le malade auroit ufé pendant fix femaines de ces remedes, l'obftruction n'étoit pas encore levée , il emploiera alors , felon les
faifons, les divers médicaments prefcrits pour les obftructions en général.
Dans ces cas, il conviendra le plus fouvent de donner la préférence aux
apéritifs recommandés pour les obftructions accompagnées de l'épaiffiffement
froid. Le malade prendra pour fa boiffon ordinaire, de l'eau-de-rouille N°.
39, qu'il trempera à fes repas avec un peu de vin blanc , & il montera
à cheval auffi-tôt qu'il pourra fupporter cet exercice. En fuivant cette marche, on parviendra infenfiblement à lever les obftructions les plus opiniâtres. Au cas que le malade prît une fievre d'accès , on n'arrêtera point
le cours de cette nouvelle maladie, vû que les fievres intermittentes, & en
particulier les fievres-quartes , lorfqu'elles font fagement gouvernées, diffipent
infenfiblement les obftructions. Lorfque cette obftruction fera compliquée
avec beaucoup de difpofition aux hémorrhoïdes, on renouvellera tous les
mois l'application des fangfues.

Si la rate offroit à l'attouchement un gâteau très-dur, elle fera alors
incurable ; mais le malade pourra néanmoins vivre encore long-temps, fans

même éprouver des accidents bien fâcheux , pourvû qu'il obferve très-exactement le régime prefcrit fous la lettre B. Sa boiffon ordinaire fera la tifane commune N⁰. 210 ; il évitera tous les remedes émollients tant internes qu'externes , & fur-tout ceux qui irritent, ainfi que tout ce qui peut échauffer & agiter le fang.

Lorfque le fquirre fera confidérable , on le foutiendra par un bandage, & l'on faignera le malade ; & chaque fois que la partie fquirreufe fera fenfiblement irritée avec douleur & avec chaleur , & s'il y avoit lieu de craindre le carcinome, il obfervera, pour le refte de fes jours , la diete blanche fpécifiée fous la lettre G ; & l'on appaifera les irritations par l'émulfion calmante N°. 66, foit au moyen des gouttes anodines N°. 89.

De l'engorgement du foie.

Le foie eft proprement deftiné par la nature , à l'élaboration de la bile. Cette partie qui reçoit un fang dépouillé de fes parties les plus liquides , eft fujette à s'engorger affez fouvent. Mais il fera traité particuliérement à l'article de la jauniffe , de l'engorgement qui fe fait dans les vaiffeaux biliaires.

Celui qui fe forme dans les capillaires-fanguins , fe manifefte par un embarras qui s'étend depuis la foffette du cœur dans l'hypocondre droit. Cette région eft ordinairemeut affectée de tiraillements, foit d'un peu de pefanteur , ou d'une douleur fourde , qui augmente plus ou moins quand on prend des exercices un peu violents. Les malades éprouvent par intervalles de légers ferrements de cœur, quelque difficulté de refpirer en plein , & , de temps à autre, ils font incommodés d'une petite toux feche. Ils font accablés & pefants ; ils prennent fubitement des chaleurs & des rougeurs au vifage ; leur bouche eft feche ou amere, ils ont du dégoût & quelquefois des naufées, & leur fommeil eft inquiet. Dans les commencements de la maladie , leurs urines de même que leurs excréments font d'affez bonne couleur : enfuite les urines prennent une couleur foncée, & les excréments tirent fur le blanc.

Outre les mêmes fuites rapportées à l'article de l'engorgement de la rate , cette maladie difpofe encore à la jauniffe & à divers autres maux qui réfultent du défaut de la fécrétion & de l'excrétion de la bile : à mefure

que l'engorgement dégénere en obftruction permanente, lorfque le malade
eft couché à plat, on remarque à l'attouchement, vers le creux de l'eftomac & à l'hypocondre droit, quelque tumeur & plus ou moins de dureté : le malade éprouve des tiraillemens, dans cette région, quand il eft
long-temps debout, & il a de la peine à demeurer couché fur le côté gauche. Ses urines font briquetées, il a le ventre ou relâché ou conftipé, &
fes excréments font peu teints de bile. Les fymptômes qui indiquent de
l'engorgement deviennent enfuite plus marqués ; le vifage prend infenfiblement un teint plombé ou couperofé ; le malade eft fujet à avoir de la démangeaifon & des éruptions à la peau, qui reffemblent à la gratelle ou qui
font dartreufes ; il maigrit confidérablement, & fi l'on ne parvient à lever
l'obftruction, il devient ictérique, étique & le plus fouvent il eft emporté par
l'hydropifie ou par une diarrhée colliquative.

Le fquirre du foie fe manifefte dans l'hypocondre droit prefqu'avec
les mêmes fymptômes que celui de la rate dans l'hypocondre gauche. Il
eft plus redoutable que ce dernier ; le malade ne peut demeurer couché
fur le côté gauche ; il éprouve des naufées & de fréquents vomiffements,
des mouvements de fievre & de la jauniffe. L'ictere noir, ou l'hydropifie
afcite, font les fuites du fquirre au foie.

On remédiera à l'engorgement du foie, en fuivant les directions données pour le traitement des obftructions en général, & pour celui de la
circulation embarraffée dans les vaiffeaux qui aboutiffent à la veine-porte
en particulier.

Il convient le plus fouvent, dans l'obftruction du foie, de commencer par purger le malade avec la potion laxative No. 166. S'il étoit pléthorique, on le faignera au bras ; fi-non on lui appliquera les fangfues au
fondement ; il prendra enfuite, pendant quinze jours & à jeun, les pillules de favon No. 159, fur lefquelles il boira une couple de livres de petit-
lait, ou les bouillons contre les obftructions No. 13. Il prendra une couple de fois par femaine, dans l'après-midi, un demi-bain tiede ; & dans
l'intervalle, & après ces bains, on lui appliquera fur la région de l'hypocondre droit, l'emplâtre de favon de barbette : en outre, il fe proménera
en voiture, & à cheval, s'il le peut faire ; fa boiffon ordinaire fera de
l'eau de rouille No. 31, qu'il mêlera, dans fes repas, avec un quart de
vin blanc. Il fe nourrira des aliments les plus légers & les plus apéritifs

du régime fpécifié fous la lettre E ; pendant une quinzaine fubféquente, il prendra l'électuaire apéritif martial N°. 47 , en continuant de boire des bouillons fufdits; & s'il eft conftipé, il y remédiera par le lavement domeftique N°. 108.

Si au bout de ce temps l'obftruction n'étoit pas levée par ces remedes, il emploiera, & felon la faifon, les divers apéritifs recommandés pour le traitement des obftructions en général. Il conviendra toutefois de préférer ordinairement ceux qui font prefcrits pour les obftructions compliquées avec l'épaiffiffement atrabilaire.

On gouvernera le fquirre du foie comme celui de la ratte ; en prenant cependant la précaution de purger tous les mois le malade avec la potion minorative N°. 168. On remédiera affidument à la conftipation, en lui donnant le lavement fufdit, & on redoublera de foins pour ne pas l'irriter, ce qui arrive dans cette maladie plus facilement que dans le fquirre de la rate ; & lorfque l'on aura à craindre de l'inflammation , de la fuppuration ou un fquirre dans ce vifcere , on confultera les articles qui en traitent.

DE LA JAUNISSE EN GÉNÉRAL.

Outre les jauniffes fymptômatiques qui furviennent quelquefois dans l'inflammation & dans l'endurciffement fquirreux du foie , & que l'on diftinguera par les fymptômes qui font rapportés de ces maladies, il y a encore trois autres efpeces de jauniffe qui dépendent de différentes caufes. La premiere eft la jauniffe appellée fpafmodique, parce qu'elle eft l'effet d'une crifpation fpafmodique dans le foie, laquelle occafionne fubitement le reflux de la bile hépatique dans le fang. Cette efpece de jauniffe a fouvent lieu après de violents emportements , & après une purgation exceffive, comme auffi dans les forts accès des paffions hyftériques, hypocondriaques, & d'autres affections fpafmodiques du bas-ventre.

La feconde efpece de jauniffe furvient , lorfque les vaiffeaux biliaires font bouchés par l'épaiffiffement de la matiere biliaire , ou comprimés enforte que la fécrétion ou l'excrétion de la bile dans le conduit hépatique

font ſuſpendues. La troiſieme eſpece eſt occaſionnée par des calculs contenus dans la veſſie du fiel, qui bouchent le conduit par lequel la bile s'évacue dans les inteſtins; d'où il réſulte, que la bile ne pouvant s'écouler
dans l'inteſtin duodenum, reflue & accumule dans le ſang la matiere biliaire.

En général, la jauniſſe eſt précédée d'un accablement & d'une ſorte
de tenſion & de ſerrement qui affectent l'hypocondre droit, ainſi que le
creux de l'eſtomac. Le blanc des yeux, le front, les tempes, quelquefois
les ongles même & tout le corps, deviennent jaunes comme le ſaffran; &
quand la maladie eſt invétérée & dans ſa force, tous les objets qui ſe préſentent à la vue du malade, lui paroiſſent jaunâtres: ſes excréments ſont blancs
comme l'argile, ou cendrés; ſes urines ſont d'un jaune foncé ou troubles,
& teignent d'une couleur de ſaffran le papier ou les linges blancs qu'on
en imbibe.

Qand la jauniſſe dure quelque temps, la ſalive & la bouche deviennent ameres: les malades éprouvent des picottemens aux yeux & un prurit à la peau ſur toute la ſuperficie du corps; l'accablement qu'ils reſſentoient d'abord, augmente; ils ſont de mauvaiſe humeur, dégoûtés, altérés, & plus ou moins eſſouflés par le mouvement; leur pouls eſt irrité,
fréquent, & ils maigriſſent conſidérablement.

La jauniſſe ſpaſmodique ſe diſtingue des autres par les cauſes qui la
produiſent, & qui ont été déja indiquées. Elle ſe manifeſte ſubitement, &
n'eſt ordinairement que de courte durée.

La ſeconde eſpece ſe connoît par les ſymptómes indiqués de l'obſtruction du foie. Elle ſe forme peu à peu, & eſt permanente & opiniâtre.

La troiſieme ſe déclare par une petite douleur permanente & fixe à
la foſſette du cœur, & qui redouble par accès. Dans ce dernier cas, les
malades ſont ſujets à eſſuyer des attaques de colique, & quelquefois de vomiſſements; alors ils éprouvent ſur-tout de la difficulté à ſe tenir debout
& à marcher droits. Cette eſpece de jauniſſe va & vient, à meſure, ſans
doute, que les pierres reculent, s'échappent, & s'enchaſſent de nouveau
dans le conduit dont il a été parlé tout-à-l'heure.

Lorſque la matiere bilieuſe, qui eſt retenue dans la maſſe du ſang, eſt
porracée ou atrabilaire, elle produit ce qu'on appelle l'ictere noir. Alors
le blanc des yeux, le front, le viſage & tout le corps, prennent une couleur

leur noirâtre, tirant fur le verd : les urines font noirâtres ; les malades , outre les divers autres fymptômes de la jauniſſe, ont le pouls plus irrité , le
ventre fort - pareſſeux , & rendent des excréments verdâtres, fecs & brûlés ;
ils font en outre plus fujets aux naufées & aux vomiſſements : ils font fort-
dégoûtés, frileux , accablés de corps & d’efprit , triſtes, aſſoupis ; leur
tranfpiration & leur haleine font puantes : eux-mêmes font aſſez prompté-
ment exténués.

Les fuites de l’ictere noir font principalement la fievre-lente , la confomption , l’hydropifie , &c.

La jauniſſe qui accompagne l’inflammation du foie , fe diſſipe fouvent par la méthode & par les remedes indiqués pour opérer la réfolution de l’inflammation de ce vifcere. Lorfque cette efpece de jauniſſe devient chronique, c’eſt parce que l’inflammation a dégénéré en fquirre ; alors
cette jauniſſe , de même que celle qui provient d’une obſtruction fquirreufe
au foie, font incurables ; & l’on ne pourra faîre mieux que de prefcrire au
malade la cure palliative , recommandée pour le fquirre de la rate.

Quant à la jauniſſe fpafmodique, elle fe diſſipe à l’ordinaire facilement. Le malade prendra d’abord une couple des lavements domeſtiques
N°. 108 , dont il continuera l’ufage les matins & foirs : il boira beaucoup
d’infufion de mauves ; de quatre en quatre heures, il prendra la mixture
N°. 128 ; & on lui appliquera fur l’hypocondre droit, la fomentation N°.
82. Si au bout de deux ou trois jours cette efpece de jauniſſe n’étoit pas
confidérablement diminuée , le malade fe purgera d’un jour à l’autre avec
la potion minorative N°. 168 , & il prendra en même temps le petit-lait
chalibé N°. 147, ou une des eaux-minérales légérement ferrugineufes N°.
3. C’eſt ce qu’il devra continuer jufqu’à ce que la jauniſſe foit entiérement
diſſipée.

Il y a des perfonnes, d’ailleurs bien portantes, qui font fujettes à de
légeres atteintes de jauniſſe ; ce qui provient ordinairement de ce que la matiere bilieufe abonde dans la maſſe du fang. Afin de la diminuer, elles fe nourriront pendant une couple de mois, de fruits fondants cruds & cuits , & de
légumes fains : elles fe purgeront, une fois par femaine , avec la teinture de
rhubarbe tempérée N°. 204 , & elles boiront dans les intervalles des repas
de la limonade chaude. Lorfque cette jauniſſe fera diſſipée , elles boiront en-

Y

core de temps à autre, de la tiſane de crême-de-tartre Nº. 211, en quantité ſuffiſante pour avoir une couple de ſelles par leſquelles s'écoulera la bile ſurabondante.

Dans la jauniſſe qui provient de l'engorgement des vaiſſeaux biliaires, on appliquera au malade, tous les après-midi, le lavement domeſtique Nº 108 ; il prendra les pillules Nº. 159, & , dans la matinée , il boira une couple de livres de petit-lait chalibé, ou les bouillons apéritifs Nº. 11 ; & ſur le ſoir, il prendra pendant une heure, un demi-bain un peu plus chaud que tiede, d'eau-de-ſon. Lorſque les matieres bilieuſes ſeront ſuffiſamment diviſées & délayées, ce qui aura lieu quand le malade aura uſé de ces remedes pendant une quinzaine de jours, on le purgera de quatre en quatre jours avec la décoction apéritive & laxative Nº. 30, & il prendra, ſelon la ſaiſon, les apéritifs recommandés pour les obſtructions compliquées avec l'épaiſſiſſement atrabilaire. Sur la fin de la cure, on lui donnera, les matins & ſoirs, une priſe de l'électuaire martial Nº. 52, & pendant qu'il la fera, il appliquera, ſur l'hypocondre droit, un emplâtre de ſavon de barbette : il ſe donnera beaucoup d'exercice, tant en voiture qu'à cheval ; il remédiera à la conſtipation à l'aide du lavement ci-deſſus conſeillé ; il ſe nourrira des viandes & ſur-tout des légumes & des fruits les plus légers & les plus fondants du régime ſpécifié ſous la lettre E : ſa boiſſon ordinaire ſera de l'eau de rouille Nº. 39, trempée aux repas avec un tiers de vin blanc. Il continuera à ſe conduire de cette maniere, juſqu'à ſa parfaite guériſon, qu'il conſolidera en buvant des eaux minérales-ferrugineuſes du Nº. 3.

L'ictere, qui provient de l'obſtruction des vaiſſeaux biliaires du foie, ſera traité comme il eſt preſcrit ci-deſſus. Les demi-bains domeſtiques qu'on prolongera, ſeront le plus ſouvent très-efficaces.

Lorſque la jauniſſe eſt cauſée par des calculs de la veſſie du fiel, la cure ſera purement méchanique pendant les paroxyſmes des douleurs & la colique, qui ſurviendront toutes les fois qu'un calcul, qui ne ſera pas liſſe, ſera enchaſſé dans le conduit cholédoche. Afin de faciliter ſon paſſage dans le duodenum, après la ſaignée au bras, le malade prendra, tous les quarts-d'heures, une couple de cuillerées à ſoupe d'un mélange fait avec égales parties de ſyrop d'althéa & d'huile d'amandes douces, ſur lequel il boira une taſſe d'infuſion de racine de guimauve. On lui appliquera ſur l'hypocondre droit, la fomentation Nº. 82 : il prendra deux fois par jour, un lavement d'une forte décoction de graine de-lin: ſes bouillons feront gras & lubrifiants, & il mangera une rôtie à l'huile d'olives afperfée de fucre. Si le paroxyfme étoit long & violent, après lui avoir tiré encore du bras une dixaine d'onces de ſang, on le mettra dans un bain de bouillon de tripes fraîches, au défaut duquel on le baignera dans une eau-de-fon ou de graine de lin bien faturée de ſes farines émollientes; & au fortir du bain, on appliquera une flanelle imbibée d'huile d'olives chauffée, fur la région des hypocondres. On lui donnera en même temps, de deux en deux heures, jufqu'à ce que le paroxyfme foit appaifé, une dofe des gouttes anodines Nº. 89; fi cela tardoit à arriver, on n'héfitera pas de lui faire prendre le vomitif Nº. 192, & fur la fin de fon opération, le lavement domeftique qui alors fera fouvent rendu avec de petits calculs.

Quant à la guérifon de ce mal, elle eſt très-difficile & fort-incertaine. Le malade obfervera conftamment le fufdit régime: il fe purgera de huit en huit jours avec la potion de manne Nº. 167. Dans l'intervalle des purgations, il prendra, à jeun & en fe couchant, les pillules de favon Nº. 159, fur lefquelles il boira, le foir, une demi-livre de la tifane de Pareira-Brava Nº. 214, & dans la matinée, les eaux ferrugineufes-aigrelettes Nº. 3. De jour à autre, il prendra vers le foir, un demi-bain tiede d'eau-de-fon blanchie avec du lait; avant-dîner, il fe proménera à cheval, ou en voiture, & pour peu qu'il foit conftipé, on lui donnera un lavement de bouillon de tripes, ou, à fon défaut, le lavement domeftique Nº. 108.

Si, après avoir ufé pendant un mois de ces remedes, le malade commence à en reffentir des effets falutaires, il les continuera; fi-non, il fera un long ufage d'eaux-thermales-fondantes, dont il devra boire, & dans lefquelles il fe baignera, en fe purgeant pendant tout ce temps, de huit en huit jours, avec la potion de manne dont le Nº. vient d'être cité.

Quant à l'ictere noir, s'il eſt poffible de le guérir, on y parviendra en obfervant le régime rafraîchiffant & qui arrête la corruption du fang, fpécifié fous la lettre D. On remédiera à la conftipation par les fufdits lavemens, & le malade prendra à jeun, & vers quatre heures après midi, fix onces du fuc exprimé de parties égales des herbes fraîches de piffe-en-lit & de petite-ofeille, qu'on aura mêlé, après l'avoir dépuré, avec partie égale de bouillon de rouelle de veau ou de petit-lait

Il ſe fera en outre frotter, les matins & ſoirs, toute l'habitude **du** corps, & en particulier l'hypocondre droit ; il boira beaucoup de limonade chaude, & il ira autant qu'il lui ſera poſlible, en voiture ou à **cheval**. Pour peu qu'il ſe trouve ſoulagé, il perſévérera dans cette conduite **avec** beaucoup de conſtance, en obſervant de manger en été beaucoup **de ce-**riſes aigrelettes, & en automne, beaucoup de raiſins blancs & bien **mûrs.**

Le ſuc de bouleau, qui, au printemps, diſtille très-copieuſement **des** rameaux nouvellement taillés, & que l'on reçoit dans des bouteilles **qu'on** y attache, pris long-temps matin & ſoir à la doſe de ſix à huit onces, **a** diſſipé des jauniſſes qui avoient réſiſté à tout autre remede.

La jauniſſe critique qui ſurvient dans les fievres, & celle des **femmes** groſſes, n'exigent que peu ou point de remedes.

Plus la couleur jaune eſt foncée & remarquable dans la partie **che-**velue de la téte, plus la jauniſſe ſera difficile à guérir.

Les différentes eſpeces d'ictere, à l'exception de celui qui eſt **produit** par l'inflammation du foie, & par des calculs qui y diſpoſent, **demandent** rarement la ſaignée.

Il eſt arrivé que des jauniſſes rebelles ont diſparu, après qu'on eut **fait** avaler au malade, matin & ſoir, un œuf frais crud avec la coque, & **une** cuillerée de ceriſes noires, ſeches & pilées avec le noyau, & réduites **en** marmelade avec de l'eau de ceriſes ſpiritueuſe.

DU MAL HYPOCONDRIAQUE.

La maladie hypocondriaque, connue ſous le nom de ſpleen ou vapeurs, eſt plus incommode que dangereuſe. Lorſqu'elle a pris racine, elle ſe manifeſte par un ſi grand nombre de ſymptômes, que les malades qui liſent ou entendent faire le détail d'une maladie, en ont l'imagination frappée au point qu'ils croient en être attaqués. Aſſez généralement, ils éprouvent un ferrement, une tenſion ou des tiraillements aux hypocondres ; ils ſont ſujets à avoir, ſur-tout pendant le temps de la digeſtion, une peſanteur à l'eſtomac & des étourdiſſements, qui ſont quelquefois accompagnés d'éblouiſfements, de chaleur au vifage, ou de bourdonnements dans les oreilles. Souvent ils font incommodés de vents qui fortent de l'eftomac, & de flatuofités qui produifent chez eux quelque difficulté à refpirer, ou un ferrement défagréable au cou : ils crachent & urinent beaucoup, & dans leurs paroxyfmes, les urines font ordinairement claires comme de l'eau ; leur bouche eft communément affectée d'un goût mauvais : l'appétit eft ordinairement affez bon ; quelquefois même ils font voraces, & prennent des ardeurs d'eftomac, quand ils demeurent long-temps à jeun. Ils font en outre fujets à être conftipés & à prendre des démangeaifons au fondement, ainfi que des boutons d'hémorrhoïdes ; le fommeil les accable, ils ont des rêves fort défagréables ; ils font concentrés en eux-mêmes, triftes & occupés de leurs miferes qui leur font quelquefois verfer des larmes : ils font fombres, penfifs, méfiants, fans efpérance de guérir : d'ailleurs fort-irréfolus, ou entêtés de quelque idée particuliere. Ils ont des moments de langueur, durant lefquels ils font d'une grande foibleffe ; ils prennent de plus en plus du goût pour la folitude ; ils deviennent timides & incapables d'aucun travail du corps & de l'efprit ; ils font journaliers dans leurs maux, qui varient fouvent d'une heure à l'autre, de même que le pouls, dont le caractere eft d'être petit & irrité. A mefure que l'hypocondrie fait des progrès, le malade prend un teint plombé ; il crache fans ceffe, devient comme infenfible au froid, & fe promene en long & en large dans fa chambre.

Les fuites de cette maladie, quand elle eft mal gouvernée, font la mélancolie, du délire avec des imaginations fingulieres ; la jauniffe, même la noire ; de fréquentes attaques de colique ; des obftructions au bas-ventre, des tumeurs hémorrhoïdales intérieures & externes, & fort incommodes ; des tumeurs œdémateufes aux jambes ; des amas & des vomiffements de matieres cauftiques ; le piffement de fang par les voies urinaires ; des vertiges, des affections fpafmodiques ou paralytiques ; la manie, &c.

Pour traiter avec fuccès cette maladie, qui paffe pour être l'écueil de la médecine, on n'aura qu'à bien diftinguer les différentes caufes qui la produifent. Elle provient affez fouvent d'une géne de la circulation dans les vaiffeaux qui aboutiffent à la veine-porte, & de l'engorgement de l'un ou de l'autre des vifceres du bas-ventre, & particuliérement de celui de la rate.

Dans ces deux cas, le mal hypocondriaque eſt compliqué avec les ſymptômes de ces maux qui ont été détaillés, & on y remédiera de la même maniere.

Quand au contraire les malades ſont exempts de ces affeċtions du bas-ventre, cette maladie, qui eſt auſſi peu dangereuſe qu'elle eſt pénible, eſt ordinairement cauſée par des crudités, des humeurs & levains auſteres ou acides amaſſés dans les premieres voies, & qui s'y reproduiſent juſqu'à ce que le principe en ſoit détruit. Ces levains, par l'irritation & la criſpation, troublent la digeſtion, ainſi que le mouvement périſtaltique des inteſtins, & la circulation du ſang dans les viſceres du bas-ventre.

Cette eſpece d'hypocondrie eſt commune chez les gens-de-lettres : elle eſt précédée & accompagnée des ſymptômes de l'une ou de l'autre des ſaburres dont il a été traité, & le plus ſouvent de la ſaburre froide ou atrabilaire ; deſorte que c'eſt le bas-ventre qui eſt principalement & primitivement affeċté, & non-pas le genre nerveux ou l'imagination.

Comme ces hypocondriaques ſont fort-journaliers dans leurs maux, & ſujets à avoir des paroxyſmes, pendant leſquels ils ſont fort irrités & étouffés par des vents, on les ſoulagera alors moyennant le lavement émollient & carminatif N°. 109 : ils prendront des bains de pieds dans de l'eau-de-ſon tiede, & la poudre abſorbante & carminative N°. 170, après chaque priſe de laquelle ils boiront une couple de taſſes d'infuſion de fleurs de camomilles. Alors on ne leur donnera pour toute nourriture, que des bouillons aſſaiſonnés avec un peu de cumin.

Quant au traitement de cette eſpece d'hypocondrie, les malades mangeront peu en une fois ; ils ſe nourriront des ſoupes, des viandes, des légumes & des fruits les plus légers & les moins flatueux du régime ſpécifié ſous les lettres B & E. Si la plénitude des vaiſſeaux, ou la congeſtion du ſang à la tête paroiſſent l'exiger, on devra les ſaigner au pied ; & après la ſaignée, on les évacuera avec la potion émétique & laxative N°. 165. Ils prendront enſuite, les matins & ſoirs, une priſe de la poudre de magnéſie N°. 181, en obſervant de boire ſur la doſe du matin, l'eau antacide N°. 37. Le malade ſuſpendra en outre toute application de l'eſprit : il prendra autant d'exercice qu'il pourra en ſupporter ſans ſe fatiguer, en préférant à tout autre celui du cheval ; & il cherchera à mener une vie variée & diſſipée.

Après avoir ufé pendant trois femaines de ce régime, s'il y a un changement fenfible en bien, le malade ne pourra mieux faire que d'en continuer l'ufage jufqu'à fa guérifon ; fi-non, il prendra derechef la potion emé-
tique & laxative fufdite. On cherchera avec le plus grand foin à connoître la nature de la faburre dont il eft affecté, & l'on parviendra à la diffiper radicalement en fuivant la direction prefcrite à l'article des faburres.

Quand cela aura été effectué, le malade prendra, pendant, fix femaines, une des eaux aigrelettes-ferrugineufes, dénommées au Nº. 3 ; & il
réitérera cette marche une fois l'année, jufqu'à parfaite guérifon.

A défaut des eaux fufdites, le malade pourra prendre aux deux repas, dans la premiere cuillerée de foupe, quatre ou fix grains de la limaille brûlée Nº. 113 ; & s'il avoit été affecté d'obftructions dans quelque
vifcere, & qu'il y eût lieu de préfumer qu'elle ne fût pas encore parfaitement levée, il ufera des eaux minérales-ferrugineufes & purgatives,
dont il eft fait mention au même Nº. qui vient d'être cité ; & s'il fe manifeftoit chez lui des boutons d'hémorrhoïdes, ou de la difpofition aux
hémorrhoïdes, on lui appliquera les fangfues au fondement.

Pendant l'un ou l'autre de ces cours de remedes, le malade pourra
appliquer fur la région des hypochondres, l'emplâtre de Galbanum : on
remédiera à la conftipation par les lavements ci-deffus indiqués.

Il fera encore fort-effentiel, que quelque revers qui puiffe lui arriver, fes amis faffent leurs efforts pour lui ôter toute inquiétude fur fa guérifon, ainfi que pour l'amufer & le diftraire au point, qu'il n'ait pas le
loifir de s'occuper de fes maux.

S'il veut accélérer confidérablement fa guérifon & prévenir la récidive, il commencera par faire lui-même fes commiffions ; il jouera au volant
& au billard, à la paume & au ballon ; il fera bien encore de frotter fa
chambre, de fcier fon bois ; & toutes les fois qu'il ne fera pas à même
de prendre ces divers exercices, il fe frottera le bas-ventre à fon réveil,
& il ufera du trimouffoir, qui confiftera en deux lingots de plomb qu'il
tiendra dans fes mains, en agitant fes bras en tous fens.

Dans l'efpece d'hpochondrie, qui fuccede à une grande commotion du
genre nerveux, occafionnée par quelque paffion vive de l'ame, ou qu'elle foit
la fuite d'un grand épuifement des efprits ; foit enfin qu'elle affecte des perfonnes d'un tempérament débile, qui digerent mal, & dont le fyftême des

nerfs eft foible & le fang appauvri ; leur efprit étant plus malade que le corps, le mieux fera de leur faire obferver, dès le commencement, le régime fpécifié fous la lettre B, & enfuite, afin de les reftaurer, celui indiqué fous la lettre A. On emploiera tous les moyens poffibles pour les amufer, pour les diftraire, les récréer, & pour les raffurer fur leur état : on les éloignera des objets qui leur déplaifent ; ils changeront d'air, de pays, & ils feront de longs voyages ; ils ne prendront d'autres remedes que des eaux minérales-aigrelettes & ferrugineufes ; & ils fe feront laver l'habitude du corps avec de l'eau qu'on aura dégourdie, mais qu'on aura foin de rendre de jour en jour un peu plus froide, jufqu'à ce qu'ils foient en état de prendre les bains froids, dont ils fe trouveront parfaitement bien, en obfervant de s'y plonger la tête la premiere. Ils éviteront autant que poffible, les médecins & plus encore les remedes de pharmacie, ainfi que la faignée & tous les évacuants, fans excepter les lavements, qui, dans le befoin, ne feront que d'eau tiede ; & dèsqu'ils feront en état de mener un genre de vie ruftique, ils ne manqueront pas de le faire, & de le continuer jufqu'à ce que leur fanté foit bien affermie.

Pendant les agitations & les inquiétudes, ils prendront les gouttes anodines Nº. 89, ou, dans de l'eau de tilleul, vingt gouttes de la liqueur anodine minérale de Hoffmann. Dans les langueurs, on leur donnera une pareille dofe d'effence douce de Halle ; le véhicule fera de l'eau de fleurs d'orange ou la mixture cordiale Nº. 124 ; & aux repas, pour perfectionner. la digeftion, vingt-cinq gouttes de l'élixir-vifcéral Nº. 58, ou dix grains de quinquina en poudre.

DES INFLAMMATIONS EN GÉNÉRAL.

La maffe du fang eft un mélange de parties rouges & blanches ; la partie blanche qui s'offre à la vue en eft un de ferum & de lymphe. On a obfervé, au moyen du microfcope, que le volume des globules féreux eft fix fois plus petit que celui des globules rouges, &
que

que les vaisseaux fanguins ont des ramifications dont les orifices font trop petits pour que les globules rouges puiffent y pénétrer dans l'état de fanté.

Lorfque ces globules rouges viennent à s'infinuer dans ces derniers vaiffeaux, ou que l'épaiffiffement phlogiftique du fang, foit quelque autre caufe externe ou interne, occafionne un engorgement dans les plus petites arteres fanguines, ces accidents font accompagnés d'un fentiment de tenfion & de chaleur dans la partie où la circulation eft interceptée. Cette ftagnation du fang eft appellée inflammation. Les fymptômes acceffoires qui l'accompagnent, varient felon le degré de l'inflammation, & à raifon de la fituation, des fonctions & de la fenfibilité de la partie enflammée. Le malade y éprouve à l'ordinaire, lorfque l'inflammation eft confidérable, ou qu'elle affecte quelque partie fort, fenfible, une douleur fixe, plus ou moins aiguë, qui eft accompagnée de fievre & d'un fentiment d'ardeur & de pulfation. C'eft avec ces fymptômes généraux que fe forment les inflammations dans toutes les parties molles du corps ; cependant, comme leur fiege eft le plus fréquemment dans les membranes graiffeufes, fi l'inflammation eft vifible, la partie qui eft enflammée eft non-feulement plus ou moins rouge & échauffée, mais lorfque l'inflammation eft notable, il y furvient de l'enflure ou de la tumeur.

On diftingue d'ailleurs les inflammations, en fimple, lorfque c'eft par elle que la maladie commence ; & on l'appelle fymptômatique, quand elle furvient dans le cours d'une autre maladie. Leur durée & leur fin varient à raifon de la violence du mal, & de la ftructure de la partie enflammée ; mais dans les deux cas, la qualité de la maffe du fang, & les fecours que l'on donne au malade y ont la plus grande influence.

Quand l'inflammation eft confidérable & vive, elle fe termine promptement, & il eft rare qu'elle dure alors plus de fept jours ; au lieu que la phlogofe, qui eft une inflammation lente, ou légere & fuperficielle, peut durer beaucoup plus long-temps.

Quant à la terminaifon des inflammations, fouvent elles fe diffipent moyennant la réfolution qui fe fait infenfiblement à la faveur de la réforbtion des humeurs ftagnantes & de leur évacuation. Celle ci fe fait quelquefois par des évacuations critiques, fenfibles & même abondantes.

Si la réfolution n'a point lieu, l'inflammation abfcede, ou la partie qui étoit enflammée fe gangrene & tombe en fphacele. Lorfque l'inflam-

Z

mation affecte des corps glanduleux, après l'évaporation ou la réforbtion de la partie la plus fubtile des humeurs ftagnantes, elle dégénere en une tumeur dure, qui à l'ordinaire devient indolente, & qui eft connue fous le nom de fquirre.

On peut efpérer la réfolution de l'inflammation, qui eft l'événement le plus heureux, quand la fievre & les fymptômes de l'inflammation ne font pas exceffifs; comme auffi fi les remedes, pour opérer cette réfolution, font employés dès les premiers jours de la maladie, & qu'ils commencent à produire avant le quatrieme, &, dans les inflammations lentes, avant le fixieme jour, une diminution fenfible des accidents externes & internes. On peut l'efpérer encore lorfqu'il furvient des annonces d'une métaftafe ou d'une évacuation critiques.

Quand au contraire les fymptômes font violents & de plus longue durée qu'il vient d'être dit, fans apparence de réfolution ni de crife prochaines, il eft probable que l'inflammation fe terminera par la fuppuration; & fi le malade prend, au plus fort de fon mal, des friffons, un redoublement de fievre, de douleur & d'inquiétudes, on peut compter qu'il fe formera un abcès qui fe manifeftera plus ou moins promptement à raifon de la violence de l'inflammation, & de la texture & du fite plus ou moins profond de la partie affectée; & cela dans l'efpace du quatrieme au quatorzieme jour inclufivement.

Pendant que la fuppuration fe fait, la fievre, la douleur & les autres fymptômes diminuent; les élancements douloureux à la partie affectée font entremêlés d'un fentiment de pulfation. Si l'inflammation eft interne & la fuppuration confidérable, à mefure que l'abcès avance, il fuccede peu-à-peu à la douleur inflammatoire, un fentiment de pefanteur & de tenfion. Si l'inflammation eft à l'extérieur, la partie qui a été enflammée fe gonfle; de rouge qu'elle étoit, elle devient pâle, molle, & une main exercée y remarquera bientôt de la fluctuation, lors même que l'abcès aura de la profondeur; & s'il eft vifible, on verra la peau devenir blanche & luifante, à mefure que l'abcès mûrira.

Lorfque l'inflammation ne fe termine point par la réfolution ou par la fuppuration, & que la tumeur inflammatoire fe durcit, fe deffeche, & dégénere infenfiblement en fquirre, ces accidents occafionnés par l'inflammation, diminuent peu à peu fans métaftafe ni crife. Cet événement a fouvent lieu dans les inflammations extérieures des corps glanduleux, où l'on peut s'en affurer par l'infpection, & le prévoir par l'analogie & par la combinaifon des fymptômes, pour ce qui regarde les parties internes.

L'inflammation fe termine en gangrene, quand, dans une inflammation externe, la partie affectée devient flafque, infenfible, pâle, livide, & qu'il s'y éleve des véficules remplies d'une humeur féreufe, jaunâtre ou rouffe: Si une inflammation interne dégénere en gangrene, la douleur & les principaux fymptômes de l'inflammation viennent à ceffer fubitement, & au lieu du foulagement que les malades éprouvent lors de la réfolution ou de la fuppuration, tandifque ceux chez qui la gangrene s'eft formée fe croient beaucoup mieux, ceux-ci font foibles, le pouls eft petit & inégal, leur vifage défait, & leur corps fe couvre d'une fueur froide. C'eft ce qui arrive auffi aux perfonnes qui, dans les fievres aigues, périffent par le fphacele, qui confifte dans la mortification & ceffation complette de vie dans la partie ou par celle du corps qui a été affectée de gangrene.

Cure générale pour les inflammations externes.

Au cas que le malade foit fans fievre, l'inflammation légere, & qu'elle ait attaqué une partie où la fuppuration qui pourroit s'enfuivre feroit de peu de conféquence, on la baffinera & on la fomentera feulement affiduement avec de l'eau végéto-minérale de Goulard, mêlée d'un dixieme d'efprit-de-vin camphré. Au défaut de ce remede, on fe fervira d'eau un peu plus chaude que tiede, mêlée avec un fixieme d'eau-de-vie. Si le malade avoit beaucoup de chaleur, de douleurs, ou une forte tenfion à la partie enflammée, on y appliquera, fur ces fomentations, le cataplafme émollient No. 15, jufqu'à ce que ces fymptômes foient fort diminués.

Le malade fe nourrira en outre de gruaux & de fruits cuits: il boira beaucoup de tifane commune ou de tifane d'orge No. 210 & 213, ou de l'orgeat léger; ou s'il étoit conftipé, une quantité fuffifante de tifane de crême-de-tartre No. 211, pour tenir fon ventre très-libre, & il continuera le tout jufqu'à ce que l'inflammation foit diffipée. Au cas qu'elle prît le train de la fuppuration, il ufera uniquement du cataplafme fufdit; & lorfque l'abcès fera bien mûr, on l'ouvrira, & après l'avoir nettoyé, on le panfera avec le baume d'Arceus, ou avec le baume No. 6.

Si l'inflammation étoit confidérable, ou que la fuppuration qui pourroit s'enfuivre fût à redouter, on ne négligera rien pour diffiper l'inflammation. A cet effet, on faignera promptement le malade une ou plufieurs fois à raifon de la pléthore, de l'état plus ou moins coenneux du fang, de la violence de la douleur, de l'inflammation, de la fievre, & des motifs que l'on aura pour craindre de la fuppuration &c. Les premieres faignées feront copieufes, & l'ouverture à la veine, ample : on fera la premiere à l'extrémité la plus éloignée de l'inflammation , & quand on aura remédié à la pléthore, on ouvrira les veines les plus rapprochées de la partie enflammée ; & s'il falloit même des faignées plus locales encore , on aura recours aux fangfues, aux ventoufes avec fcarification, en préférant aux cornets ordinairement en ufage, la pompe à ventoufe à l'Anglaife ; vû que par ce moyen on tirera promptement la quantité de fang que la nature du cas pourra exiger. Après la premiere faignée, on appliquera au malade le lavement domeftique N°. 108 ; on lui donnera enfuite, dans la matinée, le petit lait tamarindé N°. 148 , ou la tifane de crême-de-tartre du N°. fufdit, en quantité fuffifante pour en être purgé deux ou trois fois par jour ; & tous les foirs, il prendra en outre le lavement qui vient d'être recommandé. Ap ès l'avoir rendu , il prendra un bain de jambes d'eau-de-fon, où l'on aura jeté un gobelet de vinaigre. Les remedes externes feront les mêmes que précédemment, mais on coupera l'eau de Goulard avec moitié d'eau, afin de ne pas répercuter trop promptement les humeurs ftagnantes.

Le malade obfervera en même temps le régime fous la lettre H. S'il eft inquiet, il prendra, vers l'heure du fommeil, l'émulfion calmante N°. 66 : dans l'après-dinée , il boira beaucoup de limonade chaude, ou s'il avoit le fang âcre, de l'orgeat cuit & léger. Il continuera à tenir cette conduite jufqu'à ce que l'inflammation foit diffipée ; & fi elle avoit été confidérable, il fe purgera, quand il fera entré en convalefcence, avec la potion laxative N°. 166 , & il prendra pendant une huitaine de jours, le bouillon rafraîchiffant N° 14.

Si l'inflammation avoit été négligée, les premiers jours, & qu'elle fût vive ou opiniâtre, on fera attentif aux fymptômes qui annoncent la fuppuration.

Dans les inflammations externes, la fuppuration commence rarement avant le troifieme jour; & quand la premiere eft peu vive, elle peut être retardée de plufieurs jours.

On renoncera à la faignée, & l'on évitera de trop rafraîchir, dèsque l'on aura lieu de croire que l'inflammation fe terminera par la fuppuration; & afin de faciliter celle-ci, on appliquera fur la partie affectée le cataplafme émollient N_0. 15. Si la fuppuration paroît fe faire difficilement, on fe fervira du cataplafme maturatif N°. 17, auquel, pour la commodité du malade, on pourra fubftituer durant la nuit, l'emplâtre diachylon avec les gommes, ou celui fous le N°. XLVIII de la pharmacie portative. Pendant la fuppuration, fa boiffon fera la tifane de fcorfoneres N_o. 217, coupée avec égale partie d'eau; aux heures des repas, il pourra manger de la foupe & un œuf frais, ou de quelque légume falubre. Telle fera fa conduite, jufqu'à ce que la molleffe & la blancheur de la plus grande portion de la partie qui a été enflammée, dénotent que l'abcès eft en maturité. Alors on l'ouvrira felon l'art, avec un inftrument tranchant; & au défaut éventuel de chirurgien, afin de le faire percer, on appliquera de l'onguent bafilic fur la partie la plus élevée de l'abcès.

L'abcès étant ouvert, on preffera doucement la tumeur à fa périphérie, puis l'on exprimera convenablement les matieres qui en fortiront. Dans le premier panfement, on remplira feulement le vuide avec de la charpie molle, en appliquant par-deffus de l'emplâtre diapalme, foit le fufdit de la pharmacie portative. Le lendemain on commencera à fe fervir de plumaceaux imbibés de l'onguent digeftif N°. 135 : au cas qu'avant l'ouverture de l'abcès, la tumeur n'eût pas été fondue, on continuera d'appliquer par-deffus les plumaceaux, l'emplâtre ci-deffus dénommé, jufqu'à ce qu'il n'y ait plus rien de dur ou de calleux.

On obfervera de faire les panfements avec promptitude & en évitant que l'air froid ne faififfe la plaie; il conviendra qu'ils fe faffent le matin & le foir, auffi long-temps que la fuppuration fera abondante. A mefure qu'elle diminuera & que l'abcès fe remplira, on mettra de plus longs intervalles d'un panfement à l'autre, on diminuera de même infenfiblement le volume des plumaceaux & la quantité du digeftif, en évitant de déterger de trop près le pus, pour ne pas détruire en même temps les chairs naiffantes.

Quand l'abcès fera à-peu-près rempli, & que les chairs feront de niveau avec la peau, afin d'accélérer la cicatrifation, on en couvrira feulement la furface avec des plumaceaux fecs ou légérement imbibés de teinture de myrrhe, foit de l'eau vulnéraire N°. II de la pharmacie portative.

Comme les inflammations fymptômatiques qui furviennnent dans les maladies fébriles, qui fe font par métaftafe, font fouvent critiques, la fuppuration alors eft falutaire & préférable à la réfolution; & fi l'abondance du pus, la mauvaife qualité des nouvelles chairs, ou la difficulté de cicatrifer l'abcès, exigeoient un panfement différent, on confultera ce qui eft prefcrit à l'article des ulceres.

Quant à la terminaifon de l'inflammation en fquirre, on aura d'autant plus lieu de la craindre, que la partie enflammée fera de nature glanduleufe & l'inflammation opiniâtre. Dans ce cas, fi l'inflammation étoit fymptômatique ou critique, foit que dans une inflammation fimple la méthode recommandée pour opérer la réfolution eût été employée fans fuccès pendant les fix ou les huit premiers jours, afin de prévenir la terminaifon de l'inflammation en fquirre, il conviendra le plus fouvent de renoncer à la réfolution & de favorifer la fuppuration par les moyens ci deffus recommandés. A cet effet, on fe fervira d'abord du cataplafme émollient; & dès-que la tumeur s'amollira (comme dans les tumeurs glanduleufes la fuppuration fe fait lentement & difficilement) on emploiera, pour l'accélérer, le cataplafme maturatif N°. 18, que l'on animera felon le befoin avec plus ou moins de gomme ammoniac. Autant qu'il fera poffible, on évitera d'ouvrir l'abcès des corps glanduleux, avant que la plus grande partie de la tumeur foit molle & convertie en pus; & fi l'abcès venoit à percer avant que la tumeur fût entiérement fondue, afin d'accélérer, par la fuppuration, la fonte des reliquats encore durs, on imbibera les plumaceaux, au lieu du digeftif, avec l'onguent bafilic mêlé d'un vingtieme de précipité rouge, ou d'un quart d'onguent égyptiac; par-deffus les plumaceaux, on appliquera pendant la nuit, l'emplâtre diachylon avec les gommes ou le N°. XLVIII de la pharmacie portative; & durant le jour, le fufdit cataplafme fuppuratif. On entretiendra de cette maniere la fuppuration, jufqu'à ce que toute la tumeur foit fondue; & fi l'abcès fe confolidoit plutôt, on cherchera à réfoudre ce qui y reftera de dureté, par de l'emplâtre de cigue. On obfervera en même temps de purger le malade une couple de fois par femaine , avec les pillules de calomel N°. 155.

Lorfque la tumeur aura dégénéré en fquirre , pendant qu'elle fera récente & exempte d'irritations qui fiffent craindre le carcinome, on cherchera à le réfoudre en ufant avec circonfpection des remedes recommandés pour réfoudre les tumeurs enkiftées. Du refte, on évitera foigneufement tout ce qui pourroit irriter le fquirre que l'on extirpera au plutôt que l'on pourra. On emploiera fi cela n'étoit pas praticable , les palliatifs prefcrits à l'article du fquirre.

Pour ce qui regarde la gangrene , dèsque l'on remarquera de la difpofition à ce fâcheux accident, qui fe manifeftera par un commencement d'infenfibilité, de pâleur, & de flétriffement à la partie enflammée, on y appliquera au plus vite la fomentation contre la gangrene, N°. 80. Le malade prendra en même temps la décoction anti-feptique N°. 22, dont, dans les cas urgents on réitérera, d'heure en heure, l'ufage, & même plus fouvent s'il eft néceffaire. En même temps, on lui donnera de quatre en quatre heures, un bon bouillon ; & il boira de la limonade coupée avec un quart ou moitié de vin. Il continuera à obferver ce régime, & à prendre ces médicaments , jufqu'à ce que les progrès de la gangrene foient arrêtés.

Si la partie qui en eft affectée ne reprenoit pas bientôt de fa fenfibilité & de fa couleur naturelle, & dèsque l'on s'appercevra que la gangrene aura tourné en fphacele , ce que l'on connoîtra par la couleur livide & par l'infenfibilité parfaite de la partie gangrénée, on fcarifiera alors ce qui eft mort, jufqu'au vif, & le malade fera panfé avec l'onguent de ftyrax. Il continuera la limonade vineufe & l'ufage des remedes externes & internes ci-deffus prefcrits, & l'on réitérera, matin & foir , les fcarifications, jufqu'à ce que la gangrene ait ceffé de faire des progrès. Si elle s'étendoit rapidement, on pourra tenter de lui fixer des bornes en touchant avec circonfpection, dans le vif, la circonférence de la gangrene, avec de l'eau-forte où l'on aura fait diffoudre un fixieme de mercure crud & dépuré.

Quand fes progrès feront arrêtés , on appliquera des plumaceaux imbibés d'onguent de ftyrax , fur les parties qui auront été fphacélées ; & afin d'amollir les efcares & de faciliter la fuppuration à la faveur de laquelle elles fe détacheront, on appliquera le cataplafme émollient par-deffus les

plumaceaux, & , fur - tout l'appareil , la fomentation aromatique Nº. **78**.
On obfervera toujours d'enlever doucement les croûtes & les chairs mortes ; & à mefure que la fuppurtation deviendra louable, & que les chairs
feront fraîches & reprendront leur couleur & leur qualité naturelles, **on**
emploiera le panfement pour les abcès qui a été recommandé **ci-deffus,**
en appliquant en outre fur l'appareil, une compreffe imbibée **d'eau - de -**
vie. Si, malgré qu'on fuivît les regles qui viennent d'être prefcrites, le **fpha-**
cele fe manifeftoit fi parfaitement que la partie affeétée fût entiérement infenfible, froide, livide & puante, il ne reftera d'autre reffource que celle
de l'extirper promptement felon l'art, & complétement dans le vif; au défaut de quoi le malade périroit plutôt ou plus tard , felon la fituation
& les fonétions de la partie fphacélée, & d'après les progrès que fera le
fphacele.

Traitement des inflammations internes en général.

Lorfque, dans une partie inacceffible à la vue, il furvient une douleur fixe qui augmente lorfqu'on la preffe ou qu'on l'irrite par le mouvement, on a lieu de préfumer qu'il y a de l'inflammation ; & l'inflammation eft conftatée, fi la douleur eft permanente, vive, poignante & accompagnée de fievre.

Que l'inflammation interne foit fimple ou fymptômatique, le malade
fera toujours plus ou moins en danger, fi l'on ne parvient à la diffiper
par la réfolution. C'eft-pourquoi les fecours de la médecine font auffi efficaces pendant les premiers jours de l'inflammation, qu'ils deviennent enfuite foibles. On ne négligera rien de ce qui va être recommandé pour
diffiper les inflammations internes en général, & les exceptions à faire feront rapportées en traitant des inflammations internes en particulier.

On fera inceffamment une faignée des plus abondantes, en obfervant
d'ouvrir largement la veine, & cela à l'extrêmité la plus éloignée de la
partie enflammée. Immédiatement après la faignée, on débarraffera les inteftins au moyen du lavement domeftique N°. 108. Pour peu que la partie affeétée foit rapprochée de la peau , on y appliquera la fomentation
N°. 83, ou à fon défaut, une veffie à moitié remplie de lait chaud. On
donnera au malade les boiffons recommandées pour les inflammations externes

ternes, & en faifant la diftinction dont il a été parlé : fa boiffon fera tiede, & il en prendra peu en une fois, mais très-fréquemment ; le mieux
fera qu'il en boive trois ou quatre petits coups dans l'efpace d'un quart-
d'heure. La plus convenable fera la tifane d'orge No. 213.

Pour tout aliment, on ne lui donnera de quatre en quatre heures qu'un
gruau clair à l'eau, un bouillon très-foible de veau ou de poulet, troublé avec un peu de crême-d'orge. On réitérera la faignée une couple d'heures après que le lavement aura été rendu, & plus le fang fera coenneux,
la douleur vive & la fievre violente, plus on fe hâtera de le faigner une
troifieme, & même s'il le falloit, une quatrieme & cinquieme fois, en obfervant toutefois de diminuer d'une couple d'onces la quantité du fang
qu'on tirera après la feconde faignée.

Dans l'intervalle des faignées, on donnera, matin & foir, au malade
le lavement domeftique fufdit, foit un lavement de petit-lait ; &, d'heure en
heure, il prendra dans fa boiffon fix grains de nitre dépuré. Dèsque la
coenne inflammatoire du fang, ainfi que les autres accidents, & la douleur fur-tout, feront notablement diminués, fi le malade avoit des redoublements de fievre & des fymptómes de plénitude à l'eftomac ou au
bas-ventre, pour prévenir que le vice des premieres voies ne prolonge &
n'augmente l'inflammation, on ne balancera pas à l'évacuer au moyen de la
poudre vomitive d'ipécacuanha N°. 192, lorfqu'il aura des naufées, la
langue chargée & la bouche mauvaife, avec un fentiment de plénitude à
l'eftomac ; fi-non & pour peu que le bas-ventre foit plein & gonflé, on
le purgera avec la potion minorative N°. 168. Le malade obfervera en
outre de fe détremper & de s'humecter beaucoup durant l'opération de ces
remedes ; & fi les indications qu'on aura eues de l'évacuer furvenoient de
rechef pendant le cours de l'inflammation, & fur-tout s'il avoit eu en même temps des redoublements de fievre, ou que l'inflammation fût fymptômatique, on réitérera felon le befoin la fufdite potion purgative, & on
continuera de faire les faignées que demanderont l'ardeur de la fievre &
les fymptômes urgents de l'inflammation.

Quant au choix de la veine que l'on ouvrira de préférence ; dans les
inflammations à la tête, aux yeux, aux oreilles & à la gorge, on commencera par la faignée au bras, puis on la réitérera une couple de fois
au pied. Si l'état du malade indiquoit réellement qu'on revînt encore à la

faignée, pou. l'inflammation à la tête, on lui ouvrira, s'il eſt poſſible, la jugu‑
laire, en alternant cette faignée avec les ventoufes à la nuque ainſi que fur
les omoplates ; & on fe fervira de préférence de la pompe Angloiſe. Ces fai‑
gnées locales fe feront avec le plus grand ſuccès, pour les yeux & les oreilles.

Dans les inflammations à la gorge, on pourra encore ouvrir la veine
qui eſt fous la langue.

Dans les inflammations de poitrine, on alternera la faignée au bras
avec celle au pied, en préférant cependant la derniere lorſque la tête fera
embarraſſée.

Quant au bas-ventre, à moins qu'il n'y ait en même temps fuppreſſion
d'hémorrhoïdes ou de menſtrues, il eſt d'uſage de ne faigner qu'au bras.
Dans les inflammations de la veſſie & des parties voiſines, il eſt très-utile
d'appliquer les fangſues au fondement, après avoir préalablement remé‑
dié à la pléthore moyennant une couple de faignées au bras. Afin de ra‑
lentir le cours du fang vers la partie enflammée, on comprimera douce‑
ment l'artere qui l'arroſe.

Au reſte, il eſt moins important qu'on ne le croit généralement, de
diſtinguer fcrupuleuſement la faignée au pied de celle au bras, les loix
de la circulation & l'expérience démontrant qu'elle produit le même effet
auſſi long-temps qu'il exiſte une égale pléthore dans tous les vaiſſeaux. Mais
il feroit à fouhaiter, qu'après y avoir remédié, les faignées locales & fur-tout
les fcarifications avec la pompe, dont l'expérience prouvent la grande utilité,
euſſent la faveur qu'elles méritent ; & que l'on fût auſſi plus modéré fur le
nombre des faignées & fur la quantité de fang que l'on tire du bras & du pied.

Avant de finir l'article des inflammations en général, il reſte à obſer‑
ver que, dans celle du bas-ventre, les demi-bains tiedes chargés de ſon
& blanchis avec du lait, font très-efficaces : & que, dans les inflamma‑
tions qui affectent les inteſtins grêles, il faut d'autant moins tarder à en
faire l'uſage convenable, que, par la foibleſſe qui ſuccede aux faignées,
ces inflammations dégénerent promptement en gangrene.

L'on fera encore la plus grande attention, dans les inflammations des
muſcles & de leurs membranes, pour s'aſſurer ſi elles ne participent pas
à du rhûmatiſme. Ce dernier cas eſt fréquent pendant les intempéries de
l'air, à cauſe du reflux de la tranſpiration qui ſe renouvelle journellement.
Les accidents qui furviennent alors font aſſez femblables à ceux de l'inflam‑

mation fimple, & fouvent ils reffemblent à la pleuréfie, à la péripneumonie, à l'inflammation à l'eftomac, à celle du cerveau, &c. Un ample véficatoire appliqué fur la partie affectée, épargnera au malade bien du fang :
fes douleurs feront abrégées, fa convalefcence ne fera pas une langueur
cruelle telle qu'elle le feroit chez les perfonnes qui ont été faignées à ou-
trance : le véficatoire, en délogeant l'humeur rhûmatique, diffipera l'inflammation, & les levains qui l'ont caufée, ainfi que dans la goutte remontée qui a repris fon cours vers les extrémités, fe diffiperont par le régime & par la tranfpiration.

D'un autre côté, on fe gardera de ne pas négliger les petites inflammations, qui, fans s'annoncer manifeftement, fe forment plus fouvent que
l'on ne croit, dans le tiffu graiffeux des vifceres, & qui font le principe
des abcès problématiques que l'on ne connoît parfaitement que lorfqu'ils
ont acquis lentement un volume confidérable, & le plus fouvent feulement, lorfque la matiere fe manifefte fous le tégument & annonce la formation d'un abcès fiftuleux.

Après avoir traité des inflammations, en général, & de leurs différentes
terminaifons, les principales inflammations externes & internes, qui font
connues fous le nom de fievres-aiguës-inflammatoires, vont être traitées en
particulier.

De l'éréfipelle.

L'éréfipelle eft une inflammation fuperficielle, dont au commencement de l'éruption, la rougeur difparoît quand on y paffe le doigt, & revient au moment que l'on ceffe de la preffer. Le vifage, le cou, les bras
& les jambes font les parties externes les plus fujettes à cette maladie.

L'éréfipelle diffère encore des autres inflammations, en ce que le friffon & la fievre diminuent à mefure qu'elle paroît au dehors. Les malades n'é-
prouvent que peu ou point de pulfation à la partie affectée, mais en échange
ils reffentent de l'ardeur, & bientôt après un prurit fort-incommode.

L'éréfipelle eft fujette à paffer d'un endroit à un autre ; elle fuppure rarement & fe diffipe peu à peu moyennant de petites écailles farineufes qui furviennent à la partie affectée, & où il fe forme de petites ampoules remplies d'une
férofité âcre. Celles-ci dégénerent quelquefois en ulceres fuperficiels, mais
opiniâtres, d'autres fois en efcares qui deviennent noires, qui font très-

coriaces, & ne fe détachent qu'au bout de quelques femaines, quoi que l'on faſſe pour les faire tomber plutôt.

Quand l'éréſipelle difparoit fubitement, l'humeur éréſipélateufe fe jette quelquefois fur des parties internes, avec redoublement de la fievre & des fymptômes qui varient felon la nature & les fonctions de la partie affec-tée. L'éréſipelle extérieure dégénere quelquefois en phlegmon , & d'autres fois en œdeme-éréſipélateufe, qui devient une maladie chronique.

L'éréſipelle provient principalement d'une acrimonie bilieufe répan-due dans la maffe des humeurs. Les perfonnes qui y font fujettes, ont la bile fi exaltée, qu'une vive affection de l'ame fuffit pour la mettre en effer-vefcence & le fang en mouvement. Lorfque , dans ce temps, la tranfpiration eft interrompue , l'éréſipelle s'enfuit.

Si l'attaque eft légere, il fuffira que le malade demeure dans un air tempéré, & qu'il entretienne la tranfpiration. A cet effet, il boira fouvent quelques taffes d'infufion de fleurs-de-fureau: afin d'abforber les férofités âcres qui s'exhalent, il appliquera fur la partie affectée une feuille de pa-pier bleu, blanchie ou poudrée avec de la craie-blanche, ou d'une fa-rine fine & feche.

Quand au contraire la fievre qui précede l'éréſipelle a été confidé-rable, qu'elle fubfifte après l'éruption , ou que le malade eft pléthorique , on commencera par la faignée que l'on réitérera, fi c'eft à la tête qu'eft l'éréſipelle, & fi elle eft confidérable. Le malade gardera le lit, afin d'en-tretenir une tranfpiration douce & continuelle : pour cet effet, il pren-dra encore la mixture diaphorétique Nᵒ. 125, & très-fouvent, une taffe de l'infufion fufdite. Il fe nourrira de gruaux d'avoine , de bouillons à l'orge, de légumes adouciffants & de fruits cuits. On remédiera à la conf-tipation au moyen des lavements domeftiques Nᵒ. 108; & quant aux re-medes externes, pendant que l'érifipelle fera d'un rouge vif & fans ampoules, on y appliquera un papier caffé des Indes, trempé dans de l'infufion tiede de fleurs-de-fureau, mêlée avec partie égale d'efprit-de-vin camphré , & qu'on changera matin & foir. Dans l'intervalle, on humectera affiduement le papier avec une éponge imbibée de la même liqueur tiede ; & fi l'ar-deur & la douleur étoient fort-confidérables, on pourra appliquer fur le papier, entre deux linges, le cataplafme émollient, jufqu'à ce que ces accidents foient mitigés.

Dèsque l'on remarquera des ampoules ou quelque enflure œdémateufe, on ceffera l'ufage de ces topiques, & l'on fous-poudrera l'éréfipelle
deux ou trois fois par jour avec la poudre N°. 179 , par-deffus laquelle
on appliquera un fachet mou & chaud, rempli de fleurs-de-fureau fubtilement pulvérifées, & mêlées de quelque peu de camphre. On continuera
ces remedes jufqu'à ce que l'inflammation foit entiérement diffipée & les
ampoules flétries & féchées.

Au cas que la rougeur foit foncée ou qu'elle tire fur le bleu, au
lieu des remedes fecs, on emploiera extérieurement des fomentations
faites avec le mé'ange tiede de fix parties d'infufion de fleurs de fureau
fur une partie d'eau-de-vie camphrée. On les appliquera à l'aide d'un linge
mou, plié en quatre ; & pour en entretenir l'humidité & la tiedeur, on l'arrofera de ce même mélange, fans ôter ni changer la compreffe plus fouvent qu'une couple de fois dans l'efpace de vingt-quatre heures.

Lorfque l'éréfipelle dégénérera en phlegmon, on traitera le malade
felon qu'il eft recommandé à l'article qui fuit, & on en défendra les
bords avec l'emplâtre de minium rouge, étendu mince.

Si elle venoit à rentrer fubitement, on faignera les malades pléthoriques,
& ils prendront enfuite un bain de pieds d'eau-de-fon un peu plus chaude
que tiede. Au fortir de ce bain, on donnera au malade de la mixture
diaphorétique N°. 125, & fur chaque prife, une couple de taffes d'infufion de fleurs-de-fureau.

Si, par ces moyens, on ne parvenoit pas à faire fortir l'humeur éréfipélateufe, on lui appliquera à la plante des pieds, le cataplafme de levain N°. 16, & dans les accidents confidérables, les véficatoires aux gras-
de-jambes.

Quand le malade fera entré en convalefcence, on le purgera une couple de fois, quelle qu'ait été l'éréfipelle, avec la potion minorative N°. 168.

L'éréfipelle étant une inflammation caufée par des humeurs âcres, la
faignée ne convient qu'autant que la violence de la fievre & les fymptômes acceffoires l'exigeront, pour faciliter la circulation & la tranfpiration
chez les pléthoriques.

Les rougeurs éréfipélacées, qui furviennent à l'œdeme, étant l'effet
d'un grand relâchement des vaiffeaux, font opiniâtres. Elles fe diffipent en
même temps que l'œdeme, qui cede fouvent à l'ufage des bains naturels

ferrugineux, au long ufage de fomentations d'eau-de-chaux mêlée avec un tiers d'eau végéto-minérale de Goulard camphrée, & encore à l'application long-temps continuée des feuilles de patience-fauvage.

Les éréfipelles qui furviennent à la carie des os, ou quand, chez les hydropiques, il y a des crevaffes à la peau, font fort-mauvaifes. On fouspoudrera fouvent la partie affectée avec la poudre contre l'éréfipelle ci-deffus indiquée, & l'on en couvrira la circonférence avec l'emplâtre de minium rouge, afin d'en empêcher les progrès ; & fi l'état de la peau permet qu'on la mouille, on fomentera l'éréfipelle avec de l'eau de Goulard camphrée.

Les fcorbutiques qui font fujets aux éréfipelles , préviendront les rechûtes en ufant des remedes recommandés pour corriger les acrimonies fcorbutiques, Ceux qui ne feront pas atteints du fcorbut , emploieront pour le même effet les faignées dans le temps des équinoxes : ils fe purgeront de temps à autre avec la potion laxative N°. 166; ils prendront au printemps & en automne, le petit-lait, ou les bouillons N°. 14; ils obferveront en outre le régime fous la lettre D ; & fi ces précautions ne les garantiffoient pas de la rechûte, ils feront ufage des remedes recommandés pour corriger l'acrimonie de la lymphe, qui n'eft pas accompagnée d'un épaiffiffement confidérable.

Du phlegmon.

Le phlegmon eft une inflammation qui furvient à l'habitude du corps, & differe de l'éréfipelle en ce que l'inflammation eft moins large, plus profonde, intéreffant plus ou moins les graiffes, & qu'elle ne pâlit pas quand on y paffe le doigt. La tumeur du phlegmon eft d'un rouge foncé, & plus ou moins dure & volumineufe ; le plus fouvent elle prend la groffeur d'un œuf de poule, & quelquefois même elle excede ce volume. Le malade éprouve un fentiment de pulfation à la partie affectée, & il a de la fievre pendant tout le temps de l'inflammation.

Les fuites du phlegmon font les mêmes que celles qui ont été expofées à l'article des inflammations en général.

Pendant les premiers jours de la maladie , on mettra en ufage tout ce qui eft recommandé pour la réfolution des inflammations externes en

général. Si l'on échouoit, on facilitera dès le quatrieme jour la suppuration , au moyen des remedes indiqués à l'article de la terminaison des
inflammations externes en abcès: on trouvera aussi dans le même article les
panfements qu'on aura à faire.

Le phlegmon, quand il est bien traité, dégénere rarement en gangrene ;
plus rarement encore , il se termine en squirre ; & si l'un ou l'autre de ces
cas arrivoit, on y remédiera selon qu'il a été dit en traitant des inflammations en général.

On s'empressera d'autant plus à dissiper le phlegmon par la résolution ,
qu'il affecte des parties où il importe d'éviter la cicatrice : par les raisons
contraires, on préférera la suppuration , sur-tout si le phlegmon impliquoit
des corps glanduleux. Dans ce dernier cas, on différera d'ouvrir l'abcès
jusqu'à ce que toute la tumeur soit bien fondue.

Au contraire , si le phlegmon n'existoit que dans les graisses , on ouvrira l'abcès dèsqu'il y aura de la fluctuation : on aura soin à tous les pan-
sements, de bien évacuer le pus, & d'empêcher, par la situation du malade & par l'arrangement des compresses , qu'il ne se répande dans les
graisses faines.

Du pannus.

Le pannus differe du phlegmon, en ce que la tumeur est moins considérable & moins enflammée au-dehors ; mais elle est en même temps
plus rénitente & plus douloureuse. Il affecte principalement les parties riches en glandes, telles que les mamelles, les dessous du menton , les
environs du cou &c. La résolution en est aussi fort-difficile ; les tumeurs
abscedent souvent, mais fort-lentement ; elles font en outre sujettes à dégénérer en squirre.

On mettra en usage tout ce que nous avons conseillé pour la résolution des inflammations externes en général , & l'on réitérera la saignée
durant les trois premiers jours de la maladie, de vingt-quatre en vingt-
quatre heures. Si au bout de ce terme l'inflammation n'étoit pas sensiblement diminuée, on cherchera à avancer la suppuration qui alors est ordinairement inévitable. A cet effet, on appliquera pendant le jour, sur la
tumeur , le cataplasme émollient Nᵒ. 15 , & durant la nuit , l'emplâtre

dyachilon avec les gommes, ou le N°. XLVIII de la pharmacie portative. Dèsque la tumeur commencera à s'amollir, pour hâter la fuppuration, on fubftituera au cataplafme émollient, le maturatif animé N°. 18.

Ce ne fera que lorfque la dureté fera entiérement fondue, ou du moins pour la plus grande partie, qu'on ouvrira l'abcès felon l'art; puis, quant au panfement, ou s'il arrivoit que la tumeur vînt à dégénérer, on fe conduira d'après les renfeignements donnés à l'article des inflammations en général. On prendra auffi la précaution d'entretenir la fuppuration jufqu'à ce que toutes les duretés foient abfolument fondues; & fi l'abcès s'étoit confolidé avant ce temps, on appliquera l'emplâtre de cigue fur les duretés qui ref- teront. Le malade fera purgé de huit en huit jours avec les pillules de calomel N°. 155, & il prendra, dans les intervalles, jufqu'à parfaite gué- rifon, les pillules N°. 157, en obfervant de boire beaucoup de la dé- coction N°. 25, & d'ufer du régime fous les lettres B & G.

Du panaris.

Le panaris eft une inflammation qui, à l'ordinaire, commence autour & fous la racine de l'ongle. Elle eft très-douloureufe; elle abfcede le plus fouvent, & l'abcès qu'elle forme creufe quelquefois affez avant pour que l'ongle en tombe. Dèsque la douleur qu'on éprouvera au bout du doigt, ainfi que fa rougeur, annonceront le panaris, on trempera le doigt dans de l'eau tiede, qui par l'affufion fucceffive d'eau bouillante, fera rendue auffi chaude que le malade pourra la fupporter. Le doigt reftera, pendant une heure, trempé dans cette eau chaude; &, fi l'on eft foulagé, on pro- longera ce bain jufqu'à ce que la douleur & la rougeur foient entiérement diffipées. A défaut de fuccès, on fe fervira du cataplafme émollient N°. 15, & même, fi la fuppuration n'avançoit pas, du maturatif N°. 17.

Dèsque l'abcès fera formé, & que la peau fera blanche dans toute l'étendue de l'abcès, on l'ouvrira à fa bafe. On en exprimera doucement la matiere, & l'on trempera, pendant un quart-d'heure, le doigt dans un vin blanc tiede, infufé fur de la fauge. On appliquera enfuite l'emplâtre de Nuremberg, ou le N°. fufdit de la pharmacie portative, fur la partie affectée; & l'on changera, matin & foir, cet appareil, jufqu'à ce que la gué- rifon s'enfuive. Si les premieres douleurs avoient été profondes, il y au-

roit

roit lieu de craindre que la membrane, qui couvre immédiatement l'os, eût été enflammée. Dans ce cas la matiere deviendra brune & fétide; comme alors il y a de la carie dans l'os, on ne différera pas à confulter un habile chirurgien.

Du phyma.

Le phyma eft un petit phlegmon qui fe forme dans les graiffes, le plus fouvent aux feffes & autour du rectum, fans beaucoup de rougeur au dehors. Il fe forme promptement, & mûrit de même; il eft plus fréquent chez les enfants que chez les perfonnes adultes.

Le phyma fe réfout rarement. On le fera abfcéder moyennant les remedes recommandés à cette fin, pour le traitement du phlegmon. S'il affectoit les environs du rectum, afin de prévenir que le pus ne fe répande dans les graiffes, on ouvrira l'abcès dèsqu'on y remarquera de la fluctuation : c'eft ce qu'on fera quand-même la peau ne feroit pas enflammée; & l'on aura foin de faire les panfements de façon que les matieres aient de l'écoulement, afin qu'il n'en réfulte pas une fiftule.

Du furoncle ou clou.

Les clous commencent à fe former dans la peau, d'où ils s'enfoncent dans le tiffu-graiffeux. Ils affectent toutes les parties de l'habitude du corps qui font riches en graiffes, le plus fouvent cependant ils attaquent les feffes. Ils groffiffent peu-à-peu, & n'excedent cependant guere le volume d'un œuf de pigeon : à mefure que la tumeur augmente, elle devient fort-rouge & très-douloureufe. Les clous font rarement uniques, & il en paroît plufieurs à la fois ou fucceffivement, qui à l'ordinaire ne paffent que moyennant une fuppuration lente, qui rend au commencement un pus épais, fanguinolent, & fur la fin une matiere fort-tenace, appellée germe ou bourbillon.

On diffipera quelquefois les clous, fi l'on y applique, dès le commencement, du miel broyé avec environ la douzieme partie d'efprit-de-vitriol, à renouveller trois fois dans les vingt-quatre heures. Si le clou n'affecte pas un endroit où il importe d'éviter la cicatrice, on préférera la fuppuration.

B b

Le clou mûrit de lui-même dans neuf ou dix jours; & pour en accélérer la maturité, on y appliquera une pâte faite avec du miel & de la farine de graine de lin, l'emplâtre diachylon avec les gommes, ou le N°. XLVIII, de la pharmacie portative. Quand il aura percé, on en exprimera les matieres, & on le pansera avec l'onguent digeftif N°. 135, fur lequel on appliquera l'un ou l'autre des fufdits emplâtres, jufques à parfaite guérifon.

Au cas qu'il paroiffe plufieurs clous à la fois ou fucceffivement, les pléthoriques fe feront faigner; & pour prévenir la rechûte, les perfonnes fujettes aux clous fe purgeront pendant un mois, de huit en huit jours, avec les pillules N°. 155: elles obferveront les régimes prefcrits, fous les lettres B ou G; elles boiront, les jours d'intervalles entre les purgations, matin & foir, une livre de la tifane faite avec une once de racine de fcrophulaire, & deux gros de régliffe pour trois livres d'eau, cuite à la réduction de deux livres & demie; la racine de fcrophulaire ayant la vertu fpécifique de corriger le fang dans ces fortes de cas.

Du théréminte.

Le théréminte eft une forte de petit clou, au centre duquel eft une puftule noire. Il commence à fuppurer fous la puftule, qui fé convertit en croûte. Cette efpece de clou paroît plus particuliérement aux feffes, & n'a pas de bourbillon.

On traitera le théréminte comme le phyma.

Du charbon.

Le charbon, appellé Anthrax en temps de pefte, eft une tumeur dure, feche, ramaffée, très-douloureufe, ardente comme le feu, & qui ne fuppure point. Son centre eft couvert d'une croûte noire, & fa fubftance eft femblable à un morceau de chair brûlée & noirâtre. Le deffous forme un ulcere fordide; & l'enceinte eft marquée d'une raie rouge ou de petites puftules ardentes, très-douloureufes, & qui font rouges ou noires.

Le malade obfervera le régime décrit fous la lettre H, pendant que la fievre fera vive; dans les cas contraires, il prendra de bons bouillons. En fait de remedes, on lui donnera de quatre en quatre heures une cuillerée de la mixture bézoardique No. 121, & il boira de l'infufion de fcordium, en quantité fuffifante pour entretenir une forte tranfpiration. On appliquera en outre fur le charbon le cataplafme maturatif animé No. 18, mêlangé avec un fixieme de thériaque; & après avoir ramolli les chairs noires, à mefure que l'on pourra les détacher, on panfera le fond de l'ulcere avec l'onguent digeftif No. 135. Le *Lycopfis arvenfis* de Linné, connu fous le nom de *Grippe - des - champs*, fraîchement cueilli, pilé & appliqué fur le charbon en guife de cataplafme, fans qu'on le change dans les premieres vingt-quatre heures, produit, felon des expériences qu'on a faites, dans les fix à fept premieres heures, une chaleur brûlante & douloureufe. En levant l'appareil, l'efcare fe détachera communément, au défaut de quoi l'on appliquera derechef ce cataplafme, qui dès-lors ne fera fouffrir que pendant deux heures au plus. L'efcare partira toujours en levant ce fecond appareil, & l'onguent bafilic fuffira enfuite pour déterger & mondifier l'ulcere.

De l'épinuctis.

L'épinuctis eft un petit charbon de la groffeur d'une feve, bleu ou noirâtre & très-enflammé: il caufe un redoublement de douleur pendant la nuit, & rend, par la fuppuration, des matieres vifqueufes & fanguinolentes.

On traitera l'épinuctis de même que le charbon; avec la feule différence, que pendant les vives douleurs, on appliquera un mêlange de deux tiers du cataplafme émollient & d'un tiers de thériaque.

De l'inflammation des yeux, appellée chemofis.

Le chemofis eft accompagné d'une fievre aiguë & de douleurs très-vives à la partie affectée. Le blanc des yeux devient rouge comme de l'écarlate, & il eft gonflé quelquefois au point, que, par fon bourfouflement, il fe replie fur la prunelle & la cache. Les malades reffentent de grands maux de tête, des élans, des battemens dans & à l'entour de l'œil, & ils ne peuvent fupporter la lumiere.

Les fuites qu'on a à craindre de cette maladie, font l'abcès ou la fonte de l'œil, des ulceres, des taches & des cicatrices fur la cornée tranf-parente; de la difpofition à la rechûte, & aux ophtalmies chroniques.

On emploiera dès le commencement de cette maladie, & cela promptement, avec toute l'exactitude poffible, tout ce qui eft indiqué pour la réfolution des inflammations internes en général. On fera la premiere faignée au bras, la feconde au pied & la troifieme à la veine jugulaire : on fubftituera à la quatrieme les fcarifications & les ventoufes à la nuque & entre les épaules, faites fur-tout avec la pompe au lieu des cornets; on pourra auffi appliquer, à reprifes réitérées, plufieurs fangfues à l'entour de l'œil affecté. En fait de boiffons, les malades préféreront le petit-lait, foit l'orgeat léger : on fomentera fans ceffe l'œil avec une éponge, ou moyennant une compreffe molle, trempée dans une forte in-fufion de feuilles & de fleurs de mauves. Cette fomentation fera fans ceffe entretenue tiede, & on l'appliquera de façon, que l'œil n'en foit pas com-primé. Le malade fe tiendra dans un appartement frais, tranquille, fom-bre, & il fera toujours couché la tête fort-haute, fur un oreiller de crin. Une couple de fois chaque jour, il prendra pendant une demi-heure un bain de pieds d'eau-de-fon tiede, & s'il ne pouvoit pas demeurer levé, on lui fomentera affiduement les jambes avec la fomentation rafraichiffante N°. 81. Si, non-obftant tous ces foins, l'inflammation ne diminuoit pas avant le quatrieme jour de la maladie, on fera bien de fcarifier, felon l'art, le blanc de l'œil, afin de défemplir directement les vaiffeaux engorgés. On facilitera l'écoulement du fang, par la vapeur d'eau chaude qu'on re-cevra doucement fous une ferviette, qui tombera de la tête fur l'œil, fur lequel on appliquera, après cette opération, des linges très-fouples im-bibés du collyre adouciffant & réfolutif N°. 20, & qui tomberont fur l'œil fans le comprimer. Quand le malade fera entré en convalefcence, il fera purgé à reprifes réitérées, avec la potion minorative N°. 168; & fi cette inflammation fe terminoit en un ou plufieurs petits abcès, on continuera d'employer le collyre fusdit, dont on fera fouvent entrer quelques gouttes dans l'œil. Si l'abcès étoit confidérable, dans ce cas & dans les autres fuites de cette maladie, on aura inceffamment recours aux confeils d'un habile oculifte, au défaut duquel on confultera & fuivra ce qui eft dit à l'article des maladies des yeux.

Afin de fortifier l'œil, il convient après de grandes inflammations, de le bafliner pendant long-temps, les matins & foirs, avec un mélange de dix parties d'eau-rofe fur une partie d'une bonne eau-de-vie, ou de la moitié autant d'eau vulnéraire N°. V, de la pharmacie portative.

Plus les rayons & la lumiere feront infupportables au malade, plus l'inflammation eft dangereufe. Quand la choroïde eft enflammée au point qu'elle abfcede, les matieres s'épanchent alors entre la cornée & le criftallin ; ce qui produit l'*hypopium* ou l'*ouyx*.

Le chemofis, qui eft précédé d'une petite inflammation douloureufe, peut être occafionné par de faux cils ou quelque autre corps étranger qui affecte l'œil. On l'examinera attentivement dans la premiere vifite, de même que les paupieres ; & fi l'œil étoit irrité par l'une ou l'autre de ces caufes, on y remédiera aufli-tôt en arrachant les faux cils, & en délogeant le corps étranger.

De l'inflammation à l'oreille, appellée otalgie.

L'otalgie fe manifefte par des élans vifs & une douleur cruelle dans l'intérieur de l'oreille. Cette douleur eft accompagnée de pulfations à la partie enflammée, de beaucoup de fievre & quelquefois encore de la rougeur & de la tumeur de l'oreille externe ou des environs. Cette inflammation fe diffipe rarement ; elle fe termine à l'ordinaire par un pus mélé de fang, qui fort de l'intérieur de l'oreille ou de l'abcès formé à l'extérieur.

Les fuites qui en réfultent, fi l'abcès eft mal traité, font une ulcération de longue durée dans le conduit de l'oreille, & qui peut endommager l'organe de l'ouie par des chairs baveufes ou par des matieres defféchées, ou boucher le conduit de l'oreille, & occafionner par-là la furdité, ou des bourdonnements pénibles, & la récidive de l'otalgie.

On faignera fans délai le malade au bras ; & d'abord après la faignée, on lui appliquera demi-douzaine de fangfues derriere l'oreille attaquée ;

puis il fera ventoufé à reprifes réitérées s'il le faut, à la nuque & fur les
épaules : il appliquera affiduement fur fon oreille une éponge imbibée d'infufion
de mauves, auffi chaude qu'il pourra la fouffrir, & de préférence la fomentation N°. 82, faite avec du lait & fans favon. Il fera d'ailleurs ufage
du régime, des boiffons, des bains de pieds & des lavements recommand-
dés pour l'inflammation des yeux. Dans la force des douleurs, on donnera au malade, de deux en deux heures, une prife des gouttes anodines N°. 89 ; & au cas que les douleurs duraffent vivement pendant plus
de deux fois vingt-quatre heures, on fera couler dans l'oreille, trois ou
quatre fois par jour, une demi-cuillerée à caffé d'huile d'amandes-douces
tiede, & on remplacera l'éponge par le cataplafme émollient N°. 15.
Ces remedes concourront alors en même temps à la réfolution, ou fi
celle-ci étoit impoffible, ils favoriferont la fuppuration. On continuera
donc de les employer jufques à ce que l'écoulement de la matiere dénote
la rupture de l'abcès, que l'on mondifiera alors par des injections tiedes,
qu'on fera doucement, matin & foir, avec l'infufion de mauves mélangée
d'un vingtieme de miel - rofat. On empêchera l'entrée de l'air dans
l'oreille, en la bouchant doucement avec du cotton humecté d'un peu
d'huile d'amandes-douces ; & quand l'oreille ceffera de fuppurer, pour
achever la guérifon, on fera des injections d'infufion d'agrimoine mêlée
avec un vingtieme de teinture de myrrhe. On bouchera alors
l'oreille avec du cotton humecté avec partie égale de teinture de myrrhe
& d'huile d'amandes-douces, jufques à ce que la fuppuration foit entiérement finie ; en obfervant d'en rechanger le cotton affez fouvent pour
favorifer l'écoulement des matieres.

Quand les malades prennent des tranfports, c'eft une marque que
l'inflammation gagne le cerveau, & ils en meurent le feptieme jour, à
moins qu'ils ne faignent copieufement du nez, ou qu'ils n'évacuent beaucoup de pus par l'oreille.

La furdité qui fuccede à la profonde inflammation & à la fuppuration de l'oreille, eft incurable ; vû qu'elle réfulte de la deftruction de
quelque partie organique. Cet événement provient fouvent des remedes
chauds qu'on a employés, & des effais hazardés que l'on a faits dans le
défefpoir de la douleur.

De l'inflammation aux mamelles.

L'inflammation des mamelles eſt commune aux nourrices & aux femmes en couche. Elle eſt quelquefois ſi ſuperficielle, qu'elle reſſemble beaucoup à l'éréſipelle ; d'autrefois elle eſt profonde, mais unie & ſans nœuds ni durillons ; alors elle exiſte ſeulement dans les graiſſes, & a beaucoup de rapport avec le phlegmon. Le plus ſouvent cependant les glandes ſont compriſes dans la partie enflammée : dans ce cas la tumeur eſt inégale ; on y diſtingue des nœuds & durillons, & cette eſpece d'inflammation eſt communément lente, longue, & opiniâtre ; la diſſipation en eſt difficile, & elle eſt terminée ordinairement par la ſuppuration , qui eſt également tardive & longue ; le pus ſe faiſant jour, pour l'ordinaire, par de petits trous qui paroiſſent fiſtuleux : à défaut de cette évacuation de la matiere ſtagnante, la tumeur eſt ſujette à dégénérer en ſquirre.

On traitera la premiere eſpece d'inflammation aux mamelles, de la même maniere que l'éréſipelle : ſi au contraire elle étoit profonde, ſans nœuds ni durillons, on la traitera à tous égards comme le phlegmon. On préférera ſeulement au cataplaſme émollient, un cataplaſme de ris cuit avec moitié lait & moitié eau, de la conſiſtance de la bouillie, & que l'on appliquera immédiatement ſur la peau. Quand la réſolution ſera bien avancée, l'emplâtre de blanc-de-baleine, ou le Nᵒ. XLVIII de la pharmacie, portative ſuffiront pour l'achever.

Dans le dernier cas, on emploiera la méthode indiquée à l'article du pannus, en préférant le cataplaſme de ris. Dans toutes ces inflammations, les nourrices auront ſoin de ſe faire tirer le lait, dont la rétention cauſeroit une augmentation d'engorgement, qui rendroit les remedes inefficaces.

On s'abſtiendra, dans l'inflammation des glandes de la mammelle, de s'opiniâtrer trop à travailler à la réſolution : on hâtera au-contraire à temps la ſuppuration, vû que ces glandes ſont diſpoſées à devenir ſquirreuſes, & à dégénérer enſuite en carcinome & en cancer.

Les durillons des glandes des mamelles, qui ſe forment inſenſiblement, ſans douleur ni inflammation , & qui ſont communs chez les nourrices, dépendent de la ſtagnation du lait, & ne ſont ordinairement pas de grande conſéquence. On les diſſipera inſenſiblement , au moyen de l'emplâtre de blanc-de-baleine, par deſſus lequel on appliquera des ſerviettes chaudes, ou une peau de lievre. La nourrice boira beaucoup d'infuſion de graine de fenouil : elle diminuera la quantité de ſes aliments ; elle mangera ce qu'il y a de plus léger, & ſe purgera, une couple de fois, avec la potion N°. 168, en ſubſtituant à la crême-de-tartre deux gros d'*arcanum duplicatum*, ou autant du ſel N°. XIX. de la pharmacie portative.

De l'inflammation des teſticules, non - vénérienne.

Cette maladie arrive à la ſuite des fievres catarrhales & intermittentes, lorſque le malade n'a pas été ſuffiſamment évacué. Quand les teſticules s'enflamment, celui qui eſt affecté ſe tuméfie à l'ordinaire, au point d'égaler & de ſurpaſſer le volume d'un œuf de poule. Le malade éprouve les ſymptômes ordinaires de l'inflammation, &, le plus ſouvent, il a beaucoup de fievre avec des douleurs & des élans vifs, qui remontent du teſticule à l'aine. Il arrive quelquefois que ſeulement le centre du teſticule eſt enflammé ; alors la tumeur eſt peu conſidérable.

Les ſuites de cette incommodité ſont les différentes terminaiſons, qui ſont rapportées à l'article des inflammations en général ; & en particulier l'induration de l'épidydime qui demeure tuméfié.

On diſſipera l'inflammation des teſticules, moyennant la conduite modérée qui eſt indiquée pour la réſolution des inflammations internes en général. On prendra la précaution de tenir le ſcrotum ſuſpendu, à l'aide du ſuſpenſoir uſité, ou le teſticule ſera couché de façon qu'il ſoit mollement appuyé ſans être gêné. Le malade ſera conſtamment couché, & on lui appliquera aſſiduement, ſur le ſcrotum & ſur les aines, la fomentation réſolutive N°. 83, que l'on réduira en cataplaſme en y faiſant bouillir des raves à demi-cuites dans la cendre, & pleines de jus.

Quoique le teſticule ne ſoit pas enclin à abſcéder, les abcès à cette partie étant très-fâcheux, on emploiera ſans délai les moyens recommandés pour la réſolution, & cela même après le quatrieme jour de la maladie, à moins qu'on eût des indices de l'abcès. En ce dernier cas, on aura recours à un habile chirurgien ; & ſi la maladie étoit cauſée par quelque virus vénérien, on emploiera ce qui eſt recommandé pour le teſticule vénérien.

De

De l'inflammation à l'anus, & des hémorrhoïdes externes.

Les graiffes qui environnent le fphincter de l'anus, le fphincter lui-même, & les hémorrhoïdes externes, font fort fujets à s'enflammer; & ces cas méritent d'autant plus d'attention, que de-là naît fouvent la fiftule de l'anus. On connoît cette inflammation, par la douleur fixe & vive qui affecte ces parties, & qui eft accompagnée de fievre, de plus ou moins de rougeur, d'élancements, de chaleur, de pulfations & de tumeur, felon que l'inflammation eft plus ou moins externe & confidérable.

Pendant les trois premiers jours de la maladie, on emploiera tout ce qui eft recommandé pour la réfolution des inflammations externes en général; avec la différence, qu'au lieu de lavement, les malades boiront la tifane de crême-de-tartre N°. 211, ou le petit-lait tamarindé N°. 148, & en quantité fuffifante pour avoir toujours le ventre libre & des déjections liquides: lorfqu'ils iront à felle, ce fera fur une chaife percée où il y aura de l'eau chaude. On leur appliquera, extérieurement fur l'anus, des compreffes trempées dans le collyre adouciffant & réfolutif tiede N°. 20, & fi, non-obftant ces foins, l'inflammation fe difpofoit à abfcéder, on emploiera au plus vite, & jufques à ce que la fuppuration ait commencé, le cataplafme émollient N°. 15, auquel on fubftituera alors, pour hâter l'abcès, le cataplafme maturatif N°. 17.

On remarquera avec beaucoup d'attention le moment de la fluctuation, & l'on donnera immédiatement iffue à la matiere, fur-tout fi l'abcès eft dans les graiffes à l'entour du fphincter; puifqu'en y féjournant, elle fe répandroit aux environs du *rectum*, & formeroit un commencement de fiftule.

Au cas que l'abcès ait été profond, on le tiendra ouvert, felon l'art, jufqu'à ce qu'au moyen de l'injection déterfive & balfamique N°. 106, & par un panfement convenable, on l'ait bien mondifié & rempli de bonnes chairs, depuis le fond jufqu'à fa furface.

Les inflammations qui fe forment dans les graiffes qui environnent l'anus, fe diffipent difficilement, & fe terminent ordinairement par la fuppuration. L'inflammation des vaiffeaux hémorrhoïdaux fe diffipe fou-

vent, fur-tout lorfqu'on peut y appliquer les fangfues ou les ouvrir avec
la lancette. C'eft ce que l'on aura foin de faire au plus vîte, après avoir
préalablement remédié par la faignée à la pléthore générale.

DES PRINCIPALES INFLAMMATIONS
internes en particulier.

De la vraie phrénéfie.

On appelle *phrénéfie*, l'inflammation des membranes qui enveloppent
le cerveau ; & quand cette maladie fe forme fubitement, & fans être
précédée de quelque autre maladie aiguë, on lui donne le nom de vraie
phrénéfie, pour la diftinguer de la fauffe.

La vraie phrénéfie commence par des chaleurs & des douleurs internes à la tête, qui font accompagnées de la rougeur des yeux & du vifage,
d'un défaut de mémoire ou d'une fuite d'idées & de difcours embrouil-
lés. Cette maladie fe déclare ultérieurement par toute forte de fauffes fen-
fations, ainfi que par des affections oppofées au naturel des malades, qui
bientôt feront fujets à fuivre en l'air, à ramaffer des flocons qui n'exiftent
que dans leur imagination : ils entrent peu-à-peu dans des tranfports
violents, durant lefquels ils font des grimaces qui font quelquefois horribles ; ils rient, chantent & pleurent fucceffivement ; leur regard eft farouche, & les yeux femblent leur fortir de la tête ; ils ne dorment point,
ou le peu de fommeil qu'ils ont eft fort-turbulent & ils s'éveillent en
furfaut. Leur pouls eft dur ; leur refpiration eft profonde, & fe fait à
de grands intervalles ; ils font fujets en outre à rendre du fang par le
nez, & en petites gouttes feulement.

On faignera au plus vîte le malade au pied, & une ou deux heures
après à la jugulaire. L'ouverture à la veine fera grande, & on en laiffera couler le fang, jufqu'à ce que le malade paliffe ou tombe en défaillance.
Dans l'intervalle de la premiere & de la feconde faignée, on lui appli-

quera le lavement purgatif N°. 111 ; & immédiatement après l'avoir rendu, il prendra la potion minorative N°. 168. L'opération finie, on le mettra dans un demi-bain d'eau-de-son tiede, où l'on aura jeté quelques gobelets de vinaigre ; l'on entretiendra la tiédeur de cette eau aussi long-temps que l'on pourra y retenir le malade. Dans le bain même, on lui rasera la tête, & l'on fomentera le crâne avec des serviettes imbibées du mélange de six parties de vinaigre & d'une partie d'eau-de-vie camphrée.

Le malade sera en outre couché dans un appartement tranquille & frais, la tête fort-haute. Dans le lit, on lui fomentera les jambes avec des serviettes trempées dans parties égales d'eau & de vinaigre ; & on lui appliquera à la plante des pieds, une tranche de veau imbibée de fort vinaigre, ou le cataplasme N°. 16.

On le nourrira de bouillons au gruau d'avoine à l'eau, & assaisonnés d'une pincée de nitre au lieu de sel : tous les quarts d'heure de l'après midi, & pendant la nuit, il boira un gobelet des boissons tiedes recommandées pour les inflammations en général, dont on acidulera chaque verre avec quelques gouttes d'esprit-de-soufre ou de vitriol, & dès le bon matin, on lui donnera quantité suffisante de la tisane de crême-de-tartre N°. 211, ou du petit-lait tamarindé N°. 148, afin de lui entretenir le ventre libre & fluide. Sur le soir, on réitérera, s'il est possible, les demi-bains, & on perfévérera dans l'usage des remedes externes, pendant tout le temps de la maladie.

Quant à la saignée, on la réitérera de douze en douze heures, à l'une ou l'autre des veines ci-dessus désignées, en quantité proportionnée à la violence de la fievre, & jusqu'à ce que les symptómes de la maladie soient considérablement diminués. On fera fort-attentif à l'état de l'anus, & dèsqu'il se présentera des boutons d'hémorrhoïdes, on fera son possible pour les ouvrir avec la lancette, ou par des sangsues appliquées au fondement.

Dèsque le malade sera bien affoibli par les saignées, on leur substituera les scarifications & ventouses à la nuque, au cou & entre les épaules ; elles produisent souvent de meilleurs effets que la saignée, sur-tout si au lieu de cornets on emploie la pompe angloise.

C c 2

. Du refte, on ufera très-fréquemment des lavements domeftiques N°.
108, & lorfque le malade aura de la difpofition aux hémorrhoïdes, on
lui fomentera le fondement avec une éponge trempée dans une forte décoction de mauves, plutôt chaude que tiede. Pendant tout le cours de la
maladie, il prendra la mixture tempérante N°. 130, & fi, après la troifieme
ou quatrieme faignée, les tranfports ne diminuoient pas, on lui donnera
l'émulfion N°. 66, ou les gouttes anodines N°. 89. C'eft ce qu'on réitérera de fix en fix heures, au cas que la premiere prife eût produit du
calme, & que les tranfports furvinffent derechef.

Comme cette maladie fe termine en bien par des boutons hémorrhoïdaux, par le flux hémorrhoïdal, par l'hémorragie copieufe du nez ou par
la diarrhée, on fera attentif aux fymptômes qui annoncent ces crifes. On
cherchera à faire fluer les hémorrhoïdes de la maniere indiquée ci-deffus,
& encore, s'il y avoit des varices au fondement, moyennant la friction
avec des feuilles de figuier, foit avec un linge un peu rude. S'il y avoit
au-contraire quelque apparence d'hémorrhagie au nez, ou de diarrhée, on
favorifera ces évacuations felon les confeils donnés pour ces cas, à l'article du traitement des fymptômes fébrils en général.

La vraie phrénéfie emporte fouvent le malade dès le troifieme, le
quatrieme ou le feptieme jour. Si elle paffe ce terme, elle dégénere
fréquemment en manie.

Les phrénétiques qui vomiffent de la bile verte, qui ont des trem-
blements ou claquements de dents, qui font abfolument conftipés, qui n'urinent point, ou qui rendent des urines blanches & crues, qui s'occupent
à plumer leurs couvertures, à chaffer des êtres imaginaires, ou crachent
au vifage des perfonnes qui les environnent, font en très-grand danger.
Ceux dont les tranfports font continuels, qui refufent conftamment les
aliments, les boiffons & tout ce qu'on leur offre, ou qui ont les yeux
fecs & comme chargés de pouffiere, échappent rarement à la mort.

Les phrénétiques qui prennent fubitement une toux violente, ou des
douleurs vives à la poitrine ou aux pieds, fe guériffent fréquemment.
Ces obfervations donnent lieu de croire que l'inflammation eft quelquefois
compliquée avec un levain goutteux. Dans ces cas, on pourroit effayer,
pour le déloger, d'appliquer un véficatoire fur le crâne, & en même

temps le cataplafme N°. 16, aux jambes. Des fomentations fur le crâne avec de l'eau à la glace, lorfque le malade étoit prêt à fuccomber, ont auffi quelquefois produit de bons effets chez des malades extrémement affoiblis par les faignées.

Quoique les phrénétiques aient des intervalles calmes, on ne les quittera point, puifqu'ils font fujets à rentrer un moment après dans leurs tranfports. A l'égard des fymptómes qui leur font généralement communs avec les fébricitants, on confultera les avis donnés à l'article des fymptómes des fievres en général.

Le plus fouvent, la gangrene termine la vie des phrénétiques.

De la fauffe-phrénéfie, ou du tranfport fymptômatique au cerveau.

La fauffe-phrénéfie differe de la vraie, en ce qu'elle furvient comme fymptôme pendant le cours des maladies aiguës & des fievres inflammatoires, lorfque la matiere morbifique eft tranfportée à la téte, où elle irrite, comprime ou enflamme les membranes qui enveloppent le cerveau.

On a lieu de craindre que la fauffe-phrénéfie ne furvienne, lorfque, dans les maladies aiguës, la langue devient noirâtre, que les urines ou les excréments fe fuppriment, ou quand les urines qui étoient auparavant troubles, deviennent claires, blanches, ou qu'elles contiennent un nuage noir. Elle eft encore annoncée par une douleur de côté non-pleurétique, par le défaut de foif, par de longues infomnies, & par la blancheur des excréments. La rougeur du vifage, un regard farouche, & l'égarement de l'efprit, achevent de dénoter la proximité de la fauffe-phrénéfie, qui fe déclare enfuite de la même maniere que la vraie.

Les fuites qu'on a à redouter de cette maladie, font la léthargie, la manie, la mélancholie, la folie, des attaques de catalepfie &c.

On continuera, dans la fauffe phrénéfie, l'ufage des remedes convenables à la maladie dont elle eft un des fymptómes. On emploiera d'ailleurs ce qui eft confeillé pour le tranfport au cerveau, en parlant du traitement des fymptómes des fievres en général.

Les tranſports qui ſurviennent dans la péripneumonie, dans le miférérè & l'eſquinancie, & lorſque le malade a en même temps le cou ſec & fort enflammé, ſont mortels. Les tranſports qui ſurviennent ſubitement dans la petite-vérole, ſont très-dangereux; alors les malades meurent le plus ſouvent d'un dépôt ſur le cerveau, qui y occaſionne très-promptement de la gangrene.

De la paraphrénéſie,

L'inflammation du diaphragme, qui eſt la cloiſon qui ſépare tranſverſalement la poitrine du bas-ventre, eſt appellée paraphrénéſie. Cette maladie qui eſt aſſez commune, ſe manifeſte par une douleur fixe & vive, qui paſſe du défaut des côtes vers l'épine du dos, & qui augmente toujours, durant l'inſpiration, par la toux, l'éternuement, les nauſées, le vomiſſement, la plénitude à l'eſtomac, & quand on fait quelques efforts pour lâcher de l'eau ou pour aller du ventre.

La reſpiration eſt toujours courte, fréquente & étouffée; les côtes s'élevent pendant l'inſpiration, & les hypochondres rentrent au lieu de s'élever. Les malades ont d'ordinaire l'eſprit affecté, & de la confuſion dans leurs idées & dans leurs diſcours; ils ſont ſujets à rire involontairement, à des mouvements convulſifs & à des tranſports furieux.

Les ſuites à craindre de cette maladie ſont la gangrene, &, quand l'inflammation abſcede, l'hydropiſie purulente de la poitrine ou du bas-ventre; des affections aſthmatiques, &c.

On mettra au plutôt en uſage tout ce qui eſt recommandé pour la réſolution des inflammations internes en général. On ne négligera pas de donner chaque jour au malade, trois ou quatre petits lavements de petit-lait, ou de lait coupé avec le double de décoction d'eau de graine de lin, & qu'il cherchera à retenir quelque temps. Pendant les trois premiers jours de la maladie, on tiendra la région des hypochondres enveloppée, en guiſe de ceinture, d'une flanelle pliée en quatre, & trempée dans la fomentation réſolutive & anodine Nº. 82.

Si, non-obſtant l'uſage de ces remedes, l'inflammation ſubſiſtoit au-delà de trois jours, comme cette eſpece d'inflammation eſt ſouvent origitairement occafionnée par des levains rhùmatiques, on ne balancera pas à remplacer la ceinture par une bandelette de trois pouces de large, d'emplâtre véficatoire N°. 63, qui s'étendra fur toute la région des hypochondres. En même temps, on fera attentif aux difpofitions du malade à avoir l'une ou l'autre des crifes qui operent la réfolution de l'inflammation; ce qui fe fait à l'ordinaire par l'expectoration, par les urines ou par la diarrhée. On fe conduira en conféquence, & d'après les directions données à l'article des fymptômes des fievres en général; & comme la paraphrénefie fe termine quelquefois par le tranfport des matieres à la cuiffe, aux parotides &c. on cherchera à prévoir & à connoître ces cas, que l'on traitera felon qu'il eft enfeigné aux fufdits articles.

Si le malade n'éprouvoit aucun de ces événements bienfaifants, la gangrene fera alors fort à craindre, à moins que l'inflammation ne fe terminât par la fuppuration. C'eft ce que l'on connoîtra d'après les fignes donnés en traitant en général de la terminaifon des inflammations en abcès; & fi l'abcès venoit à s'élever au dehors vers les fauffes-côtes, on aura foin d'employer au plus vite ce qui eft recommandé pour faire mûrir les abcès externes en général, & l'on chargera un habile chirurgien du panfement. Quand au-contraire l'abcès du diaphragme fe vuide dans la cavité du bas-ventre ou de la poitrine, il en réfulte l'afcite ou l'empyeme purulent. Ces derniers maux font incurables.

De l'efquinancie.

L'efquinancie confifte dans l'inflammation des amygdales de la luette & des mufcles du gofier, ou des parties qui l'environnent. Ceux qui font menacés de cette maladie, ont d'abord de l'embarras dans le cou; ils éprouvent un befoin de cracher, & crachent ordinairement beaucoup. Peu après, ils ont des friffons, ils prennent de l'ardeur & de l'âpreté au gofier, & ils éprouvent des picotements & des élancements très-douloureux dans le cou, au moment même qu'ils avalent. Les amygdales, la luette, le voile du palais, font tuméfiés & rouges : la fievre devient aiguë & la difficulté d'avaler augmente avec les progrès que fait l'inflammation. Peu-à-peu la langue, le cou, le vifage & les yeux fe gonflent;

le gofier fe feche; la falive s'épaiffit; l'avaloir fe rétrécit de plus en plus; le malade parle avec peine; il articule mal; la boiffon qu'il prend rejaillit par les narines; &, lorfque l'inflammation gagne le conduit de la refpiration, la parole devient fine, tremblante; la refpiration difficile; & le malade eft à tout moment menacé de fuffoquer.

Les fuites qui en réfultent, quand l'inflammation ne fe termine pas par la réfolution, font la fuppuration & des abcès qui fe forment intérieurement au gofier, ou extérieurement fous le menton & au cou, felon le fiege du mal. L'inflammation peut encore dégénérer en gangrene, en fphacele, & en fquirre aux amygdales; ou, fi elle gagne le poumon, en péripneumonie.

On fera au plus vîte au malade une faignée copieufe au bras, & une couple d'heures après une autre au pied. Dans l'intervalle des deux faignées, on lui appliquera le lavement domeftique N°. 108; &, immédiatement après la feconde faignée, s'il y a de l'indication pour le faire vomir, il prendra la poudre émétique N°. 178, ou fi le vomiffement ne paroît pas néceffaire, on le purgera avec la potion minorative N°. 168. Quand l'opération des évacuants fera finie, le malade fera couché, la tête haute, dans un appartement tempéré; on le nourrira de gruaux à l'eau, de gelées & compôtes de fruits réputés fains; il boira, à de fiéquentes reprifes, une taffe de tifane commune & tiede, où l'on aura diffout trois grains de nitre, foit du fyrop de mûres, de grofeilles ou de limons battus avec de l'eau-d'orge. Il fe gargarifera tous les quarts-d'heure, plufieurs fois de fuite, avec le gargarifme commun N°. 86. Dans les intervalles, afin d'entretenir fans ceffe fa bouche humide, il y fera fondre des tablettes de fel-de-prunelle, & il aura un foin particulier de s'en humecter furtout le gofier, en avalant ce fel, à mefure qu'il fe fondra avec fa falive, quelque douleur que puiffe lui caufer la déglutition.

On obfervera en outre de lui fomenter le deffous du menton, jufques vers les oreilles, avec la fomentation réfolutive & anodine N°. 82, que l'on pourra remplacer, durant la nuit, par l'emplâtre de melilot. Le malade prendra fouvent des bains de pieds dans de l'eau-de-fon tiede, & où l'on aura jeté une couple de verres de vinaigre: au défaut de ces bains, on lui enveloppera les jambes avec des ferviettes trempées dans la fomentation rafraîchiffante N°. 81.   Des

Dès le lendemain du jour où il aura été évacué, il prendra dans la matinée, de l'électuaire anti‑phlogiftique N°. 45., & il boira de préférence du petit-lait, pendant le temps qu'il continuera l'électuaire, dont il prendra une quantité fuffifante pour avoir, dans les vingt-quatre heures, trois ou quatre évacuations du ventre.

Au cas que l'efquinancie ne foit pas confidérablement diminuée, à l'entrée du troifieme jour qu'il auroit ufé de ces remedes, on réitérera la faignée qu'on fera s'il eft poffible à la jugulaire ou fous la langue. Peu de temps après, on lui appliquera au cou & fur les épaules, une demi-douzaine de cornets à ventoufe avec fcarification. Par ces moyens, l'inflammation fe diffipera le plus fouvent par la réfolution.

Si toutefois l'efquinancie continuoit à être violente, on n'héfitera pas à réitérer la faignée felon le befoin, jufques vers le cinquieme jour de la maladie. Dès-lors, & même plutôt, fi l'on remarquoit de la difpofition à l'abcès, par l'infpection de la gorge, ou par les fymptômes qui dénotent que l'inflammation abfcede (& qui font expofés au traitement des inflammations en général), on ne faignera plus le malade : on le nourrira de meilleurs bouillons ; il boira du lait mêlé avec le triple d'eau-d'orge ; & on lui appliquera extérieurement à l'entour du cou, le cataplafme émollient N°. 15. Il fe gargarifera fouvent avec parties égales d'eau & de lait, où l'on aura fait bouillir une couple de figues adoucies avec du miel.

Au cas que le malade ne pût pas fe gargarifer, on fuppléera au gargarifme par de fréquentes injections faites au moyen d'une feringue. On continuera à employer ces émollients jufqu'à ce que l'abcès creve ; & s'il ne perçoit pas de lui-même, on en fera l'ouverture felon l'art. S'il s'ouvroit extérieurement, on le panfera de la maniere recommandée à l'article des inflammations en général qui abfcedent ; & s'il perçoit intérieurement, pour le mondifier & pour le guérir, il fuffira à l'ordinaire que le convalefcent fe gargarife de deux en deux heures, avec une décoction légere de fauge adoucie avec du miel-rofat.

Les abcès internes qu'on ne peut atteindre, créveront fouvent, fi on avale quelques bols de mie de pain enduits de miel. Quand, durant l'inflammation ou l'abcès, le malade fe trouve en danger de fuffoquer, on lui fauvera la vie par la bronchotomie. S'il perdoit entiérement la faculté d'avaler, on le nourrira, jufqu'à ce que l'avaloir foit dégagé, avec de petits lavements de bouillon ou de lait.

On faura que l'efquinancie s'eft terminée en gangrene, en fphacele ou en fquirre, par les fignes expofés à l'article qui traite des inflammations en général. Pour ce qui regarde la gangrene en particulier, il y a, fans & avec épidémie, des maux de gorge où l'on remarque, dès la fin du deuxieme ou troifieme jour, des taches noires dans le fond de la gorge. On appelle ce mal efquinancie gangréneufe. Il faut donc examiner tous les jours le fond de la gorge, & auffi-tôt que l'on y verra des croûtelettes noirâtres, on ne fera plus de faignées. Mais le malade prendra très-affidument de la décoction anti-feptique N°. 22, dont on lui fera auffi très-fouvent des injections dans la gorge. Au lieu de l'être avec du vinaigre, le gargarifme fufdit fera fenfiblement acidulé avec de l'efprit-de-vitriol ou de foufre. Le malade prendra auffi de meilleurs bouillons, & il continuera à fe conduire de cette maniere, jufqu'à ce que la gorge ait repris fa couleur naturelle. Alors il achévera de fe guérir avec le fufdit gargarifme d'infufion de fauge.

L'efquinancie fe diftingue des différents autres maux de gorge, par la fievre aiguë qui l'accompagne toujours.

Dans cette maladie, le danger fe manifefte fur-tout par la difficulté de refpirer.

Le gonflement fquirreux & récent des amygdales & de la luette fe diffipe quelquefois, fi l'on fe gargarife fouvent & long-temps avec la décoction de mauves, en appliquant en même temps, fous le menton, l'emplâtre de mélilot, & en touchant avec précaution la tumeur, une couple de fois par jour, avec de l'huile-de-tartre par défaillance.

Un véficatoire appliqué fous le menton, a produit de bons effets dans l'efquinancie gangréneufe opiniâtre. On tentera auffi ce remede dans l'efquinancie inflammatoire, lorfque les autres auront échoué.

De l'inflammation au poumon, ou de la vraie péripneumonie, connue fous la dénomination de fluxion de poitrine.

Dans la vraie péripneumonie, la maladie s'annonce le plus fouvent par des friffons qui alternent avec de la chaleur. L'inflammation commence à l'ordinaire áux bronches, & gagne plus ou moins promptement le corps du poumon.

Pendant que l'inflammation n'affecte que les capillaires des bronches, les malades ont une douleur fixe, de la chaleur & des élans dans la partie supérieure & postérieure de la poitrine. Ils toussent ; ils éprouvent plus d'irritation que d'oppression; les matieres qu'ils expectorent sont teintes ou entremêlées de filaments de sang ; le pouls est fréquent, dur & encore passablement développé.

Jusqu'ici le mal se réduit à l'état phlogistique des bronches, qui survient souvent aux rhûmes chauds, négligés ou traités par des remedes chauds; de même que lorsqu'étant échauffé on se refroidit subitement. L'oppression augmente à mesure que les vaisseaux capillaires du poumon s'engorgent ; les malades éprouvent alors de l'ardeur, beaucoup d'embarras & un poids dans la poitrine. Le pouls est embarrassé, fréquent, & la respiration devient courte, fréquente, difficile. L'oppression augmente à raison de l'augmentation de l'engorgement du poumon, & elle devient permanente & suffoquante; les malades ne peuvent plus tousser que d'une façon fort entrecoupée; ils ont l'haleine brûlante ; ils éprouvent des angoisses cruelles ; les levres, la bouche, les joues & les yeux sont fort-rouges, quelquefois livides. Tout cela arrive pendant que la foiblesse du pouls dément en quelque façon l'état de la fievre & le danger extrême du malade; ce qui provient de ce que la circulation du sang par le poumon est coupée par l'engorgement de ce viscere.

Les suites qui en résultent, si la résolution de l'inflammation ne se fait pas parfaitement, sont la métastase ou le transport des matieres morbifiques sur les oreilles, aux hypochondres ou aux cuisses; des abcès ou vomiques au poumon ; la pulmonie, l'empyeme, l'adhérence du poumon à la pleure, ou, si le malade ne périt pas par la gangrene, des tubercules squirreux au poumon.

On a lieu d'espérer la guérison parfaite , par la voie de la résolution complette de l'inflammation , lorsque, avec une respiration passable, une oppression médiocre, & un pouls développé, le malade n'est altéré qu'à raison de la fievre & de ses symptômes; quand en même temps il commence avant le troisieme jour à expectorer facilement & beaucoup de matieres jaunes, épaisses, qu'elles soient teintes de sang ou non, & lorsque les ma-

tieres qu'il rend, blanchiffent peu-à-peu, & avec un dégagement fenfible
de la refpiration & du pouls. On peut auffi fe flatter de la guérifon, fi,
au lieu d'expectoration, les malades prennent avant le feptieme jour, une
diarrhée bilieufe & muqueufe ; comme auffi quand ils rendent beaucoup
d'urines épaiffes, chargées d'un fédiment premiérement rouge, & enfuite
blanc ; & que ces évacuations produifent du foulagement.

Lorfque l'on trouvera le malade dans ces bonnes difpofitions, la maladie fera traitée comme les fluxions de poitrine qui proviennent de phlogofe ; alors il fuffira le plus fouvent, de faire, dans les trois premiers jours
de la maladie, une faignée ou deux chez les pléthoriques. Paffé ce terme,
ainfi qu'après la faignée, on fe contentera de feconder feulement la nature,
moyennant la température de l'air ; & le malade prendra de quatre en
quatre heures, un bouillon de gruau d'avoine ou d'orge à l'eau. Il boira,
tous les quarts-d'heure, une taffe de la tifane d'orge N°. 213, ou de la
tifane commune N°. 210, qui feront tiedes. S'il expectoroit déja, il prendra ces boiffons chaudes, en en humant la vapeur, & de temps à autre,
une taffe de la décoction pectorale N°. 33 : il humera auffi la vapeur de
cette boiffon. On lui oindra en outre la poitrine avec l'onguent pectoral
N°. 140 ; il prendra d'heure en heure, une cuillerée à café du looc de
Paris, ou à fon défaut, de l'egglegme adouciffant N°. 44.

Au cas que l'expectoration fe fupprimât tandifque la toux fubfifteroit,
le malade redoublera l'ufage des fufdites boiffons, & fubftituera à l'egglge-
me la même dofe d'oxymel fquillitique mêlé avec partie égale de fyrop
de capillaire. Il pourra auffi prendre, de deux en deux heures, une prife
de la poudre de kermès N°. 183 ; & fi ces remedes ne produifoient pas
l'effet defiré, on n'héfitera pas à lui appliquer un large véficatoire entre les
épaules.

En continuant l'ufage fufdit de ces remedes, l'expectoration fe rétablira le plus fouvent, & elle rendra le cours de la maladie tel, que l'on
n'aura autre chofe à faire, qu'à tenir le ventre libre au moyen du lavement
domeftique N°. 108, & de prendre foin d'entretenir la tranfpiration.

Si, au contraire, la nature étoit difpofée à fe décharger par la diarrhée, ce que le malade boira ne fera que tiede, & les boiffons fufdites
feront adoucies avec du fyrop de violettes ; il pourra boire auffi à leur
place beaucoup de petit-lait. On lui appliquera, les matins & foirs, le fufdit

lavement domeſtique, & on lui oindra les hypochondres avec de l'huile d'amandes - douces.

Au cas que la criſe ſe fît par la voie des urines , afin de favoriſer plus particuliérement cette évacuation, le malade boira ſouvent une taſſe d'infuſion tiede de fleurs de mauves, adoucie avec du ſyrop d althéa. On lui oindra les reins avec l'onguent d'althéa, & on lui appliquera, matin & ſoir, le lavement No. 108. Dans ces trois cas, on évitera la ſaignée, les ſudo-rifiques, & en général les évacuations qui ſe feroient par d'autres cou-loirs que celui par lequel la nature ſe décharge.

En ſuivant cette marche , les péripneumonies légeres, qui ſont cauſées ſeulement par la phlogoſe des bronches ou par celle d'une petite partie du poumon , ſe termineront par la réſolution.

Mais ſi la péripneumonie attaquoit vivement une perſonne robuſte, avec une forte oppreſſion & une toux ſeche ; le pouls étant petit, em-barraſſé, & n'annonçant point aſſez la fievre ; on eſpéreroit en vain la ré-ſolution parfaite par l'expectoration, par le flux d'urines ou par la diar-rhée, ſi l'art n'y diſpoſoit la nature. A cette fin, on tirera au plus vîte au malade, moyennant une grande ouverture, une douzaine d'onces de ſang du bras ; & l'on réitérera enſuite la ſaignée, pendant les quatre premiers jours de la maladie, trois ou quatre fois de ſix en ſix heures , alternati-vement au pied & au bras , & en quantité proportionnée à la violence de l'oppreſſion. On exhortera le malade à reſpirer profondément & à touſ-ſ r pendant que le ſang coulera ; on mettra enſuite de plus grands inter-valles entre les ſaignées qui ſeront de ſix à ſept onces, & l'on n'en fera qu'autant qu'elles ſeront vraiment indiquées. La nourriture du malade, ſes boiſſons & les remedes ſeront les mêmes que celles qui ſont indiquées ci-deſſus: on lui fomentera les jambes avec la fomentation Nº. 81, & on lui appliquera, matin & ſoir, le lavement Nº. 108, animé de deux gros de nitre.

Pour faciliter l'expectoration, on ſe ſervira d'une grande éponge im-bibée d'eau bouillie avec de la mauve, qu'on lui tiendra aſſidument à une petite diſtance du nez & de la bouche ; & l'éponge trempée dans une décoction de fleurs de ſureau, mêlée avec partie égale de vinaigre bouil-lant, concourra à rappeller l'expectoration ſupprimée. On continuera cette marche , juſqu'à ce que la nature commence décidément à opérer la réſo-

lution de l'inflammation , par la diarrhée ou par le flux d'urines. Alors on
entretiendra ces évacuations critiques , & l'on gouvernera les malades à tous
égards felon qu'il a été recommandé ci-avant.

Si toutefois la diarrhée étoit malfaifante & qu'elle fupprimât une expectoration bien établie , on l'arrêtera par les moyens rapportés à ce fujet
dans le traitement des fymptômes fébrils en général ; & comme l'expérience prouve qu'un véficatoire appliqué à la cuiffe , concourt efficacement à
arrêter la diarrhée en rétabliffant l'expectoration , on mettra également ce
moyen en œuvre. Quand le malade fera entré en convalefcence , on le purgera à reprifes réitérées avec la potion de manne No. 167, ou avec la minorative N°. 168. Peu-à-peu il fe mettra au régime des convalefcents décrit
fous la lettre B.

Si au lieu de ces évacuations , les fignes indiqués à l'article des inflammations en général annonçoient le tranfport critique des matieres
fur les oreilles , fur les cuiffes , le genou , &c. on fe conduira felon ce
qui eft enfeigné à cet article.

Enfin , fi , comme il arrive affez fouvent , l'inflammation au poumon
abfcédoit , on pourra le connoître d'après les fignes indiqués au traitement
des inflammations en général , & on s'en affurera ultérieurement par le délire du malade , accompagné d'un pouls mou , de friffonnements , du fentiment d'un embarras permanent , & de pefanteur dans la partie de la poitrine qui auparavant étoit la plus affectée de douleurs ; & auxquels fuccedent peu - à - peu , à mefure que le pus eft repompé dans le fang , la rougeur des joues & des levres , la foif & les fymptômes de la fievre-étique.

On fe conduira , dans ce cas , felon ce qui eft enfeigné pour le
traitement des vomiques & des abcès au poumon , dont les fuites ordinaires
font l'empyeme , lorfque le pus s'épanche dans la cavité du thorax ; & la
pulmonie , quand les matieres répandues dans le corps du poumon , fe font
jour par la voie de l'expectoration.

Les crachats jaunes ou blancs , forts - compacts ou écumeux , & qui
ne foulagent pas du tout ; l'expectoration de matieres vertes , grumelées ,
cendrées , livides , noires ; la paralyfie fur un côté ; les urines qui deviennent claires dans le fort de la maladie , après avoir été chargées & troubles ;
le râlement fans expectoration ; l'expectoration entiérement fupprimée , &

la phrénéfie, qui furviennent dans le cours de cette maladie, font de très-mauvais augure.

La douleur & la tumeur du foie ou de la rate, caufées par le tranf-port des matieres, conduifent à la mort ou à une étyfie incurable.

L'adhérence du poumon à la pleure, & les tubercules fquirreux qui fuccedent à la péripneumonie, fe manifeftent par une toux feche, accompagnée de tiraillements & d'un embarras à la poitrine, qui augmentent après les repas, empêchent le malade de refpirer profondément, comme auffi d'être couché fur les deux côtés, & fur-tout, de fe tenir droit, font incura-bles. On fe foulage en humant fouvent de la vapeur d'eau chaude ; on frottera auffi, matin & foir, la partie affectée, avec l'onguent pectoral N.º. 140; on montera beaucoup à cheval ; on portera conftamment, fur le côte malade, l'emplâtre de foufre de Ruland. C'eft-là tout ce qu'il y a à faire pour l'adhérence du poumon.

Les perfonnes qui périffent de l'inflammation au poumon , pendant la vigueur de la maladie, meurent à l'ordinaire de la gangrene.

Les perfonnes péripneumoniques, qui auront au commencement de la maladie une plénitude bien manifefte à l'eftomac ou au bas-ventre, feront évacuées d'abord après la premiere faignée , felon qu'il eft recommandé ci-deffus. Dans les flux d'urines, dans les fueurs & la diarrhée , on fuivra les renfeignements donnés à l'article des fymptômes des fievres en général.

La marche qui vient d'être indiquée réuffira le plus fouvent dans la péripneumonie qui provient uniquement ou principalement de l'inflamma-tion du fang & de l'engorgement inflammatoire du poumon. A mefure que le malade fe trouvera véritablement mieux, on pourra lui accorder l'un ou l'autre des aliments les plus doux du régime prefcrit fous la lettre H. Mais la péripneumonie, qui eft une maladie très-fréquente, eft fouvent épidémique & quelquefois contagieufe pour les gardes des malades, & affez fouvent compli-quée avec une faburre putride dans les premieres voies. Dans ce cas , il faut néceffairement évacuer le malade, entre la premiere & la feconde faignée, avec la potion émétique & laxative N°. 165 ; & dans les intervalles des faignées qui fuivront, on lui appliquera , matin & foir, le lavement purgatif N°. 111.

Quand la maladie eft épidémique, le plus fouvent la péripneumo-nie eft compliquée avec la fievre-putride. Dans ce cas , après la feconde fai-gnée, pour peu qu'il y ait des indications à le faire , il faut fans héfiter réitérer la fufdite potion, ou du moins purger le malade avec la potion minorative N°. 168; après quoi il prendra tous les matins l'émulfion fti-biée N°. 68, en quantité fuffifante pour être évacué deux ou trois fois pendant vingt-quatre heures. Après la feconde faignée, on ménagera extrême-ment le fang, & s'il faut y revenir abfolument, elle fera réitérée avec circonfpection, & on la fera de cinq à fix onces feulement. Pour le fur-plus, on fuivra la marche ci-deffus prefcrite, & toutes les fois que le malade prendra un point au côté, ou à la région du foie, foit à celle de la rate, on appliquera auffi-tôt fur la partie fouffrante un large véficatoire.

Les péripneumonies putrides étant de plus longue durée que la périp-neumonie purement inflammatoire; pour le bien du malade & celui de fes gardes, on renouvellera très-fouvent l'air de fon appartement. S'il ap-pete des acides, on pourra lui donner de la limonade chaude, fort-légere.

Dèsque la poitrine fera fauvée, il prendra la décoction anti-feptique N°. 22, & de meilleurs bouillons. Quand il fera entré en convalefcence, il fera purgé à reprifes réiterées avec la fufdite potion minorative, & il paf-fera infenfiblement au régime des convalefcents, prefcrit fous la lettre B.

De la pleuréfie.

La pleuréfie confifte ou dans l'inflammation des tégumens & des muf-cles qui couvrent la poitrine ou garniffent les interftices des côtés; ou dans l'inflammation de la pleure, qui eft la membrane qui tapiffe intérieurement les côtes, & qui, en formant la cloifon dite médiaftin, partage du haut en bas la cavité de la poitrine en deux.

La premiere de ces inflammations produit la fauffe - pleuréfie, & la derniere produit la vraie.

Cette inflammation eft toujours accompagnée d'une violente - fievre continue, d'un pouls dur, d'une petite toux très-fréquente, & de points aigus au côté enflammé, qui augmentent beaucoup durant l'infpiration, & diminuent dans l'expiration ou lorfqu'on ne refpire pas.

On diftingue la fauffe - pleuréfie de la vraie, en ce que, dans la pre-miere, la douleur augmente lorfqu'on y porte la main. Les malades touf-fent moins, & ils éprouvent généralement tous les fymptômes dans un de-gré inférieur à ceux de la vraie pleuréfie. L'une & l'autre de ces inflamma-tions

tions font fouvent précédées d'un grand appétit, auquel fuccedent des friffons, l'accablement & les fymptômes fufdits qui font accompagnés de beaucoup de foif & de la perte totale de l'appétit. La toux eft feche, ou elle
amene des phlegmes qui font fouvent teints de fang; &, à mefure que les
points augmentent, ils empêchent, coupent & étouffent de plus en plus la
refpiration, & avec elle la circulation du fang dans le poumon: enforte
que ce vifcere s'engorge comme dans la vraie péripneumonie, ce qui fait
qu'à mefure que la maladie augmente, la fievre paroît moindre au pouls.

Les fuites qui réfultent de la fauffe-pleuréfie, font des abcès qui
fouvent s'élevent extérieurement à l'endroit de la douleur pleurétique; mais
à l'ordinaire cette maladie eft fuivie de la vraie pleuréfie, dont les fuites
font la difpofition à la péripneumonie, des abcès à la pleure, l'adhérence
de cette membrane au poumon, diverfes tumeurs calleufes ou fquirreufes, l'empyeme, la pulmonie & une grande difpofition à la rechûte.

La pleuréfie, dans laquelle la nature a déja pris le deffus, en opé-
rant la réfolution par l'expectoration, par la diarrhée ou par le flux d'urines, ainfi qu'il en a été fait mention à l'article de la péripneumonie légere, fera traitée à tous égards comme la péripneumonie de cette efpece;
& comme la fauffe-pleuréfie eft très-fouvent occafionnée par un engorgement
rhûmatique, on appliquera dans ce cas un large véficatoire fur le centre
& aux environs de la partie fouffrante.

La pleuréfie fe termine encore quelquefois par le flux hémorrhoïdal,
par le tranfport des matieres à la cuiffe ou aux oreilles, & encore à la
faveur d'une douleur fubite, qui fe répand fur le dos, fur les omoplates,
fur les clavicules ou fur les bras.

S'il y a apparence de flux hémorrhoïdal, on fomentera l'anus avec
de la décoction de mauves, & après les premieres faignées, on appliquera les fangfues lorfque le malade aura des boutons d'hémorrhoïdes. Dans
le fecond cas, on attirera l'abcès aux oreilles ou à la cuiffe, felon qu'il
eft enfeigné à l'article des inflammations en général; dans le troifieme cas,
on appliquera au malade l'emplâtre de mélilot entre les épaules.

Si au contraire la pleuréfie étoit dans fon commencement, & que la
maladie ne touchât pas encore au terme des fufdites crifes, on tirera inceffamment au malade une douzaine d'onces de fang au bras collatéral
avec la douleur. Cette faignée fe fera, le malade étant couché & moyen-

E e

nant une large ouverture ; & pendant que le sang coulera, on le fera touffer & refpirer profondément. Quant à fon régime, il prendra de trois en trois heures un bouillon de gruau d'avoine ou d'orge à l'eau, affaifonné d'un peu de fucre. Tous les demi-quarts d'heure, il boira une taffe de la tifane commune N°. 210, ou de celle d'orge N°. 213, adoucies l'une & l'autre avec de l'oxymel fimple qu'il avalera lentement, auffi chaud que poffible, & en en humant la vapeur. On lui fomentera les jambes avec la fomentation N°. 81 : on lui oindra, de trois en trois heures, le côté malade, avec l'onguent anodin chaud N°. 131 ; & on appliquera par-deffus une veffie à demi remplie d'eau chaude, ou la fomentation N°. 82. D'abord après la premiere faignée, on donnera au malade le lavement N°. 108, qui fera réitéré tous les foirs, pendant le temps que durera la maladie. En fait de remedes internes, il prendra la mixture tempérante N°. 130, & afin de le foulager de la toux, on lui donnera fouvent, dans les intervalles, la moitié d'une cuillerée à café du looc de Paris, ou à fon défaut, de l'égglegme adouciffant N°. 44.

Quant à la faignée, elle fera d'abord de douze à quatorze onces ; & comme les premieres ne font que foulager, & qu'il arrive ordinairement que les points furviennent de nouveau, & que la faignée réitérée eft le remede principal dans la pleuréfie, on la réitérera au bout d'une douzaine d'heures dans la fauffe-pleuréfie. Dans la vraie, on fera la feconde faignée, qui fera d'une douzaine d'onces, fix heures après la premiere, & au pied collatéral ; on la réitérera enfuite fans balancer, de huit en huit heures, mais feulement de fept à huit onces en une fois. C'eft ce que l'on continuera de faire, mais à de plus grands intervalles & en plus petite quantité, jufqu'au quatrieme jour de la maladie, & même encore après ce terme, fi la violence du mal & la croûte inflammatoire du fang l'indiquoient, & que rien n'annonçât l'une ou l'autre des fufdites crifes. Dès-lors on fuivra la méthode ci-deffus tracée, en traitant de la péripneumonie dont la réfolution fe fait par crife.

Mais fi les fignes qui dénotent que l'inflammation tourne en abcès, & qui font expofés à l'article qui traite des inflammations en général, & de la péripneumonie en particulier, annonçoient cette terminaifon de l'inflammation, on cherchera à faire mûrir l'abcès, felon les avis donnés à cet effet au fufdit article. Pour peu qu'il y ait lieu d'efpérer d'attirer l'abcès au dehors, on appliquera affidument fur l'endroit, où, dans la vigueur de la maladie, la douleur fe fera fixée, le cataplafme émollient N°. 15, & enfuite le cataplafme maturatif. On donnera, auffi-tôt qu'il fera poffible, iffue aux matieres, moyennant un coup de lancette ou les cauftiques ; on tiendra l'abcès ouvert en le panfant felon l'art, & l'on préviendra par-là l'empyeme qui feroit fuivie de la phtifie-pulmonaire. Si, par l'adhérence du poumon à la pleure, l'abcès gagnoit le poumon, il en réfulteroit une vomique, dont on trouvera les fignes diagnotifques, les fuites & le traitement à l'article des vomiques. Et au cas que l'abcès vînt à percer la pleure, & à s'ouvrir dans la cavité du thorax, il en réfultera l'empyeme.

Les remarques fur la maladie précédente font applicables à celles dont il eft queftion ici, puifque les pleurétiques qui meurent, périffent à l'ordinaire de la péripneumonie.

Les points pleurétiques violents, où le fang tiré ne fe recouvre pas d'une coenne inflammatoire, font fort-mauvais, foit parce que le poumon ne donne plus paffage qu'au fang le plus clair, foit parce que la maladie eft compliquée avec de la putridité qui a diffout le fang. L'expérience a appris que les véficatoires appliqués aux cuiffes & entre les épaules, & l'ufage de la décoction anti-feptique N°. 22, fans acide minéral, étoient, dans ces cas, auffi utiles que les faignées font pernicieufes.

Les fpécifiques fudorifiques contre la pleuréfie, le geneppi, le fang de bouquetin, &c. ont des effets très-incertains ; & s'ils réuffiffent une fois chez des fujets où la nature eft fort-portée à terminer leurs maladies quelconques par la fueur, ils échouent dans nombre d'autres ; le fang s'épaiffiffant & s'enflammant de plus en plus par la diffipation de fa partie la plus fluide, toutes les fois que ces fueurs forcées n'enlevent pas immédiatement l'inflammation, & la gangrene en eft accélerée. Au contraire, le traitement méthodique réuffit fort-fouvent, les faignées produifant dans les vaiffeaux une détente qui difpofe à une moiteur falutaire qu'il faut ménager par la température de l'appartement &c. Les convalefcents fe comporteront comme ceux qui relevent de la péripneumonie.

De l'hépatite, ou de l'inflammation au foie.

L'inflammation au foie, qui dépend de la qualité phlogiftique du fang, n'arrive guere que dans les téguments membraneux de ce vifcere ; & les inflammations qui fe forment dans le corps du foie, fuccedent communément à l'obftruction qui s'y fera formée.

Quand les membranes communes du foie s'enflamment , le malade éprouve fous les fauffes - côtes, à la droite du creux de l'eftomac, une douleur permanente , fixe & poignante, qui augmente lorfqu'on preffe fur la région affeϑée, comme auffi lorfqu'il refpire profondément, quand il touffe ou fait quelque effort pour aller du ventre : il eft en même temps fujet à avoir une petite toux feche.

Dans cette efpece d'hépatite, il paroît peu de gonflement à l'hypochondre ; mais le malade reffent une douleur fixe plus ou moins vive , qui remonte & fe répand fur le dos & fur les côtes jufqu'à l'omoplate droite. Ces accidents font accompagnés d'une fievre continue & aiguë, & le malade, fur-tout lorfque la phlogofe touche le diaphragme, eft fujet à avoir le hoquet & des naufées.

La guérifon parfaite de l'inflammation des membranes du foie , s'opere par la réfolution. Quand on la manque ou qu'on la néglige , les fuites qu'on a à en craindre font l'inflammation interne du foie, dont la defcription fe trouvera ci-après ; l'adhérence des membranes enflammées au péritoine ou au diaphragme ; la fuppuration de ces parties ; l'empyeme, quand l'abcès fe vuide dans le thorax ; & lorfque l'abcès gagne les téguments de la région où il s'eft formé, la partie affeϑée fe tuméfie. Si l'on n'ouvre pas l'abcès à temps , on y appercevra bientôt de la fluϑuation, & la matiere fe fera jour par des trous fiftuleux, &c.

Quand l'inflammation eft profonde ou qu'elle eft l'effet d'une obftruction précédemment formée dans l'une ou l'autre partie de la fubftance du foie, la douleur eft fourde, le foie eft gonflé au point que la tumeur eft fenfible dans l'hypochondre droit , & fouvent même il eft dur & d'un volume confidérable. Le malade éprouve un fentiment de pefanteur & des tiraillements à l'hypochondre droit ; il a des bouffées de chaleur au vifage, de la difficulté à refpirer , & quelquefois des fymptômes de jauniffe. Il eft fujet à avoir des naufées, des vomiffements , à être fort conftipé dans les premiers jours de la maladie, & à prendre enfuite la diarrhée. Les urines font fort - teintes & briquetées, & la quantité en eft petite. Il fe trouve mal comme qu'il foit couché, fur - tout s'il l'eft fur le côté gauche La fievre, dans cette efpece d'hépatite, eft moins confidérable que dans la précédente.

Les fuites de cette hépatite font l'engorgement des vifceres , dont le fang fe vuide dans la veine-porte; la jauniffe, la fuppuration du foie, l'hy-dropifie purulente & venteufe du bas-ventre ; le flux hépatique, la con-fomption , le fquirre, &c.

Dans l'hépatite qui fera légere & où la nature opérera déja la réfolu-tion critique par des fueurs abondantes, par le flux d'urines épaiffes , par la diarrhée bilieufe ou par l'hémorrhagie de la narine droite, le malade en étant notablement foulagé, alors on favorifera feulement ces évacuations, felon les confeils donnés à cet effet à l'article des fymptômes des fievres en général. Le régime du malade fera le liquide prefcrit fous la lettre H ; & fi l'hépatite étoit fort-légere, quand-même la nature n'auroit pas encore commencé l'une ou l'autre des fufdites évacuations critiques, il prendra feulement, en attendant ces crifes favorables, la mixture tempérante No. 130 ; il boira beaucoup de petit-lait, ou à fon défaut, dans la matinée, une quantité de tifane de crême-de-tartre N°. 211 , fuffilante pour en être purgé une couple de fois dans les 24 heures; & dans les intervalles, il boira beaucoup de la tifane commune N°. 210, ou de celle d'orge No. 213 , adoucies l'une & l'autre avec l'oxymel. On lui donnera auffi , matin & foir, le lavement domeftique N°. 108 ; on lui fomentera l'hypochondre droit avec la fomentation réfolutive No. 83. Mais s'il furvenoit , comme il arrive fréquemment pendant les quatre premiers jours de la maladie , une douleur quoique légere à la rate, il faudra alors appliquer la fomen-tation fur les deux hypochondres. C'eft ainfi qu'on traitera les malades affec-tés d'une hépatite légere , jufqu'à ce que le foie foit entiérement dégagé.

Mais fi l'inflammation étoit violente, & que la nature n'effectuât point encore l'une ou l'autre des fufdites évacuations critiques, on débutera d'a-bord par la faignée au bras. Le malade ufera du régime, de la mixture, des boiffons, de la fomentation & des lavements ci-deffus prefcrits ; on renforcera les lavements de deux gros de nitre. On lui fomentera les jam-bes avec la fomentation N°. 81 , & on continuera le tout jufqu'à ce que la réfolution de l'inflammation foit faite, ou que la nature fe foit déter-minée pour l'une ou l'autre des fufdites crifes, lefquelles on favorifera comme il vient d'être recommandé.

Quant à la faignée, à défaut d'un changement en mieux très-marqué, & en attendant les évacuations critiques, on la réitérera au bout de douze heures au pied ; après quoi , fi l'inflammation étoit dans les membranes du foie , on couvrira amplement la partie affectée de douleur du véficatoire N°. 63 , dont on entretiendra la fuppuration pendant tout le cours de la maladie , avec l'emplâtre de mélilot pur , ou , s'il étoit néceffaire , avec un quart d'emplâtre véficatoire. Le malade fe fomentera conftamment l'anus avec une éponge imbibée de décoction de mauves chaude , & dèsqu'il fe préfentera des boutons d'hémorrhoïdes au fondement, on les ouvrira, ou l'on y appliquera les fangfues à reprifes réiterées : s'il n'y avoit pas d'indication pour cela , on réitérera felon le befoin la faignée au pied.

Quand , par la violence de la maladie , foit par l'omiffion des confeils qui viennent d'être donnés, comme auffi d'après les fignes de fuppuration rapportés à l'article des inflammations en général ; & lorfque la jauniffe qui fuit la fievre inflammatoire, continueroit à fubfifter , on aura lieu de préfumer que l'inflammation abfcédera. Dans ces cas, on cherchera, toutes les fois que l'inflammation affectera la partie convexe du foie , à attirer l'apofteme au dehors , en appliquant fur la région auparavant la plus endolorie ou qui fera gonflée, d'abord le cataplafme émollient N°. 15 , & enfuite le maturatif animé , N°. 18. Dèsque l'abcès pourra être ouvert, on donnera , felon l'art , au plutôt poffible , iffue aux matieres : le malade obfervera le régime de lait , décrit fous la lettre G : il prendra pour tout remede, la décoction anti-feptique N°. 22 , & on fera panfer convenablement ces fâcheux abcès par un habile chirurgien.

Si l'abcès au contraire perçoit & fe vuidoit intérieurement, l'épanchement des matieres dans la cavité du bas-ventre formera une afcite & tympanite incurables ; & fi les matieres purulentes s'évacuoient par la voie des inteftins, il s'enfuivra une diarrhée colliquative , ou des vomiffements purulents, qui le plus fouvent feront incurables. Dèsque le pus fe répandra dans la maffe du fang, le malade fera dans peu fans reffource quelconque, & aura des défaillances mortelles.

La jauniffe qui provient de l'obftruction au foie, & le fquirre qui fuccede à l'hépatite, font des plus rebelles. On pourra tenter ce qui eft indiqué pour l'obftruction & le fquirre du foie, dans les articles qui traitent de ces maladies. Les convalefcents de l'hépatite feront gouvernés comme ceux qui relevent des deux maladies précédentes.

De l'inflammation à la rate, ou du splénite.

L'inflammation à la rate se fait ou dans les membranes qui envelop‑
pent ce viscere, ou dans sa substance même. Dans le premier cas, le ma‑
lade ressent dans l'hypochondre gauche, les mêmes symptômes qui caracté‑
risent la premiere espece d'hépatite, & les suites qui en résultent n'en dif‑
ferent guere. Quand au contraire elle affecte la substance de la rate, l'in‑
flammation se manifeste comme la seconde espece d'hépatite ; à la réserve
des symptômes particuliers, qui dépendent du site des deux visceres, &
de l'interception & du reflux de la bile dans le sang, d'où dépend aussi
la différence des suites.

L'inflammation de la rate se traite selon ses différents sieges & de‑
grés, comme celle du foie ; à la réserve que, chez les hémorrhoïdaires,
il convient d'alterner les saignées avec l'application des sangsues au fonde‑
ment.

L'hémorrhagie critique du nez se fait ici par la narine gauche ; &
comme la rate, après son inflammation, est sujette à s'obstruer, on pré‑
viendra l'obstruction & le squirre, en pratiquant de bonne heure, chez
les convalescents, ce qui est recommandé pour l'engorgement & l'obstruc‑
tion de la rate.

Les vomissements de matieres noires ou le flux hémorrhoïdal, qui
surviennent avant le quatrieme jour de cette maladie, font le plus souvent
une crise salutaire. On facilitera ces évacuations en suivant les avis donnés
pour le traitement des symptômes des fievres en général ; & les convales‑
cents seront gouvernés comms ceux qui relevent de la péripneumonie.

De l'inflammation au méfentere.

Quand l'inflammation du méfentere n'est pas compliquée avec celle
des intestins, les malades éprouvent seulement dans le bas‑ventre une dou‑
leur sourde, de l'embarras & de la pesanteur, qui à l'ordinaire sont ac‑
compagnés d'une fievre si légere, qu'ils n'en sont pas affectés. Celle‑ci
consiste principalement dans des frissonnemens qui alternent avec des bouf‑
fées de chaleur, & qui augmentent sur‑tout quelque temps après qu'ils ont
pris des aliments. Les malades rendent au bout de quelques jours, par les

felles, des férofités rougeâtres, qui, dans la fuite, font mêlées d'un peu de pus.

Les fuites qu'on a à en craindre, font l'inflammation des inteftins; des abcès & des ulceres au méfentere ; la diarrhée colliquative ; l'étyfie ou l'endurciffement fquirreux des glandes du méfentere.

Si l'on connoît cette inflammation, dont la marche fourde eft fort trompeufe, avant fa terminaifon en abcès , on faignera le malade : on le mettra au régime liquide prefcrit fous la lettre H; il boira beaucoup de petit-lait ou de tifane commune N°. 210 ; il prendra, matin & foir, le lavement domeftique N°. 108, & pour remedes internes, on lui donnera la mixture tempérante No. 130. On lui fomentera le ventre avec la fomentation réfolutive N°. 83 ; on pourra même lui faire prendre des demi-bains un peu plus chauds que tiedes de la même compofition; & on le purgera tous les trois jours avec la potion de manne No. 167.

Mais fi les matieres purulentes qu'il rendra dans les felles dénotoient que l'inflammation eût abfcédé , le malade prendra pour aliment & remedes, de deux en deux heures, un gobelet de lait coupé avec deux parties d'infufion balfamique No. 100. Sa boiffon fera une infufion de parties égales de fleurs d'hypericum & de petites - marguerites, adoucie avec du miel : on lui donnera de jour à autre, un lavement de lait coupé avec égale partie d'eau, où l'on ajoutera une cuillerée de miel; il prendra, matin & foir, du baume de Lucatelli N°. 5, récemment préparé & en volume égal à celui d'une noix-mufcade ; & il boira par-deffus une taffe de la fufdite infufion.

Si la maladie étoit rebelle, il fubftituera à l'infufion balfamique, les eaux de Vals, & à leur défaut celles de Spaa , en proportion d'un tiers fur deux tiers de lait : ce qu'il continuera jufqu'à guérifon , en obfervant, lorfque la fievre-lente fera confidérable, de couper le lait avec le tiers de décoction de quinquina, faite avec deux onces de cette écorce, fur trois livres d'eau, réduites à deux livres. Le malade aura auffi conftamment le bas-ventre couvert de l'emplâtre de favon-de-barbette , ou de l'emplâtre de cigue.

Cette inflammation fe forme rarement fans que le méfentere ait été précédemment obftrué, & ce font le plus fouvent des glandes engorgées qui font le fiege de la phlogofe.

De

De l'inflammation à l'eſtomac.

L'inflammation à l'eſtomac ſe manifeſte par une douleur fixe ſous la foſſette du cœur, plus ou moins vive & poignante, qui augmente lorſque l'on preſſe ſur le creux de l'eſtomac. Le plus ſouvent, les malades rendent ſur le champ les aliments qu'ils prennent, à moins que l'orifice ſupérieur de l'eſtomac ne ſoit ſerré & comme fermé. Dans ce cas, les aliments, après avoir occaſionné quelques nauſées, ſe précipitent promptement, & ces ſymptômes ſont accompagnés d'une fievre-continue, qui eſt fort-ſenſible au pouls pendant que l'inflammation eſt légere , & qui ſe manifeſtent moins quand elle eſt conſidérable ; le malade ayant, dans ce cas, le pouls foible, petit & très-fréquent. Les extrémités ſont froides, & l'inflammation de l'eſtomac eſt toujours accompagnée du hoquet & d'une ſi grande foibleſſe, que le malade eſt ſouvent prêt à s'évanouir : il rend à l'ordinaire peu d'urines. Cette maladie eſt tout-à-fait dangereuſe : quelquefois elle ſe termine par la ſuppuration ; ſouvent elle dégénere en ſquirre, ſi la gangrene n'enleve pas le malade.

On le ſaignera au plus vîte au bras : d'abord après la ſaignée & pendant qu'il rendra par le haut des matieres indigeſtes, glaireuſes ou bilieuſes, il boira beaucoup d'eau tiede. Dès-qu'il commencera à vomir de l'eau claire, on réitérera la ſaignée ; on fomentera la région de l'eſtomac avec la fomentation réſolutive & émolliente Nº. 83 ; il boira ſouvent une taſſe de petit-lait tiede ou d'infuſion de fleurs de mauves, ou, à ſon défaut, de l'infuſion de graine de lin, adoucie avec un peu de ſyrop de violettes. On réitérera la ſaignée de huit en huit heures, mais avec la précaution de tirer d'autant moins de ſang en une fois, que le malade ſera foible ; & on lui appliquera, au milieu de l'intervalle des ſaignées, le lavement domeſtique Nº. 108.

Quant au régime, au cas que le malade ne gardât pas les bouillons clairs de gruau à l'eau, il prendra, de trois en trois heures, une cuillerée de gelée de viande. S'il continuoit de vomir après la troiſieme ſaignée, on lui appliquera ſur le creux de l'eſtomac, un emplâtre véſicatoire ; & ſi nonobſtant la veſſie levée, le vomiſſement continuoit, on lui donnera les gouttes anodines Nº. 89, qu'on réitérera de ſix en ſix heures, juſqu'à ce que le vomiſſement ſoit appaiſé ; & ſi ces médicaments étoient infructueux , on tentera la mixture d'air fixe N⁰. 128. On continuera d'ailleurs les remedes & le régime fufdits.

Dans les grandes foibleffes, on aura recours aux eaux de fenteur, à l'efprit volatil N°. 75, & à la mixture cordiale N⁰. 124. Quand le vomiffement aura ceffé, le malade ne fera autre chofe que de continuer fes boiffons, qu'il prendra par gorgées, en continuant les lavements & les fomentations fufdits que l'on appliquera par-deffus le véficatoire : il prendra, de quatre en quatre heures, une taffe de bouillon clair, pour fe fuftenter; & quand les douleurs feront abfolument diffipées, & la fievre fur fon déclin, on le purgera avec la potion de manne N°. 167.

Si, au défaut de la réfolution de l'inflammation, il furvenoit des fymptômes qui annonçaffent la fuppuration rapportée à l'article de l'inflammation en général, & que le malade reprît des naufées & des vomiffements avec de l'embarras à l'eftomac, après que les douleurs & la fievre auront ceffé, afin de faire mûrir l'abcès, auffi bien que pour déterger l'ulcération qui s'enfuivra, il commencera à boire tous les quarts-d'heure, une taffe d'infufion de fleurs de mauves, adoucie avec du fyrop d'althéa : il appliquera fur le creux de l'eftomac le cataplafme émollient N°. 15, & il fe nourrira de lait coupé avec égale partie d'eau-d'orge, jufqu'à ce qu'il rende des matieres purulentes par la voie des felles ou par le vomiffement. On coupera alors le lait avec l'infufion balfamique N⁰. 100; & au cas que cette ulcération fût opiniâtre, le malade ufera du régime & des remedes qui font prefcrits pour le même cas au traitement de l'inflammation du méfentere. Toutefois, au lieu de prendre du lait coupé avec la décoction de quinquina, il prendra, pour abattre la fievre-lente, les lavements fébrifuges N⁰. 110.

Lorfque l'inflammation fe terminera en fquirre, le malade, après avoir avalé quelque chofe de folide ou qui foit d'un goût un peu fort, reffentira de la douleur à l'eftomac, & des naufées qui l'exciteront à faire de grands efforts pour vomir. Dans ce cas, il ne pourra mieux faire que d'ufer pendant un long efpace de temps, des eaux thermales-favonneufes rapportées fous le N⁰. 3, & coupées avec le quart de lait. Sa boiffon ordinaire fera l'infufion de fleurs de mauves, adoucie avec du miel blanc. Si le mal réfifte à ces remedes, ou s'il étoit invétéré, il prendra le parti de vivre de lait, pendant le refte de fes jours, felon les directions données fous la lettre G.

Comme l'inflammation de l'eftomac, de même que celle des inteftins dont il fera traité dans l'article qui fuit , peuvent dépendre des matieres cauftiques; dans de tels cas, il faut travailler fur la caufe, l'envelopper & l'évacuer par les différents moyens indiqués en traitant des acrimonies & des poifons.

Les convalefcents de l'inflammation à l'eftomac feront purgés très-doucement avec de la manne & de l'huile d'amandes douces, à la dofe de deux onces de chacune, fondues & délayées dans du lait : leur régime, pendant les premiers huit jours, fera le liquide fpécifié ·fous la lettre H; en obfervant d'ufer des aliments les plus doux de ce régime, & en petite quantité en une fois.

De l'inflammation des inteftins , ou de la colique inflammatoire.

L'inflammation aux inteftins eft très-fréquente, & on la confond fouvent, au grand préjudice du malade, avec les différentes efpeces de coliques, dont il fera traité ci-après, & qui ne font pas inflammatoires. Les fymptômes varient felon le fiege, l'étendue, le degré & les progrès de l'inflammation. Quelquefois cette maladie eft compliquée avec l'inflammation d'un autre vifcere du bas-ventre.

L'inflammation des inteftins s'annonce par une douleur & une chaleur plus ou moins confidérables dans l'intérieur du ventre : la douleur eft permanente, fixe, & de nature à augmenter quand on preffe fur la région affectée. Le malade a communément le ventre tendu; il eft fujet à éprouver des redoublements de douleur, accompagnés de borborifmes, de tranchées, de naufées & même de vomiffements : il eft altéré, fon ventre eft à l'ordinaire refferré. Le malade rend en outre peu d'urines ; il eft très foible; & ces accidents font accompagnés d'une fievre continue qui commence communément par un friffonnement. La fievre fe manifefte d'autant moins par l'agitation du pouls , que l'inflammation eft plus confidérable. Quand elle eft vive, la douleur eft cruelle, le malade eft fujet à avoir le hoquet & d'autres accidents convulfifs.

F f 2

L'inflammation aux inteſtins dégénere quelquefois en miſéréré, & ſi l'on ne parvient pas à la diſſiper, la douleur ceſſe ſubitement, & alors la partie affeĉtée ſe gangrene ou l'inflammation abſcede ; l'inteſtin s'ulcere, & dans ce dernier cas, les accidents de la premiere maladie étant diſſipés, les malades au lieu d'entrer en convaleſcence, rendent des matieres purulentes par la voie des ſelles : ils continuent à ſouffrir plus ou moins, & ſi l'ulcération eſt conſidérable, ils prennent la fievre-lente & deviennent étiques. D'autres fois l'inflammation dégénere en ſquirre : c'eſt ce qui arrive lorſqu'elle affeĉte les glandes inteſtinales.

On ſaignera le malade promptement & avec les précautions recommandées en traitant de l'inflammation à l'eſtomac. Il boira beaucoup de petit-lait, ou, à ſon défaut, de l'infuſion de graine de lin, adoucie avec du ſyrop de violettes : on lui donnera, de trois en trois heures, un lavement de petit-lait ou d'eau de graine de lin : au cas qu'il ait de la peine à garder pendant quelque temps les lavements entiers, on lui donnera des demi-lavements.

Pendant que les douleurs ſeront vives, on fera infuſer une tête de pavot ; & ſi la conſtriĉtion de l'anus en empêchoit l'application, pour relâcher le ſphinĉter, on injeĉtera premiérement quelques cuillerées d'huile à l'aide d'une petite ſeringue. Au milieu de l'intervalle d'un lavement à l'autre, le malade avalera trois onces d'huile d'amandes douces, ou à ſon défaut, une égale quantité d'huile vierge, mêlée avec une once de ſyrop de violettes. Immédiatement après qu'il aura rendu les lavements, on lui donnera un bouillon de veau, clair, troublé avec de la crême-d'orge : on lui fomentera en même temps tout le bas-ventre avec la fomentation réſolutive N°. 83, en prenant la précaution de ſe ſervir d'une flanelle ſimple, pour ne pas l'irriter par le poids ; & ſi la douleur étoit fort concentrée, toutes les fois que l'on changera la fomentation, on oindra avec de l'onguent d'althéa l'endroit le plus affeĉté. La ſaignée ſera réitérée une ou deux fois, de douze en douze heures, & toujours au bras. On la fera toujours de ſix à huit onces ſeulement, & on continuera tout ce qui vient d'être recommandé, juſqu'à ce que la douleur ſoit très-fort diminuée. On commencera alors à purger le malade avec deux onces de manne & autant d'huile d'amandes-douces diſſoutes & délayées dans un gobelet d'eau ; & ſi par ces moyens & par les remedes auxiliaires indiqués, la douleur

n'étoit pas fuffifamment diminuée, après la troifieme faignée, on mettra le
malade dans un demi-bain d'eau-de-fon un peu plus chaude que tiede, dans
lequel il demeurera le plus long-temps qu'il pourra, & au fortir duquel,
s'il n'eft pas fort foulagé, on lui donnera les gouttes anodines N°. 89,
dans une cuillerée d'eau dégourdie. Une heure après qu'il les aura prifes,
il prendra un bouillon, & pour peu que la premiere prife de ces gouttes l'ait
foulagé, il en prendra derechef de fix en fix heures. Il continuera en même temps tout ce qui vient d'être prefcrit, jufqu'à ce que la douleur foit
fuffifamment appaifée pour qu'il puiffe être purgé comme il eft dit ci-deffus.

Quand il fera entré en convalefcence, s'il étoit fujet aux inflammations des inteftins, on réitérera de huit en jours le laxatif qui vient d'ê-
tre indiqué ; & pendant les intervalles, il prendra durant l'efpace d'un
mois, matin & foir, du lait coupé avec partie égale d'infufion de fleurs
de petites-marguerites : s'il étoit d'un tempérament bilieux, il préférera au lait
coupé l'ufage du petit-lait, & dans la fuite, il prendra fouvent des demi-
bains d'eau-de-fon, un peu plus chauds que tiedes.

Les fquirres des glandes inteftinales fuccedent affez fouvent à cette
maladie, & occafionnent des coliques chroniques. C'eft ce qui arrive lorfqu'une vive inflammation n'eft terminée ni par la réfolution, ni par la fuppuration. Les malades éprouvent alors, dans la région qui a été enflammée,
une douleur fourde & un petit tiraillement, qui redouble après les repas
ou pendant qu'ils font des exercices de corps un peu violents. Ces fquirres font moins fujets à s'irriter que d'autres : le malade maigrit ; mais par
le moyen d'un grand régime, il peut pouffer fa carriere affez loin.

De l'inflammation aux reins.

L'inflammation aux reins eft commune fur-tout à ceux qui font attaqués de la gravelle. Quand elle eft confidérable, elle eft fort dangereufe.
Cette maladie fe manifefte par une douleur fixe & permanente à l'un ou
aux deux côtés de l'épine du dos, un peu au-deffous des dernieres côtes.
Quand l'inflammation eft légere, le malade fouffre peu ; mais il a de la
peine à fe tenir tout-à-fait droit ; & plus la douleur eft vive, plus la
fievre eft continue & aiguë. A ces fymptômes, fe joignent une douleur
à l'aine, & l'engourdiffement de la cuiffe collatérale au rein enflammé.

Chez les mâles , le tefticule collatéral remonte , & eft affecté de douleur : le ventre eft tendu, refferré : le malade a de la colique, des rots , des vents , des nauſées, & ſouvent un vomiſſement opiniâtre & violent. Il a de fréquents befoins d'uriner ; ſes urines font communément claires , & dans le fort du mal , elles font ſouvent entiérement ſupprimées. L'haleine & la tranſpiration du malade ont alors une odeur urineuſe, & quand la maladie eft ſur ſon déclin, les urines deviennent abondantes & bourbeuſes, où elles charient du ſable, des graviers, quelquefois du ſang & des matières purulentes.

Lorfque l'inflammation vient à abſcéder, le malade prend les accidents dont il fera fait mention en traitant de l'ulcération des reins ; & quand le corps glanduleux d'un rein devient ſquirreux, la cuiffe collatérale devient peu à peu paralytique.

On traitera l'inflammation aux reins comme celle des inteſtins. La premiere demandant plus de ſaignées , on les fera d'autant plus abondantes & rapprochées les unes des autres, que la douleur & la fievre feront plus vives. Le malade adoucira ſes boiſſons avec du ſyrop d'althéa : toutes les deux heures, on y fera diſſoudre fix grains de nitre dépuré, & l'on oindra la région des reins, cinq ou fix fois par jour, avec de l'onguent tiede d'althéa. Dèsque les urines deviendront bourbeuſes, le malade, pour en faciliter l'écoulement, prendra des demi-bains d'eau-de-ſon, un peu plus chauds que tiedes : il boira à petits coups, autant que l'eſtomac pourra le ſupporter, & il entremêlera ſes boiſſons de quelques taſſes d'infuſion de racines d'althéa, qu'il adoucira avec le même ſyrop. Auſſi-tôt que ſes douleurs feront appaiſées, on le purgera avec la potion de manne N°. 167 ; & après la premiere purgation, on fera infuſer dans ſes bouillons quelques pincées de cerfeuil & de perſil. Pendant le cours de cette maladie, le malade évitera d'être couché ſur le dos, afin de ne pas s'échauffer les reins ; & comme, dans l'inflammation des reins qui dépend du gravier, les ſecouſſes du vomiſſement contribuent beaucoup à le précipiter, au lieu de calmer le vomiſſement qui pourroit ſurvenir, on le facilitera en buvant ſeulement beaucoup d'eau tiede. Si l'inflammation aux reins ſuccédoit à l'uſage des cantharides en véſicatoire, &c, ou à celui de quelque médicament âcre, le malade boira beaucoup d'eau de graine de lin, émulſionnée avec des amandes & des graines de citrouilles ou de melons. C'eſt auſſi en ſuivant cette méthode, que la phlogofe néphrétique fe diffipera par la réfolution, fi même elle étoit violente ou produite par un calcul liffe, & de groffeur à pouvoir fe précipiter par les uretres dans la veffie.

Lorfque l'inflammation aux reins eft négligée ou mal traitée, & que la douleur & les accidents fubfiftent avec violence au - delà de fept jours, fans que le malade rende en abondance des urines fablonneufes, bourbeufes ou beaucoup de fang par la voie des hémorrhoïdes, alors ordinairement l'inflammation abfcede, & dans ce cas, il fuccede à la douleur inflammatoire une fenfation de pulfation, qui eft accompagnée de friffonnements & d'une pefanteur aux reins. On cherchera, dans ce cas, à avancer la maturation de l'abcès, en continuant le régime, les lavements, l'onction & les fomentations fufdites: le malade boira fouvent une taffe d'infufion de mauves, adoucie avec du fyrop d'althéa; & il continuera à obferver cette conduite, jufqu'à ce que les urines commencent à charier du pus. Il fe purgera alors avec la fufdite potion de manne, qu'il réitérera de fix en fix jours. Dans l'intervalle des purgations, il prendra pour tout aliment & boiffon, de quatre en quatre heures, demi-livre de lait de vache coupé avec égale partie de l'infufion balfamique N.º. 100; & on lui donnera, matin & foir, immédiatement avant la premiere & avant la derniere dofe de fon lait, un gros de baume de Lucatelli N°. 5, ou fix gouttes de baume de Copahu fur un morceau de fucre. Si l'abcès dégénéroit en ulcere opiniâtre, on coupera le lait avec moitié d'eau minérale de Spaa, & le malade perféverera pendant un long efpace de temps dans l'ufage de ce régime.

Au cas que l'inflammation aux reins dégénérât en fquirre, & que le malade devînt boiteux ou paralytique de la cuiffe collatérale, fi le mal eft récent, il prendra fans délai les eaux & bains favonneux, & naturellement chauds, rapportés fous le N°. 3. S'il en eft foulagé, il continuera à en ufer auffi long-temps qu'il pourra; & s'il avoit de la difpofition à l'étyfie, il obfervera en même temps le régime de lait prefcrit fous la lettre G. Si par ces moyens il ne parvient pas à fe guérir, il fera dans peu attaqué d'hydropifie; cette maladie fuccédant d'ordinaire affez promptement au fquirre des reins.

Lorfque l'inflammation aux reins fera occafionnée par du gros gravier à pointe, ou par le calcul rénal, on le connoîtra par la complication des fymptômes de l'inflammation avec ceux que l'on trouvera à l'article du calcul rénal, & l'on fe conduira en conféquence. Les convalefcents de cette maladie, qui feront fujets au gravier, afin de prévenir la rechûte, ne négligeront pas d'employer ce qui eſt recommandé pour la deſtruction du gravier.

De l'inflammation à la veſſie.

L'inflammation de la veſſie eſt fréquente : elle dépend quelquefois d'un calcul raboteux ou adhérent qui s'eſt formé dans ce vifcere. Souvent aufſi elle provient de la rétention forcée des urines, &, le plus fréquemment, elle eſt caufée par le reflux du fang hémorrhoïdal fur la veſſie.

Cette maladie fe manifeſte par une douleur permanente & vive dans le baſſin, qui augmente lorfque l'on preſſe fur la région du pubis, & encore fur celle du périnée. Quand le cou de la veſſie eſt principalement enflammé, on remarque quelquefois de la tumeur & de la rougeur au périnée. Ces accidents font accompagnés d'une fievre continue plus ou moins aiguë, & d'un fréquent & preſſant befoin d'uriner, fouvent aufſi d'aller du ventre. Le malade ne rend que peu d'urines à la fois & avec beaucoup de douleur : après qu'il a uriné, il lui reſte de l'ardeur au bout de l'uretre ; ce à quoi fuccede, fi l'inflammation eſt violente, une fuppreſſion totale des urines avec des angoiſſes cruelles, accompagnées d'une douleur vive, qui s'étend de la veſſie aux reins, d'après la direction des uretres. Le malade eſt en outre fujet à avoir des vomiſſements bilieux, des tranfports au cerveau, &c.

A défaut de la réfolution de l'inflammation, les fuites qu'on a à en craindre, font l'abcès au périnée ou dans l'intérieur de la veſſie, lequel dégénere volontiers en ulcération ou en fquirre, avec écoulement involontaire des urines, &c.

Quelle que foit la caufe de l'inflammation, il faut au plus vîte travailler à la diſſiper par la réfolution. Pour cet effet, on mettra en œuvre les faignées, les remedes internes & les lavements recommandés pour l'inflammation aux reins.

Les deux premieres faignées feront copieufes : elles fe feront au bras ; & fi le mal dépend d'un reflux de fang hémorrhoïdal, on alternera celles

qui

qui fuivront avec l'application des fangfues au fondement. Ici l'on préférera la fomentation réfolutive & anodine N°. 82 , qu'on appliquera
largement fur le pubis & fur le périnée. Si la veflie étoit pleine, on la
vuidera à l'aide du catheder, & par la ponction, s'il n'étoit pas applicable.

Dèsque l'inflammation fera diflipée, on avifera au moyen de détruire la
caufe qui l'a produite. Au cas que la tumeur au périnée fe difpofàt à
abfcéder, on la gouvernera felon ce qui eft dit à l'article des inflammations en général. Enfin, fi la fuppreffion des urines étoit totale, de longue
durée, & que la veflie, non-obftant les bains, reftât fermée & qu'elle fût
pleine d'urines, on ne pourra fe difpenfer de réitérer les moyens fusdits,
auffi fouvent qu'il fera néceffaire de la vuider.

Quant à l'ulcération, on la traitera comme celle des reins ; & s'il fe
formoit des fungofités au fphincter, on les tiendra déprimées, par les bougies les mieux adaptées à l'état du malade.

De l'inflammation à la matrice.

La matrice eft fujette à s'enflammer par différentes caufes ; mais le
plus fouvent fon inflammation eft occafionnée par la fuppreffion fubite des
régles, des vuidanges ou des fleurs-blanches, & par une groffeffe ou par
des couches fàcheufes. Quand elle eft confidérable, elle fe manifefte par
une douleur permanente, vive & fixe dans le fond du baffin, au milieu de
la partie inférieure du bas-ventre. La douleur s'étend aux aines & aux
hanches : elle augmente quand on fait des mouvements de la cuiffe ; &,
felon que l'inflammation affecte la partie antérieure, poftérieure ou latérale
de la matrice, & que l'inflammation intéreffe les ligaments, il s'y joint
plus ou moins d'envie & de difficulté d'uriner, d'aller à la felle, de fe
tenir debout & d'être couché dans tous les fens. La malade eft en outre
fujette à avoir des maux de reins & de grands maux de tête, qui fe fixent
plus particuliérement fur le front & fur les yeux. Les perfonnes attaquées
de tels maux font également fujettes aux naufées, aux mouvements convulfifs, au hoquet ; & ces accidents font accompagnés d'une fievre-continue
plus ou moins aiguë.

Les fuites qu'on a à en craindre, fi l'inflammation n'eft pas diflipée
par la réfolution, font l'abcès, dont le pus s'évacue par les parties-natu-

relles, soit dans l'abdomen, où il cause l'hydropisie purulente: l'ulcération de la matrice, qui est accompagnée d'une fievre-étique, ou le squirre de la matrice, en résultent aussi quelquefois.

Pour éviter ces fâcheux événements, on ne négligera rien de ce qui pourra opérer la résolution de l'inflammation. On y parviendra en suivant la méthode indiquée pour le traitement de la maladie précédente. On appliquera les remedes externes sur toute la partie inférieure du bas-ventre & sur les aines; & si l'inflammation venoit à abcéder, on emploiera, pour faire mûrir l'abcès, tout ce qui est conseillé à cet effet à l'article de l'inflammation des reins. La malade recevra & conduira souvent, au moyen d'un entonnoir, la vapeur d'eau-de-son chaude à l'orifice interne de la matrice; & l'abcès venant à crever, si le pus s'évacue par les parties naturelles, afin d'en déterger le fond, on fera une couple de fois par jour, des injections dans la matrice avec l'infusion balsamique N°. 100, dont on animera l'once avec une dixaine de gouttes de teinture de myrrhe. On pratiquera d'ailleurs ce qui est indiqué au traitement des abcès & ulceres des reins; & si l'inflammation dégénéroit en squirre, on se conduira comme dans le squirre du foie.

DES TUMEURS VENTEUSES;
savoir les emphysemes & le tympanite.

Les premiers sont produits par de l'air répandu & raréfié dans le tissu cellulaire. Le séjour & l'expansion d'une masse d'air dans le bas-ventre, forment le tympanite.

De l'emphyseme.

L'emphyseme survient souvent aux plaies de poitrine, quand l'air de l'atmosphere ou celui qui se dégage des matieres purulentes, s'insinue dans le tissu cellulaire. Alors les levains les plus subtils de la fermentation suivent la route que l'air leur a frayée, & il en résulte une tumeur emphysémateuse, qui augmente par la chaleur du corps, laquelle raréfie l'air qui est renfermé. C'est de la même maniere, & par le dégagement spontané & par la raréfaction de l'air contenu dans les fluides, que fe forment les emphyfemes aux paupieres, aux genoux, au fcrotum, au prépuce, ainfi que les emphyfemes internes.

L'enflure emphyfémateufe caufe peu ou point de changement à la couleur des téguments; la peau feulement devient luifante là où elle eft fort diftendue ou mince : la tumeur eft élaftique & fujette à diminuer & à groffir alternativement, à raifon de l'élafticité de l'air extérieur & interne: lorfqu'on la comprime avec le doigt, elle fe releve d'abord, fans qu'il refte de foffette. Le malade éprouve à la partie tuméfiée, une tenfion plus ou moins douloureufe, & il eft d'ailleurs affecté des fymptômes qui dépendent de la fituation & des fonctions de la partie où eft l'emphyfeme.

Quand il eft confidérable ou de longue durée, les téguments font fujets à s'enflammer ; & lorfqu'il eft occafionné par des humeurs putrides, les miafmes putrides fuivent la route que l'air leur fraie, & l'emphyfeme peut donner lieu à de petites fuppurations. De-là réfultent le plus fouvent les dépôts de matiere qui n'ont pas été précédés d'infl mmation manifefte ; & la matiere qui fe répand dans les graiffes fe fait des iffues fiftuleufes dans l'intérieur & au dehors, & que l'on n'a pas prévues.

Quand l'emphyfeme eft produit par un air qui s'eft infinué dans le tiffu cellulaire de l'habitude du corps, on pompera cet air au moyen de la ventoufe feche, qu'on appliquera fur la plaie après qu'on en aura dilaté l'ouverture par laquelle l'air s'eft introduit: on frottera la tumeur, pendant que l'air fe pompera, de fa périphérie vers l'ouverture, & on y appliquera des fachets fecs & chauds de fleurs de fureau, animés de camphre.

Si au contraire l'emphyfeme provient d'exhalaifons de matieres corrompues, & que le lieu où gît le dépôt le permette, on donnera iffue à ces matieres par les véficatoires ou par l'incifion; fi-non, on cherchera à les diffiper, en appliquant largement fur l'emphyfeme la fomentation aromatique N°. 78, ou des compreffes imbibées d'eau-de-chaux mélangée avec partie égale d'efprit-de-vin. On purgera plufieurs fois le malade de deux en deux jours avec la poudre purgative N°. 186: en même temps, fi la partie affectée peut le fupporter, on l'étuvera fouvent avec la vapeur de vinaigre bouillant, ou diftillé fur une brique rougie au feu ; & cela ne pouvant fe faire, ou lorfqu'on l'aura fait fans fuccès, on fe fervira de fomentations de quinquina cuit dans du vin, & le malade prendra, de quatre en quatre heures, dans du vin, un gros de quinquina en poudre.

Du tympanite.

Le tympanite fe connoît par un gonflement confidérable & permanent au bas-ventre, qui eft tendu & météorifé. La tumeur eft élaftique: lorfqu'on frappe fur elle avec le doigt, on s'apperçoit de la rénitence de l'air qui y eft renfermé, & le bas-ventre réfonne. Le malade éprouve des angoiffes & de l'oppreffion, qui diminuent à mefure qu'il lâche des vents, & qui augmentent quand il refte long-temps fans en pouffer. Son ventre alors eft tellement tendu & fenfible, qu'il ne peut fouffrir d'être couvert: fes jambes font peu ou point enflées, & à mefure que le ventre groffit, le refte du corps s'exténue.

Cette maladie dépend ou de vents & de flatuofités interceptés dans l'eftomac & dans le canal des inteftins; en particulier dans le côlon & le cœcum, qui eft occafionné par la faburre des premieres voies & par un grand relâchement dans le tube alimentaire, qui en même temps, dans quelques endroits, eft tellement crifpé, que les intervalles d'un étranglement à l'autre forment des poches à vent. Cette maladie provient encore d'humeurs ou de matieres épanchées dans la cavité du bas-ventre, & qui, par la putréfaction ou par la fermentation, la rempliffent de l'air que la fermentation & la putréfaction produifent. C'eft-là la caufe la plus ordinaire du tympanite, qui quelquefois eft auffi l'effet de l'emphyfeme des inteftins, du méfentere &c. Il eft fouvent fuivi de l'hydropifie afcite & de fes fymptómes. Le tympanite emphyfémateux eft auffi rare que difficile à connoître; l'abdominal furvient d'ordinaire à l'afcite purulent, & ces deux efpeces font incurables. Quant à l'inteftinal, il eft très-difficile à guérir, & lorfqu'il eft invétéré, il eft incurable, parce que le reffort du canal inteftinal eft détruit au point qu'il ne peut être rétabli.

Afin de traiter avec fuccès le tympanite qui eft guériffable, on diftinguera bien de quelle nature eft la faburre dans les premieres voies dont le malade eft affecté. Si elle tient du caractere de la faburre froide dont il a été traité, le malade fe nourrira des aliments du régime prefcrit fous la lettre C, qu'il pourra le mieux digérer. Il boira à fon ordinaire d'un excellent vin rouge, dans lequel il aura fait infufer à froid, pendant l'efpace de vingt-quatre heures , fur deux livres, le cefte d'une orange amere ; & il trempera ce vin avec la moitié d'eau.

Quant aux remedes, il commencera par prendre la potion émétique & laxative N°. 165. On le purgera enfuite de fix en fix jours avec la décoction laxative N°. 31 : quand cette purgation aura achevé de faire fon effet, il prendra une prife des gouttes anodines N°. 89. Dans les intervalles, on lui appliquera, afin de relâcher les étranglements des inteftins, matin & foir, un lavement de bouillon de fraife de veau , où l'on aura fait infufer une pincée de cumin; & il prendra en même temps, pour chaffer les vents, les gouttes carminatives N°. 92. On appliquera fur le bas-ventre l'emplâtre de galbanum de Sydenham, dont on malaxera l'once avec un gros d'huile-d'anis. Le ventre fera doucement fanglé, à mefure qu'il fe dégonflera, en hyver , avec une fangle de flanelle & en été, avec une de cuir. Dèsque le ventre fera réduit à fa groffeur naturelle, afin de rétablir le reffort des folides, le convalefcent mettra en ufage tout ce qui eft recommandé à cet effet pour le traitement de l'hydropifie afcite.

Lorfqu'au contraire le malade fera affecté des fymptômes que produit la faburre chaude ou atrabilaire, on commencera par le purger avec la potion minorative N°. 168. On le faignera enfuite : il prendra , matin & foir, un lavement d'eau de graine-de-lin battue avec une once d'huile de camomilles faite par infufion. Sa boiffon ordinaire fera la tifane de graine-de-lin N°. 212, dans laquelle on fera infufer, fur la fin , deux pincées de fleurs de coquelicot : il réprendra tous les huit jours la potion minorative: dans les intervalles, après avoir rendu le lavement du matin, il fe baignera pendant une heure dans du bouillon de tripes coupé avec deux tiers d'une forte décoction de fon. Il fe nourrira avec les aliments les plus légers & les moins flatueux du régime prefcrit fous la lettre B. On lui frottera, au fortir du bain, le ventre avec de l'huile de camomilles, mélée d'un gros de camphre fur un once d'huile. On continuera l'ufage de ces remedes humectants & relâchants, jufqu'à ce que la douleur & la tenfion du ventre aient fuffifamment diminué pour être à l'abri de l'inflammation. Dès-lors on emploiera les remedes externes & internes, recommandés pour le cas précedent; & dans les deux cas, fi l'on a le bonheur rare de guérir, on fera, l'eftomac étant vuide, de fréquentes & lon-

gues, mais douces frictions au bas-ventre, & un long ufage des eaux minérales-aigrelettes & terrugineufes du N°. 3.

Dans le tympanite inteftinal, les perfonnes d'un tempérament froid
& phlegmatique fouffrent moins. Le relâchement eft plus général dans
le tube alimentaire.

Les perfonnes d'un tempérament fec & chaud, les hypochondriaques
& les hyftériques fouffrent davantage du tympanite : les flatuofités chez
elles commencent à être interceptées dans le canal inteftinal, par le defféchement des inteftins ou par des conftrictions fpafmodiques, qui empêchent les flatuofités de fe dégager. Les poches où elles font interceptées
fe dilatent énormement, & il en réfulte une douleur déchirante, qui par
accès eft très-vive. C'eft à lever ces étranglemens & non à chaffer les
vents par des carminatifs, qu'il faut travailler. La faignée eft un grand
relâchant ; elle prévient l'inflammation, & plus la douleur eft confidérable,
moins on peut s'en difpenfer.

Quand une fois on aura levé par-là les premiers obftacles, les bains &
des fomentations d'abord d'eau dégourdie, & enfuite froide, contribueront
fort à rendre le reffort à la partie des inteftins où les poches s'étoient formées ; & les bains froids préferveront de la récidive.

Le flux fpontané des hémorrhoïdes & des menftrues contribuera
fort à diffiper le tympanite inteftinal ; & s'il fe préfentoit des boutons
d'hémorrhoïdes, on préférera les fangfues à la faignée.

Dans des cas très-pénibles, le malade étant encore en force, on pourra
tenter des bains émollients, réitérés, &, de jour à autre, un lavement de
fumée de tabac, afin de lever les étranglements.

DES AFFECTIONS HYDROPIQUES.

L'on divife les affections hydropiques, en hydropifies par infiltration [
en hydropifies-enkiftées, & en hydropifies par épanchement. Les hydropifies par infiltration font générales ou particulieres ; & on les diftingue
en œdemes, leucophlegmaties & anarfarques.

De l'œdeme.

L'œdeme eſt une enflure pâle, molle, indolente, qui conferve pendant quelque temps l'impreſſion du doigt. Cette enflure dépend de l'infiltration d'une humeur lymphatique ou féreuſe dans le tiſſu cellulaire qui eſt immédiatement ſous la peau. Le viſage, le deſſus de la main & ſur-tout les chevilles du pied ſont ſujets à être affectés de l'enflure œdémateuſe. Au viſage, l'œdeme augmente pendant que l'on eſt couché; il diminue ou ſe diſſipe d'ordinaire durant la nuit, lorſqu'il affecte les extrémités; & il revient d'autant plus promptement pendant le jour, que le malade eſt peſant, long-temps aſſis ou en repos, & auſſi à raiſon du degré de relâchement des ſolides.

Quand la tumeur œdémateuſe eſt conſidérable, elle occaſionne une tenſion incommode, & quelquefois douloureuſe, de l'éréſipelle, des crevaſſes à la peau, avec ſuintement d'humeurs féreuſes, qui, lorſqu'elles ſont fort-âcres, produiſent une ulcération opiniâtre & ſujette à ſe gangréner.

Quand la tumeur œdémateuſe eſt récente, & qu'elle eſt produite par un défaut de circulation qui dépend d'une cauſe extérieure, elle n'exige d'autres remedes que des frictions douces, ſeches & ſouvent réitérées, qui ſe feront du bas vers le haut avec une flanelle parfumée de tacamaheca, ou de baies de genievre. Au cas que l'œdeme affectât les extrémités inférieures, on prendra la précaution de ne pas ſerrer les jarretieres, & l'on placera, pendant le jour, les jambes ſur un tabouret.

Lorſqu'au contraire l'œdeme ſe ſera formé inſenſiblement, ou qu'il ſera invétéré; ſi le malade étoit épuiſé par des évacuations abondantes, ou convaleſcent d'une maladie qui l'auroit affoibli, l'œdeme ſe diſſipera moyennant un régime reſtaurant & l'uſage de l'électuaire roborant N°. 54. Si le malade étoit au contraire bien nourri & ſurchargé d'humeurs, on le purgera doucement, mais pendant l'eſpace de ſix à huit jours, avec la doſe requiſe de la décoction laxative N°. 31. On mettra en même temps en uſage les frictions & las précautions ſuſdites.

A la ſuite de ces remedes, on pourra fomenter l'œdeme avec parties égales d'eau-de-chaux & d'eau végéto-minérale camphrée de goulard. Les perſonnes qui auront les mains & les jambes œdémateuſes, pourront porter pendant la nuit des bas ou des gands à double toile, dont l'entredeux ſera garni d'un mélange d'égale portion de ſel grillé & de fleurs de camomilles en poudre. L'on ſéchera & chauffera ces bas ou gands avant de les mettre, & l'on foutiendra la partie œdémateufe, pendant le jour, moyennant des bas ou gands de peau de chien, ou à l'aide d'un bandage convenable pour donner aux folides le temps de reprendre leur reffort. Et pour faciliter la circulation & animer la tranfpiration, après l'ufage de la fufdite décoction laxative, le malade prendra, matin & foir, au lit, trente des gouttes pour dépurer les humeurs blanches N°. 93, par deffus lesquelles il boira un gobelet de décoction de douce-amere N°. 27. Il évitera les boiffons & les aliments qui relâchent les fibres : s'il étoit phlegmatique, & que le reffort des folides fût fort-affoibli, il obfervera le régime décrit fous la lettre I. Il prendra beaucoup d'exercice, & cherchera à diffiper par la tranfpiration les férofités furabondantes. Si ce cours de remedes étoit infructueux, on paffera à ceux qui font prefcrits pour l'anafarque.

En cas qu'il furvînt de l'éréfipelle, on y remédiera, ainfi qu'au fuintement de férofités, en fuivant les confeils donnés à l'article de l'éréfipelle.

La rougeur éréfipélateufe, qui eft invétérée & couverte d'écailles ou de pellicules farineufes, eft difficile à diffiper. On pourra tenter les bains d'eaux-thermales martiales, ou à leur défaut, des fomentations avec de l'eau-de-chaux, dans laquelle on fera diffoudre demi-once d'alun-de-roche fur une livre de la dite eau. Un long ufage des fenilles de grande-bardane, appliquées & renouvellées matin & foir, diffipe quelquefois l'œdeme.

L'enflure œdémateufe aux chevilles du pied, chez les perfonnes qui ont beaucoup de corpulence, eft plus incommode que dangereufe. Elle fe guérit rarement, de même que d'autres œdemes qui font fort-invétérés, vu le grand relâchement dont les folides font affectés. Afin d'en arrêter les progrès, il faut foutenir la fibre par des bandes de toile, ou par des fous-bas de peau de chien.

De la leucophlegmatie & de l'hydropifie anafarque.

La leucophlegmatie confifte dans la bouffiffure de l'habitude du corps, qui provient d'une lymphe épaiffie, laquelle s'infiltre fous la peau dans le tiffu cellulaire. Quand l'enflure eft confidérable, & qu'elle conferve l'impreffion du bout du doigt, on l'appelle hydropifie anafarque. On diftingue la leucophlegmatie de l'embonpoint, par la pâleur de l'habitude du corps, & l'empreinte que les jarretieres occafionnent chez les perfonnes atteintes de cette maladie.   Quant

Quant à l'anafarque, à mefure que cette efpece d'hydropifie fait des progrès, la foffette qu'on y fait avec le doigt devient plus profonde, & elle fe releve plus lentement. La région du bas-ventre s'épaiffit fans que le ventre s'avance beaucoup ; les téguments du ventre font blancs & deviennent luifants : les jambes, les cuiffes & le fcrotum font fujets à s'enfler lorfque le malade eft long-temps debout ; & à mefure que l'anafarque fait des progrès, ces parties perdent entiérement leur forme. L'enflure diminue durant la nuit, & auffi moyennant l'exercice du corps : le vifage eft pâle, bouffi, défait ; l'appétit diminue, les forces dépériffent, & infenfiblement le malade devient pefant; il eft accablé, pareffeux ; les urines diminuent auffi : elles font blanches, claires, favonneufes & écumeufes ; les excréments font mal liés, le fommeil devient inquiet ; le malade eft oppreffé, & il prend la fievre-lente, qui eft accompagnée de beaucoup d'altération, d'accablement & d'inquiétudes.

. Les fuites de l'anafarque font des crevaffes à la peau avec un écoulement de férofités qui foulage. Sans ce bénéfice, l'hydropifie du bas-ventre ou de la poitrine fuccede fréquemment à l'anafarque : dans ces cas, l'on confultera les articles qui traitent de ces maladies.

On diffipera ordinairement la leucophlegmatie, après avoir remédié à fond à la faburre des premieres voies, avec la décoction N°. 30, moyennant les bouillons amers N°. 10, le vin chalibé N°. 223 , & par les frictions feches de tout le corps, que l'on réitérera matin & foir. Si elle étoit opiniâtre, le malade fera infufer deux onces de raifort fauvage dans deux livres de vin blanc, dont il prendra un verre demi-heure avant fes repas : il pourra prendre des eaux thermales-purgatives, afin de prévenir la récidive, & fon régime fera celui qui eft prefcrit fous les lettres C & I.

Quant à l'anafarque, au cas que cette hydropifie ait fuccédé à de longues ou abondantes évacuations, ou qu'elle affectât un convalefcent épuifé, on y remédiera au moyen d'un régime reftaurant: le malade prendra l'électuaire roborant N°. 54 ; il fe fera frotter, matin & foir, toute l'habitude du corps avec une flanelle feche, parfumée de tacamahaca, & il prendra en outre beaucoup d'exercice.

Lorfque l'anafarque ne proviendra pas des caufes fufdites, ou quand l'enflure fera confidérable & invétérée, on purgera le malade, de trois en trois jours, avec la décoction laxative N°. 31. Dans l'intervalle des pur-

H h

gations, il prendra à jeun & en fe couchant, les poudres N⁰. 177, & immé-diatement après la prife du matin, le bouillon N⁰. 10. Il ufera, avant fes deux repas, du vin recommandé pour la leucophlegmatie, & il continuera l'ufage de ces remedes, jufqu'à ce que les férofités furabondantes & l'enflure foient diffipées. Son régime confiftera dans les aliments les moins relâchants du régime prefcrit fous la lettre B : il obfervera enfuite, afin de rétablir le reffort des folides, le régime fpécifié fous la lettre I : il continuera à fe faire faire les frictions, & prendra dès-lors de l'électuaire roborant N⁰. 54, juf-qu'à ce que fa guérifon foit affermie.

Si les eaux s'écouloient par des crevaffes à la peau, on fe conduira comme il eft dit à l'article de l'éréfipelle. Si le fcrotum étoit enflé, on le foutiendra au moyen d'un fufpenfoir; & pendant que la tumeur fera très-dure, on fomentera cette partie avec la fomentation réfolutive N⁰. 83. Si l'enflure étoit molle, on la parfumera, une couple de fois par jour, avec de l'encens; & la nuit, on y appliquera des fachets chauds, remplis de par-ties égales de fel grillé & de fleurs de camomilles pulvérifées. Dans les deux cas, fi la peau étoit luifante, éréfipélateufe, ou prête à fe gerfer, on préférera de fomenter le fcrotum avec l'eau végéto-minérale de Goulard, animée d'une once d'eau de vie camphrée, fur une livre de cette eau.

Toutes les fois que l'infiltration fera générale ou très-confidérable, on accélérera quelquefois la guérifon de l'anafarque, & l'on foulagera toujours le malade, en donnant, à l'imitation de la nature, iffue aux eaux par des mouchetures ou fcarifications très-fuperficielles; & l'on préviendra l'inflam-mation de la peau, & par conféquent la gangrene qui furvient volontiers pendant l'écoulement des eaux, moyennant les précautions recommandées pour le traitement de l'éréfipelle & de la gangrene.

Les fueurs abondantes provoquées au moyen de l'étuve, ou en s'en-terrant dans le fable; le marc de raifins ou le fumier chaud, guériffent quel-quefois de l'anafarque.

De l'hydropifie enkiftée & des hydatides.

S'il fe fait des épanchements d'eau dans de petites cavités du corps, propres à former des poches, qu'on appelle kiftes, l'eau qui s'y infiltre les dilate. Ces réfervoirs deviennent fouvent confidérables, & ces kiftes font fujets à fe durcir infenfiblement, à prendre une forme irréguliere, & à devenir fquirreux.

Quand au contraire l'eau s'épanche dans des véficules qui ont peu de corps, on les appelle hydatides. Leur volume n'excede guere celui d'un œuf de pigeon. L'eau qu'elles renferment eft le plus fouvent lymphatique & claire, au lieu que les kiftes contiennent des eaux bourbeufes.

Les hydatides affectent principalement la furface des vifceres du bas-ventre, & plus particuliérement le foie, la matrice & le poumon : les hydropifies enkiftées affectent au contraire le plus fouvent la duplicature du péritoine & les ovaires.

Quant aux hydatides qui fe forment dans l'intérieur du corps, il eft impoffible d'en avoir connoiffance ; & l'on ne connoît les hydropifies en-kiftées internes , que lorfqu'elles ont acquis un volume fuffifant pour produire les fymptômes de l'hydropifie par épanchement. Alors on les diftingue de l'hydropifie par épanchement, d'après les fymptômes qui dé-pendent de la libre fluctuation, qui n'eft pas fenfible dans l'hydropifie à kiftes ; à moins que les kiftes entre la duplicature du péritoine ne foient très-confidérables. D'ailleurs, dans l'afcite, les eaux fuivent manifeftement les fituations que prend le malade ; & les mouvements des eaux enkiftées ne fe faifant que dans les kiftes , font circonfcrits & peu fenfibles.

Les fuites des hydropifies enkiftées font la rupture des kiftes, & la formation fubite des hydropifies par épanchement. Les hydatides du pou-mon fe vuident quelquefois par la bouche, & épanchent d'autres fois leurs eaux dans le thorax.

Les hydatides qui fe forment à l'habitude du corps , à la paupiere & au cou où elles reffemblent au bronchocele, fe guériffent par l'ouver-ture de la follicule, faite felon l'art, & panfée enfuite de maniere que l'on confume l'enveloppe qui forme la poche.

Quant aux hydatides du poumon, fi l'on a lieu de préfumer qu'il en exifte, on en hâtera la rupture, & l'évacuation de l'eau par la bouche, en humant fouvent de la vapeur d'eau bouillie avec du fon, & mêlée avec un fixieme de vinaigre ; comme auffi moyennant l'exercice du cheval & celui de la voiture. Si les hydatides du bas-ventre atteignoient les téguments com-muns, on les vuidera par la ponction, & on en préviendra quelquefois le re-tour, en injectant dans la follicule, après l'écoulement des eaux, une forte décoction de fleurs de balauftes , faite avec de l'eau-de-chaux. On fomen-

H h 2

tera en outre le ventre avec la même liqueur, & l'on comprimera l'hydatide felon l'art.

De l'hydropifie afcite.

Quand un ou plufieurs vaiffeaux lymphatiques ou hydatides épanchent leur lymphe, par quelle caufe que ce puiffe être, dans la cavité du bas-ventre ; lors auffi que la vapeur deftinée à humecter les vifceres de l'abdomen fe filtre en telle quantité, que la réforbtion n'eft pas proportionnée à la maffe qui s'évapore ; ou quand, enfuite d'une inflammation qui a abfcédé, l'abcès fe vuide dans la cavité du bas-ventre, il en réfulte, dans le premier cas, l'hydropifie afcite-aqueufe, & dans le dernier, la purulente. On reconnoît l'afcite par la tumeur & par la groffeur du ventre, qui augmente plus ou moins rapidement. Lorfque le malade eft couché fur le dos, la tumeur s'étend également fur tout le bas-ventre, & quand il eft couché fur le côté, les eaux & le ventre fe jettent du même côté. Les perfonnes attaquées de cette hydropifie s'apperçoivent à l'ordinaire, en changeant brufquement de fituation d'un côté à l'autre, d'une fluctuation femblable à celle de l'eau dans une bouteille à moitié-pleine. Quand on applique à plat une main fur un côté du ventre, le malade étant couché fur le dos, & en frappant avec l'autre main fur le côté oppofé, la main qui lui eft oppofée, pour peu qu'elle foit exercée à cela, fent très-diftinctement de la fluctuation.

Cette efpece d'hydropifie eft fouvent précédée ou fuivie de l'enflure des chevilles du pied, qui monte & augmente plus ou moins rapidement, & de maniere que fur le foir elle eft plus confidérable que le matin au fortir du lit. A mefure que la maladie fait des progrès, le fcrotum fe remplit d'eau & fe tuméfie d'autant plus, que le malade refte plus long-temps debout ; & cette tumeur difparoît en grande partie quand il refte long-temps couché. Les urines diminuent à mefure que la maladie fait des progrès : elles font le plus fouvent d'un rouge foncé, & dépofent un fédiment couleur de briques. La voix des afcitiques eft un peu caffée ; ils ont de la toux ; ils font altérés, dégoûtés, oppreffés, hors d'état d'être couchés long-temps à plat, & fujets dans cette fituation à avoir de l'oppreffion & même des fuffocations & des angoiffes qui les obligent à fe mettre fur leur féant. Ils font communément frileux, pefants, pareffeux, accablés, plus ou moins affoupis, & ces fymptómes ainfi que l'enflure vont en augmentant, pendant que les extrémités fupérieures & le vifage fe décharnent.

Les fuites de l'afcite font l'hydropifie de poitrine, le relâchement de. vifceres du bas-ventre qui font macérés dans des eaux, qui, par le croupiffement, s'alterent ; ce qui occafionne quelquefois de la phlogofe & la putréfaction des vifceres de l'abdomen ; d'où réfultent la fievre-lente ou étique, des défaillances & la gangrene. Il arrive auffi que les eaux percent les téguments des jambes, & que la tumeur du bas-ventre occafionne la hernie du nombril, &c.

Pour traiter cette maladie felon l'art, on aura foin d'en rechercher l'origine, & d'en bien diftinguer les caufes par la combinaifon des fymptômes ; moyennant quoi l'on pourra ordinairement annoncer la guérifon ou l'incurabilité de l'afcite. Dans ce dernier cas, l'on ne tentera pas, en pure perte, des remedes fatiguants qui ne feroient qu'abréger la vie du malade : dans le premier, au contraire, on ne négligera rien pour combattre courageufement le mal.

L'hydropifie afcite eft cenfée incurable, quand elle arrive à la fuite de l'inflammation de l'un ou l'autre vifcere du bas-ventre, laquelle a tourné en abcès, & dont le pus a été épanché dans la cavité de cette partie du corps. Elle eft également incurable, s'il y a quelque affection fquirreufe, des obftructions infolubles ou quelque autre maladie incurable dans l'un ou l'autre vifcere du bas-ventre ; de même auffi lorfque la partie & les extrémités fupérieures du corps fe confument rapidement ; quand le malade a une petite fievre qui ne le quitte pas ; s'il eft fort-altéré ; s'il rend peu d'urines, ou des urines fort-rouges ou brunes, qui dépofent un fédiment briqueté ; s'il a perdu l'appétit & les forces ; s'il prend de l'éréfi.pelle aux cuiffes ou des ardeurs dans l'intérieur du bas-ventre, avec de fréquents friffons fuivis de beaucoup de fievre ; quand l'épanchement des eaux eft de vieille date, & qu'en même temps la toux foit fréquente ou violente ; s'il y a apparence de polypes dans le cœur, ou fi la maladie eft une rechûte. Tout cela étant de mauvais augure, on fe bornera, furtout fi plufieurs de ces accidents font réunis, à foulager feulement les malades. Ils fe nourriront des aliments du régime prefcrit fous la lettre B, qu'ils pourront le mieux fupporter, & ils boiront, felon leur foif, les boiſſons qui paſſeront & les défaltéreront le mieux, quand ce ne ſeroit que de l'eau fraiche qui ſera acidulée avec une demi-douzaine de gouttes d'eſprit-de-vitriol ſur une livre : ce qui fera une boiſſon également diurétique & propre à réſiſter à la corruption des eaux repompées. On cherchera de plus à tempérer l'ardeur de la ſoif, par les moyens indiqués pour ce ſymptôme, à l'article des ſymptômes des fievres en général.

En fait de remedes, les malades atteints de cette eſpece d'hydropiſie prendront, une fois dans la ſemaine, la potion minorative Nᵒ. 168, & les jours d'intervalle, la poudre ou la tiſane de crême-de-tartre Nᵒ. 175 & 211, à la doſe requiſe pour tenir leur ventre libre. S'il arrivoit que les eaux coulaſſent, on les traitera comme il a été enſeigné pour la précédente maladie; & afin de leur procurer plus de ſoulagement, on pourra, de temps à autre, évacuer par la ponction une partie des eaux épanchées, avec les précautions indiquées ci-après à ce ſujet.

On peut en échange eſpérer la guériſon de la maladie, quand la cauſe en eſt plutôt générale & humorale, que locale & invétérée ; quand les afcitiques font d'un bon âge & d'une bonne conſtitution; quand cette maladie aura ſuccédé à un léger engorgement du foie ou de la rate, à l'aſthme ſanguin, à une hémorrhagie conſidérable ; ou encore à des maladies aiguës, pendant leſquelles le malade a été fort-épuiſé par la ſaignée, ou inondé de boiſſons aqueuſes qui n'ont pas des mieux paſſé; comme auſſi lorſque le malade rend des urines non chargées & en quantité proportionnée à ſa boiſſon ; quand, avec une reſpiration & un appétit paſſables, il n'a point une grande ſoif, ou point ou très-peu de fievre; quand l'afcite n'eſt pas une ſuite de l'hydropiſie enkiſtée ou compliquée avec des kiſtes au bas-ventre, & enfin quand l'hydropiſie n'eſt pas une maladie de famille.

Dans le traitement de cette maladie, on examinera d'abord la diſpoſition des deux voies par leſquelles les hydropiques évacuent leurs eaux, ſavoir la voie du ventre & celle des urines. Dans les deux cas, on préparera le malade, pendant cinq à ſix jours, avec les poudres Nᵒ. 176, dont ils prendront une priſe de trois en trois heures : ils boiront à leur ſoif de la tiſane de crême-de-tartre Nᵒ. 211. Pendant ce temps-là, on fera la plus grande attention au cours que ces remedes préliminaires prendront par les urines & par la voie du ventre: on ſe déterminera pour la voie pour laquelle la nature aura le plus de propenſion, & çe ſera par-là qu'on tentera d'évacuer les eaux, en préférant toutefois celle des urines, chez les malades naturellement fort-délicats ou qui font foibles, si cela est praticable.

Pour évacuer les eaux principalement par la voie des urines, le malade continuera de prendre tous les matins, une quantité suffisante de tifane de crême-de-tartre dégourdie, pour entretenir le ventre très-ouvert; une heure après chaque coup, on lui donnera un bouillon de rouelle de veau ou d'une volaille blanche, bien dégraissée, & où l'on aura fait infuser demi-poignée de cerfeuil & autant de perfil. Avant le dîner, on lui frottera le ventre & les reins avec de l'huile d'olives tiede, broyée avec vingt grains de camphre fur une once de cette huile, jusqu'à ce que cette dose ait été abforbée par la friction qu'on fera avec la main chauffée. Cette marche contribuera à divifer les humeurs blanches, à favorifer la réforbtion & à lever les engorgements qui font fréquents dans cette maladie. En même temps qu'il fera ufage de ces médicaments, il prendra, trois heures après le dîner, & vers l'heure du fommeil, comme auffi deux heures après avoir légérement foupé, une prife de la poudre diurétique N°. 177, & après chaque prife, feulement un gobelet du fufdit bouillon, ou fi le malade y répugnoit, une taffe d'eau-de-cerfeuil diftillée. On gardera les urines de l'après-dîner & de la nuit, qui eft le temps où elles paffent à l'ordinaire abondamment: au bout de la huitaine, en comparant ce que le malade boira & rendra, de même que par l'examen du ventre, dont, en commençant ce cours de remedes, on prendra la mefure avec un papier large, on connoîtra fi l'on peut efpérer l'évacuation des eaux par les urines. Dans ce cas, fur-tout fi le malade avoit acquis quelques forces, on continuera tous les fufdits remedes, jufqu'à ce qu'il n'y ait plus de veftiges de fluctuation dans le bas-ventre, lequel on fanglera doucement à mefure qu'il diminuera.

Au contraire, fi l'on a des raifons pour préférer l'évacuation des eaux par la voie du ventre, on mettra en ufage tous les acceffoires fufdits; mais au lieu de prendre les poudres diurétiques, le malade fera purgé, s'il eft poffible, pendant plufieurs jours confécutifs, ou de deux en deux jours, alternativement avec les bols hydragogues N°. 7, ou avec la poudre hydragogue N° 180. On obfervera lequel de ces remedes fera rendre une plus grande quantité d'eau par les felles, & l'on infiftera fur celui-là , en en rapprochant l'ufage autant que cela pourra fe faire. L'un & l'autre de ces remedes excitent volontiers un ou une couple de vomif-femens , qui loin d'être à craindre , font falutaires ; & on facilitera ce vomiffement , en buvant de l'eau pure, tiede ou infufée fur des fleurs de camomilles. Le favon ôte à la poudre fa drafticité ; elle fait fon effet en moins de trois heures , & je l'ai répété le même jour au bout de trois heu-res , nombre de fois, fans fuperpurgation ni d'autres accidents , fi ce n'eft l'accablement que les évacuations abondantes avoient produit. Il ne m'eft arrivé qu'une couple de fois d'avoir eu à donner les gouttes N°. 89 , pour terminer les irritations nauféeufes. Le choix du purgatif étant fait, on en continuera l'ufage jufqu'à ce que le ventre foit dans l'état naturel.

Pour ce qui regarde les enflures locales , on frottera doucement avec de la flanelle parfumée d'encens, matin & foir & du bas en haut, les jam-bes qui feront enflées ; & fi le fcrotum l'étoit, on y remédiera felon qu'il eft prefcrit à l'article de l'anafarque & de l'hydrocele. Dans les après-dîner des jours de purgations , le malade pourra fe reftaurer avec une rôtie au vin & de bons bouillons : les jours qu'il ne fera pas purgé, il ufera, dans la matinée, des poudres & de la tifane de crême-de-tartre ci-avant recom-mandées ; & dans les après-midi, il fera nourri & humecté avec les fufdits bouillons altérés avec du cerfeuil & de la chicorée. Les afcitiques feront leur repas d'un peu de foupe dont on relévera le goût avec de l'ofeille ou d'autres petites herbes, & de quelque peu de viandes blanches , rôties ou apprêtées fimplement. Ils pourront manger un œuf mollet, & tremper un bifcuit dans du bon vin mêlé d'eau : au repas , leur boiffon fera un vin blanc diurétique, mêlé avec moitié d'eau. Les malades phlegmatiques pourront ufer avec une grande modération de la même boiffon entre les repas, & les bilieux, de limonade chaude. Les uns & les autres prévien-dront la foif, & fe défaltéreront comme il eft dit à l'article des fymptô-mes des fievres : à mefure que le bas-ventre s'affaiffera, on le fanglera dou-cement.

Les eaux étant évacuées, leur régime fera des plus fages pendant plu-fieurs mois, & ils feront choix des aliments les plus légers des régimes dé-crits fous les lettres B & I. Ils continueront les frictions & l'ufage de la fangle : ils fe purgeront de quinze en quinze jours , avec la potion N°. 166 : les jours entre les purgations, afin de corroborer les folides , ils

prendront

prendront l'électuaire roborant N°. 54, ou, en fe mettant à table, la teinture de Mars, foit une couple de cuillerées du vin apéritif-corroborant N°. 222, lorfque les urines ne feront pas proportionnées à la boiffon. Ils n'abandonneront ce régime que quand leur guérifon fera bien affermie.

Si les premiers effais faits avec la purgation ou les diurétiques, n'opéroient pas une diminution confidérable de la tumeur du ventre ; ou fi ces remedes hydragogues affoibliffoient le malade au point qu'on prévît qu'on ne pourra pas les continuer coup fur coup & dans l'ordre prefcrit, on ne balancera pas un moment à vuider les eaux au moyen de la ponction du bas-ventre : on ne laiffera pas couler entiérement les eaux, vû que les plus épaiffes refteroient & fe réforberoient difficilement. On aura foin de comprimer le bas-ventre à mefure que les eaux s'écouleront ; & pour en délayer la lie, on pourra, avant de retirer la canule, injecter dans le bas-ventre, demi-livre d'infufion d'agrimoine un peu plus chaude que tiede. Le ventre étant vuidé, après avoir panfé la plaie, on le fomentera avec partie égale d'eau-de-chaux & d'eau d'arquebufade : on tiendra tout le bas-ventre doucement fanglé, & le malade gardera, pendant une couple de jours, le lit où il fera couché la tête baffe. S'il fe trouvoit foible après l'opération, il prendra pour fe fortifier, la mixture cordiale N°. 124, de bons bouillons, &, avec une grande modération, des aliments & boiffons propres à le reftaurer.

Immédiatement après l'évacuation des eaux, on examinera l'état des vifceres ; & au cas qu'on y découvrît des engorgements, on emploiera avec circonfpection, & autant que les apéritifs feront compatibles avec les hydragogues, les remedes indiqués en général, & en particulier, ceux qui font recommandés pour défobftruer le vifcere affecté d'obftruction. On combinera ces remedes du mieux que l'on pourra, & on les continuera avec patience.

La feconde écorce verte de jeunes branches du fureau, cuite avec du lait, à la quantité de deux onces fur deux livres de lait, prife d'heure en heure par verrées, vuide quelquefois les hydropiques ; & fi ce remede paroît leur faire du bien, il faudra en continuer l'ufage, jufqu'à ce que le ventre foit débarraffé de toutes les eaux.

Le favon de Starkei, intimement mêlé avec un tiers de calomel, & réduit en pillules avec du baume de copahu, eft un puiffant apéritif, &

diffout fupérieurement les humeurs blanches qui font vifqueufes. En en prenant une pillule de trois grains, de quatre en quatre heures, jufqu'à ce que le mercure porte à la bouche, il furvient volontiers dès-lors un flux d'urines, qui, fi l'on continue ce remede avec modération, enleve les engorgements & l'hydropifie.

On ne manque pas d'exemples d'hydropifies guéries par la boiffon abondante d'eaux - minérales légérement ferrugineufes, & connues pour être très-diurétiques. C'eft ce qui a beaucoup contribué à me perfuader que le régime fec ne convient qu'après l'évacuation totale des eaux, & que jufqu'alors les délayants font néceffaires, fur-tout chez les tempéraments fecs, bilieux, & dans tous les cas où il y a un épaiffiffement confidérable dans les humeurs blanches.

Un docteur méd. à jufte titre célebre, en a démontré la néceffité par des raifons victorieufes, puifqu'elles s'accordent avec l'expérience. Il eft de fait, que les eaux à évacuer fe réforbent premiérement par les petites bouches qui font innombrables dans les téguments intérieurs du bas-ventre, ainfi que dans les membranes qui recouvrent les vifceres. Comme les eaux épanchées font gélatineufes, il faut les atténuer par celles qui s'épancheront encore, en donnant de la fluidité à toute la maffe des humeurs blanches, par la boiffon modérée qu'il recommande. La guérifon même des afcitiques, qui, en mâchant fans ceffe un raifin fec après l'autre, & qui, fans boire, vivent de pain-bifcuit & de viandes defféchées fur le gril, appuie les raifons du befoin d'atténuer & d'affiner la maffe |des liquides. La falive, qui, par la maftication, fait paffer peu-à-peu la maffe des liquides par les organes falivaires, fupplée chez eux à la boiffon par fon abondance, par fa fubtilité, & par fes qualités favonneufes.

Quand les hydragogues ne font pas leur effet, il eft inutile de perfifter dans leur ufage, qui, comme il eft dit ci-deffus, ne feroit qu'épuifer le malade en pure perte. On prendra alors le parti de réitérer, felon le befoin, la ponction, chez les perfonnes d'ailleurs bien conftituées, laquelle conjointement avec les remedes recommandés aux hydropiques incurables, les fera vivre un temps confidérable, fans qu'ils éprouvent de fort-grandes incommodités. On peut dire avec vérité, que les jours de beaucoup d'afcitiques font abrégés, parce que l'on néglige cette regle, & que l'on differe de faire la ponƈtion, jufqu'à ce qu'ils foient fans reffource & les vifceres flétris par les eaux.

La difficulté qu'il y a à reconnoître, chez les afcitiques, l'état des vifceres qui font enfevelis fous les eaux, rend fouvent le prognoftic de cette maladie difficile , & l'événement incertain.

On fera bien de retirer la canule, d'abord que l'on verra que les eaux tirées font purulentes, brunes, grifes, bourbeufes, de mauvaife odeur, mélangées d'un fang noirâtre, & chargées en même temps de filaments de fang; puifque ce font autant de fignes du mauvais état ou de la corruption des vifceres. Dans ces cas, l'évacuation des eaux hâteroit la mort, & on s'en tiendra à la cure palliative ci-deffus expofée pour l'afcite qui eft incurable.

Les eaux de bonne qualité que l'on tire par la ponƈtion , font jaunâtres, fans odeur, légérement falées, mucilagineufes, s'épaiffiffant fur le feu comme le blanc-d'œuf: plus elles s'éloignent de ces qualités , plus il y a à craindre pour le malade.

L'oppreffion qui fubfifte après l'évacuation entiere du ventre, opérée par la ponƈtion, annonce que l'afcite eft compliquée avec l'hydropifie de poitrine.

Les inquiétudes accompagnées de friffonnements & de fievres, qui furviennent après que les malades fe font fentis foulagés par la ponƈtion, dénotent qu'il s'eft fait un engorgement dans le bas-ventre; ce qui eft de mauvais augure , vû que ces engorgements fe terminent promptement par la gangrene.

Perfonne ne meurt de la ponƈtion bien faite; mais ceux qui périffent peu après l'opération, meurent à caufe du mauvais état des vifceres du bas-ventre : dans ces cas, la ponƈtion ne fait qu'avancer un peu leur mort.

Il y a des exemples d'afcitiques, à qui l'on a fait la ponƈtion plus de vingt fois, & qui, dans les intervalles, ont vaqué à leurs affaires. Plufieurs ont même exercé des profeffions des plus pénibles.

De l'hydropifie de poitrine.

L'hydropifie de poitrine, ou l'épanchement d'eau dans la cavité du thorax, eft une maladie que rarement l'on connoît dès le commencement.

Les symptômes qui l'annoncent ordinairement font une petite enflure œdémateufe aux chevilles, & qui fe manifefte fouvent auffi fur le deffus des
mains. Le malade éprouve un ferrement affez léger à la foffette du cœur,
occafionné par les eaux, qui, quand il eft debout, tombent fur le diaphragme. A ces fymptômes fuccedent plus ou moins d'oppreffion & de
difficulté à refpirer en montant quelque efcalier. Ces accidents augmentent
à mefure que la maladie fait des progrès. Durant la nuit, les malades
prennent des fuffocations qui les éveillent en furfaut : ils font forcés à fe
mettre bien vîte fur leur féant, & à refpirer en penchant la tête fur la poitrine. S'il n'y a que des eaux épanchées dans une des cavités de la poitrine, le malade ne peut refter couché fur le côté fain, & lorfqu'il fe tourne fubitement, ou que, pour s'affeoir, il fe laiffe tomber fur fon fiege, il
s'apperçoit d'une fluctuation fourde, femblable au mouvement de l'eau qui eft
remuée dans une bouteille à demi-pleine. La difficulté de refpirer & l'oppreffion augmentent plus ou moins vîte, au point qu'il ne peut monter l'efcalier fans éprouver de la fuffocation, tandis qu'il eft en état de fe prome-
ner encore fans grande incommodité dans la plaine. Les perfonnes qui font
affectées de l'hydropifie de poitrine, font fujettes à éprouver des palpitations de cœur & une petite toux feche : leur pouls eft inégal & fouvent
intermittent ; leurs urines font au commencement affez abondantes & claires, mais elles diminuent dans la fuite & deviennent épaiffes ou briquetées. Quand l'hydropifie de poitrine eft dans fon dernier période, l'enflure
aux extrémités augmente ; le malade a de la fievre, des fuffocations & des
angoiffes qui font permanentes & terribles ; il étouffe & prend des défaillances mortelles.

Lorfque l'hydropifie de poitrine eft récente, & pour ce qui regarde fon
origine & les fymptômes généraux de la nature de l'afcite qui n'eft pas incurable, on emploiera quelquefois avec fuccès la même méthode & les différents remedes recommandés pour évacuer les eaux des afcitiques. On pourra
tenter auffi la paracentefe de la poitrine. Le péritoine & la membrane qui enveloppe les lobes du poumon préfentant moins de furface à la réforbtion,
& ces parties étant plus tendues & plus fiches, il ne fuffit pas d'éclaircir feulement les humeurs blanches afin de favorifer la réforbtion de ce qui eft
épanché ; mais il faut les diffoudre ; &, pendant que le malade fera encore
en force, on pourra tenter, dans cette maladie dont l'expérience promet

fi peu la guérifon, les pillules de favon de Starkei, recommandées pour l'afcite. Mais quand cette maladie fera invétérée, & le malade avancé en âge ou mal conftitué, on ne pourra que le foulager par les moyens qui font indiqués pour l'afcite incurable. On lui appliquera, dans ces attaques d'angoiffe, le lavement émollient & carminatif No. 109 ; & il prendra pour le même effet, fept à huit gouttes d'efprit de fel ammoniac anifé, dans une cuillerée d'eau de fleurs d'oranges.

Le malade évitera les acides & tout ce qui pourroit exciter la toux, & il pourra, pour fe foulager de ces fymptômes, ufer de l'egglegme adouciffant No. 44, ou du looc de Paris.

De l'hydropifie de la matrice.

L'hydropifie de la matrice non enkiftée, & qui dépend de férofités épanchées dans fa cavité, eft affez fréquente. Cette hydropifie reffemble au commencement à la groffeffe : le bas du ventre fe tuméfie lentement, de façon cependant qu'au lieu des fymptômes acceffoires de la groffeffe, tels que le dégoût, le gonflement des mamelles, le mouvement de l'enfant qui fe fait fentir à mi-terme, on remarque une fluctuation obfcure, & que la tumeur fuit les diverfes fituations que la malade prend.

Les fuites de cette hydropifie font la phlogofe ou la corruption lente de la matrice.

On purgera la malade, de huit en huit jours, avec les pillules purgatives No. 156. Dans les intervalles, elle prendra foir & matin, trois à fix pillules gommeufes No. 152, & après la prife du matin, le bouillon N°. 13. On conduira en même temps, deux fois dans le jour, à l'orifice interne de la matrice, par le moyen d'un entonnoir garni, la vapeur d'une forte décoction de pulot & de rue. On oindra, matin & foir, la région de la matrice, avec de l'huile camphrée, recommandée pour l'afcite.

La malade continuera à ufer de tous ces remedes, jufqu'à ce que les eaux percent l'orifice de la matrice & s'écoulent. S'ils ne produifoient pas cet effet, après une quinzaine de jours qu'elle en aura ufé, elle prendra quelques demi-bains, & enfuite, à reprifes réitérées de deux en deux jours, une couple de grains de tartre émétique, afin de hâter l'évacuation des eaux à la faveur des fecouffes qu'occafionnera ce remede.

De l'hydropisie à la tête, connue sous le nom d'hydrocéphale.

Les amas d'eaux à la tête se font ou extérieurement dans les téguments ; & l'infiltration alors se fait entre la peau & le péricrane, tellement que le crâne est gonflé & œdémateux ; ou les eaux sont épanchées intérieurement dans les ventricules du cerveau. Dans ce dernier cas, l'eau, chez les enfants, écarte les sutures du crâne ; la tête devient insensiblement d'une grosseur monstrueuse & d'une pesanteur à ne plus pouvoir la porter : les malades sont languissants, tristes, pâles, hébétés ; le nez s'applatit, le front s'éleve, les yeux sortent de la tête, la prunelle est dilatée, & la figure de la tête devient irréguliere & hideuse.

L'hydrocéphale interne est une maladie particuliere aux enfants nouvellement nés. Elle est souvent de longue durée ; mais aussi autant qu'incurable, & les malades meurent le plus souvent dans l'opération que l'on fait pour vuider les eaux.

Si l'on veut tenter quelque chose, on les purgera de quatre en quatre jours avec un gros ou une dose de syrop-domestique proportionnée à leur âge : on fomentera la tête avec de l'eau-de-chaux, mêlée avec une égale portion d'esprit-de-lavande ou d'eau-à-la-reine. Chez les enfants, on emploiera les mêmes remedes avec plus de succès dans l'hydrocéphale externe : si le malade est avancé en âge, on joindra aux susdits médicaments externes, les remedes internes & externes recommandés pour l'anasarque.

On comprimera doucement la tumeur, à mesure qu'elle diminuera ; & si l'hydrocéphale externe ne se dissipoit pas à la faveur de ces remedes, on donnera issue aux eaux par des scarifications, ou plutôt au moyen d'un seton fait à la partie la plus inclinée de la tumeur. L'on tiendra cet égoût ouvert selon l'art, avec les précautions indiquées à l'article du traitement des crevasses de la peau, jusqu'à ce que l'enflure ait absolument disparu. En même temps & encore quelque temps après l'évacuation des eaux, on emploiera les fomentations & les compressions susdites, pour dissiper les sérosités restantes, & afin d'affermir le ressort des solides.

De l'hydrocele, ou de l'hydropifie du fcrotum.

Il y a deux efpeces d'hydrocele : l'une, qui eft la plus commune, con-fifte dans une infiltration de férofités dans la membrane cellulaire des bour-fes. C'eft un véritable œdeme, & cette enflure eft ordinairement compli-quée avec l'hydropifie anafarque. Les bourfes font plus ou moins enflées, páles, froides, luifantes, & lorfqu'on y preffe avec le doigt, il fe fait une foffette comme dans l'œdeme.

La feconde efpece provient d'un épanchement d'eau dans l'enveloppe vaginale de l'un ou des deux tefticules. On la diftingue par la dureté de la tumeur, qui environne fi bien le tefticule, qu'on ne peut le remarquer à l'attouchement. La tumeur eft environ de la groffeur d'un œuf de poule, de figure ovale, égale en fa furface, &, à moins que les eaux ne foient épaif-fies, elle a toujours plus ou moins de tranfparence, lorfqu'après avoir un peu applati le fcrotum, on l'examine en tenant une bougie à l'oppofite.

Dans la premiere efpece d'hydrocele, il furvient fouvent des crevaffes aux bourfes, par lefquelles les eaux s'écoulent, & qui dégénerent volontiers en ulceres fuperficiels fujets à fe gangréner. La feconde efpece difpofe à l'inflammation & à la corruption du tefticule.

Dans le premier cas, on emploiera ce qui eft recommmandé pour l'anafarque en général & pour l'enflure du fcrotum en particulier. Au cas que le mal foit confidérable, rebelle, & non-compliqué avec l'anafarque, on donnera iffue aux eaux par la fcarification.

La feconde efpece fe guérit rarement à la faveur des remedes hydra-gogues. On tentera cependant le régime & les remedes indiqués pour l'af-cite : on fomentera le fcrotum avec de l'eau-de-chaux, coupée avec le tiers d'efprit de lavande ou avec la fomentation aromatique No. 78. Si cette méthode eft inefficace, on vuidera le fac par la ponction ; enfuite de quoi l'on parfumera fouvent le fcrotum avec de l'encens, afin de le corroborer. Au cas que le malade eût les folides en général relâchés, il obfervera le régime & il prendra les remedes corroborants, recommandés pour confolider la guérifon des afcitiques ; & fi l'enflure reparoiffoit après la premiere ponction, on fe bornera à la cure palliative, qui eft de réité-rer la ponction felon le befoin. Et fi l'on veut tenter la guérifon, on ou-vrira le fac felon l'art, & on entretiendra la fuppuration pendant un temps fuffifant pour confumer une bonne portion du fac, afin qu'il fe faffe une cicatrice rétrécie & ferme.

L'hydrocele qui eft familier aux mâles nouveaux nés, fe diffipe d'ordinaire infenfiblement. Il fuffira d'envelopper le fcrotum d'un linge chaud & parfumé d'encens. Dans tous les cas de l'hydrocele, on ne quittera pas le fufpenfoir, & l'on fera bien de continuer de s'en fervir, même long-temps après en avoir été guéri.

DES AFFECTIONS CONVULSIVES, SPASMODIQUES ET PARALYTIQUES EN GÉNÉRAL.

On fait par l'anatomie & par la connoiffance des ufages des différentes parties qui compofent le corps humain, que nos mouvements, tant volontaires qu'involontaires, font uniquement l'effet du jeu des mufcles, qui, en fe raccourciffant, rapprochent les parties qu'ils font mouvoir d'après la difpofition méchanique de leurs attaches. Il eft encore conftaté, que les nerfs font les premiers moteurs des mufcles, & que c'eft par leur miniftere que nos volontés fe font, & que nous fommes fenfibles & irritables. D'un autre côté, la médecine-pratique nous apprend que les principales maladies qui réfultent des dérangements de l'action mufculaire, fe réduifent aux convulfions, aux fpafmes & aux affections paralytiques, fans ou avec perte du fentiment à la partie affectée.

La convulfion confifte dans la contraction momentanée, réitérée, violente & involontaire des mufcles, dont le plus léger degré eft appellé treffaillement.

L'éternuement & le hoquet font des mouvements convulfifs. Le premier paffe des narines à la poitrine, & le fecond, de l'eftomac au diaphragme.

On arrêtera à l'ordinaire l'éternuement, en renifflant du lait tiede, & le hoquet, quand il eft léger, en retenant réitérativement l'haleine, pour auffi long-temps qu'il fe pourra, & encore en excitant l'éternuement, à l'aide d'une paille ou d'une prife de tabac. Si cela n'arrêtoit pas le

hoquet

hoquet, & que le malade fût sujet à avoir de l'âcreté à l'estomac, il boira du lait tiede. S'il étoit sujet aux acides, il prendra quelques cuillerées· d'huile vierge, ou, d'heure en heure, la poudre absorbante N°. 169. Lorsque le hoquet surviendra d'abord après avoir mangé trop ou trop vîte, on le calmera à l'aide d'une couple de tasses d'infusion de camomilles, & dans ce cas, on appliquera sur le creux de l'estomac une croûte de pain grillé, trempée dans de l'eau-de-vie. Dans les cas qui viennent d'être indiqués, toutes les fois que le hoquet sera opiniâtre, on se purgera avec la potion laxative N°. 166 : s'il va & vient habituellement, sans cause manifeste, l'on prendra matin & soir, pendant l'espace d'une dixaine de jours, demi-gros de quinquina en poudre.

Le hoquet qui survient à la superpurgation, sans signe d'inflammation, se dissipera moyennant une prise de diascordium ou des gouttes anodines N°. 89; en observant de prendre, pour premier aliment, une couple d'heures après, une rôtie au vin aspergée de sucre & d'un peu de canelle. Pour ce qui regarde le hoquet symptómatique, qui survient dans les fievres-continues, & dans les inflammatoires, on consultera l'article des symptômes des fievres en général.

Les convulsions proprement dites se connoissent par les mouvements itréguliers des muscles des parties affectées; par exemple, par ceux du globe des yeux, par le grincement des dents & divers autres mouvements involontaires & réitérés, soit au visage soit en d'autres parties du corps. Les malades paroissent quelquefois rire ou pleurer; ils font toute forte de contorsions qui se succedent, ou dont il se manifeste plusieurs à la fois dans une ou plusieurs parties du corps, selon la nature & la violence de la cause, & des parties qui font affectées de convulsions.

Le fréquent retour des convulsions dispose à la stupeur : il laisse de la foiblesse dans les parties qui en font souvent attaquées, & quelquefois de la paralysie, des difformités, de la stupidité &c.

Les convulsions subites surviennent dans les suffocations hystériques, dans les grandes pertes de sang, dans les douleurs vives & lors de l'irritation des premieres voies qui est produite par des matieres très-âcres; par des vers, par la dentition &c. Elles succedent encore à la morsure des insectes vénimeux, aux passions & aux affections vives de l'ame &c.

K k

Dans les affections hyſtériques & dans la dentition, on conſultera & l'on ſuivra les préceptes donnés à ce ſujet.

Si les convulſions ſurviennent à l'hémorrhagie, on l'arrêtera ; & cela étant fait, on emploiera doucement les aliments & les reſtaurants indiqués pour les hémorrhagies abondantes. Dans le ſecond cas, ſi la douleur eſt externe, on appliquera, pour la calmer, le cataplaſme émollient, mêlé d'un ſixieme de thériaque ; & pour émouſſer la ſenſibilité, on prendra les gouttes anodines N°. 89.

Si la douleur provenoit de quelque filament nerveux, piqué ou offenſé, & que l'on pût atteindre, on l'amortira moyennant quelques gouttes d'eſ-prit-de-térébentine chaud, qu'on fera couler ſur le filament, ou on le détruira par le fer ou par le cautere. Dans le troiſieme cas, ſi l'état du malade ne permet pas d'abord l'évacuation de la cauſe qui irrite, on affoi-blira celle-ci en attendant, comme il eſt dit ci-deſſus, & par la boiſſon abon-dante d'infuſion de fleurs de tilleul. On vuidera en même temps les inteſtins, avec le lavement domeſtique N°. 108, ou s'il y a de la pléni-tude, au moyen du lavement purgatif N°. 111. L'on ſaura, moyen-nant les indices donnés en traitant des vers, ſi le malade en a, & on le traitera en conſéquence. En cas que la ſaburre à l'eſtomac ou une pléni-tude acrimonieuſe du bas-ventre fuſſent les irritants, on les évacuera, ſelon leur ſiege, avec la poudre vomitive d'ipécacuanha N°. 192, ou avec la potion de manne N°. 167, que l'on réitérera, ainſi que les lavements, ſelon le beſoin.

Les convulſions qui ſurviennent à la morſure des inſectes vénimeux, ſe traiteront comme il eſt recommandé à l'article des poiſons.

Quand elles attaquent des perſonnes agitées par de vives paſſions de l'ame, on les calmera avec les gouttes anodines & au moyen de la boiſſon abondante d'eau fraiche ou d'infuſion de fleurs de tilleul ; & ſi cela ne ſuf-fiſoit pas, on aura recours à la ſaignée.

Lorſque les convulſions ſurviennent ſans aucune cauſe manifeſte, on ne peut que recourir aux ſpécifiques qui ont acquis de la réputation pour les bons effets qu'ils ont ſouvent produits. A ce titre, on uſera de la mixture & des gouttes anti-ſpaſmodiques N°. 120, & 90, dont la pre-miere convient mieux aux perſonnes débiles & dans les convulſions lége-res ; mais dans les maux plus preſſants, on préférera les gouttes. Enfin, dans tous ces cas, à l'exception du premier, on donnera aux malades un ou deux lavements domeſtiques : ils boiront beaucoup de l'infuſion anti-fpafmodique N°. 96 : durant les attaques, ils ne prendront que du bouillon, & dans les intervalles, ils uferont de ceux des aliments du régime fous la lettre B, qui conviendront le mieux au tempérament du malade, & à la caufe de la maladie qu'on aura reconnue.

Les convulfions des enfants qui font à la mamelle provenant à l'ordinaire du lait caillé dans les premieres voies, on y remédiera comme il eſt enfeigné dans l'article qui traite des maladies des enfants.

Les convulfions qui furviennent aux blelfés, par les douleurs vives qu'occafionne la plaie, fe calment à l'aide de quelques gouttes d'efprit-de-térébentine, diſtillées chaudes dans la blelfure, comme aulfi en coupant entiérement les filaments des nerfs qui le font à demi, & par l'extraction des corps étrangers, s'il y en étoit reſté.

Les convulfions accidentelles qui furviennent dans les fievres fe traiteront comme il eſt recommandé à l'article des fymptômes des fievres en général.

Le lait d'ânelfe, pris matin & foir avec un bol de fix grains d'extrait de petite-valériane & autant d'extrait de quinquina, réulfit fouvent dans les affections convulfives-chroniques; fur-tout quand en même temps on palfe peu-à-peu à de grands exercices. Les tempéraments fecs prendront préliminairement une vingtaine de bains domeſtiques tiedes. L'on trouvera un précis des vertus des poudres anti-convulfives N°. XXXVI, dans celui des médicaments de la pharmacie portative.

De la danfe de St. Guy.

Cette maladie eſt une affection convulfive qui attaque principalement les enfants, depuis l'âge de dix ans jufqu'à celui de puberté. On la connoît par une efpece de claudication : les malades traînent leurs jambes comme le font les innocents: lorfqu'ils portent le bras à la poitrine ou ailleurs, ils peuvent à peine le tenir un moment dans la même fituation, & ils font obligés de changer fans celfe d'attitude. Ils font quantité de

K k 2

geftes avant de parvenir à porter le verre à leur bouche, & la main , qui en eft écartée par des mouvemens convulfifs, fe tourne de côté & d'autre, de forte qu'ils atteignent comme par hazard les bords de la levre.

Si l'on ne découvre pas de caufe, pour combattre cette maladie rationnellement, d'après des indications manifeftes, comme des vers , quelque frayeur fubite, imitation, irritation féminale &c, on faignera & l'on purgera alternativement le malade, deux ou trois fois dans l'efpace de quinze jours. Dans les intervalles, on tentera les anti-fpafmodiques recommandés à l'article précédent; & fi ces remedes échouoient, on ufera des bains, du lait d'âneffe & des bols propofés pour les convulfions chroniques.

On a vû des perfonnes attaquées de cette maladie, danfer comme des enthoufiaftes. Les malades étant fujets à la rechûte au bout de l'année, on la préviendra au moyen de la faignée, de la purgation, de quelques bains, & en leur faifant prendre, pendant une huitaine de jours, des bols fufdits , dont on doublera les dofes.

De l'épilepfie.

On connoît cette trifte & funefte maladie, en ce que ceux qui en font atteints tombent, & perdent fubitement tout fentiment & connoiffance. Ils ont des mouvements convulfifs qui les fecouent & produifent des contorfions & des agitations fi variées, qu'il n'y a pas de gefte ni de pofture qu'on ne leur ait vû faire & prendre pendant leur paroxyfme. A l'ordinaire , ils replient le pouce dans la main : ils grincent des dents ; ils jettent de l'écume par la bouche, & ils éjaculent , dans les fortes attaques, le fperme, les urines & les excréments. Les paroxyfmes épileptiques font entre-coupés de quelques moments de relâche, & les malades fe trouvent à la fin accablés & anéantis de fatigue & de foibleffe.

Outre les fuites des convulfions que nous avons indiquées, l'épilepfie difpofe encore à l'apoplexie, aux hémorrhagies & à tous les accidents qui proviennent des chûtes & commotions &c. auxquelles ils font expofés.

Tout ce que l'on peut faire dans les attaques de cette maladie , eft de prévenir que les épileptiques ne fe coupent la langue, en leur mettant quelque choſe entre les dents qui empêche les mâchoires de ſe rencontrer; comme une cuilliere, une clef, &, ce qui vaut mieux, un morceau de bois dur applati. On les couchera de façon qu'ils ne ſe bleſſent pas dans leurs ſecouſſes convulſives, & on les frottera par-tout où l'on pourra le faire, avec des linges chauds.

Quant à la cure de cette maladie, j'obſerverai d'abord que celle qui eſt hereditaire, & qui paſſe du pere ou de la mere aux enfants, ou des vieux aux petits-enfants, ainſi que celle qu'on apporte au monde, parce que la mere a été frappée pendant ſa groſſeſſe de la vue d'un accès épileptique, ſont cenſées incurables. Dans le cas contraire, on a lieu d'en eſpérer la guériſon, ſi les paroxyſmes ſont toujours précédés d'un même mal qui ſe faſſe ſentir au bas-ventre ou ailleurs, hormis à la tête. On aura donc ſoin de rechercher la nature, de même que le ſiege de ce premier irritant; & ſi les attaques dépendoient de l'une ou de l'autre des cauſes qui produiſent les convulſions, comme de vers ou d'une acrimonie cauſtique dans les premieres voies, on traitera les malades en conſéquence, & ainſi qu'il eſt recommandé à l'article des convulſions & des ſaburres dans les premieres voies.

Au cas qu'au commencement du paroxyſme, le malade ſente remonter une eſpece de vapeur froide d'un orteil ou d'un doigt, on fera avec de la ſoie, la ligature de cette partie, un peu au-deſſus de l'endroit où cette ſenſation prend ſon origine. Cette ligature ſera ſerrée, & ſi cela ne ſuffiſoit pas pour arrêter l'aſcenſion de cette vapeur, on détruira avec le moxa ou moyennant l'inciſion, le nerf d'où elle dérive, & l'on pourra même amputer la phalange affectée.

Lorſque le paroxyſme prendra ſon origine dans une partie où l'on pourra appliquer un véſicatoire, on le fera; & s'il ſoulage le malade, on l'entretiendra & on le renouvellera.

Quand au-contraire l'épilepſie ſuccede à la ſuppreſſion des hémorrhoïdes, des menſtrues ou d'un autre bénéfice de cette nature, on rétablira ces écoulements bienfaiſants, par les moyens indiqués en traitant de ces ſuppreſſions.

Si la cauſe de l'épilepſie étoit obſcure & inconnue, & que le malade fût ſanguin & la maladie curable, on la guérira quelquefois, & on l'affoiblira toujours moyennant la ſaignée au pied réitérée de trois en trois mois, peu avant la pleine ou la nouvelle-lune, felon que les attaques auront du rapport avec ces époques. On purgera le malade une fois dans le mois, & on réitérera la purgation trois ou quatre fois, & cela peu de jours avant les paroxyfmes, s'ils font réglés, avec les pillules N°. 155. Dans les intervalles entre les purgations, on remédiera à la conftipation & aux flatuofités, par le lavement émollient & carminatif N°. 109, & le malade prendra, durant l'efpace de trois mois, le matin à jeun & l'après midi vers les quatre heures, le bol des deux extraits recommandé à la fin de l'article des convulfions; ou s'il ne réuffiffoit pas, on lui donnera vingt grains de poudre de gutete, & immédiatement après l'un & l'autre de ces médicaments, fix onces de la décoction faite avec une once de bois de gajac, deux onces de racine de petite-valériane, & demi-once de gui-de-chêne, que l'on fera bouillir à petit feu, avec trois livres d'eau, hachés & mêlés enfemble, pendant l'efpace d'un quart d'heure. Si cela étoit infructueux, il effayera de prendre, dans la premiere cuillerée de cette décoction, fix gouttes d'huile-animale de Dippelius.

Si au-contraire le malade étoit phlegmatique, on ne le faignera pas; mais on lui fera un cautere à la nuque & un autre à la jambe; il prendra les médicaments ci-deffus prefcrits, & il ajoutera à chaque prife de la fusdite décoction, dix gouttes d'efprit-volatil-huileux de Sylvius, au lieu de la fusdite huile-animale. L'épilepfie qui, fans caufe connue, attaque les perfonnes débiles & dont le genre nerveux eft fort-irritable, fe guérit affez fouvent par l'ufage d'un exercice foutenu, & moyennant le bol dont on fera un long ufage, en obfervant de renforcer peu-à-peu les dofes ci-deffus recommandées.

Quant au régime, tous les épileptiques obferveront avec beaucoup de foin celui fous la lettre B: ils éviteront tout ce qu'ils auront éprouvé leur être contraire; comme les plaifirs vénériens, le vin & ce qui échauffe, irrite, épuife ou agite le corps & fur-tout l'efprit.

L'âge de puberté chez les mâles, & les regles chez le fexe, terminent fouvent l'épilepfie; & la fortie des dents met fréquemment fin aux convulfions épileptiques des enfants.

Les caufes abfolument différentes de l'épilepfie ôtent toute efpérance de trouver en un feul & même remede, un fpécifique pour cette maladie; mais on a, & l'on peut découvrir encore des remedes efficaces pour en détruire quelques-unes. Je ne rapporterai pas ici les médicaments qui ont été annoncés comme des spécifiques, pour ne pas donner lieu à des abus, avant que les cas où ils réussissent soient bien déterminés.

On fera bien de faire l'essai des poudres anti-convulsives, dont il est fait mention à la fin de l'article des convulsions. En les continuant long-temps, elles ont produit de bons effets & n'ont jamais nui.

DU SPASME EN GÉNÉRAL,
& des affections spasmodiques externes.

Le spasme consiste dans la contraction violente, involontaire & douloureuse d'un ou de plusieurs muscles. La contraction spasmodique dure toujours quelque temps, & on la distingue principalement par-là des convulsions.

Le spasme qui attaque les gras-de-jambes, les doigts ou les orteils, est appellé crampe. Cette incommodité est de courte durée & sans danger; mais en échange elle est souvent très-douloureuse & un mal chronique.

Quand le spasme affecte la bouche, de façon qu'elle est tirée vers l'oreille, ce mal est connu sous le nom de spasme cynique.

Lorsque le cou se roidit par la contraction spasmodique, & que les muscles fléchisseurs & extenseurs font en même temps en contraction à force égale, ce spasme est nommé Tétanos.

Quand la tête, le cou, le thorax & les lombes font pliés en avant par l'affection spasmodique des muscles destinés à faire ce mouvement, on l'appelle Embrosthotonos; & quand ces mêmes parties font pliées en arriere, cela fait l'Opisthotonos.

Dans les trois derniers cas, le visage est fort-rouge : les malades éprouvent de grandes douleurs : les mâchoires font immobiles, les yeux larmoyants & renversés. Dans l'Opisthotonos, le malade pousse des cris singuliers: il parle à tort & à travers; dans ses plus fortes douleurs, il saute hors du lit ; il perd la voix, & prend l'air d'un furieux.

La crampe des gras-de-jambes est quelquefois si violente, qu'on en pousse les hauts cris. On l'abrege en comprimant fortement de la main le milieu du gras-de-jambe affecté. Les personnes qui sont sujettes à ce mal, porteront sur la peau, au-dessus du gras-de-jambe, un cordon coulant, de soie ou de peau, & du moment qu'elles sentiront de la crampe, elles le feront glisser sur l'endroit le plus élevé de cette partie. On pratiquera la même chose aux doigts & aux orteils, moyennant une bague, que l'on poussera sur l'endroit qui à l'ordinaire se gonfle. Pour se guérir de ces crampes, on prendra pendant une quinzaine de jours les bains domestiques tiedes N°. 2, au sortir desquels on oindra les parties affectées avec l'onguent anti-spasmodique N°. 132.

Le tétanos, l'embrosthotonos & l'opisthotonos exigent qu'on saigne incessamment le malade, &, s'il le faut, à reprises réitérées. On lui donnera ensuite, d'heure en heure, une tasse de la mixture antispasmodique N°. 120; on frottera les parties attaquées du spasme, tous les quarts d'heure, prémiérement à sec, & ensuite avec l'onguent d'althéa mêlé d'un quart d'huile de jusquiame; & si l'attaque ne diminuoit pas sous peu de temps, on mettra le malade dans un bain de bouillon de tripes, ou au défaut d'un tel bain, dans un d'eau de graine-de-lin. On sera attentif à découvrir la cause particuliere de ces maux, & l'on y remédiera en conséquence.

Les spasmes qui attaquent la langue, les yeux, les mâchoires & d'autres parties musculaires de la tête, sont souvent accompagnés de cruelles douleurs. On les traitera comme le tétanos, à moins qu'on ne découvrît quelque cause particuliere de ces maux, tels qu'une maladie cutanée répercutée, des levains de goutte, de rhûmatisme &c. Dans ces cas, on consultera & l'on suivra les renseignements donnés à ces articles.

Un large véficatoire appliqué sur les muscles qui sont affectés de spasme, abrége ce mal dans plusieurs cas, & le plus souvent la fomentation N°. 82 en soulage; & dèsqu'on parviendra à ouvrir la bouche, on tiendra les mâchoires séparées moyennant un bouchon de liege.

D E

De la catalepſie.

La catalepſie conſiſte dans la contraction permanente de tous les muſcles qui ſont en action au moment de l'attaque ; enſorte que les cataleptiques demeurent tout-à-coup immobiles, dans la même attitude où ils étoient au premier inſtant du mal, perdant tout ſentiment & connoiſſance, & cela ſans altération conſidérable dans la reſpiration ni dans le pouls.

Les ſuites de cette maladie ſont la diſpoſition à la rechûte ; l'atrophie des membres qui ſont ſouvent affectés de ce ſpaſme ; des convulſions ; l'affoibliſſement des facultés de l'eſprit ; l'épilepſie, &c.

On cherchera, dans le paroxyſme, à rappeller le malade moyennant un eſprit-volatil comme celui ſous le No. 75, qu'on lui mettra ſous le nez : on le ſecouera ; on lui frottera la tête, premiérement à ſec, & enſuite avec l'eau-de-la-Reine-de-Hongrie, dont, s'il ſe peut, on lui fera avaler une cuillerée à café pleine, & avec le double d'eau. S'il ne revenoit pas à lui par ces moyens, on lui donnera le lavement purgatif No. 111, ou l'on cherchera à le faire ſaigner du nez, en irritant fortement l'intérieur des narines avec une paille tranchante ; & ſi le malade étoit hémorrhoïdaire, on ouvrira le bouton hémorrhoïdal qui ſe préſentera.

Quant au traitement de la catalepſie, ſi l'on en découvroit la cauſe ſpéciale, on la combattra par les remedes convenables ; ſi non, le malade obſervera le régime ſous la lettre B : il changera d'air ; il prendra toutes ſortes d'exercices du corps modérés ; il ſuſpendra les travaux de l'eſprit ; il ſe fera ſaigner au pied, au printemps & en automne : une couple de jours après la ſaignée, il ſera purgé avec la potion laxative No. 166 ; il prendra, dans chaque ſemaine, une couple de bains de pieds tiedes, où l'on jettera une cuillerée de moutarde en poudre. S'il avoit le ſang âcre, il ſe fera faire un cautere à la jambe ; & pendant pluſieurs étés de ſuite, il prendra premiérement une quinzaine de bains domeſtiques tiedes, & enſuite des eaux-minérales-aigrelettes & ferrugineuſes, rapportées au No. 3.

Quand cette maladie accompagne l'hypocondrie, l'affection hyſtérique, la mélancholie, l'épuiſement par des travaux de l'eſprit ; ſi elle ſuccede à la ſuppreſſion des menſtrues ou des hémorrhoïdes, comme auſſi quand elle attaque des perfonnes fujettes aux vers, on la guérira en délivrant le malade de ces différentes maladies.

Les cataleptiques ne confervent que peu ou point de fouvenir de leurs attaques : ils reprennent le fil du difcours, comme des perfonnes qui ne fe font pas apperçues de l'interruption. J'ai vu un eccléfiaftique fujet à la catalepfie, reprendre, au bout d'une demi-douzaine de minutes que l'attaque avoit duré, le fil de fon difcours, exactement au dernier mot qu'il avoit prononcé, finiffant en même temps le gefte qu'avant l'attaque il avoit déja à moitié fait. La même chofe lui étoit arrivée plufieurs fois dans fes déclamations.

DES AFFECTIONS SPASMODIQUES ET CONVULSIVES INTERNES.

Quoique les affections fpafmodiques & convulfives internes foient très-fréquentes, la grande variation des fymptômes qui réfultent des différentes fonctions & des connexions des parties qui en font attaquées, en rend le plus fouvent la connoiffance difficile.

On a lieu d'en croire un malade affecté, lorfqu'étant exempt de douleurs de rhûmatifme & de goutte, &, fans avoir des fymptômes d'inflammation ni d'autre maladie manifefte, il fe plaint d'une irritation douloureufe, accompagnée d'un fentiment de tiraillement ou de tenfion plus ou moins permanents & plus ou moins entre-mélés de relâchements dans l'un ou l'autre des parties internes du corps. On s'en affure ultérieurement, fi ces fymptômes fe communiquent aux parties voifines, & même à celles qui font éloignées, & dont les nerfs correfpondent avec la partie affectée ; fur-tout encore fi le malade rend, dans le fort du mal, des urines claires comme de l'eau de roche, & que fon pouls foit petit, les extrêmités froides & le ventre embarraffé par des flatuofités ; comme auffi, s'il a des maux de tête qui reffemblent à la migraine, & des palpitations de cœur. Ces fymptômes joints aux fymptômes particuliers, qui dépendent de la fituation, de la correfpondance, de la fenfibilité & de la fonction de la partie attaquée, achéveront de conftater les affections fpafmodiques & convulfives internes, fur-tout fi le malade eft fujet à bailler, à s'étendre & à rendre des vents par la bouche au déclin des attaques.

Si l'on ne peut découvrir aucune caufe fpéciale de ces maux, on aura tout lieu de croire qu'ils ne font que l'effet de la crifpation de quelques filets nerveux, diftribués dans les mufcles qui font en fpafme, ou de la diftribution irréguliere des efprits qui font jouer les mufcles. On foulagera le malade, dans les deux cas, par les médicaments intérieurs & extérieurs qui font recommandés pour appaifer les convulfions. Mais avant d'entreprendre la guérifon, il faut, dans le premier cas, apprendre à bien connoître le principe irritant. Dans le fecond cas, on cherchera uniquement à fortifier le corps par un régime reftaurant, proportionné aux forces de l'eftomac, par des exercices graduels, par l'ufage en hyver du quinquina infufé à froid, en proportion de deux onces fur trois livres d'eau, & en été, en prenant des eaux minérales-aigrelettes & ferrugineufes, & par les ablutions de l'habitude du corps, faites, l'eftomac étant vuide, & avec de l'eau froide. On cherchera à occuper en même temps l'efprit de ce qui égaie & diftrait; à mener une vie exempte de foucis; &, fi l'on eft à même de le faire, on voyagera commodément, jufqu'à la parfaite guérifon. Les perfonnes d'une conftitution feche l'accéléreront par l'ufage d'une couple de bains d'eau tiede, qu'ils prendront chaque femaine avant de paffer aux ablutions avec de l'eau froide.

Pour ce qui regarde le fpafme par crifpation, l'irritant étant très-fouvent dans l'eftomac ou dans les premieres voies, fi l'on a des indices de cette caufe, on confultera les articles des faburres : on y remédiera doucement & avec patience; & quand on fera parvenu à extirper les vices du tube alimentaire, le quinquina & les eaux fufdites confolideront la guérifon.

Si l'irritant n'étoit pas dans les premieres voies, il fera dans la maffe des liquides. Alors on confultera ce qui eft dit des acrimonies en général & en particulier; & l'acrimonie qui exifte étant détruite, on aura fait les trois quarts de l'ouvrage. Un exutoire fait avec de l'écorce de bois gentil, ou un cautere; le régime de lait fous la lettre G; les frictions de l'habitude du corps, faites matin & foir pour animer la tranfpiration, comme auffi des exercices modérés, mais fouvent réitérés, feront le refte, fi l'on

prend foin de remédier à la pléthore par de très-petites faignées de cinq
à fix onces feulement.

La poudre anti-convulfive, citée à la fin de l'article des convulfions,
a fouvent produit d'heureux effets pour ces cas.

DES AFFECTIONS SOPOREUSES
ET APOPLECTIQUES.

La troifieme claffe des maladies, qui affectent particuliérement les
nerfs & les mufcles, comprend les affections paralytiques dont il convient
de faire précéder le traitement par celui des affections foporeufes, connues
fous le nom de cataphore ou coma ; de la léthargie qui participe à l'a-
poplexie féreufe, & du carus qui tient de l'apoplexie fanguine. Cela étant
fait, il fera traité des différentes efpeces d'apoplexie, dont les affections
paralytiques font le plus fouvent la fuite.

De la cataphore.

Outre les affections foporeufes qui font abfolument fymptômatiques,
& qui font expofées à l'article des fymptômes des fievres en général, on
voit des malades tomber, fans caufe manifefte, les yeux fermés, dans un
affoupiffement de longue durée, qui reffemble quelquefois à un fommeil
profond & tranquille : l'on appelle cet état fommeil comateux. D'autres fois,
le malade accablé de fommeil n'eft qu'affoupi : il eft agité & porte fouvent
la main à la téte. Cette efpece d'affoupiffement prend le nom d'infomnie
comateufe, & eft accompagné d'un peu de fievre. Dans les deux efpeces
de cataphore, on a de la peine à exciter les malades pour leur faire prendre quelque chofe : ils répondent mal ou ne font point de réponfe aux
queftions qu'on leur fait pour être éclairé fur leur état, & preffés par des
befoins de la nature, ils demandent à les fatisfaire, oublient ce qu'ils avoient
demandé, & retombent fur-le-champ dans l'affoupiffement.

Le faignement abondant du nez & la diarrhée, ont quelquefois terminé ces affoupiffements ; & comme la fection des cadavres a conftaté
plus d'une fois, que dans le fommeil comateux, il y a un petit épanche-

ment de férofités au cerveau, qui dans l'infomnie comateufe eft accompagné de phlogofe; ce dernier cas ayant du rapport avec le carus, & le précédent avec la léthargie, on confultera ce qui fera dit fur ces deux maladies, ainfi que ce qui eft dit fur l'affoupiffement & fur l'infomnie fébrile, en l'article qui traite des fymptômes des fievres en général, afin d'ufer fagement de ce qui paroîtra convenir le mieux.

On a vu de ces affections comateufes fuccéder aux chûtes & à d'autres fortes commotions de la tête. Dans ce cas, le baume N°. 4 a plus d'une fois fait rendre du fang mêlé de matieres, par le nez & par la bouche ; ce qui a terminé le cataphore. Lorfque cette maladie attaque des perfonnes qui ont des vers, il faut les en débarraffer.

De la léthargie.

Il a été fait mention de la léthargie fymptómatique, dans le traitement des fymptômes des fievres en général.

La léthargie proprement dite & non-accidentelle, confifte, quant à la caufe, dans un embarras pituiteux ou féreux au cerveau. Les fonctions des nerfs qui dérivent de la partie qui eft engorgée ou comprimée, font comme fufpendues. Souvent cette maladie eft précédée d'une grande pareffe, de l'anéantiffement des forces, de vertiges, de l'affoibliffement des fens, d'un tintinnement dans les deux oreilles, de pefanteur dans la tête, & d'un penchant infurmontable à s'affoupir. Elle fe manifefte enfuite par un affoupiffement fi profond, que les malades négligent tout, même jufqu'à fermer la bouche après avoir baillé: ils demandent dans un même moment de certaines chofes, & oublient ce qu'ils avoient demandé. Leur affoupiffement eft fi profond, qu'on a de la peine à les éveiller ; quand on y a réuffi, ils répondent aux queftions qu'on leur fait en gens étourdis par le fommeil. Au commencement, leur refpiration eft égale & peu fréquente. La chaleur & la couleur du vifage font affez naturelles; les urines font à l'ordinaire blanches ou troubles, & les malades prennent dans la fuite feulement un peu de fievre, avec une refpiration profonde ou quelque difficulté à refpirer.

On donnera au plus vîte au malade la potion émétique & laxative
No. 165 : on lui rafera la téte, & après l'avoir bien frottée, on la couvrira, en guife de calotte, avec l'emplâtre de baies de laurier. On cherchera à exciter le malade, en le fecouant & en lui mettant fouvent fous le
nez l'efprit-volatil N°. 75, de l'eau de Lufe, ou de l'efprit de fel-ammoniac
fait avec de la chaux vive : il fera couché la téte fort-haute, & on lui
appliquera à la plante des pieds le cataplafme de levain No. 16.

Si au moyen de ces remedes, & après l'opération de la potion émétique & purgative, le malade n'eft pas revenu de fon affoupiffement, on
lui appliquera les véficatoires aux gras-de-jambes & à la nuque. On lui
donnera, matin & foir, le lavement purgatif animé No. 111 : il prendra
en outre, en fait de remedes internes, de deux en deux heures, une cuillerée de la mixture céphalique, N°. 123, & pour boiffon ordinaire, l'infufion céphalique N.°. 102. On le nourrira, dans les intervalles, avec de
bons bouillons, & l'on continuera le tout jufques au déclin de la maladie ; époque à laquelle on le purgera avec les pillules céphaliques N°. 151.
Il réitérera ce purgatif de trois en trois jours, & dans la convalefcence,
une fois le mois, à trois reprifes. Il obfervera pendant quelques mois le
régime fous la lettre B: il prendra beaucoup d'exercice, & fe fera broffer
matin & foir tout le corps avec la broffe Angloife. Pour prévenir la rechûte, il continuera de prendre à jeun, pendant les quinze premiers jours
de fa convalefcence, une cuillerée de la mixture, & par-deffus, une couple de taffes de l'infufion fufdite.

La léthargie étant proprement une attaque légere de l'apoplexie féreufe, on préviendra le plus fouvent cette efpece d'apoplexie, en mettant
felon le befoin en ufage ce qui vient d'être recommandé ci-deffus, dèsqu'on
s'appercevra des avant-coureurs de l'appoplexie féreufe.

La léthargie des vieillards, de même que celle qui eft accompagnée
de tremblement ou d'une fueur froide, font des plus dangereufes.

De l'apoplexie féreuse.

L'apoplexie féreufe eft rarement foudroyante. Si l'on a de la difpofition à cette maladie, elle furvient fouvent après des repas où l'on s'eft
furchargé l'eftomac, où l'on a mangé des aliments indigeftes ou bu à
l'excès des boiffons fpiritueufes & qui fermentent dans l'eftomac. L'apoplexie féreufe eft caufée immédiatement par un embarras au cerveau, fi grand,
que les fonctions des nerfs qui partent de la partie du cerveau qui eft engorgée, ou comprimée par l'épanchement d'humeurs féreufes ou pituiteufes, font entiérement fufpendues.

Cette maladie fe diftingue de l'apoplexie fanguine en ce qu'elle
attaque particuliérement des vieillards fujets aux affections catarrhales , &
les perfonnes d'un tempérament phlegmatique ou pituiteux. L'apoplexie
féreufe eft fouvent annoncée par les fymptômes qui précédent la léthargie. Déja, avant l'attaque, les malades font communément un peu hébétés, & ils parlent plus lentement qu'à l'ordinaire : leurs yeux font gonflés
& la vue s'obfcurcit ; ils ont la tête étourdie & pefante, & le moindre
mouvement les met hors d'haleine. Au moment de l'attaque, ils font faifis
d'un tremblement à la levre inférieure, & c'eft après ces préliminaires,
ou par l'abolition fubite de l'ufage de tous les fens, tant internes qu'externes, & par la fufpenfion des mouvements volontaires, que l'apoplexie
féreufe fe manifefte ; le pouls étant alors ordinairement affez fort, & la
refpiration profonde. Le malade ronfle & paroît enfeveli dans un fommeil très-profond, ayant le plus fouvent les yeux à demi-ouverts & la
prunelle fort-dilatée.

Les fuites de cette maladie font la difpofition à la rechûte ; différents degrés de fémi-paralyfie & de paralyfie ; l'affoibliffement des facultés de l'efprit, &c.

L'apoplexie féreufe ou pituiteufe fera traitée avec les remedes tant
externes qu'internes qui ont été recommandés pour la léthargie. On les
adminiftrera fans aucune réferve dans le même ordre, à l'exception feulement qu'on prendra la potion émétique & laxative deux jours de fuite,
à moins que le malade n'ait été affez fortement ébranlé & évacué, pour
revenir à lui moyennant la premiere prife. Comme dans cette maladie,
on eft moins fenfible à l'impreffion des remedes, fi au bout de deux heu-

res la dofe prefcrite n'avoit pas produit plufieurs vomiffements, on fera prendre encore au malade, d'heure en heure, deux grains de tartre émétique dans une cuillerée d'eau-de-canelle orgée, jufqu'à ce qu'il ait copieufement rendu par le haut. On rapprochera d'ailleurs les lavements purgatifs autant qu'il fe pourra faire. On ne rallentira en rien cette marche, avant que le malade foit parfaitement revenu à lui & maître de tous fes mouvements. Dèsque l'on aura obtenu un mieux ftable, pour affermir la guérifon & prévenir la récidive, on fera non-feulement ce qui eft prefcrit pour obvier à la rechûte de la léthargie, mais on prendra dans la prochaine bonne faifon, les bains d'eaux-thermales-ferrugineufes rapportés fous le N°. 3, & en attendant, les bains N°. I.

Du Carus.

Le carus eft à l'égard de l'apoplexie fanguine, ce que la léthargie eft à celui de l'apoplexie féreufe. Mais ici l'embarras au cerveau, & l'engourdiffement des nerfs, font produits par l'engorgement des vaiffeaux fanguins des meninges. Cette maladie eft fouvent annoncée par des maux de tête obtus, permanents & profonds, qui font accompagnés de battement dans la tête, & de la pulfation des arteres du cou, & quelquefois de palpitations de cœur. Les malades ont le vifage plus rouge que de coutume; ils ont des éblouiffements, des tintinnements d'oreilles & des vertiges. A ces fymptômes, fuccéde une forte d'attaque d'apoplexie, avec perte prefqu'entiere des fens internes & externes, ainfi que des mouvements volontaires; deforte que ce qui leur refte de perception & de fentiment dans le fort de l'attaque, eft peu confidérable & momentané. C'eft par-là que l'on diftingue le carus de l'appoplexie, & encore en ce que, dans le carus, le pouls eft plus ou moins fiévreux, & la refpiration moins égale & moins profonde que dans l'apoplexie.

On fera inceffamment au malade une faignée copieufe au pied, s'il eft poffible, fi-non au bras: on cherchera à l'exciter en lui lavant les tempes avec du vinaigre des quatre voleurs, du vinaigre aromatique, ou de celui de rue, qu'on lui mettra fous le nez. On le fecouera pour le même effet, mais avec beaucoup de modération: on le placera au lit, le chevet fort-haut, dans un air très-tempéré. Il aura auffi fouvent & auffi long-
temps

temps qu'il fera poffible les jambes trempées jufqu'au jarret dans de l'eau-de-fon tiede, où l'on aura jeté quelques verrées de vinaigre. Dans le lit, on lui fomentera les jambes avec la fomentation rafraîchiffante N°. 81; on lui appliquera à la plante des pieds le cataplafme de levain N°. 16, & l'on dégagera d'abord le ventre au moyen d'un lavement d'eau-de-fon où l'on aura fait diffoudre une demi-once de nitre. On réitérera la faignée au pied, après que le malade aura rendu le lavement; enfuite il commencera à prendre de la tifane de crème-de-tartre N°. 211, où l'on fera diffoudre deux grains de la poudre N°. 178.: il en boira, dans la matinée, une quantité fuffifante pour avoir cinq ou fix évacuations dans les vingt-quatre heures: dans l'après-dîner, il boira auffi beaucoup de limonade tiede & légere. Tous les foirs, on lui appliquera le lavement fusdit; il prendra, dans les vingt-quatre heures, trois ou quatre bouillons de rouelle de veau, altérés avec un bouquet de cerfeuil & de bourrache, & il continuera fans aucun autre remede tout ce qui eft prefcrit ci-deffus. Si cependant, vingt-quatre heures après la feconde faignée, il n'étoit pas bien revenu de fon affoupiffement, on le faignera encore à la jugulaire; & fi, fix heures après cette troifieme faignée, le cerveau étoit encore embarraffé, il fera ventoufé à la nuque & fur les épaules, avec la pompe Angloife, ou à fon défaut avec les cornets ordinaires. S'il y avoit de la difpofition pour le faignement de nez, on le provoquera avec une paille tranchante.

La léthargie & le carus font quelquefois accompagnés ou fuivis, fi-non de la paralyfie parfaite, du moins de petits accidents paralytiques; & ce font de ces fortes d'affections paralytiques que l'on voit fe diffiper affez promptement, tandis que la vraie apoplexie, tant fanguine que féreufe, fe diftingue principalement du carus & de la léthargie, par les affections paralytiques qui accompagnent l'apoplexie, & qui font de plus ou moins de durée après les attaques.

Le convalefcent du carus vivra fobrement, & fe fera faigner au pied vers les équinoxes. S'il avoit de la difpofition aux hémorrhoïdes, il fe fera appliquer, après la faignée, les fangfues à l'anus.

De l'apoplexie fanguine.

Cette apoplexie eft foudroyante, lorfque, par la rupture d'un vaiffeau, il fe fait une extravafion de fang fur le cerveau, qui comprime l'origine

M m

des nerfs, au point d'anéantir complettement leurs fonctions & celles de cette partie.

L'apoplexie fanguine, qui fe guérit quelquefois, differe de la féreufe, en ce que l'embarras & la compreffion au cerveau font produits par l'engorgement des vaiffeaux fanguins.

Cette maladie attaque plus particuliérement les perfonnes qui ont la tête groffe, le cou court, le corps maffif, replet & le tempérament fanguin ou bilieux; fur-tout quand elles fe livrent trop aux plaifirs de la table & à ceux de l'amour. L'apoplexie fanguine attaque encore les perfonnes délicates des deux fexes, qui en faifant bonne chere menent une vie, fédentaire & accompagnée d'inquiétudes, ou qui s'épuifent par des travaux de l'efprit. Elle eft quelquefois annoncée par les fymptômes qui précedent le carus, par des infomnies ou par un fommeil très-profond, par l'engourdiffement fréquent des membres, le gonflement des vaiffeaux de la tête; par l'air fombre ou farouche, par la rougeur du vifage, par du tremblement aux levres & dans la voix, & par le grincement des dents pendant le fommeil. Mais le plus fouvent les malades font attaqués fubitement, avec l'abolition entiere des fens tant internes qu'externes, & de tous les mouvements volontaires; enforte que leurs bras & jambes, quand on les leve, retombent comme du plomb dèfqu'on abandonne ces parties. Les foins que l'on fe donne pour les exciter n'aboutiffent à rien; ils paroiffent enfevelis dans un profond fommeil, la bouche torfe & ne pouvant faire aucun ufage des yeux ni des oreilles. Le pouls eft fort & plein; le vifage haut en couleur; la refpiration rare, profonde & ronflante; quelquefois auffi les perfonnes frappées de l'apoplexie fanguine perdent du fang par le nez ou par la bouche.

Les fuites qui en réfultent font les mêmes que celles qui ont été rapportées à l'article de l'apoplexie féreufe.

Cette maladie fe traite à tous égards comme le carus; & on la guérira, fi elle en eft fufceptible, au moyen des mêmes remedes. Mais comme elle eft fort-aiguë, on rapprochera les faignées autant que la violence de l'attaque l'exigera, & on les réitérera de quatre en quatre heures, fi l'attaque eft vive & que le malade foit d'un bon âge, fans fufpendre cependant les laxatifs & les autres remedes.

Le carus paſſe fréquemment pour être une apoplexie ſanguine, & la léthargie pour une apoplexie ſéreuſe ; & c'eſt le plus ſouvent lorſqu'on prend ce change que les malades ſe remettent parfaitement. Au lieu que dans les vraies apoplexies, s'ils en reviennent, ils ne manquent guere d'éprouver l'une ou l'autre des ſuites rapportées ſous l'article qui traite de l'apoplexie ſéreuſe.

Les apoplectiques qui ſont attaqués ſubitement, avec abolition entiere des ſens & du mouvement, & qui ronflent profondément, en jettant par la bouche beaucoup d'écume viſqueuſe; de même que ceux qui tombent dans une ſueur froide, n'en reviennent guere, ſur-tout quand cette maladie a été précédée de maux de tête de longue durée, d'épilepſie ou d'autres affections convulſives ou paralytiques ; comme auſſi lorſque la vraie apoplexie eſt une rechûte ou une maladie de famille.

Des ſueurs abondantes & chaudes ſur tout le corps ; le flux d'urines épaiſſes ; celui des hémorrhoïdes, ou des menſtrues, comme auſſi le ſaignement du nez & la diarrhée; toutes ces évacuations, quand elles ont été copieuſes, ont ſauvé ſouvent des apoplectiques. On les favoriſera ſelon les préceptes donnés pour le traitement des ſymptômes des fievres en général ; & ſi les malades prennent la fievre, on aura lieu d'eſpérer leur guériſon, à meſure qu'elle ſe renforcera.

On prévient le carus, auſſi bien que l'apoplexie ſanguine, en employant, dèsqu'on éprouve les ſymptômes qui annoncent ces maladies, la ſaignée au bras, qu'on réitérera le lendemain au pied; ou par les ſangſues chez les hémorrhoïdaires. On uſera en même temps des laxatifs indiqués pour le carus, & on les prendra entre les ſaignées, & encore pendant pluſieurs jours après la derniere.

Les perſonnes diſpoſées aux affections apoplectiques, parce que le ſang ſe porte trop à la tête, à cauſe de la débilité des vaiſſeaux, ne pourront mieux faire pour prévenir l'apoplexie, que de prendre une couple de fois par ſemaine des demi-bains tiedes, & de ſe faire verſer en même temps, pendant une couple de minutes, de l'eau froide ſur le crâne. C'eſt ce que l'on pourra auſſi tenter dans les attaques où les moyens uſités auront échoué.

Le ſang des apoplectiques ſanguins étant ordinairement épais & échauffé ; la boiſſon abondante d'une eau de ſource légere, acidulée agréa-

blement avec de l'efprit-de-foufre ou de vitriol , l'éclaircira & lé tempérera ; & en mangeant plus de fruits & de légumes que de viandes, fi
en même temps on foupe légérement, ce régime diminuera la difpofition
à cette efpece d'apoplexie. Dans toutes les attaques d'apoplexie qui furviennent l'eftomac étant plein, on le débarraffera des aliments indigeftes avant
ou immédiatement après la premiere faignée, & en attendant l'adminiftration de l'émétique, le malade avalera une couple de cuillerées à café
d'eau-des-Carmes, dans le double d'eau tiede, dont il boira plufieurs gobelets par-deffus.

DES AFFECTIONS PARALYTIQUES.

Les affections paralytiques font l'effet d'un embarras dans le cerveau,
ou à la moëlle épiniere , foit dans une branche de nerfs ou feulement
dans un de fes rameaux qui vivifient quelque mufcle du corps. La privation
de l'action d'un ou de plufieurs mufcles, & par conféquent des mouvements qui dépendent de fon miniftere, annoncent cet état & le lieu où
réfide la caufe. D'ailleurs, la privation du mouvement arrive fans ou
avec la perte du fentiment.

De même que l'apoplexie a quelquefois pour avant-coureur la paralyfie des paupieres & d'autres petites affections paralytiques ; la paralyfie
eft le plus fouvent la fuite de l'apoplexie. Lorfqu'elle ne fuccede pas à
cette maladie, elle eft ordinairement annoncée par la ftupeur, par l'engourdiffement, la pâleur, la débilité, le froid, la flaccidité ou l'atrophie des
parties qui en font prochainement menacées. Elle fe manifefte auffi par
la perte entiere du mouvement volontaire des mufcles affectés de paralyfie,
qui font en même temps, ou le plus fouvent, plus ou moins privés du
fentiment.

De l'hémiplégie.

Quand la paralyfie affecte toute une moitié du corps, du haut en
bas, on l'appelle hémiplégie. Le côté non-paralytique eft fujet à des

mouvements convulsifs; la bouche est un peu tordue, les malades prononcent mal, & perdent à l'ordinaire une partie de la mémoire & des autres facultés de l'esprit.

Quant aux paralysies locales, quoique toutes les parties musculaires en soient susceptibles, la paupiere supérieure, l'œil, la langue, les muscles qui servent à la déglutition; le sphincter de l'anus & de la vessie, & les extrémités supérieures & inférieures sont cependant les parties qui en sont le plus souvent attaquées. Ces paralysies se manifestent par le défaut des fonctions musculaires qui leur sont propres; par exemple, la paupiere supérieure pend sur l'œil, sans tumeur ni douleur, & le malade ne peut la lever.

Dans la paralysie de l'œil, qu'on nomme goutte-sereine, le malade ne voit pas de l'œil malade, quoique le globe paroisse sain, la prunelle étant seulement fort-dilatée & sans mouvement.

La langue affectée de paralysie s'épaissit; elle est plus ou moins immobile, & hors d'état de faire les mouvements requis pour articuler & pour manger. Les urines & les excréments s'échappent involontairement dans la paralysie des sphincters de la vessie & de l'anus, & le malade ne peut s'en débarrasser sans le secours de l'art, lorsque le corps de la vessie ou du rectum se trouvent attaqués de paralysie.

Dans la paralysie des extrémités, les malades sont souvent entiérement impotents de l'une ou des deux extrémités inférieures, soit de l'un ou de l'autre bras, ou il ne leur reste que la faculté de traîner ces membres comme des masses inanimées.

La paralysie du bras, qui succede aux forts accès de colique, est connue sous le nom de parese; & quand cette maladie attaque des scorbutiques, elle prend le nom de paralysie-scorbutique.

Pour traiter avec succès les affections paralytiques, on examinera d'abord si elles sont la suite de l'apoplexie ou non; & l'on distinguera les récentes des invétérées. Quand la paralysie est la suite de l'apoplexie-sanguine, & qu'elle est nouvelle, le malade se nourrira avec les aliments les plus légers des régimes sous les lettres B & H: il boira beaucoup de petit-lait ou de tisane commune N°. 210: on frottera, matin & soir, les parties affectées, & toujours la nuque & l'épine du dos, d'abord à sec avec des flanelles chaudes, & enfuite avec l'onguent anti-fpafmodique N°. 132, mêlé avec partie égale d'onguent d'althéa camphré. On appliquera tous les jours les ventoufes feches fur les parties paralyfées, & de quatre en quatre jours, avec fcarification. Dans les intervalles entre les fcarifications, le malade fera ufage de la tifane purgative N°. 215, & il continuera fur ce pied jufqu'à parfaite guérifon.

S'il n'y parvenoit pas, il prendra le plutôt qu'il fera poffible, les bains d'eaux-thermales favonneufes rapportés fous le N°. 3. Lorfque au contraire la paralyfie fera nouvelle & une fuite de l'apoplexie féreufe, le malade obfervera le régime fous la lettre B, qu'il alternera avec les aliments les plus faciles à digérer du régime fous la lettre I. Il boira à l'ordinaire & beaucoup de la tifane de pareira-brava N°. 214, que l'on renforcera de demi-once de racine de valériane-fauvage, & d'autant de celle de vincetoxicum : on réitérera une couple de fois, à la diftance de cinq jours, la potion émétique & laxative N°. 165. Le malade prendra entre deux la mixture & l'infufion céphaliques N°. 123 & 102, recommandées pour la léthargie. On lui frottera les parties paralyfées, la nuque, & l'épine du dos, matin & foir, d'abord avec des flanelles chaudes, & enfuite avec l'onguent anti-fpafmodique N°. 132. Si au bout de dix jours il n'y avoit pas un mieux confidérable, il prendra pendant l'efpace de quinze jours, les bains aromatiques N°. 1. Au fortir du bain, on le frottera avec l'efprit réfolutif N°. 74; ou fi la paralyfie affectoit feulement une petite partie, on y appliquera le véficatoire N°. 63. On continuera, à l'exception de la potion émétique & laxative, tous les remedes fusdits, jufqu'à la parfaite guérifon ; & fi l'on échouoit, le malade prendra le plutôt qu'il pourra, des bains d'eaux-thermales les plus imprégnées de fel & de mars, dont il fera à portée.

Quant aux affections paralytiques récentes, qui ne font pas la fuite de l'apoplexie, & qui fe manifeftent chez un fujet fanguin, pléthorique, ou chez qui il y a fuppreffion de quelque évacuation fanguine accoutumée, fans aucune autre caufe manifefte; on faignera d'abord le malade; après quoi l'on emploiera le régime & les remedes tant internes qu'externes qui viennent d'être indiqués pour la paralyfie qui fuccede à l'apoplexie fanguine. S'il y avoit fuppreffion d'hémorrhoïdes, de menftrues &c. on cherchera à rétablir ces évacuations habituelles, moyennant les avis donnés à cet effet en traitant des menftrues & des hémorrhoïdes.

Si par contre ce cas arrivoit à un fujet pituiteux & phlegmatique, on emploiera fucceffivement tous les remedes, tant externes qu'internes, indiqués pour la paralyfie qui fuccede à l'apoplexie féreufe ; & pour ce qui regarde les bains, dans les deux cas, on y fera jouer la douche à une toife de haut, & peu-à-peu à de plus gros gouteaux, fur les parties où elle fera applicable.

Lorfque l'on aura recours aux bains naturels & aux douchres que leurs bons effets ont rendus célebres, on en ufera avec la précaution de faire prendre les bains d'eaux thermales-fulphureufes & martiales, aux tempéraments phlegmatiques, & les bains favonneux d'une chaleur tempérée, aux tempéraments colériques & fanguins.

De la paralyfie de la paupiere.

Quant aux paralyfies partiales, celle de la paupiere fe guérit difficilement. On emploiera & l'on modifiera, felon le tempérament du malade &c. les remedes généraux recommandés pour la paralyfie ; & matin & foir, on recevra fur la région de la paupiere malade, la tête étant couverte d'une ferviette, auffi long-temps & auffi chaude que l'on pourra le fupporter, la fumigation des efpeces pour la fomentation aromatique N°. 78, cuite dans parties égales d'eau & de vinaigre. Dans les intervalles, on oindra cette même partie, toutes les trois heures, avec l'efprit-réfolutif N°. 74. On pourra encore appliquer un véficatoire aux tempes ; & fi tout cela n'aboutiffoit à rien, on tiendra, pendant le jour, la paupiere relevée à l'aide d'une bandelette d'emplâtre diapalme, ou de l'emplâtre adhéfif N 9. XLVII de la pharmacie portative.

De la goutte-fereine.

La goutte-fereine récente, qui fe forme fubitement dans un fujet fanguin ou pléthorique, fe guérit par la faignée au pied réitérée à la jugulaire ; & l'on prendra pendant l'efpace de quinze jours des demi-bains tiedes, & fur le foir & dans la matinée, la tifane laxative N°. 215. Quand au-contraire cette maladie, quoique nouvelle encore, s'eft formée peu-à-peu dans un fujet phlegmatique, on la guérira fouvent moyennant la potion émétique & laxative N°. 165 , réitérée de quatre en quatre jours, en prenant dans les intervalles, tous les matins le lavement purgatif N°. 111, & après qu'on l'aura rendu, la mixture & l'infusion recommandées pour la léthargie. Si, au bout d'une dixaine de jours, la vue n'étoit pas rétablie, on fera au malade un seton à la nuque , & un véficatoire volant derriere les oreilles, avec la seconde écorce de bois-gentil, ou avec le véficatoire N°. 63 , étendu fort-mince.

De la paralyfie de la langue.

La paralyfie de la langue exige la diftinction & les remedes généraux indiqués pour les paralyfies. Le malade fe lavera fouvent la bouche avec un gargarifme compofé de parties égales d'efprit de lavande, de cochléaria & du double d'eau de fauge ; & il mâchera conftamment de la racine de pyrethre, des cardomomes & d'autres aromates de cette nature.

De la paralyfie de l'œfophage.

Dans la paralyfie de l'œfophage, outre les fusdits remedes généraux, on fera un seton à la nuque : on fe frottera fouvent le cou, alternativement avec l'efprit réfolutif N°. 74, & avec l'onguent anti-fpafmodique N°. 132. On fe gargarifera fréquemment avec le gargarifme recommandé pour la paralyfie de la langue ; & fi ces remedes échouoient dans ces différentes paralyfies locales, on aura recours aux bains d'eaux-thermales, & fur-tout aux douches prifes fur la tête & fur la nuque.

De la paralyfie de la veffie & de celle du rectum.

Si la veffie ou l'anus étoient affectés de paralyfie, par des caufes internes, on emploiera, felon le tempérament du malade, les remedes généraux ci-deffus prefcrits, & les bains aromatiques N°. 1, ou ceux des eaux thermales fulphureufes & martiales du N°. 3 ; comme auffi les frictions au périnée, au pubis & à la partie inférieure de l'épine du dos. On lavera la région de ces parties avec l'efprit réfolutif N°. 74, & on fera encore ufage, matin & foir, d'un lavement de trois ou quatre onces de décoction de

tabac.

tabac pour irriter les nerfs engourdis ; & pour les ranimer on emploiera les demi-bains aromatiques N°. 1.

De la paralysie au bras.

Elle survient quelquefois lorsqu'on a donné mal-à-propos de l'opium dans la colique.

On purgera une couple de jours de suite le malade avec la potion de manne N°. 167 : on lui donnera, sur le soir, un lavement d'eau-de-graine-de-lin ; il prendra ensuite les bains aromatiques, N°. 1. & on lui lavera & frottera, matin & soir, le bras affecté, alternativement avec l'esprit résolutif & l'onguent anti-spasmodique, N°. 74 & 132.

De la paralysie scorbutique.

La paralysie scorbutique est très-fréquente. On emploiera d'abord les remedes indiqués pour les acrimonies scorbutiques ; & après avoir corrigé le sang, on achévera souvent la guérison, moyennant les bains aromatiques, N°. 1. en y faisant tremper, dans un sachet, une fourmilliere, & en frottant les parties affectées, au sortir du bain, & encore, les matins & soirs, alternativement avec l'esprit résolutif N°. 74, & avec l'onguent anti-spasmodique N°. 132. Si au bout de quinze jours que le malade auroit usé de ces derniers remedes, la guérison n'étoit cependant pas avancée, on les interrompra pour se purger deux jours de suite avec la poudre purgative N°. 186 ; après quoi l'on prendra, pendant une huitaine de jours, le vin anti-scorbutique N°. 221, ou l'infusion anti-scorbutique N°. 97. Cela étant fait, on reprendra les bains, & l'on continuera ces remedes, de même que les frictions & onctions susdites, en alternant les bains avec les anti-scorbutiques, jusqu'à la parfaite guérison. Les malades observeront, selon leur tempérament, les régimes recommandés pour les paralysies séreuses ou sanguines, & plus particuliérement pour les différentes acrimonies scorbutiques.

Les paralysies où les malades perdent entiérement le mouvement & le sentiment ; celles où les parties paralysées sont atrophiées, froides, pâles, flasques, sont autant qu'incurables. Quand au contraire la chaleur fubfifte avec quelque peu de mouvement & avec de la fenfibilité, & que les malades reffentent un mouvement comme s'ils avoient des fourmis dans la partie affectée, on a lieu d'efpérer la guérifon; fur-tout fi la chaleur de l'été favorife la cure, ou fi le paralytique prend beaucoup de fievre.

Les paralyfies qui dérivent de la luxation des vertebres, ou de la compreffion des nerfs par quelque tumeur irréfoluble, font incurables.

De l'engourdiffement.

On appelle engourdiffement, la diminution du fentiment & de l'agilité dans un ou dans plufieurs membres. Ce mal eft fréquent chez les fcorbutiques, & fouvent auffi il eft l'avant-coureur de la paralyfie fcorbutique; & lorfqu'il fe manifefte fubitement fur une moitié du corps, il annonce l'hémiplégie.

L'engourdiffement léger fe paffe moyennant la friction feche & de l'exercice; mais quand il revient fouvent, ou s'il fubfifte, on emploiera, felon le tempérament du malade, les remedes indiqués pour les paralyfies fanguines ou féreufes, avec les modifications convenables.

Du tremblement.

Le tremblement des membres fuccede aux violents emportements, aux débauches réitérées en vin & en amour : il attaque plus particuliérement les ouvriers en métallurgie & les vieillards. Il dégénere fouvent en paralyfie & autres maux de nerfs fâcheux.

Le tremblement fe traitera comme l'engourdiffement, fans excepter la faignée & les purgations, s'il y a des indices de pléthore ou de plénitude. Mais s'il étoit uniquement caufé par l'épuifement, on aura recours aux aliments, boiffons & remedes reftaurants. On frottera fouvent les parties affectées avec une flanelle chaude, &, matin & foir, avec l'efprit réfolutif, & l'onguent anti-fpafmodique No. 74 & N°. 132.

Le régime de lait, à commencer par celui d'âneffe, & l'ufage du quinquina en poudre, mêlé d'un quart de poudre de racine de petite-valériane, ont produit à la longue de bons effets. La dofe eft de vingt grains à prendre quatre fois par jour, au réveil, en fe couchant, & demi-heure avant les deux repas, dans de l'eau.

Pour diffiper les réliquats de la paralyfie féreufe, & des petites affections paralytiques dont il vient d'être fait mention, les bouillons de viperes ont été fréquemment efficaces.

DE L'HÉMORRHAGIE EN GÉNÉRAL.

Quand les extrêmités des vaiffeaux capillaires fanguins font dilatées & & forcées par l'impulfion du fang, ou rongées par des âcres; & lorfque des vaiffeaux de tout calibre fe rompent par des efforts, ou font divifés par une force externe, ceux-ci répandent le fang qu'ils reçoivent, au lieu de lui donner paffage; & quand l'épanchement en eft confidérable, on l'appelle hémorrhagie.

Les vaiffeaux les plus fufceptibles d'hémorrhagie, par des caufes internes, font ceux qui font placés dans l'intérieur des narines; ceux du poumon, de l'eftomac, des voies urinaires, de la matrice, ainfi que les vaiffeaux hémorrhoïdaux. C'eft-là ce qui forme l'hémorrhagie du nez, l'hémoptyfie, le vomiffement de fang, les pertes des femmes, & le flux hémorrhoïdal qui fe fait par le fondement. Les deux dernieres hémorrhagies feront traitées aux articles des menftrues & des hémorrhoïdes.

Les fuites générales des hémorrhagies fréquentes ou abondantes, font des défaillances, des mouvements convulfifs, l'épuifement des forces du corps & de l'efprit; la langueur, la cachexie, l'hydropifie, &c.

Si l'hémorrhagie eft externe & légere, on appliquera feulement, fur les vaiffeaux divifés, de la veffie de loup, un morceau d'amadou, ou des compreffes imbibées d'efprit-de-vin, qu'on laiffera collées deffus pendant vingt-quatre heures. On aura foin, en les ôtant, de les enlever doucement, après les avoir détrempées, ramollies & détachées avec du vin ou avec de l'eau tiede.

Si au contraire les vaiffeaux divifés étoient plus confidérables, lorfqu'on trouvera un point d'appui, on arrêtera le fang au mieux, en les

comprimant moyennant de la charpie & des compresses graduées, imbibées d'esprit-de-vin. Pour donner plus de solidité aux compresses, on placera entre la premiere & la seconde, un morceau de carte ou une petite
piece d'argent; & si le sang avoit jailli par bonds, on aspergera le dessus
des plumaceaux, de vitriol verd en poudre, ou de la poudre stiptique
Nº. 189. L'appareil sera bien affermi par un bandage convenable, qu'on
ne lévera, en observant les précautions susdites, qu'au bout de trente-six
heures, ou de trois ou quatre jours seulement, si le sang a jailli à gros
bouillons.

Mais si faute de point-d'appui, cette méthode n'étoit pas praticable,
l'hémorrhagie étant considérable & les vaisseaux à découvert, on arrêtera
le sang moyennant la ligature, ou en cautérisant les orifices des vaisseaux;
& si l'on remarquoit des vaisseaux à demi-coupés, on les coupera entiérement.

Si tout cela étoit impraticable, on appliquera sur les vaisseaux d'où
le sang sort, le mieux qu'il se pourra, de la charpie trempée dans l'eau
stiptique Nº. 41, & chargée de la susdite poudre stiptique. On arrêtera
le tout comme il vient d'être dit; & on lévera l'appareil de la même maniere.

Dans tous les cas où l'on a lieu de craindre le retour de l'hémorrhagie, on mettra le malade au régime sous la lettre H. Il cherchera à
être tranquille de corps & d'esprit. S'il étoit pléthorique ou échauffé, il sera
saigné; & pour ralentir la circulation, on comprimera, s'il se peut, au
moyen du tourniquet, l'artere qui porte le sang aux vaisseaux ouverts.
L'on réitérera s'il le faut la saignée: le malade boira de l'eau froide agréablement acidulée avec de l'esprit-de-vitriol ou de soufre: il prendra tous
les soirs l'émulsion Nº. 66; & si à la suite de l'hémorrhagie, il se trouvoit
épuisé, il suivra les conseils donnés ci-après pour ce cas.

Dans les hémorrhagies internes, on mettra d'abord le malade dans
un état de tranquillité parfaite. Il sera seulement sustenté par des bouillons
de jarret de veau troublés avec du ris passé, ou avec du gruau d'avoine.
Sa boisson sera à l'ordinaire de l'eau fraîche acidulée de la maniere ci-dessus indiquée, ainsi que de la tisane de ris Nº. 215, adoucie avec du syrop de grenades ou de limon. Mais les personnes dont le sang est dif-
sout & qui ont la fibre débile, préféreront à ces boissons la tisane de

ſymphitum Nᵒ. 219, & de l'orgeat léger. On fera d'ailleurs inceſſamment une ſaignée de dix à douze onces, à l'extrêmité la plus éloignée de l'endroit d'où s'échappe le ſang : d'abord après la ſaignée, on débarraſſera le ventre avec le lavement Nᵒ. 108, où l'on aura fait diſſoudre une demi-once de nitre. Après avoir rendu le lavement, le malade commencera à uſer de la mixture ſtiptique Nᵒ. 129 : vers le ſoir, il prendra l'émulſion Nᵒ. 66, & dans des cas preſſants, on réitérera la ſaignée une couple d'heures après la premiere. On cherchera à ralentir la circulation du ſang, en faiſant tremper les extrêmités dans de l'eau tiede mêlée avec un douzieme de vinaigre. Chez les deux ſexes, on fomentera les parties génitales avec le même mélange froid, qu'on rafraîchira ſouvent, & l'on pourra ajouter à la livre de cette fomentation, une demi-once de ſel-de-Saturne à l'uſage du ſexe maſculin. On comprimera, ſelon l'art, les troncs des plus grandes veines des extrêmités, par des ligatures aux cuiſſes & aux bras : le malade prendra ſoir & matin de la poudre de magnéſie Nᵒ. 181, afin de tenir ſon ventre bien libre & de prévenir les ſpaſmes. Si ces remedes étoient inſuffiſants, il les ſuſpendra pour prendre les pillules de Helvetius Nᵒ. 153, deſquelles, dans des cas preſſants, la doſe ſera de trois pillules. C'eſt ainſi que l'on traitera les hémorrhagies internes en général : les exceptions à faire ſeront obſervées dans le traitement de chaque eſpece en particulier.

A la ſuite des hémorrhagies externes & internes, afin de réparer le ſang & les forces, les convaleſcents qui ont le ſang diſſout obſerveront le régime ſous la lettre F, & les autres, celui ſous la lettre B; de façon cependant, que dans les premiers dix jours leurs repas ſoient légers. Ils pourront prendre, une fois dans les vingt-quatre heures, un gobelet de chocolat de ſanté, & entre les repas, un bon bouillon, un œuf mollet, un peu de gelée ou un doigt de bon vin rouge trempé, dans lequel ils mouilleront un biſcuit. Dans des cas où l'épuiſement ſera plus conſidérable, ils obſerveront pendant un mois le régime de lait ſous la lettre G.

Les défaillances & convulſions qui ſurviennent dans l'hémorrhagie, principalement les dernieres, ſont de mauvais augure, & le malade périra ſi l'on ne peut inceſſamment arrêter le ſang ou en réparer la perte par l'uſage de bons bouillons, dont il boira un gobelet toutes les demi-heures, en prenant entre deux la moitié d'une taſſe de la mixture cordiale N°. 124. On emploiera en même temps, dans des cas preffants, l'épitheme N°. 69, & l'on ne négligera pas de ferrer doucement le bas-ventre avec une ferviette, & les extrêmités des bandes pour renvoyer le fang néceffaire aux parties nobles.

La fievre-lente qui fuccede aux grandes ou aux longues hémorrha-gies, fe guérit par une alimentation fage, reftaurante. Le malade prendra avant le déjeuner & les deux repas, & encore en fe couchant, demi-gros de quinquina en poudre, dans un peu de vin rouge. S'il étoit bien foible, il remplacera la poudre par un verre d'infufion de quinquina faite avec deux onces de quinquina concaffé, & deux livres d'eau froide, dont on commencera à ufer après vingt-quatre heures d'infufion faite à froid.

De l'hémorrhagie du nez.

L'hémorrhagie du nez eft affez communément précédée de maux de tête, d'éblouiffemeuts & quelquefois de bourdonnements aux oreilles.

Si l'hémorrhagie du nez eft légere & périodique, comme cela fe voit chez la jeuneffe, c'eft un bénéfice dont on ne troublera point le cours. On évitera feulement de s'échauffer par le vin, par les exerci-ces violents, &c. Toutes les fois cependant qu'elle fera trop abondante, on la modérera moyennant la tranquillité, & par l'ufage de bains de pieds tiedes, où l'on jettera un gobelet de vinaigre. Pendant que les jam-bes feront dans l'eau, on appliquera fur le front & fur les tempes, des compreffes trempées dans parties égales d'eau & de vinaigre froids, & on les renouvellera à mefure qu'elles fécheront. Si malgré cela le fai-gnement du nez perfifte, on jettera par furprife une couple de verres d'eau froide au vifage du malade, ainfi que fur la nuque; & fi l'hémor-rhagie n'eft pas arrêtée par-là, il fera faigné au pied: il prendra l'émul-fion N°. 66, ou les poudres N°' 190: on introduira en même temps bien avant dans la narine d'où le fang vient, un tempon imbibé d'eau ftiptique N°. 41; & fi l'on ne pouvoit atteindre le vaiffeau ouvert, on injectera doucement dans la narine, de l'efprit-de-vin rectifié, ou de l'eau ftiptique fufdite; & le malade ufera du régime, des boiffons, &, à raifon du befoin, de tout ce qui a été confeillé à l'article des hémorrhagies internes. Le fang étant arrêté, on s'abftiendra de fe moucher jufqu'à ce que les vaiffeaux ouverts foient bien refferrés. On fe conduira d'ailleurs, quant aux accidents qui furviendront ou qui fuccéderont au faignement du nez, comme il eft enfeigné à l'article des hémorrhagies en général; & on cherchera à modérer les faignements trop fréquents ou trop abondants, par la faignée au pied vers les équinoxes, le régime fous la lettre D, & on boira au printemps & en automne, pendant une quinzaine de jours, le petit-lait tamarindé Nᵒ. 148 : on prendra, une couple de fois par femaine, les bains de jambes fufdits : on fe lavera matin & foir le vifage & quelquefois auffi la tête, avec de l'eau froide, & on évitera tout ce qui échauffe & agite le fang.

Quand l'hémorrhagie du nez épuife, elle produit les fuites dont il eft fait mention à l'article des hémorrhagies en général. Ceux à qui elle eft familiere dans la jeuneffe, font fujets, quand elle ceffe, à prendre la fievre, des vertiges, des maux de tête, des palpitations de cœur, des éréfipelles, l'hémoptifie, les hémorrhoïdes; & ils ont de la difpofition à l'engorgement des vifceres du bas-ventre, aux rhûmatifmes, &c.

Les hémorrhagies accidentelles du nez, qui furviennent dans les fievres, & qui annoncent la crife, operent fouvent la guérifon; & quoique fouvent elles foient fort-abondantes, elles font rarement à craindre. Si toutefois elles étoient exceffives, on n'emploiera l'émulfion & les topiques pour les narines, qui viennent d'être recommandés &c. qu'après avoir confulté ce qui eft dit fur les fymptômes des fievres en général.

De l'hémorrhagie de l'eftomac.

L'épanchement de fang dans la cavité de l'eftomac eft fouvent précédé de battement & d'une tenfion & douleur fourdes fous le creux de l'eftomac, vers l'hypocondre gauche. Les malades reffentent une pefanteur à l'eftomac, qui eft accompagnée de chaleurs, d'angoiffes & de naufées : à cela fuccedent des vomiffements réitérés d'un fang qui eft ordinairement d'une couleur foncée ou caillée, & dont il paffe fouvent, par la voie du ventre, une portion qui fe précipite en caillots & teint les excréments de fang.

Les fuites qui en réfultent font les mêmes que celles qui ont été rapportées fous l'article des hémorrhagies en général.

On traitera cette maladie exactement felon les renfeignements donnés pour la cure des hémorrhagies internes en général ; avec la différence feulement, que les malades boiront froid, entre les vomiffements, & qu'ils préféreront, pour leur boiffon, de l'eau fraîche acidulée avec de l'efprit-de-vitriol ou de l'efprit N°. XIV de la pharmacie portative. Quand l'hémorrhagie fera arrêtée depuis plufieurs jours, on aura foin de débarraffer doucement l'eftomac des réliquats de caillots de fang, à l'aide de la teinture de rhûbarbe tempérée N°. 204 ; & l'on fera d'ailleurs, quant aux fymptômes & aux fuites, ainfi que pour prévenir le retour de l'hémorrhagie, ce qui eft recommandé pour l'hémorrhagie en général & pour celle du nez en particulier.

Dans l'hémorrhagie de l'eftomac, les vaiffeaux appellés courts, qui font diftribués dans les membranes qui forment ce vifcere, font à l'ordinaire fort-diftendus, & comme variqueux. Pour les rétrécir & pour prévenir la récidive, des fomentations fagement faites entre les attaques, avec de l'eau à la glace, produiront un bon effet.

La maladie eft des plus graves, lorfque l'hémorrhagie de l'eftomac eft accompagnée de fievre ou d'obftructions marquées dans l'un ou l'autre des vifceres du bas-ventre. Si les menftrues ou les hémorrhoïdes étoient fupprimées, on cherchera à rétablir ces évacuations, comme il eft enfeigné en traitant des deux cas.

Le vomiffement de fang des femmes groffes, ceffe à l'ordinaire après la faignée au bras.

Lorfqu'après avoir vomi un fang noir, on en rend par les felles qui a la couleur & la confiftance de la poix, & qui eft puant & corrompu, cela fait la maladie noire d'Hypocrate, qui eft incurable.

De l'hémoptyfie.

L'hémoptyfie eft encore un épanchement de fang, qui fe fait par la bouche. Il differe du précédent, en ce que le fang vient ici du poumon, parce qu'un ou plufieurs vaiffeaux de ce vifcere s'entr'ouvrent à leurs orifices, ou fe trouvent corrodés par des humeurs âcres, foit dans leur corps,

foit

foit à leurs extrémités ; il arrive encore qu'un ou plufieurs vaiffeaux font rompus par une commotion violente de tout le corps ou du poumon en particulier. Cet épanchement fe fait fans ou avec de la toux : le plus fouvent le fang eft vermeil & écumeux ; les malades le crachent réitérativement à pleines gorgées, & ordinairement plufieurs jours de fuite, à des intervalles plus ou moins longs. Cette hémorrhagie eft fouvent précédée de laffitude, d'abattement, d'oppreffion, d'un apperçu de goût de fang à la bouche, & quelquefois encore de palpitations de cœur ; à quoi fuccedent des picotements dans la poitrine, des chaleurs moins vives qu'inquiétantes, & le crachement de fang, qui, affez fouvent, arrive fans toux, ou qui s'expectore avec une toux rauque, laquelle eft particuliere à cette maladie.

Outre les fuites qui font rapportées à l'article des hémorrhagies en général, l'hémoptyfie difpofe à la rechûte, à la pulmonie, &c.

Des crachements de fang.

Le vomiffement de fang & l'hémoptyfie, font les hémorrhagies capitales qui fe font par la bouche. Comme il arrive que les malades s'alarment mal-à-propos, en confondant l'hémoptyfie avec le crachement defang qui vient des gencives, ou qui tombe des narines poftérieures dans la bouche, foit avec celui qui vient du larynx ou feulement de la trachée-artere, on s'affurera du lieu d'où il part, d'après ce qui fuit.

Le fang qui vient des gencives fe crache comme la falive, & il vient à la bouche en les fuçant : s'il vient des narines, on en mouche, en même temps peu ou beaucoup : on reffent à la partie fupérieure des narines, de l'irritation ou du chatouillement, & le fang vient dans la bouche lorfqu'on fait le mouvement ufité pour attirer les pituites du nez dans cette partie. Quand le fang vient du larynx ou de la trachée-artere, on fent quelque picotement dans le fond de la gorge ; alors on crache de temps à autre une ou quelques petites cuillerées de fang pur, avec un peu de toux ; & le plus fouvent on crache des phlegmes entremêlés de filaments de fang.

Les crachements de fang des gencives, des narines poftérieures, du larynx & de la trachée-artere, font plus inquiétants que dangereux. On en guérit à l'ordinaire, fi, après la faignée au pied, on fait un long ufage du régime & des remedes indiqués pour l'acrimonie fcorbutique dont le malade pourra être atteint. S'il n'étoit pas affecté de ces acrimonies, il

O o

boira à l'ordinaire de la tifane de fymphitum Nᵒ. 219 : il prendra le fyrop contre les crachements de fang Nᵒ. 196, & chaque femaine, une couple de demi-bains tiedes d'eau-de-fon, dont il continuera l'ufage jufqu'à la parfaite guérifon. Si l'on échouoit, on découvrira par la recherche quelque autre acrimonie dans le fang du malade, & pour la détruire, on fe conduira felon qu'il eft enfeigné à l'article des vices du fang.

Quant à l'hémoptyfie, on cherchera d'abord à arrêter le fang fans l'ufage des ftiptiques. A cet effet, on fera inceffamment une faignée copieufe au bras : on débarraffera d'abord après le ventre, au moyen du lavement Nᵒ. 108, animé d'une demi-once de nitre : le lavement étant rendu, on réitérera la faignée au pied, & le malade obfervera tout ce qui eft prefcrit pour les hémorrhagies internes en général. Si les boiffons aigrelettes, comme auffi les froides, excitoient en lui la toux, il boira de l'eau pure dont le froid fera diminué, de l'eau-de-ris, ou de la fufdite tifane de fymphitum. Le malade fera couché, ayant la tête haute ; il s'abftiendra de parler ; il cherchera à être parfaitement tranquille de corps & d'efprit, & il évitera autant qu'il lui fera poffible de touffer, d'éternuer, d'aller avec effort à felle, ainfi que de tous les mouvements qui mettent la poitrine en jeu. Pendant les premieres vingt-quatre heures, il prendra pour tout remede, de dix en dix heures, la moitié de l'émulfion Nᵒ. 66, & toutes les demi-heures, dix grains de nitre dépuré dans une taffe d'eau fraîche. Afin de ralentir le retour du fang au cœur, on emploiera en même temps les ligatures aux bras & aux cuiffes, & les bains de jambes tiedes, prefcrits pour les hémorrhagies en général. Mais fi, au bout de ce temps, l'expectoration d'un fang pur n'étoit pas entiérement arrétée, on réitérera la faignée au pied, & on emploiera encore, pendant l'efpace de vingt-quatre heures, la mixture ftiptique Nᵒ. 129, ainfi que la tifane de fymphitum. Si ces remedes étoient inefficaces, on réitérera la faignée au pied, & l'on paffera, fans héfiter, à l'ufage des pillules de Helvetius Nᵒ. 153. On avancera même l'ufage de ces deux derniers remedes, toutes les fois que l'épanchement de fang fera fort-abondant ; l'on aura foin en outre de tenir le ventre libre avec le lavement fufdit ; & dèsque l'on pourra les placer, on fubftituera au lavement les poudres de magnéfie Nᵒ. 181, dont on fera ufage le plutôt poffible.

Si le malade tomboit en défaillance, on le fera revenir en lui jettant de l'eau fraîche au vifage. Quant aux convulfions & à l'épuifement des convalefcents, on confultera & l'on fuivra ce qui eft dit pour le traitement des hémorrhagies en général.

Comme cette maladie eft fujette à la récidive, on mettra en ufage, pour prévenir la rechûte, tout ce qui eft recommandé à cet effet à l'article de l'hémorrhagie du nez; & fi l'hémoptyfie étoit une maladie de famille, l'effet d'un fang diffout & âcre, ou qu'elle eût été précédée de quelque maladie au poumon, elle aura des fuites d'autant plus fâcheufes, que l'on aura été obligé de fauver la vie du malade en arrêtant fubitement l'hémorrhagie par des aftringents. Le malade crachera le plus fouvent, après le fang vermeil, pendant quelques jours, du fang épais & noir, qui pâlira peu à peu ; & à cette expectoration fuccéderont à l'ordinaire des crachats purulents, qui feront fuivis des fymptômes de la pulmonie.

Dès le moment où l'on s'appercevra de ce fâcheux événement, on ne balancera pas à faire au plus vîte une petite faignée, pour peu que l'agitation du fang l'indique, & que les forces du malade le permettent. Le lendemain, on le purgera avec la potion de manne N°. 167 : il commencera le jour fuivant, à prendre de quatre en quatre heures, un gros de baume de Lucatelli N°. 5, mêlé de fix grains d'extrait de quinquina ; & il boira immédiatement après chaque prife, un gobelet de l'infufion balfamique N°. 100. Pour toute nourriture, il prendra dans le milieu des intervalles de l'ufage de ces médicaments, un gobelet de lait-de-vache, coupé avec un tiers d'infufion de fleurs de petites-marguerites ; & fi, non-obftant ces précautions, l'expectoration purulente & la toux fubfiftoient au-delà de trois femaines, on traitera le malade d'après les renfeignements donnés à l'article de la pulmonie.

L'hémoptyfie qui attaque des perfonnes d'ailleurs faines, après un grand échauffement, des excès en vin, des emportements violents ou de grands efforts de poitrine, ainfi que celle qui arrive fouvent aux femmes groffes, & encore aux femmes fanguines, eft le plus fouvent fans fuites.

Dès la ceffation des attaques d'hémoptihfie, les vaiffeaux ne font fermés à l'épreuve qu'une dixaine de jours après, & les convalefcents auront foin de fe ménager conféquemment, fur-tout lorfque l'hémoptyfie participera aux fufdites caufes internes.

Quand, parmi le fang des hémoptiques, on trouve des membranes, des concrétions polypeufes, ou des matieres purulentes, cela eft de bien mauvais augure.

L'hémoptyfie qui furvient à la pulmonie, accélere la mort.

Quand l'hémoptyfie eft une maladie de famille, on mettra la faignée, qu'on fera de trois en trois mois, en ufage, depuis l'âge de quinze ans jufqu'à celui de trente-cinq. On prendra pendant une couple de jours, chaque femaine, les poudres de magnéfie Nᵒ. 181, & fouvent des bains de pieds tiedes. Par ces moyens, & en obfervant les régimes fous les lettres B & F, on préviendra l'hémoptyfie ainfi que la pulmonie qui en réfulte, & fi le fujet a le fang âcre, on lui fera un cautere à la jambe.

Du piffement de fang.

Les deux fexes font fujets à rendre du fang par la voie des urines. Ce fang peut venir des reins, de la veffie, ou feulement de l'uretre. Quand il fe filtre des reins par les uretéres dans la veffie, fans fymptômes qui annoncent le calcul rénal, les malades font uniquement affectés d'un peu d'embarras aux reins, & d'un fentiment de laffitude. Le fang qu'ils rendent eft fi bien mêlé avec les urines, que le mélange paroît tout fang ; mais en le laiffant repofer, le fang fe fépare & fe précipite au fond, fans paroître grumelé.

Ce piffement de fang furvient volontiers chez les perfonnes dont les reins font relâchés, ou qui ont le fang diffout ou fort-raréfié par de violents exercices ; & fouvent elles rendent beaucoup de fang par les urines.

Quand, au contraire, le fang qu'on rend par les urines vient des vaiffeaux de la veffie ou de fon fphincter, l'hémorrhagie eft ordinairement annoncée par des picotements & de la douleur aux environs du pubis & au périnée. Le fang que les malades rendent n'eft pas bien mêlé avec les urines : étant précipité, il paroît grumelé, & cette efpece de piffement de fang eft fouvent précédée ou accompagnée du gonflement des vaiffeaux hémorrhoïdaux. Il eft peu abondant à la fois ; il dure par contre plufieurs jours ; & ceux des malades qui font hémorrhoïdaires, font fujets à des rechûtes périodiques, qui font annoncées par le befoin fréquent & par de la difficulté à uriner, qui font d'autant plus inquiétants, que le gonflement des vaisseaux sanguins du sphincter est plus considérable.

Tous ces symptômes augmentent, quand une partie du sang s'épanche dans la vessie & qu'il s'y grumele : ces grumeaux prennent, par leur séjour dans la vessie, une consistance fibreuse, & causent souvent la suppression entiere des urines, avec des douleurs qui sont accompagnées d'angoisses, de nausées, de vertiges, lipothymie, du refroidissement des extrémités, & d'un pouls petit & embarrassé qui annonce la phlogose, que constatent des frissons suivis d'ardeur à la vessie de chaleurs fébriles ainsi que de l'altération.

Quand le sang vient de l'uretre, il s'écoule sans que le malade lâche l'urine. Ce cas est rare, & s'il arrive, le sang coule en assez grande quantité.

Outre les suites remarquées en traitant des hémorrhagies internes en général, l'hémorrhagie des reins, qui est abondante & de longue durée, conduit plus particuliérement à la phtisie. Celle de la vessie dispose aux rétentions d'urines, à l'inflammation de la vessie, &c.

On traitera ces hémorrhagies pas à pas, comme il est enseigné dans la cure des hémorhagies internes en général, avec la différence seulement, qu'on fera les saignées au bras. On évitera de s'échauffer les reins & le croupion, en observant d'être couché le moins qu'il se pourra sur ces parties. On fomentera les lombes, le pubis ou le périnée, soit la région d'où le sang paroîtra partir, avec des linges pliés en six doubles, & que l'on aura trempés dans l'eau stiptique dégourdie N°. 41. Si le flux de sang de l'uretre étoit abondant, on y fera toutes les demi-heures, des injections réiterées avec la même eau stiptique, mélée de partie égale d'eau-de-plantin, blanchie avec la mousse d'un blanc d'œuf. Ces injections se feront par demi-cuillerées & très-doucement, avec une petite seringue d'yvoire, à canule boutonnée.

Au cas que l'hémorrhagie de la vessie ne consistât que dans un pissement de sang périodique, on la regardera comme un supplément du flux hémorrhoïdal : on ne l'arrétera que lorsqu'elle sera fort-abondante, & l'on cherchera à établir le flux hémorrhoïdal, par les remedes les plus doux indiqués à cet effet à l'article des hémorrhoïdes. En attendant, on remédiera par la faignée à la pléthore , à l'épaiffiffement & à l'acrimonie du fang , par le petit-lait & par les régimes fous les lettres B, F & G.

Si la fuppreffion des urines & les autres fymptômes fufdits dénotoient qu'il y a des caillots d'un fang fibreux enchaffés dans le fphincter ou à l'entrée de l'uretre, on donnera auffi-tôt au malade une couple de lavements N°. 108 ; il prendra immédiatement après plufieurs demi-bains domeftiques tiedes. On lui injectera fouvent de l'eau de graine de lin dans la veffie ; dans les intervalles entre les bains, on appliquera fur le pubis le cataplafme émollient N°. 15, & le malade boira d'heure en heure une taffe d'infufion de graine de lin, adoucie avec du fyrop de guimauves. S'il étoit fort-foible, il prendra de la mixture cordiale N°. 124 ; & fi, à l'aide de ces remedes , la fuppreffion des urines ne ceffoit pas , on ne tardera pas d'introduire le catheter, avec les précautions recommandées à l'article de la fuppreffion des urines.

Si l'hémorrhagie des reins ou de la veffie étoit l'effet du calcul, de l'ulcération ou d'une autre caufe méchanique, on cherchera à foulager le malade par les remedes indiqués pour de tels cas. Mais il ne pourra fe guérir qu'après avoir été délivré de la caufe ; & pour cet effet , on confultera là-deffus les articles où il eft traité du calcul , des ulceres aux reins , &c.

Le piffement de fang, fans autre fymptôme, qui arrive aux perfonnes échauffées par des courfes &c. provient à l'ordinaire de la dilatation des capillaires des reins, & le plus fouvent il eft fans conféquence.

Le piffement de fang qui arrive après l'ufage interne ou externe des cantharides, fe guérit moyennant la boiffon copieufe d'orgeat , de lait d'amandes, de la tifane arabique N°. 207 , ou, à fon défaut, du lait de vache.

Des hémorrhagies par les voies urinaires, qui étoient rebelles , ont été guéries plus d'une fois par des eaux minérales aigrelettes, coupées avec un tiers de lait ; & elles feront le plus fouvent falutaires, pour prévenir la récidive.

Le piffement de fang qui vient de l'uretre , dépend fouvent de réliquats vénériens, de caroncules, ulceres &c. Dans ces cas , il faut aller à la caufe , & confulter l'article des maux vénériens.

DES POISONS EN GÉNÉRAL.

Les poisons produisent leurs funestes effets, quand on les avale, quand on les hume en forme de vapeur, & quand ils s'insinuent dans le corps par l'application de matieres vénimeuses.

Symptômes du poison avalé.

Lorsque, sans cause manifeste, on trouve un malade qui auparavant étoit bien portant, parfaitement anéanti, travaillé d'envies de vomir, d'angoisses, de suffocations, ou d'ardeurs & d'irritations au gosier & à l'estomac, & qui augmentent à vue d'œil, on a lieu de croire qu'il aura avalé quelque poison. On en est certain, si ces symptómes sont suivis de violents vomissements ou de vives douleurs de coliques, de mouvements convulsifs, du hoquet, de défaillances, de palpitations de cœur, de l'enflure subite du ventre, du refroidissement des extrémités, d'une sueur froide, sur-tout à la tête ; d'ardeur en urinant ou de la suppression des urines ; de la lividité des ongles, & quelquefois de délire. Ces symptómes plus ou moins réunis sont encore accompagnés d'accidents particuliers, qui dépendent de l'espece du poison. Bientôt la mort s'ensuivra, si l'on ne donne promptement au malade les secours convenables.

Symptômes du poison humé.

Le poison humé en forme de vapeurs, saisit d'abord la poitrine & produit une suffocation subite, à laquelle succedent des vertiges qui font chanceler les malades, & bientôt ils tombent suffoqués & sans connoissance : quelquefois aussi, les accidents susdits sont suivis de quelques-uns des symptómes qui succedent au poison avalé, & qui varient selon la nature de la vapeur méphitique qu'ils ont humé. Les principales auxquelles nous sommes exposés, sont celles du charbon, du moût de raisins ou d'autres liqueurs qui sont dans la force de leur premiere fermentation, & dont le gaz éteint la lumiere & suffoque l'homme. Les vapeurs des

cloaques, des mines & d'autres lieux fouterrains dont l'air n'eft jamais
renouvellé, ou qui eft empoifonné par des exhalaifons arfenicales, &c.
produifent auffi ces funeftes effets.

Symptômes du poifon appliqué au dehors.

Le poifon appliqué au dehors produit plus ou moins fubitement
fes funeftes effets, felon fa nature particuliere. L'araignée, le fcorpion, le
crapeau, l'afpic, la vipere, les chiens ou d'autres animaux enragés, nous
mettent affez fouvent dans le cas d'en éprouver la diverfité. La partie où
le venin de ces animaux s'infinue, fe trouve le plus fouvent d'abord affectée d'un engourdiffement auquel fuccede une douleur plus ou moins
aiguë, ardente ou piquante à l'endroit de la morfure, qui bientôt fe trouve plus ou moins enflé. Les environs de la tumeur prennent de la rougeur qui devient livide; & le venin fe répandant plus ou moins promptement dans le tiffu cellulaire, & s'infinuant dans la maffe des humeurs, produit quelques-uns des fymptômes qui fe manifeftent après que l'on a avalé
du poifon. Ceux du crapeau & de la vipere produifent fouvent une efpece de jauniffe fpafmodique, & une enflure générale. La morfure du
chien enragé caufe de l'horreur pour l'eau, appellée hydrophobie : les infectes à dards, quand on les chaffe ou qu'on les écrafe, en retirant fubitement l'aiguillon, font de petites lacérations : l'aiguillon fe rompt & refte
dans la peau, qui s'enfle & s'enflamme, &c.

Cure générale des poifons avalés.

Si l'on a eu le malheur d'avaler quelque poifon que ce foit, on
cherchera à l'évacuer au plus vîte de l'eftomac & du canal des inteftins.
On émouffera & l'on affoiblira ce qui pourroit en être refté dans le tube alimentaire; & on finira par faire paffer par la fueur, les parcelles qui fe
feront gliffées dans la maffe des humeurs. A cet effet, on fera d'abord
boire au malade, coup fur coup, des écuellées d'eau tiede chargée de
beurre frais ou d'huile qui ne foit pas rance : il fe chatouillera le gofier
ou il l'irritera avec le duvet d'une plume, afin d'exciter au plus vîte des
vomiffements réitérés. On fe procurera promptement une couple de prifes de la poudre vomitive d'ipécacuanha No. 192 : le malade en avalera
une

une ; & fi elle ne produifoit pas un effet fuffifant pour expulfer le poifon, il prendra l'autre une heure après, dans une taffe d'eau tiede. A chaque vomiffement, il boira une couple de gobelets d'eau également tiede.

Pour tirer des inteftins ce qui pourroit s'y être gliffé du poifon, on ne tardera pas à lui donner coup fur coup plufieurs lavements d'eau de graine-de-lin, chargée de trois ou quatre cuillerées d'huile d'olives ; & l'on continuera ces évacuations, jufqu'à ce que l'eftomac & le bas-ventre foient autant que poffible débarraffés du poifon. Lorfque la ceffation des naufées & de la colique dénotera qu'il n'y a plus de venin dans les premieres voies, il prendra gros comme une noifette de thériaque, & par-deffus un bon bouillon : puis on lui donnera, de deux en deux heures, pendant deux fois vingt-quatre heures, un gobelet de lait de vache tiede, & entre deux une cuillerée d'huile-d'amandes-douces ou d'huile-d'olives fraiche On réitérera de trois en trois heures le fusdit lavement, & le malade prolongera, s'il le faut, ce régime au-delà de deux fois vingt-quatre heures, & jufqu'à ce qu'il ne fe manifefte plus du tout de fymptômes de l'action dans les premieres voies.

Pour détruire ce qui pourroit s'être gliffé dans le fang, & afin de fe fortifier, le malade prendra après ces préliminaires, de trois en trois heures, une taffe de la mixture bézoardique N°. 121 ; & il boira par-deffus une couple de taffes d'infufion de fcordium ou des efpeces dépuratives N°. XXXVII la pharmacie portative. On aura foin de bien couvrir le malade, pour favorifer la fueur, & on réitérera ces remedes trois jours de fuite. Le malade fe nourrira, pendant ce temps, de bons bouillons, & pour furcroît de précautions, pendant une huitaine de jours, il ne vivra que de lait s'il peut le fupporter ; fi-non, des aliments les plus gélatineux du régime fous la lettre F.

Cette cure générale eft également efficace contre toute efpece de poifons avalés. Mais fi l'on en connoiffoit l'efpece, on y joindra les antidotes fpécifiques indiqués ci-après pour le traitement des différentes claffes des poifons.

Cure générale des poifons humés.

On tranfportera inceffamment le malade, qui aura humé une vapeur fuffocante, dans un air pur & frais, où on le dégagera de fes ligatures. On

P p

lui jettera de l'eau fraîche au visage, sur la tête & sur la poitrine : on lui mettra sous le nez & devant la bouche, une éponge trempée dans du vinaigre : on le frottera, on le secouera ; on lui fera avaler une douzaine de gouttes d'eau de Luce ou de l'esprit-volatil N°. 75, dans une cuillerée de vin.   S'il ne revenoit pas à lui par ces moyens, on lui ouvrira la veine jugulaire ; on lui donnera, d'abord après la saignée, le lavement purgatif N°. 111 ; &, si encore il ne revenoit pas à lui, incontinent après, on lui appliquera un lavement de fumée de tabac, ou, à défaut de l'instrument nécessaire pour cela, un lavement de la décoction d'une demi-once de tabac, que l'on réitérera selon le besoin & promptement.

Traitement général des blessures produites par la morsure d'animaux vénimeux, par la piquure d'insectes, & particuliérement de l'hydrophobie.

Quand le poison est insinué par la morsure d'un chien ou d'un autre animal enragé, ce que l'on peut faire de mieux, & ce qui a sauvé des hommes qui avoient été mordus par le même animal, dont d'autres ont péri misérablement, c'est d'aller au plus vite recevoir, pendant une couple d'heures, la douche sur la plaie, sous un tuyeau de fontaine d'où l'eau jaillit naturellement à gros bouillons, ou sous une pompe. On observera d'y tenir la plaie bien écartée jusqu'au fond, par de petites baguettes de bois ; alors l'eau, par la force de la chûte, pénétrera, lavera & emportera complettement le venin. Cela étant fait avec beaucoup de soin, on lavera la plaie avec du vinaigre tiede : le blessé prendra une double prise de la mixture N°. 121, ou un ou deux gros de thériaque, & il boira par-dessus de l'infusion de scordium, en quantité suffisante pour suer abondamment. On entretiendra la suppuration de la plaie avec l'onguent-basilic mêlé du quart d'onguent-égyptiac ; & le malade prendra, dans une tasse d'eau tiede, trois jours de suite matins & soirs, trois grains de la feuille de bella-donna, réduite en poudre avec dix grains de sucre. Il observera pendant un mois le régime sous la lettre B, en ne buvant qu'une grande quantité de décoction de la racine de valériane-sauvage, à raison d'une once pour faire une livre de décoction, qui sera coulée à travers un linge.

Si ces moyens avoient été négligés, comme les suites de la morsure des bêtes enragées sont des plus redoutables, on ne sauroit rien faire de

trop pour s'en garantir ; & il faut à tout prix empêcher que le venin ne
fe répande. Si la plaie étoit dans une phalange , on l'amputera fur-le-
champ. D'ailleurs, toutes les fois que cela fera praticable, on emportera
les chairs au plutôt poffible, par des incifions faites dans le vif, dans tout
le contour de la plaie, & fans en négliger le fond. Si cela n'étoit pas
praticable, on fera de profondes fcarifications, &, dans les deux cas, on
appliquera fans ceffe les ventoufes feches fur la plaie, jufqu'à ce qu'elles
n'attirent plus ni fang ni férofités. On humectera alors libéralement tout
l'intérieur de la plaie avec de la teinture de cantharides, & on la couvrira,
ainfi que fa circonférence, à la largeur de deux doigts, avec l'emplâtre véficatoire Nº. 63, animé de poudre de cantharides.

Dèsque le véficatoire aura produit fon effet, on le lévera ; on le renouvellera fur la circonférence, & on panfera la plaie, matin & foir,
avec l'onguent-bafilic mêlé d'un quart d'onguent-égyptiac. On cherchera
à rendre la fuppuration abondante, & on la fera durer une vingtaine de
jours. Le malade prendra en même temps, de deux en deux heures,
une cuillerée à bouche pleine de vinaigre bézoardique, ou à fon défaut de
celui des quatre voleurs. Dans la journée, il boira par-deffus chaque
prife un verre de la fufdite décoction de valériane, & à fon réveil, comme auffi en fe couchant, de l'infufion de fcordium en quantité fuffifante pour exciter la moiteur, qu'il entretiendra dans fon lit. Après
quinze jours d'ufage de ces remedes, il prendra pendant trois jours confécutifs la poudre de bella-donna de la maniere ci-deffus prefcrite, & dont
on accélérera l'ufage, fi le malade devenoit fombre, & s'il prenoit du friffon, froid aux extrémités, des angoiffes, de petits mouvements convulfifs,
des maux de tête accompagnés de ferrements & d'ardeur dans le gofier ; &
fur-tout fi en même temps il commençoit à refufer & à craindre les boiffons qu'il auroit prifes auparavant fans difficulté. Dès-lors on le furveil-
lera de près : fes gardes emploieront les plus grandes précautions. On prolongera l'ufage des poudres de bella-donna. On en augmentera les dofes
d'un grain par jour, & fi cela étoit infructueux, on tentera l'ufage de la
poudre de la racine de bella-donna à mi-dofe : on appaifera les agitations
cruelles & fouvent furieufes, avec les gouttes anodines Nº. 89, dont on
rapprochera, doublera, & triplera les dofes à raifon du befoin. Le malade
fera nourri des aliments les plus légers du régime fous la lettre B, &

pendant qu'il pourra boire, on lui donnera de préférence la décoction de valériane.

Si ces remedes échouoient & que le malade fût en état de fe prêter aux frictions mercurielles, on effaiera de les lui faire, & on les adminiftrera felon qu'il eft enfeigné à l'article des maux vénériens.

Le fort affreux de ces miférables eft connu; le tableau en eft affreux, & il eft inutile de le crayonner. Mais il eft néceffaire de remarquer, que l'ufage de tuer fur-le-champ les animaux domeftiques, que l'on fufpecte de rage, produit deux très-mauvais effets. Le premier eft, que la guérifon des perfonnes qui ont été mordues par une bête méchante ou malade, fans avoir la rage, font pour leur fûreté condamnés à faire la cure des perfonnes mordues par des animaux enragés; ou fi l'on néglige de la faire, un mal bien pénible qui en provient, c'eft l'inquiétude cruelle de ceux qui ont été mordus, & que le plus fouvent ils n'éprouveroient pas, fi l'animal eût feulement été enfermé, vû que l'expérience prouveroit très-fréquemment qu'il n'étoit pas enragé.

Comme il refte de la bave des animaux enragés, dans les vêtements entamés, laquelle eft à redouter lors même que la peau ne l'aura pas été, on les quittera au plus vîte, & on ne s'en fervira qu'après les avoir fait paffer par plufieurs leffives.

La morfure de la vipere n'exige que des embrocations avec de l'huile tiede fur la plaie & fur fes environs. On préférera l'onction avec de la graiffe de viperes, fi elle eft à portée: le bleffé prendra en outre, pendant vingt-quatre heures, toutes les trois heures, dix grains de fel-de-viperes dans une cuillerée d'eau tiede, & il boira par-deffus de l'infufion chaude de fcordium, en quantité fuffifante pour fuer.

Le venin du crapeau fe guérit avec l'embrocation fufdite, & le malade prendra pendant une couple de jours, matin & foir, de la mixture bézoardique N°. 121, avec la fufdite infufion.

Quant aux piquures des infectes, en y appliquant fur le champ un morcelet d'un gazon fraîchement tiré de la terre, cette terre humide appliquée réitérativement fur la peau préviendra l'inflammation. L'huile produit le même effet falutaire, comme auffi les compreffes trempées dans du vin chaud. Mais fi l'on étoit mal-traité par un effain de guêpes, d'abeilles ou de gros moucherons, & que l'enflure fût confidérable & éréfipélateufe,

On saignera le malade, on lui relâchera la peau avec le cataplasme émollient N°. 15, en préférant cependant la fomentation résolutive & anodine N°. 82, s'il avoit de vives douleurs.

La piquure légere de l'abeille, de la guêpe & de l'araignée, n'exige qu'une compresse trempée dans du vinaigre chauffé.

Quant aux antidotes spécifiques pour les différentes especes de poisons qu'on avale ; comme il est nécessaire de cacher au public les noms & la nature des derniers, il suffira de dire en gros, que l'expérience a fait connoître, qu'on peut les ranger en cinq classes. La premiere comprend les poisons méchaniques, qui operent leurs funestes effets par leur figure. Les acides-minéraux concentrés forment la seconde classe. La troisieme comprend les alkalins-caustiques, tirés des végétaux & des animaux ; la quatrieme, les astringents, obstruants, visqueux & terrestres ; & la cinquieme classe enfin comprend les narcotiques.

Cure des poisons méchaniques.

Ceux-ci sont censés incurables, si après avoir avalé une couple de livres d'huile, on ne peut à l'aide d'un vomitif les évacuer sur-le-champ & avant qu'ils se soient insinués à demeure dans les membranes & dans les replis de l'estomac & des intestins. C'est à quoi il faut obvier d'autant plus promptement, que leur matiere sera plus compacte, plus dure & plus tranchante. Si l'on manque ce moment, on ne pourra plus que soulager les malades. Dans ce triste cas, ils boiront souvent du lait, & ils avaleront des verrées d'huile ; ils seront nourris d'aliments gras, huileux, & de bouillies de farine au lait qui empâtent. Afin de les rendre moins sensibles à la douleur, on leur donnera, aussi souvent que la vivacité de leurs souffrances l'exigera, une double ou triple prise des gouttes anodines N°. 89 ; &, au cas qu'elles ne produisissent pas un effet suffisant, on leur fera prendre, sur le soir, une couple de grains de laudanum.

Cure des poisons acides.

Les poisons acides produisent principalement des ardeurs cruelles à l'estomac, la cardialgie & des vomissements d'une matiere acide & caustique.

Ces symptômes sont suivis de près du hoquet, de mouvements convulsifs, de l'inflammation & de la gangrene à l'eltomac.

Pour affoiblir plus promptement cette espece de venin, on joindra les alkalins aux remedes généraux contre les poisons avalés. Le malade boira sans cesse des verrées d'eau tiede, où on aura délayé un morceau de favon, d'un volume égal à celui d'une noix-mufcade, fur une demi-chopine d'eau: il avalera, de quart-d'heure en quart-d'heure, dans du bouillon, fix grains de fel-d'abfinthe alkalin, ou de fel-de-tartre. Il ne prendra pour ce cas point de lait, point de vinaigre, point de mixture bézoardique; mais pour adoucir les douleurs de colique, on lui donnera d'heure en heure des lavements d'eau de graine-de-lin, où l'on ajoutera une demi-douzaine de cuillerées d'huile d'olives.

Dèsque le vomiffement aura ceffé, on donnera d'heure en heure au malade la poudre abforbante N°. 169, dans une taffe d'eau tiede; & on le purgera auffi-tôt que l'on pourra, avec deux onces de manne & autant d'huile d'amandes-douces, délayées l'une & l'autre dans un gobelet de bouillon. Dèsque l'effet de cette purgation fera fini, il prendra gros comme un feve de thériaque, & ce laxatif fera réitéré une couple de fois, de trois en trois jours, & de la même maniere.

Cure des poisons alkalins.

Les poifons alkalins produifent d'abord de l'ardeur au gofier & à l'efto-mac, ainfi qu'une grande chaleur dans les entrailles; à quoi fuccedent une foif infatiable & une fievre ardente. Outre les remedes indiqués pour les poifons avalés en général, ce cas exige que pour émouffer les fels alka-lins, on délaie dans chaque verre d'eau tiede que le malade boira pour faciliter les vomiffements, une cuillerée à bouche d'oxymel fimple, & qu'il boive fans ceffe de l'oxicrat, du lait battu pour faire du beurre, ou de l'eau d'orge fenfiblement acidulée avec du jus de citron, du vinaigre, de l'efprit-de-vitriol ou de foufre. On ufera des lavements comme dans le cas pré-cédent, & tout étant appaifé, on purgera le malade avec le petit-lait ta-marindé N°. 148.

Cure des poisons visqueux, terrestres & astringents.

Cette espece de poison opere lentement: elle produit de la langueur, des sentiments presque permanents de colique, des affections paralytiques &c. Si au moyen de la poudre émétique & laxative N°. 165, qu'on fera prendre à plusieurs reprises, ainsi que par un long usage de l'élixir atténuant N°. 56, & de savon blanc en pillules, dont on prendra vingt grains toutes les deux heures, on ne prévient pas ces effets, dans tous les cas rebelles, on ne négligera pas de boire des eaux thermales fondantes, savonneuses & purgatives, rapportées au N°. 3.

Cure des poisons narcotiques.

Les poisons narcotiques, après avoir étourdi le malade, lui causent à l'ordinaire d'abord des nausées & des angoisses; il tombe peu après dans un assoupissement entre-coupé d'un délire singulier, durant lequel il lui arrive de rire, de chanter, de gesticuler. A ces symptômes succedent la fureur, des convulsions & une mort des plus tragiques, que l'on ne présumeroit pas de l'effet d'une drogue, qui, prise à une certaine dose, appaise les douleurs les plus cruelles. Si l'on avoit lieu de croire qu'il y a encore du narcotique dans l'estomac & dans les intestins, on évacuera au plus vîte le malade avec la poudre émétique & laxative N°. 165; si-non, on le saignera: on lui fera avaler, tous les quarts-d'heures, une tasse d'oxycrat chaud, ou une couple de cuillerées de jus de citron mêlé avec le double d'eau. On secouera le malade; on lui mouillera sans cesse les tempes & les poignets avec du vinaigre; &, s'il avoit de la disposition à la diarrhée, on lui fera boire beaucoup de petit-lait tamarindé N°. 148.

La mixture contre la rage N°. 127, avoit acquis beaucoup de réputation, tant pour guérir les hommes que les animaux mordus par des bêtes enragées. Mais ce remede, ainsi que le kinorrhodon des anciens, & nombre d'autres remedes publiés ou secrets, sont tombés dans l'oubli, sans doute pour n'avoir pas soutenu des épreuves bien faites.

DES NOYÉS.

Dans les contrées où il y a des lacs, ou qui abondent en rivieres, il arrive fréquemment par naufrage & autres accidents, que des malheureux fe noyent, & font tirés hors de l'eau fans donner aucun figne de vie. Souvent on en a rappellés à la vie, en leur donnant incontinent, pendant plufieurs heures confécutives, les foins qui vont être détaillés.

On tranfportera ces malheureux dans une chambre chaude, où on les rapprochera d'un bon feu, nuds & couchés à plat fur un matelas chauffé, fur lequel on les tournera & retournera pour préfenter toute l'habitude du corps à l'ardeur du feu, en la frottant fans ceffe avec des linges bien chauffés, & les extrémités du bas en haut. Des hommes vigoureux feront paffer, bouche fur bouche, ou par un tuyau, leur haleine chaude dans le poulmon du noyé: de temps à autre ils poufferont dans fa gorge une cuillerée de vin chaud, & même de l'eau-de-vie. On tiendra toutes les parties du corps, la poitrine & le bas-ventre fur-tout, enveloppées de couvertures itérativement chauffées au feu. On lavera les tempes & les poignets avec des eaux fpiritueufes; on mettra fous le nez du noyé quelque efprit-volatil, tel que celui fous le Nº. 75, dont on cherchera à lui faire avaler par cuillerées à café.

Mais comme l'état phyfique des noyés a un grand rapport avec celui de ceux qui ont été fuffoqués par les poifons humés, on fera la plus grande diligence pour leur appliquer coup fur coup des lavements de fumée de tabac. Pour cet effet, à défaut de l'inftrument qui eft d'ufage, on remplira de tabac à fumer une pipe ordinaire, dont l'embouchure qui devra être de corne fera introduite dans le fondement du noyé, après avoir bien allumé le tabac: l'on couvrira auffi-tôt la tête de cette pipe de celle d'une pipe vuide, & tellement qu'en foufflant dans le tuyau de celle-ci on chaffe la fumée du tabac de la pipe chargée, affidument & vivement durant des heures entieres dans les inteftins.

Au cas qu'on fût dépourvû de moyens pour cela; on injeclera à reprifes réitérées, dans l'anus, la décoction de tabac recommandée pour le poifon humé; & l'on introduira dans le fondement le bec d'un foufflet de
cheminée

cheminée, qu'on aura rempli en le dilatant, de la fumée chaude de tabac brûlé fur de la braife, & que l'on fera jouer un moment après chaque lavement de décoction de tabac, pour dilater les inteftins & mettre en mouvement le diaphragme.

Dèsque l'on remarquera le plus petit mouvement dans la refpiration, on redoublera tous ces foins: le pouls commencera bientôt à battre, & le noyé à revenir à la vie. Alors on lui ouvrira la veine au bras, & l'on continuera à le frotter, chauffer, & à l'exciter jufqu'à ce qu'il ait repris connoiffance. On le ranimera avec quelques gorgées de vin chauffé, & peu après au moyen d'un bouillon. On a reffufcité ainfi grand nombre de noyés qui avoient été plufieurs heures fans donner le moindre figne de vie, & on la rendra toujours par cette méthode, à ceux dont le froid n'aura pas glacé la maffe du fang.

DES MALADIES DE LA PEAU.

Les maladies de la peau inquietent & impatientent : on en veut être guéri à tout prix, & par cette précipitation, on s'expofe à de plus grands maux. C'eft-pourquoi il ne faut pas dédaigner de s'en occuper ici.

Des ébullitions.

On appelle ébullitions, les boutons ou taches à la peau, qui paroiffent fubitement fans autre fymptôme à l'habitude du corps, & qui reffemblent aux piquures de la puce, des moucherons ou encore aux ampoules qui s'élevent lorfqu'on a été touché par des orties. Ces ébullitions paroiffent ou fur toute l'habitude du corps, ou fur quelques parties feulement : elles durent peu ; elles fe diffipent fans ou avec démangeaifon ; elles reviennent volontiers, & ne rendent ni férofités ni matieres.

Cette maladie n'exige d'autres foins que celui de fe tenir tranquille dans un lieu tempéré, & de favorifer la tranfpiration. On s'habillera bien, & l'on boira, de temps à autre, quelques taffes d'infufion de fleurs de

fureau. Si cependant les ébullitions revenoient fouvent, les pléthoriques fe
feront faigner ; mais les uns & les autres prendront une dixaine de bains
domeftiques tiedes, &, après s'être purgés avec la potion minorative
Nº. 168, pendant quinze jours, le petit-lait, & dans le premier verre
une cuillerée de fyrop de fumeterre.

Du prurit.

Le prurit eft caufé quelquefois par l'âcreté de la maffe de la lymphe ;
& plus fouvent parce que les matieres de la perfpiration, féjournant dans
les émonctoires de la peau, s'aigriffent & produifent, par la raréfaction
qu'occafionne la chaleur du lit, & quand on s'échauffe, des picotements
& des démangeaifons qui cuifent & inquietent fi fort, qu'on ne peut s'empêcher de frotter la partie affectée. Alors feulement il fe fait un fuintement lymphatique à travers la peau, & dans les intervalles, on n'y remarque ni rougeur ni bouton. Ce mal, quand il eft invétéré, eft des
plus rebelles.

Le prurit général qui eft encore récent, fe guérit par la faignée,
par les bains & le petit-lait indiqués pour la maladie précédente, & dont
on fera un long ufage. On prendra au fortir du bain & au lit, trente gouttes de foufre doré d'antimoine liquide, & par-deffus, quantité fuffifante
d'infufion d'écorce de faffafras, pour exciter & entretenir une douce moiteur
pendant une couple d'heures ; après quoi l'on fe fera bien frotter avec
une ferviette parfumée de foufre.

Si au contraire le prurit étoit invétéré, les malades prendront après
la faignée & une quinzaine de bains domeftiques, l'efpace de quinze jours,
la décoction des bois laxative Nº. 24, en dofe fuffifante pour en être
purgés trois à quatre fois dans les vingt-quatre heures, & en même temps,
en fe couchant, demi-gros de l'électuaire pour purifier le fang, Nº. 53.
Si au bout d'une quinzaine de jours, le prurit étoit fort-diminué, ils
continueront ces remedes jufqu'à la parfaite guérifon. Ils prendront enfuite pendant une couple de femaines, le lait de chevre, pour affermir
la guérifon quant au fang ; & quant à la peau, on y paffera alors, matin & foir, une éponge trempée dans l'eau végéto-minérale tiede de Goulard. Les perfonnes chez qui le prurit affecte feulement une partie mini-

me du corps, oindront cette partie, matin & foir, avec la pommade de Saturne de Goulard.

Quoiqu'il foit rare que le prurit général dépende manifeftement & purement de l'une ou de l'autre des acrimonies du fang dont il a été fait mention ; cependant, avant de faire les remedes fufdits, on s'éclaircira là-deffus pour fe conduire en conféquence.

Le prurit au périnée gagne ordinairement les bourfes, & fe fixe très-opiniâtrement à l'anus : il dépend communément d'un fang hémorrhoïdal qui ne peut fe faire jour. Il eft commun auffi chez les perfonnes dont la bile eft très-acrimonieufe, & il eft, non-feulement des plus inquiétants, mais de la plus grande opiniâtreté. On appliquera dans le premier cas les fangfues, avant de prendre les fufdits remedes. Dans le fecond cas, on remédiera à l'acrimonie bilieufe, d'après les renfeignements donnés à ce fujet ; & dans l'un & l'autre de ces cas, on prendra enfuite, pendant plufieurs mois, matin & foir, la décoction de la feconde écorce de l'orme pyramidal, dans la proportion d'une once & demie pour une livre de décoction.

Le prurit des enfants fe guérit après la purgation réitérée avec de la manne, moyennant la poudre Nº. 181, dont ils prendront un prife matin & foir, pendant une huitaine de jours.

Le prurit des vieillards & des perfonnes décrépites, demande des frictions feches, des aliments reftaurants & les fudorifiques cordiaux, tels que le fel de vipere, à la dofe de vingt grains, fur lequel ils boiront de l'infufion d'écorce de faffafras.

Dans la jauniffe, le prurit ne ceffe que lorfque la bile reprend fon cours naturel ; & il n'y a que les bains tiedes qui le diminuent

Si après l'ufage des remedes indiqués, le prurit n'étoit que diminué, on portera long-temps des chemifes lavées dans une décoction de foufre, & que l'on parfumera encore avec du foufre. On prendra des bains d'eaux thermales foufrées, que l'on boira en même temps.

De la rudeffe, de l'excoriation & des fiffures de la peau.

La rudeffe, l'excoriation & les fiffures ou crevaffes de la peau, fe connoiffent à l'œil. Ces maux, quand ils font récents, fe guériffent par l'onction des parties affectées avec la pommade adouciffante Nᶜ. 161, ou l'huile de cire rectifiée, que l'on renouvellera matin & foir. Si, à ces vices de la peau, il fe joignoit un fuintement d'humeurs, on les oindra le foir légérement avec la pommade rouge N°. 162.

Lorfque ces maux font invétérés, la peau devient calleufe, & alors il faut commencer par la ramollir au moyen de la vapeur d'eau bouillie avec beaucoup de fon. C'eft ce que l'on réitérera plufieurs fois par jour, pendant l'efpace d'un quart-d'heure, en recevant cette vapeur auffi chaude que l'on pourra la fupporter. Dans les intervalles, on appliquera le cataplafme émollient N.°. 15 ; & lorfque les callofités feront diffipées, on emploiera les remedes ci-deffus prefcrits.

Des lentilles.

Lorfque, chez les perfonnes non rouffes, ce vice de la peau fera récent, on le guérira fouvent en appliquant fur le vifage, pendant la nuit, & plufieurs foirs de fuite, du blanc-d'œuf broyé fur une affiette de fayence avec une piece d'alun, jufqu'à ce qu'il foit réduit en écume; & en fe lavant le lendemain avec les eaux de frais de grenouilles, ou de fleurs de feves diftillées.

Mais fi ce vice étoit invétéré, on frottera les lentilles, en fe couchant, avec l'onguent cofmétique N°. 134 : on fe lavera le lendemain comme il vient d'être dit ; & fi, par l'ufage de ces remedes qu'on auroit continués pendant une quinzaine de jours, les lentilles ne commençoient pas à fe diffiper, on en prendra fon parti, plutôt que de rifquer d'autres remedes également incertains & dangereux. La meilleure précaution pour les affoiblir fera de fe garantir du foleil, & de recevoir au vifage, en fe couchant, la vapeur de parties égales d'eau & de vinaigre bouillants. On pourra auffi frotter doucement les lentilles avec une tranche de citron fucculente.

Des taches hépatiques.

Les taches hépatiques font fuperficielles & d'un jaune très-foncé. Elles paroiffent à la poitrine, au cou, au dos, & elles font fouvent plus groffes que la paume de la main. Elles fe couvrent d'une farine fubtile, & occafionnent de la démangeaifon.

Si l'on veut s'en débarraffer, on prendra la précaution de fe faire faigner, au printemps & en automne : on fe purgera enfuite, une couple de fois, de huit en huit jours, avec la décoction laxative No. 30, & l'on oindra les taches, matin & foir, très-légérement avec la pommade rouge Nº. 162. Si cela ne réuffiffoit pas, on prendra, pendant quelques femaines, les bouillons anti-fcorbutiques Nº. 9.

Des éphélides.

Les éphélides font des taches qui reffemblent aux précédentes : elles font propres au fexe & plus particuliérement aux femmes groffes & aux filles opilées : elles affectent à l'ordinaire le vifage. Ces taches ne font pas farineufes & ne caufent pas de démangeaifons. On les diffipe comme les taches de rouffeur. Celles des femmes groffes fe perdent après l'accouchement, & on en délivre les filles opilées, en les guériffant de l'opilation, comme il eft enfeigné en traitant des maladies du fexe.

Des vitiliges.

On appelle vitiliges, toutes les taches à la peau, qui ont peu ou point de fenfation : elles font ordinairement entrecoupées ou entremêlées de ftries de la couleur qui eft naturelle à la peau. Quand ces taches font blanches, la peau étant tant foit-peu relevée & couverte de petites écailles, qui tombent difficilement lors même qu'on les frotte, & qui reviennent enfuite, on les appelle alphos ou morphée-blanche.

Quand elles font brunes ou noires, on y éprouve quand on s'échauffe, une efpece de prurit : c'eft ce qu'on appelle la morphée noire ou le mélas. La quatrieme efpece de vitiliges a des taches qui font un peu relevées, infenfibles & de couleur bleuâtre.

Si ces différentes efpeces de taches font nouvelles, elles fe diffiperont, moyennant qu'on ufe pendant une quinzaine de jours, de la décoction des bois laxative Nº. 24, & de l'électuaire pour purifier le fang Nº. 53, pris comme il eft indiqué pour le prurit. On conduira en même temps, matin & foir, fur ces taches, la vapeur de parties égales d'eau, & de vinaigre bouillants. Après chaque fumigation, on oindra les taches qui ont de l'élévation, légérement, avec la pommade rouge N°. 162, & celles qui n'en ont pas, avec l'onguent cofmétique N°. 134.

Du leucé.

Le leucé fait une tache blanche, enfoncée, parfaitement infenfible, & qui ne faigne pas lorfqu'on la pique avec une épingle : fes racines font affez profondes ; il ne change point de couleur, quand même on le frotte fortement , & il y croît des poils blancs femblables à de la laine.

On guérit difficilement du leucé. Si l'on veut le tenter, on cherchera d'abord à rétablir la circulation & la fenfibilité de la partie affectée, moyennant un véficatoire qu'on y appliquera. On pourra enfuite effayer de confumer le leucé , en le touchant une couple de fois par jour , avec de l'huile-de-tartre par défaillance, ou à fon défaut avec la fufdite pommade rouge. Si cela ne fuffifoit pas, il ne reftera d'autre moyen pour l'enlever, que la pierre infernale, dont on ne fera ufage que d'après le confeil d'un habile chirurgien ; & lorfque ces différents topiques irriteront, on y renoncera.

De la couperofe.

Quand la couperofe au vifage eft récente, on la diffipera fouvent au moyen de la faignée, d'une dixaine de bains domeftiques , & en prenant enfuite, pendant l'efpace de quelques femaines, le petit-lait tamarindé N°. 148. On fe lavera le vifage, matin & foir, avec le mélange d'eau de frais de grenouilles, & d'un fixieme de vinaigre diftillé.

S'il y avoit des puftules parmi la couperofe, on les oindra, le foir, avec la pommade de Saturne de Goulard, ou très-légérement avec la pommade rouge, lorfque les bords des puftules feront durs & comme calleux.

Ces moyens ne réuffiffant pas, on boira des eaux minérales - rafraîchiffantes : en été, on obfervera le régime rafraîchiffant, prefcrit fous la lettre D , & dans les autres faifons, celui qui eft indiqué fous la lettre F. On évitera tout ce qui échauffe & agite le fang, comme le café, les liqueurs , & l'on trempera fon vin avec beaucoup d'eau.

Des saphirs.

Les saphirs font des tubercules de la groffeur d'un grain de chanvre. Ils demeurent affez long-temps rouges & durs, & blanchiffent à leur pointe. Ces boutons fuppurent lentement; ils affectent principalement le nez, le vifage & le cou.

On en détruira la caufe, moyennant la faignée, les bains, & le petit-lait tamarindé, indiqués pour la couperofe. On cherchera à prévenir l'élévation de ces puftules, en les frottant, auffi-tôt qu'on s'en appercevra, une couple de fois le jour, avec une tranche fucculente de citron; & fi le bouton étoit formé, on le fera fuppurer à l'aide de l'emplâtre dyachilon avec les gommes ou le No. XLVIII de la pharmacie portative. Pour prévenir les retours de ces puftules, on fe lavera, matin & foir le vifage avec de l'eau froide, animée d'un douzieme de vinaigre diftillé.

Des dartres.

Les dartres font volantes ou permanentes, feches ou rongeantes. La premiere efpece forme une tache feche, blanche ou rougeâtre, parfemée de petits grains quelquefois à peine perceptibles. Ces taches caufent de la démangeaifon, &, lorfqu'on les frotte, il en fuinte un peu d'eau âcre. Cette efpece de dartre ne s'étend guere; elle paffe & repouffe ailleurs.

La dartre feche reffemble beaucoup à la volante, & eft à l'ordinaire moins rougeâtre, s'étend davantage, & les grains qui ont pouffé fe fechent promptement : ils deviennent farineux; ils tombent en écailles minimes, & à mefure que les premiers grains paffent, il en repouffe d'autres. Cette efpece de dartre eft ordinairement accompagnée d'accès de démangeaifons qui obligent le malade à fe gratter malgré lui; & il en fuinte alors peu de férofités, mais qui cuifent très-fort, s'épaiffiffent & forment promptement des pellicules fous lefquelles la peau s'enflamme volontiers.

La dartre rongeante eft fouvent la fuite de la feche. On la diftingue par de petits ulceres fuperficiels, inégaux & criblés de petits trous, à travers lefquels il fuinte à l'ordinaire beaucoup de fanie, qui eft quelquefois limpide, & fouvent d'un jaune foncé ou rougeâtre. Cette efpece de dartre eft accompagnée d'une légere inflammation à la peau. Son enceinte eſt ordinairement livide , & cette dartre ronge ſouvent la peau au point qu'elle dégénere en ulceres qui s'étendent, & dont la ſurface eſt livide & les bords calleux.

Cure des dartres volantes.

La dartre volante ſe forme le plus ſouvent au viſage & aux mains. On la diſſipera facilement, ſi elle eſt nouvelle & plutót un vice de la peau que du ſang, en l'humiéctant avec du vinaigre de litharge, ou à ſon défaut, avec de l'encre ou du jus de citron. Si au contraire la dartre avoit duré quelque temps, ou que peu après l'avoir diſſipée, il s'en formât une autre ailleurs, on aura ſoin de rechercher le vice dominant dans les humeurs, qui le plus ſouvent ſera l'acrimonie bilieuſe, ſcorbutique, ou qui conſiſtera dans le reliquat d'un virus vénérien imparfaitement détruit. Dans le premier cas, on y remédiera ſelon qu'il eſt indiqué à l'article des vices & des acrimonies du ſang ; & dans le dernier, par les ſpécifiques indiqués pour le traitement des maladies vénériennes.

Au cas que l'on ne trouvât pas de vice dominant dans les humeurs, le malade, après s'étre purgé avec la potion laxative N°. 166, prendra pendant l'eſpace d'un mois, dans la matinée, deux livres de petit-lait, & toujours, dans le premier verre quatre onces de ſuc dépuré de fumeterre. Au cas que ce cours de remedes fût infructueux, après la ſaignée ou les ventouſes avec ſcarification appliquées aux environs des endroits dartreux, le malade prendra une dixaine de bains domeſtiques tiedes, qu'on chauffera avec de l'eau cuite avec une livre de racines de grande - patience, & une demi-douzaine de poignées des feuilles de la même plante. Il uſera enſuite, pendant l'eſpace de quinze jours, de la décoction des bois laxative N°. 24, & de l'électuaire pour purifier le ſang N°. 53 ; il obſervera les régimes décrits ſous les lettres B & F : il oindra légérement la dartre, une couple de jours de ſuite, matin & ſoir, avec la pommade rouge N°. 162, & enſuite avec la pommade de Saturne de Goulard : enfin, lorſqu'elle ſera deſſéchée, il la tiendra couverte d'un linge parfumé de ſoufre.

Cure des dartres seches.

La dartre seche affecte le plus souvent le périnée, le scrotum, les bras & les cuisses. On fera les mêmes perquisitions qui sont prescrites ci-dessus, pour découvrir le vice dominant du sang, & après y avoir remédié, & si l'affection dartreuse persiste, on fera tout ce qui vient d'être recommandé pour la dartre-volante invétérée. Si dans les deux cas les remedes proposés échouoient, on prendra la décoction d'écorce d'orme pyramidal, recommandée pour le prurit, & en été, des bains d'eaux-thermales dont l'expérience a prouvé l'efficacité : tels sont en Suisse les bains de Schinznach dans le canton de Berne, & les eaux de Lœfch en Valais. Comme il est très-dangereux de répercuter l'humeur dartreuse , on se bornera à bassiner souvent lès dartres avec de l'eau de morelles distillée, & lorsque les cuissons ou le gonflement l'exigeront, on les fomentera avec la fomentation résolutive & anodine N°. 82.

La dartre rongeante exige le même examen & les mêmes remedes généraux que la précédente. On en continuera l'usage d'autant plus long-temps que le mal sera invétéré ou considérable. Quant aux applications externes, on les variera selon l'état de la dartre. La dureté des bords exige qu'on les ramollisse avec le cataplasme émollient N°. 15, & qu'on applique sur les ulceres calleux des plumaceaux enduits de la pommade rouge N°. 162. Cette pommade atténuera aussi les matieres glutineuses & tenaces; & le cataplasme de mie de pain blanc & d'eau végéto-minérale de Goulard camphrée, appaisera par contre l'inflammation, & dissipera les stagnations de l'humeur dartreuse.

Quand on aura lieu de croire l'humeur dartreuse détruite, on fomentera la dartre, pendant le jour, avec de l'eau végéto minérale tiede, & le soir, on l'oindra avec le baume de Saturne de Goulard, jusqu'à ce que la peau soit bien rétablie & ait repris sa couleur naturelle.

Les dartres sont du nombre des écueils de la médecine. On manque souvent de les guérir, parce qu'on néglige de rechercher & de corriger l'acrimonie dominante du sang; & quand elles sont bien invétérées, elles détruisent tellement le tissu de la peau, qu'elles subsistent encore après la dépuration des humeurs.

R r

L'expérience a prouvé, que des affections dartreufes boutonnées, & des dartres farineufes avec fuintement, qui avoient réfifté à tous les remedes ufités, ont été quelquefois diffipées par le long ufage de l'efprit dulcifié de vitriol, pris journellement par des perfonnes adultes, par verrées à raifon de deux gros, & mêlé avec deux livres d'eau commune, adoucie avec du fyrop de framboifes ou d'oranges ; en obfervant d'auggmenter peu - à - peu la dofe de l'efprit & de l'eau, à la quantité que le malade en fupportera, & de prendre cette boiffon en partie avant, & en partie après les repas, l'eftomac étant vuide.

Si dans la cure des dartres, on ne fait précéder les remedes externes, par des médicaments internes convenables pour la correction de la maffe des humeurs ; on renferme véritablement le loup dans la bergerie, pour me fervir de ce terme, & il en réfulte des accidents fàcheux.

Si les dartres fe fixent au vifage ou aux mains, on cherchera d'abord, pour prévenir la deftruction du tiffu de la peau, & les mauvais effets qui s'enfuivroient, à attirer l'humeur au bras au moyen d'un véficatoire volant, qu'on fera fuppurer long-temps. On pourra alors deffécher ces dartres, & on emploiera inceffamment ce qui vient d'être recommandé pour détruire l'humeur dartreufe.

Les perfonnes qui ont été affectées de dartres pendant un temps confidérable, feront bien, après en avoir été délivrées, de fe faire faire un cautere ; & quand on faura que les dartres repouffent en de certaines faifons, on cherchera à en prévenir les retours par la faignée, par quelques bains domeftiques, & en ufant pendant une huitaine de jours, de la décoction des bois laxative & de l'électuaire ci-deffus recommandés.

Le lait d'âneffe & les bouillons de tortue, pour les perfonnes débiles & dépouillées de ce qu'on appelle le baume du fang ; les bouillons de viperes dans la décrépitude, &, pour les perfonnes d'une conftitution feche, un long ufage de petit-lait non-clarifié ou de lait de vache coupé avec partie égale de tifane de fquine, adouciront & diminueront l'humeur dartreufe.

On a vu des dartres opiniâtres fe diffiper pendant le cours d'une fievre-quarte de longue durée, & par d'autres maladies qui avoient affujetti le malade à un grand régime, ou qui avoient été accompagnées d'abondantes évacuations, & principalement de fueur.

Les vachers Suisses qui vivent en hyver de fromage & de viandes fumées & salées, prennent communément vers le printemps des dartres. Sur la montagne, le petit-lait est leur boisson ordinaire, & le lait est leur principale nourriture. Ce régime & l'air pur des Alpes dissipent leurs dartres; & comme il seroit aisé de joindre à ce régime, les bains de petit-lait, il est probable que cette marche jointe à un bon régime guériroit radicalement les personnes affectées de dartres non-vénériennes.

De la galle en général.

L'espece de galle la moins incommode & la plus facile à guérir est appellée bénigne; & celle dont le caractere est l'opposé, est connue sous le nom de galle-férine. Il y a une espece de galle qui est incontestablement occasionnée par des infectes perceptibles, que les bains d'eaux sulphureuses & les frictions avec de l'onguent-gris détruisent sans que l'on ait besoin d'autres médicaments.

De la galle bénigne.

La galle bénigne est humide ou seche, & cette derniere est communément plus incommode & plus opiniâtre que la premiere. L'une & l'autre espece de galle bénigne se manifeste le plus souvent, d'abord aux mains & dans les interstices des doigts; & elle se répand souvent de-là sur tout le corps. Dans les deux cas, les pustules sont séparées, & à l'ordinaire, assez éloignées les unes des autres. Dans la galle humide, elles s'élevent assez promptement jusques environ à la grosseur d'un pois; & après avoir abscédé, elles crevent & se couvrent d'une croûte jaune, environnée d'un bord rouge ou livide.

. Dans la galle seche, les pustules que l'on voit dans celle qui est humide, sont remplacées par de petits boutons durs & fort-rouges, rendant seulement un peu de sanie, qui le plus souvent est colorée de rouge. Les croûtes qui succedent sont de la même couleur; & cette espece de galle est accompagnée d'une ardeur & d'un prurit d'autant plus inquiétants, que les pustules sont petites & seches.

. Dans les deux cas, on purgera le malade de cinq en cinq jours, avec les pillules Nº. 155: il prendra à son réveil, dans l'intervalle des purgations, les bains domeftiques N°, 2 , & vers les quatre heures de l'après midi & en fe couchant, vingt grains d'éthiops minéral mélé avec dix grains de fleurs-de-foufre. Immédiatement après, il boira un gobelet de décoction de racine de bardane, faite avec une once de cette racine & un gros de réglifſe, pour deux livres de décoction ; & fi le malade étoit pléthorique, il fera faigné ou ventoufé avant la premiere purgation. Si au bout de huit jours qu'il auroit ufé de ces remedes, la galle n'étoit pas diffipée, il prendra une dixaine des bains prefcrits pour la dartre volante. Pendant ce temps, il portera des chemifes lavées dans une décoction de foufre ou parfumées avec du foufre : s'il n'étoit pas à même de prendre les bains, il ufera feulement des chemifes fufdites, & fe frottera, matin & foir, les poignets, les jointures des bras & les genoux, avec l'onguent contre la galle N°. 137, & il en continuera l'ufage jufqu'à ce qu'elle foit diffipée.

Si la galle étoit opiniâtre, il fe fervira des ceintures recommandées après l'onguent fufdit : il obfervera le régime fous les lettres B & F, & s'il fait ufage des ceintures, il évitera le froid. Il fe purgera en outre, de huit en huit jours, avec les fufdites pillules, & fa boiffon ordinaire fera la décoction de bardane, ou la décoction tiede de fquine, N°. 35.

De la galle · férine ou maligne.

La galle férine affecte principalement les bras, les cuiffes & les jambes. Elle paroît d'abord en forme de puftules rouges & féparées, qui confluent enfuite, & forment des croûtes entrecoupées, dont la furface eft ordinairement inégale, & l'enceinte marquée d'une trace livide. Lorfqu'on fe gratte, les croûtes tombent par écailles, & il en fuinte une humeur vifqueufe qui fe condenfe promptement, & forme peu après une nouvelle croûte blanchâtre. Quand on enleve une croûte entiere jufques au vif, on remarque au fond de la plaie des picots qui rendent du fang. Cette efpece de galle férine eft appellée en particulier lichen ou impétigo. Une autre efpece, dont les croûtes font noires, eft connue fous le nom de pfore. Dans celle-ci, les croûtes font plus épaiffes, plus dures, & elles deviennent fi feches, qu'elles occafionnent des crevaffes à la peau. Cette

efpece ronge, démange & s'étend plus que l'impétigo. La galle-férine eft
en général très-opiniâtre.

Le malade, s'il eft pléthorique, fe fera d'abord faigner ou ventou-
fer : il prendra enfuite une huitaine des bains recommandés pour les dartres, & dans lefquels on délayera un quart-de-livre de favon. Après ce
préparatif, il ufera pendant l'efpace d'un mois, de trois en trois jours,
de la décoction des bois laxative No. 24 : il prendra dans l'intervalle, matin & foir, en volume égal à celui d'une noix-mufcade , de l'électuaire
pour purifier le fang No. 53 , & il réitérera au bout de ce temps, les
bains fufdits, auxquels il fera fuccéder l'ufage des chemifes & de l'onguent recommandés pour la galle-bénigne.

S'il ne guériffoit pas dans l'efpace de quinze jours, il difcontinuera ces
remedes externes, & prendra pendant l'efpace de fix femaines, les poudres
de cloportes compofées No. 174, pendant l'ufage defquelles il fe purgera, de fix en fix jours, avec les fufdites pillules, & on lui fomentera
en même temps les parties les plus affectées avec l'eau phagadénique tiede.
Si cette cure échouoit encore, il fera obligé d'employer la premiere cure
indiquée pour la vérole. Pendant l'ufage de ces différents remedes mercuriels, il évitera le froid & le vin ; il fe nourrrira avec les aliments les
plus doux du régime prefcrit fous les lettres B & F, & s'il fe trouvoit épuifé
tant par la maladie que par les remedes, il obfervera, pendant le premier mois de fa convalefcence, le régime de lait décrit fous la lettre G.

Les bains d'eaux thermales foufrées font un des remedes fouverains
pour cette maladie.

De la teigne.

La teigne eft une efpece de galle, qui affecte feulement la tête : on
en remarque de deux efpeces, favoir l'humide & la feche. La premiere,
qui eft commune chez les enfants, commence par de groffes puftules qui
confluent enfuite, & forment des plaques à travers lefquelles il fort des
matieres purulentes, avec ardeur & prurit à la partie affectée.

Traitement des enfants attaqués de la teigne.

On purgera les enfants, de quatre en quatre jours, avec quantité fuffifante de fyrop de chicorée, avec de la rhûbarbe ou des fleurs de pêches, & on
ajoutera à chaque dole, felon leur âge, demi-grain ou un grain de mercure-
doux. Leur boiffon ordinairefera la décoction de fquine N°. 35, coupée avec
le quart de lait : dans les intervalles entre les purgations, ils prendront, matin & foir, dans une cuillerée de cette décoction, fix gouttes de foufre doré
d'antimoine liquide, & on leur tiendra la tête auffi propre qu'il fera poffible.
Si au bout d'une quinzaine de jours qu'ils auroient ufé de ces remedes, la teigne n'étoit pas confidérablement diminuée, on leur coupera les cheveux, &
on appliquera fur les parties affectées des feuilles de blettes légérement
amorties dans un poîlon, où il y aura un peu de beurre frais. Enfin fi
non-obftant cela, la teigne ne fe diffipoit pas peu-à-peu, on leur lavera
la tête, matin & foir, avec une forte décoction tiede de feuilles de grande patience, &, après l'avoir bien effuyée, on y appliquera entre deux
linges une feuille fraîche de cette plante qu'on aura premiérement un peu
chauffée. On perfévérera patiemment dans cette marche jufqu'à la parfaite
guérifon, en continuant les fufdits remedes internes. Toutes les fois que
la teigne fera très-feche on l'oindra avec de l'huile d'amandes douces,
où l'on paffera un peu de beurre frais ou de crême fur la feuille-de-grande-
patience que l'on appliquera alors fans enveloppe.

Tra tement des perfonnes adultes attaquées de la teigne.

Quand la teigne humide attaque les perfonnes adultes, elle détruit
les cheveux au point qu'ils ne croiffent plus, & à mefure qu'elle s'en-
racine, elle creufe profondément & pénetre quelquefois jufqu'au crâne.
Pour la guérir, on emploiera les remedes internes indiqués pour la dartre rongeante, & on fe fervira extérieurement, fi la teigne eft nouvelle,
de tout ce qui eft recommandé pour la teigne des enfants.

Mais fi la teigne étoit invétérée, on coupera de près les cheveux de la
tête, fi l'on ne peut pas y paffer le rafoir : on la lavera, matin & foir, avec
une forte décoction de racine de grande-bardane : après chaque lotion,
on l'oindra légércment avec la pommade rouge N°. 162, mêlée avec fix

fois autant de beurre frais ; & si la teigne avoit creusé profondément, on fera panser ces ulceres selon l'art, par un habile chirurgien.

On distingue la teigne seche de l'humide, par la dureté & la fécheresse des croûtes qui tombent par de petites écailles, & renaissent aussi-tôt avec beaucoup de démangeaisons. L'espece la plus mauvaise est celle où l'on remarque, sous les croûtes écailleuses, de petits grains semblables à ceux qui se trouvent dans les figues.

Cette teigne, ainsi que le porrigo, qui consiste en de petites écailles farineuses, affecte principalement les parties chevelues & les sourcils : on les traitera comme la dartre-seche.

On a vû des teignes négligées & invétérées si adhérentes, qu'on a été obligé de les arracher de force moyennant une calotte de poix-résine.

De la lepre.

La lepre des Arabes consiste dans une galle seche, qui affecte les quatre extrêmités : enforte qu'elles font couvertes d'écailles & de croûtes épaisses, blanches ou jaunâtres & sujettes à se fendre. Il suinte des fissures une sanie fort-âcre, & les malades ont les ongles recourbés & allongés de façon qu'ils ressemblent plutôt à des griffes.

Quand au contraire la peau est ridée, repliée sur elle-même, rude, incrustée d'écailles qui ont des racines profondes, & qui font entremêlées de taches, d'ulceres, de tubercules rougeâtres, jaunes ou noirs ; cela forme la lepre des Grecs. Ces lépreux ont les extrêmités, le nez, les levres tuméfiées, & le visage hideux.

L'Europe est autant que délivrée de cette affreuse maladie, & la premiere espece de lepre est aujourd'hui fort-rare. On traitera la lepre comme la galle-férine, & l'on oindra, quatre fois par jour, les parties affectées, avec du beurre frais intimement mêlé avec un douzieme de mercure-précipité rouge.

Si ces différentes galles font rebelles aux remedes indiqués, le malade fera scorbutique ou infecté d'un virus vénérien, & on le traitera en conféquence.

Les remedes externes qui répercutent les humeurs, font toujours dangereux, si l'on ne remédie premiérement à la cause par des remedes internes.

Les bains d'eaux-thermales-fulphureufes font très-efficaces pour la guérifon de la plupart des affections cutanées, & la première cure recommandée pour la vérole réuffira fouvent.

Comme la plupart des affections cutanées fe communiquent, on aura foin d'en éviter l'infection ; & fi les perfonnes d'ailleurs faines ont le malheur de ramaffer la galle, elles pourront d'autant plus abréger l'ufage des remedes internes, que cette incommodité fera récente.

Les accidents & les maladies grieves que produit la galle répercutée, fe guériffent par l'inoculation de la galle, faite comme celle de la petite-vérole, ou en faifant porter au malade, fur la peau, une portion du vétement d'un galleux.

Dans les maladies de la peau & les vices des humeurs rebelles à tous les remedes, un long féjour dans des pays méridionaux fitués près de la mer, le régime de lait, les bains & en même temps la boiffon modérée des eaux de la mer, ont été falutaires à plufieurs malades.

Des verrues.

Les verrues qui font attachées à la peau par une queue déliée, de même que celles qui font rondes ou pointues, ayant la bafe peu large, peu profonde, & qui confervent la couleur de la peau, fe guériffent facilement ; les premieres par la ligature avec un fil de foie, & en en touchant la racine, après leur chûte, à l'aide d'un pinceau, avec de l'huile-de-tartre par défaillance, ou avec la pierre-infernale. On frottera fouvent celle dont la bafe eft peu large, avec un morceau de citron fucculent : on y appliquera, dans les intervalles, le blanc de l'écorce de citron, trempé quelque temps dans du vinaigre fort. Si par ces moyens elles ne paffoient pas peu-à-peu, on les confumera comme les racines des premieres, & avec la précaution d'entourer exactement la bafe de la verrue d'une mouche d'emplâtre de diapalme ou de celui fous le No. XLVII de la pharmacie portative, qui aura un trou ajufté pour donner paffage feulement au corps de la verrue, & qui garantiffe fa circonférence de l'impreffion des corrofifs.

On fe délivrera encore de ces verrues, moyennant l'emplâtre N°. 60, recommandé ci-après pour les cors aux pieds. On évitera par contre de toucher aux verrues molles, rouges, livides, & dont les racines font profondes,

de même

de même qu'à celles qui font fituées proche des levres, du nez ou des yeux ; vû que les remedes irritants les rendent fouvent carcimonateufes.

Les perfonnes qui auront beaucoup de verrues aux mains, s'en délivreront en fe les lavant fouvent & long-temps, & en frottant en même temps les verrues fous la gouttiere d'un toît. Celles qui ne feront pas à portée de faire toucher leurs verrues avec la pierre-infernale, les détruiront après avoir pris la précaution fufdite avec le lait de l'éfule (thitimale), dont elles humecteront d'abord le fommet, & peu-à-peu le corps de la verrue jufqu'à fa bafe.

Des cors.

Pour prévenir les douleurs & les incommodités que caufent les cors, on ne peut mieux faire que de tremper les pieds, une couple de fois la femaine, & pendant une demi-heure, dans de l'eau-de-fon tiede, & de couper enfuite les cors & la peau calleufe qui les environne, jufqu'à ce qu'ils foient au niveau de la peau faine. Souvent même on s'en délivrera moyennant des bains de pieds long-temps continués, fi l'on applique fur les cors, dans l'intervalle d'un bain à l'autre, l'emplâtre des mucilages ou de diachylon avec les gommes, & qu'en même temps on prenne la précaution de porter des fouliers amples & mous, en tenant conftamment entre les orteils où il y a un cors, un feuillet de papier-des-Indes, ou du linge fin. Mais au cas que ces moyens échouaffent à la longue, on fe débarraffera le plus fouvent de ce mal, moyennant l'emplâtre contre les cors Nº. 60, duquel on évitera cependant l'ufage, fi les cors étoient adhérents aux tendons, ou que leurs racines fuffent engagées entre les articulations des orteils.

Des poux, morpions, &c.

On détruit les poux, les morpions, & les autres infectes qui fe cantonnent dans les cheveux & dans les poils, moyennant la propreté & en baffinant fouvent leurs domiciles avec de la décoction de tabac ou avec de l'eau-de-vie fortement camphrée. Si cela ne fuffifoit pas, on frottera une couple de fois les endroits affectés, avec de l'onguent-gris ; & pour les poux, on fe fervira de l'onguent contre les poux , qu'on trouve toujours chez les apothicaires.

Après ces maladies cutanées, il fera fait mention de celles qui affec-tent la peau & les chairs, enforte que dans le befoin on puiffe fuppléer au défaut du chirurgien , lorfqu'il s'agira feulement d'une plaie fimple , d'une contufion ou brûlure , d'engelures & d'ulceres fimples.

DES PLAIES, &c.

Des plaies fimples.

Les plaies fimples font celles qui font récentes , & qui n'intéreffent pas de gros vaiffeaux , des tendons ou aponeurofes, ni quelque nerf con-fidérable : on les guérit fans ou avec fuppuration perceptible.

Pour guérir les plaies fans fuppuration, ce qui ne peut fe faire que quand elles font légeres & nouvelles ; après les avoir purgées des corps étrangers & du fang extravafé, on y verfera une couple de gouttes du baume No. 6 : l'on en rapprochera les levres , & on y appliquera un morcelet de taffetas d'Angleterre humecté avec de la falive ou de l'emplâ-tre No. XLVII de la pharmacie portative , & que l'on laiffera fur la plaie jufqu'à la parfaite guérifon, à moins qu'un fentiment de chaleur & de douleur n'annonçât de l'inflammation. Alors on humectera & on ôtera le taffetas, & fi l'on voit que la plaie fe difpofe à fuppurer, on la traitera comme il eft indiqué ci-après.

Quant aux plaies qui font plus confidérables , on les lavera d'abord à fond , mais doucement, avec du vin ou de l'eau-de-fauge tiede, afin d'en enlever le fang caillé ; & s'il s'y trouvoit quelque corps étranger, on aura foin de l'en ôter doucement : on diftillera enfuite dans la plaie quelque peu du baume No. 6 , foit du No. 1 de la pharmacie portative, & à fon défaut , un peu d'eau-d'arquebufade ou de l'eau-de-vie tiede : on en rapprochera exactement les bords ; on couvrira la plaie avec un pluma-ceau trempé dans de l'eau-de-vie : on tiendra moyennant les fufdits emplâ-tres, les bords de la plaie rapprochés , & on la laiffera trois jours dans cet état fans la panfer.

On pourra guérir à l'aide de ce panfement, des plaies fimples affez confidérables fans fuppuration fenfible , pourvû qu'on prenne la précaution de favorifer la réunion de leurs levres, moyennant un bandage , le repos & une fituation convenable de la partie qui fe trouve bleffée. Mais fi la plaïe étoit grande , profonde, ou qu'il y eût de la contufion, on ne fauroit la guérir fans fuppuration ; & fi l'hémorrhagie demandoit qu'on arrêtât le fang, on commencera par-là, & on fera à cet effet ce qui eft recommandé à l'article des hémorrhagies externes : fi-non, on lavera & nettoyera d'abord ces plaies comme les précédentes , & l'on en rapprochera les bords le mieux que l'on pourra.

Lorfque l'on aura lieu d'appréhender le retour de l'hémorrhagie, on panfera la plaie avec de la charpie & une compreffe qu'on mettra par-deffus , qui fera imbibée d'eau-d'arquebufade, ou, à fon défaut, d'eau-de-vie. S'il n'y avoit pas lieu de s'attendre à un retour d'hémorrhagie , le panfement fe fera avec le fufdit baume vulnéraire. On couvrira le plumaceau imbibé de baume avec les emplâtres ci-avant recommandés , & on appliquera par-deffus , durant les deux ou trois premiers jours , une compreffe imbibée d'eau-d'arquebufade ou d'eau-de-vie tiede.

Lorfqu'il y aura en même temps une contufion confidérable, & que l'inflammation fera à craindre, on fera par-deffus l'appareil, des fomentations fur la partie endommagée, avec les efpeces aromatiques N°. 78 , ou avec du vin cuit avec de la fauge : on ne lévera le premier appareil qu'au bout de deux jours. Dans l'intervalle, on humectera les plumaceaux , matin & foir, fans les ôter, avec le baume vulnéraire ; & les compreffes, plufieurs fois par jour, avce les liqueurs dont elles auront été imbibées. Si le bleffé fouffroit, ou que les compreffes fe fuffent durcies par le fang, on les détachera doucement, en les arrofant avec du vin chaud, & on les renouvellera.

Dèsque la plaie commencera à fuppurer, ce qui arrive ordinairement à la fin du troifieme jour, on la panfera avec le baume fufdit ou avec l'onguent digeftif N°. 135 , fi elle étoit profonde ou feche : les panfements fe feront le plus promptement qu'il fe pourra , afin d'abréger l'accès de l'air froid qui nuit aux plaies. On appliquera tous les remedes tiedes, & l'on couvrira toujours les plumaceaux avec un emplâtre frais & propre : on aura foin de ne point géner les parties bleffées par les bandages, & d'appliquer auffi les médicaments de façon que la plaie fe rempliffe du fond jufqu'à fa furface.

Quand les nouvelles chairs approcheront du niveau de la peau, on les panfera feulement de deux jours en deux jours , & dèsque la plaie

fera remplie jufqu'à la furface de la peau, on la couvrira d'un plumaceau fec ou humecté avec de l'eau-de-vie, jufqu'à ce qu'elle foit cicatrifée.

Au cas qu'il s'y formât des chairs baveufes, on les defféchera moyennant la poudre d'alun calciné, dont on les foupoudrera matin & foir:
on pourra auffi les confumer felon l'art, avec la pierre-infernale.

C'eft une erreur que d'attribuer la guérifon des plaies aux baumes &
à d'autres remedes vantés. La réproduction des chairs eft l'ouvrage de la
nature qu'il faut feconder de la maniere qui vient d'être prefcrite, & la
cicatrifation fe fera par le panfement indiqué.

Dans les plaies un peu confidérables, le bleffé fera bien d'obferver
pendant les premiers jours le régime fous la lettre H.

Des contufions & des échymofes.

La contufion eft une meurtriffure de la peau & des chairs, produite par un agent externe qui ne divife pas les téguments. Le plus fouvent elle eft accompagnée d'une tumeur, & toujours d'une rougeur ou lividité qui eft caufée par l'épanchement du fang, & qu'on appelle échy-
mofe.

On fomentera affidument les parties contufionnées ou échymofées avec
parties égales d'eau & de vinaigre chaud, ou avec l'eau végéto-minérale de
Goulard, mêlée d'un fixieme d'efprit-de-vin camphré : on renouvellera ces
remedes auffi fouvent que les linges fe refroidiront ou fe fécheront.

Si la contufion étoit confidérable, on faignera le malade une ou plufieurs fois, felon que le cas fera plus ou moins grave, & la perfonne plus
ou moins pléthorique. Si la partie affectée étoit délicate & effentielle, on
aura auffi-tôt recours au chirurgien ; & dans les échymofes profondes, on
fomentera la partie contufionnée avec la fomentation aromatique N°. 78.

Quant au régime, l'on fuivra ce qui vient d'être recommandé à
l'article qui précede.

Des brûlures.

Dans les brûlures les plus légeres, d'abord après l'action du feu, on
reffent de l'ardeur, de la cuiffon, & une douleur piquante, femblable à

celle que caufent les orties: peu après, il s'élève à la partie affectée des ampoules blanches, qui contiennent de la lymphe extravafée entre la peau & la furpeau. C'eft-là le premier degré du mal.

Quand la brûlure pénetre la vraie peau, la partie affectée fe gonfle; elle devient rouge & s'enflamme vivement; il s'y éleve affez promptement de petites ampoules rougeâtres, appellées phlyctenes, qui font remplies d'une férofité à l'ordinaire rougeâtre. Le malade reffent une grande ardeur & beaucoup de tenfion; état qui forme le fecond degré de la brûlure.

Lorfque l'action du feu eft très-violente, elle détruit entiérement les parties brûlées, enforte qu'elles deviennent, au moment même que la caufe opere, livides, noirâtres, dures & femblables à une croûte feche & infenfible, qui eft appellée efcare. C'eft-là le troifieme degré de la brûlure.

Si la brûlure du premier degré eft récente & encore fans ampoules, on rapprochera auffi-tôt du feu la partie affectée, & auffi près que l'on pourra le fupporter: on pourra fomenter auffi fans ceffe la brûlure avec du lait ou de l'eau tiede, moyennant un linge fouple plié en fix. On couvrira ce linge d'une piece de flanelle, pour en conferver d'autant plus long-temps l'humidité & la chaleur, & on l'arrofera continuellement avec du lait ou avec de l'eau tiede, jufqu'à ce que la douleur foit diffipée. Si la partie affectée pouvoit être trempée en entier, on la tiendra plongée dans de l'eau ou dans du lait un peu plus chaud que tiede; moyennant quoi on préviendra les ampoules.

Au cas qu'il y eût déja des ampoules, on oindra & humectera affidument la partie affectée avec parties égales d'huile-de-lin ou d'olives & d'eau-de-vie, qu'on broyera enfemble avec une quantité fuffifante de jaune d'œuf, pour en faire un onguent liquide; ou ce qui vaut mieux, on fe fervira de l'onguent contre la brûlure N°. 133, jufques à pleine guérifon; en obfervant d'ouvrir les ampoules dèsque la douleur aura fenfiblement diminué.

Dans le fecond degré, on fomentera la brûlure avec du vin tiede, à l'aide d'un linge qu'on laiffera deffus, couvert, comme il eft dit ci-deffus, d'une flanelle, & qu'on arrofera affidument en attendant qu'on foit pourvû du fufdit onguent contre la brûlure ou de l'onguent nutritum N°. 139, dont on renouvellera fouvent l'application jufques à la parfaite guérifon & fans ouvrir les petites veffies.

Au cas que la douleur & l'inflammation fuffent vives, le malade fe fera faigner felon le befoin : le foir, il prendra l'émulfion N°. *66* ; & s'il étoit conftipé, le lavement domeftique N°. 108.

Dans le troifieme degré, fi la douleur fous l'efcare & la fievre annonçoient beaucoup d'inflammation, on faignera le malade à reprifes réitérées : on lui donnera, tous les foirs, l'émulfion & le lavement fufdits, & fi la violence des fymptômes l'indiquoit, la poudre tempérante N°. 190. On cherchera, en toute diligence, à ramollir l'efcare : à cet effet, on y appliquera le cataplafme émollient N°. 15, mélangé avec un quart de beurre frais ; & fi elle étoit épaiffe & profonde, on la fcarifiera auffi-tôt, tant pour faciliter l'opération des émollients, que pour pouvoir la détacher d'autant plus vîte. On aura foin d'ôter dans chaque panfement les parcelles qui feront ébranlées, fans cependant les arracher par force ; & à mefure qu'on découvrira le fond de l'ulcere, on y appliquera l'onguent digeftif N°. 135, dont l'once fera animée d'un gros de teinture de myrrhe.

Dèfque les nouvelles chairs feront au niveau de la peau, on ne fera autre chofe que les oindre, matin & foir, avec de l'huile-d'œufs, jufqu'à ce que la cicatrice foit faite.

Dès-lors on préfentera fouvent la nouvelle peau à la vapeur d'eau, & on l'oindra avec de l'huile-de-cire rectifiée, ou, à fon défaut, avec de l'huile d'amandes-douces, afin de relâcher les fibres & de diminuer le mauvais effet de la cicatrice.

Le régime des malades, dans les deux derniers degrés de brûlure, fera, pendant les premiers jours, le liquide prefcrit fous la lettre H ; & lorfque la brûlure aura fphacélé & entiérement détruit une partie du corps, il ne reftera d'autre reffource que l'extirpation de cette partie.

On évitera les fpécifiques contre les brûlures. En les effayant, on perd le temps néceffaire pour opérer la guérifon parfaite, qu'on obtiendra toujours, s'il eft poffible, moyennant la méthode recommandée.

Quand on aura été brûlé avec de la poudre à tirer, on fomentera fans ceffe les parties affectées, avec le mélange de deux tiers d'eau tiede & d'un tiers d'eau d'arquebufade, ou, à fon défaut, d'eau-de-vie. Auffi-tôt que l'inflammation fera appaifée, afin de prévenir les taches noires qui refteroient dans la peau, on fortira exactement, fur-tout du vifage, les grains de poudre, au moyen d'une aiguille à pointe émouſſée. On emploiera d'ailleurs la ſaignée, les anti-ſeptiques & les autres remedes internes, ſelon la nature des ſymptômes acceſſoires.

Les brûlures produites par l'eau & l'huile bouillantes, par des métaux fondus ou rougis au feu, ſeront traitées en raiſon des effets, comme il eſt preſcrit ci-deſſus ; & celles qui proviendront des eaux corroſives, feront lavées ſur-le-champ & à repriſes réitérées, avec du lait ou de l'eau tiedes. On les fomentera enſuite avec de l'huile-d'ôlives tiede, qu'on renouvellera trois ou quatre fois dans la premiere heure ; après quoi, on traitera ces brûlures ſelon le degré du mal, comme celles que le feu a occaſionnées.

Le régime du malade ſera le même que celui qui eſt recommandé à l'article des plaies.

Des engelures.

Le froid, qui ſaiſit plus particuliérement les parties qui ſont les moins animées par la circulation & les plus expoſées au froid glacial, comme les mains, les pieds, le nez, les oreilles &c, produit, ſelon ſa violence, différents effets. Quand les parties affeétées ne ſont que rouges, gonflées, & qu'elles démangent, cela forme le premier degré d'engelures, qui ſouvent eſt ſuivi de petits durillons rouges ou bleuâtres, & d'un prurit inquiétant & qui redouble quand on approche du feu, d'un poële, & même par la chaleur du lit. Ces ſymptômes ſont quelquefois ſuivis de crevaſſes à la peau, qui dégénerent facilement en mauvais ulceres.

Dans le ſecond degré, la peau des parties affeétées eſt bleuâtre, froide & peu ſenſible. Dans le troiſieme, le froid détruit les parties qu'il attaque, au point qu'elles ſont livides, inſenſibles, & véritablement mortes & ſphacélées.

Les premiers ſymptômes du premier degré d'engelures ſont très-fréquents. Ils attaquent bien des perſonnes à l'entrée de l'hyver, & dans des ſaiſons où le froid eſt peu conſidérable.

Les perſonnes ſujettes aux engelures chercheront à les prévenir en ſe garantiſſant de bonne heure du froid ; & elles oindront une couple de fois par ſemaine, les parties diſpoſées aux engelures, avec de l'huile de térébentine chauffée. Dèsque les engelures s'annonceront, elles détremperont, quelques jours de fuite , matin & foir, les parties affectées, pendant l'efpace de demi-heure, dans de l'eau froide, ou s'il y avoit de la neige, elles les en frotteront. Ceux qui craindront ces moyens baigneront à reprifes réitérées, les parties menacées ou même déja affectées d'engelures, dans une forte décoction de raves gelées , & elles les frotteront immédiatement après, avec le baume de Saturne de Goulard, ou avec l'onguent contre les engelures N⁰. 136.

Au cas qu'il y eût déja des crevaffes à la peau, on s'abftiendra des fufdits bains, & l'on s'en tiendra à ces onguents, dont on fe fervira auffi lorfque les crevaffes auront dégénéré en ulceres. Si ces ulceres étoient rebelles, on les panfera avec l'onguent digeftif, dont l'once fera animée d'un gros de teinture de myrrhe; & dèsqu'ils feront mondifiés, on les defféchera & on les guérira avec l'onguent contre les engelures, au défaut duquel on y appliquera des plumaceaux trempés dans un quart de teinture-de-myrrhe & trois quarts d'eau-de-chaux.

Le fecond degré fuccede quelquefois au premier; mais à l'ordinaire il eft l'effet fubit d'un grand froid. On ne négligera jamais, dans ces cas, de frotter d'abord les parties affectées avec de la neige, ou de les fomenter avec de l'eau très-froide, jufqu'à ce qu'elles aient repris de la chaleur & plus de fenfibilité. On commencera alors à tiédir peu-à-peu l'eau, & l'on en augmentera infenfiblement la chaleur, jufqu'à ce que le retour de la chaleur naturelle, & la fenfibilité de la partie affectée dénotent que la circulation eft rétablie. Ce ne fera qu'alors qu'on mettra le malade au lit , dans un appartement fort-tempéré : on ne lui accordera jufqu'ici aucun aliment ni médicament chauds ou fpiritueux, & il commencera feulement au lit à prendre de deux en deux heures, un bouillon chaud, & dans les intervalles, un doigt de bon vin, tant pour fe reftaurer que pour animer la tranfpiration. Dès-lors on lavera les parties qui ont été gelées, avec du vin chaud, & quelques heures après, on les fomentera avec de l'eau-de-vie chaude, ou avec la fomentation aromatique N⁰. 78, animée d'un quart d'eau-de-vie.

Si au moyen de ces remedes, la circulation ne fe rétabliffoit pas entiérement, on ne négligera pas de fcarifier profondément les parties livides & inanimées; & on les panfera comme les engelures, premiérement

avec

avec le digeftif animé du double de teinture-de-myrrhe, & enfuite avec l'onguent contre les engelures.

Dans le troifieme cas, il n'y a plus moyen de fauver les parties gelées ; & fi l'on a infifté en vain fur les frictions avec la neige & les fomentations froides recommandées pour le fecond degré d'engelures , on extirpera felon l'art les membres fphacélés & abfolument morts. Mais fi le fphacele affectoit feulement des parties charnues , on les fcarifiera fur-le-champ jufqu'au vif. On emploiera pour féparer le mort du vif, le cataplafme émollient ,
fur lequel on appliquera des fomentations d'une décoction faite de quinquina
cuit dans du vin , & le malade prendra , d'heure en heure, de la décoction anti-feptique N°. 22.

La premiere efpece d'engelures eft plus incommode que dangereufe.
La feconde le devient, fi l'on a l'imprudence d'approcher le malade du feu,
de le tranfporter dans un appartement chaud , ou fi on le traite par des
médicaments chauds , externes ou internes, avant que d'avoir pris les précautions indiquées.

Les perfonnes expofées à la rigueur du froid feront tous leurs efforts
pour ne pas fuccomber à la pareffe & à l'affoupiffement, qui annoncent
la congélation des humeurs. Elles s'abftiendront , quel que foit leur épuifement, de tous les cordiaux fpiritueux, & elles s'en tiendront au pain
& à l'eau, jufqu'à ce que, moyennant l'action & les frictions de tout le
corps qu'on fera dans un air prefque froid, la circulation du fang foit rétablie au point qu'elles fe fentent ranimées. Alors on les mettra au lit, &
on les traitera felon qu'il eft recommandé pour le fecond degré des engelures.

Des ulceres.

Il ne fera pas traité ici des ulceres qui font fiftuleux, ou qui dépendent de la carie des os. Ces cas-là demandent des fecours & un panfement qui ne peuvent être exécutés que par un chirurgien. Quant aux ulcérations ordinaires qui fuccedent à l'abcès, elles demandent un panfement
différent, felon le vice qui domine dans le fang , & à raifon de la qualité des chairs ulcérées & de la matiere qui en fort.

T t

Des ulceres benins.

Lorſque la matiere eſt blanche, de la conſiſtance de la crême, ſans mauvaiſe odeur; les bords de l'ulcere étant légérement rouges & les chairs fraîches, on pourra en conclure que le ſang eſt bon, & que l'ulcere eſt benin.

On le panſera avec l'onguent-digeſtif N°. 135, ou avec le baume d'Arceus, & on appliquera l'emplâtre diapalme par-deſſus les plumaceaux, ou le N°. XLVIII de la pharmacie portative. Dèsque les chairs approcheront du niveau de la peau, on couvrira ſeulement l'ulcere avec des plumaceaux ſecs ou humectés avec de la teinture de myrrhe, ou à ſon défaut, avec de l'eau-de-vie, juſqu'à ce qu'il ſoit cicatriſé.

Si la cicatriſation n'avançoit pas, on touchera légérement la ſurface de l'ulcere avec la pierre-à-cautere : on fera les panſements avec promptitude & de façon que l'on déterge l'ulcere ſans bleſſer les mamelons charnus d'où dépendent l'incarnation & la cicatriſation.

Pendant que la ſuppuration ſera abondante, on réitérera le panſement matin & ſoir : à meſure qu'elle diminuera, on éloignera ces panſement, & l'on diminuera la quantité du digeſtif, à raiſon de la diminution de l'ulcere.

Si l'ulcere étoit conſidérable, le malade prendra, à jeun & dans l'intervalle des repas, quelques taſſes de l'infuſion balſamique N°. 100 : au cas que la ſuppuration fût aſſez abondante pour pouvoir épuiſer le malade, on le purgera de huit en huit jours avec la potion minorative N°. 168; & dans les jours d'intervalle, au lieu de l'infuſion balſamique, il prendra, les matins & ſoirs, une couple de gobelets de la décoction des bois tempérée N°. 25, que l'on coupera, ſi la fonte eſt conſidérable, avec partie égale d'eau-de-chaux, & ſi le malade étoit épuiſé, avec le tiers de lait.

Le malade obſervera le régime preſcrit ſous les lettres B & F, & il évitera les mouvements & les ſituations qui pourroient irriter l'ulcere, faciliter la réſorbtion du pus ou ſon épanchement dans les graiſſes : ce qui rendroit l'ulcere fiſtuleux.

Des ulceres sordides, baveux , calleux ou entretenus par la carie.

Les ulceres dont les matieres & les chairs sont d'une qualité diffé-rente de celle qui constitue l'ulcere d'une qualité benigne, prennent divers noms ; & on ne pourra espérer de les guérir, qu'après les avoir rendus benins.

Au cas que les bords de l'ulcere fussent rouges & irrités, on y appli-quera le cataplasme émollient, jusqu'à ce que l'inflammation & la dou-leur soient dissipées ; & si ce cataplasme ne réussissoit pas, on substituera l'eau végéto-minérale de Goulard au lait.

Si les bords de l'ulcere sont livides ou pâles & flétris, on appliquera par-dessus le digestif & l'emplâtre susdits, des compresses imbibées de la fomentation aromatique N°. 78. Ce pansement contribuera à rétablir la circulation dans les chairs ulcérées, & une suppuration louable.

Lorsque l'ulcere rendra des matieres sordides, épaisses, glutineuses, on substituera à l'onguent digestif, l'onguent-basilic mêlé avec un quart d'onguent-égyptiac.

Si les chairs de l'ulcere sont baveuses , spongieuses , on les asper-gera une couple de fois avec de l'alun brûlé ; & au cas qu'il y eût dans l'ulcere des excroissances charnues, on les emportera avec des ciseaux, & on les touchera selon l'art, avec la pierre - infernale, jusqu'à ce que ces mauvaises chairs soient consumées.

Quand les bords de l'ulcere sont durs & légérement calleux, on fondra les callosités avec l'emplâtre diachylon avec les gommes, de Vigo, avec le quadruple de mercure, ou celui sous le N°. XLVIII de la phar-macie portative. Si les callosités étoient dures ou invétérées, on les scari-fiera. Dès que l'on aura levé ces différents obstacles à la suppuration, les bords & les chairs de l'ulcere deviendront tels qu'on les voit dans les ulceres benins, & on les guérira moyennant le pansement recommandé pour ces ulceres.

Lorsqu'après avoir remédié aux accidents susdits, ils se régénerent, ou quand, dans les ulceres qui ne participent point aux différents vices ci-dessus exposés, la suppuration n'est pas louable, & que les matieres diffé-rent de celles de l'ulcere benin , on pourra en conclure que la mau-vaise qualité de l'ulcere dépend du sang, & que, pour venir à bout de guérir ceux qui sont opiniâtres, il faut rechercher le vice qui domine dans la masse des liquides.

Au cas que ce foit un vice fcrophuleux ou vénérien, on emploiera les frictions par extinction, ou la feconde cure de la vérole, & l'on panfera l'ulcere avec de l'onguent-bafilic, mêlé d'un dixieme de précipité-rouge. Au défaut de ces vices, le malade fera affecté de quelques fymptômes de l'acrimonie chaude, froide ou fcorbutique. La premiere accompagne communément les ulceres qui font fecs, rouges & échauffés, ou ceux dont le pus eft peu abondant, fanieux & de mauvaife odeur. La feconde accompagne ceux dont les chairs font pâles, fpongieufes ou calleufes, & les matieres en font glutineufes, groffieres. Quant aux ulceres fcorbutiques, leur qualité differe felon l'efpece de fcorbut. Dèsque l'on fe fera affuré du genre d'acrimonie dont le malade eft affecté, on emploiera les différentes cures recommandées pour les corriger ; moyennant quoi les ulceres prendront infenfiblement un bon caractere.

Dans l'acrimonie chaude, on panfera l'ulcere avec un tiers de digeftif, autant de miel-rofat, & un tiers d'élixir-de-propriété fait avec du vinaigre. On animera le digeftif, dans l'acrimonie froide, avec un tiers ou un quart d'égyptiac ; & on appliquera, par-deffus l'emplâtre, des compreffes imbibées de la fomentation-aromatique ; & dans le précédent cas, les compreffes feront imbibées d'oxycrat chaud. On variera, felon l'efpece de fcorbut, le panfement dans les ulceres fcorbutiques. On emploiera ou le panfement général recommandé à l'article des fcorbuts, ou l'eau-de-chaux dans le fcorbut muriatique ; dans le fcorbut chaud, ledit élixir-de-propriété mélangé avec un tiers d'efprit-de-fel, & dans le fcorbut froid, la teinture-de-myrrhe mélée avec le tiers de miel-rofat. Ces divers mélanges feront incorporés dans le double d'onguent - bafilic ou de térébentine broyée avec une quantité égale de jaune-d'œuf.

Dans les ulceres dont la mauvaife couleur & l'odeur fétide des matieres annoncent une carie cachée, l'ulcere ne pouvant fe guérir qu'après qu'on aura remédié à la carie, on aura recours à un habile chirurgien.

Des ulceres carcinomateux.

Les plus cruels de tous les ulceres font les carcinomateux. On les diftingue en ce que les bords en font durs, plombés, relevés, renverfés : le contour de ces ulceres eft fouvent marqué de veines bleues qui font variqueufes. La matiere en eft fétide & corrofive, au point qu'elle entame promptement les parties qui en font abreuvées. Les ulceres carcinomateux fuccedent fréquemment aux fquirres, & ils font cenfés incurables, à moins qu'on ne puiffe extirper toute la partie affeclée. Si cela ne peut fe faire, afin d'adoucir les matieres & de ralentir les cruels progrès du mal, on les panfera matin & foir, avec l'onguent anodin N°. 131, fur lequel on appliquera des carottes jaunes, rapées menu & amorties dans un poëllon de terre. On réitérera ce panfement quatre fois dans les vingt-quatre heures. Le malade obfervera le régime de lait prefcrit fous la lettre G, & s'il ne pouvoit pas le fupporter, ceux qui font rapportés fous les lettres B & F. Il fera en outre purgé doucement tous les quinze jours, avec quatre grains de calomel & huit à dix grains de diacrede fulphuré. Vers le foir, pour calmer fes douleurs, il prendra un, deux, & à mefure qu'il s'y accoutumera, infenfiblement plufieurs grains de laudanum, & dans la journée, à raifon du befoin, les gouttes anodines N°. 89.

Il eft très-dangereux de guérir les ulceres qui ont coulé long-temps, autrement que par des remedes internes; & même encore, dans ce cas, il convient d'ouvrir à l'aide d'un cautere un égout à la nature. Lorfque dans les ulceres rebelles, on ne trouve pas de vice marqué dans la maffe du fang, ou quand l'ulcération perfiftera après que l'on aura corrigé le fang & rafraîchi l'ulcere, on viendra quelquefois à bout de le guérir moyennant un long ufage du régime de lait, fur-tout fi on le coupe matin & foir, avec autant de la décoction des bois faite avec l'eau-de-chaux, N°. 26.

Les ulceres fur la partie antérieure de la jambe, & dans les autres où la peau couvre immédiatement l'os, font opiniâtres & s'irritent pour peu que l'on fatigue la partie affeclée ou que l'on néglige d'y maintenir une chaleur égale. Lorfque ces ulceres feront légers & récents, après les avoir baffinés avec du vin blanc tiede, on les couvrira d'un plumaceau imbibé de baume de Pérou, ou à fon défaut, d'eau-de-vie; & l'on appliquera par-deffus une compreffe imbibée d'eau végéto-minérale, camphrée & tiede, de Goulard, qu'on humectera, fans lever le plumaceau, jufqu'à la guérifon, à moins que le plumaceau ne s'imbibât de pus. Dans ce cas, on le renouvellera après l'avoir ramolli avec du vin, & qu'on l'aura détaché doucement. Si l'ulcere gagnoit, on appliquera un cataplafme de mie de pain cuit avec ladite eau de Goulard ; & fi la guérifon ne s'enfuivoit pas, on aura recours aux confeils d'un habile chirurgien.

On trouvera le traitement des ulceres vénériens à l'article où cette maladie eft traitée.

MALADIES QUI AFFECTENT LA TÊTE.

De l'yvreffe.

L'yvreffe eft une maladie qui fufpend & anéantit même les principales fonctions du corps & de l'efprit. Des mouvements de colere qui dégénerent en vehémence, ou des affections foporeufes fuivies de vomiffements, d'inflammation à l'eftomac, d'étourdiffements & de vertiges apoplectiques, font les fymptômes qui ont fait périr promptement dés perfonnes yvres. Mais la plupart des yvrognes fe détruifent à force de réitérer leurs débauches, dont les fuites immanquables font le tremblement des membres, la goutte, l'anéantiffement des facultés de l'efprit, la perte de l'appétit, & un épuifement des forces du corps, qui les oblige d'emprunter fans ceffe de nouvelles forces de la bouteille, jufqu'à ce que la fievre-lente, le marafme, l'endurciffement des vifceres, l'hydropifie, ou de fâcheufes maladies dans les voies urinaires, leur faffent fubir fans retour les peines de leur intempérance.

Dans le paroxyfme, on mettra au lit les perfonnes yvres, dans un appartement tempéré ; le froid & la grande chaleur leur étant également contraires : fi elles font difpofées à vomir, elles boiront beaucoup d'eau ou de thé verd tiedes, pour faciliter le vomiffement, que l'on excitera en leur chatouillant le gofier avec une plume trempée dans de l'huile. Si elles ne font pas difpofées à vomir, & que la rougeur du vifage & le ronflement profond dénotaffent au contraire la plénitude apoplectique des vaiffeaux de la tête, on les faignera fur-le-champ, d'abord au bras : elles tremperont les jambes dans de l'eau tiede, & fi les indications de la faignée fubfiftoient, on la réitérera peu après au pied. Dans les deux cas, on leur donnera, tous les quarts-d'heures, une prife de la poudre tempérante N°. 190 : ils boiront du thé foible, ou, s'ils étoient fort-échauffés & agités, de l'orgeat léger dégourdi , ou de la limonade chaude ; & on ne leur donnera pas de nourriture, avant que la tête & l'eftomac foient bien dé-barraſſés. Pendant les premieres vingt-quatre heures, on ne leur accor-dera que du bouillon, &, s'il le falloit , afin de les reftaurer, un peu de vin brûlé, ou une rôtie au vin.

On connoîtra & on traitera l'apoplexie & l'inflammation à l'eftomac, felon ce qui eft enfeigné pour le traitement de ces maladies.

Il eft également dangereux, pour les yvrognes de profeffion , de quit-ter tout-à-coup la bouteille, & de continuer à en avoir la paffion. Ceux qui voudront s'en corriger, devront le faire peu-à-peu.

Les yvrognes remédieront à leur débilité & au tremblement, par le régime indiqué fous la lettre B, long-temps & fcrupuleufement conti-nué. Les eaux-minérales froides , ferrugineufes & gazeufes, ou, à leur défaut, le petit-lait chalibé N°. 147, & les bains ferrugineux tempérés , leur fe-ront du bien.

Les yvrognes dépéris par le vin ne font pas fans reffource ; mais ceux qui le font par les liqueurs ont peu à efpérer.

Du mal du pays.

Cette maladie fe manifefte d'abord par le plaifir fingulier avec lequel les malades s'entretiennent de leur patrie. Ils s'en occupent continuellement, & en regrettent jufqu'aux plus petites jouiffances : à cela fuccede un defir invincible d'y retourner , qui les tourmente d'autant plus qu'ils y trou-vent de la difficulté, & qu'ils font obligés de cacher ce fouhait : ils font triftes, foupirent fouvent; ils perdent infenfiblement l'appétit & le fom-meil , & prennent des indigeftions , de la cardialgie, des idées bizarres : quelquefois ils tombent dans un délire mélancholique.

Le vrai remede à cette maladie, eft de retourner dans fa patrie. Mais fi cela étoit impraticable , il faut que la diffipation, la promenade , des divertiffements variés, en plein air & bonne compagnie, les plaifirs de la table, de la bouteille , & de petits voyages, y fuppléent.

Quand le mal du pays furvient dans une autre maladie, celle-ci en devient plus dangereufe. Cette complication n'exige cependant rien de particulier, à la réferve qu'on aura foin de reftaurer les malades au-delà de ce que la maladie en elle-même le permettroit, fi le mal du pays ne s'y étoit pas joint. Les aliments, les médicaments qui relâchent & affoibliffent, ne feroient qu'augmenter la maladie de l'efprit ; la débilité & la pufillanimité des malades s'accroîtroient. On aura foin de leur faire efpérer un prompt retour dans leur patrie. Comme l'expérience a fait connoître que l'exécution de ce voyage eft le baume qu'il faut à leur plaie, on ne négligera jamais, malgré leur foibleffe, de les faire partir, & l'on verra avec étonnement qu'une couple de journées de voyage qui les approchent vers leur patrie, leur fortifieront fouvent le cœur au point qu'ils recouvreront affez de fermeté d'efprit pour retourner fur leurs pas, & pour arriver guéris, dans le lieu qu'ils venoient de quitter fort-malades.

Dans le mal du pays qui eft récent, les immerfions dans l'eau froide, en obfervant de s'y jetter la tête la premiere, font efficaces.

De la mélancholie.

La vraie mélancholie fe manifefte par un délire long & opiniâtre, pendant lequel le malade eft prefque toujours occupé d'une feule & même idée, fans avoir des fymptômes de fievre. Que les premieres caufes de cette maladie foient une paffion vive de l'ame, ou qu'elle dépende de l'état phyfique du corps, les perfonnes mélancholiques ont toutes le fang épais, groffier, terreux; elles font toujours plus ou moins atrabilaires. La maffe des humeurs devient dans la fuite àcre, & la couleur des malades, de pâle qu'elle étoit au commencement, devient jaune, brune & livide. Leur pouls eft lent ainfi que la refpiration: ils font frileux, concentrés en eux-mêmes, triftes, aimant la folitude, indifférents à tous égards, hormis pour l'idée qui les occupe. La plupart de leurs fécrétions & excrétions diminuent à mefure que la maladie dure & fait du progrès.

Les fuites de la mélancholie font l'obftruction des vifceres du bas-ventre, ou l'hypochondrie mélancholique. Dans ce cas, outre les fymptômes

tômes de l'hypochondrie par obstruction, le malade éprouve de temps à autre ceux de la fermentation dans le bas-ventre qui provient des matieres qui engorgent les visceres, & qu'on appelle turgescence atrabilaire; pendant laquelle il essuie des angoisses inexprimables, des nausées ou des évacuations de matieres quelquefois putrides, mais ordinairement acides & véritablement caustiques.

La mélancholie dégénere souvent en manie, ou en délire accompagné d'imaginations singulieres, de ris, de chants, pleurs, soupirs, de crachements fréquents de matieres liquides, de paralysies locales. Les personnes qui en font atteintes supportent aussi les veilles & le plus grand froid, fans s'en plaindre.

Pour traiter la mélancholie avec succès, on en diftinguera les périodes. Si elle eft récente, on faignera d'abord le malade: le fur-lendemain, il prendra la potion 165, & on le purgera doucement dès le lendemain, & pendant plufieurs jours confécutifs, avec les gouttes laxatives N°. 94. On lui fera prendre enfuite une vingtaine de demi-bains domeftiques: il s'y mettra lorsque la digeftion du dîner fera faite : il avalera en même temps, tous les foirs en fe couchant, dans un gobelet d'eau fraîche, une couple de gros de fel-végétal, ou de celui fous le N°. XIX de la pharmacie portative ; & il prendra, le lendemain dans la matinée, deux, trois ou quatre livres de petit-lait tiede, adouci avec du miel, dont il boira tous les quarts-d'heure un gobelet, ou, à défaut de petit-lait, de l'eau antacide & apéritive N°. 37. Si ces remedes ne tenoient pas fon ventre très-libre, il remédiera journellement à la conftipation, au moyen du lavement N°. 108: il fe nourrira des aliments les plus légers du régime prefcrit fous la lettre B; & il boira copieufement, foit de l'eau pure, foit de la tifane commune N°. 210. Ce cours de remedes étant fait, il reviendra à l'ufage des gouttes laxatives, qu'il prendra le foir, en dofe fuffifante pour en être évacué une couple de fois; & il boira, dans la matinée, la quantité qu'il pourra fupporter d'une eau aigrelette-martiale. Au cas qu'il eût des infomnies, on lui donnera, une couple de fois par femaine, au lieu des gouttes laxatives, les gouttes anodines N°. 89. A ces remedes, il joindra un exercice modéré, & fpécialement celui du cheval : on cherchera à le récréer & à le diftraire continuellement, par des moyens variés, fans qu'il s'apperçoive du but qu'on fe propofe, & on le détachera de

U u

l'idée qui l'obfcede, foit par le raifonnement ou par des ftratagemes convenables. Par ces moyens, on ne manquera guere de remarquer, au bout de cinq ou fix femaines, du changement en bien, & alors le malade ne pourra mieux faire, que de continuer la même marche jufqu'à fa guérifon; à la réferve des bains, dont il n'ufera plus qu'une couple de fois par femaine : au refte il pourra interrompre de temps à autre, mais feulement pour quelques jours, les médicaments, au cas qu'il vînt à s'en dégoûter.

Pour affermir le mieux qu'il aura acquis & prévenir la récidive, il prendra les eaux-minerales ferrugineufes N°. 3, & il montera beaucoup à cheval.

La mélancholie invétérée, & dans laquelle les humeurs groflieres & atrabilaires fe font déja fixées dans le bas-ventre, eft bien difficile à guérir. On cherchera, dans ce cas, à rendre les matieres mobiles, moyennant une couple de demi-bains que le malade prendra par femaine. Il emploiera tous les fusdits remedes, & chaque fois que les envies de vomir ou la difpofition à la diarrhée marqueront de la mobilité dans les humeurs atrabilaires, on facilitera auffi-tôt ces évacuations; dans le premier cas, par deux onces d'oxymel fquillitique animées d'un grain de tartre émétique délayé dans un gobelet d'eau tiede, & dans le fecond, on le purgera doucement avec le petit-lait tamarindé N°. 148. L'on interrompra ces évacuations auffi-tôt que les humeurs mobiles feront emportées, pour y revenir après qu'on aura délayé & détrempé de nouveau. On continuera ce traitement avec beaucoup de patience, pendant bien des mois, &, dans des cas opiniâtres, pendant des années entieres. Si le malade étoit hémorrhoïdaire, ou qu'il eût des varices au fondement, on obfervera de lui appliquer, tous les mois, à la même lune, trois ou quatre fangfues, fur les boutons d'hémorrhoïdes.

Les vomiffements & les déjections atrabilaires & copieufes, le flux hémorrhoïdal abondant, ainfi qu'une galle abondante, operent fouvent la guérifon de la mélancholie, de même que les fievres de longue durée, & en particulier celles qui font intermittentes & bien ménagées, & principalement la fievre-quarte.

Dans cette maladie, rien n'eft plus falutaire, que les délayants de toute efpece : l'eau fimple, le petit-lait miellé, & les eaux minérales-légeres favonneufes font ceux dont les mélancholiques feront un ample & continuel ufage.

On calmera les grandes agitations & les infomnies des mélancholiques, avec l'émulfion N°. 66 , ou avec les gouttes-anodines N°. 89.

La mélancholie qui fuccede à l'hypochondrie, ou celle qui eft diftinctement compliquée avec l'une ou l'autre efpece d'affections hypochondriaques, exige qu'on joigne aux délayants les remedes recommandés pour l'hypochondrie. On cherchera à diftraire les malades, par le changement des objets qui les entourent, par des amufements variés, & de fréquents petits voyages. On mettra en outre en ufage les ftratagemes convenables pour affoiblir & effacer de leur imagination les idées qui les tourmentent. Si la mélancholie avoit été caufée par quelque paffion vive, on cherchera, s'il eft poffible, à fatisfaire le malade, & au cas qu'elle fût l'effet d'un épuifement caufé par quelque maladie, par une vie déréglée ou par la manftupration, on fe conduira en conféquence ; & les mélancholiques par épuifement feront traités comme il eft prefcrit pour la manie par épuifement.

De la manie.

Lorsque les caufes de la mélancholie affectent vivement le cerveau, les malades deviennent maniaques. L'ouverture des cadavres a démontré, que dans ces cas la cervelle étoit feche & jaunâtre dans fa partie corticale, & que les vaiffeaux du cerveau étoient variqueux, & gorgés d'un fang noir & tenace.

On reconnoît la manie, en ce que les malades , fans avoir de la fievre, font fujets à des accès de fureur, qui quelquefois font terribles, & pendant lesquels ils ont une force prodigieufe & d'affreufes imaginations : leurs excrétions font fort-diminuées, fouvent même fupprimées; & ils fupportent les veilles, le jeune & le froid, à un point incompréhenfible.

On commencera par prendre les précautions requifes pour que le malade, dans fes paroxyfmes, ne puiffe fe faire du mal ou fe détruire lui-même; & fi la manie attaque un corps vigoureux, on tentera la cure en employant pendant une dixaine de jours, de deux jours l'un , la faignée alternativement au pied, à la jugulaire & au front. Dans les jours intermédiaires, on le fera vomir à raifon du befoin, & à reprifes réitérées, avec trois grains de tartre émétique & deux onces d'oxymel fcillitique, délayés dans un gobelet d'eau tiede. Après que cela aura été fait avec la plus grande exactitude, on le purgera pendant l'efpace d'un mois, de trois en trois jours, avec les gouttes laxatives N°. 94 : dans les intervalles de ces purgations, il boira dans la matinée une couple de livres de petit-lait, dans le premier verre duquel il avalera une cuillerée à foupe pleine de fuc exprimé d'anagallis. Sur le foir, il prendra en même temps, pendant l'efpace d'une heure, un bain domeftique tiede, & avant qu'il en forte, on lui verfera, pendant une couple de minutes & par furprife, de l'eau froide fur le crâne. Si la maladie diminuoit par-là, on continuera ces derniers remedes jufques à la parfaite guérifon. Dans le cas contraire, on tentera à reprifes réitérées l'immerfion momentanée de tout le corps, la tête la premiere, dans de l'eau froide. Ces maniaques obferveront au refte le régime prefcrit fous les lettres B & H ; & fi l'on remarquoit décidément en eux de la malice, on effayera de les corriger par des traitements convenables.

Au cas que la manie fût la fuite d'une autre maladie, qui par elle même, foit par des évacuations auroit épuifé le malade, on s'abftiendra de la faignée & de toute efpece d'évacuations, mais on tentera de le guérir, en le tranfportant dans un air fain, champêtre & agréable. On le nourrira des aliments les plus reftaurants du régime fpécifié fous la lettre B ; on lui donnera fouvent un doigt de vin-de-liqueur, ainfi que des boiffons qui animent, réjouiffent & fortifient. Il fe lavera le vifage matin & foir, &, s'il a la tête rafée, le crâne avec de l'eau fraîche. En fait de remedes, il prendra demi-heure avant les repas, cinquante gouttes d'un mélange fait avec parties égales de teinture-de-mars helléborée, de teinture d'écorce-de-Pérou & de fafran, qu'on lui donnera dans une cuillerée d'eau-de-canelle orgée. On le préviendra d'ailleurs en tout ce qui pourra le récréer ; & fi ces moyens ne fuffifoient pas pour le rétablir, il prendra, matin & foir, pendant l'efpace d'un quart-d'heure, un bain froid, en obfervant d'y plonger la tête la premiere : une demi-heure avant fes repas, on lui donnera un gros de quinquina en poudre dans un verre de vin. Il fera de petits voyages auffi-tôt qu'il fera en état d'en entreprendre ; il confolidera fa guérifon, en en faifant de long cours, dans des régions tempérées & agréa-

bles, & en prenant à leur source l'une ou l'autre des eaux minérales ferrugineufes & richement gazeufes ; rapportées fous le N°. 3.

Pour calmer les paroxyfmes des maniaques vigoureux, foit pour remédier à leurs infomnies, on leur donnera libéralement, après les évacuations ci-deffus recommandées, des gouttes anodines N°. 89.

On guérit plus aifément en hyver qu'en été de la premiere efpece de
manie ; & de la feconde, plus aifément en été qu'en hyver. Mais quand
la manie eft une maladie de famille, elle eft incurable.

Les mélancholiques & les maniaques qui défefperent de leur falut ;
ceux qui font ou tout-à-fait taciturnes, ou féroces, font les plus difficiles
à guérir.

Les hémorrhagies, les vomiffements & les diarrhées fpontanées, lorfque ces évacuations font abondantes, & la fievre-quarte, qui eft de longue
durée & bien conduite, guériffent fouvent les maniaques ; & s'il y
avoit fuppreffion d'hémorrhoïdes ou de menftrues chez les mélancholiques
& les maniaques, l'on confultera & fuivra ce qui eft dit & prefcrit à cet
égard.

Des vertiges.

Lorfque les vertiges attaquent des perfonnes qui ont le cou court,
le vifage haut de couleur, & dont l'eftomac fonctionne bien, elles font
menacées d'apoplexie. Elles emploieront au plus vite, pour diffiper ces
vertiges, les moyens indiqués pour prévenir l'apoplexie fanguine.

Quand au contraire les vertiges attaquent des perfonnes hyftériques
ou hypochondriaques, ou qui pechent par la faburre & par des flatuofités dans les premieres voies, on foulagera les premieres & on guérira les
dernieres, en leur faifant prendre, quelques jours de fuite, le vin éccopro-
tique N°. 225, après quoi elles prendront, pendant l'efpace de huit
jours, les gouttes carminatives N°. 92, ou elles mâcheront à jeun quelques cardomomes de la petite efpece, foit un petit morceau de gingembre
confit. Quant à la guérifon des vertiges hyftériques & hypochondriaques,
on y parviendra moyennant les remedes recommandés pour les affections
hyftériques & hypochondriaques.

Les vertiges qui attaquent des perfonnes fanguines, ou qui ont le fang échauffé, agité, dilaté, fe diffiperont le plus fouvent par l'ufage réitéré de bains de pieds d'eau-de-fon tiede, & où l'on aura jetté un gobelet de vinaigre; fi-non, on leur donnera une couple des lavements fous le N°. 108, &, matin & foir, dans un gobelet d'eau fraîche, une prife de la poudre tempérante N°. 190. Au cas que, par ces moyens, leurs vertiges ne fe diffipaffent pas, on les faignera au pied; elles prendront une douzaine des demi-bains du N°. 2, & enfuite, pendant une couple de femaines, le petit-lait ou les bouillons rafraîchiffants N°. 14.

Les vertiges qui fuccedent aux évacuations habituelles fupprimées, fe guériffent moyennant le retour de ces bénéfices, que l'on cherchera à rétablir en fuivant les confeils donnés à cet effet en traitant des hémorrhoïdes, des menftrues, &c. En attendant, on fera foulagé par les bains de pieds fusdits, & fur-tout par la faignée.

Quand on eft incommodé de vertiges, à la fuite foit d'une longue maladie ou d'autres affections qui auroient épuifé la perfonne qui en eft atteinte, on emploiera les frictions de tout le corps, des aliments reftaurants, & la mixture cordiale N°. 124.

Les vertiges invétérés, dans lesquels le cerveau a été ébranlé par des caufes méchaniques, ou par la frayeur occafionnée par la vue de quelque précipice &c; font très-difficiles à guérir.

Des maux de tête & des rhumes au cerveau.

Les maux de tête font paffagers, ou plus ou moins permanents, & fujets à la récidive. Les premiers font fouvent caufés par la congeftion à la tête d'un fang épais, échauffé & dilaté. Quant aux maux de tête permanents, il en eft une efpece qui provient de la pléthore générale, ou de la fuppreffion d'un faignement habituel du nez, des menftrues, des hémorrhoïdes. Dans ces cas, la perfonne qui en eft atteinte eft fujette à avoir quelques battemens à la tête, des éblouiffements ou du tintinnement dans les oreilles: la couleur de fon vifage eft animée, & le front chaud.

On traitera le mal de tête paffager, à tous égards comme les vertiges qui proviennent de la congeftion du fang à la tête. Si l'attaque eft violente, on appliquera fur le front & fur les tempes, l'épithême contre le mal de tête N°. 71 ; méthode qu'on fuivra auffi dans les maux de tête qui fuccedent à la débauche de vin.

On remédiera par les bains de pieds & par la faignée au pied, aux maux de tête permanents, qui proviennent d'une fimple pléthore ; & s'il y avoit fuppreffion de quelque évacuation habituelle, on fe conduira comme il eft recommandé pour les vertiges de cette nature.

Les maux de tête permanents dépendent encore fouvent de la congeftion du fang à la tête, produite par la compreffion de la grande-artere defcendante, que le gonflement de l'eftomac, & quelquefois un vifcere gorgé, gênent au point que le fang ne gagne pas librement les vaiffeaux inférieurs : ce cas fe reconnoîtra en ce que ce mal de tête redouble après les repas & par la conftipation. Il eft accompagné de flatuofités qui paffent par le haut & par le bas ; & en palpant le bas-ventre, on trouve la région des hypochondres gonflée, tendue, & quelquefois engorgée.

On traitera cette efpece de mal de tête, comme les vertiges qui proviennent d'un yice dans les premieres voies. Les perfonnes qui font affectées de maux de tête, parce que l'eftomac eft foible & la digeftion mauvaife, fuivront auffi cette méthode ; & en cas qu'elles fuffent affectées de la maladie hypochondriaque, on fera fuccéder à ces remedes ce qui eft recommandé pour l'hypochondrie.

Il y a une troifieme efpece de maux de tête plus ou moins permanents : elle précede les rhûmes de cerveau, & fuccede à leur fuppreffion. Ce mal de tête eft ordinairement accompagné d'une fenfibilité douloureufe au front & dans les téguments du crâne. Dans le premier cas, le mal de tête fe paffe à mefure que le cerveau fe décharge ; & c'eft ce que l'on accélérera en reniflant de l'eau tiede, la vapeur du café &c. Si cela ne fuffifoit pas, on reniflera du lait tiede, où l'on aura fait fondre un gros de manne fur une couple d'onces de lait.

Dans les maux de tête qui proviennent d'un rhûme fupprimé, on emploiera ce qui eft recommandé pour le traitement des fluxions catarrhales. Si l'on ne pouvoit parvenir à faire couler de nouveau le rhûme, on frottera la tête, matin & foir, avec la broffe Angloife : on purgera, de trois en trois jours, les enfants avec de la manne, & les perfonnes adultes pituiteufes avec les pillules céphaliques N°. 151 : dans les intervalles des purgations, les uns & les autres prendront, matin & foir, au lit, une couple de taſſes d'infuſion céphalique N°. 102, afin d'exciter la moiteur ; en obſervant d'avoir la tête bien couverte & d'éviter le froid.

La quatrieme eſpece de maux de tête plus ou moins permanents eſt très-fréquente, & commune au ſexe oppilé & aux perſonnes cachétiques. On la diſtingue par la conſtitution du malade. Ces maux de tête conſiſtent dans une douleur ſourde & dans une peſanteur qui offuſque les organes des ſens.

On prendra, pour ſe ſoulager, quelques priſes du tabac céphalique N°. 199 : on flairera quelquefois l'eſprit volatil N°. 75 ; & ſi l'on étoit conſtipé, on y remédiera par le lavement N°. 109. Pour guérir ce mal de tête, on employera ce qui eſt indiqué pour les oppilations, ou pour la cachexie, s'il n'y a pas de l'oppilation.

Il eſt encore un mal de tête qui affeɕte les perſonnes épuiſées, & qui ſe guérit par les moyens indiqués pour diſſiper les vertiges qui proviennent d'épuiſement. Il ſera parlé des maux de tête purement nerveux, à l'article des affeɕtions hyſtériques &c.

De la migraine.

La migraine eſt un mal de tête des plus pénibles, tant par ſa violence, que parce qu'il eſt rebelle aux remedes & ſujet à dégénérer en d'autres maux, lorſqu'on s'obſtine à travailler à ſa guériſon. Cette maladie revient plus ou moins périodiquement : quelquefois elle affeɕte une moitié de la tête, mais le plus ſouvent la douleur eſt fixe ſur une partie, &, à l'ordinaire, ſur l'orbite de l'œil. Les paroxyſmes ne durent guere au-delà de vingt-quatre heures, & ſont ſouvent accompagnés de vomiſſements. L'aſſoupiſſement avec de la moiteur annonce la ceſſation prochaine du paroxyſme.

On abrege les paroxyſmes par la tranquillité parfaite du corps & de l'eſprit, par des bains de pieds tiedes dans de l'eau-de-ſon, par les lavements domeſtiques N°. 108, par la diete, & encore mieux par l'abſtinence de tout aliment hormis une couple de bouillons très-minces qu'on pourra prendre dans les vingt-quatre heures, pendant leſquelles, ſi l'on a ſoif, on boira une taſſe d'infuſion de fleurs-de-tilleul. Lorſque le malade aura des vomiſſements, il les facilitera par la boiſſon d'eau tiede : on lui appliquera,

ſur

fur le front & fur la partie affectée, la fomentation réfolutive & anodine N°. 82, & il reniflera de temps à autre le fuc exprimé de la racine de bette-rave, légérement cuite dans des cendres chaudes, ou à fon défaut, de l'eau tiede animée d'un tiers d'eau-à-la-reine; & il humera par le nez de la vapeur de café.

Cette maladie fuccede quelquefois à des évacuations de fang fupprimées, & fouvent elle eft l'effet d'une humeur goutteufe ou rhûmatique, Dans le premier cas, on la guérit en rétabliffant les flux hémorrhoïdal, menftruel, ou les autres bénéfices qui font fupprimés, par les moyens indiqués en traitant de ces maladies. Dans le fecond cas, on tentera les remedes confeillés pour la goutte & pour le rhûmatifme, qui feront appropriés à la conftitution & à l'état du malade.

Mais la migraine dérive le plus fouvent d'un levain qui s'amaffe infenfiblement dans les premieres voies : alors les malades reffentent, à l'approche du paroxyfme & pendant fon attaque, de l'embarras & de la tenfion aux hypochondres, qui font quelquefois fuivis de vomiffements qui les foulagent. Les paroxyfmes font plus ou moins fréquents & violents, felon le ménagement qu'on obferve dans le régime.

Si cette efpece de migraine eft récente, on faignera les pléthoriques au pied, quelques jours après le paroxyfme. Le lendemain de la faignée, ils prendront la poudre vomitive d'ipécacuanha N°. 192, & ils fe purgeront enfuite pendant fix à huit jours confécutifs, mais doucement, avec le vin eccoprotique N°. 225 ; après quoi ils prendront, pendant l'efpace d'un mois, l'électuaire-martial N°. 52. Ils réitéreront cette cure, tous les trois mois, trois fois de fuite : ils obferveront exactement le régime fous la lettre B : dans les intervalles de l'ufage de ces remedes, ils prendront, en fe mettant à table, vingt grains de quinquina en poudre ; & fi, par ces moyens, ils ne fe guériffoient pas, ils auront recours aux eaux-minérales aigrelettes & ferrugineufes.

La migraine qui a pour principe une humeur de goutte, eft l'écueil de la médecine. Elle fe paffe quelquefois infenfiblement, & fouvent à l'arrivée de la goutte, des hémorrhoïdes, &, chez le fexe, après les années climatériques.

Quand elle eft une maladie de famille, elle eft le plus fouvent incurable ; & lorfqu'elle fuccede à la répercuffion d'une maladie de la peau,

X x

on la rappellera, ou fi cela ne peut s'effeɛtuer, on emploiera les remedes indiqués pour en détruire la caufe.

Chez les perfonnes très-irritables, & où l'on ne trouve pas d'autre caufe, la poudre de la racine de petite-valériane prife matin & foir à commencer par fix grains, en augmentant chaque jour la dofe d'un grain, produit à la longue un bon effet ; & la poudre N°. XXXVI de la pharmacie portative foulage fort.

De la céphalée.

De tous les maux de tête permanents, l'efpece appellée céphalée eſt la plus fréquente. On la connoît par des douleurs qui affeɛtent toute la tête, & qui font très-aiguës. Les malades ne fupportent pas le plus petit bruit, pas même la lumiere : ils font obligés de demeurer couchés, & lorsque, dans le fort du mal, ils entreprennent de fe lever, leurs maux redoublent avec tant de violence, qu'ils perdent connoiſſance & tombent en défaillance.

Les fuites de ce mal font de la difpofition aux vertiges chroniques, aux maux d'yeux, & aux affeɛtions apopleɛtiques.

Pour traiter la céphalée avec fuccès, on obfervera d'abord fi le fujet eſt fanguin, animé, vigoureux ou dans la fleur de fon âge ; ou s'il eſt phlegmatique, cacochyme, cachétique, rempli de férofités & de pituites. Dans le premier cas, qui forme la céphalée fanguine, on mettra le malade au régime fpécifié fous la lettre H : il trempera, pendant demi-heure, fes jambes dans l'eau-de-fon tiede, & on le faignera copieufement au pied : immédiatement après la faignée, on débarraſſera le ventre moyennant le lavement N°. 108, dans lequel on fera diſſoudre demi-once de nitre ; après quoi on le couchera, la tête haute, dans un appartement tempéré & fort-tranquille. On lui fomentera les jambes avec la fomentation N°. 81, & il prendra, plufieurs matins confécutifs, du petit-lait tamarindé N°. 148, en quantité fuffifante pour en être purgé une couple de fois dans les vingt-quatre heures. On lui appliquera fur le front & fur les tempes l'épithême N°. 71, & vers l'heure du fommeil, on lui donnera l'émulfion N°. 66.

Au cas que la céphalée ne diminuât pas confidérablement au bout de deux jours, on faignera le malade à la jugulaire ; & fi cette feconde faignée ne fuffifoit pas, on ne tardera pas à lui débarraffer la tête par les ventoufes avec fcarification qu'on lui appliquera au cou, à la nuque & entre les épaules. On réitérera, s'il le faut, cette opération, en continuant d'ailleurs les autres remedes indiqués ci-deffus jusqu'à la parfaite guérifon ; & toutes les fois que le malade fera en état de prendre un bain de pieds, il y demeurera auffi long-temps qu'il pourra endurer d'être levé.

Dans la céphalée féreufe ou pituiteufe, on commencera par fe purger d'un jour à l'autre, une couple de fois, & enfuite de tous les trois ou quatre jours avec les pillules céphaliques N°. 151. On fe fera rafer le fommet de la tête, & après l'avoir frotté avec une flanelle chaude, on le lavera, matin & foir, avec de l'efprit-de-lavande mélangé avec un vingtieme d'efprit-de-fel-ammoniac. Dans l'intervalle, on fe couvrira le fommet du crâne avec l'emplâtre volatil N°. 64, qu'on renouvellera chaque vingt-quatre heures. En même temps on cherchera à donner iffue aux férofités, moyennant l'emplâtre véficatoire N°. 63, appliqué à la nuque, & que l'on entretiendra plufieurs jours avec l'emplâtre de mélilot malaxé d'un fixieme d'emplâtre véficatoire. Le malade obfervera le régime prefcrit fous la lettre B : les jours qu'il ne fera pas purgé, il prendra, de quatre en quatre heures, une cuillerée de la mixture céphalique N°. 123, & par-deffus une taffe d'infufion céphalique N°. 102; remedes qu'il continuera jusques à fa parfaite guérifon. Comme la céphalée dont il s'agit ici eft fujette à revenir, on recherchera avec foin le vice dominant dans les humeurs, & la faburre qui affecte l'eftomac, afin d'y remédier felon qu'il eft recommandé à l'article de ces vices.

La céphalée caufée par des levains vénériens ou fcorbutiques, exige les remedes propres à ces maux. Dans les autres vices du fang, on fera bien de procurer un égoût à l'acrimonie, moyennant un cautere, ou l'écorce de bois-gentil.

Comme, dans tous les maux de tête invétérés, les vaiffeaux fanguins de la tête perdent plus ou moins de leur reffort, on ne pourra mieux faire, pour affermir la guérifon, que de laver fouvent le crâne avec de l'eau froide.

X x 2

MALADIES QUI AFFECTENT LES YEUX.

Parmi les maladies de l'œil, qui peuvent fe traiter fans des opérations qui font du reffort de l'oculifte, les plus fréquentes font les ophtalmies feches, humides, fcrophuleufes & vénériennes; les bourgeons & les petits ulceres; les diverfes efpeces de pforophtalmie, & les taies blanches, appellées albugos.

L'ophtalmie feche fe connoît à la rougeur & à la féchereffe du globe de l'œil qui eft affecté. Le malade y éprouve une douleur inquiétante & des picotemens femblables à ceux que l'on reffent quand on a un grain de fable dans l'œil; & la douleur redouble lorfqu'il clignotte.

L'ophtalmie humide differe de la précédente, en ce que la rougeur eft accompagnée d'un larmoyement plus ou moins âcre & cuifant, qui irrite de plus en plus l'œil, & l'enflamme fouvent au point que le malade ne peut fupporter le jour & encore moins la clarté de la lumiere. Ce cas eft ordinairement accompagné de maux de tête & de fievre.

Les fuites de ces ophtalmies font la chémofe ou l'inflammation des yeux dont il a été traité; des bourgeons & des taies, ou des abcès fuivis d'ulceres & de cicatrices qui forment des taches blanches incurables.

Si les ophtalmies font légeres & produites par des caufes externes, telles que le vent, la fumée, la pouffiere; on purgera & l'on humectera l'œil par des lotions légeres & fréquentes faites avec l'infufion tiede de fleurs de mauves, dont on recevra auffi la vapeur à l'œil attaqué. Le malade évitera de clignotter: on lui couvrira mollement les deux yeux avec des compreffes trempées dans de l'eau rofe animée d'un fixieme d'eau-de-vie camphrée; ou, fi l'ophtalmie étoit nouvelle, on appliquera fur l'œil affecté des compreffes imbiuées d'eau végéto-minérale camphrée de Goulard, ou à fon défaut, l'écume du blanc de l'œuf produite par le broyement avec un morceau d'alun; & le foir, le malade prendra l'émulfion calmante N°. 66.

Si par contre cette maladie étoit l'effet d'une caufe interne, l'inflammation & la douleur étant confidérables, on faignera d'abord le malade au pied. Il fe nourrira des aliments du régime prefcrit fous la lettre H, & de fruits cuits cenfés fains: il boira, dans la matinée, beaucoup de petit-lait, ou, à fon défaut, de tifane commune N°. 210; &, dans l'après-midi de l'émulſion adouciſſante N°. 65 : il prendra, matin & ſoir, un bain de pieds d'eau-de-ſon tiede, & de grand matin, du petit-lait tamarindé N°. 148, en quantité ſuffiſante pour aller trois ou quatre fois par jour à la garderobe, ſi le petit-lait ſeul ne lui tenoit pas le ventre très-libre. Lorsque l'ophtalmie ſera rebelle, on ne tardera pas à employer, après les ſaignées requiſes, les ventouſes avec ſcarification, à la nuque & ſur le cou, & à détourner enſuite les humeurs acrimonieuſes, à l'aide d'un large véſicatoire appliqué entre les épaules. Alors on lui tiendra le ventre libre, moyennant le lavement N°. 111, & on réitérera matin & ſoir le ſusdit bain de pieds.

Quant aux remedes externes, on fumigera l'œil dans l'ophtalmie ſeche, pluſieurs fois par jour, avec la vapeur de la décoƈion de mauves. Dans les deux cas, on emploiera extérieurement le collyre adouciſſant & réſolutif N°. 20, & à ſon défaut, dans l'ophtalmie humide, l'eau végéto-minérale camphrée de Goulard. On aura ſoin de ne pas comprimer l'œil malade, & on tiendra toujours les deux yeux légérement couverts. Si l'ophtalmie ſeche s'opiniâtroit, on emploiera encore journellement les ventoues ſeches, & l'on appliquera entre les épaules un ample emplâtre de poix de Bourgogne, qui ſera renouvellé lorsqu'il tombera.

Dans les ophtalmies produites par des cauſes internes & qui récidiveront, on recherchera avec ſoin le vice dominant des humeurs, auquel on remédiera ſelon qu'il eſt indiqué à l'article des vices & des acrimonies de la maſſe du ſang. On détournera, s'il le faut, les humeurs, à l'aide d'un exutoire de bois-gentil, ou moyennant un ſeton à la nuque, ou un cautere au bras.

Les voyageurs qui prennent l'ophtalmie ſeche, pour avoir été expoſés au vent, ſe guériront promptement en ſe faiſant, couchés ſur le dos, diſtiller dans l'œil quelques gouttes d'un bon vin tiede : ils couvriront mollement cet œil avec une compreſſe trempée dans la même liqueur.

Les convaleſcents de l'ophtalmie feront bien, pour fortifier leurs yeux affoiblis, de les laver pendant une huitaine de jours, matin & ſoir, avec du vin tiede ou avec de l'eau de Cologne mêlée de douze fois autant d'eau-roſe.

Il y a des ophtalmies chroniques, dont le principe eſt dans les glandes des paupieres qui ſont gorgées & qui enflamment l'œil par le frottement. Dans ce cas, les yeux ſont chaſſieux & quelquefois collés au réveil. Il faut

nettoyer & décoller l'œil avec de l'eau tiede, & dégorger les glandes par de
la mie de pain blanc, réduite en cataplasme avec l'eau végéto - minérale
camphrée de Goulard : le dégorgement étant fait, pour prévenir la récidive, on usera du collyre No. 19, tous les soirs en se couchant.

Les ophtalmies étant quelquefois causées par de faux - cils qui percent
les paupieres, ou qui, en se renversant, irritent le globe de l'œil, on ne
se guérira de ce cas, qu'en arrachant les faux-cils.

Les ophtalmies chroniques, qui sont accompagnées du gonflement des
glandes du cou & des symptômes scropbuleux dont il a été fait mention
en traitant des écrouelles, sont des plus opiniâtres. On les appelle oph-
talmies-scrophuleuses. On en tentera la guérison au moyen des remedes
internes indiqués pour les écrouelles, & l'on emploiera extérieurement les
rémedes généraux recommandés pour les ophtalmies humides dont il a été
traité ci-dessus. On effaiera extérieurement la pommade rouge No. 162,
dont matin & soir on mettra la valeur d'une moitié de lentille dans le coin
de l'œil : on en oindra aussi les paupieres, si elles sont fort-gonflées &
endurcies, mais très-légérement.

Quand les ophtalmies succedent à la suppreffion de la gonorrhée, ou
qu'elles sont l'effet d'un virus vénérien, on les appelle ophtalmies vénériennes. On traitera le malade, pour lui sauver les yeux, selon la méthode
recommandée pour le chémosis, avec la modération que la différence du
degré de l'inflammation indiquera. L'ophtalmie étant dissipée, on remédiera
à la cause selon les conseils donnés à l'article des maladies vénériennes ;
& si, après cette derniere cure, il restoit au malade de la disposition à
l'ophtalmie, il prendra pendant long-temps des eaux minérales légérement
sulphureuses, coupées avec un quart de lait-de-vache.

Des bourgeons.

Les bourgeons sont de petits boutons rouges, qui s'élevent sur le
globe de l'œil. Ils abscedent quand on les néglige, & ces abcès dégénerent volontiers en ulceres.

On dissipera les bourgeons moyennant la saignée qu'on réitérera, s'il
y en a plusieurs, & lorsqu'ils affecteront la cornée transparente, ou que
l'œil sera en même temps considérablement enflammé : le malade prendra,

dans la matinée, du petit-lait tamarindé, en quantité fuffifante pour en être purgé trois ou quatre fois chaque jour. Il fera nourri d'après le régime fpécifié fous la lettre H : il boira, dans l'après-midi, beaucoup de l'émulfion adouciffante N°. 65 : tous les foirs on lui appliquera le lavement N°. 108, & il employera extérieurement·la vapeur de la décoction de mauves & le collyre adouciffant & réfolutif N°. 20, ci-avant recommandés.

Par ces moyens, on préviendra ordinairement la fuppuration. Si néanmoins les bourgeons blanchiffoient, on hâtera la maturation, & la rupture de ces petits abcès, en fumigant fouvent l'œil avec de la vapeur de lait bouilli avec des feuilles de mauves : on y appliquera des compreffes trempées dans la même décoction, & dèsque le pus fera évacué, on emploiera ce qui eft recommandé pour la guérifon des ulceres aux yeux, à l'article qui fuit.

Des ulceres à l'œil.

Les ulceres qui furviennent aux yeux, font la fuite des ophtalmies, des bourgeons &c. Afin de les déterger, on les touchera d'abord légérement, pendant quelques jours, avec la pommade rouge N°. 162, appliquée une couple de fois par jour, à l'aide d'un pinceau : on defféchera enfuite l'ulcere avec l'onguent de tutie N°. 142, appliqué de la même façon, matin & foir.

Des taies ou taches fur les yeux.

Les taches blanches, qui affectent la cornée tranfparente, font ou des cicatrices, ou l'effet d'une lymphe épaiffie & comme ftagnante dans les vaiffeaux lymphatiques de cette membrane, ou extravafée entre fes couches. Quand ces dernieres taches font légeres, on les appelle nubécules ; & albugo ou leucoma, quand elles font ramaffées & épaiffes. On diftingue ces taches des cicatrices, en ce qu'elles augmentent, diminuent & paroiffent de temps à autre bordées ou marbrées de petits vaiffeaux fanguins : elles ne font d'ailleurs pas d'un blanc net & luifant comme les cicatrices. Quand on les examine de près, on y remarque un peu d'élévation, & l'œil affecté eft ordinairement plus ou moins fujet aux fluxions. Toutes ces taches, felon qu'elles couvrent peu ou beaucoup la prunelle, obfcurciffent, diminuent, ou ôtent entiérement la vue.

Les cicatrices confirmées étant incurables, il ne faut pas y toucher. Quant aux autres taches; fi le malade eft pléthorique, on le faignera : on le purgera enfuite, de quatre en quatre jours, avec les pillules N°. 155; dans l'intervalle des purgations, il prendra la poudre de cloportes compofée N°. 174. On fe fervira extérieurement d'abord de fucre-candi réduit en poudre fine, dont on foufflera, matin & foir, quelque peû fur la tache moyennant un tuyau de plume; & fi, au bout d'une couple de femaines qu'on auroit ufé de ces remedes, la tache n'étoit pas diffipée ou fenfiblement diminuée, on y appliquera, matin & foir, à l'aide d'un pinceau, le mélange de parties égales de pommade-rouge & d'onguent-de-tutie; ou du fiel de brochet mêlé avec deux parties de graiffe de viperes. Si ces remedes caufoient beaucoup de douleur, on lavera l'œil, quelques minutes après l'application, avec la décoction de fleurs-de-mauves ou avec du lait tiede, & on continuera le tout jufqu'à ce que la tache foit entiérement diffipée. Le malade évitera le froid : il obfervera le régime fpécifié fous la lettre B, & fa boiffon ordinaire fera la décoction de fquine N°. 35.

La chaffie & les dartres prurigineufes des paupieres & des fourcils fe guériffent très-difficilement. On tentera l'ufage de la pommade rouge, dont on oindra matin & foir légérement les cils, les yeux étant fermés, & après avoir préalablement nettoyé les paupieres avec de l'infufion de fleurs de mauves. Pendant une quinzaine de jours, on prendra la décoction des bois laxative N°. 24, & l'électuaire pour purifier le fang N°. 53, de la maniere que ces remedes font recommandés pour le prurit, & on fera au malade un cautere à la nuque. Si ces moyens étoient infructueux, il obfervera le régime de lait prefcrit fous la lettre G; & il boira plufieurs mois de fuite, à jeun & en fe couchant, chaque fois une livre de décoction de la feconde écorce de l'orme pyramidal, faite avec une once & demie de cette écorce, fur deux livres & demie d'eau cuite à la réduction de deux livres.

Quand la vue commencera à refufer fon fervice, on ne tardera pas à fe fervir de lunettes de conferve, & de l'eau N°. 43, afin de la fortifier.

Il eſt fait mention de la perte de la vue par la goutte-fereine , à l'article des affections paralytiques ; ſi ce n'eſt pas par-là qu'on l'aura perdue, ce fera par la cataracte ; & pour s'aſſurer du fait, on aura recours à l'oculiſte.

MALADIES QUI AFFECTENT LE NÉZ.

De la perte de l'odorat.

On recouvre quelquefois l'odorat, moyennant l'uſage des remedes indiqués pour les maux de tête provenants du rhûme de cerveau ſupprimé. On prendra en outre, cinq ou ſix fois par jour, une priſe du tabac céphalique Nº. 199. Si les narines étoient fort-feches, on cherchera à les humecter à l'aide de la vapeur d'eau bouillie avec des mauves, & l'on reniflera pluſieurs fois le jour du ſuc de bettes-raves.

Des ulceres au nez.

On traitera les ulceres des narines, felon la différence de leur état, ainſi qu'il eſt enfeigné à l'article des ulceres. Si ces ulceres étoient opiniâtres, on emploiera la décoction des bois laxative Nº. 24, & l'électuaire pour purifier le ſang Nº. 53, qu'on prendra pendant une quinzaine de jours comme il eſt recommandé pour le prurit. On enduira les parties ulcérées, matin & ſoir, avec la pommade rouge Nº. 162, & ſi le mal étoit l'effet d'un virus vénérien, on joindra aux remedes preſcrits pour la vérole, la fumigation avec une pincée d'éthiops-minéral, brûlé dans une petite cuillere de fer rougie au feu. Cette fumigation ſe fera ſous la narine malade, après avoir préalablement bouché celle qui eſt ſaine avec du coton. Au cas que les ulceres du nez fuſſent accompagnés de carie aux os , on aura recours au plus vîte à un habile chirurgien.

MALADIES QUI AFFECTENT LA BOUCHE.

De la perte du goût.

Quand on a perdu le goût, on le recouvre quelquefois à l'aide des remedes indiqués pour les maux de tête provenants d'un rhûme de cerveau fupprimé. On fe gargarifera en même temps fouvent avec de l'efprit-de-fauge ou de lavande, mêlé avec le triple de vin blanc que l'on fera infufer à froid fur du raifort fauvage : dans les intervalles, on mâchera de la racine de pyrethre.

Des ulceres à la bouche.

Pour guérir les ulceres ordinaires de la langue, on les lavera quatre ou cinq fois par jour avec de la décoction de fauge faite avec du vin rouge ; & on les touchera enfuite avec le mélange de trois quarts de miel-rofat & d'un quart d'huile-de-myrrhe par défaillance.

Si l'ulcere étoit entretenu par l'irritation d'une dent crochue, on enlévera le crochet avec la lime, ou l'on arrâchera la dent ; & lorfque ces ulceres feront rebelles, on fe conduira comme il eft recommandé en traitant des ulceres en général.

Si l'ulcere furvenoit à la fuite d'un tubercule fquirreux, on extirpera inceffamment & radicalement le tubercule par le fer ou par le feu.

Dans les ulceres aphteux, on fe conduira felon qu'il eft recommandé pour ce cas. On guérira les petits ulceres recouverts d'une matiere blanchâtre, & qui affectent la langue, les gencives & d'autres parties de la bouche, en les touchant une couple de fois, pour les rafraîchir, avec du vitriol bleu ; & on les traitera enfuite comme les ulceres ordinaires de la langue.

Des ulceres au palais.

Les ulceres au palais étant fouvent un fymptôme de la vérole, on examinera toujours de près les malades qui en font attaqués ; & s'ils étoient infectés , on les traitera comme il eſt enſeigné à l'article de la vérole. Quant aux ulceres non vénériens qui ſe forment à l'entour des amygdales , de la luette, &c : après avoir nettoyé la gorge, matin & ſoir , moyennant quelques injections avec de la décoction de ſauge, adoucie avec du miel-roſat, on touchera ces ulceres avec l'eau verte de Hartmann Nº. 42. Quand le fond ſera bien detergé , on achévera la guériſon en y appliquant trois ou quatre fois par jour , le mélange de parties égales de baume de Pérou & de miel-roſat. Les malades obſerveront le régime ſous les lettres B & F, avec la précaution de choiſir les aliments qui pourront s'avaler le plus facilement. Lorſque ces ulceres ſeront opiniâtres, on purgera le malade , de huit en huit jours, avec les pillules Nº. 155 : s'il eſt échauffé, il prendra , dans l'intervalle , le petit-lait ; & s'il étoit phlegmatique, on lui donnera , matin & ſoir , quarante gouttes dépuratives Nº. 93 , dans un gobelet de décoction tiede des bois tempérée Nº. 25. Il ſe conduira d'ailleurs ſelon ce qui eſt preſcrit pour le traitement des ulceres rebelles à la langue.

Des maux de gorge qui ne ſont point inflammatoires , ni catarreux.

Outre l'eſquinancie & les fluxions catarrhales à la gorge dont il a été traité, la chûte de la luette occaſionne encore fort-ſouvent une difficulté inquiétante d'avaler. Ce mal ſe connoît par l'inſpection de la gorge : la luette eſt allongée & tombe dans l'avaloir.

On purgera le malade , une ou deux fois, avec les pillules purgatives Nº. 156 : il ſe gargariſera ſouvent avec de l'eau-de-vie , mêlée avec un tiers d'eau , & l'on préſentera , une couple de fois par jour , ſous la luette, une cuillere à café à moitié remplie du mélange de parties égales de poivre & de ſel réduits en poudre. Si cela ne ſuffiſoit pas pour la faire remonter , on ſe ſervira de la même maniere de la poudre ſtiptique Nº. 189, & dans les cas où ces remedes ſeront inefficaces, on coupera ſelon l'art le ſuperflu de la luette.

Si ſa chûte étoit accompagnée de douleur, de rougeur & d'inflammation, on mettra en uſage les remedes indiqués pour l'eſquinancie, avec une modération qui ſera proportionnée au degré de l'inflammation.

Les maux de gorge qui ſurviennent à la fin d'une longue maladie, ou qui attaquent ſubitement, ſans tumeur ni rougeur à la gorge ; le gofier paroiffant au contraire pâle & fec, font fort-dangereux. Ils précedent fouvent la mort par épuifement, & ils font communs chez les perfonnes pulmoniques qui touchent à leur derniere heure.

Le mal de gorge qui va & vient, fans qu'il paroiffe du dérangement au gofier, fe diffipe moyennant quelques cuillerées à café d'effence-de-pimprenelles, qu'on avalera par gouttes fur un peu de fucre, lentement & dans l'efpace d'une couple d'heures.

Le mal de gorge commun aux nouveaux mariés, fans inflammation ni tumeur au gofier, fe guérit par les cordiaux, par un régime reftaurant, & par la fufpenfion des jouiffances qui l'ont occafionné.

Les maux de gorge vénériens fe diftinguent par les fymptômes propres à cette maladie. Les ulceres au gofier, qui l'accompagnent, font couverts d'une matiere jaunâtre, & on les guérit comme la vérole.

Du parulis.

Le parulis confifte dans une tumeur inflammatoire & dure, qui commence à la gencive & gagne enfuite la joue. Ce mal fuccede fouvent aux fluxions & aux violents maux de dents. Comme ces tumeurs abfcedent ordinairement, on cherchera à attirer & à faire crever l'abcès intérieurement. A cet effet, on appliquera dès le commencement, fur la joue affeclée, des fachets chauds remplis de fleurs de camomilles & de mélilots : en même temps, on tiendra fans ceffe dans la bouche, du lait tiede, bouilli avec de la mauve ou avec des figues hachées, & l'on appliquera dans les intervalles, un morcelet d'une figue rôtie, fur l'endroit le plus élevé de la gencive. Par ces moyens, l'abcès crévera ordinairement de lui-même en dedans : fi cela n'arrivoit pas, on ouvrira avec la lancette l'endroit le plus élevé de la gencive, dèsqu'il fera mou & blanc. Quand l'abcès fera vuidé, on le détergera & on le guérira en fe lavant fouvent la bouche avec du vin cuit avec de la fauge, & adouci avec du miel-rofat. Si la tumeur ne fe diffipoit pas après l'ouverture de l'abcès, on appliquera fur la joue, pendant le jour, le cataplafme émollient N°. 15, & la nuit, l'emplâtre diabotanum ou le N°. XLVIII de la pharmacie portative.

Si l'abcès fuppuroit long-temps, on aura recours au chirurgien, puifque fouvent la fuppuration eft entretenue par un réliquat de racine ou

par une dent cariée qu'il faut arrâcher. Il arrive auffi qu'il y a de la carie
à la machoire : c'eft-pourquoi il ne faut pas négliger de confulter, dans
le doute, un habile chirurgien, qui, lorfqu'il n'y aura que de la carie, à la
dent, faura par l'examen de la bouche, fi l'on peut prévenir la récidive en la brûlant & en la plombant.

Des dents.

Négliger fes dents, c'eft négliger un des principaux appuis de la vigueur du corps & de l'efprit, en tant que les fonctions intellectuelles dépendent de l'affinement de nos fucs. L'eftomac ne fauroit réparer les bons
effets de la maftication, & il y a de l'ineptie à adopter & à fouffrir des
ufages & modes qui néceffairement détruifent les rateliers, fur-tout chez
la jeuneffe, dont les fecondes dents ne prennent que lentement leur force offeufe, & chez qui la maftication trop fréquente d'aliments qui contiennent du fucre empâté dans des farineux, & d'autres qui fe gliffent entre la gencive & la dent, adhérent aux dents, les déchauffent, retardent l'of-
fification, & caufent des maux difficiles à réparer.

Les dents perdent leur beauté ou leur bonté, ou l'une & l'autre de
ces qualités, quelquefois par un vice du fang, mais le plus fouvent
cela arrive faute d'attention à les conferver ou par des foins mal entendus.

Si les dents dépériffoient par la difpofition fcorbutique du fang, on
y remédiera felon les avis donnés en traitant des acrimonies fcorbutiques.
Quant aux foins généraux qu'elles demandent, on arrachera à temps les
premieres dents des enfants, afin que les fecondes puiffent fe ranger convenablement dans les alvéoles, & former ainfi un beau & bon ratelier
qu'on cherchera à conferver, en évitant de déchauffer la gencive par des
cure-dents. On ne mangera ni ne boira rien de fort-chaud, fur-tout d'a-
bord après avoir ufé d'aliments ou de boiffons bien froides. A la fin des
repas, on mâchera une croûte de pain fec, afin d'emporter les parcelles
des aliments gras ou âcres qui s'attachent aux dents. On fe lavera la
bouche tous les matins en fe levant, & après les repas, avec de l'eau tiede ;
& en paffant le doigt mouillé fur le ratelier, on emportera les principes
tartreux qui autrement s'infinueroient entre les dents & leur collet, ce
qui déchaufferoit infenfiblement les gencives. On aura foin de vifiter, de

temps en temps, l'état des gencives & des dents. Au cas que les premieres fussent gonflées ou détachées des dents, on les scarifiera ; & si l'on remarquoit quelque principe de carie sur l'émail d'une dent, on l'emportera
s'il est possible, & toujours avec beaucoup de circonspection, au moyen
de la lime à dent : si ce moyen n'étoit pas praticable, on tentera d'arrêter la carie à l'aide du cautere & en plombant la dent. Si cela étoit
impraticable, & qu'on eût lieu d'appréhender l'infection des dents voisi-
nes, on arrâchera la dent cariée.

Pour éviter d'avoir à recourir à ces moyens, & pour maintenir le
ratelier en bon état, on s'abstiendra des fréquentes frictions avec les opia-
tes & poudres, qui, en relevant la blancheur de l'émail, le détruisent insensiblement ; ainsi que d'user trop des gargarismes spiritueux dont on se
sert pour conserver la gencive, qui à la longue la dessechent. Au cas que
pour nettoyer les dents on eût besoin de quelque chose de plus que de ce
qui vient d'être indiqué, les personnes qui ont la gencive délicate, se
serviront, à leur lever, d'une brossette à éponge imbibée d'eau tiede animée d'un filet d'eau-de-vie ou d'esprit-de-cochléaria. Celles dont la gencive
est ferme, emploieront pour le même effet, tout doucement, les brosses
de poil de chevre usitées.

Afin de conserver la blancheur & le lustre de l'émail, on pourra
frotter légérement le ratelier, une couple de fois chaque mois, avec un
peu de sel commun très-finement pulvérisé ; après quoi on en fera l'ablution avec de l'eau tiede.

Quant aux gencives, on les conservera en bon état ; & si elles sont
endommagées, on les rétablira par l'usage de l'esprit No. 73, dont on
usera plus ou moins souvent à raison du besoin. Les personnes qui, pour
avoir négligé ces soins, auront le collet des dents incrusté de tartre, le
feront ôter par un habile dentiste, auquel, en suivant les regles qui viennent d'être prescrites, elles n'auront pas souvent besoin d'avoir recours.

MALADIES QUI AFFECTENT LES OREILLES.

De la furdité qui provient de l'obftruction du conduit de l'oreille.

Lorfque la cire s'amaffe & s'épaiffit dans le conduit de l'oreille, elle le bouche fi bien, que peu-à-peu on devient plus ou moins fourd de l'oreille qui eft obftruée, fans avoir éprouvé d'autres fymptômes qu'un bourdonnement qui augmente ordinairement jufqu'à ce que l'ouie ait confidérablement diminué. Ce cas qui eft très-fréquent fe découvre par l'infpection de l'oreille, à la faveur des rayons du foleil ou d'une lumiere que l'on approche de l'oreille.

Pour guérir cette efpece de furdité, on couchera le malade fur l'oreille faine : on remplira le conduit obftrué d'huile d'amandes - douces & tiede. Il demeurera dans la même fituation pendant plufieurs heures, afin de donner le temps à l'huile de bien ramollir la cire ; après quoi on fera coup fur coup, d'une projection modérée, des injections d'eau tiede avec une feringue qui en contiendra quelques onces. On continuera ces injections jufqu'à ce que le bouchon forte, foit en une piece, foit par morcelets ; ce qui produira la guérifon parfaite. Par ce moyen, on rendra fur-le-champ l'ouie à bien des fourds qui avoient défefpéré de leur guérifon.

De la furdité par relâchement.

Lorfque le tympan, ou la membrane qui tapiffe le conduit de l'oreille, fe relâche ou fe gonfle, les malades entendent un bruit qu'ils comparent à celui que font une gouttiere, le murmure d'un petit ruiffeau, ou la fluctuation de l'eau. Leur ouie devient dure, & les fons leur paroiffent caffés comme ceux que rend une caiffe à tambour qui eft mouillee. Cette maladie eft le plus fouvent la fuite des fluxions pituiteufes & froides à la tête.

Si elle eft nouvelle, on la guérit moyennant les remedes indiqués pour le mal de tête qui provient d'un rhûme fupprimé ; & l'on appliquera fur l'oreille externe, deux fois par jour, la moitié d'un petit pain tout chaud, arrofé d'eau-des-Carmes ou d'efprit-de-lavande. Si cette vapeur ne fuffifoit pas pour diffiper la fluxion , on foufflera matin & foir , pendant une couple de minutes, à travers le tuyau d'une pipe allumée, de la fumée de feuilles de bétoine dans l'oreille, & l'on appliquera un véficatoire entre les épaules. Les malades éviteront l'air humide : ils boucheront l'oreille avec du coton imbibé légérement de la teinture pour les oreilles N°. 202 , ou à fon défaut, d'eau à-la-reine. Toutes les fois que le mal fera invétéré , on purgera le malade , à reprifes réitérées, avec le bol hydragogue N°. 7 , & l'on conduira dans l'oreille , au moyen d'un entonnoir, la vapeur N°. 220. Si ces remedes échouoient, il aura recours aux eaux-thermales, ou il prendra la douche fur la tête & fur la moitié du vifage correfpondante avec l'oreille malade. La fumée de tabac pouffée doucement par le tuyau d'une pipe dans le conduit de l'oreille, a plus d'une fois produit un bon effet dans cette efpece de furdité. Si le malade a eu quelque éruption humorale à l'habitude du corps, il ufera pendant long-temps du bois gentil fur les bras , & l'on remédiera au vice qui dominera dans les humeurs , felon les préceptes donnés à ce fujet.

De la furdité caufée par la féchereffe.

Quand la membrane qui tapiffe le conduit de l'oreille , ou le tympan, fe deffechent, les malades font au commencement incommodés par de fons aigus ; ils éprouvent du tintinnement & des douleurs momentanées dans l'oreille, & les fons aigus qui s'affoibliffent dans un air humide, augmentent par les vents fecs. Cet état négligé conduit à une furdité incurable. On la guérit dans fes commencements par des faignées réitérées , & par la boiffon abondante de petit-lait. Quant aux topiques, après avoir relâché le conduit de l'oreille avec de l'huile d'amandes-douces, on y introduira, matin & foir, au moyen d'un entonnoir à bec recourbé, la vapeur de la décoction de mauves, & dans les intervalles, le malade aura dans l'oreille du coton légérement imbibé d'huile d'amandes-ameres.

Du bourdonnement, du tintinnement & des autres bruits à l'oreille.

Les bourdonnements, tintinnements , éclats & autres faux-bruits à l'oreille, qui vont & viennent fans altérer l'ouie , exigent qu'on nettoie d'abord l'oreille affectée comme il a été recommandé ci-avant. On purgera

enfuite

enfuite, tous les huit jours, le malade, avec les pillules céphaliques No.
151; & on emploiera, matin & foir, la vapeur pour les oreilles No.
220, qu'on recevra comme il eſt dit ci-deſſus. Dans les intervalles, on
tiendra dans l'oreille du coton humecté avec la teinture pour les oreilles No. 202; & ſi ces indiſpoſitions étoient accompagnées de fymptômes de féchereſſe ou d'un relâchement des membranes de l'organe, on
les guérira par les remedes recommandés ci-avant pour de tels cas.

Une cauſe permanente produit des effets permanents : toutes les maladies de l'oreille, dont il vient d'être fait mention, qui ne ſont pas entiérement permanentes, ne ſont pas ſans eſpérance; & avec de l'intelligence
& de la patience, on les guérira plus ou moins parfaitement.

La furdité qui ſuccede à l'inflammation & à l'abcès interne aux
oreilles, de même que celle où le malade, ayant l'oreille nette, n'y ſent
ni bruit ni incommodité, ſont ordinairement incurables, ſoit parce que
l'une ou l'autre partie de l'organe a été détruite, ſoit parce que, dans
le dernier cas, l'oreille eſt affectée de paralyſie.

La furdité, qui eſt un mal de famille, eſt de mauvais augure.

Dans tous les cas où l'ouïe eſt altérée, il faut d'abord s'aſſurer de
l'état du conduit, & le nettoyer au préalable, s'il n'eſt pas bien net,
comme il eſt dit ci-deſſus.

Il eſt une furdité qui provient de l'épaiſſiſſement de la maſſe de la
lymphe. La boiſſon abondante d'eaux-thermales ſubtiles, qui pénetrent par-
tout, telles que les eaux de Pfeffers, a ſouvent produit de bons effets.

MALADIES QUI AFFECTENT LA POITRINE.

Du rhûme de poitrine.

Rien n'eſt plus ordinaire que de voir traiter de bagatelles les rhûmes de
poitrine : auſſi n'eſt-il pas rare d'en voir des ſuites très-fâcheuſes, ſoit parce
qu'on les néglige, ſoit par ce qu'on confond les différentes eſpeces de rhûme, & que l'on emploie ſans diſcernement les mêmes remedes.

Z z

La premiere attention qu'on doit donner aux rhûmes, c'eſt de bien examiner s'ils ſont chauds ou froids ; ſi la toux eſt ſeche ou ſuivie d'expectoration ; & encore, ſi la matiere qu'on expectore eſt claire, ou ſi elle eſt épaiſſe & gluante.

Les rhûmes chauds ſont ordinairement précédés de friſſons, & ſont toujours accompagnés de chaleur, de dégoût, de ſoif, d'accablement & d'autres ſymptômes fébrils. Les malades éprouvent plus ou moins d'oppreſſion, d'inquiétudes, de la douleur, & quelquefois des points qui roulent par la poitrine.

On diſtingue les rhûmes froids & pituiteux, en ce que les malades ſont ſans fievre & ſeulement frileux & engourdis. Ces rhûmes ſont d'ailleurs ſouvent précédés ou accompagnés du rhûme de cerveau, d'un gonflement pituiteux aux amygdales & à la luette, avec diſtillation d'humeurs pituiteuſes ſur le goſier.

Les traitements pour ces différents cas, ſont expoſés à l'article des fluxions catarrhales ſur le cerveau, la trachée-artere & les bronches. On les conſultera, l'on ſe conduira en conſéquence, & lorſque ces rhûmes feront rebelles, on uſera, pluſieurs jours de ſuite, de l'infuſion pectorale-laxative N°. 104.

De la coqueluche.

La coqueluche eſt aſſez commune chez les enfants : elle conſiſte dans des accès de toux ſi violents, que ſouvent le ſang jaillit par le nez & par la bouche : on croit à tout moment les malades prêts à ſuffoquer, & le plus ſouvent les paroxyſmes finiſſent par le vomiſſement de quelques glaires.

Cette maladie eſt très-opiniâtre. Quand elle attaque des perſonnes adultes & pléthoriques, on débutera par la ſaignée. Si-non, on donnera aux malades, ſans autre préliminaire, deux à trois onces, & aux enfants, une quantité ſuffiſante d'oxymel-ſcillitique délayé dans de l'infuſion de chardon-bénit, pour les faire vomir une couple de fois. Ils pourront prendre auſſi à cet effet, une priſe de la poudre vomitive d'ipécacuanha N° 192. On réitérera ces remedes de quatre en quatre jours : la boiſſon ordinaire du malade ſera une légere infuſion de ſaſſafras, adoucie avec

du miel: on lui frottera, matin & foir, la poitrine avec l'onguent pectoral N°. 140 : il fera nourri des aliments les plus légers du régime fpécifié fous la lettre B; & il boira, à la fin des repas, un doigt de vin-de-
liqueur. S'il étoit conftipé, on lui tiendra le ventre libre avec le lavement
N°. 108 : il prendra tous les foirs un bain de pieds tiede, dans de l'eau-
de-fon.

Au cas que la violence ou la fréquence des accès l'exigeaffent, on
donnera aux malades adultes, le foir, pour les calmer, quinze à vingt
gouttes anodines de Sydenham, ou les gouttes No. 89 : & l'on en fera prendre aux enfants, pour le même effet, une dofe proportionnée à leur âge,
dans un peu de fyrop de capillaire.

Le lait de jument a fouvent guéri de la coqueluche. Les fyrops pecto-
raux & adouciffants font tout au plus un petit palliatif Trente gouttes de
foufre doré liquide d'antimoine, prifes à jeun & vers l'heure du fommeil,
dans un peu d'eau-tiede, & par-deffus un gobelet de décoction de douce-
amere N°. 27 : l'une & l'autre de ces dofes pour une perfonne adulte,
& en proportion pour les enfants, produifent un bon effet, fi l'on continue d'en ufer pendant une quinzaine de jours.

Il y a des épidémies où la coqueluche réfifte à tous les remedes,
dure très-long-temps, & s'appaife lorfque l'on s'y attend le moins.

Des toux chroniques.

Les toux chroniques proviennent le plus fouvent de l'eftomac ou
de l'engorgement des glandes gutturales, foit de tubercules au poumon.
La toux chronique eft auffi quelquefois l'effet d'une humeur arthritique,
le fymptôme d'une vomique ou de l'ulcération du poumon. Ce que l'on
appelle vulgairement toux hyftérique, hypocondriaque & fpafmodique,
font des fymptômes des maladies hyftériques &c. En enlevant dans ces derniers
cas, la caufe, l'accident ceffera, & en attendant, on palliera la toux par les
remedes ufités.

La toux ftomachale eft opiniâtre & de longue durée. Elle augmente
& diminue à proportion que l'eftomac fonctionne plus ou moins mal, &
elle n'eft pas accompagnée des fymptômes de rhûme. Au commencement
cette toux eft feche; mais comme un long défaut des fonctions de l'efto-

mac altere néceffairement le fang, les bronches fe trouvent dans la fuite chargées d'humeurs vifqueufes, & les malades expectorent des glaires te‑naces.

On obfervera avec beaucoup d'exactitude le régime fous la lettre B : on mâchera, tous les foirs en fe couchant, demi-gros ou une quantité de rhubarbe fuffifante pour avoir le ventre très-libre : on prendra en même témps l'électuaire roborant N°. 54 : on montera fouvent à cheval : on appliquera fur l'eftomac l'emplâtre ftomachal N°. 62, & l'on continuera patiemment ce régime jufqu'à parfaite guérifon.

Cette efpece de toux qui eft commune aux vieillards eft très-opiniâtre. Si les remedes recommandés font fans effet, on trouvera que la toux eft compliquée avec l'obftruction de l'un ou l'autre des vifceres du bas-ventre, ou avec des tubercules.

La toux gutturale eft commune aux perfonnés attaquées du goître, fur-tout s'il eft plus dans l'intérieur qu'extérieurement. Ces malades expectorent une matiere très-compacte, glutineufe, bleuâtre, & ont, par accès, de l'afthme. L'opiat N°. 145, ou d'autres bons remedes contre le goître, pris en petite dofe & fouvent réitérés, & la boiffon d'une eau-thermale fubtile & fondante, foulageront & guériront à la longue les malades qui feront dans un bon âge. Chez les perfonnes avancées en âge, la toux gutturale dégénere volontiers en afthme & en hydropifie de poitrine. L'on éloignera & préviendra quelquefois ces fâcheufes fuites, par un très-long ufage du fyrop de favon balfamique N°. 195, en buvant, après chaque prife, un gobelet de la décoction de douce-amere N°. 27.

Les tubercules au poumon confiftent dans le gonflement, dans le gorgement ou même l'endurciffement fquirreux des glandes placées dans les ramifications des bronches. Il eft également difficile de connoître & de guérir cette maladie. On peut cependant conjecturer avec raifon que la toux en dépend, lorfqu'elle eft feche, qu'elle n'eft point de la nature des toux précédentes, & que le malade touffaille feulement, ayant rarement une toux fonore. Les perfonnes affectées de tubercules font fujettes, fur-tout après les repas, à prendre de petites oppreffions, de la chaleur au vifage & à la paume des mains : il leur arrive de temps à autre d'avoir la voix un peu caffée, & de maigrir au-delà de ce que leur indifpofition apparente devroit produire.

La fuite de cette toux eft l'ulcération des tubercules, & la pulmonie.

Si les tubercules font récents, on faignera le malade au bras : il prendra enfuite une quinzaine de bains domeftiques, & après ces préliminaires, il fera un long ufage de lait-d'âneffe, coupé avec deux parties d'eaux-minérales de Selz, ou feulement avec une partie de celles de Vals, qui, dans ce cas, font plus efficaces. Le malade obfervera le régime fpécifié fous la lettre G ; il montera tous les jours à cheval pendant une couple d'heures, &, en fe couchant, il prendra une prife de fyrop de favon balfamique Nᵒ. 195. Si cette méthode échouoit, il fubftituera au fyrop une prife des poudres de cloportes compofées Nᵒ. 174 : il continuera de prendre, le matin, le lait d'âneffe : pendant l'ufage de ces derniers remedes, il fe purgera une fois dans la femaine, avec la poudre de rhubarbe Nᵒ. 187 : il évitera le froid, & afin d'amollir les tubercules, il humera fouvent la vapeur de la décoction de mauves.

Si, pendant qu'il ufera de ces remedes, ou fans cela, le malade éprouvoit un redoublement d'irritation, & des picotements à la poitrine avec de la fievre, il en fufpendra l'ufage ; & fi la fievre étoit confidérable, il fe fera faigner afin de prévenir l'inflammation & la fuppuration des tubercules. Il ne recommencera à prendre les remedes fufpendus, que lorfque les fymptômes qui auront donné lieu à cette fufpenfion auront entiérement ceffé. Pour en abréger la durée, il fe nourrira des aliments liquides du régime décrit fous la lettre H.

De l'afthme en général.

Les affections afthmatiques fe connoiffent en général par la refpiration laborieufe & plus ou moins difficile. Quand l'afthme eft confidérable, les côtes, de même que les omoplates, s'élevent pendant l'infpiration avec plus ou moins de fifflement ou de râlement dans la poitrine.

L'afthme léger qui reffemble à l'effouflement des perfonnes replettes, quand elles ont monté quelque efcalier ou pris de l'exercice, eft appellé dyfpnée. Pour guérir cette efpece d'afthme, les perfonnes pléthoriques fe feront faigner ; & pendant une quinzaine de jours confécutifs, elles prendront, en fe couchant, cinq ou fix pillules gommeufes Nᵒ. 152, & le lendemain, dans la matinée, de la décoction laxative & apéritive Nᵒ.

30, en quantité fuffifante pour en être purgées trois ou quatre fois. Afin de prévenir les retours, elles obferveront exactement le régime prefcrit fous la lettre B : vers les équinoxes, elles fe feront ouvrir la veine : après ces faignées, elles prendront par précaution, pendant quelques jours, la dite décoction laxative : elles monteront fouvent à cheval, & prendront de temps à autre des bains de pieds tiedes, animés d'une couple d'onces de moutarde en poudre. Enfin, fi ces précautions ne fuffifoient pas, elles auront recours aux eaux-thermales légérement fouffrées, ou, à leur défaut, on leur donnera pendant l'efpace de fix femaines, matin & foir, le fyrop de favon balfamique ci-deffus recommandé.

<h3 align="center">De l'afthme humide.</h3>

L'afthme humide eft permanent ou périodique. Celui qui eft permanent étant le plus fouvent l'effet du goître, ou un fymptôme de l'hydropifie de poitrine, de l'empyeme ou de la caducité des nerfs de la poitrine, on en recherchera foigneufement la caufe, & on y remédiera felon les avis donnés en traitant des maladies dont l'afthme fera un fymptôme. A défaut de l'une ou de l'autre des caufes fufdites, on aura lieu de croire qu'il s'eft fait une infiltration graiffeufe dans le tiffu cellulaire de quelques parties du poumon ; ce dont on ne doutera pas, fi le malade a, au-deffus de la clavicule, une petite tumeur indolente, pâle & mollaffe. Ce cas eft rare, mais point fans exemple, & les remedes qu'on aura à tenter font la décoction des bois laxative N°. 24, conjointement avec l'électuaire pour purifier le fang N°. 53, joints à un régime qui amaigrit. A défaut de fuccés, on tentera, pour ce cas, la falivation par les frictions rapportées à l'article des maladies fyphilitiques.

Les afthmes périodiques font accompagnés d'une expectoration copieufe ; ou les malades n'expectorent pas du tout ou feulement quelque peu de phlegmes qu'ils jettent vers la fin des paroxyfmes. C'eft ce qui a fait diftinguer les afthmes en humides & fecs. Dans ceux du premier genre, l'infpiration eft ordinairement ronflante, la voix caffée ; les malades touffent & expectorent beaucoup de matieres très-glutineufes & compactes.

Dans le paroxyfme de l'afthme humide, le malade prendra d'abord un vomitif compofé de deux grains de tartre-émétique, & d'une once &

demie d'oxymel fcillitique, le tout délayé dans un gobelet d'eau tiede. Dès le lendemain, il commencera à prendre, de trois en trois heures, une taffe de la mixture antafthmatique N°. 118. Il fe nourrira avec les aliments les plus légers du régime fous la lettre B, & fa boiffon ordinaire fera l'infufion d'hyfope adoucie avec du fyrop d'éryfimum, ou à fon défaut, avec de l'oxymel fimple, foit avec du miel : il humera fouvent la vapeur de fleurs de fureau bouillies avec trois parties d'eau & une de vinaigre. Sur le foir, on lui donnera le lavement émollient & carminatif N°. 109, & après qu'il aura ufé pendant cinq ou fix jours de ces remedes, on le purgera doucement, une couple de jours de fuite, avec la décoction laxative N°. 31. Si, par ces moyens, l'état du malade ne s'amélioroit pas fenfiblement, on lui appliquera entre les épaules le véficatoire N°. 63. Après qu'il aura été évacué par la fufdite décoction, il reviendra à l'ufage des remedes antécédents, qu'il continuera jufqu'à ce qu'il foit rétabli. S'il étoit décidément pléthorique, on fera précéder la cure indiquée, par la faignée; & afin de prévenir, s'il eft poffible, la rechûte, il ufera de ce qui eft recommandé pour prévenir la récidive de la dyfpnée.

L'afthme humide eft fujet à des retours affez périodiques; & quoiqu'il réduife quelquefois les malades à la plus trifte fituation, il eft cependant moins dangereux qu'opiniâtre.

De l'afthme fec.

L'afthme fec differe principalement de l'afthme humide, par le défaut d'expectoration : on en diftingue plufieurs efpeces. Les plus ordinaires font l'afthme hypochondriaque ou flatueux, l'afthme fanguin, & le fpafmodique.

On diftingue le premier, en ce qu'outre les fymptômes généraux de l'afthme, il eft le plus fouvent précédé & accompagné d'une tenfion pénible au creux de l'eftomac, de rots, de flatuofités & d'angoiffes qui diminuent à mefure qu'on lâche des vents. Les malades expectorent peu, & les matieres font vifqueufes & écumeufes.

On leur donnera, pendant le paroxyfme, matin & foir, le lavement émollient & carminatif N°. 109: ils prendront, deux fois le jour, des bains de pieds d'eau-de-fon tiede, au fortir defquels on leur frottera les

jambes du bas en haut avec des ferviettes chaudes. En fait de remedes internes, ils prendront de la mixture anti-fpafmodique Nº. 120, renforcée d'un
gros d'efprit-volatil huileux, ou des gouttes Nº. 92; & par-deffus chaque
prife, on leur donnera une taffe de l'infufion carminative No. 101. On
leur appliquera fur le ventre, l'emplâtre de Galbanum, & on ne les nourrira que des aliments les plus légers du régime prefcrit fous la lettre B.
Afin de prévenir toute rechûte, on cherchera à guérir l'hypochondrie felon
les confeils donnés pour le traitement de cette maladie.

Si les malades étoient pléthoriques, ou s'il exiftoit chez eux une fuppreffion d'hémorrhoïdes, de menftrues ou de quelque autre évacuation
habituelle, on fera précéder les remedes confeillés, par la faignée au pied,
ou par l'application des fangfues au fondement; & l'on fe gouvernera en
conféquence pour prévenir la récidive.

De l'afthme fanguin.

L'afthme fanguin provient principalement du défaut de reffort dans
les vaiffeaux capillaires fanguins du poumon, que le fang dilate au point
que la circulation s'y fait difficilement. Les malades qui font dans ce cas,
outre les fymptômes communs aux afthmatiques, éprouvent des palpitations de cœur: ils ont beaucoup de rougeur au vifage, des angoiffes
très-pénibles, & ils reffentent à la poitrine une chaleur accompagnée de
fuffocations, qui les obligent de fortir du lit & même de leur appartement, afin de refpirer la fraîcheur en plein air.

On les faignera dans le paroxyfme. Ils prendront chaque jour, pendant
une couple d'heures, des bains tiedes de pieds d'eau-de-fon: on leur donnera, matin & foir, le lavement Nº. 108, animé de deux gros de nitre:
ils prendront, de trois en trois heures, une taffe d'eau-de-fleurs de tilleul
diftillée, & une prife de la poudre tempérante Nº. 190, en ajoutant fur
chaque prife une couple de grains de camphre broyé, avec le double
de nitre. Ils fe nourriront des aliments liquides du régime décrit fous la
lettre H. Dans la matinée, ils boiront beaucoup de petit-lait clarifié, &
dans l'après-midi, de l'eau-d'orge adoucie avec de l'oxymel fimple: vers
l'heure du fommeil, on leur donnera les gouttes anodines Nº. 89. Dans
les intervalles entre les paroxyfmes, pour prévenir les rechûtes, on emploiera

ploiera les demi-bains domeftiques, dont on prendra une couple chaque femaine, pendant long-temps. Au printemps, ils prendront le lait d'âneſſe, & dans la bonne faiſon, ils feront un long uſage d'eaux-minérales-aigrelettes & ferrugineuſes. Si les malades avoient de la diſpoſition aux hémorrhoïdes, on cherchera à les faire fluer par les moyens indiqués pour cet effet à l'article des hémorrhoïdes. Les perſonnes attaquées de cette eſpece d'aſthme obſerveront exactement le régime décrit fous la lettre B : en été, elles feront uſage de fruits fondants & qui rafraîchiſſent le ſang : tous les trois mois, elles ſe feront tirer du pied ſept à huit onces de ſang : elles prendront très-ſouvent des bains de pieds tiedes : elles monteront beaucoup à cheval, & toujours pendant la fraîcheur, en évitant de s'échauffer par cet exercice comme par tout autre.

De l'aſthme ſpaſmodique.

Cet aſthme eſt produit par un ſpaſme qui ſaiſit ſubitement & par accès les muſcles du thorax & les fibres muſculaires des bronches. Dans cette eſpece d'aſthme, les malades n'ont pas de râlement dans la poitrine, mais un ſiflement aigu pendant l'inſpiration : ils reſſentent des tiraillements & des picotements inquiétants entre les côtes, ainſi que dans l'intérieur de la poitrine, & une douleur déchirante entre les épaules.

On les ſoulagera dans le paroxyſme, en leur faiſant prendre, pendant une couple d'heures chaque jour, des bains de pieds tiedes d'eau-de-ſon, animés d'une once de graine de moutarde pulvériſée : on leur donnera matin & ſoir le lavement domeſtique No 108 : ils humeront la vapeur de la décoction de fleurs de ſureau : on leur frottera de deux en deux heures la poitrine avec l'onguent anti-ſpaſmodique N°. 132 ; & pour prévenir les rechûtes, on recherchera la cauſe qui produit le ſpaſme. Celle-ci ſera ſouvent une des acrimonies du ſang, dont il a été traité, ou un levain de goutte, & l'on en détruira la cauſe par les moyens recommandés pour le traitement de ces vices de la maſſe des humeurs. Si l'on ne parvenoit pas à en découvrir la cauſe, on cherchera à diminuer l'irritant, en facilitant la ſécrétion & l'excrétion inſenſible de cet agent, par un long uſage des pillules gommeuſes N°. 152, & du petit-lait chalybé N° 147; & l'on diminuera l'irritabilité par l'ablution journaliere du corps avec de l'eau froide , & par la friction ; à quoi on fera fuccéder le bain froid & tous les exercices qui endurciffent le corps , qui fe fortifiera encore par un long ufage de quinquina infufé à froid , dont l'once groffièrement pulvé- rifée reftera infufée avec deux livres d'eau , pendant l'efpace de quarante- huit heures , & l'on en prendra un verre immédiatement avant les deux repas.   •

Les fréquentes attaques de l'afthme affoibliffent beaucoup les nerfs de la poitrine ; & dans les afthmes invétérés , les eaux-minérales aigre- lettes & ferrugineufes , & l'exercice du cheval , produiront à la longue un bon effet.

L'afthme fanguin eft quelquefois caufé par de petites concrétions po- lypeufes qui gênent la circulation du fang dans le poumon. Si l'on par- vient à diftinguer cette caufe , on traitera le malade en conféquence , felon les renfeignements donnés à l'article du polype ; & on le foulagera , en lui donnant , d'heure en heure , dans les paroxyfmes , une demi-dou- zaine de gouttes d'efprit-de-fel-ammoniac anifé , dans un peu de fyrop-de- capillaire.

Les afthmes qui fuccedent aux ulceres invétérés , à la galle ou à d'autres éruptions cutanées , foit à l'œdeme des pieds , qu'on auroit guéris mal-à-propos , fe traiteront dans les paroxyfmes comme il eft indiqué ci- deffus , felon qu'ils participeront de l'une ou de l'autre de ces caufes. Après que le paroxyfme fera diffipé , l'afthme caufé par la répercuffion de quelque éruption à la peau , fera guéri par la réproduction de la maladie cutanée , qui fe fera au moyen de l'inoculation. Au cas que ce moyen fût impra- ticable ou qu'il échouât , le malade prendra pendant une huitaine de jours , dans la matinée , de la décoction des bois laxative N°. 24, & en fe cou- chant , vingt grains de fleur-de-foufre broyés avec égale partie de fucre , fur lefquels il boira quelques taffes d'infufion d'écorce de faffafras. Lorf- que cette maladie fera la fuite d'un ulcere defféché mal-à-propos , on cher- chera à y rétablir la fuppuration au moyen d'un véficatoire , ou par un exutoire fait avec du bois-gentil : on pourra auffi y fuppléer par un cau- tere pofé dans la proximité de l'ulcere defféché. Quant à l'œdeme , on le rappellera par le moyen des bains de pieds tiedes où l'on jettera une cuillerée de moutarde & un gobelet de vinaigre. A défaut de fuccès , on tentera des finapifmes ou des épifpaftiques appliqués aux jambes , tels que le cataplafme de levain Nᵒ. 16 ; & on fuppléera à des égoûts habi-tuels & artificiels qui feroient taris , par d'autres qu'on cherchera à faire fluer promptement.

L'air humide eft falutaire dans les afthmes fecs ; & l'air fec, au con-traire, convient dans l'afthme humide.

Le fyrop de favon balfamique Nᵒ. 195 , a foulagé plus d'un afth-matique : il a d'abord éloigné & adouci les paroxyfmes de l'afthme fec, humide & fpafmodique. Mais il faut en continuer l'ufage pendant plu-fieurs mois , & , s'il réuffit , fe purger une fois dans le mois , avec deux onces de manne animée d'un grain de tartre émétique : c'eft ce qu'on con-tinuera jufqu'à la guérifon du malade.

De l'afthme, ou du catarre fuffoquant.

On connoît l'afthme ou le catarre fuffoquant , en ce que les ma-lades perdent fubitement la libre refpiration & toutes leurs forces, au point qu'étant étendus fur le dos, ou placés fur leur féant, ils ronflent comme les apopleétiques , ou fiflent en refpirant de même que les afthmatiques. En même temps, ils ont le vifage d'un rouge plombé, les extrémités flaf-ques & pâles , & peu de connoiffance.

On mettra au plus vîte les malades fur leur féant : on les fecouera ; on les excitera en leur mettant fous le nez des fels ou de l'efprit-volatil Nᵒ. 75 ; & après leur avoir tiré une douzaine d'onces de fang, on leur fera avaler fans délai la poudre émétique Nᵒ. 178, bien diffoute dans une cuillerée d'eau bouillante, que l'on rendra tiede par l'affufion d'un peu d'eau froide.

L'opération de l'émétique étant finie, on débarraffera le ventre au moyen du lavement purgatif Nᵒ. 111 animé : on donnera au malade, cha-que quart-d'heure , une cuillerée de la mixture antafthmatique Nᵒ. 118, renforcée de fix gouttes de fel-volatil huileux de Sylvius, ou les gouttes Nᵒ. 95 , que l'on diftillera dans chaque cuillerée : il boira par-deffus une taffe d'infufion d'hyfope, chaude, adoucie avec du fyrop d'éryfimum ; & après lui avoir frotté la poitrine avec du vinaigre chauffé, l'on apppliquera fur cette partie un ample véficatoire bien afpergé de poudre de cantharides.

Dèsque le malade fera revenu à lui, il prendra, dans la matinée, de l'émulfion ftibiée N°. 68, en quantité fuffifante pour en être purgé trois ou quatre fois dans l'efpace de vingt-quatre heures; & dans l'après-midi, il continuera l'ufage de la fufdite mixture antafthmatique, dont on lui donnera, de trois en trois heures, feulement une cuillerée fur laquelle il prendra de l'infufion d'hyfope. Ces remedes feront continués de cette maniere, jufqu'à ce que la poitrine foit entiérement débarraffée.

En fait d'aliments, il prendra trois ou quatre bouillons dans les vingt-quatre heures, & dans les intervalles, quelques cuillerées de gelée.

Les convalefcents de cette maladie obferveront le régime décrit fous la lettre B., & afin d'affermir leur guérifon, ils continueront de prendre pendant l'efpace de quinze jours, matin & foir, une prife de la fufdite mixture. Dans la journée, ils boiront une demi-douzaine de taffes d'infufion d'écorce de faffafras, adoucie avec du miel de Narbonne; &, à la fin des repas, ils prendront de l'élixir-vifcéral N°. 58, dans une cuillerée de vin. A l'effet de prévenir la rechûte, ils chercheront à fe fortifier la poitrine, au moyen de l'exercice du cheval & de la voiture; ils obferveront conftamment le régime fpécifié fous la lettre B; pour peu qu'ils foient pléthoriques, ils fe feront faigner aux environs des équinoxes. Après la faignée, ils fe purgeront une couple de jours confécutifs avec la décoction laxative N°. 31; & dans les intervalles, ils tiendront leur ventre libre, par le lavement purgatif N°. 111.

Le catarre fuffoquant - fpafmodique fe manifefte & fe traite comme l'afthme fpafmodique. Celui-ci eft moins dangereux que le précédent, qui tue promptement & demande les fecours les plus prompts & efficaces. Chez les perfonnes décidément phlegmatiques & pituiteufes, on ne fera pas de faignée : on leur donnera d'abord la potion-émétique & laxative N°. 165, qu'on réitérera au bout de deux heures, fi la premiere dofe ne produifoit pas d'effet & dèsque l'opération fera finie, on paffera au fufdit traitement. Dans des cas preffants, on cherchera à faire avaler au malade, tous les quarts-d'heures, le mélange de demi-gros d'huile-de-térébenthine & de fix gouttes d'efprit-de-fel-ammoniac, dans demi-once de fyrop-de-régliffe : on lui appliquera les véficatoires de la maniere prefcrite ci-deffus; on ne craindra point de réitérer la dofe fufdite d'huile-de-térébenthine, qui eft un puiffant incifif de la mucofité, & en même temps un tonique dont l'action eft prompte.

Des vomiques.

La vomique n'eſt autre choſe qu'un abcès au poumon où le pus eſt renfermé dans une poche. Cette maladie ſuccede ſouvent aux crachements de ſang, à la pleuréſie, à la péripneumonie & quelquefois aux rhûmes de poitrine chauds & mal gouvernés. Il ſe forme encore des vomiques par le tranſport au poumon de matieres purulentes, qui ont été formées ou dépoſées dans d'autres parties du corps. Dans les commencements, les malades éprouvent une petite difficulté à reſpirer qui augmente inſenſiblement ; ils prennent une petite toux ſeche : à cela ſuccedent peu-à-peu des friſſonnements réitérés, un ſentiment d'embarras & de peſanteur dans la poitrine, plus ou moins de difficulté à ſe coucher en tout ſens & en particulier ſur les deux côtés, & enfin des chaleurs & des inquiétudes accompagnées de rougeur aux joues & d'une diminution rapide des forces. Ces accidents ſont ſuivis des ſymptômes de la fievre-étique qui redouble vers le ſoir avec plus ou moins d'oppreſſion ; & à meſure que le pus devient abondant & acrimonieux, il dilate, affoiblit & ronge inſenſiblement la poche de la vomique, qui creve plutôt ou plus tard.

Si la vomique eſt placée dans le poumon, de maniere qu'elle ſe vuide dans la cavité de la poitrine, cette collection de pus épanché forme une nouvelle maladie qui eſt appellée empyeme. On connoît l'empyeme en ce que les malades ne peuvent reſter couchés ſur le côté ſain, ſans prendre aſſez ſubitement un redoublement d'oppreſſion & de toux, qui les oblige à ſe retourner au plus vite ſur le dos ou ſur le côté où gît le pus qui alors reflue du médiaſtin qu'il avoit irrité ſur la membrane qui couvre les côtes. D'ailleurs ces ſymptômes de la vomique diſparoiſſent en partie après cet épanchement, & ils ſont remplacés par une peſanteur ſur le diaphragme, que le malade reſſent quand il eſt debout, & ſurtout quand, après avoir été couché, il ſe leve bruſquement. Il s'apperçoit quelquefois d'un mouvement de fluctuation dans la poitrine, lorſqu'il ſe jette d'un côté ſur l'autre ; & à meſure que le pus épanché ſe réſorbe, la maſſe du ſang en eſt infectée, & le lobe du poumon, inondé de matieres purulentes, ſe corrompt : la fievre-lente, la rougeur des joues, les chaleurs aux extrémités, ainſi que la toux & l'oppreſſion, augmentent peu-à-peu au point que le malade ne peut preſque reſpirer qu'aſſis.

Quand au contraire la vomique fe vuide par la voie des ramifications des bronches & de la trachée-artere, le pus, qui fouvent eft teint
ou entremêlé de filaments de fang, regorge au moment de la rupture
par la bouche ; ce qui fe fait quelquefois en fi grande. abondance, &
avec tant de précipitation & de violence, que les malades en font
étouffés. Si-non, ou s'il y a plufieurs petites vomiques, l'expectoration
fe fait fucceffivement au grand foulagement du malade. La plupart des
fymptómes fufdits ceffent ou diminuent confidérablement à mefure que
l'expectoration fe fait, & ils ne reviennent qu'autant qu'il fe reproduit
de nouvelles vomiques, ou que les petites qui exiftent, viennent à fe dilater & à augmenter en volume.

Les fuites des vomiques & de l'empyeme font la pulmonie.

La premiere attention qu'on doit donner à la vomique eft d'en hâter
la maturation. A cet effet, le malade fe nourrira d'aliments émollients, de lait
& de laitage, de tartines à l'huile & au beurre, couvertes d'une couche de miel;
de feuilles de mauves apprêtées comme les épinards ; de figues, de pommes
& autres fruits & légumes doux & émollients. Il humera fouvent de la
vapeur d'eau & de lait bouillis avec des feuilles de mauves. Sa boiffon
ordinaire fera de l'infufion fur des fleurs de mauves, adoucie avec du
miel, ou la décoction pectorale N°. 33. A mefure que la vomique s'a-
mollira, afin d'en hâter la rupture, il joindra à l'ufage de ce régime
l'exercice du cheval ou celui de la voiture fur un pavé rude.

Il continuera cette méthode jufqu'à ce que l'empyeme ou l'expectoration de la vomique s'enfuivent. Dans le premier cas, on tentera d'a-
bord de faire paffer le pus par les felles ou par les urines : pour cet effet, on continuera, tous les après-midi, les fufdits exercices, mais avec
modération. Les malades prendront intérieurement, dans la matinée, le
petit-lait tamarindé N°. 148, avec l'électuaire lénitif N°. 51, en quantité fuffifante pour en être purgés une couple de fois par jour. On leur
donnera en même temps, à quatre heures après midi, & vers celles du
fommeil, une prife des poudres de cloportes compofées N°. 174 ; & immédiatement après les avoir prifes, ils boiront un gobelet d'infufion de
femence de panais de Crête, ou à fon défaut de celle du pays. Si par
l'ufage de ces remedes, pris pendant quatre à cinq jours, il paroiffoit du
pus dans les urines ou dans les felles, on les continuera jufqu'à ce que

les fymptômes de l'empyeme aient difparu ; en obfervant de quitter le petit-lait & l'électuaire, fi les urines feules charioient du pus. Dans ce cas, afin de favorifer l'évacuation du pus par les urines, on donnera encore au malade, le matin & le foir, & à dix heures avant midi, des poudres & de l'infufion fufdites.

Si au contraire le pus ne paffoit par aucun de ces couloirs, & que les fymptômes de l'empyeme fubfiftaffent après le fufdit efpace de temps, on fera inceffamment l'opération de l'empyeme, & on panfera enfuite le malade felon l'art : il prendra matin & foir, fix onces d'eau-de-chaux coupée avec le double de lait de vache non coulé, &, pour toute nourriture, du lait & du laitage comme il eft indiqué au régime décrit fous la lettre G.

Si la vomique venoit à fe vuider par la bouche, chez une perfonne non-pulmonique, on cherchera à faciliter l'expectoration des matieres par le mouvement du carrroffe & par celui du cheval. Le malade prendra, fur le foir, une couple de fois par femaine, un bain de pieds d'eau-de-fon tiede, & de jour à autre la potion de manne N°. 167 ; & cela dans la vue de détourner le cours des humeurs de la poitrine. Le malade fe nourrira des aliments les plus légers des régimes prefcrits fous les lettres F & G, & il prendra tous les jours, à jeun, à dix heures avant midi & à quatre heures du foir, du baume de Lucatelli No. 5, en volume égal à celui d'une noix-mufcade, mélé avec le double de conferve de rofes ; & après chaque prife de ce remede, il boira un gobelet d'une forte infufion de lierre-terreftre.

Si au bout d'un mois qu'il auroit ufé de ces remedes, l'expectoration ne tariffoit pas, on le traitera à tous égards comme s'il étoit pulmonique ; méthode que l'on emploiera auffi à l'égard des vomiques qui fe formeront chez des perfonnes déja pulmoniques, dont le traitement va être indiqué.

De la pulmonie.

La pulmonie confifte dans une ulcération au poumon, qui fe forme à la fuite d'une inflammation, d'une vomique, par la fuppuration des tubercules, & par toute autre caufe qui attaque, ronge & putréfie la fubftance de ce vifcere. Le plus fouvent cependant la pulmonie fuccede à la péripneumonie, aux vomiques & à l'hémoptyfie.

Les malades qui en font attaqués touffent & expectorent plus ou moins, à proportion de l'étendue de l'ulcere. Les matieres font différemment colorées, blanches, jaunes, rougeâtres, cendrées, d'un goût douçâtre, fans odeur, ou fétides. Elles ont pour caractere diftinctif, celui d'être compactes, de fe précipiter au fond de l'eau quand on les dégage des parties pituiteufes & falivaires, & de répandre, lorfqu'on les .jette fur une poële rougie au feu, une odeur de chair brûlée, & d'une puanteur fétide. A ces fymptômes fe joignent plus ou moins promptement l'oppreffion de poitrine, &, par le reflux du pus dans la maffe des liquides, la putréfaction du fang, la confomption des forces, la fonte des chairs & la fievre-étique, qui redouble ordinairement le foir avec rougeur aux joues, & une chaleur incommode & qui eft piquante au vifage & à la paume des mains. A ces accidents fuccedent beaucoup de dégoût & d'altération ainfi que des fueurs nocturnes, qui fouvent font accompagnées de prurit fur la fuperficie du corps. Lorfque la maladie approche de fon dernier période, il fe joint à ces fymptômes de l'enflure aux chevilles du pied, aux mains & aux jambes: les ongles, par un effet de la grande maigreur, font recourbés en dos-d'âne: la voix eft enrouée ; les malades perdent les cheveux, & ils ceffent ainfi peu-à-peu de vivre, s'ils ne font pas fuffoqués par les matieres qu'ils n'ont pas la force de cracher, ou enlevés par des fueurs ou par des diarrhées colliquatives.

Le poumon eft un vifcere qui eft dilaté par l'air, dans tout fon corps, à chaque infpiration, & qui s'affaiffe par l'expiration. Ce mouvevement perpétuel rend la cicatrifation des plaies & des ulceres impoffible ; & la guérifon ne peut fe faire que par un calus que la nature ébauche lorfque le fang eft riche en baume, & que le plein air deffeche & confolide.

La guérifon de la pulmonie, qui eft à l'ordinaire l'écueil de la médecine, fe tente par deux voies. La premiere eft la plus fûre : outre le foulagement qu'elle procure au malade, elle prolonge toujours fa vie, & elle a guéri quelquefois des pulmoniques avérés. Le malade, après qu'on lui aura débarraffé les premieres voies avec de la manne, prendra, fi fes facultés le lui permettent, pour tout aliment, affez de lait de femme pour

en

être suffisamment nourri. Pour cet effet, il aura une ou deux nourrices jeunes, saines, douces, qui feront avec modération leurs exercices accoutumés, & qui seront nourries selon les régimes indiqués sous les lettres F & G. Le malade les tettera à reprises réitérées, de trois en trois heures durant le jour, & de quatre en quatre heures pendant la nuit : il ne prendra point d'autre nourriture, excepté, s'il étoit pressé par la faim, une soupe ou une panade au lait, ou un gobelet de chocolat-de-santé qu'on lui donnera à midi. Il vivra dans un bon air, & prendra des exercices très-modérés : il cherchera d'ailleurs à être tranquille de corps & d'esprit ; il pourra boire à sa soif de l'eau-de-Selz ou de ris blanchies avec du lait qui sera toujours de la même vache, & on lui tiendra le ventre ouvert avec des lavements d'eau tiede.

Le malade qui ne sera pas à même de suivre ce régime, prendra durant le printemps & l'automne, pendant l'espace de six semaines, le matin à jeun & le soir en se couchant, une livre de lait d'ânesse, ou à son défaut du lait de chevre pur, tout fraîchement sorti de l'animal.

Dans les autres saisons, il prendra par verrées, dans la matinée, autant de lait de vache coupé avec partie égale d'eau-de-Seltz ; & dans la pulmonie-tuberculeuse, il préférera les eaux-minérales de Vals, prises mêlées avec deux tiers de lait. Au défaut de ces eaux, il coupera le lait avec partie égale d'infusion balsamique N°. 100 ; & son régime sera celui qui est indiqué sous les lettres F & G.

Les malades feront ces différentes cures dans un air tempéré, champêtre, plutôt humide que sec : ils prendront tous les jours, pendant quelques heures, l'exercice du cheval ou celui de la voiture : leur boisson ordinaire sera de l'infusion balsamique, blanchie avec du lait de la même vache, qui sera jeune, saine & douce ; & si le lait se tranchoit, ils en suspendront l'usage pendant une couple de jours. Ils se purgeront doucement avec la poudre de rhubarbe N°. 187, & les jours des purgations, ils se nourriront avec les aliments les plus doux du régime B. D'ailleurs, tant pour prévenir les aigreurs, qu'afin de fortifier leur estomac & de détruire les acrimonies des humeurs, ils prendront, une demi-heure avant les deux repas, dans une cuillerée d'eau, une prise des poudres anti-hectiques N°. 171 ; en se couchant, pour favoriser le calus, trois ou quatre pillules balfamiques N°. 149 , & vers minuit , s'il eft néceffaire de calmer la toux , on pourra donner au malade quatre à fix grains des pillules de ftyrax.

Au cas qu'il eût le fang âcre, & lorfque la pulmonie aura fuccédé à la fuppreffion de quelque fluxion acrimonieufe , on ne manquera pas de lui faire un ou deux cauteres aux jambes. Les malades continueront à fe conduire de cette maniere, jufqu'à ce qu'ils foient rétablis fi cela eft poffible; & ils obferveront d'éviter tout ce qui anime le jeu du poumon, comme le rire, le chant, & de parler à voix haute, &c.

Si le malade ne pouvoit fupporter le régime de lait, il mettra en ufage les cauteres pour autant qu'il fe trouvera dans le cas pour lequel ils font recommandés. Il fe nourrira des aliments farineux les plus légers & les plus doux des régimes fous les lettres F & H, & dont il prendra peu à la fois , mais d'autant plus fréquemment : à jeun, entre les deux repas, & vers l'heure du fommeil, on lui donnera un gobelet de la décoction de mouffe-d'Islande N°. 32 ; fa boiffon fera de la fusdite l'infufion balfamique, ou une forte infufion de lierre-terreftre: il montera fouvent à cheval, ou fera de longs voyages par eau & fur terre, dans des climats tempérés. Il remédiera à la conftipation , moyennant le lavement N°. 108, ou, fi elle étoit accompagnée d'une plénitude bien avérée, il fe purgera avec de la manne. S'il fe dégoûtoit de la décoction de mouffe-d'Islande, il la remplacera par le baume N°. 5, en buvant par-deffus chaque prife un gobelet d'une décoction faturée de lierre-terreftre , adoucie avec le fyrop de ce fimple. S'il touffoit beaucoup pendant la nuit, ou qu'il eût de l'infomnie, afin de calmer ces fymptômes, il prendra en fe couchant l'émulfion calmante N°. 66, ou, s'il n'étoit pas échauffé, trois, quatre, ou fix grains des pillules-de-ftyrax. C'eft ce qu'il continuera avec beaucoup de conftance & de patience, jufqu'à ce que la maladie foit terminée.

Quant aux fymptômes, fi durant ces différentes cures, l'expectoration fe fupprimoit, ou s'il fe formoit des vomiques; dans le premier cas, le malade prendra de l'ægglegme adouciffant N°. 44 : il redoublera fes exercices & boira plus fouvent, plus chaud, & en humant la vapeur de fa boiffon. Dans le fecond cas, on partagera fes foins entre l'ulcere & la vomique , d'après les renfeignements donnés ci-avant ; & l'on perfiftera

dans cette méthode, jufques à ce que la vomique foit vuidée ou l'expectoration rétablie.

Si toutefois, pendant ces accidents, le malade prenoit un redoublement de fievre accompagné de picotements aigus à la poitrine, on fera
obligé, fi fes forces le permettent, de lui faire une petite faignée, afin
de prévenir une nouvelle inflammation. Pour diminuer la fievre, on lui
donnera de quatre en quatre heures vingt grains de quinquina en poudre,
mélés avec fix grains de nitre ; & le foir, il prendra l'émulfion calmante
fusdite. Il ufera auffi de ces remedes pour mitiger les chaleurs, les inquiétudes & les fueurs nocturnes : il prendra en outre, dans ce dernier
cas, la précaution de fe couvrir légérement, & de porter fur le corps une
camifole qui ferre & comprime les pores de la peau.

En cas de diarrhée colliquative, le malade fufpendra le lait & le laitage: il fe nourrira des aliments les plus légers des régimes décrits fous
les lettres F & H ; il prendra pour tout remede l'électuaire contre la
diarrhée N°. 48, & fur le foir, le lavement tonique N°. 112 : ce qu'il
continuera jufqu'à ce que ce fâcheux accident foit terminé. Si la pulmonie étoit manifeftement produite par un levain fcorbutique, fcrophuleux
ou vénérien, ou qu'elle eût fuccédé à la fuppreffion des hémorrhoïdes,
des menftrues ou d'autres évacuations habituelles, on fe fervira, autant que
l'état du malade le permettra, des remedes indiqués pour détruire ces vices
du fang, & pour rétablir les évacuations fupprimées.

La pulmonie héréditaire, & celle qui eft accompagnée de l'empyeme,
font incurables.

La pulmonie qui provient de tubercules ulcérés, eft fort-mauvaife ;
mais fes progrès font lents. En général, la pulmonie fait de rapides progrès
chez les jeunes gens, & elle traîne en longueur chez les adultes, qui ont
le fang moins vif & le poumon plus ferme.

La pulmonie qui, dans un corps d'ailleurs fain, fuccede à l'hémoptyfie produite par une caufe fubite & fur-tout externe, ou à la fuppreffion
des menftrues ; comme auffi celle qui fe déclare par la rupture fubite
d'une vomique, avec une expectoration abondante & facile, le pus étant
blanc, bien conditionné & l'eftomac bon, fe guériffent fouvent quand le
malade eft bien gouverné.

B b b 2

Ceux qui font difpofés à l'hémoptyfie, le font auffi à la pulmonie, & ils fe garantiront de cette derniere maladie, en prévenant la premiere par des faignées de précaution, réitérées au printemps & en automne, où même plus fouvent, jufqu'à ce qu'ils aient atteint l'âge de trente-cinq ans. Dans ces deux faifons, ils prendront pendant l'efpace de trois femaines, le petit-lait: ils uferont fouvent de bains de pieds tiedes d'eau-de-fon; & ils obferveront en hyver le régime prefcrit fous la lettre F, & en été celui qui eft indiqué fous la lettre D, en ufant cependant avec modération des acides, & en évitant ceux qui ont de l'auftérité.

Les attaques d'hémoptyfie, chez les pulmoniques, font de fort-mauvais augure. Lorfque les crachements de fang feront abondants, on confultera le traitement de l'hémoptyfie, pour en faire l'ufage que l'état du malade permettra.

La fievre étique étant principalement produite par le pus qui reflue dans le fang, toutes les fois qu'elle fera confidérable, on fufpendra pendant quelques jours les remedes à prendre avant les repas, pour y fubftituer un gros de quinquina en poudre que le malade prendra dans de l'eau. Cette drogue s'accorde avec le lait: elle diminue l'irritabilité des vaiffeaux; elle les fortifiera, facilitera l'excrétion du pus, perfectionnera la digeftion & diminuera par-là la fievre.

DES MALADIES QUI AFFECTENT LE COEUR.

Des palpitations du cœur.

Les légeres palpitations qui furviennent dans les échauffements & dans les paffions vives de l'ame, fe paffent avec leur caufe.

Les palpitations permanentes étant ordinairement caufées par des polypes ou par d'autres corps étrangers, qui gênent de près ou de loin les fonctions des ventricules du cœur ou des gros vaiffeaux, on faura fi c'eft une concrétion polypeufe, d'après les avis donnés en traitant des polypes; & l'on fe conduira en conféquence.

On range d'ailleurs les palpitations du cœur, à raison de leurs caufes les plus ordinaires, en quatre claffes.

La premiere caufe confifte dans la furabondance ou dans l'épaiffiffe-ment du fang : elle attaque fur-tout les perfonnes qui ont négligé des faignées habituelles, ou chez qui il y a fuppreffion de quelque évacuation habituelle du fang. On diftingue ces palpitations par les fignes donnés de la pléthore & de la denfité du fang.

On fe foulage fur-le-champ, dans le paroxyfme, par la faignée; & l'on prévient la rechûte, en pratiquant ce qui eft recommandé pour la pléthore, pour l'épaiffiffement du fang, & pour rétablir les évacuations de fang fupprimées.

La feconde caufe eft familiere aux perfonnes cachétiques, qui ont le fang vifqueux & gluant. On la diftingue d'après les fignes indiqués de ce vice du fang & de la cachexie. On fe foulagera, dans ce cas, en prenant quelque prife de la mixture cordiale N°. 124. Le malade fera couché & il fe fera frotter les jambes, du bas en haut, avec une flanelle chaude; & pour fe guérir, il mettra en ufage tout ce qui eft indiqué pour la guérifon de la cachexie.

La troifieme caufe eft fpafmodique : elle eft familiere aux hommes hypochondriaques & aux femmes hyftériques. Ces palpitations fe guériffent comme les maladies dont elles ne font qu'un fymptôme; & l'on fe foula-gera pendant le paroxyfme, à l'aide du lavement émollient & carminatif N°. 109. On boira quelques taffes d'infufion de parties égales de fleurs-de-tilleul & de camomilles : on trempera les jambes dans l'eau-de-fon tiede, & l'on prendra les gouttes anti-fpafmodiques N°. 90.

Enfin, la quatrieme efpece de palpitation du cœur, eft familiere aux perfonnes naturellement débiles, & qui font exténuées par de longues maladies, ou épuifées par de fortes évacuations. On les guérit par les reftaurants indiqués pour les hémorrhagies; & on les foulagera d'après les avis donnés pour la feconde efpece de palpitations.

Les palpitations qui précedent les attaques de goutte ou de rhûma-tifme, ceffent quand ces maladies fe déclarent. On s'en foulage au moyen des lavements recommandés pour la troifieme efpece, & par les bains de pieds dans lefquels on jettera une couple de cuillerées de moutarde. Si cela ne fuffifoit pas, on faignera le malade au pied.

Des défaillances, de l'évanouissement, & de la syncope.

L'idée de chofes horribles ; les paffions de l'ame ; certaines odeurs ; d'abondantes évacuations, ou pertes de fang ; l'épuifement durant & après des maladies vives ou longues ; l'hyftéricifme & de mauvais levains dans l'eftomac, font les caufes les plus ordinaires de ces affections. Dans la défaillance, le corps fe pâme & s'affoiblit au point qu'à peine on a la force de fe foutenir.

Dans l'évanouiffement, on perd fubitement les forces & la connoiffance ; & en même temps le pouls eft très-foible. La couleur & la chaleur naturelle diminuent confidérablement. Dans la fyncope, les fymptômes de l'évanouiffement fe remarquent au point que la refpiration, auffi bien que le pouls, font autant qu'imperceptibles, & les malades paroiffent à peine vivants. Ces différents degrés de défaillance font fouvent accompagnés de fueurs froides, & de maux de cœur. Les malades font fujets à prendre, un moment avant qu'ils reviennent à eux, des mouvements convulfifs ; & dans les fyncopes hyftériques, ou qui dépendent de vers, ils prennent des fpafmes & des mouvements convulfifs des plus finguliers.

Ces accidents font à l'ordinaire plus effrayants que dangereux. Quand on a lieu de croire qu'ils font caufés par quelque odeur, on en éloignera auffi-tôt le malade : d'ailleurs, on dégagera les perfonnes qui fe trouvent mal, des vétemens qui les gênent, & on cherchera dans tous les cas, à les exciter au moyen des fecouffes & des frictions. On leur jettera de l'eau fraîche au vifage : on mettra fous leur nez l'efprit-volatil N°. 75, ou quelque efprit pénétrant, tels que l'eau-de-Luce, l'efprit de corne-de-cerf, ou une corne ou des plumes graffes fumantes au fortir du feu. On leur lavera les tempes & le front avec du vinaigre-des-quatre-voleurs, ou avec de l'eau-des-Carmes. On leur frottera la plante des pieds, & on cherchera à faire avaler au malade, s'il eft affecté de fpafme, de la mixture N°. 120, &, fi c'eft une femme hyftérique, de celle fous le N°. 119. Au défaut de ces remedes, on lui donnera une cuillerée à café d'eau-de-Carmes dans un peu d'eau fraîche, quelques gouttes de l'effence douce de Hall ou de celle du N°. IV, de la pharmacie portative. Si la défaillance étoit accompagnée d'envie de vomir, on facilitera le vomiffement moyennant la boiffon copieufe d'infufion de camomilles ou d'eau tiede. Quand le malade

sera revenu à lui, il restera couché pendant quelques heures, & on cherchera à le restaurer par le repos & par un bon bouillon, ou avec un doigt
de vin-de-liqueur.

Les défaillances & les évanouissements qui succedent aux hémorrhagies ou à d'autres fortes évacuations, de même que ceux qui arrivent par
épuisement à la suite d'une autre maladie, ne font pas fans danger. Dans
le premier cas, on s'attachera principalement à arrêter l'hémorrhagie, d'a-
près les conseils donnés à l'article des hémorrhagies ; & dans les deux autres, on redoublera l'ufage des excitants recommandés, & l'on emploiera
les reftaurants indiqués pour les hémorrhagies.

Les évanouissements & syncopes des hyftériques font quelquefois fort-
longs. On emploiera, dans ces cas, au lieu des odeurs ci-deflus rapportées, l'efprit-de-corne-de-cerf, la teinture-de-caftor ou l'huile-de-tartre
fétide, qu'on leur mettra fucceflivement fous le nez, pour s'en tenir à ce
qui réuflira. On leur donnera intérieurement, tous les quarts-d'heure,
alternativement vingt gouttes de la liqueur de corne-de-cerf fuccinée ou de
teinture-de-caftor, dans une cuillerée d'eau-de-rue ou de Bryonne, ou la
mixture anti-hyftérique fusdite. Et pour prévenir les rechûtes, les perfonnes hyftériques, fujettes aux défaillances, porteront conftamment fur le
creux de l'eftomac un nouet d'un dragme d'affa-fœtida & d'une demi-dragme
de camphre. On leur appliquera fur le nombril l'emplâtre de galbanum,
ou elles mettront fur la peau une ceinture de cuir de Mofcovie : enfin, fi
ces remedes généraux ne fuffifoient pas pour terminer & prévenir ces éva-
nouiff-ments, on fe conduira felon les avis donnés en traitant des vapeurs
hyftériques.

Des polypes du cœur.

Les polypes du cœur font des maffes fibreufes plus ou moins grandes,
qui s'étendent ordinairement des ventricules du cœur dans les groffes arteres, & mettent ainfi plus ou moins d'obftacle au paflage du fang.

Quand le polype, par fon volume ou par fa fituation, vient à couper entiérement la circulation, le malade meurt fubitement ; & fi elle eft
confidérablement gênée, il s'enfuit l'apoplexie, le catarre-fuffoquant,
l'afthme, l'hémoptyfie ou une hydropifie de poitrine incurable.

On connoît cette maladie par les palpitations du cœur, qui font permanentes ou fréquentes, & accompaguées de l'intermittence & de l'inégalité du pouls : ce à quoi fe joignent, par intervalles, des angoiffes, des ferrements de cœur douloureux, & quelquefois des défaillances.

Si le polype eft bien formé, il eft incurable, & le malade, foit pour tenter dans l'incertitude fa guérifon, foit pour prévenir l'agrandiffement du polype, fe conduira comme il fuit. Pour peu qu'il foit pléthorique, il fe fera faigner tous les trois mois : il boira, tous les matins, quelques taffes d'infufion d'écorce de faffafras adoucie avec du miel : après s'être purgé avec la potion minorative N°. 168, il prendra pendant l'efpace de trois à quatre femaines, le foir, une pillule compofée de deux grains de favon-de-Starkei, d'un grain & demi de mercure doux, & d'une larme de baume de Pérou. Il ufera en même temps, les lendemains à jeun, des bouillons apéritifs N°. 11, ou du petit-lait s'il étoit d'un tempérament fec & échauffé : dans le courant de l'été, il boira les eaux minérales de Selz, ou à leur défaut des eaux-minérales-favonreufes imprégnées d'un fel neutre. Il prendra toute forte d'exercices modérés, & il obfervera exactement le régime prefcrit fous la lettre B. Pour calmer les violentes palpitations, ou pour diminuer les angoiffes & les ferrements de cœur, on emploiera des bains de pieds tiedes, & la poudre tempérante N°. 190, réitérée de deux en deux heures : dans des cas preffants, on faignera le malade au pied ; on lui donnera enfuite, de trois en trois heures, quinze gouttes d'efprit de fel-ammoniac anifé dans un peu d'eau : il boira par-deffus quelques taffes d'infufion de faffafras, & on le proménera long-temps en voiture.

MALADIES QUI AFFECTENT L'ESTOMAC.

Du dégoût & de l'inappétence.

Quand, avec le manque d'appétit, on a la bouche pâteufe, la falive épaiffe, & un fentiment de plénitude au bas-ventre, fans aucun autre fymptôme, on rappellera l'appétit moyennant l'ufage de la poudre de rhubarbe N°. 187 ; & ceux qui ne fupporteront pas la rhubarbe prendront la décoction

coction laxative N°. 31, en retranchant la rhubarbe que l'on remplacera par une double dofe de tartre foluble. L'on continuera l'un ou l'autre de ces remedes jufqu'à ce que le bas-ventre foit débarraffé; enfuite de quoi l'on obfervera, pendant une huitaine de jours, le régime preferit fous la lettre B, & l'on prendra l'élixir-vifcéral N°. 58.

Si au contraire l'inappétence étoit accompagnée de renvois qui fentiffant l'œuf pourri, & d'un dégoût particulier pour les viandes, on fe purgera avec la potion laxative N°. 166. On boira enfuite, pendant quelques jours, quantité fuffifante de tifane de crême-de-tartre N°. 211, pour aller une couple de fois par jour à la garderobe; & pour rétablir l'eftomac, on prendra l'élixir du N°. 59, en préférant les aliments aigrelets du régime rapporté fous la lettre D.

Lorfque le dégoût n'eft que l'effet de la débilité de l'eftomac, on y reffent dans ce cas un poids incommode. D'abord après les repas, l'eftomac fe gonfle, les aliments paffent mal digérés par les felles, & on eft fort-incommodé de flatuofités. Dans cet état, on ménagera l'eftomac de façon qu'on ne le furcharge jamais. On mâchera bien : on mangera peu en une fois, & d'autant plus fouvent : on choifira les aliments les plus légers du régime fous la lettre B : après les repas, on prendra un doigt de vin de Chérès ou de Tinto : à table, on préférera un gros vin rouge ; les buveurs d'eau boiront de l'eau ou l'on aura éteint un morceau d'acier rougi au feu : on couvrira l'eftomac avec l'emplâtre ftomachal N°. 62, ou avec une piece d'écarlate imbibée d'eau-de-vie infufée fur des aromates ; & l'on prendra pour tout remede la poudre ftomachale N°. 188, ou à fon défaut, demi-gros de quinquina en poudre, immédiatement avant les deux repas.

Souvent l'appétit fe perd par le défaut ou par l'inertie de la bile. Alors, le ventre eft pareffeux, les excréments font gris ou blanchâtres, & l'on a affez long-temps après les repas des reproches qui font du goût des aliments qu'on a pris. Pour ce cas, on boira à jeun & à quatre heures de l'après-midi, quelques taffes d'infufion de trefle-de-marais, & on prendra l'élixir-bilieux N°. 57.

Si l'appétit provoqué moyennant les remedes indiqués pour les différents cas de dégoûts, ne fe foutenoit pas, on aura recours aux exercices modérés mais long-temps continués, & on prendra des eaux-minérales

C c c

aigrelettes & ferrugineuses, qui produiront encore un bon effet chez ceux qui ont l'estomac ruiné par les boissons spiritueuses. Dans le dégoût & dans l'inappétence qui sont opiniâtres, la poudre d'ipécacuanha N°. 192 fera du bien, si l'on mâche ensuite, en se couchant, demi-gros de rhubarbe pendant une huitaine de jours.

De la faim canine, & l'appétence de choses extraordinaires.

La faim canine, ainsi que les appétits extraordinaires des filles oppilées & des femmes grosses, sont l'effet d'une âcreté singuliere des sucs de l'estomac qui en est vivement irrité. Ce vice conduit à la cachexie, si l'on ne parvient à y remédier, chez les filles sur-tout.

Lorsque la faim canine attaque subitement, avec anéantissement des forces & une petite sueur froide, on l'appaise moyennant quelques bouchées de pain & un verre d'eau : cette faim subite est passagere, & sans conséquence. Quand au-contraire le besoin de manger persiste, le malade dévore ses aliments, & il est sujet à en rendre la meilleure partie par le vomissement. Il observera long-temps le régime prescrit sous la lettre F, duquel on retranchera le lait : il prendra la poudre d'ipécacuanha susdite ; ensuite il usera pendant plusieurs semaines consécutives, matin & soir & avant les deux repas, de la poudre absorbante N°. 169, & il boira immédiatement après un gobelet d'eau fraîche. Il se purgera, une fois la semaine, avec une once de magnésie blanche battue dans un grand gobelet d'eau dégourdie, & sa boisson sera de l'eau fraîche, dont il usera libéralement.

Quant à l'appétence de choses extraordinaires des femmes grosses, elle ne dure guere au-delà du quatrieme mois de la grossesse. On satisfera la malade autant qu'il se pourra faire, & au cas que ses desirs fussent véritablement préjudiciables à la mere ou à l'enfant, on la saignera au bras & on la purgera ensuite avec la poudre de magnésie N°. 181. Quant aux appétits bizarres des filles oppilées, on les guérira par les remedes recommandés pour les oppilations ; & leurs goûts fantasques cesseront le plus souvent quand elles seront bien réglées.

Comme les vers produifent quelquefois une efpece de faim canine, on fera attention à cette caufe, & on y remédiera en conféquence, d'après les renfeignements donnés à cet égard.

De l'indigeftion.

Nous entendons par indigeftion, un fentiment de plénitude & de pefanteur à l'eftomac, qui eft accompagné de vents & renvois qui ont le goût des aliments dont les malades fe font furchargés. Il fuccede fouvent à ces fymptômes, des naufées & le vomiffement d'aliments indigeftes, ou des diarrhées de matieres pareilles, & qui, fi l'on leur donne le temps de fe corrompre dans les premieres voies, & de fe gliffer dans le fang, occafionnent des fievres inteftinales qui traînent en longueur & font fouvent difficiles à guérir. D'autres fois, quand l'eftomac eft très-rempli d'aliments indigeftes, ce vifcere comprime la grande artere defcendante ; le fang monte à la tête, & le malade éprouve dans le même temps des fymptômes d'apoplexie & d'indigeftion.

Quand l'indigeftion eft légere, & fi les aliments dont on s'eft chargé font par eux-mêmes doux, on fe contentera de faire diete, & de précipiter la digeftion par la promenade & par la boiffon de quelques taffes de thé. Mais fi elle étoit accompagnée d'envies de vomir ou de vomiffements, le malade avalera une cuillerée à café d'eau-des-Carmes, dans le quadruple d'eau dégourdie, & il boira par-deffus beaucoup d'eau tiede, afin de faciliter l'évacuation des aliments indigeftes. Si ce moyen ne fuffifoit pas, ou que l'eftomac fût chargé de mauvais aliments, il prendra fans différer la poudre-vomitive d'ipécacuanha No. 192 ; & fi les crudités étoient déja en train de fe précipiter par la voie du bas-ventre, on les évacuera moyennant le lavement purgatif No. 111. Il prendra enfuite la teinture de rhubarbe No. 203, & les jours fuivants la teinture tempérée No. 204 : il obfervera le régime prefcrit fous la lettre B ; & afin de rétablir les fonctions de l'eftomac, il prendra pendant plufieurs jours l'élixir No. 58.

De l'ardeur à l'eſtomac, connue ſous le nom de fer-chaud.

Cette ardeur à l'eſtomac, appellée auſſi ſoda, ſe manifeſte par un feu ou par un ſentiment d'ardeur à la foſſette du cœur, qui remonte au goſier le long de l'œſophage. Ce mal revient par intervalle : il eſt ordinairement accompagné de renvois acides, & quelquefois de rapports putrides & de vents.

Dans le premier cas, l'ardeur étant l'effet d'une acreté acide, on ſe ſoulagera moyennant quelques priſes de la poudre-abſorbante N°. 169, par deſſus laquelle on boira beaucoup d'eau dégourdie : on ſe purgera enſuite avec la poudre de rhubarbe N°. 187 : pour prévenir la rechûte, on évitera les aliments acides & âcres, & l'on prendra pendant pluſieurs jours la poudre de magnéſie N°. 181, ou durant l'eſpace de quinze jours, les matins & ſoirs, dix grains de ſavon blanc en pillules.

Dans le ſecond cas, on prendra pour ſe ſoulager dans l'attaque, une couple de cuillerées du mélange de trois quarts de jus de citron & d'un quart d'huile d'olives fraîche, & on boira beaucoup de tiſane de citron N°. 209, par-deſſus. Le paroxyſme étant paſſé, on ſe purgera avec la potion minorative N°. 168 ; & ſi l'on avoit lieu de craindre la récidive de cette derniere eſpece de ſoda, on la préviendra moyennant le régime ſous la lettre D, & en prenant, pendant une huitaine de jours, le petit-lait tamarindé N°. 148, ou la tiſane de crême-de-tartre N°. 211.

Des aigreurs à l'eſtomac.

Les aigreurs à l'eſtomac ſont le diminutif de la maladie précédente ; & elles demandent la même diſtinction. On ſe ſoulagera moyennant les mêmes remedes ; & ſi les rechûtes ſont fréquentes, on ne pourra mieux faire, pour détruire radicalement ce mal, que d'employer ce qui eſt recommandé pour la ſaburre chaude, ou pour la ſaburre acide, ſelon le cas.

De la cardialgie, ou des douleurs ſpaſmodiques à l'eſtomac.

On appelle cardialgie ou crampe à l'eſtomac, la douleur vive qui ſaiſit ſubitement le creux de ce viſcere : elle paſſe ſouvent de-là entre les omo-

plates, ou elle s'étend dans l'hypochondre droit. La douleur eft accompagnée d'un ferrement, d'une tenfion & d'une fenfibilité fi grandes à la
partie affectée, qu'il y a des moments où les malades font prêts à s'évanouir, fur-tout lorfque l'on preffe un peu fur la foffette du cœur.

La cardialgie eft ordinairement produite par des levains fort-âcres,
quelquefois goutteux ou rhûmatiques, dont l'irritation, outre la douleur
locale qu'elle produit, intercepte par la crifpation les levains qui irritent,
en gênant la circulation du fang dans les vaiffeaux crifpés.

En attendant qu'on connoiffe l'irritant, on ne pourra mieux faire
que d'oindre le creux de l'eftomac avec l'onguent anti-fpafmodique N°. 132,
par-deffus lequel on appliquera la fomentation anodine & réfolutive N°.
82. On donnera au malade, à reprifes réitérées, le lavement émollient
& carminatif N°. 109 : il prendra la mixture anti-fpafmodique N°. 120 :
il boira, tous les quarts-d'heure, une taffe d'une légere infufion de fleurs
de camomilles mêlée avec partie égale de fleurs de tilleul, & il fera fes
efforts pour fe tranquillifer. Au cas que, moyennant ces remedes généraux, les douleurs ne diminuaffent pas, on faignera le malade au pied pour
prévenir l'inflammation ; & fi le mal étoit preffant, on lui appliquera un
véficatoire fur la région de l'eftomac. C'eft ce que l'on ne tardera pas à
faire, fi le malade eft fujet au rhûmatifme ; & s'il étoit fujet à la goutte,
on lui fera prendre des bains de jambes, animés d'une couple d'onces de
graine de moutarde en poudre.

Auffi tôt que, d'après les fignes donnés de la faburre vifqueufe &
acide, ou putride & bilieufe, on connoîtra que l'eftomac eft chargé de l'un
ou l'autre de ces levains, on fera fuccéder aux remedes généraux ce qui
eft recommandé pour détruire ces différentes faburres. Et comme la cardialgie provient quelquefois de vers, on ne négligera pas de faire des recherches à ce fujet ; &, dans ce cas, on cherchera à appaifer le paroxyfme,
moyennant de l'huile & du lait pris par la bouche & en lavement. Cela
étant fait, on détruira les vers par les remedes indiqués à cet effet en
traitant des vers.

Un vomitif avec la poudre d'ipécacuanha N°. 192, après avoir préalablement bien détrempé le malade par la boiffon N°. 212, eft très-effi-
cace dans la cardialgie où il y a une faburre bien avérée : & l'opération
étant finie, le malade prendra les gouttes anodines N°. 89, à reprifes
réitérées s'il le faut.

La cardialgie qui affecte les perfonnes chez qui il y a fuppreffion des hémorrhoïdes ou des menftrues, exige qu'on rétabliffe ces évacuations.

Lorfque les hypochondres & tout le bas-ventre feront fort-tendus, on mettra le malade dans un demi-bain d'eau-de-fon & d'herbes émollientes; & au fortir du bain on lui frottera tout le bas-ventre avec l'onguent-d'althéa camphré.

Des naufées & vomiffements.

Lorfque les naufées & les vomiffements font accompagnés d'un embarras & d'une pefanteur à l'eftomac & aux hypochondres, le malade ayant en même temps la langue chargée, la bouche mauvaife, du dégoût ou quelques autres des fymptômes rapportés à l'article de l'indigeftion, on pourra en conclure qu'il y a de la plénitude dans les premieres voies, & on l'évacuera felon qu'il eft recommandé pour les indigeftions.

Si au contraire le malade étoit affecté de naufées ou de vomiffements, après la fuperpurgation, fans figne de plénitude ou d'inflammation à l'eftomac, on lui appliquera fur la foffette du cœur un emplâtre de thériaque: il prendra une couple de fois, immédiatement après les vomiffements, la potion anti-émétique N°. 163; & fi ce remede ne les arrêtoit pas, il ufera de la potion calmante N°. 164.

Les naufées & vomiffements familiers à quelques perfonnes, lorfqu'elles voyagent en voiture, fur mer &c. s'appaifent affez fouvent moyennant les cordiaux ftomachiques, tels que les vins-de-liqueur, le gingembre ou les écorces d'orange confites; & l'expérience a conftaté, que lorfque l'on s'embarque après avoir bien mangé, l'on reftitue facilement ces aliments: cela fait, le mal de la mer s'appaife affez fouvent.

Du colera-morbus.

Le colera-morbus eft une maladie très-aiguë, qui n'arrive guere qu'au gros de l'été & vers l'automne. Elle eft le plus fouvent l'effet de la fermentation de fruits cruds, ou d'un mélange d'aliments fujets à fermenter promptement & avec violence. Cette maladie fe manifefte par des vomiffements énormes, & par une diarrhée de matieres bilieufes & écumeufes. Les évacuations font accompagnées du gonflement du ventre, de

.beaucoup de fievre, d'ardeur à l'eftomac, de douleurs de colique très-vives, d'une grande foif, & d'angoiffes cruelles. A ces fymptômes fuccedent des mouvements fpafmodiques & convulfifs, le refroidiffement des extrémités, & des défaillances.

Le malade prendra, après chaque felle & vomiffement, un bouillon de tête de veau ou de tripes : on lui appliquera, de deux en deux heures, un lavement de tripes ou de pieds de veau, &, à leur défaut, un lavement d'eau de graine-de-lin fort-faturée, l'un & l'autre pour émouffer les âcres. Pour faciliter l'évacuation des matieres, il boira beaucoup de la tifane-Arabique N°. 207, & fur la fin de la maladie, de la tifane-blanche N°. 208. Quand le débordement des humeurs aura fenfiblement diminué, il prendra d'abord fix grains, & enfuite, de quatre en quatre heures, un grain de thériaque célefte, ou le quadruple de thériaque de Venife dans une cuillerée d'eau-de-canelle orgée; & dans les intervalles, il boira de petits bouillons médiocrement forts. On lui couvrira le bas - ventre avec un emplâtre de thériaque, & il continuera ces remedes jufqu'à ce que les évacuations & douleurs aient entiérement ceffé. Alors il commencera à fe nourrir, mais avec beaucoup de précaution : les premiers jours, il mangera très-peu en une fois, mais fréquemment : il s'en tiendra à de la gelée où la corne-de-cerf dominera, & aux aliments les plus légers du régime fpécifié fous la lettre B : en même temps, il prendra pendant plufieurs jours l'électuaire roborant N°. 54, à mi-dofe, pour rétablir l'eftomac.

Si la violence de la maladie, ou le tempérament pléthorique du malade, donnoient lieu de craindre l'inflammation, on cherchera à la prévenir par la faignée; & lorfque la grande activité du ferment aura du rapport avec les fymptômes du poifon, on confultera cet article, & on ufera abondamment des mucilagineux recommandés pour les poifons avalés.

De la diarrhée.

La diarrhée fe manifefte par des déjections fréquentes par la voie du ventre, de matieres aqueufes, écumantes, pituiteufes, bilieufes, noirâtres &c. que le malade évacue pures ou mêlées d'excréments, fans ou avec des tranchées. Lorfque la diarrhée n'eft pas accompagnée d'une mauvaife bouche, de dégoût, de foif, d'accablement, ni de fortes tranchées,

on la regardera plutôt comme un bénéfice que comme une maladie; &
l'on obfervera feulement, pendant qu'elle durera, le régime preferit fous la
lettre B. Si cependant elle perfiftoit long-temps, on cherchera à la terminer au moyen d'une ou d'une couple de prifes des poudres de rhubarbe
N°. 187; & l'eftomac fe rétablira, en buvant, entre les repas, après avoir
été évacué pendant quelques jours, de la tifane-blanche N°. 208, &, à
table, d'un bon vin rouge.

Quand au-contraire la diarrhée eft accompagnée d'un poids à l'eftomac,
de naufées, ou d'un dégoût permanent, on prendra d'abord la poudre vomitive d'ipécacuanha N°. 192. Si, après l'opération, il y avoit des matieres
peccantes dans les inteftins, on les évacuera à l'aide de la teinture-de-
rhubarbe N°. 203; & fi par ces moyens la diarrhée ne ceffoit pas, on mangera au déjeûner & au goûter, une rôtie au vin rouge, afpergée de fucre &
de canelle. On fe nourrira de bouillons au ris & de foupes à la farine,
affaiffonnées d'un peu de noix-mufcade: on boira à fon ordinaire de la
tifane-blanche fufdite ou à fon défaut de la tifane de ris N°. 215; &
après les repas un doigt de vin de Tinto. Si cela ne fuffifoit pas, on
prendra, en fe couchant, une prife de vieille thériaque ou demi-gros de
diafcordium; & fi la diarrhée ne ceffoit pas au bout d'une couple de
jours, on l'arrêtera avec l'électuaire contre la diarrhée N°. 48; & le malade prendra des exercices modérés, fur-tout celui du cheval.

Lorfque l'eftomac fera net & que les matieres peccantes feront dans
les inteftins, la diarrhée fera accompagnée de tranchées, les matieres
occafionneront de la cuiffon au fondement, & d'autres fymptômes de cette
nature. On les évacuera d'abord, moyennant une couple des lavements
N°. 108, ou de décoction de graine-de-lin; après quoi le malade prendra
pendant quelques jours de fuite la teinture de rhubarbe tempérée N°. 204,
&, fur le foir, un lavement de la fufdite décoction où l'on aura ajouté une
couple de cuillerées d'huile-d'olives. Si les tranchées étoient vives, pendant
la durée de la diarrhée & de fes fymptômes acceffoires, le malade ufera
des fufdits bouillons de tête de veau, & fa boiffon fera de la tifane-Arabique N°. 207, ou de celles de graine de lin N°. 212, ou de ris N°. 215.

Quand le bas-ventre fera débarraffé par ces moyens des humeurs acrimonieufes, on fera ufage des aliments, boiffons, remedes & des exercices
recommandés ci-deffus pour arrêter la diarrhée; & on aura foin, dans
tous

tous ces flux de ventre, de ne pas arrêter la diarrhée avant que les hu‑
meurs peccantes ſoient duement évacuées.

Les diarrhées ſont quelquefois dyſſentériques ; alors le malade rend un
peu de ſang. Cet accident ne change rien au traitement ; ſouvent ce ſang
eſt feulement hémorrhoïdal.

De la lienterie.

On appelle lienterie le cours‑de‑ventre permanent, où les malades,
après avoir avalé un aliment, éprouvent quelques douleurs à l'eſtomac,
& le rendent peu après par les ſelles, tel qu'ils l'ont avalé, ou peu changé.
Cette maladie eſt ſouvent cauſée par des vers ou par des âcres qui exci‑
tent, par leur irritation, l'eſtomac & les inteſtins à l'expulſion ſubite des
aliments. Quelquefois elle provient du défaut de la mucoſité qui garantit
les inteſtins de l'impreſſion des âcretés inteſtinales : elle eſt rarement pro‑
duite par un relâchement atonique, & le plus ſouvent elle a pour cauſe
principale un eſtomac tapiſſé d'humeurs glutineuſes.

On connoîtra & on traitera le premier cas comme il eſt indiqué à
l'article des vers. Dans le ſecond cas, ou quand on aura lieu de croire
l'eſtomac & les inteſtins dépouillés de la mucoſité naturelle, le malade
prendra le lait de chevre, matin & ſoir, s'il peut le ſupporter. On le
nourrira uniquement avec des aliments gélatineux tirés de l'orge, du ris,
de la corne‑de‑cerf, ou des extrémités de jeunes animaux, & ſa boiſſon
ſera la tiſane‑blanche ſuſdite.

Dans le relâchement, la nourriture du malade ſera des bouillons
reſtaurants faits avec une vieille volaille & une tranche de bœuf, dont
on fera de petites ſoupes avec du pain‑biſcuit ou grillé : il pourra manger
des rôties au vin rouge, aſpergées de ſucre & de canelle, & un peu de viandes
blanches rôties. Il boira d'un bon vin rouge trempé avec de l'eau où l'on aura
éteint un morceau d'acier rougi au feu. Avant ſes repas, il prendra l'é‑
lectuaire ‑ roborant N°. 54 : on lui appliquera ſur l'eſtomac & ſur le bas‑
ventre l'emplâtre‑ſtomachal N°. 62 ; & il ſe proménera à cheval, ayant l'eſ‑
tomac vuide.

La lienterie qui dépend d'un eſtomac chargé d'une colle, ſur laquelle
les aliments gliſſent & s'échappent d'abord après qu'on les a avalés, eſt

D d d

preſque exempte de douleurs, & des plus difficiles à guérir. Le malade prendra d'abord la poudre d'ipécacuanha No. 192 , qu'il réitérera pluſieurs fois de deux en deux jours, en prenant, matin & ſoir, dans les inter-valles, douze grains de la poudre Nᵒ. 176 , mélée avec un ou deux grains de kermès. Ces remedes étant finis, il ſe ſervira de l'électuaire contre la diarrhée Nᵒ. 48 , immédiatement après chaque priſe duquel il boira une taſſe d'infuſion de petite-centaurée. Il appliquera l'emplâtre-ſtomachal Nᵒ. 62 , ſur le creux de l'eſtomac : il ſe nourrira avec les aliments les plus légers du régime ſous la lettre B , & n'avalera que ce qu'il aura abſolu-ment liquifié par la maſtication. Sa boiſſon ordinaire ſera un vin infuſé ſur du raifort ſauvage , pur ou trempé avec de l'eau : il évitera la ſup-preſſion de la tranſpiration ; il prendra des exercices modérés , & de pré-férence à tout autre celui du cheval.

Du flux céliaque.

Le flux céliaque ſe manifeſte par des déjections fréquentes de ma-tiéres liquides, blanches comme du lait, ou griſâtres & mélées de peu d'excréments. Dans cette maladie , le chyle au lieu de paſſer dans le ſang, ſe précipite & s'échappe par le canal des inteſtins ; ce qui prive le corps de ſa nourriture, quoique l'eſtomac fonctionne ſouvent aſſez bien.

Le flux céliaque eſt aſſez fréquent chez les enfants qui ſont à la mamelle. On les purgera, une couple de fois, avec du ſyrop de rhu-barbe : on leur donnera enſuite, matin & ſoir, une priſe de la poudre abſorbante Nᵒ. 169 : ils s'abſtiendront pendant quelques jours de tetter, & on les nourrira de panades. Quant aux perſonnes adultes, comme cette maladie eſt ordinairement accompagnée d'envies de vomir , & de quel-ques tranchées, on leur donnera, dans le premier cas, d'abord la pou-dre d'ipécacuanha Nᵒ. 192 : on les purgera enſuite une couple de fois, fort-doucement, avec de la teinture de rhubarbe tempérée Nᵒ. 204 , & on leur appliquera ſur le ventre l'emplâtre ſtomachal Nᵒ. 62. Les évacuations étant faites en raiſon du beſoin , on leur donnera une fois par jour, im-médiatement après qu'ils auront été à ſelle , un demi-lavement tonique Nᵒ. 112 , avec addition de deux gros de térébenthine broyée avec un jaune-d'œuf. Les malades garderont ces lavements le plus long-temps qu'il leur fera poffible : ils prendront en même temps l'électuaire contre la diarrhée N°. 48, dans un peu de tifane blanche N°. 208, laquelle leur fervira de boiffon ordinaire : ils fe nourriront des aliments les plus légers du régime fous la lettre B, & ils prendront les exercices recommandés pour la maladie dont il eft traité dans l'article précédent.

L'affection céliaque , qui fuccede à la dyffenterie, ou qui eft accompagnée d'obftructions confirmées dans le méfentere , fe guérit rarement ; & fi la guérifon peut s'effectuer, dans ce dernier cas , on y parviendra à l'aide des apéritifs, & particuliérement par un long ufage des eaux-minérales ferrugineufes & gazeufes dénominées fous le N°. 3.

L'affection céliaque qui attaque des perfonnes qui ont des vers, fe guérit par les vermifuges recommandés pour détruire les vers.

De la dyffenterie.

La dyffenterie fe manifefte par des déjections fréquentes, accompagnées de tranchées & de douleurs de colique très-vives ; les douleurs reviennent par intervalles, & redoublent à mefure que la maladie fait des progrès, au point qu'elles font fouvent tout-à-fait cruelles. Le malade attaqué d'une vraie dyffenterie prend d'abord de petits friffons, qui font fuivis de dégoût, de chaleurs, d'inquiétudes, d'infomnies, de foif & d'envies continuelles d'aller du ventre avec tenefme. Souvent encore il a des naufées ou des vomiffements : les matieres qu'il évacue par la voie des felles font ordinairement d'abord des eaux bilieufes ; il rend enfuite des matieres muqueufes, teintes feulement ou mélées de beaucoup de fang. Lorfque la dyffenterie eft de longue durée & violente, les inteftins s'ulcerent : on voit alors, parmi les déjections, des membranes qui font des portions de la veloutée, & du pus mêlé avec du fang : tels font les fymptômes de la vraie dyffenterie.

La fauffe-dyffenterie, ou la dyffenterie muqueufe, fe diftingue de la précédente en ce qu'avec les fymptômes généraux de la vraie dyffenterie, les malades ne rendent pas de fang, mais premiérement beaucoup de matieres muqueufes, & enfuite des matieres purulentes ou femblables à de la raclure de boyaux. Dans les dyffenteries, le danger tient à la nature de l'épidémie, & la vraie dyffenterie dépend principalement d'une bile exal-

tée qui eft très-acrimonieufe , & du reflux de la matiere de la tranfpiration fur les inteftins , qui font plus ou moins affectés de phlogofe. Evi-
ter la fraîcheur du foir après les grandes chaleurs du jour ; prendre pendant que la dyffenterie regne, une couple de jours la femaine, matin &
foir, de la poudre de crême-de-tartre N°. 175 ; & dans les intervalles , libéralement des fruits aigrelets bien mûrs, des cerifes & des raifins fur-tout ;
& d'éviter la contagion ; cette conduite préfervera de la dyffenterie, de même que l'ufage modéré d'un vin falubre & de limonade chaude.

Lorfque le malade aura des envies de vomir, de la plénitude ou
d'autres fymptômes de cette nature à l'eftomac, on commencera toujours
par lui donner la poudre d'ipécacuanha N°. 192 ; en cas que la
fievre fût violente , ou qu'il eût des douleurs aiguës & fixes dans l'un
ou l'autre endroit du bas - ventre , on fera immédiatement fuccéder la
faignée à ce remede. Enfuite on évacuera doucement, mais une couple
de jours de fuite, le canal des inteftins, moyennant la teinture de rhubarbe tempérée N°. 204. On facilitera les évacuations du ventre au moyen
d'une couple de lavements donnés chaque jour, & qui confifteront dans
du petit-lait , de l'eau-de-graine-de-lin, ou du bouillon de tripes. Les malades fe nourriront, pendant tout le cours de la dyffenterie , de bouillons
de tête de veau, & des aliments farineux & mucilagineux des régimes
fous les lettres H & F. On leur donnera pour boiffon ordinaire, le petit-lait, les tifanes d'orge, de ris, ou la tifane Arabique N°. 207 , dont ils
boiront peu en une fois, mais très-fouvent & même fans foif. La chaleur
de leur appartement fera fort-tempérée, & l'air en fera très-fouvent renouvellé. Ils iront, s'il eft poffible, du ventre dans leur lit, à la faveur d'un
baffin, & s'ils fe levent, ce fera avec toutes les précautions néceffaires
pour ne pas fe refroidir les jambes, & pour éviter la fuppreffion de la
tranfpiration. Quant aux remedes, dèsque le malade aura été évacué comme il eft prefcrit ci-deffus, il commencera à prendre, de fix en fix heures , une taffe de l'émulfion contre la dyffenterie N°. 67, & dans la premiere cuillerée, une prife des poudres camphrées N°. 173. Deux heures
après chaque prife de ce remede, on lui donnera un lavement de parties égales d'eau & de lait, où l'on aura jetté deux cuillerées d'huile-d'olives broyée avec la moitié d'un jaune-d'œuf. Le lavement étant rendu, le
malade prendra un des bouillons ci-deffus prefcrits, Si au bout de trois

ou quatre jours qu'il auroit ufé de ces derniers médicaments, les fymptômes de la dyffenterie n'avoient pas fenfiblement diminué , on lui donnera,
afin de diminuer les tranchées, la gelée-de-falap Nº. 88 ; & quand les tranchées auront ceffé , pour terminer les déjeétions, il prendra la décoction de fimarube Nº, 34. Si une douzaine de prifes de cette décoétion
ne commençoit pas à produire l'effet mentionné, ou que le malade eût
la fauffe-dyffenterie, il prendra d'abord l'éleétuaire contre la diarrhée Nº.
48, pendant une couple de jours ; & ce remede ne fuffifant pas, on lui
donnera l'éleétuaire contre la dyffenterie Nº. 49, jufques à ce que le
flux du ventre foit arrêté. Les convalefcents fe purgeront une couple de
fois , à huit jours de diftance, avec la teinture de rhubarbe tempérée Nº.
204 , & ils pafferont peu-à-peu à l'ufage des régimes prefcrits fous les lettres B & F.

Si, pendant la maladie, les fymptômes, qui indiquent décidément
de la plénitude à l'eftomac, revenoient fans apparence d'inflammation ,
on réitérera fans héfiter, au cas que les forces du malade le permettent,
la fufdite poudre d'ipécacuanha ; & fi les évacuations étant faites , les tranchées
& les douleurs continuoient d'être violentes, on ajoutera aux lavements
fufdits une couple de têtes de pavots blancs , après en avoir ôté la femence ;
& on donnera le foir, afin de les calmer, les gouttes anodines Nº. 89
ou un gros de diafcordium, & à fon défaut, demi-gros ou une prife de
vieille thériaque.

La dyffenterie épidémique eft plus ou moins contagieufe : il faut
enlever bien vite les felles, les jetter dans de l'eau courante, ou les en-
terrer dans une foffe éloignée des habitations ; & dèsque plufieurs habitants d'une même cabane auront la dyffenterie, il faudra les placer dans
la grange, en obfervant de les fouftraire aux vents-coulis, & d'en renouveller affidument l'air.

Dans la grande foibleffe, on pourrra donner une goutte de vin rouge
trempé. Lorfqu'on aura à faire à un dyffentérique qui aura négligé dès le commencement de la maladie de prendre l'ipécacuanha , on lui fera prendre
ce vomitif dans le courant de la dyffenterie , avec la précaution que
lorfque l'on remarquera qu'il y a un commencement de phlogofe , l'on
faffe précéder la faignée que l'on réitérera peu après que l'effet de l'ipé-

cacuanha fera fini, fi la phlogofe perfiftoit , & que le malade fût pléthorique ou d'une conftitution chaude.

Sur la fin des dyflenteries qui ont été longues & vives, il arrive que les malades rendent des portions confidérables de la membrane veloutée; ce qui eft de mauvais augure. De fréquentes injections d'un gros de térébenthine broyée avec le double de jaune-d'œuf délayé dans trois onces d'infufion de mille-feuille , & un long ufage de lait de chevre coupé avec partie égale de la même infufion , produifent fouvent un bon effet.

Les dyffentériques d'une conftitution feche appaiferont leurs tranchées en avalant d'heure en heure une couple de cuillerées d'huile d'amandesdouces, & par-deffus un verre de petit-lait.

Lorfque la dyffenterie traîne en longueur, un grain & demi d'ipécacuanha , incorporé dans trois grains de gomme Arabique, à prendre en forme de pillules, à la diftance de quatre heures l'une de l'autre, excitent un petit mouvement anti-périftaltique & détruifent fouvent cette maladie: en ufant de ce remede, on fufpend les autres à l'exception des calmants & des boiffons recommandés, & que l'on continuera ainfi que le régime prefcrit ci-deffus.

De la conftipation.

La conftipation eft accidentelle ou habituelle. Dans le premier cas, on fe procurera la liberté du ventre par le lavement N°. 108, ou moyennant un morcelet de bette-rave taillée en bout de chandelle, de la longueur de deux pouces: on pourra fe fervir encore d'un pareil fuppofitoire fait de favon, & à fon défaut, d'un bout de chandelle trempé dans de l'huile , que l'on introduira doucement dans le fondement ; & fi ces fuppofitoires étoient inefficaces, on emploiera celui d'aloès N°. 194.

La conftipation habituelle produit divers mauvais effets au bas-ventre & à la tête : elle difpofe aux obftructions, aux flatuofités, aux hémorrhoïdes externes, à l'appefantiffement de la tête après les repas ; aux vertiges & à plufieurs autres accidents. Pour y remédier avec fuccès, on examinera fi la conftipation dérive d'un défaut de reffort dans les inteftins , ou fi les matieres ftercorales fe brûlent & fe deffechent par l'excès de chaleur des entrailles, ainfi qu'il arrive aux tempéraments fecs.

Dans le premier cas, qui eſt familier aux perſonnes débiles & phlegmatiques, on évitera le thé & les humectants qui relàchent, & l'on uſera
pour boiſſon, d'un vin rouge un peu âpre, pur, ou trempé avec de l'eau
dans laquelle on aura éteint un morceau d'acier rougi au feu. On prendra ſouvent de l'exercice, en particulier celui du cheval , & ceux qui ſup-
porteront le tabac à fumer en feront uſage le matin à jeun. Au cas que
ces moyens ne fuſſent pas ſuffiſants, on prendra, de deux jours l'un, les
gouttes N°. 94, à la doſe requiſe pour ouvrir le ventre, & on ſe nourrira des aliments les moins àqueux du régime indiqué ſous la lettre A.

Dans le ſecond cas, on ſe nourrira principalement de légumes & de
fruits ſucculents : on mangera de préférence du pain de ſeigle ; on boira
beaucoup des tiſanes indiquées ſous le régime de la lettre H : on prendra au
printemps & en automne le petit-lait tamariné N°. 148, & de temps à
autre des demi-bains d'eau tiede. L'uſage continué , ſans s'en laiſſer rebuter,
du ſyrop de ſavon balſamique N°. 195, remédiera petit-à-petit à la conſtipation qui provient des deux différentes cauſes ſuſdites, ainſi qu'à la conſtipation des hypochondriaques & à celle où le malade ne rend que des
boulettes durcies. Ce ſyrop convient à tous les âges & aux deux ſexes ;
il ne contient rien qui nuiſe, & ceux qui ſont pourvus de la pharmacie
portative remplaceront commodément ces différents remedes par les pillules N°. XXVI, qui à la longue diſpoſent le ventre à s'ouvrir naturellement.

Du teneſme.

Le teneſme ſe manifeſte par des envies continuelles d'aller ſur ſelle
ſans avoir d'évacuation, ou le malade rend ſeulement quelque peu de matieres muqueuſes, ſanguinolentes ou puriformes. Si ce mal eſt un ſymptôme des hémorrhoïdes, de la dyſſenterie, des vers aſcarides ou de la pierre
dans la veſſie, on trouvera les moyens d'y remédier dans les articles qui
traitent de ces maladies.

On ſe ſoulage en général du teneſme, & on guérit celui qui provient d'une matiere âcre, muqueuſe ou glaireuſe, & qui irrite le rectum,
moyennant les lavements N°. 108 réitérés. Le malade prendra la potion
de manne N°. 167, afin d'évacuer les matieres irritantes ; après quoi on

lui injeƈtera ſouvent dans le fondement une couple d'onces d'huile: on lui fomentera l'anus avec du lait tiede bouilli avec les feuilles de mauves mêlées d'un tiers de celles de jufquiame, & il recevra ſouvent, fur une chaiſe percée, de la vapeur d'eau bouillie avec les mémes feuilles, & à leur défaut avec du ſon.

De la chûte du fondement.

Cette maladie qui eſt aſſez fréquente chez les enfants, ſe connoît aiſément en ce que le fondement fort quand ils vont avec effort fur felle, & lorſqu'ils jettent de longs & grands cris, ou qu'ils font d'autres efforts qui rejailliſſent fur le bas-ventre.

Les ſuites qui font à craindre quand on néglige de faire rentrer l'inteſtin, ou quand on l'irrite, font l'inflammation du reƈtum.

On débutera par faire rentrer doucement l'inteſtin. Pour cet effet, après l'avoir fomenté, s'il eſt fec, avec du lait ou de l'infuſion de fleurs de fureau tiede, on couchera le malade fur le ventre, & on introduira ce qui eſt forti, à l'aide des deux doigts indexes garnis d'un linge fouple, en commençant par la portion qui eſt fortie la derniere. On appliquera enfuite fur le fondement la fomentation aſtringente Nº. 79, & on arrêtera le tout à l'aide d'un bandage convenable. Afin de prévenir la rechûte, on nourrira le malade pendant quelques jours avec des aliments de facile digeſtion, & de façon qu'il aille aiſément du ventre. Il évitera tout effort : il prendra, matin & ſoir, douze grains de rhubarbe mélés avec quatre grains de myrrhe; & ſi c'eſt un enfant, on en proportionnera la doſe à ſon âge: on continuera le tout pendant une huitaine de jours, & ſi la maladie étoit invétérée, en cas de rechûte, en faiſant d'ailleurs ce qui vient d'être recommandé, on foupoudrera très-légérement la portion de l'inteſtin qui fera fortie, avant de la faire rentrer, avec de la poudre fine de racine de tormentille.

Si l'inteſtin étoit endolori & tuméfié, au point que fur-le-champ la réduƈtion fût impoſſible, on faignera le malade ; on fomentera l'inteſtin avec du lait bouilli avec des fleurs de fureau & de camomilles, & on le remettra le plus promptement qu'il ſe pourra, afin de prévenir l'inflammation, l'abcès ou la gangrene.

Dans

Dans la chûte invétérée du fondement, le malade y portera conſtamment une boulette d'or évaſée, auſſi légere que poſſible, & de quatre à ſix lignes de diamêtre; au défaut d'une telle boulette, il en portera une de cire blanche. Il la rendra en allant à ſelle : on la lavera, & il la replacera en ſe levant. En continuant de faire cela, la chûte du fondement deviendra moins conſidérable & moins fréquente.

De la colique en général.

On comprend ſous le nom de colique, les diverſes eſpeces de douleurs de ventre, dont le ſiege eſt dans le canal inteſtinal. Ces douleurs ſont plus ou moins vives, poignantes, déchirantes, fixes ou roulantes, ſans ou avec diarrhée & intumeſcence du ventre.

Comme l'on confond très-ſouvent les différentes eſpeces de coliques, & qu'il arrive par-là qu'on prend le change dans le choix des remedes, je remarquerai avant toutes choſes, que les coliques les plus ordinaires proviennent ou d'un échauffement inflammatoire des inteſtins, ou d'un amas d'humeurs âcres, bilieuſes ou pituiteuſes, qui irritent ou qui dilatent les inteſtins par la fermentation des humeurs & par les flatuoſités qui en réſultent. La colique eſt encore très-ſouvent cauſée par l'interception & l'étranglement des vents dans le colon; & ces cauſes très-différentes produiſent les coliques inflammatoires, bilieuſes, pituiteuſes ou venteuſes. Quand l'un ou l'autre des inteſtins eſt entiérement bouché ou reſſerré, au point qu'il ſoit étranglé & comme noué, ce qui arrive plus particuliérement à l'inteſtin ileum, il en réſulte l'eſpece de colique la plus violente, connue ſous le nom de miféréré.

Quant à la colique ſymptômatique qui provient du gravier ou du calcul enchaſſé dans les reins ou dans les uréteres, elle eſt appellée colique-néphrétique, & les attaques de colique qui ſont familieres aux perſonnes hyſtériques, hypocondriaques ou hémorrhoïdaires, prennent de-là leur nom.

Comme chacune de ces eſpeces de colique exige des remedes particuliers, on trouvera ci-après les renſeignements pour les diſtinguer & les remedes pour les guérir.

De la colique inflammatoire.

Cette colique eſt quelquefois uniquement cauſée pár l'échauffement ou par une légere phlogoſe des inteſtins; mais ſouvent elle ſe joint à la

colique bilieufe , & aux autres efpeces de colique , lorfqu'on les traite par
des remedes chauds. On la diftinguera par l'accablement fubit du malade ,
accompagné de friffons qui alternent d'abord avec les chaleurs. Cette al-
ternation prend bientôt le train d'une fievre affez confidérable : le malade
eft altéré ; il éprouve au bas-ventre une douleur & une chaleur permanentes dans une même place. Cette colique ordinairement n'eft pas accompagnée d'évacuations , ou s'il s'en fait par le haut ou par le bas, le malade en fouffre davantage.

Les fuites de l'inflammation des inteftins font celles qui ont été rapportées en traitant des inflammations en général.

On débutera par la faignée , qu'on réitérera , s'il le faut, au bout
de dix heures : le malade fera nourri des aliments liquides du régime H :
il prendra chaque jour une couple de lavements No. 108 , ou des lavements de petit-lait où l'on aura fait diffoudre un gros de nitre. On lui
appliquera, fur tout le bas-ventre, la fomentation réfolutive N♦. 82 , animée d'un peu d'eau-de-vie camphrée : il prendra la mixture tempérante N♦.
130 : il boira beaucoup de la tifane commune No. 210 , ainfi que de
petit-lait ; & fi cette colique dégénéroit en inflammation des inteftins ,
on fe conduira à tous égards felon ce qui eft recommandé pour le traitement des inflammations en général.

De la colique bilieufe.

La colique bilieufe attaque principalement en été les perfonnes dont
la bile eft exaltée, ou qui font fort-bilieufes de leur tempérament. On la
diftingue en ce que les malades ont ordinairement la bouche amere , beaucoup de foif, la voix caffée ou un peu rauque , de l'accablement, des
envies de vomir , ou des vomiffements d'une bile putride, jaune ou verte.
Ces fymptômes font ordinairement accompagnés d'un ferrement douloureux
qui embraffe comme une ceinture la région des hypochondres. Les douleurs
de ventre s'appaifent par intervalles, & reviennent avec plus de force :
elles augmentent fouvent d'abord après que les malades ont avalé quelque
nourriture ou boiffon : les urines font fort-teintes & chargées, & les malades prennent de la fievre à mefure que la maladie dure ou augmente
en violence.

On donnera au malade, de ſix en ſix heures, des lavements du No. 108 ou de petit-lait, en y ajoutant une couple d'onces d'huile-d'olives : on lui appliquera ſur le ventre, la fomentation recommandée pour la colique précédente, & non-camphrée : en attendant, on ſe ſervira d'une veſſie à demi remplie de lait chaud. Au cas que le malade eût des nauſées ou des vomiſſements, il boira, pour faciliter l'évacuation des humeurs peccantes, beaucoup d'eau tiede ou d'une très-légere infuſion de camomilles. Si au contraire les matieres bilieuſes étoient dans le bas ventre, le malade étant exempt de nauſées & de vomiſſements, on l'évacuera doucecement, premiérement avec la potion de manne N°. 167, & enſuite avec la teinture de rhubarbe tempérée N°. 204, & encore avec les lavements ſuſdits.

Dèsqu'il ſera convenablement évacué, ſi les vomiſſements ou les maux de ventre continuoient par un reſte d'irritation, il prendra l'émulſion calmante N°. 66, qu'il pourra réitérer de douze en douze heures, juſqu'à ce que ces ſymptômes aient ceſſé : ſon régime, pendant tout le cours de la maladie, conſiſtera dans les aliments liquides du régime preſcrit ſous la lettre H: ſa boiſſon ſera tiede, & il prendra beaucoup de petit-lait, ou à ſon défaut, d'une limonade légere ou de la tiſane-d'orge N°. 213, acidulées avec du jus de citron ou de l'eſprit de ſoufre. Si le malade étoit décidément pléthorique, ou menacé de la colique-inflammatoire, on le ſaignera après les premieres évacuations, & même avant, lorſque les douleurs feront fixes, poignantes & accompagnées de fievre.

Les perſonnes ſujettes à cette colique en préviendront le retour moyennant le régime & les remedes recommandés pour détruire la ſaburre bilieuſe, & pour corriger le ſang bilieux. Elles monteront beaucoup à cheval, & prendront, de temps à autre, un bain d'eau-tiede.

De la colique pituiteuſe.

La colique pituiteuſe eſt produite par un amas d'humeurs pituiteuſes & glaireuſes dans les premieres voies. Elle eſt commune aux tempéraments phlegmatiques : dans cette eſpece de colique, les douleurs ſont médiocres : elles redoublent au moment qu'on ſe refroidit les extrémités inférieures : la bouche eſt pâteuſe, & les malades reſſentent une eſpece

de plénitude & de gonflement , avec un befoin d'être évacués par le haut
ou par le bas ; & ils ont rarement de la fievre.

Dans cette colique, on prendra d'abord le lavement purgatif N°.
111 : on fe couvrira le ventre avec des linges bien chauds, ou avec une
tuile chauffée, & enveloppée d'une ferviette. Pour divifer les glaires & les
pituites , le malade prendra cinq ou fix prifes de la poudre abforbante
& carminative N°. 170, & immédiatement après chaque dofe, une taffe
d'infufion de fleurs de camomilles. Cela étant fait, on achévera la guérifon à l'aide du vin eccoprotique No 225 , qu'il continuera jufqu'à ce
que le ventre foit bien débarraffé des pituites. Les eaux-thermales fondantes & purgatives, rapportées fous le N°. 3 , préviendront la récidive
de cette colique ; & les frictions du bas-ventre faites au réveil, ainfi que
l'exercice du cheval, & l'obfervation des régimes décrits fous les lettres
B & C, y contribueront beaucoup.

De la colique venteufe.

La colique venteufe affecte en particulier les côtés du bas-ventre,
& fur-tout les hypocondres qui font fouvent gonflés & endoloris, au
point que les malades fupportent avec peine qu'on les touche. Ils font
affectés d'une douleur déchirante qui change de place, ou de points vifs
& fixes dans l'inteftin qui eft gonflé ; & quand les vents font interceptés dans l'arc du colon fitué au milieu de la région fupérieure de l'hypocondre, & qui fe replie fur l'eftomac, le malade ne peut refpirer profondément, & il a des angoiffes accompagnées de douleurs de cardialgie. Les
vents lâchés par le haut ou par le bas foulagent admirablement les perfonnes affectées de la colique venteufe, & le peu de fievre qu'elles ont,
n'eft qu'un effet de la douleur.

On leur donnera d'abord le lavement émollient & carminatif N°. 109,
qu'on réitérera de deux en deux heures, fi la douleur étoit violente ; & après
avoir rendu le premier lavement, les malades uferont des remedes externes
& internes indiqués pour la colique pituiteufe. Si, non-obftant cela , le ventre
demeuroit fort-gonflé & bouché, on leur fera prendre un demi-bain , au
fortir duquel on leur donnera le lavement purgatif N°. 111 ; & s'il ne produifoit pas l'effet defiré , le lavement de fumée de tabac les débouchera.

De la colique néphrétique.

La colique néphrétique eſt l'effet du gravier ou d'un calcul enchaſſé dans le rein ou dans les uréteres , & on la connoît par la diſpoſition du malade à ces maux. Elle eſt ordinairement précédée d'une douleur fixe au reins, qui s'étend de-là vers l'aine , la cuiſſe , & chez les hommes vers le teſticule. Elle ſe répand. enſuite dans le ventre , où elle cauſe une colique très-vive , accompagnée d'envies de vomir & de vomiſſements fort-violents, ſans qu'il y ait eu auparavant quelque apparence de plénitude à l'eſtomac ou dans les premieres voies. Les urines ſont au commencement claires comme de l'eau de roche : dans le fort du mal , elles ſont ſupprimées , & au déclin du paroxyſme , épaiſſes & chargées de plus ou moins de ſable , de gravier , &c.

Si l'attaque étoit vive , ou que le malade fût pléthorique , on le ſaignera d'abord au bras, & l'on réiterera la ſaignée au bout de quelques heures , ſi la violence de la douleur donnoit lieu d'appréhender l'inflammation. On donnera d'ailleurs au malade beaucoup de lavements de bouillons de tripes bien gras, ou d'eau de graine de lin , ou à ſon défaut d'eau-de-ſon battue avec pluſieurs cuillerées d'huile d'olives. On facilitera le vomiſſement par la boiſſon copieuſe d'eau tiede miellée, ou par des bouillons gras. On oindra les hypocondres & les lombes, avec l'onguent d'althéa , ou avec de l'huile de bon-homme : on appliquera par-deſſus, la fomentation réſolutive & anodine N°. 82, & ſi au bout d'une huitaine d'heures la douleur n'avoit pas ſenſiblement diminué, le malade prendra alternativement, de deux en deux heures , un lavement de tripes & un demi-bain tiede, où l'on aura fait bouillir une douzaine de poignées de ſon de froment, & quelques poignées de feuilles de mauves & de guimauves.

En fait de remedes internes, on lui donnera toutes les heures une ſouple de cuillerées du mélange de parties égales de ſyrop d'althéa & d'huile d'amandes-douces. Sa boiſſon ſera de l'infuſion de racine d'althéa, adoucie avec du ſyrop d'althéa ; & on continuera le tout juſqu'au déclin du paroxyſme, qui , moyennant cette méthode , finira à l'ordinaire heureuſement par la précipitation du gravier ou du calcul enchaſſé. Pour prévenir la récidive , les convaleſcents auront ſoin d'employer les moyens recommandés en traitant du gravier & du calcul des reins.

On évitera d'appaiſer les vomiſſements par les calmants pris par la bouche , puiſque c'eſt principalement par les ſecouſſes qu'il produit, que les graviers & calculs ſont précipités dans la veſlie.

La mixture Nᵒ. 128 produit ſouvent un bon effet, lorſque les ſables & graviers ſont mêlés de glaires tenaces.

De la colique ſpaſmodique.

La colique ſpaſmodique eſt familiere aux perſonnes hypochondriaques, ou qui ſont hyſtériques. Quand les paroxyſmes ſont violents, les malades en ſont fort-accablés & très-abattus de corps & d'eſprit. Les douleurs, dans cette colique, conſiſtent principalement dans un ſerrement à l'eſtomac ; & dans de la criſpation dans les inteſtins ou à l'eſtomac chez les femmes hyſtériques : ces douleurs de colique ſont quelquefois accompagnées & ſouvent ſuivies de violents vomiſſements, ou d'un ſentiment de chaleur à la foſſette du cœur, aux hypochondres & à la poitrine, avec des angoiſſes & des ſuffocations, pendant leſquelles les hypochondres ſe retirent ſous les fauſſes-côtes. Le nombril rentre , & cette colique ſe diſtingue encore par une tenſion inquiétante dans les lombes & entre les épaules. Le ventre eſt fort-reſſerré : l'anus l'eſt ſouvent tellement qu'on a de la peine à appliquer un clyſtère. Au fort du paroxyſme, les urines ſont claires comme de l'eau pure, ou verdâtres & troubles à ſon déclin. Lorſque les attaques ſont vives ou longues, elles ſont quelquefois ſuivies de la jauniſſe ſpaſmodique, dont il a été traité ; & chez les femmes hyſtériques, la colique eſt précédée de quelques ſymptômes d'hyſtériciſme.

On cherchera d'abord à appliquer le lavement émollient & carminatif Nᵒ. 109 ; & ſi l'on ne pouvoit l'effectuer, on injectera premiérement, au moyen d'une petite ſeringue, quelques onces d'huile d'olives ou de camomilles tiede. On frottera les jambes du malade avec des linges chauds, & le ventre, avec l'onguent anti-ſpaſmodique Nᵒ. 132 : on appliquera par-deſſus des ſerviettes chaudes : le malade boira ſouvent une taſſe d'infuſion de fleurs de camomilles : il prendra, après avoir rendu le premier lavement, les gouttes anodines Nᵒ. 89, dans une taſſe d'eau-de-fleurs-de-tilleul : on réitérera au bout de ſix heures le lavement ſuſdit, & s'il le faut, au bout de douze heures, les mêmes gouttes anodines.

Si la colique perfiftoit après l'ufage de ces remedes, on en achévera
la diffipation moyennant la potion calmante N°. 164, qu'on pourra réitérer au befoin, après vingt-quatre heures de temps Pendant l'attaque, le
malade ne prendra que du bouillon pour toute nourriture, & afin de
prévenir la rechûte, il emploiera ce qui eft recommandé pour le traitement des affections hypochondriaques & hyftériques.

De la colique hémorrhoïdale & utérine.

La colique hémorrhoïdale fe diftingue en ce qu'elle attaque les perfonnes fujettes ou difpofées au flux hémorrhoïdal, avec les fymptômes
qui font expofés à l'article de l'embarras des vaiffeaux qui fe déchargent
dans la veine-porte.

La colique utérine au contraire, attaque fréquemment les femmes,
immédiatement avant, pendant, & encore, quand il a été trop peu abondant,
après le flux périodique. Dans les deux cas, on fe foulagera, dans le paroxyfme, moyennant la vapeur d'eau chaude reçue fur une chaife percée. On emploiera les bains de pieds tiedes dans de l'eau-de-fon, & la friction aux jambes,
faite du bas en haut avec des linges chauds. On donnera aux hémorhoï-
daires des lavements de décoction de mille-feuille, en proportion d'une
poignée pour un remede, & aux femmes le lavement N°. 108. Les
malades des deux fexes prendront d'heure en heure une demi-prife de
la poudre tempérante N°. 190, où l'on ajoutera un grain de camphre;
& ils boiront par-deffus, quelques taffes d'infufion de fleurs de tilleul.

Si par ces moyens la colique ne fe diffipoit pas, on aura recours,
chez les perfonnes fanguines, à la faignée au pied, & en cas de difpofition aux hémorrhoïdes, à l'application des fangfues. Si la colique utérine attaquoit une femme phlegmatique ou débile, on lui fera prendre, avant fes regles, des demi-bains domeftiques tiedes, animés avec la
décoction d'une couple de poignées des herbes de pullot & de matricaire:
cela étant fait, pour être foulagée, elle pourra prendre avant & après les
menftrues, en fe couchant, fix grains de pillules de ftyrax.

Les femmes d'une conftitution forte & vive fe foulageront par les
gouttes anodines N°. 89, qui calmeront leurs douleurs périodiques. Le
paroxyfme étant terminé, on emploiera les remedes généraux pour régler

ces évacuations naturelles, d'après les renseignements donnés en traitant des hémorrhoïdes & des menstrues.

De la colique du Poitou , ou des peintres.

Cette maladie est familiere aux peuples qui habitent les isles-sous-le-vent, où les fruits acides & austeres abondent. Elle affecte en Europe les ouvriers, qui, dans les mines & les atteliers, respirent des exhalaisons métalliques ou manient journellement des drogues tirées du plomb. Elle attaque encore les personnes qui boivent des vins & d'autres liqueurs acides ou austeres, qui ont été édulcorées avec des préparations saturni-nes, dont de misérables & avides marchands se servent.

Les malades affectés de cette cruelle & dangereuse colique, perdent l'ap-pétit : ils ressentent d'abord, seulement dans un endroit du bas-ventre, ou dans plusieurs, des douleurs aiguës qui augmentent promptement & crispent le canal intestinal d'un bout à l'autre, enforte que le malade croit s'ap-percevoir que les intestins se retirent vers la partie la plus affectée. La dou-leur devient poignante, déchirante, insupportable; & cet état dure avec de petites rémissions, jusqu'à ce que l'on parvienne à ouvrir le ventre, qui est parfaitement resserré. Les autres sécrétions font fort-diminuées; toutes les fonctions font en langueur; les extrémités deviennent froides; le dé-sespoir gagne le malade; il se désole & déraisonne; il a des moments de délire & quelquefois la fureur du désespoir. Lorsqu'on est parvenu à diminuer la douleur, il se plaint souvent d'un picotement brûlant dans l'épine du dos, qui est le précurseur de la paralysie des extrémités.

On commencera par donner au plus vîte au malade, un lavement d'une décoction de graine de lin saturée, en y ajoutant trois ou quatre onces d'huile d'olives; & l'on réitérera ce lavement de trois en trois heu-res. On fomentera le bas-ventre avec la fomentation résolutive & anodine N°. 82 : dans les intervalles des lavements, le malade prendra toutes les demi-heures, alternativement trois grains de savon-de-tartre, ou, à son défaut, vingt grains de savon blanc commun, dissout dans un gobelet de lait, & par-dessus, une once de manne mêlée avec autant d'huile d'aman-des-douces dissoute dans une tasse de bouillons. S'il vomissoit ces remedes à reprises réitérées, on arrêtera le vomissement avec la potion anti-émétique

que N°. 163. Si cela ne ſuffiſoit pas, on lui donnera, une couple d'heures après, la potion calmante N°. 164, & le malade reviendra le plutôt poſſible à ſes premiers remedes, qu'il continuera avec conſtance juſqu'à ce que le ventre s'ouvre. Alors il prendra la potion de manne No. 167, qu'il réitérera une couple de fois, de jour à autre, en buvant par-deſſus, à meſure qu'il ira du ventre, du petit-lait, ou à ſon défaut, du bouillon de fraiſe de veau. L'opération de la manne étant finie, on lui donnera le ſuſdit lavement renforcé de trois gros de baume de copahu broyé avec du jaune-d'œuf; & vers l'heure du ſommeil, il prendra double doſe des gouttes anodines No. 89. Quand le calme ſera rétabli, on donnera au malade, pendant les deux premiers jours, de deux en deux heures, vingt gouttes de baume du Pérou dans du ſyrop de capillaire; & les jours ſuivants, il en prendra trois priſes en vingt-quatre heures, juſqu'à parfaite guériſon. S'il lui reſtoit des accidents de paralyſie, on conſultera & on ſuivra ce qui eſt dit à l'article des paralyſies, en attendant que le convaleſcent puiſſe prendre des bains d'eaux-thermales qui achéveront la guériſon.

De la colique qui provient des bleds & d'autres productions de la terre, qui ſont de mauvaiſe qualité.

Il y a des ſols qui ſont tellement maigres & épuiſés, qu'ils ne produiſent que du ſeigle & communément des ſeigles maigres, ergotés, ſpongieux, attaqués de carie, de rouille, ou imprégnés d'un ſuc mal élaboré & cauſtique. Dans ces contrées où l'habitant eſt réduit à uſer, lui & ſes animaux domeſtiques, de cette production inſalubre, il en réſulte une maladie cruelle qui eſt comme endémique, & que les habitants du nord de l'Allemagne, à qui elle eſt familiere, appellent kriebel-krankheit (maladie rongeante.) Il y a des années, où dans des climats plus heureux, les bleds & les pommes-de-terre ne parviennent pas à leur maturité: alors le pain & les aliments que l'on prépare de ces productions ſont malfaiſants pour les animaux, & produiſent chez l'homme des ſymptômes qui ont du rapport avec la kriebel-krankheit, & avec la colique du Poitou.

Quand la maladie rongeante s'annonce par un grand abattement, &, des picotements inquiétants au bout des doigts, ces ſymptômes ſont ſui-

vis d'un gonflement & de la dureté du bas-ventre, avec des vomiſſements; & le ferment qui eſt dans l'eſtomac excite tellement la faim, que
lorſqu'on préſente au malade de bons aliments, il les dévore & s'en trouve
ſoulagé. Dans cette eſpece de colique, il n'a pas la conſtipation opiniâtre qui accompagne toujours la colique du Poitou : les douleurs d'entrailles qu'il éprouve ſont moins vives ; les ſpaſmes qui affectent principalement les extrémités ſupérieures ſont de plus ou moins de durée : répan-
dûs par tout le corps , ils reſſemblent aux paroxyſmes épileptiques : l'uvée
perd de ſon jeu & reſte dilatée; les malades ſont ſujets à rendre des vers ;
ils prennent des friſſons qui alternent avec une chaleur fébrile ; la peau
ſe deſſeche ſinguliérement, & ils meurent dans la premiere huitaine de
jours de la maladie : quand elle eſt prolongée , ils perdent leurs ſens &
périſſent plus ou moins vîte du ſphacele.

Les convaleſcents retombent auſſi-tôt qu'ils retournent à l'uſage des ſuſdits farineux malfaiſants. Lorſque cette maladie eſt négligée dans les commencements, la convaleſcence eſt imparfaite, & la vie de ceux qui ont échappé,
& qui peut s'étendre à pluſieurs années, eſt languiſſante.

Les divers ſymptômes qui ſont rapportés, ſe trouvant plus ou moins
réunis & conſidérables, décident de l'événement, qui dépend encore du
climat & des années qui produiſent ces aliments inſalubres.

Pour diminuer les mauvais effets de ceux dont on pourra encore
tirer parti, il faut paſſer les bleds à l'eau, les remuer & changer d'eau
juſqu'à ce qu'elle ſoit claire, puis les ſécher au ſoleil, au four, ou comme il ſera poſſible de le faire. Quant aux pommes-de-terre , on les ſéchera de même après les avoir coupées par tranches : on fera bien lever & cuire le pain : on évitera de le manger frais , à plus forte raiſon chaud , & l'on aſſaiſonnera d'oignons & de ſel , les mets que l'on fera
de pommes-de-terre. Les perſonnes qui feront réduites à ſe nourrir de
ces aliments, boiront, après les repas, à défaut de vin , un doigt d'eau-
de-vie de genievre : leur boiſſon ordinaire ſera une légere tiſane de baies
de genievre : elles uſeront, autant que leur faculté le leur permettra, d'œufs
mollets, de viandes fraîches, & elles ſe purgeront, de temps à autre ,
avec la poudre Nᵒ. 186.

Quant à la cure, on commencera par évacuer les premieres voies
à fond, &, s'il le faut, à repriſes réitérées, avec la potion-émétique &

laxative N°. 165 : on donnera aux malades, selon le besoin, les lavements recommandés pour la colique-du-Poitou, & toujours les médicaments savonneux indiqués pour cette maladie ; en observant de les purger de quatre en quatre jours, avec la potion de manne No. 167 , animée d'un grain de tartre-émétique. Quand on aura bien détruit & évacué les mordants des premieres voies, on passera à l'usage du baume-de-Pérou ; & pour ce qui regarde les vers & les affections nerveuses ou épileptiques qui subsisteront après l'usage de ces remedes, on consultera à cet égard & on suivra ce qui est dit à l'article des vers, des spasmes & de l'épilepsie. Comme ces maladies regnent dans des contrées où regne aussi la pauvreté, les malades mangeront le moins de pain qu'ils pourront : si leur orge & leur avoine sont sains, ils en feront des bouillies avec de la farine torrifiée : ils se nourriront de légumes, de lait & de laitage : ils feront un grand usage d'oignons & d'aulx, & ils boiront abondamment d'une tisane faite avec de l'orge saine ou du ris assez saturée pour être mucilagineuse, & que les malades adouciront avec du miel.

Du miséréré.

Le miséréré, qui est la plus cruelle de toutes les coliques, consiste dans une constriction dans le canal intestinal, telle que l'étranglement qui s'ensuit arrête & intercepte tout ce qui , dans l'état de santé , s'évacue par la voie du ventre. Cette obstruction se fait ordinairement dans l'intestin iléon, par l'inflammation ou par la constriction spasmodique d'une portion de cet intestin. Le miséréré arrive encore lorsque l'une ou l'autre partie du canal intestinal se trouve entiérement bouchée par des excréments endurcis, & par l'étranglement d'un intestin qui s'est échappé du bas-ventre d'un herniaire ou d'un blessé, &c.

Le miséréré se manifeste par des douleurs fixes à l'endroit affecté de l'étranglement, & par une constipation opiniâtre. Rien ne passe par les selles ; le ventre se tuméfie & se durcit considérablement : le malade a des nausées suivies de vomissements, & il rend par la bouche non-seulement tout ce qu'il a pris, mais encore ce qui se trouve dans le canal inteſtinal, ſans en excepter même les matieres fécales. A ces ſymptômes ſe joignent la fievre, des angoiſſes inexprimables, le hoquet, des ſueurs froides, la ſuppreſſion des urines, des défaillances & des mouvements convulſifs.

Lorſque cette maladie arrive à la ſuite d'une longue conſtipation, ſans accidents antécédents, on la guérira le plus ſouvent en amolliſſant & en précipitant les matieres ſtercorales deſſéchées. Pour cet effet, on donnera d'abord au malade, afin d'amollir les matieres & de lubrifier le paſſage, pluſieurs lavements d'eau-de-graine-de-lin ou d'eau-de-ſon battus avec un tiers d'huile-d'olives ; & on lui fera des embrocations ſur le bas-ventre avec de l'huile-d'olives dont on aura imbibé une piece de flanelle. Immédiatement après ces préliminaires, il prendra par cuillerées autant qu'il pourra ſupporter d'huile d'amandes-douces, qu'il avalera tout doucement ; & qu'il la garde ou non, dèsque les voies ſeront lubrifiées, on ne tardera pas, après l'avoir ſaigné préalablement au bras, s'il a de la fievre, de lui faire prendre la poudre purgative N⁰. 186, ou une once & demie de ſel-de-Sedliz délayé dans une livre d'eau tiede, qu'il avalera en trois ou quatre repriſes, dans l'eſpace d'une demi-heure. S'il rendoit ces médecines, & qu'une heure après les avoir avalées, il n'eût pas d'évacuation par la voie du ventre, on lui donnera le lavement purgatif N⁰. 111, & au cas qu'il ne fît pas d'effet, on aura recours aux lavements de fumée de tabac dont il eſt fait mention à l'article des noyés : ce qui manquera rarement de délivrer le malade de la conſtipation, & en même temps du miſéréré.

Si au contraire cette maladie attaquoit avec des ſymptômes d'inflammation, on conſultera l'article de l'inflammation des inteſtins. L'ardeur jointe à une douleur fixe & concentrée au bas-ventre, & qui ſera accompagnée d'une fievre aiguë, indiquera cette cauſe du miſéréré ; & on mettra au plus vîte en œuvre tout ce qui a été recommandé pour l'inflammation des inteſtins. On réitérera les lavements de deux en deux heures, & ſi le vomiſſement ſubſiſtoit, il prendra, d'heure en heure, la potion anti-émétique N⁰. 163.

Si ces remedes n'arrêtoient pas les vomiſſements, on lui donnera, une couple d'heures après la troiſieme priſe, l'émulſion calmante N⁰. 66 ; & ſi elle ne les appaiſoit point, il en prendra encore la moitié au bout de trois heures. Dèsque le vomiſſement ſera arrêté, on donnera tous ſes ſoins à l'inflammation, & on purgera le malade aussi-tôt que cela sera praticable, avec le petit-lait tamarindé N°. 148, ou à son défaut, avec la potion de manne N°. 167. Si ce purgatif ne produisoit pas d'évacuation par les selles, il prendra, deux heures après, le susdit lavement purgatif. Dans les cas du miséréré où tous ces moyens de guérison seront employés en vain, on pourra tenter de faire avaler au malade une livre de vif-argent dépuré, dans un gobelet de bouillon, & s'il tardoit à se précipiter & à ouvrir le ventre, on réitérera les lavements de fumée de tabac.

Lorsque le miséréré n'aura pas été précédé de constipation, & s'il n'y a pas apparence d'inflammation ni de hernie, on aura lieu de croire que la maladie est causée par la constriction spasmodique de l'intestin. Dans ce cas, on oindra souvent le ventre avec l'onguent anti-spasmodique N°. 132 ; on appliquera par-dessus, la fomentation résolutive & anodine N°. 82 : on emploiera, de demi-heure en demi-heure, des lavements d'eau-de-graine-de-lin ou d'eau-de-son battus avec un quart d'huile d'olives. Si le quatrieme lavement ne débouchoit pas le ventre, on saignera le malade; on le mettra dans un demi-bain tiede de bouillon de tripes ou d'herbes émollientes. Au sortir du bain, on lui donnera encore un des susdits lavements ; & si le ventre ne s'ouvroit pas, on emploiera successivement les purgations N°. 167 ou 186, ainsi que les lavements de fumée de tabac recommandés pour le cas précédent.

Quand cette maladie est un symptôme de hernie, on cherchera au plus vite à faire rentrer les intestins dans le bas-ventre, moyennant le manuel usité. Après avoir saigné le malade, on facilitera cette opération par l'onction de la tumeur faite avec de l'huile-de-lin. On appliquera par-dessus, la fomentation résolutive & anodine susdite, & on lui donnera le lavement purgatif N°. 111. Si après cela on travailloit en vain à la réduction de l'intestin, on réitérera la saignée, au cas que les forces le permettent ; & le malade passera ensuite dans un bain tiede, où l'on aura fait bouillir quelques poignées de son & de feuilles de mauves. Si au sortir de ce bain on ne parvient pas à faire la réduction, lorsque l'on sera sûr qu'il n'y a pas d'adhérence ni d'inflammation formée, ni des excréments desséchés qui s'y opposent ; immédiatement après avoir fait usage des susdits remedes généraux, on se servira de fomentations d'eau fraiche, à laquelle on substituera

bientôt de l'eau à la glace. Si l'inteſtin ne rentroit pas à l'aide de ces embrocations froides, on tentera encore le lavement de fumée de tabac; &
ſi tous ces moyens étoient inutiles, ou que la hernie fût de nature à ne pas
pouvoir être réduite, on fera inceſſamment, pendant que le malade aura
les forces néceſſaires, & avant que la gangrene s'y mette, l'opération uſitée,
qui demande une main ſûre & exercée. Cette opération ſe fera dès le
commencement, lorſque la hernie ſera adhérente à ne pas pouvoir être réduite par d'autres moyens.

Des hémorrhoïdes en général.

Les hémorrhoïdes ſont toujours plus ou moins une maladie, & elles
ne ſont bienfaiſantes qu'en tant que leur flux eſt réglé, & qu'il ſoulage,
ou termine d'autres maux. Les cauſes les plus ordinaires des affections
hémorrhoïdales ont été touchées en traitant de l'embarras des vaiſſeaux
qui déchargent leur ſang dans la veine-porte; & il a été fait mention de
la colique hémorrhoïdale en traitant des différentes coliques. Il reſte à faire
l'expoſé des accidents des hémorrhoïdes internes & externes, tant ſeches
que fluantes; d'indiquer les moyens de provoquer le flux hémorrhoïdal,
ſi la nature y eſt diſpoſée; de le rappeller s'il eſt ſupprimé, de le régler
& modérer s'il eſt déréglé ou trop abondant, & d'indiquer le traitement
des hémorrhoïdes blanches.

Des hémorrhoïdes internes.

Les hémorrhoïdes internes qui fluent, ſe manifeſtent par du ſang que
l'on rend par la voie du fondement: elles ſont familiéres aux deux ſexes,
& plus particuliérement aux hommes pléthoriques ou hypochondriaques,
qui ſe trouvent dans l'âge viril. Cette évacuation ſe fait à l'ordinaire périodiquement, & ſeulement lorſqu'on va à ſelle.

Le flux hémorrhoïdal dépend ſouvent d'une diſpoſition héréditaire:
il eſt précédé des ſymptómes de l'embarras des vaiſſeaux qui ſe déchargent dans la veine-porte & qui ſont rapportés à cet article. Les précurſeurs du flux ſont de l'agitation dans le ſang, accompagnée de douleurs,
de tiraillements, & d'un ſentiment de peſanteur aux lombes & au crou-

pion. Le plus souvent, le sang que l'on perd est liquide : on sent, au moment où il part, une fusée chaude qui gagne le fondement ; & comme le sang hémorrhoïdal se coagule promptement, les hémorrhoïdaires en rendent quelquefois en caillots qui se forment dans le rectum & ne font pas à craindre.

Des hémorrhoïdes externes.

Les hémorrhoïdes externes se manifestent par un ou plusieurs boutons ou tumeurs différemment figurés, qui se présentent à l'anus, ou qui sortent du fondement, sur-tout quand on va à selle avec difficulté. Ces tumeurs font plus ou moins incommodes, selon leur volume & le degré de tension ou d'inflammation.

Lorsque les hémorrhoïdes externes ne rendent pas de sang, on les appelle seches. Ces boutons font plus ou moins incommodes, d'aucun secours, sujets à s'enflammer. Quand les hémorrhoïdes externes teignent de temps à autre le papier, elles soulagent cependant quelquefois.

Quoique les hémorrhoïdes internes qui fluent, soient souvent un bénéfice qui enleve des maux que la médecine combattroit en vain sans leur secours, il convient d'être circonspect avant de se déterminer à exciter par l'art le flux hémorrhoïdal. On n'y parvient pas toujours, & généralement on fera bien de travailler à détruire la cause qui dispose aux hémorrhoïdes, sur-tout chez les personnes d'ailleurs saines, & qui n'ont pas atteint l'âge de quarante ans ; puisque avant cet âge les hémorrhoïdes ne font souvent qu'un bon effet d'une mauvaise cause, qu'il convient d'attaquer à sa source, en cherchant à dégager les vaisseaux qui se déchargent dans la veine-porte, moyennant les remedes indiqués à cet effet à l'article de l'engorgement de ces vaisseaux.

Quant aux hémorrhoïdes externes, qui succedent à de fortes & longues courses à cheval, ou à d'autres exercices violents, & à tout ce qui agite & raréfie le sang, la saignée du bras, l'abstinence du vin, le repos & l'usage des régimes indiqués sous les lettres D & H ; suffiront pour les dissiper, pourvû que l'on prenne en même temps la précaution de tenir le ventre bien libre, en usant matin & soir de la poudre N°. 175, & par-dessus la prise du matin, de quelques verres de petit-lait tamarindé

Nº. 148. On continuera ces remedes pendant une huitaine de jours ; & ſi les boutons étoient fort-échauffés, le malade prendra en même temps, à quatre & à ſix heures de l'après-midi, une priſe de la poudre tempérante Nº. 190 : il ſe fomentera l'anus avec du lait cuit, avec des fleurs de ſureau, ou il y appliquera de l'onguent de peuplier.

En cas que les remedes pour débarraſſer les vaiſſeaux qui ſe déchargent dans la veine-porte, ſoient infructueux, la colique hémorrhoïdale revenant ſouvent, ſur-tout périodiquement vers les équinoxes, & avec les ſuſdits ſymptômes qui annoncent de la diſpoſition au flux hémorrhoïdal, comme cela arrive à des perſonnes pléthoriques, accoutumées dans leur jeuneſſe aux ſaignements de nez, ſoit à d'autres évacuations ſanguines, ou chez qui il y a une diſpoſition de famille au flux hémorrhoïdal ; dans tous ces cas, on ſecondera la nature ; & pour faciliter le flux des hémorrhoïdes, toutes les fois que l'on s'appercevra que le ſang s'y portera, on ſe préſentera, en allant à ſelle, à la vapeur de l'eau chaude qui s'élévera de la chaiſe percée : on prendra ſouvent des bains de pieds d'eau-de-ſon tiede, & on ſe fera frotter du bas en haut les jambes & les cuiſſes. Après avoir pratiqué cela pendant une huitaine de jours, on fera une petite ſaignée au pied : on prendra enſuite, pendant trois ou quatre jours, les pillules laxatives Nº. 154 : on montera ſouvent à cheval ; & on continuera l'uſage des bains de pieds & des frictions, juſqu'au retour des accidents qui annoncent une nouvelle diſpoſition au flux hémorrhoïdal. Alors on réitérera les remedes preſcrits, en ſubſtituant à la ſaignée quelques ſangſues au fondement, lorſque la vapeur d'eau y aura attiré le ſang. Quant aux pillules, on en alternera l'uſage avec le ſuppoſitoire d'aloès Nº. 194, & en réitérant cette marche aux équinoxes, ſi le cas n'eſt pas preſſant, & en cas contraire, tous les mois à la même lune, on parviendra à exciter le flux des hémorrhoïdes. S'il ne revenoit pas naturellement dans le courant d'une couple de mois, on mettra de nouveau en uſage tous les remedes indiqués ci-deſſus pour le provoquer, & on les réitérera pendant pluſieurs mois conſécutifs, à la même lune. Dans les intervalles, on montera ſouvent à cheval, & on prendra, une couple de fois la ſemaine, des bains de pieds & des lavements émollients, afin de relâcher les vaiſſeaux hémorrhoïdaux. Pour éclaircir auſſi le ſang, on boira beaucoup de tiſane commune Nº. 210, ou d'une eau minérale-ſavonneuſe & légérement ſou-

frée,

frée. Par ces moyens, on manquera rarement d'établir le flux hémorrhoïdal chez les perfonnes qui y ont de la difpofition; & un long ufage
des pillules eccoprotiques N°. XXVI de la pharmacie portative a fouvent produit cet effet, après que les médicaments méthodiques avoient
échoué. A défaut de fuccès, on conclura que les vaiffeaux hémorrhoïdaux font trop de réfiftance au fang, qui, dans ce cas, eft épais & trop
glutineux pour pouvoir fe faire jour.

Quant aux hémorrhoïdes externes, il y en a qui font d'un rouge
bleuâtre & d'une nature variqueufe. On les fera faigner en les frottant
avec des feuilles de figuier, ou l'on y appliquera les fangfues; & fi la membrane des varices étoit épaiffe, on les ouvrira avec la lancette : cela étant
fait, afin de faciliter l'évacuation du fang, on fe placera fur une chaife
percée, pour y recevoir de la vapeur d'eau chaude.

Quand les hémorrhoïdes auront rendu fuffifamment de fang, on y
appliquera quelques compreffes graduées : on reftera fur fon féant, & fi
non-obftant cela, elles continuoient à faigner, un plumaceau trempé dans de
l'eau-de-vie battue avec un tiers de blanc-d'œuf, fuffira à l'ordinaire pour
faire ceffer ce faignement. Si le fang ne s'arrétoit pas, on emploiera les
remedes recommandés pour les hémorrhagies externes en général ; & lorfque les varices feront fort-faillantes, on les emportera par la ligature, ou
avec le biftouri, felon l'art.

Les hémorrhoïdes externes, qui forment des boutons ou tumeurs
dures qui ne font pas bleuâtres, font fouvent marbrées de petites varices cuifantes. Ces tumeurs hémorrhoïdales font fujettes à s'échauffer & à
s'enflammer, au point qu'elles abfcedent & dégenerent en fiftules.

Lorfque ces tumeurs feront récentes, on cherchera à les faire paffer au moyen des remedes recommandés pour diffiper la difpofition aux
hémorrhoïdes ; & l'on donnera au malade, matin & foir, vingt grains
de fleurs de foufre mélée avec le double de crême-de-tartre, foit la dofe requife pour tempérer l'acrimonie & le purger doucement ; & fi les hémorrhoïdes étoient enflammées, on réitérera la faignée : le malade fe nourrira des aliments liquides & rafraîchiffants des régimes prefcrits fous les
lettres D & H : il prendra dans l'après-dîner une couple de prifes des
poudres tempérantes N°. 190. On fomentera en outre la tumeur avec
le mélange tiede de dix parties d'eau-de-frais-de-grenouilles, & d'une partie

G g g

d'eau-de-vie camphrée, ou avec l'eau-végéto-minérale camphrée de Goulard. Au cas que la peau fût fort-feche, tendue ou excoriée , on oindra
fouvent ces tumeurs avec de l'onguent de linaire ou avec la pommade
adouciffante N°. 161. On continuera l'ufage de ces remedes jufqu'à ce
que la douleur & l'inflammation foient entiérement diffipées ; & s'il n'étoit
plus poffible de diffiper l'inflammation , on hâtera la fuppuration en appliquant le cataplafme émollient N°. 15, & l'on gouvernera l'abcès felon
qu'il eft recommandé pour le traitement du phyma.

Il fe forme encore une forte de boutons charnus qui fe flétriffent
& fe gonflent alternativement , fur-tout quand on va avec difficulté fur
la felle. Ces boutons font fort-incommodes , fujets à s'échauffer , & il s'y
joint fouvent un fuintement d'une matiere fanieufe avec un prurit très-in-
quiétant : on aura foin , dans ce cas, de fe nourrir de maniere qu'on ait
toujours le ventre libre. Si l'on étoit conftipé, on fe fervira de lavements
d'eau tiede ; & pour prévenir le frottement des excréments durcis, on introduira dans le fondement, avant d'aller du ventre , un peu d'onguent
compofé de parties égales de celui de peuplier & d'onguent-rofat. Si ces
boutons étoient tendus, irrités & fecs, on les oindra avec le même onguent : s'ils étoient abreuvés de fanie, on préférera la pommade de Saturne de Goulard ; & dans les deux cas, on remédiera aux vices des humeurs, d'après les renfeignements donnés pour le traitement des différents
vices & acrimonies du fang & des humeurs.

Lorfque la pommade de Goulard ne réuffira pas, on y fubftituera la
pommade rouge N°. 162, mélée avec le quadruple de beurre frais. On
confultera & l'on obfervera dans le prurit hémorrhoïdal, qui eft également
pénible & rebelle , ce qui eft prefcrit à l'article du prurit.

De la fuppreffion du flux hémorrhoïdal.

Quand le flux habituel des hémorrhoïdes fe fupprime, les hémorrhoïdaires font fujets à être affeḷés des fymptómes de l'embarras des vaiffeaux qui fe déchargent dans la veine-porte, ainfi que de maux de tête,
de palpitations de cœur, d'oppreffion , de douleurs de colique, de flatuofités inquiétantes & de plufieurs fymptómes de l'hypochondrie. Si l'on
n'y remédie pas, il fuccede à ces maux des affeḷions rhûmatiques, quelquefois même paralytiques , & chez les hommes l'impuiffance.

On fuivra dans ce cas la méthode, & l'on emploiera les remedes indiqués pour provoquer le flux hémorrhoïdal. A défaut de fuccès, le malade fera faigné tous les trois mois, alternativement au bras & au pied: il fera fobre, il prendra beaucoup d'exercice, &, au printemps & en automne, il boira pendant l'efpace d'une huitaine de jours, le petit-lait tamarindé Nº. 148, & enfuite les fucs d'herbes Nº. 193 , dans du bouillon de poulet ou de rouelle de veau : en été, il prendra auffi quelques bains domeftiques, & en même temps des eaux-minérales-aigrelettes & légérement ferrugineufes.

Du flux hémorrhoïdal déréglé.

Les hémorrhoïdes font réglées, quand le flux fe renouvelle périodiquement, imitant en quelque façon le bénéfice périodique du fexe. Elles font déréglées, lorfqu'elles fluent irréguliérement, foit par rapport à la quantité du fang, foit relativement aux intervalles & à la durée du flux, qui dure quelquefois des femaines entieres & même au-delà. Comme ces déréglements ont du rapport avec l'excès ou avec la fuppreffion , on emploiera, felon le cas & le degré du déréglement, les remedes indiqués pour l'excès ou la fuppreffion du flux hémorrhoïdal, avec une modération proportionnée à l'effet que l'on a en vue.

De l'excès du flux hémorrhoïdal.

L'excès du flux hémorrhoïdal n'eft pas rare. Les hémorrhoïdaires perdent à la fois ou fucceffivement beaucoup de fang, & fouvent, en même temps, les forces, au point qu'ils ont des éblouiffements, des défaillances & plufieurs des fymptómes qui font rapportés à l'article des hémorrhagies en général. Ces pertes de fang proviennent le plus fouvent de l'atonie des vaiffeaux, jointe à un fang diffout & acrimonieux.

Dès le premier moment du flux, les hémorrhoïdaires fujets à cet accident, chercheront à être tranquilles de corps & d'efprit : ils fe nourriront principalement de gruaux, de bouillons & de foupes au ris, à la petite-orge , & d'autres aliments de cette nature. Leur boiffon ordinaire fera de l'infufion de mille-feuille , & s'ils avóient le fang agité ou diffout, ils préféreront la tifane de ris N°. 215. Sur le foir, ils boiront du lait d'amandes léger : ils prendront, en fe couchant, une prife de la poudre tempérante N°. 190, & par-deffus, l'émulfion calmante N°. 66. Si, par des expériences antécédentes, on fait que ce régime ne fuffit pas pour modérer le flux, on fera de plus une petite faignée au bras, à l'approche du flux hémorrhoïdal. On dégagera les inteftins moyennant une couple de lavements d'eau dégourdie : durant le flux, ils iront à felle avec le moins d'efforts qu'il leur fera poffible. Si l'hémorrhagie exiftoit actuellement, & que l'hémorrhoïdaire fût bilieux de tempérament, qu'il y eût apparence de plénitude dans les premieres voies, ou que des caillots de fang retenus empêchaffent les vaiffeaux hémorrhoïdaux de fe refferrer, on l'évacuera avec la teinture-de-rhubarbe tempérée N°. 204, dont on fecondera l'effet, fi elle n'opéroit pas affez promptement, au moyen d'un lavement d'eau dégourdie.

Si non-obftant cela le flux perfiftoit, le malade prendra la mixture ftiptique N°. 129, & après chaque prife, un gobelet de tifane de fymphitum N°. 219 : s'il arrivoit que ces derniers remedes ne modéraffent pas dans les vingt-quatre heures le flux hémorrhoïdal, ou que le malade prît des défaillances & des convulfions, on cherchera à fermer au plus vite les vaiffeaux ouverts. A cet effet, on introduira dans le fondement des tampons imbibés d'eau ftiptique N°. 41, fi l'on peut efpérer d'atteindre les vaiffeaux ouverts : fi-non, on injectera dans le fondement, à reprifes réitérées, quelques onces de la même eau mêlée avec une pincée de folle-farine, & le malade prendra en même temps les pillules de Helvétius N°. 153.

L'hémorrhagie étant arrêtée, on évitera d'aller du ventre pendant une couple, & s'il fe peut, pendant plufieurs jours. Le lendemain après la premiere felle non-fanguinolente, on pourra faire l'ablution des aftringents avec un lavement d'eau dégourdie. Afin de prévenir la rechûte, on fera attention à l'état du bas-ventre, à la confiftance de la maffe du fang, & à l'état des vaiffeaux hémorrhoïdaux, qui pourroient être variqueux. On emploiera en conféquence les remedes indiqués pour l'engorgement des vifceres du bas-ventre, pour l'embarras des vaiffeaux qui fe déchargent dans la veine-porte, & pour les vices de confiftance du fang. A défaut d'indication particuliere, le malade obfervera long-temps les régimes prefcrits fous les

les lettres B & F : il prendra des exercices modérés , & de deux en deux jours , un lavement froid d'une décoction faite avec une poignée de fommités de mille - feuilles. Au printemps & en automne , il fe fera faigner au bras : il fe purgera doucement, une couple de jours de fuite , avec la teinture de rhubarbe Nº. 204 , & il prendra enfuite le lait d'âneffe pendant quatre à fix femaines.

Des hémorrhoïdes blanches.

On connoît les hémorrhoïdes blanches , en ce qu'au lieu de fang on rend des matieres muqueufes, blanchâtres ou légérement teintes de fang , qui viennent des vaiffeaux lymphatiques & des glandes qui tapiffent le rectum. Le plus fouvent , cette évacuation eft plutôt un bon effet d'une mauvaife caufe, qu'un bénéfice réel. Pour en guérir, il faut faire attention à l'état de l'eftomac, afin de remédier à fond à la faburre dont on trouvera le malade affecté , & cela d'après les renfeignements donnés au traitement des faburres. Cela étant fait , on fortifiera l'eftomac par l'exercice du cheval, en prenant immédiatement avant les deux repas dix grains de quinquina mêlé avec fix grains de rhubarbe , en obfervant le régime fpécifié fous la lettre B, & en buvant, dans la belle faifon, des eaux minérales-aigrelettes & ferrugineufes.

A mefure que la guérifon fera des progrès , on prendra de petits lavements d'eau froide , où l'on aura éteint un morceau d'acier rougi au feu , afin de rétablir le reffort des vaiffeaux & des glandes muqueufes ; & on ne quittera cette marche que lorfque la guérifon fera confirmée.

Des vers.

Il ne fera pas fait mention ici des vers & infectes extraordinaires, que quelques auteurs rapportent avoir vu rendre par les felles & par le vomiffement, ou que l'on a trouvés quelquefois dans diverfes parties du corps , comme dans la tête, les narines, les oreilles, le poumon, le cœur, &c.

Des vers ronds.

Des trois efpeces de vers qui affectent fréquemment l'eftomac & les inteftins, la plus commune & celle dont peu de perfonnes font exemptes , principalement dans leur bas-âge , eſt l'eſpece des vers ronds, qui ont beaucoup de rapport par leur figure avec les vers de terre ordinaires. On en avale le germe avec l'eau , avec les aliments cruds, &c. Ces germes, que la force de l'eſtomac ne peut détruire, s'inſinuent dans la pituite inteſtinale, qui jointe à la chaleur du corps, ſert à les faire éclorre. Ils ſe nourriſſent à nos dépends , & l'expérience a fait connoître, qu'à meſure qu'ils ſe fortifient, ils s'attachent au parois des inteſtins , comme les ſangſues à la peau.

On connoît ſouvent l'exiſtence des vers ronds, par une petite toux ſeche, par des maux de cœur, par de la diarrhée, des douleurs de colique , des vomiſſements, des défaillances, des mouvements convulſifs, &c. ſymptômes dont il s'en réunit plus ou moins à la fois, & qui ſont accompagnés de démangeaiſons aux narines, d'un pouls qui eſt petit & intermittent, & chez les enfants encore, de treſſaillements pendant le ſommeil, & de la bouffiſſure du bas-ventre.

Si le nombre des vers eſt conſidérable, ils cauſent d'un autre côté, en conſumant le chyle, un beſoin fréquent de manger, ſans que cependant les aliments tournent au profit du malade : d'où il réſulte qu'avec un grand appétit, les perſonnes qui ont beaucoup de vers ſont pâles & débiles. Et comme les cadavres de ces inſectes, ainſi que les excréments de ceux qui ſont vivants, forment un levain putride dans les premieres voies, les malades ſont ſujets à des rots & vents puants, à une tumeur permanente, & à la tenſion du ventre. L'altération du chyle produit inſenſiblement la corruption du ſang, & la fievre-lente , ou, quand l'infection eſt conſidérable, la fievre-putride-vermineuſe, dont il a été fait mention.

Comme on ne peut faire avaler aux enfants les remedes les plus efficaces, on leur fera prendre, pendant l'eſpace de huit jours, le matin à jeun , une taſſe de décoction de vif-argent bien dépuré, dont on fera bouillir, dans un vaſe de terre neuf & verniſſé, deux onces avec deux livres d'eau, à la réduction de la moitié. Afin de rendre plus agréable cette boiſſon qui eſt par elle-même inſipide, on pourra blanchir chaque taſſe avec du lait, & l'adoucir avec un peu de ſucre. Pendant qu'ils uſeront de ce remede, on leur frottera, tous les ſoirs en les couchant, le nombril avec la groſſeur d'un pois d'onguent vermifuge N°. 143 : on leur donnera en même temps, de deux en deux jours, un lavement de lait tiede , mêlé avec une once de sucre, & on les purgera au bout de huit jours, avec le syrop vermifuge N°. 198. Si le malade étoit un enfant docile , âgé de quatre à six ans, & que les remedes susdits n'eussent pas suffi pour chasser les vers, on lui donnera ensuite, pendant l'espace de trois jours, le matin à jeun & le soir en le couchant, une cuillerée à bouche pleine du mélange fait avec parties égales d'huile-de-noix exprimée sans feu, ou à son défaut, d'huile d'olives vierge & de jus de citron. On le purgera le quatrieme jour avec demi once ou une quantité suffisante d'huile-de-ricin d'Amérique, ou , à son défaut, avec le susdit syrop vermifuge. Pendant ce temps, le malade s'abstiendra des crudités, du lait & de tout laitage.

Au cas que le malade fût docile, il prendra pendant trois à cinq jours consécutifs, la décoction vermifuge & laxative N°. 36, & les lavements recommandés sous cette ordonnance : si ces remedes ne réussissoient pas à souhait, on le purgera trois ou quatre fois , de quatre en quatre jours, avec les pillules vermifuges N°. 160 ; & on lui donnera, dans les intervalles, la poudre vermifuge N°. 191. Après un mois de repos, il réitérera l'usage de ces remedes, s'il n'étoit pas sûr de sa parfaite guérison. Pour prévenir la rechûte, les convalescents auront soin de bien mâcher leurs aliments : ils éviteront ce qui est crud ou de difficile digestion : ils feront bouillir l'eau qu'ils boiront, & ils prendront après les repas, à raison de leur âge, pendant l'espace de quinze jours, depuis six jusqu'à vingt gouttes d'élixir-de-propriété, dans un peu de vin.

Des ascarides.

Les ascarides font de petits vers blancs, déliés comme un fil, dont les plus petits font presque imperceptibles, & les plus grands de la longueur d'environ un pouce. Ces insectes séjournent ordinairement dans le dernier intestin appellé rectum : ils se multiplient prodigieusement & font aussi difficiles à détruire qu'incommodes pour les malades.

On les connoît par l'inspection des excréments, qui, de temps à autre, font chargés de ces petits vers. Les personnes qui en font affectées font sujettes à un prurit inquiétant au fondement, & à des paroxysmes d'irritation dans les inteſtins , qui ſont très-pénibles, & qui ſont quelquefois accompagnés d'anéantiſſemens , de défaillances, & chez la jeuneſſe irritable , de délires ſinguliers , de mouvemens convulſifs &c.

Pour ſe ſoulager ſur-le-champ du prurit & des irritations au fondement, on introduira dans l'anus une longue chandelette de lard frais , que l'on renouvellera. On trouvera ſouvent celles que l'on retirera, plus ou moins imprégnées d'aſcarides. On pourra auſſi , pour ſe ſoulager , faire uſage du lavement purgatif N⁰. I I I , animé d'une couple de cuillerées d'huile-de-ricin.

Quant à la cure , on purgera les enfants, une fois la ſemaine , avec le ſyrop vermifuge N°. 198; & on leur donnera , de quatre en quatre jours, un lavement d'eau bouillie avec une poignée de feuilles d'abſynthe mêlée avec un ſixieme de vinaigre. Les jours intermédiaires, on leur injectera , matin & ſoir , une once d'huile-de-ricin dans le fondement, & on continuera ces remedes, juſqu'à ce qu'il n'y ait plus aucune apparence qu'il reſte de ces vers. Les convaleſcents obſerveront , long-temps après en avoir été délivrés , le régime ſous la lettre B: ils s'abſtiendront des aliments farineux, & ils remédieront à la conſtipation, avec des ſuppoſitoires de ſavon trempés dans de l'huile-de-ricin.

Quant aux perſonnes adultes, on les purgera de trois en trois jours, avec les pillules N°. 155 : dans les jours d'intervalles , on leur injectera dans le fondement, matin & ſoir, deux à trois onces d'huile-de-ricin ; & dans la ſoirée des jours de purgation, on leur appliquera un lavement de huit onces de vin blanc, qu'on aura fait infuſer à froid, pendant la nuit , avec demi-once de tabac de Virginie haché. Les malades retiendront ce lavement auſſi long-temps qu'il leur ſera poſſible , & ils le renforceront enſuite inſenſiblement , ſoit en augmentant la doſe du tabac, ſoit en le faiſant infuſer ſur des cendres. Ils prendront en même temps, dans les intervalles des purgations , avant les deux repas, dans un doigt de vin , vingt gouttes de l'élixir-de-vitriol de Mynſicht. S'ils continuent à uſer pendant quinze jours de ces remedes, ils ſe trouveront ſouvent entiérement délivrés de cette vermine. Dans le cas contraire, ils ne pourront mieux faire que d'obſerver exactement le régime B , en s'abſtenant de lait & d'aliments farineux.

Pour prévenir la régénération des aſcarides, ils monteront ſouvent à cheval, afin de fortifier les viſceres, & ils prendront, pendant l'eſpace

de

de quelques mois, le matin à jeun, douze grains de rhubarbe, deux grains
de limaille & fix grains de femence de zedoaire, dans une cuillerée d'hy-
dromel ou de vin d'Efpagne. Une heure après, on leur donnera en guife
de déjeuné, un bouillon dans lequel on aura fait infufer de la chicorée-
amere, & à la fin des repas, quinze gouttes du mélange de parties égales
d'élixir de propriété & de teinture-de-Mars de Ludovicus, dans du vin :
méthode qui a réufli plus d'une fois dans cette maladie, qui eft d'autant
plus rebelle, que lors même que la vermine vivante eft abfolument détruite, elle fe régénere par les œufs qui reftent dans l'inteftin.

Des vers-plats.

On diftingue communément les tenies ou vers-plats, en vers-plats à
anneaux courts & en vers-plats à anneaux longs, qui forment une feconde efpece.

La premiere efpece eft connue fous le nom du ver-folitaire. Ce ver
eft mince, applati comme une chevilliere, & plus ou moins dentelé fur les
côtés : fa largeur varie depuis un quart jufqu'à trois quarts de pouce. Ces
vers font blanchâtres, ordinairement fort-longs : on en voit qui ont plus
de vingt aunes : dans toute leur longueur, ils font entrecoupés par des
raies tranfverfales, diftantes, dans la partie la plus forte de l'infecte, de
deux ou trois lignes l'une de l'autre : ils finiffent tous par un filet fort-
délié, qui, au microfcope, repréfente l'ébauche d'un grand nombre d'anneaux, dont le dernier, qui ne paroît pas plus organifé que les autres, eft
attaché à la veloutée de l'inteftin, & le plus communément du rectum.

Ce ver eft commun aux habitants des contrées où il y a des lacs d'eau
douce, ou quelques efpeces de poiffons : les chiens mêmes qui s'abreuvent
de ces eaux, en font très-fouvent affectés. Peut-être cet animal provient-
il d'un infecte très-petit, qui a du rapport avec le filet de la tenie, & qui
étant bien logé & bien nourri dans les inteftins, fe développe & s'allonge
à un point furprenant. Le plus fouvent il eft folitaire, mais plus d'une
fois des hommes en ont rendu une couple en moins d'un mois de diftance, & même à la fois, qui étoient très-entiers avec le filet. J'en ai auffi
trouvé plufieurs, féparément attachés dans le gros boyau des chiens.

H h h

Cet inſecte, étant nouvellement expulſé , conſerve pendant plus 'de
demi-heure , dans l'eau tiede , un mouvement vermiculaire dans toute ſon
étendue, ſans paroître irritable par quoi que ce ſoit. Il prend ſon accroiſſement très-inſenſiblement : parvenu à un allongement conſidérable, l'extrémité inférieure ſe préſente à l'anus. Les perſonnes qui ſont peu irritables en ſont peu ou point incommodées ; & chez celles qui le ſont, les
ſymptômes qui annoncent cette eſpece de ver-plat varient tellement, qu'il
eſt impoſſible d'avoir de la certitude de ſon exiſtence , avant que les malades en aient rendus.

Les ſymptômes plus ou moins réunis qui l'annoncent, ſont des maux
de cœur & des douleurs de ventre de différente nature, qui paſſent &
reviennent ſans cauſe connue ; la diarrhée & la conſtipation qui alternent ; des anéantiſſements, des beſoins plus ou moins fréquents de manger ; des moments de triſteſſe & des irritations au creux de l'eſtomac, qui,
de-là , pénetrent entre les omoplates. Quand ces accidents ſe manifeſtent
dans un pays où le ver-plat eſt commun, principalement chez des perſonnes dont les parents en ſont affectés, on a lieu de ſuppoſer que ce
mal exiſte. Le ver-plat à anneaux courts peut exiſter long-temps 'dans le
corps avant qu'il paroiſſe. Lorſqu'il ſe préſente & qu'on le tire doucement, il ſe caſſe après qu'on en a fait ſortir une portion plus ou moins
longue : le bout rentre & prend de nouveaux accroiſſements par le dé-
veloppement des anneaux minimes de ſon filet ; enſorte qu'on en rend de
temps à autre pendant bien des années, & même pendant toute la vie, ſi
on ne le rend ou l'expulſe en entier, en une fois & avec tout ſon filet.

Du ver-plat à anneaux longs.

Ce ver-plat differe du premier, en ce qu'il eſt plus matériel : il eſt
ordinairement moins dentelé & entrecoupé à des diſtances de demi-pouce
l'une de l'autre , & au-delà, par des coûtures fortes, aſſez relevées , &
qui forment des anneaux dont chacun a un mamelon ſur le côté. Les
vers-plats de cette eſpece produiſent les mêmes ſymptômes que ceux dont
li eſt parlé à l'article précédent ; mais ils ſont beaucoup plus pénibles
& occaſionnent quelquefois au malade des affections ſpaſmodiques & des
délires ſinguliers. Les perſonnes qui ont ce ver, en rendent de temps à

autre des fragments en allant à selle : il leur en échappe encore quelquefois par le fondement des fragments isolés, vivants, blancs, plats, & qui, étant morts, sont d'une figure presque quarrée. Etant conservés vivants dans de l'eau tiede, ils ont les deux extrémités oblongues comme la graine de courge, & quelques jeux & mouvements de la sangsue. Ces vers détachés sont appellés cucurbitins, & enchaînés, ils forment cette seconde espece de tenies.

Quoique les vers-plats ne soient pas rares en plusieurs pays, les essais des médecins pour les détruire n'ont abouti ci-devant qu'à en faire rendre seulement quelques fragments de l'extrémité inférieure, & l'on a vu très-rarement le ver entier partir avec son filet. Les remedes les plu efficaces étoient de purger le malade avec des purgatifs analogues aux pilluless vermifuges No. 160 ; de lui faire prendre la racine de fougere, le mercure doux, la poudre vermifuge N°. 191, &c. Pendant qu'il usoit de ces remedes, on donnoit de temps à autre au malade, un lavement de lait. C'étoit-là à-peu-près tout ce que l'on connoissoit de mieux, & on pourra encore faire usage de ce petit-cours de remedes, dans les cas où l'on voudra savoir si en effet le malade est affecté du ver-plat ; vû que si ce mal existe, il en rendra souvent peu ou beaucoup.

Depuis le milieu du deuxieme quartier de ce siecle, l'humanité est en possession d'un remede, qui, presque jamais n'a manqué d'expulser en moins de trente-six heures de temps, avec son filet, le ver-plat à anneaux courts. Après une centaine d'expériences faites sur des personnes adultes des deux sexes, dont le plus grand nombre étoient valétudinaires, & dont le résultat fut toujours heureux lorsque j'administrai moi-même ce remede, je l'ai communiqué à plusieurs de mes confreres, témoins de mes succès, qui tous l'employerent bientôt sur des soupçons de l'existence des vers-plats, ou qui modifierent si bien les doses & corrigerent tellement le remede, qu'en leurs mains il devint inefficace.

Persuadé que la même chose arriveroit par-tout ailleurs, je pris le parti de suspendre la publication de mon remede & de mes expériences, dans l'espoir d'en faire peut-être un vermifuge plus universel. Mon déplacement m'a éloigné des occasions de suivre ce projet.

Tout ce que je puis donc indiquer de plus efficace pour détruire le plus souvent, & sans préjudice pour la santé, les vers-plats des deux

H h h 2

efpeces ; c'eft de prendre, l'eftomac étant en bon état, deux jours de fuite, le matin à jeun & deux heures après avoir légérement foupé, dans de l'eau ou dans un pain-enchanté, un gros de la racine de fougere mâle en poudre, à défaut de la racine femelle de cette plante, cueillie en automne & féchée à l'ombre. Ce préliminaire incommodera peu ou point : le troifieme jour, on avalera à jeun la poudre No. 180, qui dans l'efpace de deux ou trois heures, produira le plus fouvent un ou deux vomiffemens aifés & autant de felles. On facilitera ces évacuations en buvant, après chacune d'elles, un gobelet d'eau tiede ou une couple de taffes de thé: trois heures après, on prendra, dans une taffe de bouillon, une once d'huile-de-ricin d'Amérique, laquelle vaut bien mieux que celle du pays, qu'à fon défaut on pourra cependant lui fubftituer. Au bout d'une heure, ou réitérera la prife de cette huile, & fi le ver ne partoit pas, on en prendra une troifieme deux heures après qu'on aura avalé la feconde. Ce remede purgera doucement, & bientôt le ver fe trouvera dans la chaife percée. Mais s'il tardoit à partir, on donnera au malade vers le foir un lavement de parties égales d'eau & de lait, où l'on aura ajouté trois onces d'huile-de-ricin; & à l'ordinaire, le lavement aménera le ver en entier, avec fon filet.

Comme ces remedes ont fouvent fait rendre en même temps des vers cucurbitains & ronds, il n'eft pas douteux que ce ne foit un moyen convenable pour expulfer radicalement ces différentes efpeces de vers, qui ne fe reproduifent que par une nouvelle génération, fi jamais il en reparoît.

L'hiftoire naturelle des vers-plats feroit bien intéreffante, fur-tout celle de la feconde efpece, qui a fa vie privée & fociale. Le mamelon de chaque anneau paroît contenir deux orifices, l'un fervant au ver à fe nourrir, & l'autre à fe vuider. Etant détaché, chaque anneau fe meut vivement dans de l'eau tiede : il fupporte l'huile : les acides le tuent, & appondu par ces extrémités, il faut rompre la chaîne de force. On trouve des vers-plats qui font compofés des deux efpeces, & les anneaux de la premiere ont fur leur furface des empreintes variées; les unes repréfentant des rofettes, & d'autres des croix & des paillettes femblables à la graine qui fe trouve fur la feuille de la fougere. J'ai vu de ces empreintes colorées d'un rouge pâle. Des injections colorées faites dans les orifices des mamelons des articulations du ver-plat de la feconde efpece, font intéreffantes.

MALADIES QUI AFFECTENT LES VOIES URINAIRES.

De la gravelle.

La gravelle eſt une maladie également fréquente & fâcheuſe, qui dépend quelquefois d'une conſtriction héréditaire ou accidentelle dans l'organiſation des reins, deſtinée à filtrer les urines. Mais ordinairement cette maladie provient de l'abondance du tartre qui eſt dans le ſang, & dont les urines ne peuvent diſſoudre & entraîner qu'une certaine quantité. Le ſuperflu obſtrue les couloirs, & eſt en partie dépoſé dans les baſſinets qui ſont attachés aux reins. Les perſonnes qui ſont menacées de cette maladie ſe ſentent par repriſe la région des reins, & le plus ſouvent la région gauche, embarraſſée & endolorie. Ces ſymptômes augmentent par le défaut d'exercice, & lorſqu'on paſſe la nuit couché ſur le dos; les urines diminuent : celles que les malades rendent, ſur-tout après qu'ils ont pris de l'exercice, ſont épaiſſes & dépoſent un ſédiment rouge ou griſâtre, dont le premier ſe précipite, & le dernier s'attache fermement au pot-de-chambre.

Auſſi tôt que l'on s'appercevra de ces précurſeurs de la gravelle, on ſe nourrira principalement & long-temps de légumes & de fruits fondants, cuits & regardés comme ſains. On boira beaucoup d'une eau pure & légere, que l'on mêlera, aux repas, avec un quart d'un vin blanc qui paſſe bien. On prendra ſouvent l'exercice du cheval, & de temps en temps quelques bains domeſtiques tiedes : on ſe purgera tous les huit jours, deux ſemaines de ſuite, avec les pillules laxatives N⁰. 154; les jours d'intervalles, on prendra, le matin, la mixture N⁰. 128, & le ſoir, les pillules de ſavon N⁰. 159, en augmentant chaque jour la doſe d'une pillule ; & on boira immédiatement après, une taſſe de la décoction diurétique N⁰. 23 : on réitérera de trois en trois mois ces remedes, juſqu'à ce que tous les indices de cette indiſpoſition ſoient entiérement diſſipés ; & afin de conſolider ſa guériſon, on prendra, dans la bonne ſaiſon, des eaux-thermales-ſavonneuſes, ou à leur défaut, des eaux-minérales-aigrelettes & ferrugineuſes.

Si l'on néglige de remédier au principe de cette maladie, les parcelles terreuſes & tartreuſes s'accumulerout & ſe fixeront dans les reins, où elles formeront infenfiblement, par leur cohérence, des graviers, qui, par leur volume, leur poids & leur figure, boucheront & irriteront le rein affecté. La fécrétion des urines fera diminuée, & ces corps étrangers accumulés dans les baffinets ou enchaffés dans les uréteres, couperont le paffage des urines à la veffie. Les urines diminueront alors de plus en plus, avec un fentiment permanent de pefanteur & des douleurs plus ou moins vives dans les lombes; douleurs qui s'étendent de-là à l'aine, & chez les mâles, au tefticule collatéral avec le rein affecté : elles font auffi accompagnées de l'engourdiffement de la cuiffe collatérale, & lorfque les graviers interceptés s'enchaffent dans les uréteres fans pouvoir fe précipiter dans la veffie, les fufdits fymptômes font fuivis de la colique néphrétique. Tous ces accidents fubfiftent jufqu'à ce que l'art ou la nature, par de pénibles fecouffes du vomiffement, aient dégagé & précipité les graviers interceptés dans la veffie, d'où ils s'évacuent avec les urines en forme de fable, de petit ou de gros gravier, & quelquefois en petites pierres de différentes couleur & figure, & qui, par le frottement, teignent fouvent les urines de fang.

Lorfque les accidents caufés par l'interception des graviers font légers, on prendra une couple des lavements No. 108, en y ajoutant quelques cuillerées d'huile d'olives. En fait de remedes, on prendra d'heure en heure la valeur de deux cuillerées à foupe du mélange de parties égales du fyrop d'althéa, d'huile d'amandes-douces & de jus de citron, & l'on boira par-deffus une couple de taffes d'infufion de racine d'althéa. Après la cinquieme ou fixieme prife, les voies étant lubrifiées, on montera à cheval, ou l'on fe proménera en voiture fur un pavé rude ; & fouvent les graviers fe précipiteront, moyennant une couple de lavements que le malade prendra encore au retour, & de quelques taffes de l'infufion fufdite adoucie avec du fyrop d'althéa. A fon défaut, foit lorfque l'attaque fera vive, accompagnée de vomiffements ou d'autres fymptômes de la colique néphrétique, on obfervera avec la derniere exactitude ce qui eft indiqué pour cette maladie ; & quand le paroxyfme fera paffé, on travaillera à la guérifon en remontant à la fource du mal. A cet effet, après avoir été faigné & purgé, fi la plénitude des vaiffeaux ou des premieres voies l'indiquent, le malade prendra, pendant l'efpace de quinze jours, des demi-bains domeftiques ou des bains naturels favonneux. Pendant l'ufage des bains, une heure avant qu'il y entre , on lui donnera le bol No. 8 , & dans le bain même, une couple de taffes d'infufion de racine-d'althéa adoucie comme il eft dit ci deffus. Cela étant fait , il paffera à la cure indiquée pour les commencements de la gravelle , laquelle il continuera & réitérera avec patience, jufqu'à parfaite guérifon ; en obfervant toutefois de prendre fouvent , ayant l'eftomac vuide , l'exercice du cheval & celui de la voiture. Sa boiffon ordinaire fera , entre les repas, la tifane de pareira-brava No. 214 ; & fi le mal étoit confidérable ou opiniâtre, le malade prendra deux ou trois fois par jour, long-temps & avec conftance, de la mixture N°. 128.

Du calcul rénal, & du calcul à la veffie.

Ainfi que les fables, qui féjournent dans les reins , dégénerent peu-à-peu en graviers, ces derniers , en s'agrandiffant , dégénerent infenfiblement en calcul rénal. Quand la formation , ou l'accroiffement de ces graviers fe fait dans la véffie, il en réfulte le calcul de la veffie.

Le calcul des reins eft ordinairement précédé d'urines fablonneufes ; & on le diftingue des graviers , en ce qu'outre les fymptômes de la gravelle , les malades reffentent continuellement un embarras & une grande pefanteur dans le rein affecté. Selon que la figure du calcul rénal eft plus ou moins réguliere , ou que le volume en eft confidérable , ils éprouvent plus ou moins de douleurs qui redoublent le plus fouvent quand ils fe promenent à cheval ou en voiture fur un pavé rude ; & toujours auffi lorfque la pierre eft mife en mouvement, fans qu'elle puiffe gagner la veffie. Ce cas occafionne quelquefois des piffements de fang, & fouvent des paroxyfmes de la colique néphrétique, avec des vomiffements terribles & une douleur vive qui fuit les voies que prend le calcul. Ces fymptômes fubfiftent jufqu'à ce que le calcul foit arrivé dans la veffie ; & dès ce moment tous les accidents fe calment, à moins que le calcul n'excite de nouveaux embarras , en paffant d'abord de la veffie dans l'urétre , & qu'il ne s'enchaffe de nouveau dans ce dernier canal.

Le calcul de la veffie eft plus ou moins pénible, felon fon volume, & felon que fa furface fe trouve polie, rude, pointue, &c. Les fymptômes que les malades éprouvent font une pefanteur dans la veffie ; de fréquents befoins & en même temps de la difficulté d'uriner; des picotements & douleurs au fphincter de la veffie, qui redoublent de temps à autre, & deviennent par intervalles des plus cruelles, fur-tout fi la pierre eft inégale ou pointue. Les hommes reffentent en outre, avant & après avoir uriné, une démangeaifon & des picotements infupportables au bout de la verge.

On reconnoît encore le calcul de la veffie, par la facilité qu'on fe procure de lâcher l'eau quand on fe couche fur le dos, ou lorfqu'on fe replie en avant, les feffes baiffées. Les malades font ordinairement excités à aller du ventre, quand ils font de l'eau: les urines paffent rarement à plein canal & de fuite : au fortir de la veffie, elles font ordinairement blanches, épaiffes, muqueufes & fentant le poiffon falé corrompu : elles font quelquefois chargées de pellicules, & fouvent teintes de fang ; mais ce qui prouve le mieux ce mal, c'eft l'examen de la veffie fait avec la fonde, en introduifant en même temps le doigt dans l'anus.

Les fuites du calcul des reins & de la veffie font l'inflammation de ces parties ; le piffement de fang occafionné par le déchirement de quelque vaiffeau fanguin ; l'incontinence ou la fuppreffion des urines ; des abcès & des ulceres aux reins ou à la veffie, l'étyfie, &c.

Quant au traitement de cette maladie, on cherchera d'abord par l'examen des urines & du fédiment qui s'attache au pot-de-nuit, à connoître fi le calcul eft d'une nature poreufe, tophacée, mollaffe. Dans ces cas, on tentera de le réfoudre ; ce en quoi l'air fixe & les acceffoires de la mixture diffolvante N°. 128, ont quelquefois produit un bon effet. Si après en avoir ufé pendant une quinzaine de jours, les urines charioient beaucoup, on continuera d'en prendre jufqu'à la parfaite guérifon, en donnant en même temps au malade, felon le befoin, pour calmer fes douleurs, les gouttes anodines No. 89, dont on doublera & triplera, s'il le faut, la dofe.

Comme les calculs font le plus fouvent compacts, durs & fermes, & que jufqu'ici la médecine manque de médicaments pour diffoudre de telles pierres dans les reins ou dans la veffie, fans détruire auffi le vifcere qui les contient ; tout ce que l'on peut faire de mieux en faveur des malades attaqués du calcul rénal, c'eft de le rendre poli & uni, lorfque les fymtômes indiquent qu'il eft de figure irréguliere, & de favorifer fon acheminement vers la veffie.

Pour

Pour parvenir au premier but, le malade fe nourrira de lait & des aliments mucilagineux des régimes prefcrits fous les lettres F & H : il prendra, pour boiſſon ordinaire, la tiſane-Arabique N°. 207 ; &, en fait de remedes, matin & foir & demi-heure avant les deux repas, d'abord vingt grains, & enfuite peu-à-peu le double, & même le triple de favon d'Eſpagne blanc, réduit en pillules ou diſſout dans un peu de chocolat ou de lait. En même temps, pour relâcher les voies des reins à la veſſie, il uſera de demi-bains tiedes d'eau-de-fon ou de graine-de-lin, & on lui donnera, une heure après chaque bain, un lavement de la même eau, avec un tiers d'huile-d'olives. Après qu'il aura uſé pendant quinze jours de ce régime, afin de mettre le calcul en mouvement, le malade ſe proménera une couple de fois en voiture fur un pavé rude. Si les fymptômes dénotent que le calcul fe met en mouvement, on lui frottera les lombes avec de l'onguent d'althéa, & on enveloppera toute la région des reins & celle du ventre, avec une flanelle imbibée d'huile-d'olives chauffée : on lui donnera, de trois en trois heures, une couple de cuillerées à foupe d'huile d'amandes-douces, mêlée d'un tiers de ſyrop de guimauves, & par-deſſus un verre de la tifane-Arabique fusdite. Les malades continueront & prolongeront leurs exercices en voiture, auſſi long-temps qu'ils auront lieu d'eſpérer que le calcul fe précipitera, & juſqu'à ce que cela arrive.

Si cet événement étoit trop différé, on en conclura que les voies ne font pas fuffiſamment préparées, & l'on réitérera le cours des remedes préliminaires, felon qu'il eſt dit ci-deſſus. En cas que la colique néphrétique furvînt, on gouvernera le malade comme il a été recommandé en traitant de cette maladie. Dèsque le calcul fera arrivé dans la veſſie, on en hâtera autant qu'il fera poſſible, la fortie par l'uretre, afin de prévenir fon agrandiſſement. A cet effet, on mettra le malade, matin & foir, dans le demi-bain fusdit : au fortir du bain, on injeſtera du lait tiede dans la veſſie & quelques onces d'huile dans le fondement. Après avoir lubrifié encore l'uretre par l'injeſtion d'une cuillerée d'huile, on lui appliquera le lavement N°. 111 ; & fi par ces moyens le calcul n'arrivoit pas, le malade prendra le bol & la décoſtion diurétique recommandés pour le gravier. Lorfque l'on aura lieu de croire que le calcul eſt réfoluble, il préférera la mixture N°. 128. En cas que le calcul fût arrêté dans l'uretre, on en facilitera la fortie avec la main & par des injeſtions huileuſes ; & fi cela ne fuffifoit pas pour le faire paffer, on aura recours à un chirurgien, pour qu'il tire le calcul par l'incifion ufitée en pareil cas.

Lorfque la pierre de la veffie ne pourra être diffoute, & que fon volume ôtera toute efpérance de pouvoir la faire paffer par l'uretre, on fera réduit à chercher à foulager le malade des fymptômes qui proviennent de l'inégalité de fa furface, & à rendre la pierre liffe & unie par les moyens indiqués à cet effet pour le calcul rénal, & que l'on emploiera pendant plufieurs mois confécutifs. Si par-là on ne pouvoit rendre l'état du malade fupportable, & que fon âge & fes forces le permiffent, la pierre n'étant ni adhérente ni d'un volume à ne pouvoir pas être tirée de la veffie, on aura recours, le plutôt le mieux, à l'opération de la taille. En attendant, dans les fortes irritations, on appliquera fur le pubis la fomentation anodine N°. 82 : on donnera au malade, de temps à autre, le lavement N°. 108, en y ajoutant quelques cuillerées d'huile ; & on calmera les violentes douleurs, moyennant un, deux ou trois grains de laudanum, felon le befoin, ou avec vingt, trente à quarante des gouttes anodines N°. 89.

De l'ulcération des reins & de la veffie.

Ces ulceres furviennent à la fuite de l'inflammation de ces parties, ou ils font caufés par des pointes & par des afpérités du calcul des reins ou de la veffie, qui entament, déchirent & produifent de l'ulcération dans ces vifceres.

Les malades qui ont les reins ou la veffie ulcérés, rendent des urines plus ou moins louches ou troubles, qui dépofent promptement du pus. Quand l'ulcération eft au rein, ils ont peu de difficulté à uriner, & les matieres contenues dans les urines font brunes, ou tirent fur le rouge ; fouvent même elles font teintes de fang, ou chargées de petits filaments femblables à des cheveux, de flocons, & quelquefois de petites membranes ; la région du rein affecté eft auffi plus ou moins endolorie.

Quand l'ulcere eft à la veffie, le malade reffent de la douleur au pubis ou au périnée : il urine avec beaucoup de difficulté, & quand il lâche l'eau, il eft fujet à avoir befoin d'aller en même temps du ventre. Les hommes ont auffi des éredions involontaires. Dans l'ulcération de la veffie, les matieres contenues dans les urines font blanches, purulentes; & s'il y a du fang, il eft ordinairement grumelé ou coagulé.

Ces ulceres difpofent à de nouvelles inflammations & à l'étyfie.

On mettra en ufage, dans cette maladie fâcheufe, ce qui eft recommandé pour l'abcès aux reins & à la veffie, à l'article de l'inflammation de ces vifceres : on obfervera les régimes fous les lettres B & F : la boiffon principale fera celle d'eaux-minérales aigrelettes légérement ferrugineufes, que l'on coupera avec le tiers de lait, qu'on prendra en abondance.

Du diabetes.

Le diabetes confifte dans un flux d'urines fur-abondant & permanent, qui enleve promptement les chairs & les forces, & qui eft accompagné d'une grande foif, d'une petite fievre, de chaleurs dans les entrailles, & d'un peu d'enflure aux lombes, aux hanches & aux jambes.

Cette maladie eft rare & difficile à guérir : comme elle provient, d'un côté, de la fonte des humeurs, & d'autre part, d'un grand relâchement dans les reins, le malade obfervera le régime fous les lettres B & L, ou s'il étoit fort-exténué, celui de lait prefcrit fous la lettre G. Il boira peu, & fa boiffon fera la tifane-blanche N°. 208, fur chaque livre de laquelle on fera diffoudre, fi les urines étoient âcres, demi-gros de gomme-Arabique. Il cherchera en même temps à fe foulager de la foif, par les moyens indiqués pour ce fymptôme à l'article des fymptômes des fievres en général.

Quant aux remedes, on débutera par purger une ou deux fois le malade avec la poudre de rhubarbe N°. 187 : on lui appliquera matin & foir, fur les lombes, une couple de blancs-d'œufs, broyés avec une piece d'alun jufqu'à ce qu'ils écument. Dès le lendemain de la purgation, le malade prendra l'électuaire contre la dyffenterie N°. 49, & immédiatement après, un doigt de gros vin-rouge, qui trempé avec de l'eau lui fervira de boiffon à fes repas. Si ces moyens ne fuffifoient pas, on lui appliquera fur les lombes des ferviettes trempées dans de l'eau froide : il s'efforcera de prendre des exercices qui le faffent tranfpirer : on lui frottera, matin & foir, l'habitude du corps, avec la broffe Angloife; & au lit il provoquera la fueur, par de l'efprit-de-vin brûlé fous fes couvertures, & en prenant des bouillons chauds.

De l'incontinence des urines.

Outre l'incontinence des urines, qui dépend des léfions du fphincter de la veffie, produites par des accidents externes, ou par l'ulcération de cet organe; le fphincter s'affoiblit fouvent auffi par une affection paralytique ou par un relâchement fi confidérable, que les malades perdent les urines involontairement, goutte à goutte: la veffie en fe rétréciffant peu-à-peu, n'en peut plus contenir qu'une petite quantité, fur-tout quand ils font debout. Ce qui s'eft amaffé pendant qu'ils ont été couchés, part auffi-tôt qu'ils font levés.

L'incontinence des urines eft commune chez les vieillards des deux fexes, & chez les perfonnes, qui, la veffie étant pleine, ont fait de fréquents efforts pour vaincre le befoin d'uriner. Elle eft ordinairement accompagnée d'ardeurs, caufées par l'irritation des dernieres gouttes d'urine qui reftent dans l'uretre, dans l'intervalle d'une évacuation à l'autre. C'eft-pourquoi les hommes auront foin de bien exprimer l'urine en preffant fur l'uretre, depuis le périnée jufqu'à fon orifice, toutes les fois qu'ils auront uriné.

A l'égard de l'incontinence que caufe le relâchement du fphincter, ou que produit une légere affection paralytique, on en tentera la guérifon, dans le premier cas, par les bains aromatiques N°. 1, ou par des bains d'eaux-thermales ochreufes; & s'ils étoient inefficaces, on effayera les fomentations d'eau froide au périnée & fur le pubis, d'où l'on paffera à l'ufage des bains froids : on prendra en outre intérieurement, l'électuaire-roborant N°. 54.

Dans l'affection paralytique de la veffie, on confultera l'article de la paralyfie, & l'on réunira à ces remedes les topiques qui conviendront. Comme il y a des cas où le fphincter eft tellement détruit, qu'on ne peut plus que foulager le malade, on fe fervira des inftruments inventés pour la compreffion de l'uretre, ou, à leur défaut, d'une veffie appliquée de façon qu'elle ferve de réfervoir aux urines qui diftilleront.

L'incontinence des urines, commune aux enfants & aux jeunes gens pendant le fommeil, fe guérit infenfiblement, fi l'on prend la peine de les éveiller & de leur préfenter l'urinal, d'abord plufieurs fois la nuit, & peu-à-peu à de plus longs intervalles. Cette maladie fe termine à mefure que les enfants fe fortifient; & comme, dans un âge plus avancé, ils prennent volontiers quelque maladie cutanée, on a lieu de préfumer que l'incontinence des urines dépendoit chez eux d'une acrimonie dans l'urine qui ftimuloit la veffie. C'eftpourquoi on fera bien de rechercher l'acrimonie, dont leurs humeurs feront imprégnées, & de les traiter en conféquence : en attendant, on pourra leur faire prendre, matin & foir, un gobelet de la tifane-Arabique N°. 207; & les purger une fois la femaine, avec la poudre N°. 187, en dofe proportionnée à leur âge.

De la ftrangurie.

On connoît la ftrangurie, en ce que les malades font fouvent preffés de rendre les urines, qui ne paffent que goutte à goutte, ou en fort-petite quantité à la fois. Pendant qu'elles coulent, ils éprouvent un fentiment de fraîcheur dans l'uretre, & immédiatement après, une efpece d'ardeur très-inquiétante, qui fe concentre à l'extrêmité de l'uretre. Cette maladie eft le plus fouvent l'effet de boiffons fpiritueufes nouvellement fermentées, & on la guérit, dans ce cas, en buvant un doigt de liqueur ou d'eau-de-vie. Si la ftrangurie provenoit d'un dérangement de l'eftomac, on purgera une couple de fois le malade, avec la poudre N°. 187 : en même temps, s'il eft irrité, il prendra le foir l'émulfion N°. 66; fi-non, il boira dans l'après-dîner de la tifane-Arabique N°. 207.

La ftrangurie qui provient des cantharides & de l'ufage des véficatoires, fe diffipera par la boiffon copieufe de lait-d'amandes, ou à fon défaut, en buvant de la tifane de graine-de-lin N°. 212.

De la fuppreffion des urines, ou de l'ifchurie.

La fuppreffion totale des urines peut provenir du défaut de leur fécrétion dans les reins, & de l'empêchement de leur filtration qui fe fait des reins par les uréteres dans la veffie. Mais le plus fouvent, les urines font retenues dans la veffie même. Dans ce dernier cas, les malades fe fentent la veffie pleine, & des envies d'uriner fans qu'ils puiffent le faire : la veffie s'éleve au pubis, à mefure que les urines s'y amaffent, & cet état de la veffie eft accompagné d'une tenfion douloureufe à la partie inférieure du bas-ventre. Cette tenfion va toujours en augmentant, gagne la région lombaire, & remonte aux reins avec des douleurs & des angoiffes cruelles. Ces fymptômes n'ont pas lieu quand les urines font fupprimées par le vice des reins ou par l'obftruction ou la conftriction des uréteres ; la veffie étant alors vuide, & les malades exempts des accidents qui proviennent de fa plénitude.

Que les urines foient fupprimées dans les reins, dans les uréteres ou dans la veffie ; au cas que cette fuppreffion foit accompagnée de fievre & d'une douleur vive aux reins ou au pubis, on la traitera comme l'inflammation des reins ou de la veffie, felon que la douleur affectera la région de l'un ou de l'autre de ces vifceres. Lorfqu'au contraire la rétention des urines fera accompagnée des fignes indiqués du calcul rénal, foit de celui de la veffie ou enchaffé dans l'uretre, on emploiera ce qui eft recommandé pour ces cas. S'il fe préfentoit une pierre ou un autre obftacle amovible, devant le fphincter de la veffie, on cherchera à faire reculer ces corps étrangers, en fe couchant fur le dos, les feffes relevées ; ou, fi cela ne fuffifoit pas, on les repouffera avec la fonde.

Quant à la fuppreffion des urines dans la veffie, au cas qu'elle foit précédée d'une longue conftipation, ou qu'elle furvienne à la fuite d'une rétention forcée des urines, on donnera d'abord au malade le lavement purgatif N°. 111 : on le faignera au bras, immédiatement après qu'il l'aura rendu ; &, afin de prévénir l'inflammation de la veffie, on réitérera, s'il le faut, la faignée : on fera prendre enfuite au malade quelques demi-bains d'eau-de-fon tiede : on le purgera, dans l'intervalle des deux premiers bains, avec un once du fel N°. XX de la pharmacie portative, ou avec demi-once de fel-de-Sedliz & deux onces de manne, délayés dans un gobelet d'eau tiede. Dans l'intervalle des bains, on fomentera le pubis & le périnée avec la fomentation aromatique N°. 78, ou l'on appliquera fur ces parties un cataplafme d'oignons légérement cuits fous les cendres, & on réitérera le fufdit lavement purgatif.

Si la suppreſſion des urines attaquoit au contraire des perſonnes ſujettes aux hémorrhoïdes, ce qui arrive ordinairement avec les ſymptômes
rapportés à l'article des hémorrhoïdes de la veſſie, on traitera cette rétention ſelon qu'il eſt recommandé au dit article. Si elle arrivoit à la ſuite
du piſſement de ſang, avec les ſymptômes indiqués de la rétention de ſang
grumelé dans la veſſie; on ſuivra les conſeils donnés pour ce cas, à l'article du piſſement de ſang.

Lorſque la ſuppreſſion des urines ne dépendra d'aucune de ces cauſes,
on aura lieu de croire que la veſſie eſt dans un état paralytique. Dans ce cas,
l'on emploiera ce qui eſt recommandé pour les affections paralytiques en
général, & en particulier pour la paralyſie de la veſſie. Quelle que puiſſe
être la cauſe de la ſuppreſſion parfaite des urines; ſi elle duroit au-delà
de trente-ſix heures, le ventre étant gros, tendu & la veſſie pleine, on
évacuera la veſſie moyennant le catheder, dont on réitérera dans la ſuite
l'application, deux fois par jour, juſqu'à ce que le malade ſoit en état d'u-
riner ſans ce ſecours : on pourra auſſi lui laiſſer une ſonde flexible dans la
veſſie.

Si l'introduction de cet inſtrument étoit impoſſible, on aura recours
à la ponction de la veſſie, & dans tous les cas, le convaleſcent ne reſtera
pas plus de quatre heures, pendant pluſieurs ſemaines, ſans faire de l'eau,
ſoit de jour ou pendant la nuit.

De la dyſurie.

La dyſurie ſe connoît, en ce que les perſonnes qui en ſont attaquées
urinent avec beaucoup de difficulté, & ordinairement au moyen de grands
efforts. Ces ſymptômes ſont accompagnés d'ardeur & de cuiſſons dou-
loureuſes, & qui ſont très-pénibles, tant immédiatement avant, qu'après
l'épanchement des urines.

Ce mal étant ſouvent l'effet des différentes cauſes, qui, dans un degré
plus fort, operent la ſuppreſſion totale des urines, on conſultera ce qui
eſt dit pour diſtinguer les diverſes cauſes de la ſuppreſſion ; & l'on emploiera, ſelon le cas, les différents remedes recommandés pour l'iſchurie.
Si au contraire la dyſurie étoit une ſuite de maux vénériens ou de l'ulcération de la veſſie, on la traitera d'après les conſeils donnés à l'article de

l'ifchurie vénérienne & pour le traitement des abcès & des ulceres à la veffie. Comme la dyfurie provient quelquefois encore de l'engorgement des vaiffeaux fanguins du fphincter, ou du gonflement des corps caverneux du membre, on diftinguera le premier cas, par la difpofition du malade aux hémorrhoïdes, & par les fymptômes donnés de l'engorgement des vaiffeaux du fphincter, aux articles qui traitent des hémorrhoïdes de la veffie & du piffement de fang. Dans le paroxyfme de cette derniere efpece de dyfurie, on employera la faignée au bras, &, le lendemain, les fangfues qu'on appliquera fur les boutons hémorrhoïdaux, s'il y en avoit qui fuffent tuméfiés. Le malade prendra enfuite une couple des lavements N°. 108, des demi-bains tiedes d'eau-de-fon, & la mixture tempérante N°. 130. Il fera nourri des aliments liquides & des fruits & légumes adouciffants du régime décrit fous les lettres D & H: il boira beaucoup de tifane-de-citron, ou de la tifane-d'orge N°. 213, qu'on blanchira avec du fyrop-d'orgeat. Le paroxyfme étant paffé, il emploiera, afin de prévenir la rechûte, ce qui eft recommandé pour la circulation embarraffée dans les vaiffeaux qui aboutiffent à la veine-porte, ou la cure indiquée pour provoquer le flux hémorrhoïdal, fi le malade y avoit beaucoup de difpofition.

Le fecond cas fe connoît par le tempérament pléthorique du malade, par le gonflement foutenu du membre, & par le rétréciffement de l'uretre qui fouvent eft retréci au point qu'on a de la peine à y introduire le fiphon d'une petite feringue. Ce cas fera traité par la faignée réitérée, & par des fomentations avec de l'oxycrat froid, appliquées fur le membre, fur le pubis & fur le périnée.

Outre ces différentes caufes de la dyfurie, cette maladie eft encore très-fouvent l'effet d'une acrimonie des urines, fi grande & fi piquante, que le fphincter de la veffie eft affecté d'une contraction fpafmodique. Ce cas fe diftingue par l'odeur forte & par la qualité très-âcre & falée des urines. Il eft familier aux perfonnes fcorbutiques & à celles qui ont le fang fort-acrimonieux. Après leur avoir appliqué le lavement N°. 108, on les purgera avec la potion de manne N°. 167. Leur boiffon ordinaire fera la tifane-Arabique N°. 207, ou de l'infufion foit de racine d'althéa, foit de graine de lin; & ces boiffons feront adoucies avec du fyrop-d'althéa. Le malade fera nourri de gruaux d'orge, de ris, de viandes

des blanches &c.: il s'habillera bien, &, pour dériver la salure vers la peau, il prendra deux fois dans le jour, pendant l'espace d'une heure, un demi-bain modérément chauffé d'eau-de-son, où l'on jettera une pinte de mousse de savon marbré. Du bain, il passera dans un lit bassiné, afin d'y transpirer, en prenant pour cet effet un bon bouillon, & s'il transpiroit difficilement, quelques tasses d'infusion de fleurs de sureau.

Si le spasme du sphincter résistoit à ces remedes, on saignera le malade au bras: on réitérera le matin & le soir les lavements émolliens susdits: on lui appliquera sur le périnée & sur le pubis, la fomentation Nº. 82, & il prendra l'émulsion calmante Nº. 66.

Après l'avoir ainsi soulagé, on cherchera à connoître la nature de l'acrimonie du sang, que l'on détruira par les moyens recommandés à cet effet en traitant des acrimonies de la masse des humeurs; & si l'on avoit à faire à des vieillards décrépits, on n'oubliera pas de les restaurer, sur-tout par de bons bouillons.

DES MALADIES LES PLUS ORDINAIRES
CHEZ LES ENFANTS.

De la défaillance des nouveaux - nés.

A peine les enfants voient-ils le jour, qu'ils ont besoin du secours de l'art. L'accouchement les réduit quelquefois à une grande foiblesse, & les met dans un état où ils paroissent plus morts que vivants. On les fera revenir de cette espece de défaillance, en leur frottant doucement tout le corps, qu'on lavera avec du vin chaud: on les baignera même dans du vin un peu plus chaud que tiede: on versera un peu de vin tiede dans leur bouche, & on leur en injectera même dans les narines. Si cela ne suffisoit pas, on fera passer sans cesse l'haleine d'une personne, qui aura mâché quelque aromate, dans le poumon de l'enfant: on lui appliquera sur les tempes, sur les poignets & sur le creux de l'estomac, des compresses trempées dans de l'eau-à-la-reine ou dans de l'eau-des-Carmes, &

on leur en préfentera, ou plutôt de l'efprit N°. 75 fous les narines, jufqu'à ce qu'ils foient bien excités & ranimés. Si cela tardoit à arriver, on ne différera pas de leur fouffler dans le fondement quelques bouffées de fumée de tabac, au moyen d'un tuyau de pipe à bec de corne, boutonné pour ne pas bleffer l'enfant.

Du vomiffement, du hoquet & des petits mouvements convulfifs, &c. des nouveaux-nés.

Les enfants mêmes qui arrivent heureufement au monde, font rarement exempts des accidents dont il s'agit ici, & qui proviennent de la rétention des excréments, foit de la pituite, dont la bouche, l'avaloir, l'eftomac & les inteftins font remplis, & qui caufent les maux de cœur, les vomiffements, le hoquet, la toux, les éternuements, les cris, les infomnies, la colique & le mallet, fi communs chez les nouveaux-nés. Le premier lait de la mere les délivrera de ces accidents en les purgeant; fi-non, on leur donnera la valeur d'une cuillerée à foupe d'un mélange de parties égales d'un vin doux & de miel, foit de fyrop-de-violettes & d'huile d'amandes-douces, ou de fyrop de chicorée à la rhubarbe : ils en prendront toutes les heures plein une petite cuillerée à café, jufqu'à ce que le ventre s'ouvre. Lorfqu'ils uferont de ces remedes, on les fera jeûner pendant les dix premieres heures; & fi ces médicaments ne fuffifoient pas pour les évacuer, on leur fera prendre, quelques heures après, deux gros de manne diffouts dans de l'eau blanchie avec du lait.

Des tranchées & douleurs de ventre; de la diarrhée & des convulfions des enfants à la mamelle, caufées par le lait qui s'aigrit.

Les enfants font fouvent affectés de maux de ventre. Leurs cris, leurs contorfions & leurs mouvements convulfifs expriment leurs fouffrances. Leurs excréments, dans ce cas, font ordinairement d'un jaune pâle ou verdâtres. Leur ventre eft gonflé, & fouvent ces enfants vomiffent des matieres acides, mêlées de lait tranché; & c'eft-là ce qui caufe leurs maux.

On les guérit en les purgeant d'abord avec du ſyrop de chicorée à la rhubarbe, dont deux gros ſuffiſent ordinairement pour évacuer un enfant âgé d'un mois ou de ſix ſemaines. On leur retranchera le lait, s'il eſt poſſible, pendant l'eſpace de vingt-quatre heures : on les nourrira de pana-des à l'eau, très-liquides : après la purgation, on leur donnera, de ſix en ſix heures, dans un peu d'eau ou de panade, deux ou trois grains de poudre d'yeux d'écreviſſes préparés, mêlée avec un quart de grain d'anis en poudre, ſoit trois ou quatre grains de magnéſie blanche, ou autant de la poudre N°. 169. On leur frottera le ventre avec de la graiſſe de chapon chauffée, dont on animera l'once avec ſix gouttes d'huile-d'anis diſtillée. Leur boiſſon ordinaire ſera de l'infuſion de fleurs de tilleul, &, pendant la diarrhée, la tiſane-blanche N°. 208, coupée avec le triple de la dite infuſion.

Si la diarrhée ſubſiſtoit, on pourra leur donner encore gros comme une petite fève de confection d'hyacinthes, ou un grain de thériaque de Veniſe; & l'on continuera ces derniers remedes, juſqu'à ce que les ſusdits ſymptômes ceſſent.

Si les convulſions étoient conſidérables, on les appaiſera avec une ou deux gouttes d'eſprit-de-corne-de-cerf, diſtillé ſur un petit morceau de ſucre, que l'on fera fondre dans une couple de cuillerées à café d'eau; & pour prévenir les retours de ces accidents, la nourrice s'abſtiendra des aliments acides : on purgera de quinze en quinze jours l'enfant avec le ſusdit ſyrop de rhubarbe, & on lui donnera, matin & ſoir, quelques grains des ſusdites poudres abſorbantes.

Il reſte à obſerver, que dans la ſaburre des enfants, qui eſt opiniâtre, une couple de grains d'ipécacuanha produiſent un très-bon effet; & que les perſonnes pourvues de la pharmacie portative feront bien de conſulter & de ſuivre, quant aux convulſions conſidérables des enfants, les renſeigne-ments décrits ſous le médicament N°. XXXVI.

Des aphtes.

Les aphtes ſont encore un des premiers maux qui affectent les en-fants. Ce ſont de petits ulceres blanchâtres, qui ſe forment principale-ment à la langue & au palais, & qui ſont accompagnés de chaleurs & de douleurs à la bouche, qui empêchent l'enfant de tetter. La nourrice prendra le petit-lait : on purgera l'enfant avec du fyrop de rhubarbe : on lui lavera fouvent les aphtes avec un mêlange compofé de fix parties d'eau-de-fauge & d'une partie de miel-rofat. Dans des cas opiniâtres, on touchera ces aphtes, plufieurs fois par jour, à l'aide d'un pinceau, avec le mêlange de douze parties de miel-rofat & d'une d'huile-de-tartre par défaillance. Si ce mal ne cédoit pas à ces remedes, ou qu'il fût confidérable, on confultera l'article des aphtes fymptômatiques dans les fievres, afin de faire ufage de ce qui fera indiqué & praticable.

De la dentition.

Quand les enfants ont furmonté les indifpofitions dont il vient d'être traité, l'époque pendant laquelle ils pouffent les dents, fur-tout les premieres, les expofe à de nouveaux accidents, auxquels ils fuccombent affez fouvent. A mefure que les dents écartent & percent la gencive, elle fe tuméfie, & cette tumeur aux gencives eft fouvent accompagnée d'inflammation, de picotements & de déchirements qui irritent les parties nerveufes de la bouche, au point que la langue & toute la bouche s'échauffent & fe gonflent confidérablement. Les enfants qui font dans ce cas bavent beaucoup : ils ont de la fievre ; ils font conftipés, ou ils ont des maux de ventre & une diarrhée dont les matieres font vertes. Souvent encore ils ont de la toux & des convulfions ; maux dont on les guérit en relâchant la gencive, & en facilitant l'éruption des dents.

Pour cet effet, on leur donnera à fucer une figue bouillie dans du lait ; on leur frottera fouvent la gencive avec le mêlange de parties égales de miel & de beurre. Auffi fouvent qu'il fe pourra faire, on leur mettra fur la gencive affectée une tranche de lard frais, légérement enduite de miel, que l'on rafraîchira ; & l'on calmera l'irritation du bas-ventre, moyennant des lavements de lait coupé avec partie égale d'infufion de fleurs-de-tilleul, en y ajoutant un peu de fucre : on les réitérera felon le befoin, & pour prévenir fur-tout la conftipation. A cette fin, on pourra leur donner encore, de temps à autre, une cuillerée à café pleine d'huile d'amandes-douces, mêlée avec partie égale de fyrop de violettes. Si l'on remarquoit à la gencive une tumeur affez dure & enflammée, pour faire préfumer que la dent ne pourroit la percer, on la divifera à l'aide d'une incifion qu'on fera

pour donner jour à la dent. On calmera les convulsions, si elles sont violentes, à l'aide d'une ou de deux gouttes d'esprit-de-corne-de-cerf, ou
moyennant les gouttes anti-spasmodiques N°. 90, qu'on leur fera prendre
dans un peu de syrop-de-pavots ; & dans des cas graves, les personnes
pourvues de la pharmacie portative consulteront & suivront la remarque
qui se trouve à la fin de l'article des tranchées des enfants.

De la diarrhée, de la constipation & de la suppression des urines.

Les enfants sont fort-sujets à la diarrhée, à la constipation & encore
à la suppression des urines. La diarrhée leur est rarement préjudiciable :
la constipation, en échange, & la suppression des urines leur font très-nui-
sibles. Si cependant la diarrhée étoit de nature à exiger des remedes, on
emploiera ce qui est recommandé pour les tranchées & douleurs de ventre
des enfants qui ont en même temps de la diarrhée. On remédiera à la
constipation, moyennant les lavements de lait coupé avec partie égale d'eau,
où l'on aura dissout une couple de gros de sucre : on leur appliquera
aussi, pour le même effet, des suppositoires de miel, cuit à la consistance
d'une pâte ferme.

Dans la suppression des urines, on débutera par leur donner un lavement de lait coupé avec de l'infusion de fleurs de mauves, qui sera sucrée :
on leur oindra le bas du ventre & le périnée, avec de l'huile de bon-homme ou de camomilles chauffées ; & on leur donnera d'heure en heure une
couple de cuillerées d'une émulsion faite avec six amandes de pêche, un
gros de graine de violettes, & quatre onces d'eau-de-cerfeuil, qu'on adoucira avec demi-once de syrop-d'althéa. Si les urines ne commençoient
pas à couler au bout d'une huitaine d'heures qu'ils auroient usé de ces remedes, on consultera & l'on suivra les avis donnés pour la suppression des
urines.

Du hoquet, de l'insomnie, des sursauts, & des convulsions épileptiques.

Le hoquet, les insomnies, les sursauts, les convulsions & les paroxysmes épileptiques des enfants, provenant le plus souvent de crudités acides
dans l'estomac, & de flatuosités au bas-ventre, on les guérira en suivant

les avis donnés pour les tranchées & douleurs de ventre des enfants qui font à la mamelle. On augmentera la dofe des remedes à proportion de leur âge : & comme les deux derniers fymptômes proviennent quelquefois des vers ou des dents, on fera attention à ces caufes; & fi elles avoient lieu, on emploiera ce qui eft recommandé pour ce cas à l'article des vers ou de l'éruption des dents chez les enfants.

Des maladies de la peau familieres aux enfants.

Les enfants font fouvent affectés de quelques maladies cutanées. La rougeur & l'écorchement des aines, des feffes, du cou, & de la partie poftérieure des oreilles, leur font très-familiers. Quant à ces dernieres incommodités, on aura foin de leur tenir les parties affectées propres, en les baffinant fouvent avec de l'eau tiede mêlée d'un fixieme de vin blanc. Après les avoir nettoyées doucement, on les foupoudrera, matin & foir, avec de la graine de lycopodium; & fi cela ne fuffifoit pas, on les oindra légérement, matin & foir, avec de l'onguent de cerufe, avec du baume de Saturne de Goulard, ou avec l'onguent N⁰. 139.

De la rache, des croûtes de lait & de la teigne.

Comme la rache, les croûtes de lait & la teigne font le plus fouvent falutaires aux enfants, on abandonnera ces maladies cutanées à la nature, à moins que la grande féchereffe des croûtes, ou de profondes ulcérations, n'exigent qu'on y remédie.

Dans le premier cas, on baffinera fouvent les croûtes trop feches avec le lait de la nourrice, ou on les oindra avec la pommade adouciffante N⁰. 161. Les profondes ulcérations ayant toujours pour caufe une matiere âcre, on purgera l'enfant, dans ce cas, trois ou quatre fois de deux en deux jours, avec un grain de mercure-doux, broyé felon fon âge avec trois à fix grains de diagrede, & qu'on lui fera avaler dans un peu de pulpe d'une pomme douce cuite. Les enfants qui feroient au-deffous de deux ans avaleront un grain de mercure-doux, dans un ou deux gros de fyrop de rhubarbe. Après cela, on lavera les parties affectées, une couple de fois par jour, avec de l'eau-de-plantin tiede, & après ces lotions, on les oindra avec de la crême nouvellement faite, dont on broyera une bonne cuillerée avec trois grains de fel-de-Saturne, ou avec les onguents recommandés pour les maladies de la peau des enfants.

Si le cas étoit opiniâtre, ou qu'il fût queſtion d'un enfant fevré, on conſultera & fuivra, autant que cela fera convenable, ce qui eſt recommandé pour la teigne des enfants. Trois ou quatre cuillerées à café de ſyrop-de-fumeterre, priſes dans les vingt-quatre heures, & une taſſe de petit-lait qu'on donnera par-deſſus, feront fouvent ſalutaires ; de même que l'uſage de la décoction de l'écorce d'orme-pyramidal mentionnée ſous l'article des dartres, & dont on fe fervira auſſi pour baſſiner & fomenter la partie affectée.

Si l'enfant étoit encore en nourrice, celle-ci obſervera le régime ſous les lettres B & F, & elle prendra les remedes convenables pour corriger le vice dominant de fon ſang. On changera auſſi de nourrice, au cas que le nourriſſon ne fût pas en âge à pouvoir être fevré : ſi l'on ne pouvoit en trouver une très-bonne, on ne tardera pas à fe déterminer à élever l'enfant avec du lait de chevre ou de vache, felon ſa conſtitution, & avec des panades légeres, très-bien cuites.

Des rhûmes de poitrine qui attaquent les enfants.

Quant aux rhûmes de poitrine qui attaquent les enfants, on les garantira d'abord du froid : ils boiront d'une infuſion légere de parties égales de fleurs-de-tilleul & de petites marguerites, adoucie avec du ſyrop de capillaire. On leur oindra, matin & ſoir, la poitrine avec de la graiſſe de chapon, animée d'un vingtieme d'huile-de-muſcade exprimée ; & ils prendront, une couple de fois dans le jour, & vers l'heure du ſommeil, une cuillerée à café d'un mélange de deux parties d'huile d'amandes-douces & d'une partie de ſyrop de pavots. S'ils étoient fortement chargés de pituites, on ne manquera pas de les évacuer par le haut avec une couple de gros, ou quantité ſuffifante d'oxymel ſcillitique délayé dans un peu d'eau tiede ; & ſi la toux tenoit de la coqueluche, on conſultera & l'on emploiera, conformément à leur âge, ce qui eſt preſcrit à l'article de la coqueluche.

Des fluxions fur les yeux & fur les oreilles , & de l'obftruction des narines chez les enfants.

Les fluxions fur les yeux & les oreilles, ainfi que l'obftruction des narines, font encore des accidents auxquels les enfants font fort-fujets. On aura foin de prévenir les progrès des deux premiers cas, en baffinant fouvent les parties affectées avec de l'eau-rofe tiede, & la nourrice les arrofera enfuite avec fon lait.

Si ces fluxions étoient opiniâtres, on purgera l'enfant comme il eft recommandé pour la rache &c ; & fi la fluxion fur les yeux dégénéroit en ophtalmie, on confultera & l'on emploiera , autant que fon âge le permettra, ce qui eft enfeigné à l'article des ophtalmies.

Quant à l'obftruction des narines, on oindra la racine du nez , trois ou quatre fois par jour, avec du beurre frais, dans lequel on aura fait cuire de la marjolaine enveloppée dans un nouet lâche d'une toile poreufe. On leur introduira auffi cet onguent dans les narines, fi elles étoient chargées de morve. On purgera l'enfant, une couple de fois, avec le laxatif ci-deffus rappellé ; & lorfque le mal fera opiniâtre, on fubftituera à l'onguent fait avec du beurre, la pommade adouciffante N°. 161 , intimement mêlée avec un douzieme de la pommade rouge N°. 162.

De l'atrophie.

Outre les divers accidents, qui furviennent aux enfants, & dont il a été fait mention ci-deffus , ils font encore fujets à deux maladies chroniques, favoir l'atrophie & le rachitis.

L'atrophie eft une efpece de confomption, qui attaque les enfants foibles, délicats, ou mal foignés & mal nourris. Ils deviennent infenfiblement pâles : leurs yeux annoncent de la langueur ; leur ventre fe tuméfie tandis que le vifage & tout le refte du corps maigriffent , & que les chairs fe confument. A cela fe joint affez fouvent le gonflement des glandes du cou , &c.

Cette maladie dérive toujours de l'engorgement des glandes du méfentere. Quand l'atrophie eft naiffante ou de nouvelle date, on la guérit facilement, en évitant de nourrir d'aliments farineux les enfants qui en

font

font atteints, en leur donnant une nourrice faine, & dont le lait ne foit pas trop épais ou trop gras. A fon défaut, on les nourrira de tout ce qu'il y a de plus léger parmi les aliments rapportés fous les régimes B & H : on les purgera deux fois la femaine avec le laxatif recommandé pour la rache : on leur frottera, matin & foir, le ventre & les extrémi- tés, d'abord avec une flanelle chauffée, & enfuite avec un onguent com- pofé de trois onces de graiffe de chapon, d'une once d'eau-de-vie, d'un gros de favon raclé & d'autant d'huile exprimée de noix-mufcade. Dans les intervalles entre les purgations, on leur donnera, de quatre en quatre heures, une ou deux cuillerées à café de fyrop-de-creffon-de-fontaine : on leur fera habiter un lieu dont l'air foit pur & fec ; on les tiendra pro- pres & au chaud ; & fi ces remedes & précautions étoient infuffifants, ou que la maladie fût enracinée, on leur fera prendre une quinzaine de bains tiedes dans de l'eau bouillie avec une couple de poignées de feuilles de blette, & où l'on jettera un gobelet de mouffe de favon. Après cela, autant que leur âge le permettra, on fuivra les avis donnés pour diffiper l'engorgement des glandes mineures & de celles du méfentere.

Du rachitis.

Le rachitis attaque les enfants, inclufivement depuis l'âge de neuf mois, jufqu'à celui de deux ans. Cette maladie ne commence guere avant ou après ce terme : elle eft annoncée par l'état cacochyme ou par l'épui- fement du pere, de la mere, ou de la nourrice. Les chairs des enfants at- taqués de cette maladie deviennent d'abord molles & flafques : l'enfant qui en eft atteint, eft foible, languiffant, pareffeux, engourdi : il a la tête groffe & le vifage bouffi, tandis que le refte du corps s'exténue. On appelle com- munément ces malades, enfants noués, parce que, dans cette maladie, les poignets ainfi que les extrémités des côtes attachées au fternum, de mê- me que d'autres articulations, offrent à la vue des nœuds & des boffettes. Souvent même les jambes, les avant-bras & les cuiffes fe courbent, ou croiffent inégalement, de façon qu'un membre devient plus long ou plus gros que l'autre.

A mefure que cette maladie fait des progrès, le front & la poitrine s'élevent en boffe : les hypochondres font tendus ; l'enfant refpire avec quel-

L l l

que difficulté: il ne prend que peu ou point d'accroiffement: il a tous les vifceres du bas-ventre flafques ou obftrués; & s'il ne guérit pas avant qu'il ait atteint l'âge de cinq ans, il demeure languiffant pour le refte de fa vie. Cette maladie difpofe encore à l'afthme , à prendre des ulceres avec carie aux os; à l'étyfie , à l'hydropifie de poitrine, & à celle du bas-ventre, &c.

On retranchera à ces malades le lait & tous les aliments farineux : on les nourrira avec les mets les plus légers du régime décrit fous la lettre B, qu'on affaifonnera de quelque peu d'aromates , comme de noix-mufcades, de canelle, de marjolaine, de celte d'orange & de citron. On leur donnera au repas un doigt de bon vin ; on aura un foin particulier de les bien habiller & de les tenir bien couverts pendant la nuit. Ils habiteront toujours dans un appartement tempéré dont l'air foit fec ; on les obligera à prendre toute forte d'exercices, & dans des temps défavorables, on leur frottera l'habitude du corps avec la broffe Angloife.

Quant aux remedes, on commencera toujours par donner à l'enfant une dofe d'ipécacuanha proportionnée à fon âge, afin d'ébranler & d'évacuer les humeurs vifqueufes de l'eftomac. Il prendra enfuite, pendant l'efpace de quinze jours, les bains aromatiques N°. 1 , defquels il paffera dans un lit baffiné ; ou on lui frottera l'épine du dos & les extrémités , premiérement avec une flanelle chauffée & parfumée d'encens ; puis on lui oindra l'épine-du-dos avec l'onguent de favon N°. 141. On donnera en même temps au malade, intérieurement, les gouttes apéritives N°. 91, & le foir en fe couchant, une ou deux des pillules gommeufes N°. 152, dans de la marmelade de pommes. On fufpendra l'ufage de ces remedes pendant un jour de la femaine , afin de le purger avec la dofe convenable de teinture de rhubarbe N°. 203. L'on continuera le tout jufqu'à la parfaite guérifon , à la réferve des bains dont il ne prendra dans la fuite qu'un ou deux par femaine. S'il y avoit de la difformité dans les membres , l'on emploiera avec beaucoup de prudence, les fecours méchaniques ufités en pareil cas, afin de feconder la nature, qui y remédiera infenfiblement d'elle-même , dèsque le malade fera d'ailleurs parfaitement rétabli.

Les bains d'eaux-thermales, favonneufes & ferrugineufes font auffi très-falutaires dans cette maladie.

Des enfants qui louchent.

La cure modérée des enfants rachitiques réuſſira ſouvent pour ce mal, ſi l'on prend en même temps la précaution de tenir fermé l'œil ſain, & de ramener l'œil malade, moyennant un carton convexe, percé à l'endroit où l'on veut ramener l'axe viſuel.

MALADIES DU SEXE.

De la ſuſpenſion du flux menſtruel.

Outre les maladies communes aux deux ſexes, il y en a qui ſont pro-pres au féminin, vû les fonctions particulieres auxquelles la nature l'a deſ-tiné. D'abord, les filles qui approchent vers la fin de leur accroiſſement, ont à éprouver la révolution qui ſe fait pour l'établiſſement du flux menſ-truel : époque où à l'ordinaire elles ſe ſentent engourdies, où elles éprou-vent des laſſitudes, des moments de triſteſſe, de la douleur aux lombes & aux aines, de la peſanteur aux cuiſſes & des maux de tête. Ces ſymp-tômes ſont ordinairement accompagnés de la plénitude & du gonflement des vaiſſeaux ſanguins, & de battements de cœur, qui ſont des effets de la pléthore & de l'embarras qui en réſulte dans la circulation du ſang.

Lorſque la nature trouve beaucoup de réſiſtance à établir le flux des menſtrues, les malades perdent peu-à-peu totalement la couleur : leurs le-vres ſont très-pâles : elles ont ordinairement un cercle livide à l'entour des yeux, des maux de cœur, du dégoût & des appétits bizarres. A cela ſe joint inſenſiblement un dérangement preſque de toutes les fonctions ani-males & vitales. Il arrive quelquefois, que le ſang, ne pouvant s'évacuer par les voies naturelles, regorge par les narines, par le poumon, l'eſ-tomac, &c : maux dont on ne peut délivrer les malades, qu'en provo-quant le flux menſtruel.

Mais comme les obſtacles de ce flux dérivent de différentes cauſes, dont chacune exige un traitement particulier, il eſt à remarquer que les plus communes font une plénitude des vaisseaux sanguins occasionnés par l'abondance ou par la dilatation du sang , lesquelles font si considérables , que les gros vaisseaux gonflés compriment les petits, par-où l'évacuation des menstrues se fait; ou ce qui est plus fréquent encore , le flux menstruel ne peut se faire à cause de l'épaississement ou de la viscosité de toute la masse des humeurs. Quelquefois aussi il est suspendu par le défaut de vigueur du cœur & des arteres : le choc du sang sur les petits vaisseaux étant trop foible pour vaincre la résistance des capillaires, par-où les menstrues doivent se faire jour.

Le premier de ces cas se connoît par les signes de la pléthore indiqués à l'article qui traite de cet objet. On saignera ces malades au pied, & cela environ dix jours avant le terme où la nature a paru le plus disposée au flux des menstrues. Dèsque le pied sera guéri, elles prendront une huitaine de demi-bains d'eau-de-son un peu plus chaude que tiede; & à défaut de commodités pour cela , elles y suppléeront par des bains de pieds, pris matin & soir, pendant l'espace d'une demi-heure : au sortir du bain, elles se feront frotter long-temps les jambes & les cuisses , du bas en haut, avec une serviette chaude. Pendant qu'elles useront des bains , afin de modérer l'orgasme du sang , elles prendront, tous les soirs, une prise de la poudre tempérante N°. 190, & elles réitéreront le tout dans l'ordre prescrit, chaque mois à la même lune, & jusqu'à trois fois, s'il le faut ; en observant toutefois de ne réitérer la saignée qu'une fois, & cela huit jours avant l'époque du troisieme mois : moyennant quoi les regles manqueront rarement de paroître, si c'est par cette cause qu'elles sont retardées.

Le second cas se distinguera par les signes indiqués de l'épaississement & de la viscosité du sang ; & l'on provoquera les menstrues, en pratiquant long-temps tout ce qui est recommandé pour ces vices de la masse des liquides. Les personnes qui seront dans ce cas, prendront de plus & réguliérement, tous les mois, quelques jours de suite, avant la nouvelle lune, les pillules laxatives N°. 154. Elles boiront en même temps, sur le soir, deux tasses d'infusion de sabine: elles feront usage des frictions recommandées pour le cas précédent, & si le sang se portoit à la tête, elles prendront en se couchant, un bain de pieds, dans lequel on jettera une couple de poignées de cendres de bois de hêtre ou de charme. Elles réitéreront ce cours de remedes pendant trois mois de fuite, & fi les regles n'arrivoient pas, elles fe feront faigner au pied, dans le troifieme mois, & cela l'avant-veille de la nouvelle-lune.

Chez les perfonnes qui font affectées des derniers empéchements, il ne faut pas preffer l'arrivée de ce bénéfice, qui viendra quand elles auront été reftaurées par les régimes preferits fous les lettres B & G, par l'exercice journalier, par les frictions de l'habitude du corps & par l'ufage qu'elles feront, à l'entrée des deux repas, de trois à fix grains de la limaille brûlée N°. 113 : à fon défaut, elles prendront aux mémes heures un verre de bon vin rouge, infufé froid fur une orange-amere coupée en petits morceaux; laquelle fervira pour deux livres de vin, que l'on décantera par verrées à mefure qu'on en ufera.

Du défordre & de la fuppreffion du flux menftruel.

Le flux menftruel, une fois établi felon le vœu de la nature, fe renouvelle communément depuis l'âge de quinze jufques vers celui de cinquante ans, environ chaque mois, chez des perfonnes faines & non-groffes, & avec une précifion, qui eft auffi falutaire que le déréglement & furtout la fuppreffion de ce flux font préjudiciables, & entraînent même toutes fortes de maux. L'époque des jeunes filles & des femmes eft la nouvelle lune : quand elles ont paffé trente à quarante ans, ce bénéfice fuit la pleine-lune.

Lorfque les menftrues font retardées, quand elles fluent en moindre quantité que dans l'état naturel, & qu'elles fe fuppriment entiérement, les femmes fouffrent la plus grande partie des maux indiqués à l'article de la fufpenfion du bénéfice périodique. Elles auront recours, felon le cas où elles fe trouveront, aux remedes recommandés dans cet article; & pour peu qu'elles fe trouvent pléthoriques, on les faignera de temps à autre au pied, afin de fuppléer, en attendant, au flux menftruel.

De l'excès du flux menftruel.

L'excès du flux menftruel, chez les jeunes femmes, arrive le plus fouvent, parce que leur fang eft fort-vif & diffout. On y remédiera moyennant le régime & les remedes recommandés pour le fang trop clair & qui peche par la diffolution ou par l'échauffement.

Si ces pertes arrivoient à la fuite d'une couche laborieufe , ou qu'on eût lieu de foupçonner qu'il y eût en même temps du relâchement dans la matrice , on ne pourra mieux faire que de prendre des bains naturels, ochreux ou martiaux, rapportés fous le N°. 3 , avec la précaution de ne les prendre que tiedes , & de n'ufer , vers la fin de la lune , que de demi-bains prefque froids. Si les pertes reffembloient à l'hémorrhagie , on confultera & l'on fuivra , avec la modération qui fera indiquée, l'article des hémorrhagies en général , & de celle de la matrice en particulier.

Le temps où les femmes font le plus expofées aux pertes , eft celui où les regles ceffent ; époque à laquelle , après que les regles ont été fufpendues pendant quelques mois, elles prennent fouvent des hémorrhagies confidérables, qui reviennent au bout d'un intervalle plus ou moins long, jufqu'à ce qu'elles aient atteint le terme où le flux des menftrues ceffe entiérement. Si l'on ne remédie pas à ces pertes, elles conduifent quelquefois aux fuites indiquées en traitant des hémorrhagies en général : on cherchera donc à les diminuer moyennant de petites faignées au bras , réitérées de temps à autre entre les intervalles des pertes. Dèsqu'on en fentira les avant-coureurs, on fe tranquillifera parfaitement : on obfervera le régime recommandé pour les hémorrhagies internes, & on boira, pendant que les pertes dureront , la tifane-de-ris N°. 215. Au cas que le flux menftruel continuât de prendre le train de l'hémorrhagie, on emploiera graduellement les remedes indiqués à l'article qui vient d'être cité; & fi le fang de la malade étoit diffout, on ne pourra mieux faire, afin de prévenir les récidives, que d'employer ce qui vient d'être recommandé pour ces deux cas.

Les perfonnes fujettes aux pertes fe nourriront d'aliments qui donnent peu de fang : elles prendront, entre les pertes, tous les petits exercices qui augmentent la tranfpiration, fans agiter beaucoup le fang; & fi la malade étoit épuifée par les hémorrhagies, elle emploiera, pour fe reftaurer, ce qui eft recommandé à cet effet à l'article des hémorrhagies internes en général, avec la modération que fon cas exigera.

Des pâles - couleurs.

Les pâles - couleurs attaquent principalement les filles & les veuves qui vivent dans le célibat. Chez les filles, cette maladie précede souvent les regles; & quand elle attaque des perfonnes déja réglées, les menf- trues ne perfiftent ordinairement que dans les commencements de cette maladie.

On la connoît, en ce que les perfonnes qui en font affectées de- viennent pareffeufes & pefantes. Dans la fuite, elles prennent beau- coup d'abattement, des palpitations de cœur, & de la difficulté à refpi- rer, quand elles fe donnent quelque mouvement, & en particulier lorf- qu'elles ont une montée à faire. La couleur du vifage dépérit de plus en plus, & au point que les malades deviennent jaunes, vertes, ayant les yeux entourés d'un cercle bleuâtre : elles font trilles, dégoûtées, ou elles appetent des chofes extraordinaires. Souvent elles font affectées d'une pe- tite fievre & de maux de tête. Leur état les difpofe à la cachexie, aux obftructions des vifceres & à leurs fuites.

Pour guérir les pâles-couléurs des jeunes filles qui ne font point en- core réglées, où qui le font peu ou mal, on les purgera de huit en huit jours avec les pillules laxatives N°. 154 : elles prendront, les jours entre les purgations, l'électuaire - martial N°. 52, & en fe couchant, deux pil- lules gommeufes N°. 152. Elles obferveront le régime décrit fous la let- tre B : elles prendront, chaque femaine, une couple de bains de jambes tiedes, & toutes fortes d'exercices agréables, modérés dans le commen- cement, & qu'elles renforceront tous les jours. Si cela fouffroit de la dif- ficulté, on y fuppléera par de longues frictions de tout le corps, & en particulier des extrêmités inférieures, & que l'on fera du bas en haut, ma- tin & foir, avec de la flanelle ou avec la broffe Angloife. On continuera le tout jufqu'à ce que la ceffation des fymptômes annonce la guérifon parfaite, que l'on affermira ultérieurement moyennant l'ufage des eaux- minérales-aigrelettes-martiales, & par les bains d'eaux-thermales légére- ment ferrugineufes dénommées fous le N°. 3, ou, à leur défaut, par les bains aromatiques N°. 1, que l'on tempérera, felon l'indication, avec de l'eau.

Quant aux pâles-couleurs des perfonnes qui font encore réglées, on les traitera à tous égards, felon qu'il eft recommandé pour la cache- xie, & avec les mêmes précautions.

Des fleurs - blanches.

Les fleurs-blanches fe connoiffent à l'écoulement d'une humeur qui eft au commencement blanchâtre, muqueufe, ou aqueufe & fans mauvaife odeur ; mais qui fouvent dans la fuite devient jaune, verte, âcre & mordante, au point que quelquefois elle entame les parties naturelles qui font le couloir par-où fe fait l'évacuation, & cela feulement pendant l'intervalle des regles.

Lorfque ce mal dure long temps, fur-tout quand les pertes font abondantes, les malades prennent une mauvaife couleur : elles ont un cercle bleu ou rougeâtre à l'entour des yeux, des douleurs le long de l'épine-du-dos, & de la pefanteur aux lombes : les paupieres, quelquefois même les chevilles font gonflées. Alors elles font triftes, abattues de corps & d'efprit, eftoufflées lorfqu'elles fe donnent du mouvement, & fujettes aux palpitations & à divers fymptômes de l'affection hyftérique.

Cette maladie, qui eft des plus opiniâtres, difpofe à la cachexie & à la ftérilité.

Pour en guérir, on commencera par prendre, d'abord après les regles, une demi-douzaine de demi-bains domeftiques, tiedes, afin de dégorger les glandes vaginales. On fe purgera doucement trois ou quatre fois, de deux en deux jours, puis pendant plufieurs jours confécutifs, & enfuite feulement de huit en huit jours, avec les pillules laxatives N°. 154. On prendra, dans les fept jours intermédiaires, l'électuaire-roborant N°. 54, & par-deffus chaque prife, un verre de décoction faite avec une once & demie de racine de faponaire, & une demi-poignée de fleurs d'orties-blanches, pour en faire, avec trois livres d'eau, deux livres & demie de décoction. L'écoulement étant bien arrêté, on confirmera la guérifon par un long ufage de la teinture-de-Mars N°. 201 : on obfervera les régimes indiqués fous les lettres B & I ; & la boiffon ordinaire fera un gros vin rouge trempé avec le double d'eau où l'on aura éteint un morceau d'acier rougi au feu. Ces remedes fe feront dans les intervalles des regles, pendant l'efpace de fix femaines, & au-delà, s'il le faut. On prendra, pendant cette cure, une fois dans la femaine, un demi-bain tiede, où l'on aura éteint de la craffe ferrugineufe qui fe trouve chez le maréchal-ferrant, & qu'on aura fait rougir au feu. Par ces moyens, on fe guérira fouvent & radicalement de cette maladie. Si cependant l'on échouoit, on aura recours aux bains ochreux rapportés fous le N°. 3 : on boira en même temps des eaux minérales-aigrelettes-martiales, qui font dénominées fous le même N°.

Comme l'on confond quelquefois cette efpece d'écoulement avec le fyphilitique, & encore avec la matiere fanieufe qui provient d'une ulcération; il faut y prendre garde, & fe rappeller que les fleurs-blanches feules ceffent pendant le flux des regles.

Des affections hyſtériques, vulgairement appellées vapeurs hyſtériques.

Cette affection eſt une maladie des plus fréquentes, dont les fymptômes varient infiniment. Elle eſt l'écueil de la médecine ; néanmoins on la traitera le plus fouvent avec fuccès, fi, fans s'arrêter trop au nom, on en diſtingue bien les caufes.

La premiere efpece de vapeurs mérite le nom de fuffocation hyſtérique. Elle eſt familiere aux filles nubiles, & aux jeunes femmes vives, qui font irritées par la liqueur fpermatique, ou par d'autres caufes qui produifent de l'échauffement dans les ovaires, dans les trompes, & dans les organes des parties génitales ; telles que l'orgafme du fang ou l'acreté des humeurs féminales.

On diſtingue cette efpece d'affection hyſtérique par l'âge & par le tempérament des malades. Les paroxyfmes fe forment affez fubitement, &, le plus fouvent, pendant ou après que le corps a été animé, ou que l'imagination a été exaltée. Les premiers fymptômes du paroxyfme font des baillements, des chaleurs aux reins, & le refroidiffement des extrémités, avec un pouls petit & embarraffé. A cela fuccedent l'extenfion & la contorfion involontaire des membres, des pofitions fpafmodiques fingulieres, lorfque la malade eſt debout, affife ou couchée : ces malades ont un befoin d'uriner fouvent, & dans le paroxyfme, l'urine eſt claire comme de l'eau-de-roche : elles font fujettes à avoir la fenfation d'un mouvement femblable à une boule qui remonte du ventre au cou, & qui eſt accompagnée d'un ferrement au gofier, de la rougeur du vifage, du battement des arteres du cou & de la tête, de tiraillements au dos, de gonflement aux hypochondres, de fortes fuffocations & de palpitations de cœur.

M m m

Quant l'accès eft violent, la malade perd connoiſſance : le globe de l'œil ſe renverſe : elle eſt agitée & a des mouvements ſpaſmodiques ou con-vulſifs fort-ſinguliers, pendant leſquels quelques femmes hyſtériques ſont ſu-jettes à rire, à pleurer & à parler à tort & à travers ; ou elles tombent telle-ment en ſyncope, qu'il leur reſte peu ou point de pouls. Après qu'elles ont été travaillées pendant plus ou moins de temps, de quelques-uns ou de pluſieurs de ces ſymptômes, le ſpaſme ceſſe ; le paroxyſme finit, toutes les fonctions ſe rétabliſſent promptement ; & la même perſonne qu'on avoit cru mourante, ſe trouve ſur pied, ſe ſentant ſeulement fatiguée, & en particulier, les cuiſſes & les jambes comme briſées.

Le ſecond cas, que j'appellerai proprement vapeurs, ſe voit fréquem-ment chez les filles & femmes d'un tempérament débile, dont le genre nerveux eſt très-irritable & ſuſceptible d'ébranlements. Cette eſpece d'affec-tion hyſtérique eſt encore très-familiere aux femmes qui ſont épuiſées par des pertes en rouge, en blanc, ou par d'autres évacuations abondantes ; ſoit par des maladies, des travaux de l'eſprit & des affections du cœur ou de l'ame. Elle attaque auſſi le ſexe, dont le tempérament eſt affoibli par des excès en thé, ou d'autres boiſſons où l'eau chaude domine, & par une vie ſédentaire. Dans ce deuxieme cas, les malades prennent ra-rement de fortes ſuffocations : elles ſont en échange toujours languiſſantes, & plus malades encore d'eſprit que de corps. Elles reſſentent tous les jours de nouveaux maux qu'elles ont de la peine à définir, & qui les inquie-tent au point qu'elles perdent toute eſpérance de guérir. L'eſtomac des femmes vaporeuſes de cette claſſe, fait mal ſes fonctions : elles ſont tour-mentées de renvois, de nauſées & d'une ſenſation de plénitude avec gon-flement aux hypochondres : elles ont ſouvent des battements très-incommo-des à l'eſtomac, des vents qui roulent avec bruit dans l'intérieur du ven-tre, des ferrements de poitrine, des angoiſſes qui ſont accompagnées d'une triſteſſe profonde : elles ſont ſujettes à des anéantiſſements ſi grands, qu'elles ſont prêtes à tomber en défaillance, ſe croyant alors mourantes : il leur prend des tremblottements ; elles éprouvent des éblouiſſements, des tin-tinnements d'oreilles, & des engourdiſſements : elles prennent ſubitement des maux de dents ou d'autres douleurs vagues par le corps, à la tête ; ou elles ſentent un froid glaçant à ſon ſommet. Ces femmes ſont rare-ment tout à fait bien ; elles ſont triſtes, abattues, craintives ; elles ont à l'ordinaire de la douleur aux reins : leur pouls eft petit & concentré : elles font fujettes à de fubites chaleurs qui leur montent au vifage, au refroidiffement des extrêmités inférieures, aux battements de cœur après le moindre mouvement ; & fouvent encore elles fentent ae la gêne & une forte d'étranglement à la gorge. Elles rendent beaucoup d'urines qui font claires ou verdâtres. Les purgatifs, les lavements, les paffions de l'ame & de certaines odeurs les incommodent fur-le-champ, & excitent quelquefois en elles des paroxyfmes hyftériques fuffocants, qui reffemblent aux précédents.

Le troifieme cas arrive aux femmes & filles qui font'oppilées, mal-réglées, ou chez qui il y a quelque engorgement dans les vifceres du bas-ventre, ou de l'embarras dans les vaiffeaux qui fe déchargent dans la veine-porte. On diftingue ce cas par la fuppreffion ou par le défordre des menftrues, & par les fignes indiqués de l'engorgement des vifceres du bas-ventre, & de la circulation embarraffée dans le fyftême des vaiffeaux de la veine-porte. Ce cas, qui eft compliqué avec les fymptómes de l'un ou de l'autre de ces maux, fe connoît par la permanence de ceuxci, & par la fufpenfion de ceux de l'hyftéricifme, qui n'ont lieu que de temps à autre.

Ces maladies qui font prefque toujours fans danger, paroiffent fort-dangereufes à ceux qui en ignorent la marche.

Dans les trois cas, les premiers foins à donner à l'arrivée du paroxyfme, font de débarraffer les malades des liens & des vétements qui les gênent ; d'éloigner les odeurs pour lefquelles elles ont de l'antipathie, & de les placer de maniere, que les mouvements fpafmodiques & convulfifs ne puiffent les endommager.

Dans le paroxyfme de la premiere efpece d'affection hyftérique, on fera flairer à la malade l'efprit-volatil N°. 75, & par préférence, du vinaigre-des-quatre-voleurs ou de ruë, dont on lui baffinera auffi les tempes : on lui fera prendre, s'il fe peut, un bain de pied d'eau-de-fon tiede, où l'on aura jeté un verre de vinaigre ; fi-non, on lui fomentera les jambes avec la fomentation N°. 81. Elle prendra la poudre tempérante N°. 190, en ajoutant un ou deux grains de camphre à chaque prife : fi l'on ne parvenoit pas à la lui faire avaler, on y fuppléera par de l'eau fraîche, acidulée avec de l'efprit-de-foufre, &dont on lui fera avaler à reprifes réi-

M m m 2

térées quelques cuillerées. Si la fuffocation ne fe terminoit pas au bout d'une couple d'heures, on faignera la malade, s'il eft poffible, au pied, fi-non au bras ; & on lui donnera la mixture anti-fpafmodique N°. 120. Par ces moyens, le paroxyfme fe terminera ordinairement.

Pour prévenir les retours, la malade fera faignée au printemps & en automne, pour peu qu'elle foit pléthorique : fi-non, elle prendra fouvent les bains-de-pieds fufdits, & pendant l'efpace de quinze jours, au commencement & vers la fin de l'été, les demi-bains domeftiques N°. 2. Si ces précautions ne fuffifoient pas, la malade boira, plufieurs années de fuite, au printemps, pendant trois femaines, le petit-lait, & durant le même efpace de temps, dans les intervalles des bains de l'été, des eaux-minérales-aigrelettes & rafraîchiffantes, dénominées au N°. 3. Elle obfervera exactement les régimes indiqués fous les lettres D & H ; elle évitera tout ce qui peut échauffer le corps & l'imagination ; & fi elle veut fe fouftraire à ces cours de remedes, elle quittera le célibat.

Dans le fecond cas, fi la malade fe trouvoit dans une efpece d'évanouiffement, on évitera, pour l'exciter, l'ufage des odoriférants, à moins qu'on ne fache par des expériences antécédentes, qu'elle peut les fupporter. On fe fervira au contraire des odeurs d'affa-fetida, de caftor, de plumes de perdrix, ou de corne brûlée, qu'on lui préfentera long-temps fous les narines. On lui donnera en même temps la mixture anti-hyftérique N°. 119, fur laquelle elle boira une taffe d'infufion de fleurs de camomilles ; ou elle prendra une couple de cuillerées d'eau-de-fleurs d'orange chauffée & légérement fucrée, fi l'on fait déja que la malade la fupporte. Si fon ventre étoit gonflé, on lui donnera, après la premiere prife de ces remedes, le lavement émollient & carminatif N°. 109 : on lui fera prendre un bain de jambes d'eau pure tiede, au fortir duquel on lui frottera les extrémités inférieures, du bas en haut, avec une ferviette chauffée. On continuera les remedes fufdits, jufqu'à ce que le paroxyfme foit terminé, & fi le cas étoit preffant, & que la maladie fût fanguine, on lui fera au pied une faignée de fix à fept onces.

Quant à la cure de cette efpece d'affection hyftérique, en cas que la malade foit épuifée par quelque évacuation actuelle, on cherchera d'abord à y remédier par les moyens prefcrits pour le traitement des pertes en rouge, en blanc, &c. Si-non, on s'attachera uniquement à la reftaurer & à lui fortifier le corps, & en particulier le fyftême des nerfs. A cet effet, au cas qu'elle foit bien débile, la malade prendra le lait, de la maniere recommandée pour le défaut de reffort des folides; fi-non elle obfervera les régimes indiqués fous les lettres B & G. On emploiera, matin & foir, les frictions de toute l'habitude du corps: la malade portera conftamment l'emplâtre de galbanum de Sydenham fur la région du nombril : elle prendra, une fois dans la femaine, les bains indiqués pour les fleurs-blanches ; & en fait de remedes, afin de corroborer les vifceres & le genre nerveux, on lui donnera, avant les repas, douze grains de quinquina en poudre, & à fon réveil & quand elle fe couchera, quatre grains de la limaille N°. 113, ou de la teinture de Mars N°. 201. Elle continuera le tout pendant une couple de mois, dans les intervalles des regles. Elle cherchera à s'amufer & à fe diffiper: elle commencera par prendre journellement de petits exercices, qu'elle augmentera à mefure qu'elle fe fentira en état de le faire : elle évitera autant qu'il fe pourra les purgations, les lavements, les foucis, le chagrin & tous les travaux de l'efprit. Si, par ces moyens réunis, fa fanté ne fe rétablilfoit pas au point d'être à toute épreuve, elle l'affermira au moyen des eaux-miné-rales-aigrelettes-ferrugineufes, long-temps continuées, & en menant un genre de vie ruftique.

Dans le troifieme cas, les paroxyfmes ne font guere violents, mais ils font en échange fort-variés, felon la nature des maux permanents.

On emploiera, dans les paroxyfmes, les remedes indiqués pour le fecond cas.

Quant à la cure, fi la malade n'étoit pas réglée, ou fi elle l'étoit mal, on y remédiera moyennant les remedes recommandés pour la fup-preffion ou pour le défordre du flux menftruel. Lorfque les vapeurs feront compliquées avec l'engorgement de l'un ou de l'autre vifcere du bas-ventre, ou accompagnées d'embarras dans les vaiffeaux qui fe déchargent dans la veine-porte : au cas que la malade foit pléthorique, on commencera là cure par la faignée au pied; fi-non, on lui fera d'abord prendre une di-xaine des bains domeftiques N°. 2. On la purgera enfuite, de fix en fix jours, avec les pillules laxatives N°. 154: on lui appliquera fur le bas-ventre, l'emplâtre de galbanum, & on lui donnera, dans les intervalles entre les purgations, matin & foir, trois ou quatre des pillules gommeu-

fes N⁰. 152. Après la prife du matin, elle prendra le bouillon contre
les obftructions N°. 13, & vers les cinq heures de l'après-midi, de même
qu'en fe couchant, une prife de l'élixir atténuant N°. 56. Elle obfervera
le régime fpécifié fous la lettre **E**, & continuera le tout pendant l'efpace
de deux mois, dans l'intervalle des menftrues.

  Cette marche réuffira fouvent; mais fi la guérifon n'étoit pas avancée
au bout de ce terme, elle reprendra les bains comme il eft prefcrit ci-
deffus, & elle aura recours aux eaux-minérales-aigrelettes-ferrugineufés.
Bien entendu, que fi l'on découvroit des obftructions bien formées dans
le bas-ventre, un embarras opiniâtre dans les vaiffeaux de la veine-porte,
ou que la malade fût décidément cachétique, on emploiera préliminairement ce qui eft recommandé pour ces maladies, dont la guérifon diffipera fouvent auffi les accidents hyftériques.

MALADIES DES FEMMES GROSSES.

Des fignes & des incommodités de la groffeffe.

A peine les femmes ont-elles conçu, qu'elles éprouvent communément
plufieurs incommodités qui rendent la groffeffe probable, & qui proviennent, d'une part, de la rétention du fang menftruel que le fœtus ne s'ap-
proprie pas pendant les premiers mois, & d'autre part, de la révolution
que l'emplacement de l'enfant occafionne dans le corps de la mere. C'eft
auffi de-là que proviennent principalement le dégoût & l'averfion pour
certains aliments, dont quelques femmes groffes ne peuvent pas même
fupporter l'odeur ; de même que le goût pour les drogues qu'elles
appetent, auffi bien que les maux de cœur & vomiffements, les défaillances, les douleurs à l'eftomac & à la poitrine, les vertiges & la décoloration du vifage, qu'on remarque fi fouvent durant les premiers mois de
la groffeffe. Quand l'enfant a pris de l'accroiffement, ces fymptômes font
fuivis de douleurs aux aines, de maux de reins, de la pefanteur de tout
le corps, de l'engourdiffement des extrémités inférieures, de l'enflure des

chevilles du pied, de la difficulté à reſpirer , de la tenſion des mamelles, de boutons hémorrhoïdaux, &c : on les ſoulagera de ces accidents
paſſagers , en leur tirant du bras , dès le troiſieme mois de la groſſeſſe ,
ſix à ſept onces de ſang. On réitérera enſuite la ſaignée chez les femmes
ſanguines, de deux en deux ou de trois en trois mois, pendant tout le
temps de la groſſeſſe, mais en petite quantité ; & on cherchera d'ailleurs
à prévenir autant que poſſible le retour de la pléthore, par de l'exercice & par un bon régime.

Comme le poids & le volume de l'enfant, joint à celui des eaux ,
compriment ſouvent les voies urinaires & le rectum , au point que les
femmes ont de la peine à uriner & à aller à ſelle, elles faciliteront l'écoulement des urines, en les rendant couchées ſur le dos ; & elles remédieront à la conſtipation, moyennant le lavement Nᵒ. 108. Si un appétit déſordonné, ou la plénitude des premieres voies exigeoient quelque choſe de plus, on les purgera doucement avec la potion minorative
Nᵒ. 168 , ou avec une once d'extrait-de-caſſe & une once & demie de
manne, diſſoutes dans un gobelet d'eau-de-chicorée, ou à ſon défaut dans
de l'eau ſimple.

Des pertes de ſang des femmes groſſes.[1]

Quoique les accidents dont nous venons de faire mention ſoient
plus incommodes que dangereux, quand on néglige de déſemplir les vaiſſeaux, il en réſulte ſouvent des pertes de ſang par les voies génitales, qui ,
lorſque le ſang vient de la matrice, ſont dangereuſes pour la mere & encore plus pour le fruit qu'elle porte. Que la cauſe de ces pertes ſoit une
chûte , un effort, ou qu'elle provienne d'une cauſe interne ; dèsque les
femmes groſſes perdront du ſang, ſi ce n'eſt ſans cauſe manifeſte, dans
les premiers mois de la groſſeſſe, en petite quantité, & au terme des menſtrues, elles ſe mettront au plus vîte au lit, & on les ſaignera au bras :
elles obſerveront les régimes preſcrits ſous les lettres B & H : on leur donnera pour boiſſon ordinaire, la tiſane-de-ris Nᵒ. 215 , adoucie avec du
ſyrop-de-grande-confoude ou de grenades. Elles prendront, de ſix en ſix
heures, une priſe de la poudre tempérante Nᵒ. 190, & le ſoir, l'émulſion calmante Nᵒ. 66.

Si par ces moyens la perte ne diminuoit pas confidérablement, dans les premieres trente-fix heures, & qu'elle ne ceffât pas avant le troifieme jour, on réitérera encore la faignée au bras, & même plutôt fi le cas étoit preffant ; & on donnera enfuite fucceffivement la mixture ftiptique N°. 129, & les pillules de Helvetius N°. 153, de la maniere recommandée pour les hémorrhagies internes en général. Au cas que la malade fût fujette à rendre des faux-germes, ce qui arrive à l'ordinaire vers le quatrieme mois ; ou fi, non-obftant les fufdits remedes, l'hémorrhagie continuoit au point que la malade perdît fes forces avec fon fang, on aura inceffamment recours à la dextérité d'un accoucheur expert, afin de la délivrer de fon fruit & des acceffoires ; puifqu'en pareil cas l'arriere-faix fe trouve en partie détaché, que l'enfant eft déja fans vie ou prêt à la perdre, & que la mere fe trouve fans reffource, fi la nature ou l'art n'operent l'accouchement. A défaut d'un accoucheur, on fera ufage de ce qui eft recommandé pour accélérer les accouchemeuts : l'hémorrhagie étant terminée, on aura foin de reftaurer la convalefcente, felon qu'il eft prefcrit pour le traitement des hémorrhagies en général. On trouvera auffi dans cet article les moyens d'obvier aux divers fymptômes qui furviennent pendant ou après les pertes de fang abondantes.

De l'avortement & des fauffes-couches.

Outre les chûtes & les autres accidents de cette nature, qui occafionnent l'avortement des femmes groffes, diverfes caufes internes les y difpofent. Les plus communes font la pléthore, des irritations, des émotions ou commotions qui rejailliffent fur le bas-ventre, ainfi que la grande débilité de la femme enceinte.

La pléthore eft la caufe la plus fréquente de l'avortement, & on le préviendra, chez les femmes fanguines fujettes à fe bleffer, moyennant les faignées réitérées de fix en fix femaines, en quantité proportionnée à la pléthore.

Si au contraire une femme groffe rifquoit de fe bleffer par la toux, & par d'autres commotions, ou par quelque douleur, irritation ou maladie vives ; on aura foin d'y remédier convenablement, & l'on emploiera au plus vîte & à reprifes réitérées, les remedes calmants, tels que les

gouttes

gouttes anodines de Sydenham, à la dofe de quinze à vingt gouttes, foit les gouttes anodines No. 89.

Si la mere étoit languiffante, débile, & que l'enfant fût expofé par-là à ne pas arriver à fon terme, on la reftaurera par les aliments les plus légers & en même temps les mieux nourriffants du régime fpécifié fous la lettre B. On lui donnera, de temps à autre, une prife de confection d'hyacinthe ou de la mixture cordiale No. 124, & elle prendra fouvent des exercices très-modérés & agréables : fi elle étoit hors d'état d'en prendre, & convaincue par des expériences antécédentes, que cette conduite eft inefficace, il ne lui reftera qu'à faire l'effai de paffer les fix premiers mois de la groffeffe à végéter dans fon lit ; cette conduite ayant plus d'une fois empêché la fauffe-couche chez des perfonnes qui y étoient habituées, & dont quelques-unes avoient, même avant la groffeffe, fait ufage en pure perte des bains & eaux-minérales-toniques, & de diverfes autres précautions bien ou mal accréditées.

De la conduite pendant l'accouchement.

Quant à l'accouchement, il importe de favoir fi les douleurs font vraies ou prématurées ; puifqu'il eft auffi néceffaire de calmer les dernieres, qu'il eft convenable de feconder la nature dans le premier cas.

Les fauffes douleurs précedent fouvent les vraies de plufieurs femaines. Elles confiftent dans des douleurs aux lombes & au croupion, accompagnées de tranchées momentanées qui paffent & reviennent fucceffivement. C'eft par-là qu'on les diftingue principalement des vraies douleurs, qui commencent ordinairement aux lombes, & celles-ci s'étendent vers les aines & vers la région de la veffie & du rectum ; elles durent davantage & leur retour eft plus fréquent. Pendant leur durée, l'orifice interne de la matrice fe dilate : les membranes qui contiennent les eaux, ainfi que l'enfant, s'infinuent infenfiblement dans l'orifice dilaté ; dès-lors les maux redoublent & reviennent coup fur coup, jufqu'à ce que la matrice foit fuffifamment ouverte pour donner paffage à l'enfant. Les enveloppes qui contiennent les eaux fe crevent plus ou moins vîte : les eaux s'épanchent & l'enfant fuit, dans l'accouchement le plus naturel, la tête la premiere, le vifage tourné en bas, plus ou moins promptement, à l'aide du tra-

N n n

vail de la mere & des douleurs qui continuent : après l'enfant vient l'arrière-faix.

On calmera les fauſſes douleurs des femmes qui ſont pléthoriques, moyennant la ſaignée au bras ; ſi-non, on donnera à la malade la moitié d'un lavement de décoction de fleurs de camomilles, battue avec une couple de cuillerées d'huile-d'olives. On lui appliquera ſur le ventre des ſerviettes chaudes : elle boira de temps à autre une taſſe d'infuſion de fleurs de camomilles : elle ſe tranquilliſera : elle ſe nourrira de bouillons, & ſe garantira bien le corps & particuliérement les extrêmités inférieures, du froid & de l'humidité.

Si, moyennant ces remedes, les douleurs ne ſe calmoient pas, on lui appliquera ſur le ventre une fomentation de décoction de fleurs de camomilles, animée d'un douzieme d'eſprit-de-vin camphré, moyennant une flanelle qu'on exprimera fortement après l'avoir imbibée de cette décoction. La malade prendra en même temps les gouttes anodines Nº. 89 ; & ſi ce calmant ne ſuffiſoit pas, on lui donnera, une dixaine d'heures après, la potion calmante Nº. 164.

Quant aux vrais maux-d'enfant, on ne pourra mieux faire, pour faciliter les couches, que de faire une ſaignée au bras, dèsqu'ils paroîtront, aux femmes pléthoriques, ſur-tout ſi elles avoient été peu ou point ſaignées pendant leur groſſeſſe. On débarraſſera enſuite les inteſtins, au moyen du lavement Nº. 108, afin de prévenir que les matieres fécales ne ſoient un obſtacle au paſſage de l'enfant. Ces précautions étant priſes, on laiſſera agir la nature : on exhortera la malade à éviter, dans les commencements, de travailler avec effort, & à ménager ſes forces pour le temps où l'enfant ſera dans la poſition convenable pour arriver au monde. Elle prendra de temps à autre un bouillon : on lui oindra les parties naturelles avec du beurre frais, & on lui donnera d'ailleurs, moyennant les ſituations les plus convenables, & le miniſtere de la ſage-femme, les ſecours indiqués & uſités.

Au cas que l'accouchement traînât en longueur, les douleurs étant foibles, peu fréquentes, & ne ſuffiſant pas pour avancer l'accouchement, & que cependant l'enfant fût bien ſitué, la mere prendra, pour renforcer les maux, de temps à autre, une taſſe de café, un doigt de vin de liqueur ou d'hypocras. Si cela ne ſuffiſoit pas, on réitérera le lavement,

& on lui donnera la mixture pour l'accouchement N°. 116; mais s'il fe préfentoit quelque obftacle chez la mere ou dans la fituation de l'enfant, on aura recours à l'accoucheur avant de preffer l'accouchement.

Dèsque l'enfant fera né, on fera les deux ligatures du cordon ombilical, avec un fil fort, qui ne foit pas tranchant, à deux travers de doigt l'une de l'autre, & enforte que la plus proche de l'enfant foit éloignée d'un pouce des téguments du ventre. Cela étant fait avec la plus fcrupuleufe exactitude, on coupera le cordon entre les deux ligatures, & après avoir remis l'enfant à fa garde, on vifitera, avant de tirer l'arriere-faix à foi, l'intérieur de la matrice, pour favoir fi l'enfant né étoit l'unique. Dans le cas contraire, fi la fituation de l'enfant ou les forces de la mere étoient de nature à demander que l'on accélérât ce fecond accouchement, on le fera en difpofant l'enfant de maniere à le faire naître les pieds fortants les premiers. Tout étant bien, on remettra l'opération à la nature, en prenant la précaution de ne pas toucher aux arrieres-faix, avant que la mere ait mis au monde tous les enfants qu'elle porte. Auffi-tôt qu'elle fera entiérement délivrée, l'on fera fuivre les arrieres-faix en tirant doucement les cordons, & en faifant faire à l'accouchée les mouvements ordinaires pour aller du ventre. Si, non-obftant cette manœuvre, les arrieres-faix n'arrivoient pas, ou qu'ils ne fuffent pas entiers, on aura au plus vîte recours à l'accoucheur, qui en détachera les adhérences à la matrice avec la main.

De la conduite des femmes en couche.

Le premier foin qu'on doit donner à l'accouchée, c'eft de lui ferrer légérement, à l'aide d'une ferviette, tout le bas-ventre, & de fomenter les parties naturelles, qui font toujours gonflées & fatiguées, avec l'arriere-faix encore chaud, en attendant qu'on ait en main une éponge trempée dans de la décoction de fleurs de camomilles ou de fureau, un peu plus chaude que tiede, & faite avec fix parties d'eau & une partie de vin blanc. On cherchera à reftaurer l'accouchée par un bon bouillon & par le repos; & fi elle étoit fort-foible, on lui donnera la mixture cordiale No. 124, ou un doigt de bon vin. Elle gardera le lit pendant plufieurs des premiers jours : elle fe nourrira jufqu'au déclin de la fievre, de lait, de bouillons minces & des aliments les plus légers & les plus doux du régime fpécifié fous la lettre H. Sa boiffon ordinaire fera de l'eau-de-ris, de l'eau-panée, ou une très-légere infufion de méliffe. L'on adoucira ces boiffons avec du fyrop-de-capillaire ou avec du fucre. Au bout du terme fufdit, l'accouchée qui d'ailleurs fera bien, ufera peu-à-peu du régime indiqué fous la lettre B : fi elle étoit conftipée au-delà de trois jours après l'accouchement, on lui donnera le lavement N°. 108 ; & fi elle reffentoit des tranchées & maux de ventre, on lui appliquera fur le ventre une veffie à demi-remplie de lait chaud, & on lui donnera une couple de taffes d'infufion de fleurs de camomilles. Si par - là les tranchées ne ceffoient pas , ou que la malade prît des inquiétudes & des infomnies fans caufe manifefte ni fievre, on remédiera à ces fymptômes à l'aide de la fufdite potion calmante, dont elle prendra la moitié feulement, deux jours de fuite, vers l'heure du fommeil.

Une des premieres attentions qu'on donnera d'ailleurs à l'accouchée , fera de favorifer la fécrétion du lait , & fon écoulement par les mamelons, fi la mere fe propofe de remplir le vœu de la nature & de nourrir fon enfant. En cela elle fera très-bien, fi elle jouit d'ailleurs d'une bonne fanté , & qu'elle ait l'humeur heureufe & fuffifamment de lait. A cet effet, pour l'avantage de l'un & de l'autre, on lui frottera légérement & fouvent les feins avec des linges chauds: dans les trois premiers jours qui fuivront l'accouchement, on évitera d'ufer de lavements, de provoquer la fueur, & , en un mot, tout ce qui pourroit détourner le lait. Si l'accouchée eft bien, on la nourrira, dès le troifieme jour, un peu mieux qu'il n'eft prefcrit ci-deffus, & elle fe fera tetter, une ou deux fois chaque jour, par un enfant qui en a l'habitude, au cas que fes mamelons foient peu faillants, applatis ou bridés, ou que le lait vînt trop difficilement; ce qui fatigueroit ou dégoûteroit le nouveau-né.

Si par contre la mere n'étoit pas difpofée ou ne vouloit pas l'allaiter, elle fe nourrira très-parfimonieufement: fa boiffon fera la tifane commune N°. 210, qu'elle boira un peu plus chaude que tiede. Toutes les fois qu'elle aura de la difpofition à la moiteur, elle cherchera à l'entretenir, & on pourra lui donner , dès le fecond jour après fa délivrance, le lavement N°. 108, que l'on réitérera de deux en deux jours. L'accouchée , dans ce cas, ne fera tettée qu'autant qu'elle aura les feins tendus, & cela fe fera par une perfonne adulte plutôt que par un enfant, ou par les façons ufités. Dès le fecond jour, on lui appliquera fouvent des linges chauds fur les feins; & dèsque la fievre de lait fera paffée, on lui couvrira les feins avec l'emplâtre de blanc-de-baleine, ou à fon défaut avec une toile paffée dans parties égales d'huile-d'olives & de cire fondues enfemble. On ferrera légérement les feins moyennant un corfet: fi le lait ne diminuoit pas fenfiblement, dèsque la fievre de lait fera paffée, on donnera tous les jours le lavement fuſdit à la malade, & fi cela ne fuffit pas, de quatre en quatre jours, le lavement purgatif Nº. III : dans les intervalles, elle prendra, tous les matins, dans un bouillon mince, un gros ou la quantité néceffaire d'arcanum-duplicatum ou du fel-polycrefte Nº. XIX de la pharmacie portative, pour l'évacuer une couple de fois dans les vingt-quatre heures.

Des purgations & pertes de fang des femmes en couche.

Outre les divers foins ci-deffus, l'on fera attention à l'écoulement des vuidanges; cette purgation étant effentielle pour les femmes en couche. Ce bénéfice eft quelquefois précédé, immédiatement après les couches, d'une perte de fang confidérable, qui le plus fouvent eft falutaire aux femmes pléthoriques, & à celles qui, hors le temps de la groffeffe, font abondamment réglées, & fur-tout lorfqu'elles ne font pas difpofées à nourrir. Quand la matrice eft nette, cette perte ceffe ordinairement d'elle-même & dans peu de temps; quand elle perfifte, c'eft parce que la matrice eft empêchée de fe rétrécir par des caillots de fang ou par quelque refte de l'arriere-faix. Dans ces cas, l'hémorrhagie continuera plus ou moins, jufqu'à ce que la nature ou l'accoucheur aient débarraffé la matrice de ces corps étrangers.

Comme ces pertes font des plus dangereufes, on aura inceffamment recours à l'accoucheur, au défaut duquel on fomentera la région inférieure du bas-ventre avec la fomentation Nº. 83, à laquelle, fi l'accouchée étoit affectée de douleurs fpafmodiques, on préférera celle indiquée fous le Nº. 82. Pour feconder davantage la nature, dèsque les douleurs feront appaifées; elle prendra la mixture pour l'accouchement Nº. 116, qui fuffira lorfque l'accouchée ne fera qu'affoiblie. On appliquera en même temps, fur la région fufdite, la fomentation aromatique Nº. 78, coupée avec le double d'eau ; à défaut de laquelle on fe fervira d'un gros vin rouge chauffé. Si ces remedes étoient infuffifants , on donnera à la malade le lavement purgatif N°. 111 ; moyennant quoi la matrice fe débarraffera le plus fouvent defdits corps étrangers. En attendant, on nourrira les accouchées qui feront en force, avec des bouillons au ris, fort-minces : on donnera ces mêmes bouillons, plus forts, aux foibles, & leur boiffon fera la tifane-de-ris N°. 215.

Des vuidanges.

Après la fufdite perte de fang, & le plus fouvent fans en avoir été précédées, viennent les vuidanges, qui confiftent dans une évacuation de fang & d'humeurs féreufes, modérée , & qui fe fait à reprifes réitérées. Elle dure, felon le tempérament pléthorique de l'accouchée, plus ou moins de temps, & à l'ordinaire dix à quinze jours. Comme les femmes qui ont le fang diffout, pour peu qu'elles foient agitées ou excitées par quelque paffion de l'ame, font fujettes à perdre beaucoup, durant ce temps, on aura foin de leur recommander la tranquillité du corps & celle de l'efprit. Si les vuidanges prenoient le train de l'hémorrhagie, on confultera & on fuivra, autant que l'état de l'accouchée le permettra , ce qui eft recommandé pour les hémorrhagies des femmes groffes.

La fuppreffion des vuidanges eft beaucoup plus fréquente que ne l'eft l'excès de cette évacuation. Elle arrive affez fouvent pendant la fievre de lait ; & comme elle difpofe les accouchées à prendre des fievres inflammatoires avec dépôt à la tête ou dans quelque autre vifcere, on cherchera toujours à rappeller les vuidanges, lorfque l'écoulement en fera totalement fufpendu au-delà de vingt-quatre heures, dans le courant des dix premiers jours qui fuivront l'accouchement. On emploiera à cet effet, d'abord les lavements N°. 108 & la friction des jambes & des cuiffes ; qu'on fera une couple de fois dans le jour, du bas en haut, avec des linges chauds. On appliquera en même temps, fur le bas-ventre, une veffie à moitié remplie de lait chaud : les malades prendront, de deux en deux heures, une cuillerée du mélange de parties égales d'huile-d'amandes-douces & de fyrop-d'armoife ; & immédiatement après chaque prife, une taffe d'une légere infufion de fafran.

Si, au bout de vingt-quatre heures, les vuidanges ne revenoient pas, on donnera à la malade, une fois, &, s'il le faut, une couple de fois, les pillules laxatives N°. 154, lesquelles ne manqueront guere de rappeller les vuidanges.

Dans les congeftions à la tête, on préviendra l'inflammation, après une petite faignée au bras, par des bains de jambes réitérés d'eau-de-fon, animés d'une couple d'onces de graine de moutarde en poudre , & par des finapifmes aux extrémités inférieures , fi les bains de jambes n'étoient pas praticables. Cela fait, fi les vuidanges ne reparoiffoient pas, on n'hé-fitera pas à faire encore une petite faignée au pied, & l'on tiendra en même temps le ventre très-libre avec la poudre de magnéfie N°. 181, prife en quantité fuffifante à cet effet: dans les matinées, & fur les foirs, on donnera les lavements N°. 108.

De la fievre de lait.

La fievre de lait fe manifefte à l'ordinaire vers le troifieme ou qua-trieme jours après l'accouchement, par de petits friffons au dos, fuivis de chaleur, de tenfion & d'élans dans les feins. Cette fievre fe termine, felon le cours ordinaire, dans l'efpace de vingt-quatre à quarante-huit heures; & outre la diete recommandée aux femmes en couche, elle n'exige le plus fouvent pas d'autres foins. Si toutefois elle étoit confidéra-ble & accompagnée de beaucoup de chaleur , d'altération & d'accable-ment , on donnera à la malade la mixture tempérante N°. 130.

Quand les femmes, & en particulier celles qui ne veulent pas nour-rir leur enfant, ont beaucoup de lait, ou que leur lait fe trouve gras & épais, il fe fige aifément dans les glandes des feins. Cela fe connoît à leur tuméfaction , & à des durillons qui s'y forment en même temps, & que l'on cherchera à diffiper au plus vite moyennant l'application de l'em-plâtre de blanc-le-baleine. On couvrira les feins avec une peau de lievre, ou à fon défaut avec des ferviettes chaudes; & les malades fe feront tetter fouvent par des enfants ou par des perfonnes qui fachent vuider à fond les mamelles.

Si elles font conftipées, on leur donnera chaque jour le lavement N°. 108, & elles boiront journellement plufieurs verres de petit-lait clarifié, ou d'une infufion légere de méliffe & de graine de fenouil, afin d'éclaircir le lait. Si non-obftant ces foins, les durillons s'enflamment avec rougeur aux feins, on y appliquera auffi-tôt, pour hâter la fuppuration, le cataplafme émollient NQ. 15, ou de la bouillie de ris cuite avec du lait. Pour le refte, on fe conduira à tous égards felon les avis donnés en traitant de l'inflammation des mamelles ; fi ce n'eft que l'on ufera avec circonfpection de la faignée, particuliérement chez les femmes qui n'ont pas renoncé à nourrir leur enfant.

Quand les nourrices manquent de lait, on l'augmentera par l'ufage du lait & des aliments les plus nourriffants des régimes B & F, & defquels elles prendront peu en une fois, mais fréquemment. On leur frottera légérement & fouvent, les feins avec une ferviette molle ; & la nourrice boira beaucoup de tifane faite avec une once de ris, deux gros de racine de fcorfoneres, un demi-gros d'anis & autant de régliffe, cuits avec trois livres d'eau ; & elle pourra couper cette tifane avec un tiers de lait. Si la diarrhée ou d'autres évacuations diminuoient fon lait, on remédiera à ces accidents, felon qu'il eft recommandé à l'article de la diarrhée, &c.

Quand le lait eft trop fluide, dépouillé de fon baume, jaunâtre ou falé, on recherchera l'acrimonie dominante chez la nourrice ; & l'on emploiera, felon le cas où elle fe trouvera, ce qui eft prefcrit pour remédier aux différentes acrimonies du fang. Mais fi ces vices dans les humeurs étoient confidérables, foit que la nourrice fût d'une mauvaife fanté, ou que, fans être mal conftituée, elle perdît l'appétit & fes forces, afin de prévenir l'épuifement dont elle eft menacée, & le dépériffement de l'enfant, on donnera au plus vîte à celui-ci une nourrice bien conftituée ; ou on l'habituera à prendre, vers neuf heures du matin & à fix heures du foir, de la panade-à-l'eau faite avec du pain blanc-bifcuit, & affaifonnée d'un peu de fucre. Dans l'intervalle, il boira pendant le jour, à fa foif, de trois en trois heures, du lait non-bouilli, venant d'une même vache qui fera jeune & faine, & coupé avec la moitié d'une infufion chaude & légere de fleurs-de-tilleul, ou d'une légere décoction de raclure de corne-de-cerf, ou enfin avec une bonne eau fimple & bouillie : pendant la nuit, on l'accoutumera à ne boire que de quatre en quatre heures, au moyen de quoi il fera bientôt aifé de gouverner l'enfant : celui-ci fe trouvera au

mieux

mieux de ce régime, qu'on renforcera à mefure qu'il avancera en âge, & que fes beloins l'exigeront. Mais il faudra toujours obferver que l'eftomac ait eu le temps de digérer ce qu'il aura reçu, avant de le charger de nouveau. J'ai vu un grand nombre d'enfants des deux fexes, chez qui une pareille conduite a produit les meilleurs effets, & qui, avec la plus heureufe conftitution, jouiffent d'une bonne fanté & promettent de vivre long-temps.

Du lait répandu, & des dépôts laiteux.

Pour faire vivre l'enfant avant & dès fa naiffance, la nature opere des révolutions frappantes dans le phyfique de la mere. Son vœu pour engager les meres à allaiter elles-mêmes leurs enfants, eft, pour ainfi-dire, coactif, & les peines qu'elle inflige à celles qui s'y refufent font fouvent ameres. Une des révolutions qui a lieu chez la mere, & qui n'a pas encore été remarquée, c'eft le changement des levains de l'eftomac qui fe fait chez elle, & qui difpofe le chyle à fe changer en lait en paffant par les glandes des mamelles. Cette matiere déja lactiforme abonde dans le fang; & c'eft l'eftomac qui la fabrique, principalement au moyen d'un changement qui arrive dans les fufdits levains.

Lorfque la mere ne favorife pas le cours & l'écoulement de cette liqueur, en nourriffant fon enfant, cette matiere qui eft étrangere au fang, fe reproduit auffi long-temps que les fufdits changements des levains fubfiftent dans l'eftomac; & elle occafionne bien des maux & des maladies, dont les meres feules qui nourriffent, ou chez qui ces levains manquent ou font peu abondants ou émouffés, font exemptes.

Le lait répandu fe voit fouvent à l'habitude du corps, & les dépôts de cette matiere laiteufe, aux cuiffes fur-tout, ne font pas rares; la même chofe arrive dans l'intérieur. Un grand nombre de meres en périffent, & un plus grand nombre peuvent dater de-là une infinité de maux dont elles font affectées, quelquefois même pendant le refte de leurs jours. Des lavements indiqués fous le No. 108, & réitérés matin & foir, qu'on donnera à la malade pour diminuer le paffage de la matiere laiteufe dans le fang; des fueurs modérées & foutenues par la mixture diaphorétique No. 125, afin d'en purger la maffe des humeurs; la diete & l'ufage, tous les deux ou trois jours, de deux à trois gros d'arcanum-duplicatum, ou à la dofe requife pour en être purgée une couple de fois, & qu'elle prendra à jeun dans un gobelet de bouillon de veau, feront les moyens les plus efficaces pour remédier au lait répandu, & pour prévenir les dépôts qui s'en feront. Jufqu'à ce que l'on parvienne à connoître la nature des levains de l'eftomac qui difpofent le chyle à fe convertir en lait, & qu'on découvre le fpécifique pour les détruire, le raifonnement & quelques fuccès paroiffent indiquer l'ufage d'un vomitif doux, tel que la poudre vomitive d'ipécacuanha N°. 192, donnée de bonne heure, & réitérée, s'il le faut : cela fe faifant, les remedes fufdits feront plus prompts & plus efficaces.

Quant aux dépôts laiteux qui font déja entiérement formés, leur réfolution, fi elle étoit praticable, imprégneroit la maffe des liquides de levains acrimonieux, qui produiroient des métaftafes des plus dangereufes, Il faut donc favorifer & accélérer la fuppuration. L'on emploiera à cet effet ce qui eft recommandé à l'article des dépôts qu'il convient de faire abfcéder, & l'on aura recours à un habile chirurgien.

MALADIES VÉNÉRIENNES.

S'il étoit bien prouvé que les maladies dont il s'agit ici, & qui par elles-mêmes & par leurs fuites, empoifonnent la fource des jouiffances les plus vives de l'homme, & qui alterent fortement ou détruifent de fond en comble fon premier bien, favoir fa fanté & celle de fa progéniture, foient venues du nouveau monde, l'Europe entiere expieroit bien péniblement les cruels traitements que les conquérants de l'Amérique ont fait effuyer à fes peuples.

Quoi qu'il en foit, les maladies vénériennes, fruits de la débauche & du commerce impur de l'homme & de la femme, dont l'un ou l'autre font infectés, font aujourd'hui des plus fréquentes. La cure de ces maux eft pénible pour le malade, & fouvent la guérifon radicale eft équivoque : étant mal guéri, l'infecté paffera mal le refte de fes jours :

des reliquats du virus & des levains imparfaitement éteints dégénererent
en des vices du sang qui rejailliront fur la poftérité. Il en réfultera les
écrouelles, des maladies cutanées, &c, qui fe perpétueront & s'éten-
dront prodigieufement par l'alliance des races faines avec les malheureufes
victimes des fautes de leurs aïeux. Dans les climats froids, durs & fujets
aux intempéries de l'air, le phyfique des peuples les plus rebeftes, & le
moral qui en dépend, changent fi fort, que la nation entiere devient mé-
connoiffable.

Le fort déplorable des innocents n'eft pas toujours l'effet immédiat
de l'inconduite des auteurs de leur vie. Il arrive que des nourrices infectées communiquent avec leur lait le virus au nourriffon, & que celui-ci,
s'il eft né infecté, en infecte réciproquement auffi fa nourrice. Mais le
plus fouvent les malades attaqués de maux vénériens, le font pour avoir
eu un commerce impur avec des perfonnes qui en étoient infectées.

Les accidents apparents qui en réfultent, font la gonorrhée vénérienne, le tefticule vénérien, des abcès vénériens au périnée, la dyfurie vénérienne ; l'écoulement involontaire de la femence, appellée gonorrhée bénigne ; les poulains, les chancres vénériens, le phimofis, le paraphimofis,
les cryftallines, des tubercules calleux au gland & au prépuce ; des poir-
raux, des verrues & condylomes, qui fe forment aux parties génitales des
deux fexes, & des excroiffances en forme de crête, de mûres, de figues, &c, à l'entour du fondement : fymptômes que l'action du virus,
dont ces parties ont été afpergées ou qui s'y font infinuées, produit indi-
viduellement, ou plus ou moins réunis.

Si l'on néglige d'y remédier à temps, de même que lorfque le virus
eft fourdement repompé, fans affecter premiérement l'une ou l'autre des
parties fufdites de l'habitude du corps, il en réfulte la vérole.

La gonorrhée vénérienne eft l'annonce la plus ordinaire de l'infection ; & quand on parvient à contenir le virus dans l'uretre, il fe diffipe fouvent en entier par l'écoulement.

Les gonorrhées vénériennes fe manifeftent plus ou moins vite après
le coït, felon la force du virus & le tempérament de la perfonne qui a
eu commerce avec un fujet infecté. Il arrive même, que de plufieurs
hommes qui ont habité avec la même femme, l'un ne prend aucun
mal, tandis que les autres éprouvent plutôt ou plus tard des fymptômes

d'infection, qui fouvent different tellement, que l'un prend la gonorrhée, l'autre un poulain, le troifieme des chancres, &c.

L'expérience a fait connoître trois fortes de gonorrhées vénériennes ; favoir la fauffe & la feche, qui affectent plus particuliérement les hommes, & la gonorrhée coulante, qui fe manifefte également chez les deux fexes.

De la fauffe-gonorrhée.

La fauffe - gonorrhée eft rare : elle confifte dans la tranfudation d'une humeur lymphatique, vifqueufe & âcre, qui fe fait à travers le gland du membre viril, & qui fuinte en particulier des glandes placées à l'entour de la couronne, fans ulcération manifefte. Ce fuintement eft accompagné de prurit, & de plus ou moins de gonflement, de rougeur, & d'inflammation au gland & au prépuce.

Les fuites qui en réfultent, quand on la néglige, font des chancres, le phimofis, le paraphimofis, &c.

Si la rougeur & la douleur étoient confidérables, on faignera le malade : il baignera cinq ou fix fois par jour ia partie affectée, après avoir retiré le prépuce, dans un mélange tiede de lait coupé avec partie égale d'infufion de fleurs de guimauves. En fe couchant, il oindra légérement la couronne du gland, pour dégorger les glandes, avec la pommade rouge N°. 162, mélée avec le double de beurre frais. Pendant qu'il emploiera ces remedes externes, il fe purgera trois ou quatre fois, de trois en trois jours, avec les pillules N°. 155. Sa boiffon ordinaire fera la décoction de fquine N°. 35, blanchie avec du lait, dont il boira trois ou quatre livres dans l'efpace de vingt-quatre heures ; & s'il étoit échauffé, il alternera cette boiffon avec de l'orgeat tiede : le malade obfervera en outre les régimes F & H.

En cas que le fuintement des matieres fubfiftât, après qu'il auroit ufé de ces remedes pendant l'efpace de quinze jours, il appliquera, matin & foir de la charpie ou un linge fin légérement imbibés de l'eau mercurielle N°. 40, à l'entour de la couronne ; & fi la fauffe gonorrhée étoit invétérée, ou qu'elle eût été négligée, on remédiera au vice du fang & aux accidents qui s'y feront joints, felon les avis donnés en traitant des chancres, du phimofis, &c. Le malade prendra encore deux des pillules de calomel N°. 150, tous les foirs en fe couchant, dans les intervalles entre les fufdites purgations, qu'il ne réitérera dans la fuite qu'autant que l'haleine prendra une mauvaife odeur, ou que les gencives fe gonfleront : puis il continuera ce régime jufqu'à parfaite guérifon. Pendant qu'il ufera du calomel, & encore une quinzaine de jours après, le malade vivra dans un air tempéré : il fe lavera fouvent la bouche avec de l'eau tiede, & il évitera le vin & tout ce qui agite le fang.

De la gonorrhée feche.

La gonorrhée feche fe manifefte quelques jours après le coït impur, par un fréquent befoin & une grande difficulté d'uriner ; l'urine paffant fouvent goutte à goutte, avec des ardeurs cuifantes & infupportables. L'uretre eft échauffé, endolori, tendu, & fon orifice eft plus ou moins rouge & enflammé, fans ou avec très-peu d'écoulement d'humeurs féreufes. A mefure que l'inflammation gagne les proftates, il fe joint à ces fymptômes des douleurs & de la rougeur au périnée.

La gonorrhée feche eft moins rare que la précédente : elle précede plus ou moins la gonorrhée coulante, & comme elle confifte dans l'inflammation des parties fufdites, caufée par l'activité du virus, fi elle tarde trop à couler, il en réfulte fouvent des abcès au périnée ; & lorfque l'inflammation eft violente, elle fe termine quelquefois par la gangrene du membre.

On faignera d'abord le malade, & on réitérera la faignée de vingt-quatre en vingt-quatre heures, jufqu'à ce que la diminution des fymptômes dénote que l'inflammation eft confidérablement affoiblie. Dans les intervalles entre les faignées, il prendra chaque jour, pendant l'efpace de deux heures, des demi-bains tiedes d'eau-de-fon, où l'on fera bouillir quelques poignées de mauves & de fleurs de fureau. Il appliquera, dans les intervalles des bains, fur les parties naturelles & fur le périnée, la fomentation réfolutive & anodine N°. 82, d'où l'on aura retranché le favon : au défaut de cette fomentation, ou fi l'inflammation fe difpofoit à abfcéder, on fe fervira du cataplafme émollient N°. 15. On donnera au malade, matin & foir, le lavement N°. 108 : dans la matinée, il boira du petit-lait tamarindé N°. 148, adouci avec du firop de-violettes, & en quantité fuffifante pour en être purgé doucement. Il obfervera le régime

fpécifié fous la lettre H: dans l'après dîner, il boira beaucoup de l'émulfion adouciffante N°. 65 , à chaque livre de laquelle on ajoutera un demi-gros de nitre dépuré, & un gros de gomme Arabique : à fon défaut, il
fuppléera à cette boiffon par de l'orgeat cuit & léger ; enfin il prendra,
le foir en fe couchant, l'émulfion calmante N°. 66

En continuant d'obferver ce régime avec exactitude, & en fe tenant
dans un grand repos, on diffipera promptement cette efpece d'inflammation, dont les fuites font très-fâcheufes ; vû qu'après avoir duré quatre à
huit jours, celle du périnée dégénere ordinairement en abcès : cas dans
lequel on fe conduira felon les avis qui feront donnés ci-après pour cet
accident.

Si au contraire les fymptómes de l'inflammation, après être parvenus à un grand degré de violence, diminuoient confidérablement & fubitement, fans qu'il y eût apparence d'abcès ; ce feroit une indice que
l'inflammation auroit paffé en gangrene : événement dont on fera affuré,
dèsqu'en même temps la partie auparavant affectée d'inflammation deviendra flafque, livide, infenfible, &c.

On n'aura d'autre reffource, pour prévenir les progrès de la gangrene, que celle de faire des incifions profondes fur une fonde canellée
à la partie de l'uretre qui fera gangrénée ; de fcarifier les téguments
& les chairs qui en feront affectés, & de faire le panfement indiqué pour
la gangrene des parties natureiles, en employant en même temps les remedes preferits à l'article de la gangrene. Si le membre viril tomboit en
fphacele, on l'amputera dans la partie faine.

Telles font les fuites de la gonorrhée feche, quand l'inflammation
eft des plus violentes & qu'elle a été négligée ou maltraitée. Lorfque
l'inflammation eft au contraire médiocre, il fuffira de faigner une fois
le malade : il baignera le membre comme il eft recommandé pour la fauffe-
gonorrhée, & il ufera avec beaucoup d'exactitude du régime & des boiffons ci-deffus preferites ; au moyen de quoi, au bout de quelques jours,
la gonorrhée feche deviendra coulante, & de virulente qu'elle fera d'a-
bord, on la rendra peu-à-peu bénigne, par l'extinction du virus, opérée
à l'aide du calomel & des purgations recommandées pour la fauffe-go-
norrhée.

De la gonorrhée coulante.

Quant à la gonorrhée coulante, il eft à obferver préliminairement, qu'elle fe manifefte le plus fouvent entre les quatrieme & douzieme jours après le coït impur, par un prurit dans l'uretre, qui ou commencement eft accompagné d'un petit écoulement d'une humeur lymphatique, âcre & vifqueufe, & qui empâte légérement l'uretre dont l'orifice paroît rouge & échauffé. Le prurit fe change enfuite en picotemens qui redoublent lorfqu'on urine, au point que les malades reffentent plus ou moins d'ardeur. Les femmes éprouvent à-peu-près les mêmes fymptômes, & elles perdent, par la voie des parties naturelles, des férofités femblables à celles dont il a été fait mention ci-deffus. C'eft-là le premier effet du virus, qui uniquement par fon irritation, caufe jufques ici l'écoulement qui fe fait, ainfi que les exhalaifons de l'oignon excitent le larmoiement. Les malades éprouvent toujours ce premier fymptôme, qui dure plus ou moins, felon la quantité & l'activité du virus qu'ils ont ramaffé, ou d'après le tempérament & la conduite de la perfonne infectée, ou enfin felon les parties que le virus irrite. Celles-ci font au commencement, chez les hommes, les lacunes de l'uretre, & enfuite les véficules féminales, les proftates & les glandes de Cowper ; & chez les femmes, d'abord les glandes vaginales, d'où le virus fe répand plus loin.

Quand ce premier effet du virus eft négligé, il redouble d'activité : les parties irritées s'enflamment ; les malades urinent avec difficulté & ardeur. Les hommes prennent des érections involontaires & douloureufes, au point que le membre eft quelquefois recourbé, &, dans des cas plus graves, tordu. L'écoulement fe fait feulement, lorfque les douleurs diminuent, & il eft fupprimé pendant qu'elles font vives. Les femmes en particulier perdent beaucoup de matieres claires & âcres.

Ce font-là les fymptômes qui dépendent de l'inflammation des parties affectées, & qui augmentent vivement, fi l'on tarde à y remédier : alors le fang engorgé dans les parties enflammées, s'amalgame avec le virus, fe corrompt & forme de petits abcès, d'où coulent des matieres jaunes, cendrées, vertes, brunes, & quelquefois entremêlées de filamens de fang : état qui confifte dans une petite fuppuration, qui dégénere en ulcération des parties affectées. Alors l'écoulement diminue & augmente par intervalles, à mesure que de nouveaux petits abcès se forment, crevent & répandent leurs matieres dans l'uretre avec plus ou moins d'abondance.

Les symptômes qui proviennent de l'inflammation sont fort diminués durant le période de la suppuration, à moins que le virus ou les écarts du malade n'excitent de nouvelles phlogofes ; ce qui arrive volontiers dans les cas où les gonorrhées sont de longue durée : alors l'écoulement & les symptômes varient selon que les accidents inflammatoires se reproduisent, & qu'ils sont compliqués avec ceux de la suppuration. Quand, au contraire, il n'y a pas des retours d'inflammation, les matieres changent insensiblement de couleur & de confistance, paffant à l'ordinaire du brun au verd, du verd au jaune, & du jaune au blanc ; époque à laquelle elles s'épaississent, & produisent des gouttes & de gros filaments de la couleur & confistance du blanc-d'œuf. A mesure que le malade approche de sa guérison, il rend avec les urines de petits filaments blancs : il se trouve alors de temps à autre, à l'orifice de l'uretre, une goutte de matiere blanche & épaiffe, qui dans la chemise forme une tache roide, blanche, entourée feulement d'une nuance un peu louche ; ce qui annonce la guérison.

Durant le période de l'irritation de la gonorrhée virulente & coulante, les hommes ne négligeront pas de baigner la partie affectée, cinq ou six fois le jour, & pendant l'efpace d'une demi-heure, dans parties égales de lait & d'infusion de fleurs-de-mauves tiede : les malades des deux sexes fomenteront, en se couchant, les parties naturelles, avec une éponge ou des linges imbibés du fusdit mélange un peu plus chaud que tiede, en observant de renouveller la fomentation quand elle sera refroidie. Les pléthoriques, qui seront animés ou échauffés, se feront saigner au bras : on leur donnera durant ce période, dans la matinée, une quantité suffisante de petit-lait tamarindé N°. 148, adouci avec du fyrop-de-violettes ; & si le malade est d'un tempérament phlegmatique, il prendra, de trois en trois jours, en se couchant, une dose des pillules laxatives N°. 155, affez forte pour qu'il en soit purgé plusieurs fois. Les malades observeront les régimes sous les lettres F & H : ils boiront beaucoup de la tisane Arabique N°. 207, ou d'infusion de mauves adoucie avec du fyrop d'althéa : si l'ardeur & l'irritation dans les parties génitales étoient confidérables, ils prendront, le soir en se couchant, l'émulsion calmante N°. 66 ; &

lorfqu'ils

lorfqu'ils auront lieu de croire que ces accidents proviennent du mordant du virus, les deux fexes, & plus particuliérement les femmes, injecteront doucement, étant couchés fur le dos, matin & foir, à l'aide d'une petite feringue d'ivoire, une demi-cuillerée de l'eau-mercurielle Nº. 40, délayée dans le double d'eau tiede; moyennant quoi la gonorrhée fe guérira le plus fouvent radicalement & fans autre fuite, fi l'infection eft légere, & fi les avis que nous venons de prefcrire ont été emploiés dès le commencement.

Mais fi, par des raifons contraires, le malade éprouvoit vivement, long-temps ou à diverfes reprifes, les fymptômes du période de l'inflammation, on réitérera la faignée à raifon du befoin, dans le courant de la maladie. On emploiera d'ailleurs les remedes, tant externes qu'internes, recommandés pour la gonorrhée feche, jufqu'à ce que le malade foit dans le période de l'écoulement.

Dèsque la gonorrhée commencera à couler, le malade quittera les fusdits remedes: il prendra, tant pour évacuer les matieres, qu'afin de détruire le virus, de fix en fix jours, les pillules Nº. 156, & dans les intervalles, en fe couchant, deux des pillules de calomel Nº. 150. Il boira abondamment de la décoction de fquine Nº. 35, &, s'il étoit échauffé, des boiffons adouciffantes recommandées pour la gonorrhée feche. Il continuera le tout jufqu'à ce que les matieres foient blanches & épaiffes: alors il quittera les fusdits remedes, mais point encore fon régime, pour prendre, quatre fois par jour, à huit & à dix heures du matin, & à quatre & à fix de l'après-midi, chaque fois vingt-cinq gouttes de l'effence Nº. 76, & par-deffus chaque prife, un gobelet de décoction faite avec une once & demie de racine de faponaire, un gros de régliffe & quatre livres d'eau, réduite par la coction à trois livres. Si, au bout d'une quinzaine de jours qu'il auroit ufé de ces derniers remedes, l'écoulement ne tiroit pas abfolument fur fa fin, il emploiera tout ce qui eft recommandé pour la gonorrhée bénigne; & fi, durant l'ufage des remedes prefcrits pour le période de la gonorrhée coulante, un retour des premiers fymptômes dénotoit une nouvelle inflammation, on fufpendra les médicaments indiqués pour ce période, jufqu'à ce que les fymptômes de l'inflammation foient diffipés par les remedes indiqués pour ce cas.

P p p

Ce n'eft plus l'ufage de donner à la gonorrhée virulente les foins qu'il faut pour en rendre la guérifon radicale. On confulte & l'on fuit l'avis de l'apothicaire & d'un garçon - chirurgien.   On fouette, comme on dit, la befogne ; & en renfermant le loup dans la bergerie, loin de gagner du temps, il furvient des récidives qui fe fuccedent ; & fi ce n'eft pas la vérole qui en réfulte, le virus mal éteint fe manifefte tôt ou tard chez ceux qui en ont été mal guéris, fi-non chez leur progéniture.

Comme c'eft par la gonorrhée que l'infection fe manifefte communément, & que le traitement méthodique, ci-deffus recommandé, eft difpendieux, gênant, impoffible à pratiquer en voyage, & trop prolixe pour les gens pauvres ; ces perfonnes, après la faignée uferont des bains des parties génitales, & du régime ci-deffus indiqué, & elles prendront pour tout remede, dès le commencement des différentes gonorrhées ci-avant décrites, l'infufion Arabique N°. 98, dont la compofition remplit toutes les indications principales quant aux remedes internes. L'expérience a même donné lieu de croire, que pourvû qu'on en ufe long-temps, ce médicament a de plus quelque chofe de fpécifique pour détruire le virus. De forte qu'un voyageur, & des habitants de la campagne, pourvûs d'une bonne provifion de ce remede, & de l'eau mercurielle N°. 40, pour s'en fervir extérieurement, pourront fe traiter bien mieux qu'ils ne le feroient par des gens-de-l'art mal inftruits.

Outre l'écoulement involontaire de la femence, qui furvient aux hommes qui ont commis des excès avec les femmes, ou qui fe font épuifés par la manftupration, lequel on traitera comme la gonorrhée bénigne ; il eft bon d'obferver ici, qu'il arrive, quoique le fait foit rare, que, par l'âcreté des urines, par l'échauffement de l'uretre après de fortes courfes à cheval &c. des hommes nullement infectés prennent un écoulement d'une matiere qui d'abord eft blanchâtre, mais qui jaunit enfuite & devient même verdâtre avec quelque ardeur en urinant, & des picotements qui redoublent dans l'érection & pendant l'éjaculation de la femence. Un tel cas, à la réferve des remedes tirés du mercure, exige l'ufage du régime & des remedes adouciffants & calmants ci-deffus recommandés, au moyen desquels cet accident fera bientôt diffipé.

De la gonorrhée bénigne.

Les gonorrhées virulentes se terminent souvent par la gonorrhée bénigne, qui est sujette, quand elle est négligée, à durer long-temps, & même
pendant toute la vie lorsqu'elle est invétérée. Cette gonorrhée consiste
dans un écoulement habituel & non-naturel d'une matiere blanche, vis-
queuse ou lymphatique, qui quelquefois se fait en petite quantité & cons-
tamment, ou par reprise & principalement pendant l'érection, & lorsqu'on
va du ventre avec effort. Souvent encore cet écoulement se réduit à une
goutte, qui se présente d'elle même le matin comme une perle à l'orifice
de l'uretre, ou qui paroît quand on suit du doigt & qu'on exprime le
canal qui éconduit les urines. Les taches que ces humeurs font aux linges
font ordinairement blanches, & si elles prennent une nuance jaune, c'est
parce que la lymphe est mêlée de quelques gouttes d'urines retenues dans
l'urétre.

Cette humeur vient rarement des véficules féminales, & ordinairement
des prostates. Dans ces derniers cas, elle est claire, & plus épaisse, lorsque l'écoulement vient des véficules féminales. Quand il est abondant, les
malades perdent insensiblement le defir & la faculté d'habiter avec des femmes; & lorsqu'il continue long-temps, ces pertes prennent sur les forces, & épuifent le malade.

Pour traiter avec succès ce mal, qui est ordinairement fort-opiniâtre,
on fera d'abord attention, si de temps à autre l'uretre s'échauffe, au point
que le malade y ressente quelque irritation & des picotements. Cela
étant, on pourra en conclure que l'écoulement est entretenu par l'âcreté
de la liqueur qui s'échappe : si-non, on conclura que la gonorrhée bénigne
est purement l'effet du relâchement des parties d'où l'écoulement part.

Dans le premier cas, le malade qui feroit pléthorique, animé ou
échauffé, fera faigné au bras : pour adoucir l'acrimonie, il boira matin &
foir, par verrées, la dofe qu'il supportera de lait de vache coupé avec une
partie égale de la décoction de fquine N°. 35 ; ou à fon défaut, il pourra
prendre avec confiance l'infufion Arabique N°. 98, jufqu'à ce que les symptômes de l'acrimonie foient abfolument diffipés. Souvent la gonorrhée
bénigne fera terminée par ce remede, si le malade tient en même temps
fon ventre libre par des lavements d'eau de graine-de-lin, qui fera feule-

ment dégourdie, & qu'il obferve exactement le régime fous les lettres F & H. Lorfqu'il n'y aura pas de fymptómes d'acrimonie, & que la gonorrhée bénigne fera l'effet de la débilité & du relâchement des fusdits organes, alors le malade prendra, le matin à jeun, à dix heures, puis à quatre heures après-midi, & le foir en fe couchant, quatre des tablettes balfamiques N°. 200, & d'abord après chaque prife, une ou deux taſſes d'une forte infufion de menthe adoucie avec du fyrop de menthe. Il injectera en même temps dans l'uretre, matin & foir, doucement, étant couché fur le dos, l'injection deſſicative N°. 105, & pendant la nuit, il appliquera fur le pubis & fur le périnée, la fomentation aftringente N°. 79. Si au bout de trois femaines, pendant lefquelles il auroit ufé de ces remedes, il n'approchoit pas de fa guérifon, au lieu des tablettes balfamiques, il prendra les gouttes de térébenthine camphrée N°. 95, qui d'abord augmenteront l'écoulement. Il continuera de boire de la dite infufion, & il perfiftera dans l'ufage des fomentations & des injections prefcrites en obfervant exactement le régime fous les lettres A & I. En cas que dans la quinzaine, la gonorrhée ne tirât pas fur fa fin, le malade aura recours à des bains d'eaux minérales-ochreufes rapportés fous le N°. 3 : il boira en même temps des eaux minérales aigrelettes-martiales, dont il trouvera la dénomination fous le même N°. : à leur défaut, il prendra pendant l'efpace de fix femaines, matin & foir, un gros de quinquina en poudre : il continuera le fusdit régime, & il boira à table du vin rouge qui ait de l'âpreté : durant l'ufage des différents remedes indiqués, il s'abftiendra du commerce avec le fexe, ou il n'en ufera qu'avec la plus grande modération. Il douchera matin & foir, les parties génitales, & fur-tout le périnée, avec de l'eau froide ; & s'il s'en trouve bien, il prendra long-temps matin & foir, les bains froids par immerfion, en obfervant de s'y plonger la tête la premiere.

Du tefticule vénérien.

Quand les hommes attaqués de la gonorrhée coulante la négligent ou font mal-traités, le virus fe jette quelquefois fur les tefticules, & produit dans ces parties une tumeur douloureufe & inflammatoire, qui fouvent excede la groſſeur du poing. Cet accident eft accompagné de fievre

On saignera auffi-tôt le malade au bras, & on réitérera la faignée pendant les quatre premiers jours, de vingt-quatre en vingt-quatre heures, fi la violence de la douleur & la fievre l'exigent. Pour rappeller l'écoulement, le malade baignera & fomentera le membre viril, felon qu'il eft recommandé pour la gonorrhée feche : il appliquera fur le tefticule le cataplafme émollient N°. 15 : il prendra tous les jours une couple des lavemens N°. 108, en y ajoutant quelques cuillerées d'huile : il obfervera le régime fpécifié fous la lettre H, & il boira beaucoup de tifane commune N°. 210, de petit-lait, ou de tifane-d'orge, adoucie avec de l'oxymel fimple.

Quand, moyennant ces remedes, l'inflammation & les douleurs feront appaifées, afin de diffiper la dureté & la tumeur qui reftent ordinairement au tefticule, on frottera matin & foir les aines & le tefticule tuméfié, avec la valeur d'une fève de l'onguent Napolitain N°. 138: pendant le jour, on fomentera le tefticule avec la fomentation réfolutive N°. 83, blanchie avec de la mouffe de favon : la nuit, on appliquera l'emplâtre mercuriel N°. 61, malaxé avec un tiers de celui de favon-de-Barbette. On aura foin de tenir le fcrotum relevé, fans cependant le gêner, à l'aide d'un fufpenfoir ou d'un bandage convenable. Alors le malade obfervera les régimes fous les lettres B & H : il s'abftiendra du vin : il boira, cinq ou fix fois chaque jour, un gobelet de la décoction de fquine N°. 35 ; & il fe purgera de quatre en quatre jours avec les pillules N°. 155. Il évitera en outre avec foin le froid, & continuera le tout jufqu'à ce que le tefticule foit abfolument dans fon état naturel.

Si cette tumeur dégénéroit en abcès, on en avancera la maturité en y appliquant le cataplafme émollient, & bientôt après le maturatif N°. 17. On ouvrira l'abcès felon l'art, dèsqu'on fentira la fluctuation des matieres: on le mondifiera avec de l'onguent-bafilic, dont l'once fera animée de vingt grains de précipité-rouge ; & on le guérira moyennant le baume d'Arceus, ou le baume N°. 6.

Si, non-obftant ces foins, il reftoit quelque dureté confidérable au tefticule ou à l'épididyme, foit que l'abcès dégénérât en fiftule, ou que le tefticule vénérien fût la fuite d'un ancien virus ; le malade fera, en ces cas, une des cures recommandées pour la vérole. Et fi l'inflammation du tefticule tournoit à la gangrene, ou qu'il dégénérât en un fquirre difpofé à devenir carcinomateux, il ne reftera de reffource que l'extirpation du tefticule malade, que l'on ne différera pas.

Des abcès vénériens au périnée.

L'abcès au périnée fuccede quelquefois à la gonorrhée-feche, comme auffi, lorfque la gonorrhée-coulante eft négligée ou mal conduite, & que les glandes de Cowper font vivement enflammées. Cet accident eft annoncé par la tumeur, la rougeur & par des douleurs vives au périnée, qui font fuivies d'un fentiment de pulfation à la partie enflammée. Si l'on ne parvient à refoudre l'inflammation, les douleurs alors venant à diminuer, la tumeur au périnée s'éleve d'avantage: elle abcede; le pus s'évacue par l'uretre, ou fe fait jour extérieurement au périnée, par un ou plufieurs trous; & lorfque le pus fe répand dans les graiffes, l'abcès devient fiftuleux, perce le rectum, & occafionne la fiftule de l'anus.

Comme les fuites de l'abcès au périnée font des plus fàcheufes; auffitôt que le malade éprouvera les premiers fymptômes de l'inflammation en cette partie, il obfervera le régime fpécifié fous la lettre H: il boira beaucoup de tifane commune, de petit-lait, ou de tifane-d'orge adoucie avec de l'oxymel fimple. On le faignera d'abord deux fois de douze en douze heures, & fi l'inflammation ne diminuoit pas fenfiblement, on réitérera la faignée au bout de vingt-quatre heures. On oindra la tumeur, trois ou quatre fois dans le jour, avec de l'huile de camomilles ou d'amandes-douces, chauffée & broyée avec un gros de camphre fur une once d'huile: on appliquera par-deffus, la fomentation réfolutive & anodine N°. 82, ou à fon défaut, comme auffi fi l'on croyoit la fuppuration inévitable, le cataplafme émollient N°. 15; & le malade prendra le foir l'émulfion calmante N°. 66.

Si, non-obftant ces précautions, les parties enflammées fe difpofoient à abcéder, on favorifera & l'on hátera dès-lors la fuppuration, moyennant l'application du cataplafme maturatif N°. 17. On aura foin de donner iffue aux matieres, dèsqu'on remarquera de la fluctuation; on fera fuppurer abondamment le fond de l'abcès, que l'on panfera & guérira comme l'abcès du tefticule vénérien. Durant la fuppuration, afin de détruire le virus, on frottera matin & foir, les aines & le pubis avec la valeur d'une noifette de l'onguent-Napolitain Nº. 138 : le malade prendra, de trois en trois jours, les pillules Nº. 155, en dofe fuffifante pour en être purgé feulement une couple de fois : il boira à l'ordinaire, une quantité confidérable de la décoction de fquine Nº. 35 ; & fi le mal dégénéroit en ulcere ou en fiftule, on panfera & traitera le malade felon l'art, en ne perdant cependant pas de vue l'origine de cette maladie locale.

De la dyfurie vénérienne.

L'accident le plus fréquent & le plus fâcheux, qui arrive quand les gonorrhées virulentes font négligées, mal traitées ou invétérées, c'eft la dyfurie vénérienne, qui fe manifefte en ce que les malades ne peuvent lâcher les urines à plein canal ; quelque effort qu'ils faffent pour les évacuer, tantôt le flux en eft interrompu, tantôt les urines fortent en fourchette, minces comme un filet, ou goutte à goutte. Pour peu auffi que le malade s'échauffe par l'exercice, par les paffions de l'ame ou par les plaifirs de la table, il eft continuellement preffé d'uriner, & fujet à la fuppreffion des urines.

Quand cet accident eft accompagné d'un écoulement de matieres purulentes, affez abondant pour qu'elles mouillent la chemife, on a lieu de croire que les proftates, ou les véficules féminales, font ulcérées ou affectées de fiftulettes. C'eft de quoi l'on s'affurera par l'attouchement du périnée, qui, dans ce cas, fera plus ou moins tuméfié, & dur à l'attouchement.

Lorfqu'au contraire les malades rendent en urinant feulement quelque peu de matieres fanieufes & purulentes, on pourra en conclure que l'uretre eft bridé par des excroiffances encore ulcérées, mais d'une nature feche, ou que les proftates mêmes font dans cet état. Quand le malade ne perd rien du tout, ou feulement quelques gouttes d'une matiere muqueufe & blanche, on faura que l'uretre eft bridé par les cicatrices des ulceres vénériens antécédents, foit par des caroncules devenues calleufes, ou que le fphincter de la veffie eft géné par la tumeur fquirreufe ou fpongieufe des proftrates. C'eft fur quoi une main exercée pourra s'éclairer, au moyen de la fonde ou des bougies, & connoître le nombre & la fituation des obftacles.

Comme, dans les deux premiers cas, il y a le plus fouvént encore quelque refte de virus, on cherchera d'abord à le détruire, à moins qu'on n'ait lieu de croire qu'il eft entiérement détruit. A cet effet, on fera ufage de la plus convenable des cures de la vérole. Le malade boira, pendant une huitaine de jours, avant & enfuite pendant cette cure, à raifon du befoin, de l'infufion - Arabique N°. 98. Sa cure étant finie, s'il lui reftoit encore quelque écoulement de matieres blanches, il ufera des remedes recommandés pour la gonorrhée bénigne, en obfervant de reprendre la fufdite infufion, toutes les fois qu'il éprouvera de l'ardeur & de la douleur en urinant.

Après ces préliminaires, on cherchera à élargir les voies des urines, à l'aide des bougies & cordes de boyaux ou préférablement de gomme élafti-que, bien liffes, & dont les premieres feront affez minces, pour qu'après les avoir enduites d'huile, on puiffe les introduire fans peine dans toute l'étendue de l'uretre. On commencera par y pénétrer auffi avant qu'on pourra le faire fans bleffer le premier obftacle : on laiffera ces bougies en place, pendant la nuit, de même qu'aux heures du jour dans lefquelles le malade jouira du repos néceffaire. Peu-à-peu on ira plus en avant, & l'on intro-duira auffi de plus groffes bougies. C'eft ce que l'on continuera de faire, par gradation, pendant plufieurs mois confécutifs, &, fi l'on réuffit, juf-qu'à ce que le malade puiffe uriner à plein canal. Alors on fe conten-tera de continuer les bougies feulement pendant quelques nuits dans la femaine, & enfuite à de plus longs intervalles, jufqu'à ce qu'on puiffe les quitter fans craindre le retour de la dyfurie. On confolidera la guéri-fon, par l'ufage modéré, mais prolongé, des eaux-minérales-aigrelettes, légérement ferrugineufes, que l'on coupera avec un quart de lait.

Si le malade fe trouvoit dans le troifieme des cas fufdits, on em-ploiera les bougies fans autre préliminaire.

Lorfqu'il furviendra une fuppreffion totale des urines, on emploiera inceffamment la fufdite infufion Arabique & des lavements émollients. Au cas qu'elle fût accompagnée des fymptómes de l'ifchurie inflammatoire, on fera ufage de ce qui eft recommandé pour la fuppreffion des urines en général, & pour l'ifchurie inflammatoire en particulier.

Si l'uretre étoit entiérement bouché par les corps étrangers dont il a été fait mention, & qu'on ne pût y introduire la fonde la plus fine, on

cherchera

cherchera, dans ce cas fâcheux, à arriver à l'endroit de l'obftacle, avec une fonde ouverte par les deux bouts , pour y conduire , avec la plus grande précaution, de l'huile-de-tartre par défaillance , foit d'autres corrofifs des plus doux & les plus propres à confumer peu-à-peu les fufdits obftacles, pour ouvrir infenfiblement la route jufqu'à la veffie.

Du poulain ou bubon vénérien.

Le poulain ou bubon vénérien fe manifefte quelquefois peu de jours après un coït impur , fans autre fymptôme. Souvent auffi il fuccede à la gonorrhée fupprimée, ou à celle qui ne coule pas fuffifamment: d'autrefois il eft réuni aux chancres du membre viril : & lorfque le poulain fe manifefte long-temps après l'infection, c'eft un fymptôme de la vérole. Quoi qu'il en foit, le poulain eft toujours annoncé par une petite douleur dans l'une ou dans les deux aines, & en examinant cette partie, on y trouve une ou plufieurs petites glandes gonflées, fans changement à la couleur de la peau. Ces tumeurs groffiffent plus ou moins promptement : elles font ordinairement fort-dures : elles s'accroiffent jufqu'à la groffeur d'un œuf de poule, & au-delà ; les malades éprouvant en même temps plus ou moins de douleur , & toujours une difficulté à marcher , qui eft proportionnée au volume de la tumeur , & à la douleur dont ils font affectés.

Les poulains different entre eux, en ce que les uns groffiffent promptement avec de l'ardeur , des pulfations & de la fievre : les autres au contraire augmentent lentement, avec des fymptômes fort-fupportables. Les premiers, quoique douloureux, font les moins mauvais, & fe diffipent ou fuppurent affez promptement. Les derniers different encore entre eux : parvenus à une certaine groffeur , les uns font mous à l'attouchement, au point que quelquefois il fe fait une foffette quand on les comprime avec le doigt; d'autres par contre, font petits , forts-durs & prefque fans caufer de douleur. On appelle les premiers de cette derniere efpece, poulains œdémateux, & les derniers, fquirreux. Ils fe diffipent difficilement & fuppurent avec lenteur. Si on les ouvre avant que toute la tumeur foit fondue, on a beaucoup de peine à diffiper les duretés reftantes, & ils font d'ailleurs fujets à dégénérer en fiftules ou en fquirres parfaits.

Quand le poulain fe manifefte peu de temps après un coït impur, fans autres accidents, comme auffi s'il eft récent, on cherchera à le diffiper & en même temps à détruire le virus qui le caufe. A cet effet, on prendra, tous les foirs en fe couchant, d'abord une & enfuite deux des pillules de calomel N°. 150 : on frottera, matin & foir, l'aine affectée, avec la valeur d'une feve d'onguent Napolitain N°. 138 : dans les intervalles entre les frictions, on couvrira la tumeur & fon contour avec l'emplâtre mercuriel N°. 61 : le malade fe purgera de trois en trois jours avec les pillules N°. 155 : la boiffon ordinaire fera la décoction de fquine N°. 35, qu'il boira tiede & à la quantité de trois à quatre livres par jour. Il fe nourrira des aliments les plus légers des régimes fous les lettres B & H, en obfervant d'éviter le froid. Au cas que, pendant qu'il ufera de ces remedes, le malade fentit de la douleur aux gencives & de la difpofition à faliver, il diminuera ou fufpendra l'ufage des pillules de calomel & de l'onguent Napolitain ; puis il fe purgera une couple de jours de fuite, & il recommencera, auffi-tôt que les fymptômes fufdits feront paffés, les remedes fufpendus, & les continuera jufqu'à ce que la tumeur foit entiérement diffipée.

Mais fi, au lieu de fe réfoudre, le poulain s'amolliffoit ; s'il étoit invétéré, ou furvenu après une gonorrhée fupprimée, &c. on cherchera alors à le faire fuppurer. A cet effet, on appliquera, pendant le jour, le cataplafme émollient N°. 15, & dans la nuit, l'emplâtre diachylon avec les gommes, ou le N°. XLVIII de la pharmacie portative. Le malade continuera le régime fufdit : il marchera beaucoup pour accélérer la fuppuration, ce qu'il continuera de faire jufqu'à ce que toute la tumeur foit bien amollie. Alors feulement on donnera iffue aux matieres, au moyen d'une grande incifion cruciale, fi le poulain eft volumineux, ou qu'il ne foit pas entiérement amolli. On détergera & l'on panfera enfuite le fond de l'abcès, comme il eft recommandé pour le tefticule vénérien & pour l'abcès du périnée. On continuera à en frictionner les bords, avec l'onguent Napolitain, & l'on couvrira l'appareil avec l'emplâtre mercuriel N°. 61. Afin d'achever de fondre les duretés, le malade prendra, dèsque le poulain fera ouvert, les remedes internes indiqués pour la réfolution du poulain. Il obfervera le même régime, & il continuera le tout pendant l'efpace de trois femaines, ou pendant un temps fuffifant pour détruire le virus.

S'il reftoit peu ou beaucoup de tumeur, après qu'il auroit ufé de ces remedes, on aura bien de la peine à la diffiper, vû qu'elle tiendra plus ou moins du fquirre. On effayera d'effectuer la réfolution, après avoir imprégné la maffe des liquides de la décoction de fquine, & après avoir relâché, par les bains domefliques, les folides en général, & en particulier la tumeur fquirreufe, fur laquelle on appliquera pendant quelques jours le cataplafme émollient Nº. 15, & dans la nuit, l'emplâtre de blanc-de-baleine. Alors feulement on frictionnera la tumeur, matin & foir, avec la valeur d'une feve d'onguent-Napolitain : on la couvrira dans l'intervalle, avec l'emplâtre-mercuriel, & le malade fe purgera de huit en huit jours avec les pillules Nº. 155.

Si au moyen de cette méthode, la réfolution ne s'opéroit pas dans l'efpace de fix femaines, on recevra fur le fquirre la douche d'une forte décoction de bois récent de genievre ou de buis, & cela à l'élévation, à la chaleur & au volume que le malade pourra fupporter ; avec la précaution néanmoins de l'interrompre dèsque le fquirre commencera à s'endolorir. Si le carcinome ou le cancer s'enfuivoient, on emploiera ce qui eft recommandé pour le traitement de ces maladies.

Lorfqu'il fe manifefte des poulains, long-temps après l'infection, il fe forme quelquefois auffi des tumeurs femblables fous les aiffelles & autour du cou, que l'on traitera de la même maniere que les poulains.

Des chancres vénériens.

Les chancres vénériens fe manifeftent plus ou moins de temps après le coït impur : ils affectent, principalement chez les hommes, le prépuce & la couronne du gland ; & chez les femmes, le clitoris, ainfi que l'intérieur des levres, les nymphes & les caroncules myrtiformes.

Ce font d'abord de petits boutons durs, rouges & cuifants, qui fuppurent enfuite & forment des ulceres rongeants, dont les bords font un peu relevés & plus ou moins calleux. Souvent encore les chancres font fans douleur, & couverts feulement d'une matiere blanche & muqueufe. Quand ils s'enflamment, leurs bords deviennent rouges & même livides : le malade y reffent beaucoup de douleur ; & en ce cas, les matieres font fanieufes & fort-âcres.

Lorſque le nombre des chancres eſt conſidérable, ou s'ils ſont de la qualité des derniers , ils ſont ſuivis du phimoſis , du paraphimoſis, des cryſtallines & quelquefois de la gangrene.

Si, à cauſe du nombre & de l'inflammation des chancres, l'on avoit à craindre les ſuites que nous venons d'indiquer, le malade ſe fera d'abord ſaigner au bras : il prendra, le matin, du petit-lait tamarindé N°. 148 , adouci avec du ſyrop-de-violettes, en quantité ſuffiſante pour en être purgé journellement & légérement. Il boira dans l'après-diner beaucoup de la décoction de ſquine N°. 35 : il ſe nourrira des aliments les plus légers des régimes ſous les lettres F & H: pendant le jour, il baignera ou fomentera ſans ceſſe, avec une décoction tiede de feuilles de mauves , faite avec moitié eau & moitié lait, les parties affectées, en obſervant de 'mettre le chancre à découvert en retirant le prépuce. Si les douleurs n'étoient pas conſidérables, il ſuffira d'uſer de ces bains trois ou quatre fois dans le jour ; mais dans l'un & l'autre cas, on baſſinera avec prudence, en ſe couchant, les chancres, avec l'eau mercurielle N°. 40. Si leurs bords étoient durs, on y appliquera, ſur de la charpie, très-peu de la pommade rouge N°. 162, ou de petits plumaceaux imbibés de la dite eau. Le malade continuera ces remedes, juſqu'à ce que l'inflammation ſoit diſſipée ; époque à laquelle il commencera la cure ſuivante, qu'il mettra en uſage ſans autre préliminaire, lorſque les chancres ſeront récents.

Il ſe purgera avec les pillules N°. 155 : il prendra tous les ſoirs, en ſe couchant, deux des pillules de calomel Nº. 150 : il réitérera, de quatre en quatre jours , la ſuſdite purgation , & il obſervera les régimes H & F. Il boirá à ſon ordinaire beaucoup de la décoction de ſquine tiede N°. 35, coupée avec le quart de lait : il évitera le froid ; & toutes les fois qu'il prendra de la douleur aux gencives, il ſuſpendra l'uſage des pillules du ſoir. Il ſe purgera une couple de fois de ſuite comme il eſt dit ci-deſſus, & recommencera l'uſage des pillules de calomel, lorſque leur effet ſur les gencives & ſur la bouche aura ceſſé.

Quant aux remedes externes, les chancres étant mondifiés par la pommade & par l'eau ci-deſſus indiquées, le malade y appliquera, matin & ſoir, pour en achever, s'il le falloit , la guériſon , l'onguent-baſilic, dont l'once ſera intimément mêlée avec un gros de précipité-rouge ; & ſi les bords étoient trop calleux pour céder à ce remede, on les touchera avec précaution, une couple de fois, avec la pierre-infernale. Dèsque les chancres feront mondifiés & incarnés, on les cicatrifera en les panfant avec de l'élixir-de-propriété ou avec l'onguent de tutie Nᵒ. 142; & on prendra la précaution de continuer, encore pendant une huitaine de jours après leur guérifon, les fufdits remedes internes, afin d'achever de détruire le virus. Si au contraire les chancres étoient invétérés, ou s'ils s'étoient manifeftés long-temps après l'infection, le malade fera bien de fe foumettre d'abord à faire la cure pour la vérole la plus convenable à fon état & à fes circonftances, en faifant en même temps panfer les chancres de la maniere prefcrite ci-deffus.

Du phyma, du phimofis & ce qui fuit.

Les tubercules ronds ou oblongs qui affectent le prépuce ou quelquefois le gland, à la fuite des chancres qu'on appelle phyma, tenant de la nature des poulains fquirreux, feront traités comme il eft indiqué ci-après pour le phimofis. Celui-ci confifte dans la conftriction du prépuce, qui eft fouvent fi ferré fur le gland & fur l'orifice de l'uretre, que l'écoulement des matieres des chancres, & même celui des urines, en font interceptés.

Du paraphimofis.

Dans le paraphimofis, le prépuce fe trouve retiré fur la couronne du gland, qui, étant étranglé, fe tuméfie & s'enflamme; de forte qu'on ne peut avancer le prépuce, qui de fon côté eft tuméfié fur le gland.

Des cryftallines.

Les cryftallines font des ampoules plus ou moins tranfparentes, blanches ou remplies d'une férofité rouffâtre. Elles fe forment fouvent au bout du prépuce, dans le phimofis; & elles affectent le gland dans le paraphimofis. Ce mal arrive auffi aux femmes qui ont plufieurs chancres, & il eft accompagné d'un gonflement très-douloureux dans les parties naturelles.

De la gangrene.

La gangrene fuccede aux divers accidents dont il a été fait mention, lorfque l'inflammation eft négligée, ou trop violente pour pouvoir être diffipée par la réfolution, & trop feche pour fe terminer en abcès.

La gangrene eft annoncée par la diminution prompte de la tenfion, de la douleur, & de la chaleur de la partie affeⱹée, dont la tumeur fe flétrit. A mefure qu'elle fait des progrès, il s'y éleve des véficules remplies d'une fanie rouffâtre; les parties gangrénées deviennent infenfibles, prennent une couleur plombée, & le fphacele fuccede promptement.

On emploiera, dans le phimofis & dans le paraphimofis, tout ce qui eft recommandé pour prévenir ces accidents, dans les articles qui traitent des chancres enflammés. Le malade prendra, le foir, l'émulfion calmante Nº. 66 : il fe tiendra au lit ; il aura le membre couché fur le ventre, afin de pouvoir y appliquer d'autant mieux les remedes externes. Lorfque la tenfion, les douleurs & l'inflammation feront confidérables, on réitérera la faignée felon le befoin : on injeⱹera, dans le phimofis, plufieurs fois dans le jour, entre le prépuce & le gland, & à l'aide d'une petite feringue, de la décoⱹion d'orge tiede, mêlée d'un peu de mielrofat. Si la difficulté d'uriner étoit grande, ou que les urines interceptées entre le gland & le prépuce incommodaffent le malade, il ufera abondamment de l'infufion Arabique Nº. 98, & on obviera à la rétention des urines, en introduifant dans l'uretre une petite canule de plomb ou d'argent, qui fera percée, & par laquelle les urines puiffent paffer. Dans le phimofis, on cherchera à découvrir le gland ; dans le paraphymofis, à le couvrir le plutôt qu'il fe pourra ; & dans les deux cas, on panfera les chancres, dèsqu'ils feront à découvert, comme il eft prefcrit à l'article des chancres.

Si dans l'efpace de cinq ou fix jours, ces accidents ne cédoient pas à ces remedes, ou qu'il y eût des apparences de gangrene, on aura recours à un habile chirurgien, pour faire incifer & débrider le prépuce, felon l'art.

Quant aux cryftallines, on ouvrira les ampoules qui ne fe diffiperont pas, par les remedes recommandés pour les accidents précédents; & fi la couleur livide ou noirâtre des cryftallines dénotoit la gangrene,

on y fera des fcarifications, puis on les panfera à l'aide de petits plumaceaux trempés dans de l'effence de myrrhe; & on emploiera, pour la
gangrene, les topiques & les remedes internes qui vont être indiqués.

Dans la gangrene, on fcarifiera au plus vîte, jufqu'au vif, les parties affectées : on les baffinera enfuite avec le mélange chaud de parties
égales d'eau-de-chaux & d'efprit-thériacal, & l'on mettra inceffamment en
ufage ce qui eft recommandé pour la gangrene en général. On continuera
le tout jufqu'à ce que la gangrene foit arrêtée, & l'on panfera enfuite
les parties affectées, foit pour en détacher les efcarres, foit pendant la
fuppuration, comme il eft prefcrit à l'article ci-deffus cité. Si les fomentations recommandées pour la gangrene en général, étoient infuffifantes
pour l'arrêter, on appliquera, dans ce cas fâcheux, après une feconde fcarification, fur les endroits qui feront profondément gangrénés, & avec
beaucoup de précaution, une toile fine, légérement humectée avec de l'eau-
forte, dans deux gros de laquelle on aura fait diffoudre un gros de mercure crud. Si tout cela n'aboutiffoit à rien, il ne reftera d'autre reffource que
l'extirpation des parties gangrénées, que l'on fera chez les deux fexes,
felon l'art, & dans le vif.

Comme, dans tous ces cas, on eft obligé de s'attacher à la guérifon de ces accidents, & de négliger le virus, quand on fera maître des
accidents, on cherchera, fans trop différer, à le détruire par les remedes
internes recommandés pour les chancres; &, fi l'infection étoit confidérable,
on emploiera la cure pour la vérole la plus convenable.

Des poireaux.

Les poireaux vénériens font de petites tumeurs d'une figure analogue à celle de la poire, dont les queues ou racines font fort-déliées.

Des verrues vénériennes.

Les verrues different des poireaux, en ce qu'elles ont la bafe large,
& font femblables aux verrues ordinaires : lorfque les verrues font tout-
à-fait plates, on les appelle condylomes.

Quand ces différentes excroiſſances ſe manifeſtent long-temps après l'infection, ou qu'il en repouſſe de nouvelles à la place de celles qui ont été guéries, on les regardera comme des ſymptómes de la vérole, & l'on extirpera, avant toutes choſes, le virus, moyennant la cure pour la vérole la plus adaptée aux circonſtances du malade. Si ces accidents au contraire ſe manifeſtoient peu après un coït impur, on les traitera avec les remedes mercuriels & par les purgations indiquées pour les chancres & les poulains ; & au bout d'un mois qu'on aura uſé de ces remedes, on coupera ces excroiſſances à leurs racines, avec des ciſeaux ou avec le biſtouri, ſi la baſe n'en eſt pas large ; autrement on les conſumera en les touchant matin & ſoir avec la pierre-infernale, en obſervant d'avoir la précaution d'en bien conſumer les baſes & bords calleux. Si, ſur la fin, on avoit lieu de redouter la pierre-infernale , on conſumera peu-à-peu les reliquats avec de l'huile-de-tartre par défaillance, ou avec de l'onguent-baſilic, dont l'once ſera animée de deux gros de précipité-rouge, & qu'on appliquera, matin & ſoir, ſur des plumaceaux.

Des excroiſſances vénériennes à l'anus.

Le virus s'inſinue ſouvent dans les replis & dans les lacunes du ſphincter de l'anus : alors il ſe forme aux environs du fondement des excroiſſances indolentes, qui ne changent point la couleur de la peau. Cellesci ſont différemment figurées, & appellées, d'après leur configuration, crêtes, mûres, figues, &c. D'autres fois le virus entame tout le contour de l'anus : alors le fondement eſt affecté de crevaſſes que l'on nomme rhagades, & il ſuinte à travers de ces fiſſures un peu de pus blanc & glutineux, ou une ſanie âcre. Dans ce dernier cas, les bords des rhagades ſont durs & calleux.

Les ſuſdites excroiſſances different encore, en ce que les unes ſont molles & les autres dures. Elles s'enflamment ſouvent, ſi on les irrite par des remedes âcres , ou quand on monte à cheval, &c. Les excroiſſances qui ſont molles, ſont ſujettes à abſcéder & à devenir fiſtuleuſes ; au lieu que celles qui ſont dures, dégénerent ſouvent en carcinomes.

On traitera ces accidents, avec la diſtinction faite pour la cure des verrues vénériennes, & ſelon la même méthode : après avoir détruit le virus

par

les remedes mercuriaux, dont on prolongera l'ufage felon le befoin: on fera obligé à l'ordinaire de faire extirper ces tumeurs par une main habile; & en cas que l'extirpation foit impraticable, fi elles étoient calleufes, on aura foin de les faire bien fuppurer. Pour cet effet, après les avoir fcarifiées, on les panfera avec de l'onguent-bafilic, animé d'un quart de précipité-rouge; & fi elles dégénéroient en carcinome, ou que la gangrene s'y mît, on emploiera ce qui eft recommandé pour la gangrene des parties génitales, & pour le carcinome en général.

Quant aux rhagades, on détruira le virus moyennant une des cures pour la vérole : on oindra, matin & foir, les rhagades, après les avoir lavées avec de l'infufion de fauge tiede, d'un peu de la pommade rouge Nº. 162 : au cas qu'elles fuffent dures, calleufes, profondes, ou qu'il en fuintât des matieres fanieufes, on les fcarifiera avec le biftouri. Si l'on ne peut emporter les callofités en entier avec cet inftrument, on panfera enfuite les rhagades avec de l'onguent-bafilic, animé d'un quart de précipité-rouge; & fi elles devenoient carcinomateufes, fiftulcufes ou gangréneufes, on fe conduira felon qu'il eft recommandé pour ces cas, à l'article précédent.

Pour détourner ces accidents, on prendra les précautions néceffaires pour prévenir l'inflammation de ces tumeurs, en évitant auffi ce qui pourroit les échauffer & les irriter. Dèsqu'il y aura de la douleur, on les fomentera avec une décoction faite de parties égales d'eau & de lait, & avec la même quantité de fleurs-de-fureau & de mélilot : dans les intervalles entre les fomentations, on les oindra avec l'onguent-nutritum Nº. 139.

De la vérole.

La vérole eft le plus fouvent précédée de quelqu'un ou de plufieurs des maux vénériens, dont il a été fait mention. On connoît facilement cette maladie, quand, avec ou après ces accidents, les malades éprouvent quelques-uns des fymptômes rapportés ci-après. On aura lieu d'en fufpecter l'exiftence, toutes les fois que des malades précédemment affectés de fymptômes vénériens, les auront négligés dans leur commencement, & lorfqu'ils auront été guéris à la hâte, ou traités avec des remedes externes répercuffifs. On peut auffi être affuré que le virus s'eft répandu dans les graiffes & dans la maffe des humeurs, quand, après avoir paru être guéri des fufdits accidents, le convalefcent, fans s'être expofé à une rechûte, reprend de nouveau des chancres, des poulains, poireaux, ou quelque autre des maux vénériens dont il a été traité ; comme auffi lorfque ces maux fe manifeftent long-temps après un commerce impur.

Quant aux fymptômes de la vérole, ils varient fi fort par leur nombre & par leur nature ; d'ailleurs plufieurs d'entre eux font fi équivoques, chez des perfonnes, dont l'infection ou la parfaite guérifon font douteufes, que les gens de l'art les mieux exercés dans le diagnoftic de cette maladie, fe trouvent embarraffés & fe font fcrupule d'en décider.

La vérole fe manifefte à l'ordinaire par des taches jaunes, brunes, unies ou entrecoupées à la poitrine & entre les épaules, & plus particuliérement encore par une galle feche, dont les croûtes font jaunes, & fous lefquelles on remarque de petits tubercules ronds & durs. Ces puftules affectent principalement la commiffure des levres, la poitrine , le nez, le front, les tempes, le derriere des oreilles, & la partie chevelue de la tête. Les perfonnes infectées font encore fujettes à des maux de tête, à des douleurs profondes aux bras & aux jambes, & à des douleurs de rhûmatifme qui fe renouvellent & redoublent, lorfque le corps s'eft réchauffé dans le lit. Plufieurs malades font fujets à un mal de gorge permanent, qui rend la déglutition plus ou moins difficile ; & quand on vifite la gorge, on trouve à l'ordinaire la luette, les amygdales ou le voile du palais affectés d'ulceres qui font couverts d'une matiere jaunâtre & épaiffie. A mefure que la vérole fait des progrès, ces ulceres fe multiplient: les os du palais, du nez , & même les alvéoles des dents fe carient: il fe forme des trous au palais ; le nez s'enfonce; les dents font éoranlées & tombent, &c. Quand le virus pénetre dans les os, les malades éprouvent, principalement pendant la nuit, des douleurs vives ou inquiétantes, particuliérement dans les os des bras & des jambes, dont les extrémités fe tuméfient quelquefois, au point que les mouvements des articulations ne fe font plus, ou font fort-gênés. Le crâne & le corps des os des extrémités font affectés d'exoftofes, qui font des tumeurs dures & faillantes : les glandes du cou, des aiffelles, &c, s'obftruent & s'ulcerent enfuite ; & les malades font fujets à des ophtalmies & pforophtalmies, que les remedes ordinaires ne guériffent point.

La vérole confirmée eft un mal, qui en altérant les fonctions animales, vitales & naturelles, produit une infinité de fymptômes des plus pénibles. Les perfonnes infectées font fujettes aux affections paralytiques, fpafmodiques, hypochondriaques, étiques, & à prendre tous les maux auxquels elles ont eu quelque difpofition, avant que l'infection les eût atteintes.

Si les fufdits fymptômes plus ou moins réunis, font preuve de la vérole chez les perfonnes dont l'infection eft avérée, ces accidents ifolés, fans certitude d'infection, rendent en échange l'exiftence de la vérole fort-douteufe, & il n'y a que la réunion de plufieurs d'entre eux qui puiffe rendre l'infection plus ou moins probable. On pourra cependant conclure pour l'affirmative, lorfque, après avoir mis, fans effet, en ufage les remedes les plus efficaces pour ceux de ces accidents qui ne proviennent pas du virus vénérien, des effais faits avec les fpécifiques pour les maux vénériens auront foulagé le malade; & une autre preuve également trifte & concluante pour conftater la vérole chez des peres & meres, font des avortons couverts de puftules & d'ulceres, & des enfants mal conftitués, languiffants dèsqu'ils voient le jour, ou qui, après avoir paru fains, deviennent fcrophuleux, ou prennent des maladies cutanées &c, qui prouvent le vice des humeurs qu'ils ont apporté au monde.

Le degré de la vérole fe connoît par le nombre des fymptômes qui fe rencontrent à la fois. Quand le virus n'a pas attaqué les os, & que les accidents dans les parties molles font en petit nombre ou peu confidérables, on guérira cette maladie moyennant l'une ou l'autre des deux premieres cures qui fuivent. Si au contraire le temps, le nombre & la violence des fymptômes avoient aigri & confirmé le mal, on fera bien de fe décider pour la troifieme cure, toutes les fois que le malade fera en état de la fupporter.

Premiere cure de la vérole.

Si le malade eft pléthorique, on le préparera à cette cure par la faignée au bras; puis on le purgera avec la potion minorative N°. 168. Dès le lendemain, il prendra, au moins pendant une huitaine de jours, durant une heure & demie, le matin au fortir du lit, & encore après avoir

légérement foupé, avant de fe coucher, des bains d'eau-de-fon ou ceux du
No. 3, fans favon, un peu plus chauds que tiedes. Il paffera du bain au lit,
où il boira par verrées, la valeur d'une livre de la décoction tiede de fquine
No. 35; en obfervant de favorifer la tranfpiration feulement jufqu'à la
moiteur. Sa nourriture confiftera dans les aliments les plus légers des régimes fous les lettres H & F: fa boiffon ordinaire fera, s'il étoit rempli
d'humeurs, la fufdite décoction pure; & s'il étoit d'un tempérament fec
& foible, il la coupera avec un tiers de lait. Il prendra de cette boiffon
en quantité fuffifante pour s'humecter au mieux, & le lendemain du dernier bain, il réitérera le fufdit laxatif.

Ces préliminaires étant exécutés, il commencera à fe faire frictionner,
deux heures après avoir légérement foupé, avec un gros de l'onguent-
Napolitain No. 138. Cette premiere friction fe fera aux plantes & aux
chevilles des pieds. Le malade pourra faire cette opération lui-même, au-
près du feu ou d'un brafier qui n'entéte pas, & il la continuera jufqu'à
ce que la meilleure partie de l'onguent fe foit infinuée dans la peau : il
enveloppera les parties frictionnées, avec un linge qu'il laiffera fur la peau
jufqu'au bain prochain : il réitérera de jour à autre la friction fufdite, de
façon que la feconde friction fe faffe particuliérement fous les plis des
genoux ; la troifieme, le long de la partie interne des cuiffes; la quatrieme, depuis les aines jufques aux hanches; la cinquieme, à l'entour des
poignets ; la fixieme, le long de la partie interne de l'avant-bras & vers
les plis du coude; & la feptieme enfin, le long du bras vers les aiffelles.

Les jours où il ne fera pas de frictions, le malade fe baignera, comme il eft prefcrit ci-deffus, depuis les quatre heures après midi jufqu'à cinq,
en prenant grand foin que le bain, lorfqu'il y entrera, foit un peu plus
chaud que tiede, & qu'on l'entretienne dans le même degré de chaleur.
Il prendra ces bains dans un appartement bien fermé, & dont l'air foit
tempéré; de-là il paffera dans un lit baffiné, afin d'y tranfpirer doucement, pendant le refte du jour & durant la nuit, en buvant d'une demi-
heure à l'autre, jufqu'à ce qu'il s'endorme, un gobelet de la décoction ci-
deffus recommandée, pure & tiede, ou froide, mais coupée avec du lait bouillant. Il continuera cette marche au moins pendant l'efpace d'un mois, ou jufqu'à ce que tous les fymptómes de la vérole foient entiérement diffipés ; en
obfervant foigneufement de ne pas s'expofer au froid, de ne prendre que

des boiſſons tièdes, pendant & même encore durant la premiere quinzaine
après la cure, & des bouillons, pour nourrriture entre les repas.

Toutes les fois que le mercure ſe fera ſentir à la bouche; ce qui
ſe remarquera à l'odeur puante de l'haleine, il ſuſpendra une ou deux fois
la friction qu'il remplacera par les bains; & ſi cela ne ſuffiſoit pas, il ſe purgera avec la ſuſdite potion, ou avec trois onces de manne. La cure étant
finie, le convaleſcent ſera purgé trois ou quatre fois, de trois en trois
jours, avec la potion laxative No. 166 : il obſervera, pendant un mois,
le régime ſous la lettre B, & il reprendra enſuite, mais avec précaution,
ſon genre de vie accoutumé.

Cette cure, qui eſt également commode & efficace, lorſque le virus a ſeulement infecté les humeurs & les parties du corps ouvertes à la
circulation, épuiſe peu le malade, vû que la nature ſe débarraſſera inſenſiblement du virus, par la tranſpiration & par la ſueur. On ne balancera donc pas à en faire uſage, toutes les fois qu'après la diſſipation
des ſymptômes vénériens dont il a été traité, il s'en préſentera de nouveaux, de même que dans les cas où l'on ſoupçonnera qu'il y ait des
reliquats d'un ancien virus vénérien.

Pendant la cure, ſi le malade étoit conſtipé, on lui procurera, après
trente-ſix heures de conſtipation, la liberté du ventre, à l'aide du lavement No. 108; & ſi le mercure excitoit des ſymptômes inattendus, &
qui cependant feront rares lorſqu'on ſuivra exactement la marche preſcrite, on conſultera & l'on ſuivra ce qui eſt enſeigné pour ces cas, à la troiſieme cure de la vérole.

Seconde cure de la vérole.

Dans les cas où les circonſtances du malade ne lui permettront pas
de faire la cure précédente, il lui ſubſtituera celle-ci, durant laquelle il
pourra ſortir avec précaution, pendant les heures du jour où le ſoleil a
le plus de force, ſi d'ailleurs la ſaiſon, le temps & la température de l'air
le permettent.

Le malade ſe préparera en tout point à cette ſeconde cure, comme
il eſt preſcrit pour la précédente. Son régime & ſes boiſſons, pendant
qu'elle durera, feront les mêmes; mais le remede étant mordant, il
boira, dans les vingt-quatre heures, trois ou quatre livres de décoction

de fquine , toujours tiede & blanchie avec du lait. Dans les intervalles ; il s'humectera très-abondamment d'une légere tifane-d'orge, pure ou cou‑ pée avec un quart de lait. Son unique remede feront les pillules anti-fyphi‑ litiques N°. 158, faites par un apothicaire de confiance, qui prépare lui‑ même le principal ingrédient. Il en prendra, les trois premiers jours, une pillule en fe couchant, deux heures après avoir légérement foupé, & il boira par-deffus, un gobelet de l'une ou de l'autre des boiffons fufdites. Les trois jours fuivants, il prendra deux de ces pillules; & s'il fupporte cette dofe fans incommodité confidérable, il l'augmentera encore d'une pillule, & quelque temps après d'une autre; de forte qu'il en prendra quatre à la fois, en obfervant de diminuer & d'augmenter ce nombre pour en ufer à la dofe qu'il fupportera : il en fufpendra même l'ufage pendant un ou une couple de jours, toutes les fois que ce remede le fatiguera ou qu'il irritera fenfiblement l'eftomac, la poitrine ou la bouche.

Quant à la liberté du ventre & aux acceffoires, le malade fe gou‑ vernera felon qu'il eft prefcrit pour la premiere cure, & il fe purgera tous les huit jours avec trois onces de manne. Il continuera le tout pen‑ dant l'efpace de fix femaines, ou même plus long-temps , s'il n'étoit pas parfaitement guéri. Quand il fera entré en convalefcence , il fuivra les re‑ gles données dans l'article précédent ; & s'il étoit exténué, ou d'une conf‑ titution feche , il prendra, pour fe réparer , pendant un mois ou fix fe‑ maines, les matins & foirs, du lait de vache pur ou coupé avec de l'eau‑ d'orge.

Troifieme cure de la vérole.

Toutes les fois que les fymptômes de la vérole feront nombreux, ou que la maladie fera invétérée, on pourrra en conclure que les corps graiffeux , glanduleux, les offemens & d'autres parties du corps où la circulation languit, participent au virus, & que le malade ne pourra être guéri par les deux méthodes précédentes, qu'en doublant ou en triplant le terme, afin de fondre & de dépurer infenfiblement les fubftances qui font infectées. Comme rien n'accélere autant cette fonte , que la faliva‑ tion, on ne pourra mieux faire , pour parvenir à une guérifon radicale, que de paffer par le grand remede, fi l'état & les forces du malade le per‑ mettent. C'eft ce qui fe fera de la maniere fuivante.

Le malade se préparera par la saignée, par les purgations, les bains
& les humectants recommandés pour la premiere cure. S'il étoit d'un tempérament sec, il doublera le temps des bains, & il augmentera, autant
qu'il pourra le supporter, la dose des humectants: après quoi & lorsqu'il
aura été purgé une seconde fois, il sera confiné, dans quelle saison de
l'année que ce soit, dans une chambre bien fermée, seche, tempérée &
qui ne soit pas au Nord; puisque le vent du Nord & les orages sont très-
contraires aux malades qui font cette cure. D'ailleurs il sera traité par un
homme de l'art, expert; & comme il s'en trouve qui ne sont pas absolument au fait de la bonne méthode d'administrer les frictions, j'observe-
rai, que dans cette troisieme cure, l'on ne revient pas à l'usage des bains
pendant sa durée. Ceux qui ont été prescrits pour préparer le malade,
étant finis, on passe aux frictions qui se font comme il est prescrit pour
la premiere cure, quant à leur administration locale; mais avec la différence, que dans les quatre premiers jours, le malade sera frictionné tous
les soirs avec deux gros d'onguent-Napolitain, & qu'il gardera sur le corps
les bas ou le gilet dont il se sera servi en recevant les frictions, jusqu'à ce
qu'il n'en paroisse presque plus de vestiges sur la peau. Les quatre premieres
frictions étant faites, on les continuera chaque deuxieme jour, & dèsque le malade commencera à prendre une mauvaise haleine, on les suspendra sur-le-champ, pendant une couple de jours, pour observer l'effet des
frictions antécédentes. Du moment que l'on verra que le mercure se porte
doucement à la bouche, on reprendra les frictions dans l'ordre susdit,
pour les continuer de deux en deux jours, à deux gros, ou tous les jours
à un gros, jusqu'à ce que l'haleine du malade recommence à avoir une
mauvaise odeur: alors peu-à-peu l'intérieur de la bouche, les gencives sur-
tout, se gonfleront, & le malade commencera à cracher, à baver & à sali-
ver. Dèsque cela arrivera, il se lavera très-souvent la bouche avec de l'infusion de fleurs-de-guimauves tiede, mêlée d'un quart-de-lait; & il l'emploiera un peu plus chaude que tiede, en observant d'en avaler le moins
qu'il pourra, & de prendre, dans les vingt-quatre heures, au moins la valeur de cinq à six livres de boissons, dont la plus grande partie sera de la
tisane-d'orge, qu'il boira également un peu plus chaude que tiede, & blanchie avec du lait. Pour toute nourriture, il prendra, de quatre en quatre
heures, un des bouillons farineux du régime décrit sous la lettre H.

Aussi tôt qu'il sera parvenu à cracher environ quatre livres en vingt-quatre heures, on suspendra les frictions, ou on les modérera ensorte que la salivation reste à ce même point. Quand on aura achevé le premier tour du corps, on recommencera le second tour par les plantes des pieds, & l'on continuera les frictions, le régime & les boissons susdites, jusqu'à ce que la dissipation des divers symptômes de la vérole annonce que les graisses infectées sont fondues, & les humeurs dépurées. C'est ce qui s'opere communément dans l'espace de quarante à cinquante jours.

Le traitement des accidents a été indiqué ci-avant, & l'on en fera usage selon le besoin, pendant la cure de la salivation ; & pour défendre la gorge, on touchera les ulceres, matin & soir, à l'aide d'un pinceau de charpie, avec l'eau-mercurielle Nº. 40, mélée d'un quart de miel-rosat. On frictionnera les exostoses ou les tumeurs qui s'éléveront sur le corps des os, avec l'onguent-Napolitain : on les tiendra couvertes avec l'emplâtre-mercuriel ; & la cure étant finie, on réussira souvent à dissiper les exostoses rebelles, par l'application de l'emplâtre vésicatoire Nº. 63, malaxé avec partie égale d'emplâtre de savon, qu'on renouvellera à raison du besoin.

Quant aux os des articulations qui seront tuméfiés & affectés de douleurs, on les fomentera pendant la cure avec la fomentation résolutive & anodine Nº. 82, que l'on renouvellera pendant le jour, toutes les fois qu'elle se séchera ou qu'elle se refroidira. Les convalescents seront traités comme après les cures dont il a été parlé ci-dessus ; & l'on évitera de faire passer les personnes scorbutiques par le grand remede, avant d'avoir remédié à ce vice du sang que le mercure exalte.

Comme il arrive quelquefois qu'il reste aux malades qui ont fait l'une ou l'autre des cures de la vérole, des douleurs rhûmatiques & divers autres maux que le mercure ne détruit pas, les convalescents qui seront dans ce cas, observeront pendant plusieurs mois le régime sous la lettre G : ils prendront en même temps les pillules pour purifier les humeurs Nº. 157, en en retranchant le mercure ; & ils boiront, dans les vingt-quatre heures, une couple de livres d'une décoction faite avec une once de racine de saponaire, un gros de réglisse & quantité suffisante d'eau pour avoir deux à trois livres de colature.

Pour

Pour ce qui regarde le traitement des enfants infeɛ́tés, & qui font en nourrice ; comme la nourrice le fera toujours auffi plus ou moins, on fera faire à celle-ci la feconde cure, avec les modifications requifes ; & on la prolongera felon le befoin. Quant aux enfants qui feront fevrés, on leur adminiftrera la premiere, modifiée & ajuftée à leur âge.

Puiffe ce tableau des maladies fyphilitiques, diminuer les progrès de la deftruction des hommes, & être lu par la jeuneffe innocente. L'ufage de leur faire voir en nature, dans les lazareths , les horreurs de la débauche, feroit pour elle des plus falutaires. L'imagination de l'homme une fois remplie d'idées fauffes, fe corrige difficilement : la femme oublie que la nature l'a deftinée à être la premiere amie de l'homme : les débauchés entraînent la jeuneffe innocente dans l'affreux précipice où ils font tombés eux-mêmes, & les deux fexes fe font un jeu de s'infecter impitoyablement. N'eft-ce pas détefter fon efpece, travailler de propos délibéré à fa deftruction, & commettre impunément le crime le plus atroce, qui à la vérité porte fa punition avec lui, mais qui mériteroit d'être publiquement & févérement puni; ne fût-ce que pour venger les victimes innocentes des auteurs criminels de la malheureufe exiftence qui les attend, eux & leur progéniture ?

DE L'ONANISME, ET DES ERREURS ANALOGUES
OÙ TOMBE LE SEXE.

Parmi les caufes d'un grand nombre de maladies dont j'ai traité, il en eft une qui n'eft guere moins deftructive pour l'efpece humaine, que la précédente. Je me fuis abftenu de la mettre fous les yeux du lecteur, en indiquant les caufes de plufieurs maux qui en dépendent, pour ne pas le faire gémir trop fouvent fur le fort des humains, pour qui les loix phyfiques, morales & fociales, fe croifent d'une façon bien pénible.

Le vœu de la nature eft, que les êtres quelconques qui habitent fur la terre, foient propagés : tous font organifés & ftimulés à remplir ce vœu. La santé & une progéniture robuste , font la récompense des personnes qui lui obéissent, & l'auteur de la nature a attaché des punitions infaillibles aux écarts que l'homme fait à cet égard.

Le péché d'Onan & ses suites tragiques font connus. Des amis de l'humanité ont publié à ce sujet ce qu'il y avoit à dire : il ne me reste qu'à en recommander la lecture aux personnes chargées de surveiller la jeunesse qui approche de l'âge de puberté, & de pénétrer de bonne heure leurs éleves, des dangers qu'ils vont courir. Je puis les assurer, que des exemples sans nombre m'ont appris que les péchés dont il s'agit , font la source de mille maux des plus tristes.

La liqueur séminale des deux sexes, est la quintescence de leurs meilleurs sucs : déposée dans ses réfervoirs, le surabondant se repompe , enrichit la masse des fluides de parties spiritueuses & balsamiques , dont l'épuisement qui résulte des éjaculations contre nature, produit des maux qui font incurables. La vieillesse à la fleur de l'âge, & la décrépitude du corps ainsi que des facultés intellectuelles; des vapeurs, des foiblesses de poitrine & d'estomac, des maladies dans les voies urinaires; la phtisie nerveuse, l'hypochondrie, la mélancholie; l'impuissance ou la création d'enfants foibles, languissants, font les suites les plus ordinaires du péché dont il s'agit. Les cordiaux-stimulants qui se débitent, après avoir remonté les personnes épuisées, accélerent leur dépérissement; & ce qu'elles ont à faire de mieux, c'est de quitter au plus vite une habitude funeste; d'observer les régimes fous les lettres B & G , qui, sans être stimulants , font nourrissants & restaurants; de prendre, en se mettant à table, demi-gros de quinquina choisi, en poudre; de jouir avec modération des droits de l'hymen, & de plonger tout leur corps dans de l'eau froide, une fois par jour, l'estomac étant vuide, & la tête la premiere, seulement pendant l'espace d'une couple de minutes, mais durant plusieurs mois consécutifs. Dans leurs langueurs , elles pourront prendre de l'essence balsamique No. 76, & elles préféreront à tout autre médicament, l'essence N°. IV de la pharmacie portative.

Le beau sexe qui est plutôt en état de co-opérer à l'ouvrage de la génération, a à surmonter les mêmes entraves que l'homme. Plus irritable, ses dangers font plus grands. La pudeur qui est sa sauve-garde contre la séduction des hommes , ne le met pas à l'abri de l'aiguillon qui l'excité à des pratiques analogues à celles du mâle : la T^rie^ , le métier de la M^fe^ armée & non-armée, &c. lui attirent à-peu-près les mêmes maux, & de plus des fleurs-blanches d'une mauvaife qualité, des maux hyftériques &c ; & dans l'état du mariage, de la difpofition à la ftérilité, à rendre des faux-germes, à faire des fauffes couches ou des enfants qui ne promettent pas de vivre. Les filles qui perfiftent dans ces exercices funeftes, font fujettes à prendre de l'inflammation dans les parties naturelles, puis des ulceres difpofés à devenir carcinomateux, & à dégénérer même en cancers.

Il eft inconcevable que les perfonnes chargées de l'éducation des filles, n'inftruifent pas de bonne heure ce fexe aimable, qui eft léger, mais craintif, des dangers qu'il court fans s'en douter. Et il eft tout auffi inconcevable, qu'encore, dans quelques pays, il fe trouve des meres qui fentent & penfent affez mal pour abandonner leurs filles aux maux auxquels elles s'expofent, en fe nourriffant comme à l'ordinaire, en fe répandant dans le grand monde, & en allant même à des bals publics, dans des temps critiques pour elles. Chez les nations fages, ces temps font regardés, avec raifon, comme autant de jours d'une indifpofition très-réelle : la malade fe féqueftre, fe ménage, fe tient auffi propre que la circonftance le permet, & ne reparoit dans le monde, qu'après s'être purifiée par le bain ; l'on y blâme les meres qui font relâchées fur ce point, avec d'autant plus de fondement, qu'alors cette jeuneffe, pour fe garantir des contre-temps qui pourroient lui arriver, avale des drogues pour fufpendre un bénéfice dont dépend fa fanté. On s'échauffe, on fe refroidit, & l'on ne voit que trop-fouvent des perfonnes très-intéreffantes, devenir les victimes d'un moment de plaifir, pris dans des temps défendus par les loix mêmes de la nature. D'ailleurs, la fufpenfion feule des foins de propreté que le cas exige, peut avoir de mauvaifes fuites ; & de s'habituer à vouloir paroître ce que l'on n'eft pas, influe fur la vie morale.

Il eft malheureux que les deux fexes ne foient pas pénétrés d'une loi que la nature a ftatuée, qui eft le droit exclufif qu'ils ont réciproquement l'un fur l'autre. Cette loi eft fanctionnée par l'averfion qu'ont les deux fexes, l'homme pour les femmes, & la femme pour les hommes qui fe polluent. Il eft malheureux encore, que le beau fexe facrifie fa fanté, & par conféquent fes charmes, en s'efforçant inutilement de voiler aux yeux des hommes ce qu'ils favent fort-bien , & que les adolefcents ne tarderont pas à favoir.

Comme j'ai traité des principales maladies qui dépendent ou participent à la caufe dont il s'agit, je me bornerai à recommander ici au beau fexe en général, le régime prefcrit pour le cas qui précede immédiatement, le renvoyant pour le furplus aux articles qui intéreffent plus particuliérement fa fanté.

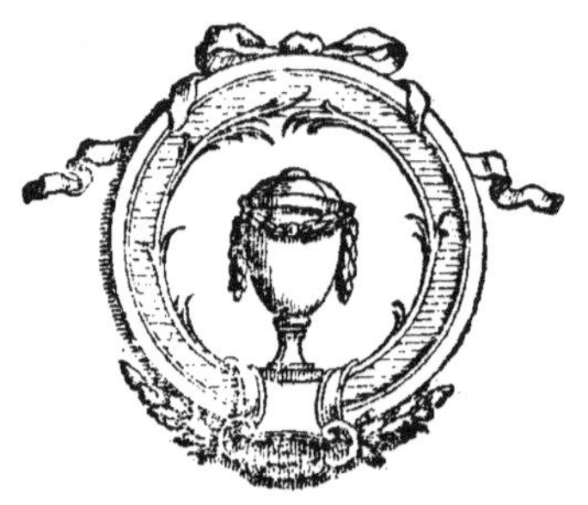

LES RÉGIMES.

Quoique ce traité de pratique ait la fanté du peuple pour objet principal; comme il fera de reffource pour tout le monde, afin que les malades des autres claffes puiffent être alimentés felon leurs facultés, leurs habitudes & leurs goûts; on trouvera fous les régimes qui fuivent, les différents aliments & les boiffons qui conviennent dans la même maladie, rapportés de telle maniere, que le riche, l'homme aifé & le néceffiteux, pourront être nourris convenablement, & jouir même des variations, qui feront compatibles avec la maladie qui les affectera. On trouvera encore, dans les régimes, l'arrangement des repas, & d'autres directions auffi effentielles.

A.

Régime pour conferver la fanté.

Rien ne contribue plus à la confervation de la bonne fanté, qu'un bon régime de vie. Comme il eft impoffible d'éviter de petits écarts, il faut s'habituer à les fupporter; l'effentiel étant de ne pas manger au même repas plus de trois ou quatre mets, & en obfervant que par leur nature, ils n'aient rien de contraire; de mâcher les folides jufqu'à ce qu'ils foient bien triturés, & détrempés par la falive; d'éviter la réplétion, principalement au fouper, & de s'abftenir après les repas, au moins pendant la premiere heure, des travaux de l'efprit, ainfi que de ceux du corps, qui, par l'attitude, gênent l'eftomac, diminuent fes forces ou troublent d'ailleurs la digeftion. On ne négligera pas non plus de proportionner la boiffon à la quantité des aliments folides que l'on prendra. Les perfonnes qui digerent lentement, pourront prendre, d'abord après le repas, une taffe de café, & elles effaieront d'accélérer la digeftion, par une petite promenade. Si cela ne réuffiffoit pas, elles fe tiendront tranquilles, & pourront même dormir, après le dîner, pendant l'efpace d'un quart-d'heure, mais pas plus d'une demi-heure.

Le déjeuner le plus convenable fera toujours celui de nos peres, favoir un morceau de pain avec un verre de vin : un gruau ou une foupe au bouillon, aux petites herbes ou au lait : une tartine au beurre frais, avec une taffe de thé au lait, ne feront cependant pas infalubres en général ; & les foupes conviendront plus particuliérement, ainfi qu'un gobelet d'un bon chocolat-de-fanté , aux perfonnes maigres ou qui feroient d'une conftitution feche. Une couple de verres d'eau fraîche, avec une croûte de pain, & en été des fruits fondants, fuffiront pour les perfonnes qui font bien nourries.

Si l'on veut abfolument fe conformer aux ufages, on prendra, un jour, du thé ou du café coupé avec le quart de lait ; un autre, un gobelet de chocolat de fanté ; & les autres jours, on pourra prendre quelque gruau, une foupe aux herbes ou au lait, & encore du lait coupé avec de l'eau.

Aux repas, on fe nourrira de foupes aux petites herbes, au bouillon dégraiffé, fait avec des viandes de boucherie & de la volaille blanche, & médiocrement fort ; de potages aux écreviffes, au ris, à la petite-orge, au vermicelli, à la purée de pois verds & de lentilles ; d'œufs-frais mollets ou au jus ; de flancs & d'omelettes légeres ; du maigre de viandes de boucherie, de volailles blanches, bouillies, rôties, foit autrement, mais fimplement apprêtées, & en obfervant de s'habituer à manger du rôti froid. On ufera fobrement de gelées de viande, de blancs-mangers, pâtifferies, fritures, rarement de viandes noires, de gibier & de porc. Les huîtres fraîches, l'écreviffe de riviere, la truite, la perche, le brochet & d'autres poiffons d'eau douce & de mer, eftimés fains, cuits à l'eau, au vin, au bleu, ou frits en en ôtant la peau, font des mets de facile digeftion.

En fait de fruits, le pepin-d'or, la pomme-calville, la renette, la poire-bon-chrétien, la rouffelette, les chafferies, la bergamotte, le croiffanne, & d'autres fruits fondants cuits dans des braifes, étuvés & en compote, ainfi que les croûtes aux fraifes, dans la faifon de ce fruit, font falubres.

Quant aux légumes, la laitue, la chicorée, les épinards, les falfifis, fcorfoneres, navets, pannées, carottes, les choux-rouges, brocolis &

choux-fleurs, les petits-pois verds, l'artichaux, les afperges, les feves-de-
marais & haricots, apprêtés au bouillon ou au beurre frais, font bienfaifants. On ufera auffi, avec la viande, de cornichons, de concombres &
de falades eftimées faines; vû que le vinaigre dont ces légumes font affaifonnés, réfifte à la corruption à laquelle les parties animales inclinent.
Les perfonnes qui font de grands exercices pourront ufer libéralement
de pommes-de-terre, de légumes en compote, & fur-tout de faurkraut.

Au deffert, on trempera un bifcuit dans un doigt de vin : on mangera des fruits cruds de bonne qualité, de la marmelade & gelée faites
de fruits eftimés fains, & un peu de fromage qui foit vieux. Le pain de
table fera de froment ou d'épéautre ; & fi l'on étoit fujet à la conftipation, on préférera celui de feigle ; mais l'un & l'autre feront bien levés,
bien cuits, & raffis plutôt que frais. On obfervera de s'abftenir de pain
chaud.

On fera fon goûter avec les aliments indiqués pour le deffert, fur-
tout avec des fruits fondants & bien mûrs, en buvant par-deffus un verre
d'eau. Les perfonnes qui boivent ordinairement de l'eau, choifiront l'eau
la plus légere & la plus infipide, & la boiront pure ou panée ; & fi
elle eft dure ou de mauvaife qualité, elles la feront bouillir & lui laiffe-
ront dépofer fes impuretés. Celles qui feront accoutumées au vin, boiront
celui qui paffera le mieux & qui facilitera le plus la digeftion. On le
trempera auffi à raifon de fa force.

Au refte, on obfervera de préférer ce qui conviendra au tempérament, & on s'abftiendra de ce qui lui nuit. On fera bien de prendre fes
repas à une heure réglée, & de fe paffer de temps à autre d'un repas, pour
s'habituer à s'en paffer & à fupporter au befoin les dérangements de la
maniere de vivre. Qui s'accoutume à la chaleur de l'été, au froid de l'hyver, fuit le vœu de la nature, &c.

B.

Régime des valétudinaires & des convalefcents.

Les perfonnes valétudinaires , dont l'eftomac eft débile , ainfi que les convalefcents , uferont des bouillons , des foupes & potages, & des viandes blanches, provenant de jeunes animaux, & des plus légeres du régime précédent. Le poiffon fera pour eux cuit à l'eau : ils vivront principalement des légumes & des fruits les plus falubres qui font indiqués au régime pour conferver la fanté : leurs aliments feront apprêtés très-fimplement : ils mangeront peu en une fois mais fouvent ; ils feront deux petits déjeûners , choifis parmi les aliments les plus légers du fufdit régime : ils fe contenteront à diner de la foupe , d'un peu de viandes blanches & d'une feule efpece de légumes : ils goûteront ou feront leur collation , avec une taffe de chocolat-de-fanté , ou avec un bon bouillon, dans lequel ils tremperont quelque peu de pain. Leur fouper confiftera dans une foupe , un œuf mollet , ou dans du fruit cuit. On leur donnera, dans la nuit, un bouillon, & à mefure que leur état le permettra , ils augmenteront peu-à-peu leurs repas. C'eft en fuivant cette marche, qu'ils parviendront, le plus promptement poffible, à pouvoir ufer du régime propofé pour conferver la fanté, laquelle ils confolideront infenfiblement, en obfervant pendant quelque temps, de fouper légérement.

Les valétudinaires & les convalefcents, boiront au repas , de l'eau panée, & entre les repas, de l'eau adoucie avec du fyrop-de-capillaire : dèsque cela fera praticable, ceux qui feront accoutumés au vin, mêleront leur eau avec un bon vin vieux, ou ils tremperont, à la fin des repas, un bifcuit dans un doigt de vin. Les uns & les autres joindront à leur régime , dans la bonne faifon, l'ufage de l'air champêtre : ils prendront des exercices proportionnés à leur force, & qui aient quelque chofe d'amufant ; comme le jeu du volant , les petites promenades à pied ou en voiture, en bonne compagnie : ils fe coucheront de bonne heure, & chercheront à prolonger leur fommeil : ils feront la petite méridienne, & ils vivront à tous égards d'après ce régime, jufqu'à ce que leur fanté foit affermie au point qu'elle leur permette de reprendre leur genre de vie ordinaire.

C₃

C.

Régime antacide & atténuant.

On fera ufage, aux déjeûner & goûter, de chocolat vanillé, de bouillons de bœuf ou de mouton, & de quelque vieille volaille : on pourra encore ufer, fur du pain, d'un peu de confitures des Indes, de marmelade d'oranges-ameres & de cédra, & manger une rôtie au vin, ou tremper un bifcuit, foit une croûte de pain, dans un doigt de bon vin de liqueur.

Aux repas, on fe nourrira principalement de foupes, d'un bouillon fucculent ou aux écreviffes, de bœuf rôti à l'Angloife, de mouton nourri d'herbes courtes aromatiques, de laperaux, levraux &c ; en préférant les viandes rôties aux viandes bouillies. On fera ufage d'œufs frais & au jus, de poiffons frais, tant de mer que d'eau douce, eftimés fains, & fpécialement de leur foie : les poiffons d'eau douce feront cuits au vin, les autres feront bien aromatifés. On mangera de la volaille qui aura vécu en liberté, ou qui aura été nourrie des reftes de viandes d'une bonne table on ufera des efpeces de gibier dont la principale nourriture confifte en poiffons, infectes, herbes & baies aromatiques ; de faifans, de gélinotes, de grives, alouettes, & autres petits oifeaux qui font la guerre aux infectes.

En fait de légumes, on fera ufage des différentes efpeces de raifort, d'afperges, de céleri, d'artichaux, de fcorfoneres, de choux - rouges, d'oignons, de porreaux, de creffon-de-fontaine & de jardin ; & l'on emploiera fagement, pour l'apprêt des mets, la moutarde, l'ail, la chalotte, le rocambol, le cumin, le coriandre, le carvi, l'anis, le thim, la marjolaine, le romarin, le fafran, les fleurs & noix-mufcades, les ceftes d'oranges & de citron, la canelle, le gingembre. On boira des vins ftomachiques, fpiritueux, cordiaux, un peu de vin ou de bierre-d'abfynthe, ou de la double-bierre. Les perfonnes qui uferont de ce régime, pourront auffi manger au deffert quelque peu des confitures & marmelades fufdites, ou les réferver pour le goûter, & leur fubftituer un peu de fromage verd de Suiffe, qui eft fort-aromatique : elles pourront auffi prendre une taffe de café à la fin du dîner.

Quoique ce régime foit en général pernicieux, fon ufage modéré convient très-fort aux perfonnes dont le tempérament eft froid, & en

T t t

général, à celles qui font pâles, pituiteufes, inanimées, inertes, pareffeufes de corps & d'efprit, fujettes aux acides dans les premieres voies, ou affectées du fcorbut froid. Mais elles auront foin d'en diminuer l'ufage, à mefure qu'elles fe trouveront mieux, & qu'elles fe fentiront ranimées.

Elles chercheront à refpirer en même temps un air fec & champétre, & elles feront ufage des frictions de toute l'habitude du corps, & de toute forte d'exercices : elles éviteront avec foin de trop dormir, de même que l'inaction, les chagrins, l'excès de travaux de l'efprit, ainfi que les plaifirs de Vénus. Pour affermir leur guérifon, elles méneront pendant quelque temps une vie dure, laborieufe & ruftique.

Les néceffiteux feront ufage, dans leurs mets, d'oignons, d'aulx, de ciboules, de moutarde & de raifort-fauvage rapé : ils infuferont leur petite-bierre fur des baies de genievre, & l'eau qu'ils boiront fera infufée fur du raifort-fauvage. Ils préféreront le mouton aux autres viandes de boucherie, & ils uferont d'ailleurs de ce qui eft recommandé ci-deffus, d'après leurs facultés.

D.

Régime anti-putride, acefcent & rafraîchiffant.

On prendra, au déjeûner, un bouillon d'avoine ou d'orge gruée, de ris ou de petite-orge paffée, cuits à l'eau & affaifonnés d'un peu de jus de citron & de fucre, foit un bouillon à la farine ou aux petites herbes potageres, où l'ofeille dominera. En été & en automne, on fera fon déjeûné de cerifes aigrelettes & de raifins blancs, bien mûrs & doux, dont on ufera auffi en guife de goûté, de même que d'autres fruits fucculents, aigrelets, bien mûrs & eftimés fains : tels que les figues, fraifes, framboifes, grofeilles, mûres, prunes & pruneaux d'une bonne efpece. Les pommes-renettes, pepins-d'or, calville ; les poires-rouffelettes, les beurrées grifes, &c ; tous ces différents fruits ferviront pour le deffert, & pour le goûter, & on pourra en manger cruds, en compote, cuits dans les braifes ou étuvés.

Aux repas, on fe nourrira de potages aux herbes, au ris, à l'orge, à la femoule, aux vermicellis ; de veau & de volailles blanches, nourries de lait, d'herbes & de fruits ou de bled-lombard. On mangera de préférence les viandes bouillies , apprêtées à l'ofeille, au défaut de laquelle on les arrofera d'un peu de jus de citron , d'orange ou de verjus ; ou l'on ufera, avec ces viandes, de falades d'herbes potageres , où dominera le vinaigre. En fait de poiffons, on ne fe permettra que celui d'eau-douce, frais & de facile digeftion , cuit à l'eau. Les légumes dont on fera ufage feront la dent-de-lion , les endives, les laitues, le pourpier, les épinards mêlés d'ofeille, les carottes, navets, citrouilles, melons, petits-pois verds, les pommes-de-terre &c. Le pain fera de feigle mêlé de froment: on boira, aux repas, un vin blanc léger, trempé avec beaucoup d'eau , ou d'un cidre léger & de bonne qualité , foit d'une bierre légere, ou de l'eau pure infipide ; & on fera ufage, entre les repas, de limonade, de juleps faits avec de la gelée de grofeilles, des fyrops de mûres, de grenades , de vinaigre ou de verjus. La tifane-de-citron NQ. 209, & celle de crême-de-tartre NQ. 211, pour les perfonnes fujettes à la conftipation, conviendront encore très-fort : à défaut de ces différentes boiffons, on ufera, dans la matinée, de petit-lait, & dans l'après-dinée, d'un cidre léger ou d'une bonne eau de fource, pure ou mêlée avec un peu de vin blanc.

Dans les maladies où ces boiffons aigrelettes ne conviendroient pas, & pour les perfonnes qui ne les fupporteroient pas, on les remplacera par de l'orgeat ou par du lait-d'amandes fort-légers.

Comme ce régime convient aux perfonnes d'un tempérament chaud, fec, bilieux, & dont les liquides font alkalefcents & les folides trop tendus ; elles joindront à ce régime l'ufage d'un air humide & frais : elles prendront, de temps à autre, un bain tiede d'eau-douce: elles remédieront à la conftipation , avec des lavements d'eau tiede, foit avec deux cuillerées à café de crême-de-tartre , broyée avec un huitieme de fucre, qu'elles prendront dans un verre d'eau, en fe couchant : elles prolongeront leur fommeil: elles éviteront tout ce qui pourroit les échauffer, les paffions, les fatigues du corps & celles de l'efprit : elles s'humecteront beaucoup, & pafferont enfuite de ce régime, à celui qui conferve la fanté, à mefure que leur état changera en bien.

Les néceffiteux fe nourriront des aliments de ce régime qu'ils pourront fe procurer: ils affaifonneront leurs mets de vinaigre : ils uferont libéralement d'oxycrat, de lait battu pour en tirer le beurre, ainfi que de la partie féreufe du lait fraîchement caillé.

Ttt 2

E.

Régime apéritif, à obferver dans les obftructions en général.

Le veau & la jeune volaille domineront dans les bouillons pour les foupes & potages ; & on les rendra apéritifs en y ajoutant des herbes potageres-apéritives, telles que la laitue, la chicorée, le cerfeuil, des endives, de l'ofeille, du creffon-de-jardin, &c.

On prendrà, pour fon déjeûné, le bouillon N°. 11, ou un bouillon altéré avec les fufdits herbages ; ou l'on mangera des fruits fondants bien mûrs, des cerifes douces, des pêches, raifins blancs, poires-beurrées-grifes, croiffannes, St. Germain, rouffelettes ; en obfervant de ne boire par-deffus, qu'un verre d'eau. Le goûter & le deffert feront de même nature, & on ajoutera les fraifes & framboifes, les pommes - calvilles, & autres pommes pulpeufes, douces & vineufes, crues, en marmelade & en gelée.

Les foupes & potages des repas feront faits avec le bouillon du déjeûné, qui fera altéré des mêmes herbes potageres, ou avec des racines potageres-apéritives, telles que celles du céleri, les carottes, navets, &c.

Les viandes dont on ufera, feront des viandes-blanches, de boucherie & de la baffe - cour, provenant de jeunes animaux : on les mangera bouillies, rôties, ou autrement, mais fimplement apprêtées. Les huîtres fraîches, la petite truite, la perche & le brochet d'une eau douce & vive, cuits à l'eau & frits, & dont on aura ôté la peau, feront partie de ce régime, ainfi que les racines & herbages ci-deffus rapportés, & auxquels on ajoutera les racines de bette-raves & de perfil, l'afperge, la chicorée-fauvage, la dent-de-lion, la reponce, les tronchettes ou laitues des champs.

Le pain dont on ufera fera de froment ou d'épéautre, bien levé & raffis, & la boiffon de table, un vin blanc léger, qui paffe bien & qu'on trempera avec le double d'eau. Les perfonnes qui boivent ordinairement de l'eau, boiront la plus infipide, la plus limpide & la plus légere qu'elles auront à leur portée ; ou à fon défaut, leur boiffon ordinaire fera de l'eau-de-rouille N°. 39, faite avec de l'eau qui aura été bouillie, fi elle n'étoit pas d'une bonne qualité. On modifiera d'ailleurs ce régime, de maniere qu'il s'accorde avec les remedes que l'on prendra.

Les pauvres uferont des fruits & des plantes potageres fufdites, autant qu'ils pourront fe les procurer : dans la matinée, leur boiffon fera le petit-lait ou la tifane apéritive N°. 206, & dans l'après-dinée, l'eau-de-rouille N°. 39.

F.

Régime balfamique, farineux, adouciffant & nourriffant.

Au déjeûné, on prendra du chocolat-de-fanté, un bouillon de fagou, le bouillon aux écreviffes balfamique N°. 12, un bouillon de polinte, ou bled de Turquie, ou une panade, foit un bouillon fait avec des chataignes féchées, bouillies avec de l'eau, à la confiftance d'une crême légere, qu'on adoucira avec du fucre.

Au goûté, on pourra manger des gelées ou compotes de fruits doux & pulpeux, eftimés fains, & de ces mêmes fruits cuits dans une tourtiere ou dans les cendres, & encore un bifcuit, ou d'une tourte aux amandes, de quelque autre pâtifferie feuilletée, légere & bien cuite, foit enfin d'une gelée de veau ou de volaille blanche, à laquelle on aura ajouté de la raclure de corne-de-cerf ou d'ivoire. On pourra réduire les bouillons en blancs-mangers, moyennant quelques amandes. Une croûte au beurre frais pourra encore fervir de goûté.

Aux repas, on fe nourrira de potages à la petite-orge, au ris, aux vermicellis, à la femoule, de purée de pois verds, & de bled-farrafin ou de Turquie : les viandes de boucherie & les volailles-blanches de jeunes animaux, feront celles dont on ufera plutôt bouillies que rôties, & fobrement. En fait de légumes, on pourra manger des fcorfoneres, panées, falfifis, carottes, navets, des petits-pois verds, de jeunes feves-de-marais, de jeunes haricots, de choux-fleurs, de brocolis, d'artichaux, de pommes-de-terre & de chataignes cuites dans de l'eau & fous les cendres. Si l'on fupporte bien le laitage, on pourra en ufer en crêmes différemment apprêtées, & en bouillies à la femoule, au fagou, au millet, à la fleur-de-farine. Les flans, omelettes légeres, les poudains au ris & à l'orge conviendront encore, & les marons, chataignes & autres aliments de cette nature, pourront fervir pour le goûter; mais en obfervant de réferver pour le fouper ce qu'il y a de plus léger & de moins flatueux des aliments fufdits.

A table, on boira de l'eau panée, un peu d'un vin moëlleux trempé; & entre les repas, les tifanes-de-ris & d'orge No. 213 & 215, pures ou blanchies avec du lait; l'ufage modéré de l'orgeat & du lait-d'amandes, eft encore convenable dans ce régime.

Comme ce régime convient aux perfonnes qui ont le fang diffout, ou qui pechent par un principe âcre & irritant, répandu dans la maffe des humeurs, afin de pouvoir le prolonger, elles éviteront de fe charger l'eftomac: elles prolongeront auffi leur fommeil: elles éviteront les exercices violents, & vivront dans un air tempéré plutôt un peu humide que fec, dans lequel elles végéteront fans foucis, & en évitant de s'agiter le fang. Les pauvres n'auront pas de peine à fe nourrir d'après ce régime, en fubftituant à la petite-orge, l'orge commune, & les blettes &c., aux fines herbes potageres.

G.

Régime de lait mixte, & auffi de lait pour toute nourriture.

Un régime ajufté au tempérament & à la maladie, feconde infiniment les remedes, & particuliérement celui de lait: avec fon fecours, peu de médicaments produiront de grands effets.

On ufe du lait comme remede, avec d'autres aliments, ou on le prend pour toute nourriture alors il tient fouvent, lieu en même temps de médicaments; & le régime où le malade vit uniquement de lait, eft connu fous le nom de diete blanche.

Dans les deux cas, on emploie les laits de femme, d'âneffe, de jument, de brebis, de chevre & de vache. Ce dernier eft le lait dont on ufe communément pour faire la diete blanche.

On fe préparera toujours à ces cures de lait, par l'abftinence pendant plufieurs jours, de tous les aliments fujets à s'aigrir ou aigrelets. Immédiatement avant de commencer l'ufage du lait, on débarraffera les premieres voies moyennant la poudre de rhubarbe No. 187. Les perfonnes fujettes aux aigreurs prendront enfuite, pour prévenir que le lait ne s'aigriffe;

pendant toute la cure, les matins & foirs, une dixaine de grains de la poudre abforbante N°. 169 ; & au cas qu'elles euffent l'eftomac foible, ou de la difpofition aux indigeftions, à la conftipation ou à la plénitude des premieres voies, elles prendront, felon le befoin, au lieu des poudres abforbantes du matin, le mélange de dix grains de rhubarbe, de quatre grains d'yeux d'écreviffes préparés & d'un grain de canelle, réduits en poudre. Si par-là les premieres voies ne reftoient pas nettes, on prendra encore en fe couchant une prife de cette derniere poudre, & l'on en réitérera l'ufage, toutes les fois que, durant la cure de lait, les premieres voies fe trouveront empâtées, ou que des renvois acides, des felles laiteufes ou de la colique, dénoteront que le lait s'eft tranché.

Au cas qu'on prenne le lait de femme, comme il eft fort-fubtil & fpiritueux, on le prendra à la mamelle : on tettera la nourrice, au commencement, les matins & foirs feulement : le nourriffon prendra ce que la nourrice pourra fournir, & dans les intervalles, de quatre en quatre heures, du lait de vache non-cuit, coupé avec partie égale d'eau bouillie & chaude. Il pourra manger à diner une foupe au ris, d'une petite truite ou perche d'eau douce, cuite à l'eau & au perfil, foit une aile de poulet ou un œuf mollet ; & à l'heure du fouper, on lui donnera une panade ou un gobelet d'un bon chocolat-de-fanté, une crême-de-ris ou de petite-orge au lait ou à l'eau, & affaifonnée d'un peu de fucre. On choifira une nourrice bien portante, abondante en lait, gaie, exempte de foucis & de paffions, & dont le lait ne foit pas plus nouveau que de trois, ni plus vieux que de fix mois. On la nourrira avec les aliments les plus communs & les plus nourriffants du régime balfamique rapporté fous la lettre F, & enforte qu'elle mange peu de viande, & qu'elle ne s'écarte pas trop de fon genre de vie ordinaire. A mefure que le malade apprendra à tetter fans le fatiguer, il retranchera le lait coupé ; & il tettera la nourrice toutes les quatre heures : il boira à l'ordinaire, de même que fa nourrice, la tifane-de-ris N°. 215, ou une tifane-de-corne-de cerf, pure ou coupée avec un peu de lait de vache ; & les perfonnes qui ne pourront fe paffer de faire un ou deux petits repas, s'en tiendront aux mets fufdits, & prendront à la fin du diner un doigt de vin de Canarie, ou d'un autre vin de liqueur parfaitement doux.

Quant aux autres laits, l'animal fera choifi fain, jeune, & convena=
blement nourri: on aura foin, à la réferve du lait de vache, que le lait
ne foit pas plus nouveau que d'un mois, ni plus vieux que de quatre.
Lorfque l'on ne prendra pas ces laits pour toute nourriture, les adultes
commenceront par la dofe de demi-livre, qu'on fera traire fur un peu
de fucre en poudre, dans un vafe de fayence échaudé & pofé dans de l'eau
chaude: on en prendra, au commencement, feulement une fois le jour,
& cela le matin au lit: on boira le lait au fortir du pis de l'animal : on
fe tranquillifera ; on cherchera même à dormir après l'avoir pris, & on
augmentera chaque jour la dofe du lait, d'environ un quart, jufqu'à ce
que l'on en prenne la valeur d'une livre.

On commencera alors à en prendre encore une demi-livre, vers les
cinq heures du foir, & dans la fuite un peu plus, fi le malade le fupporte, & que l'animal puiffe y fournir. On continuera ces cures de lait
fur ce pied, durant l'efpace de fix femaines, & plus long-temps s'il convient de prolonger la cure. Le malade fera fes repas de la maniere prefcrite aux perfonnes qui prennent le lait de femme ; & s'il n'étoit pas fuffifamment nourri, après avoir foupé fur les fept heures, il prendra encore
demi-livre de lait fur les dix heures du foir, s'il ufe de lait de vache ;
vû que les autres laits ne fe prennent communément que le matin, rarement le foir, & jamais plus de deux fois dans les vingt-quatre heures.
Dans les cas où le lait de chevre ou de vache paroîtront trop épais ou trop
forts, on le coupera felon l'indication, avec un tiers ou la moitié d'une
eau-minérale propre à cet ufage, foit avec l'infufion de petites-marguerites,
ou avec la décoction de fquine Nᵒ. 35, dont l'on retranchera la régliffe.

Quant à la diete blanche, on ne s'y mettra pas tout-à-coup: on commencera par les préparatifs indiqués pour les cures précédentes, & on
ufera des mêmes précautions. Après avoir fuivi la même marche durant
l'efpace de huit jours, on pourra commencer alors à apprêter au lait
les farineux les plus légers du régime F, & le malade en fera fes deux
repas, en obfervant de s'abftenir du vin. Il boira, à jeun & en fe couchant, la valeur d'une livre de lait coupé avec un tiers d'eau bouillie.
Ce lait viendra de la même vache qu'on fera traire comme il eft recommandé ci-deffus, & on en prendra encore une dofe entre celle du matin
& le dîner, de même qu'entre ce repas & celui du foir, en obfervant

de

de prendre ces doſes de lait deux heures avant & pas plutôt que trois heures après les repas , ainſi que d'uſer des nourritures les plus ſubſtantieuſes à midi, ſoit à l'heure du jour où l'on ſera le moins indiſpoſé, & de réſerver les plus légeres pour le ſouper La boiſſon ordinaire ſera du lait coupé avec le double d'eau pure ou quelque infuſion convenable.

Si le cas le permet, on bornera les cures de lait d'animaux , de même que la diete blanche, aux ſaiſons où ils ſont au verd ; ſi-non, on prolongera la diete blanche juſqu'à la parfaite guériſon. On cherchera à reſpirer en même temps un air champêtre & tempéré, & l'on aura ſoin de nourrir les animaux dont on prendra le lait, d'une façon convenable à la maladie & au tempérament du malade. Celui-ci aura ſoin d'éviter tout ce qui pourroit l'agiter, lui fatiguer le corps & l'eſprit, ou lui mettre la bile en mouvement ; & comme il y a des eſtomacs qui ne peuvent pas ſupporter le lait pur, ces perſonnes le prendront conſtamment coupé , & elles y renonceront dèsque des renvois acides, des tranchées de ventre, des nauſées, la diarrhée & les flatuoſités ſubſiſteront, non-obſtant l'uſage des abſorbants, & de la poudre de rhubarbe ci-deſſus recommandée pour prévenir & pour diſſiper ces ſymptômes..

H.

Régime liquide , humeĉtant, & qui convient dans toutes les maladies aiguës,
fébriles ou inflammatoires.

Les aliments les plus convenables pour ce régime, ſont un bouillon très-mince de rouelle de veau ou d'un poulet dégraiſſé, troublé avec de la crême-de-ris ou d'orge ; les gruaux d'avoine & d'orge commune, ceux de petite-orge, de ris, de ſemoule, & les panades claires faites avec ces bouillons, lorſque la fievre ne ſera ni putride ni fort-aiguë. Dans les cas contraires, ces farineux ſeront cuits avec de l'eau, & on aſſaiſonnera ces derniers bouillons avec un peu de ſucre & de jus de citron. A meſure que la fievre tombera, on apprêtera ces aliments avec un bouillon très-mince de veau ou de poulet ; & quand elle ſera tombée , on ajoutera à la tranche de veau, un quartier d'une vieille volaille blanche & maigre ; mais l'on continuera de troubler ces bouillons avec de la créme des farineux fufdits , ou l'on y fera mitonner une croûte de pain grillé , & infufer un bouquet de cerfeuil , de petite - ofeille , de chicorée, &c. On accordera aux malades ces derniers aliments , aux heures où ils n'auront pas du tout de fievre ; mais on pourra les ragoûter dans la fievre même, avec quelques grains de raifins , un quartier d'une pêche paffée à l'eau bouillante , foit avec un peu de gelée de grofeilles, de framboifes, de pommes-renettes , ou d'une marmelade de cerifes , de prunes reine-claude , de pruneaux , & avec d'autres fruits eftimés falubres & rafraîchiffants , en compote , ou plutôt cuits dans leur jus , fous les cendres ou dans la tourtiere.

Les boiffons qui font indiquées, & qui s'accordent avec ce régime, font la limonade chaude & légere, les tifanes fous les N°. 210, 213 & 211 , lorfque le ventre fera refferré : dans les maladies inflammatoires à la poitrine fur-tout , on adoucira ces boiffons avec de l'oxymel fimple , & dans les fievres aiguës , avec les fyrops ou les gelées de limon, de mûres, de framboifes, de verjus, de vinaigre ou de grofeilles. L'eau adoucie avec du fucre , & légérement acidulée avec de l'efprit-de-vitriol ou de foufre, fera encore fort-falubre ; & fi ces aigrelets ne convenoient pas au malade ou à la maladie, on donnera du petit-lait clarifié, du lait-d'amandes ou de l'orgeat cuit, fort-léger, & abondamment de la tifane commune N°. 210 , ou de l'eau panée aux perfonnes qui refuferont la tifane.

Les malades pour qui ce régime eft indiqué , prendront peu de nourriture en une fois ; & comme les forces de l'eftomac font toujours proportionnées à celles du corps , plus le malade aura de vigueur , plus il pourra prendre fouvent, dans le corps de la maladie , de l'une ou de l'autre des nourritures fufdites. Généralement, on fera bien de donner un de ces aliments, de quatre en quatre heures , & les plus fubftantiels aux heures où le malade aura le plus de relâche. Tous boiront beaucoup, en obfervant de boire très-fouvent, pas trop en une fois & toujours tiede : l'appartement fera tempéré , les couvertures feront légeres , les rideaux du lit ouverts , & on renouvellera fouvent l'air de la chambre. Ceux qui environnent les malades feront parfaitement tranquilles : ils parleront aux fébricitants le moins qu'il fe pourra : au cas qu'ils dorment d'un fommeil paifible, on ne les éveillera pas pour leur faire prendre leurs remedes aux heures marquées pour cela. On leur recommandera la tranquillité de l'efprit & du corps; & pendant que les chaleurs, la fievre & l'altération feront fort-confidérables, on mettra, dans chaque gobelet de leur boiffon, une demi-douzaine de grains de nitre dépuré.

Les pauvres uferont, pour fe nourrir, des bouillons farineux fusdits à l'eau, & de fruits cuits. Ils aciduleront les tifanes-d'orge & de ris No. 213, & 215, avec du vinaigre, & ils fuppléeront au fucre, par un peu de miel. Par ces moyens, & par celui du petit-lait ou du lait battu qu'ils boiront, ils feront, quant à l'effentiel, auffi bien traités que les perfonnes aifées.

I.

Régime fec.

Les aliments pour ce régime feront, hors les heures des repas, du chocolat vanillé ou aromatifé, pris avec modération; un œuf frais mollet, avec des mouillettes de pain grillé, ou de la gelée de viande aromatifée; un morcelet de pain-d'épices, une croûte de pain grillée, trempée dans un bon bouillon; un peu de pain-d'anis, un bifcuit raffis, trempé dans un doigt de gros vin rouge; du bifcuit de mer, une rôtie au vin rouge affaifonnée de fucre & de canelle; un peu d'un gâteau aux amandes, qui foit léger & croquant; des confitures feches des Indes, d'écorce d'oranges, de citron, de bergamottes, de cédra, de quinorrhodon; de nefles, de coings; les poires bon-chrétien & rouffelettes en confitures feches, & le gros raifin fec, qu'on mâchera bien avec quelques amandes. On choifira parmi ces aliments, ceux qui feront les plus convenables, pour en faire le déjeûné & le goûté.

Aux repas, on fe nourrira d'une côtelette de veau ou de mouton grillée, de bœuf rôti à l'Angloife, de mouton, de volailles blanches, à manger plutôt froides que chaudes, & de petits oifeaux bien rôtis. On pourra manger des artichaux, des ferfifis & fcorfoneres frits, des pruneaux & d'autres fruits fecs, eftimés fains; en obfervant de mâcher ces aliments, jufqu'à ce qu'ils foient totalement diffouts par la falive.

Le pain fera de froment ou d'épéautre, bien cuit & raffis, ou grillé jufqu'à ce qu'il foit roux & fec. On fera très-modéré fur la boiffon, & la plus ordinaire fera un bon vin rouge, qui foit un peu âpre. Point de foupes, bouillons, ni eaux chaudes; fi ce n'eft une taffe de café chargé, à prendre à la fin du dîner.   V v v 2

A la longue, ce régime remédiera au relâchement général des folides, & à la furabondance des humeurs féreufes & pituiteufes: il affermira la fanté des hydropiques, après l'évacuation des eaux ; & comme, moyennant la quantité de falive néceffaire pour délayer ces aliments fecs, peu-à-peu toute la maffe des liquides eft rectifiée par la maftication , ce régime exactement obfervé , joint à quelques purgations hydragogues, recommandées en traitant des hydropifies , a guéri à la longue, radicalement & plus d'une fois, des affections hydropiques par infiltration. Souvent auffi ce régime réuffira dans des hydropifies récentes par épanchement, lorfque le fujet fera rempli d'humeurs, les vifceres étant en bon état, fi le malade a la patience de le continuer non-feulement jufqu'à ce qu'il foit parfaitement défenflé, mais encore un mois & fix femaines au-delà. On cherchera à remédier à la foif, en fe gargarifant fouvent avec de l'eau fraîche animée d'un filet de vinaigre; en fuçant de temps à autre une tranche de citron , & en tenant, dans les intervalles, dans la bouche, une boulette d'ivoire que l'on agitera avec la langue.

On hâtera le fuccès de ce régime, par le féjour dans un air tempéré & fec, par l'ufage des frictions de tout le corps, & en prenant autant d'exercice qu'on en pourra fupporter fans s'épuifer.

Quant aux perfonnes non-hydropiques, à qui ce régime convient, elles pourront faire ufage, aux repas, d'un peu de foupe au bouillon dégraiffé ; & quand elles feront guéries, elles pafferont peu-à-peu à l'ufage des aliments les moins aqueux & relâchants du régime pour conferver la fanté.

Les néceffiteux n'auront d'autre reffource , que celle de couper leur pain au fortir du four, en menues tranches : on remettra ces tranches au four, pour les rendre croquantes, & ils mâcheront fouvent de ce pain-bifcuit, avec des pruneaux, des cerifes & d'autres fruits bien fecs. Ils mangeront, aux repas, un œuf mollet avec des mouillettes de leur pain, qu'ils tremperont auffi dans du gros vin rouge; & lorfqu'ils pourront fe procurer une côtelette bien grillée, ou un morceau de rôti, ils s'en régaleront. A défaut de vin, ils éteindront dans l'eau, qu'ils boiront en petite quantité, une piece d'acier rougi au feu, ou ils boiront d'une très-légere infufion de trefle-de-marais, & employeront les moyens indiqués ci-deffus pour modérer la foif.

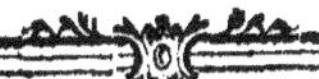

TABLE DES MATIERES.

*

Table des matieres.

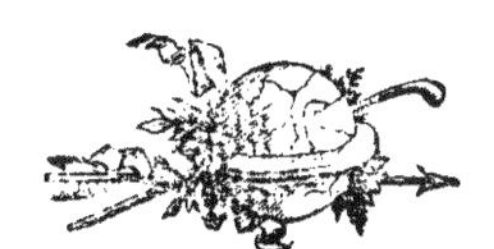

AVERTISSEMENT

Concernant les Ordonnances pour l'Apothicaire, avec leurs suppléments en remedes domeſtiques ou en médicaments, rédigés pour ſervir de pharmacie de maiſon ou de voyage.

J'entends par une livre, douze onces: l'once fait huit gros ou dragmes; la dragme trois ſcrupules; le ſcrupule eſt de vingt grains, & le grain de même que la goutte, ſont environ du poids d'un grain de petite orge. Les doſes des médicaments qui ſuivent, ſont pour des ſujets d'une conſtitution ordinaire, âgés de vingt-cinq à ſoixante ans incluſivement. Pour les ſujets délicats & les perſonnes au-deſſus & au-deſſous de ces âges, on diminuera pour la premiere dixaine d'années, les doſes d'un quart. On les diminuera environ d'un tiers, pour ceux qui auront paſſé ſoixante & dix, ou qui ſeroient au deſſous de quinze ans. La doſe ſera réduite à la moitié, pour les perſonnes au deſſus de quatre-vingts ans, & au deſſous de dix. Elle ſera diminuée des deux tiers, pour celles qui ont paſſé quatre vingt-dix, & pour les enfans de trois à cinq ans. Au deſſus, de même qu'au deſſous de ces derniers âges, on diminuera encore les doſes, à raiſon de l'âge, des forces, de la conſtitution du malade, & ſur-tout de l'expérience. Dans tous les cas, on s'en rapportera au conſeil des gens de l'art, qui ont médicamenté le ſujet, particuliérement quant aux perſonnes de tous les âges, qui ſont fort difficiles à évacuer. J'obſerverai à cet égard, qu'en aiguiſant les médicaments qui purgent, avec un grain ou deux de tartre-émétique, les ſujets difficiles à émouvoir ſeront le plus ſouvent purgés & bien commodément.

Pour les cas où il faut perſiſter dans l'uſage du même remede, les ordonnances ſont faites enſorte que les malades ou les praticiens de la campagne ſeront pourvus de quelque proviſion; & lorſqu'il ſera queſtion de médicamenter un individu qui n'aura pas beſoin de la proviſion preſcrite, on demandera à l'apothicaire la portion de la preſcription dont on aura probablement à faire; & on lui enverra toujours les numeros des ordonnances. L'apothicaire étiquettera ſes médicaments du même numero; & la façon d'en

A

*uſer ſe trouvant dans le texte du livre , ou ſous l'ordonnance , on évitera
par-là toute erreur. Au reſte il ſe trouve des médecins qui ſont dans l'uſage
de faire des ordonnances qui ſont en vérité trop longues & compliquées ;
d'autres les ſimplifient trop : & comme l'expérience m'a appris qu'il eſt utile
de corriger & tempérer , ou de rehauſſer auſſi les vertus d'une drogue par
des autres , je me ſuis réglé là-deſſus dans les preſcriptions que j'ai faites.*

*Pour ce qui regarde les ſuppléments qui ſe trouvent par-tout, j'aurois
deſiré , pour l'intérêt des pauvres & pour celui des malades , qui par l'éloi-
gnement des ſecours de l'art , en ſont privés tout-à-fait , de pouvoir leur
donner plus d'extenſion. J'obſerverai à ce ſujet , qu'au défaut de l'un ou de
l'autre des ſimples preſcrits , on pourra remplacer ce qui ne ſe trouvera
pas ſous la main , en renforçant proportionnellement les doſes de ce que l'on
aura d'analogue à ſa diſpoſition.*

*Quant aux pharmacies de maiſon & de voyage , que j'appellerai por-
tatives , je ſuis parvenu à réduire le nombre des médicaments qui la com-
poſent , à XLIX articles , ſans avoir rien omis d'eſſentiel. Pour y parvenir,
j'ai commencé par faire un extrait de toutes les indications principales que
les maladies dont j'ai traité m'ont offertes ; & après avoir claſſé ces indications , j'ai fait choix des médicaments les plus propres à les remplir.
J'ai enſuite ajuſté mes ordonnances enſorte qu'elles puiſſent ſatisfaire à pluſieurs des indications que j'ai trouvées avoir vraiment beaucoup d'analogie.
Après quoi j'ai revu toutes les maladies , & après avoir examiné ſcrupu-
leuſement , article par article , les indications & les remedes , j'ai retouché
mes compoſitions , juſqu'à ce que le raiſonnement , d'accord avec l'expérience,
m'ait rendu moralement certain , qu'employées d'après mes renſeignements ,
elles remplaceront bien véritablement les ordonnances.*

*J'indique ma marche pour mettre les médecins inſtruits & experts ,
qui voudront prendre la peine de s'occuper du même objet en faveur de leurs
compatriotes , à même de prévoir les difficultés qu'ils auront à ſurmonter.
J'oſe eſpérer qu'à l'aide de ce livre , des remedes domeſtiques & de ma
pharmacie portative , les perſonnes intelligentes qui ſe trouveront éloignées
d'une bonne apothicairerie , pourront, en ſuivant mes inſtructions , ſans
grands frais , & ordinairement avec de très-petites dépenſes , médicamenter
leurs pauvres , & ſe médicamenter en bonne regle elles-mêmes , ainſi que
ceux qui les environnent , en attendant dans des cas graves les ſecours des*

gens de l'art , à qui mes ordonnances pour l'apothicaire feront connoître l'ef-
fentiel des compofitions de mes suppléments. En outre, le médecin ou le chi-
rurgien qui feront appellés à la campagne , ne fe verront pas , dans des cas pref-
fants , dans la détreffe de manquer des remedes indiqués chez les perfonnes
qui feront pourvues de mes pharmacies portatives , qui fe trouveront chez
un maître apothicaire qui a la confiance du public , & qui les débitera
felon fon annonce qui eft annexée au précis des vertus des médicaments qui
y entrent , & qui fe trouve à la fin de ce traité.

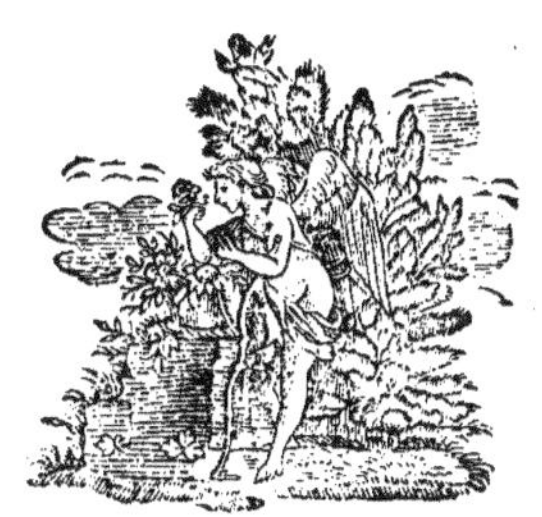

ORDONNANCES

Pour l'Apothicaire, avec leurs Suppléments.

Nᵒ. I.

Bains aromatiques.

Prenez du ſerpolet, du pulot; de la matricaire & de l'abſinthe ſauvage, deux poignées de chacune de ces herbes : ajoutez-y , ſi cela ſe peut, trois ou quatre poignées de rejettons de pin ; mettez le tout, groſſiérement haché, dans un ſachet d'une toile lâche, que vous ferez tremper pendant l'eſpace d'un quart-d'heure dans de l'eau bouillante dont vous vous ſervirez pour chauffer le bain ; & après avoir exprimé le ſachet ſur la cuvette , on le jettera dans la baignoire.

Ce bain ſe prendra un peu plus chaud que tiede : le malade y reſtera dans les commencements pendant l'eſpace de demi heure ; il prendra ſon bain le matin au ſortir du lit , & il le prolongera inſenſiblement , juſqu'à y reſter pendant une heure & demie de temps. Dès-lors il ſe baignera auſſi ſur le ſoir , après que la digeſtion du dîner ſera faite ; en faiſant enſorte qu'il ne reſte journellement pas plus de deux heures & demie dans le bain. Du bain il paſſera dans un lit baſſiné, où il demeurera une heure & même davantage s'il tranſpiroit. Pour cet effet, il prendra en ſe mettant au lit, un bouillon chaud. Ces bains ſeront continués ſelon le beſoin, à raiſon de deux heures & demie par jour ; & on les finira en les abrégeant de la même maniere qu'ils auront été prolongés. Les ſachets & l'eau ſeront renouvellés tous les jours, & les ingrédients ſeront, autant que poſſible, fraîchement cueillis. Si le malade étoit affecté de quelque maladie locale, on douchera cette partie avec l'eau du bain ; dans le bain même, on y appliquera le ſachet ſuſdit, & au ſortir du lit on la frottera avec une flanelle parfumée avec des baies de genievre.

Dans les cas où il conviendra de rendre ce bain ſavonneux, on y délayera un quart-de-livre de ſavon ; & pour le rendre plus actif, on pourra ajouter , à l'uſage des ſujets phlegmatiques , aux ingrédients du ſachet , une poignée de cendres de bois de genievre , ou, à ſon défaut, de hêtre , & trois ou quatre poignées d'une fourmilliere fraîche.

Les acceſſoires ci-deſſus détaillés ſeront obſervés par les perſonnes qui uſeront des bains domeſtiques ; & lorſqu'elles prendront des bains qui ont de l'activité , on les obſervera ſtrictement.

Nº. 2.

Bain domeſtique , émollient & déterſif.

Faites bouillir une dixaine de poignées de ſon de froment ou d'épéautre , & une couple de poignées de feuilles de ſaule , de mauves ou de guimauves, & de camomilles avec la fleur , dans une quantité d'eau ſuffiſante pour faire un bain tiede , que l'on prendra plus ou moins de temps, & long-temps , à raiſon du beſoin. On préférera les eaux de rivieres , des lacs & des étangs , à celles de ſources. Il ſuffira de ſe tranquillifer au ſortir du bain , pendant l'eſpace d'une heure ſur un lit ; mais on évitera de ſe refroidir durant l'uſage des bains. Si l'on veut rendre ce bain déterſif , on y délayera une once de ſavon. Le ſexe pourra doubler la doſe des camomilles , ou renforcer les eſpeces d'une poignée de feuilles de matricaire ; & les perſonnes qui craignent l'odeur des ſimples , blanchiront ſeulement l'eau de ſon avec quelques pintes de lait : pour rendre le bain abſterſif , on y jettera une pinte de mouſſe de ſavon blanc.

Nº. 3.

Bains d'eaux thermales , avec leurs dénominations claſſées , & avec la dénomination claſſée des principales eaux - minérales froides , &c.

Les bons effets qu'ont produit de tous les temps les eaux-minérales , ordonnées à propos , & priſes dans les regles , & les ſoins que l'auteur de la nature accorde à la conſervation de leurs ſources qui diminuent rarement , lors même que celles des eaux communes qui les environnent tariſſent , prouvent manifeſtement qu'elles ſont créées pour l'avantage de l'homme , & pour lui ſeul , puiſque l'inſtinct des autres animaux ne les porte pas à s'en ſervir. Le nombre de ces ſources ſalubres eſt très-grand , & il s'en découvre de temps à autre de nouvelles.

Des médecins & chymiſtes célebres ſe ſont occupés , principalement dans la premiere moitié de ce ſiecle, de l'analyſe des principales ſources minérales de l'Europe ; & depuis on s'eſt appliqué à en compoſer d'équivalentes : mais les ſecrets de la nature reſteront toujours voilés ; il ſera difficile de fixer le fugitif , de ſe procurer , ſans perte ni altération , les principes conſtitutifs des eaux - minérales qui ne ſont pas volatiles , & de connoître aſſez exactement leur proportions entre ceux-ci & le véhicule pour compoſer des eaux minérales artificielles qui aient la même efficacité que les naturelles. Je fais donc abſtraction des artificielles : je ne dirai même que peu de mots des naturelles , & ne parlerai que de celles dont j'ai fait uſage dans ma pratique , & que j'ai preſque toutes viſitées en perſonne.

Les ſources des eaux thermales & minérales ſont ou fort-chaudes , tempérées, tiedes ou froides. Les premieres ſont connues ſous le nom d'eaux thermales , ou de bains naturellement chauds. Les froides , dont on ufe principalement pour les bains , font ocreufes , fulphureufes ou favonneufes ; & celles qui fe boivent font aigrelettes , fulphureufes, falines , martiales ou favonneufes. La plupart de ces eaux fe trouvent imprégnées de plufieurs de ces principes, & même encore d'autres.

Les eaux thermales, qui font chaudes au fortir du fein de la terre, & que je dénommerai d'après le degré de leur chaleur ou de leur activité, font les eaux de Balaruc , où le fel marin abonde ; les eaux fulphureufes de Borfcheed , d'Aix-la-Chapelle, de Bath en Angleterre, de Bade en Suiffe , d'Aix en Savoye , de Carlsbaad , de Toepliz , de Barege , de Bagnere , de Bourbonne, de Vichy, de Bade-Bade , & de Bade près de Vienne ; les eaux - thermales de Lœfch en Valais, de Plombiere , & celles de Pfeffers en Suiffe , font prefque infipides & tiennent leurs principales qualités de leur fubtilité , les principes minéraux qu'on y apperçoit étant minimes.

La majeure partie de ces eaux fe boivent avant, après, & quelquefois pendant la cure des bains : plufieurs font purgatives, les unes font palpablement fulphureufes ; d'autres font imprégnées de plus ou moins de foie de foufre, de félénite , de fels marins, & d'autres fels neutres ou alkalefcents. Les boues de Saint-Amand , & le Schlangenbaad près de Francfort , font fort-chargées de divers de ces principes.

Dans tous ces bains, on fuit les ufages , & dans plufieurs on peche par les prendre trop chauds, & par y refter trop long-temps pour abréger la cure.

Les eaux-thermales tempérées , font celles d'Aix en Provence , du Wildbad dans le duché de Wirtemberg. Les eaux célebres & bienfaifantes de Schinznach, & les bains d'Yverdon dans le canton de Berne , ne font que tiedes.

Les eaux-minérales froides & ocreufes abondent dans la Suiffe ; elles remontent fortement le reffort des folides en général , & celui des vifceres en particulier. C'eft ce que les bains d'Enggiltein & de Blumenftein ont prouvé depuis long-temps. Les eaux fulphureufes du Gournigel défobftruent heureufement le bas-ventre , purgent doucement , dégagent les voies hémorroïdales , & dégluent & fortifient l'eftomac. Ces trois fources font dans la proximité de Berne.

Les eaux favonneufes de Wiffembourg près de la ville de Thoune , & celles de Bons proche de Fribourg , font les eaux de cette nature les plus falubres. Les premieres , qui fortent tiedes de la terre, font imprégnées d'une terre à foulon & d'un félénite des plus fins. Ces deux fources lavent & corrigent les acrimonies du fang : les premieres les entraînent par les voies du ventre & des urines ; & celles de Bons les évacuent par les urines & par la perfpiration.

En fait de bains favonneux, l'eau du lac de Morat a de grandes propriétés. Ce lac qui a deux lieues de long fur une de large , eft d'une grande profondeur ; il ne reçoit aucun torrent. La Broie, qui traverfe un grand marais, s'impregne d'une fubftance marneufe, dépofe toutes les crudités de fes eaux dans le fond de ce baffin ; & comme les petits ruiffeaux qui contribuent à le remplir, ne charient que des eaux battues & affinées dans leur trajet, & que ce lac abonde en fources

qui percent à travers un fable des plus fins, fes eaux font finguliérement molles
& favonneufes. Auffi ont-elles produit des effets remarquables dans les maladies
où les bains émolliens & favonneux conviennent.

Quant aux eaux aigrelettes, elles abondent en air fixe : elles font imprégnées
de divers minéraux unis à des fels & à du féiénite. Toutes font plus ou moins apéritives, diurétiques, toniques, &c. Les eaux de Seltz, dans lefquelles le gaz eft
uni à des fels alkalefcents, font bien connues, & leur réputation eft affurée. Les
eaux aigrelettes-martiales fe fuivent à-peu-près dans l'ordre qui va être indiqué.

Les eaux de Saint-Maurice dans le pays des Grifons, dont le gaz eft fi abondant & fi fougueux qu'on n'a pas pris jufqu'ici la peine de fe procurer de bons
vafes pour les tranfporter ; celles de Pyrmont, de Spaa & de Schwalbach, font de
la première claffe, & connues. Les eaux de Tumbridge en Angleterre, celles de
Ruppelfau dans la principauté de Fürftemberg, celles de Deinach dans le duché
de Wirtemberg, celles de Peterfthal, & de Buffan, près de Plombiere, font des
diminutifs des précédentes. Les eaux d'Evian dans le Chablais, & de Prangin près
de Nyon, font ferrugineufes, non-gazeufes & diurétiques. Les eaux de Paffy près
de Paris, & celles de la Brevine dans le comté de Neuchatel, font de même nature ; mais les deux dernieres font imprégnées d'une quantité fuffifante de fel, pour
émouvoir le ventre. Les eaux de Balaruc, de Vals, de la Mothe, de Seydliz, de
Seydfchuz & de Courmageux, font les eaux-minérales-apéritives & purgatives les
plus célebres.

Les eaux-minérales-purgatives fe prennent par verrées, chaque fois à fix
à douze minutes d'intervalle, jufqu'à la première évacuation. Dès-lors on en entretient à volonté l'effet, en buvant à de plus grandes diftances, ce qui eft néceffaire pour en être convenablement évacué. Sur les lieux, on les boit telles
qu'elles fortent de la terre : fi elles font tranfportées, on verfe celles qui font
naturellement chaudes, dans un gobelet chaud, afin de les dégourdir ; & fur
la fin de leur opération, on prend un bouillon. On pourra animer les eaux
qui purgent foiblement, avec un ou deux gros de fel de la même fource, ou de
fel de Glauber, que l'on prendra dans le premier verre.

En général, on fera bien d'en prolonger l'ufage, & de fe fixer à la dofe
requife pour être évacué trois ou quatre fois feulement. On fupportera ce régime
fans peine & avec fuccès pendant plufieurs jours, &, s'il le faut, durant quelques
femaines confécutives, en obfervant les régimes fous les lettres A & B, & en choi-
fiffant d'ailleurs les aliments les mieux appropriés à la maladie. On foupera légere-
ment, & on prendra des exercices modérés.

Quant aux eaux-minérales-diurétiques ; après s'y être préparé par la purgation,
avec la médecine à laquelle on fera accoutumé, on commencera par en prendre trois
ou quatre verres, qu'on boira à huit à dix minutes d'intervalle. On augmentera
journellement la dofe d'un ou d'une couple de verres, jufqu'à ce que l'on foit
parvenu à la quantité que l'eftomac fupportera commodément, mais qui n'excé-
dera pas quatre livres. On en reftera, felon le befoin, une, deux, trois ou quatre

femaines à ce point : l'on diminuera alors la boiſſon graduellement , & ainſi qu'on l'aura augmentée , & on ſe purgera en finiſſant. On remédiera à la conſtipation , en prenant dans le premier verre , une couple de gros de ſel de Glauber , ou avec le lavement domeſtique , n°. 108. On déjeunera , une heure & demie après avoir pris le dernier verre , avec un bouillon , avec un gobelet de chocolat , ſoit avec une taſſe de café , ſi le malade a éprouvé que cette boiſſon favoriſe le paſſage des eaux. Les perſonnes qui auront à prendre les eaux-minérales avec du lait , les couperont avec du lait chauffé au bain - marie. D'ailleurs , elles obſerveront les regles données pour l'uſage des eaux-minérales-purgatives : elles boiront les eaux en ſe promenant en plein air ſi le tems le permet : après le déjeuné & ſur le ſoir , elles feront des promenades prolongées , à pied , en voiture , à cheval ; en évitant toutefois de s'expoſer au mauvais temps , de ſe fatiguer & de s'échauffer.

Les pauvres ſubſtitueront aux bains d'eaux-thermales , les bains aromatiques n°. 1 ; & aux bains d'eaux-minérales-ſavonneuſes , des bains d'eau commune qui aura été expoſée pendant quelques jours dans une cuve au ſoleil , afin de la rendre molle ; & ils la rendront ſavonneuſe , en délayant dans chaque bain un quart-de-livre de ſavon commun , ou même davantage. Ils remplaceront les eaux-minérales-purgatives par l'eau de rouille n°. 39 ; dans laquelle ils feront diſſoudre , ſur deux livres d'eau , une once ou une once & demie de ſel - des - Alpes du n°. XX , de la pharmacie portative. Ce ſel ſe trouve au pied des glaciers & des montagnes toujours couvertes de neige. La terre en eſt abondamment imprégnée : il eſt nitreux , & déjà par lui-même le plus doux de tous les ſels purgatifs ; & ulcoré comme il eſt dans la pharmacie-portative , il purgera ſans irriter ; & comme ce ſel eſt à bas prix , les pauvres ſuppléeront par là aux eaux-minérales qui purgent. Il ſe conſerve très-long-temps ; il eſt ſinguliérement ſoluble , & deux ou trois onces d'eau en fondent une once.

Le néceſſiteux qui aura beſoin d'uſer intérieurement d'eaux ſavonneuſes , avalera en ſe couchant une demi-douzaine de pillules de ſavon blanc , de quatre grains chacune , & il boira dans la matinée pluſieurs verres de petit-lait , ou à ſon défaut , autant d'eau de pluie , ou de la meilleure eau commune qu'il aura à ſa portée ; en obſervant d'avaler encore , avant chaque verrée , une deſdites pillules. Quant aux eaux gazeuſes & aigrelettes , le prix des naturelles excede ſes moyens , & les artificielles , faites avec l'air fixe , ſont encore trop coûteuſes pour lui. Mais comme il ſe trouve preſque par-tout des ſources de petites eaux-ferrugineuſes , ſulphu-reuſes & non-gazeuſes , & qu'elles ſont tranſportables dans des barrils , le pauvre pourra en profiter & les boire chez lui , s'il ne peut pas ſe rendre ſur les lieux.

Nº. 4.

Baume qui réfout , vuide & guérit les stagnations , extravasations , &
les dépôts internes qui proviennent de chûtes , commotions , &c.

Prenez deux onces & demie de colophone , six gros d'encens , & deux gros
de myrrhe en larme ; autant d'aloès-hépatique , & deux gros de mastic choisis.
Mêlez le tout ensemble , & faites-en une poudre aussi fine que possible :
versez dessus , dans une bouteille à long cou , huit onces d'esprit-de-vin : expo-
sez la bouteille bien bouchée , & que l'on remuera souvent , pendant les canicu-
les à l'ardeur du soleil , ou dans des cas pressants , sur les cendres pendant un temps
suffisant pour faire une teinture très-saturée : filtrez-la par une toile serrée , &
conservez-là bien bouchée.

A en prendre un ou deux , & pas plus de trois matins consécutifs , une cuillerée à soupe pleine , dans une demi-tasse de bouillon. On boira par-dessus une
couple de gorgées de bouillon , en observant de rester quatre ou six heures à jeun ;
& le dépôt s'évacuera souvent par le nez , par la bouche , par la voie du ventre ,
ou par celle des urines , avant l'écoulement du troisieme jour.

Rec. *Colophon. Unc. ij. & semis.*
  Thuris , Drach. vj.
  Myrrh. elect.
  Aloës Hepatic.
  Mastich. elect. aa Drach. Sem.
  M. f. pulv. subtilissimus , eiq ; affundantur spiritus vini unciæ octo ;
  Lagena vitrea probe clausa , exponatur solis ardori per dies canicu-
  lares , & agitetur sæpissime. Coletur , servetur ad usum. Sig. nº. 4.

A défaut de ce baume , après avoir été convenablement saigné , on boira
abondamment d'une forte infusion de feuilles d'arnica.

Les personnes pourvues de la pharmacie-portative y suppléeront par l'essence
nº. V , en buvant par dessus chaque prise une couple de tasses de Faltrank nº. XXXIX.

Nº. 5.

Baume de Lucatelli , corrigé.

Prenez trois onces d'huile de mille-pertuis , faite par infusion ; sarcocolle , trois
gros ; sang de dragon , & du bois de Santal rouge , subtilement pulvérisés , de
chacun un gros ; du vin des Canaries , trois onces. Faites bouillir le tout à petit
feu , dans un vaisseau de terre vernissé : remuez souvent ce mélange avec une
cuillere de bois ; & quand le vin sera à-peu-près évaporé , vous y ajouterez trois
onces de térébentine fine de Venise , & deux onces de cire jaune choisie & raclée

finement. Continuez de bien remuer le tout ; & quand ce mélange fera cuit &
réduit à la confiftance de baume, vous le retirerez du feu, & vous y jetterez &
mêlerez promptement deux gros & demi de baume du Pérou.

> Rec. *Olei Hyperic. Unc. iij.*
> *Sercocoll. Drach. iij.*
> *Sanguin. Dracon.*
> *Lign. Santal. rubr. fubtiliter pulv. aa Drach. j.*
> *Vini Canariens. Unc. iij. Mifce.*
> *Coquantur leni igne in vafe figulino vitreato ; agitentur fapiffime fpa-*
> *tula lignea , & vino fere evaporato , addantur :*
> *Therebint. Venet. Unc. iij.*
> *Ceræ citrinæ. Unc. j.*
> *Sub perpetuâ agitatione coquantur ad balfami confiftentiam , cui , ab*
> *igne remoto , expedite adde balfami Peruvian. Drach. ij. & femis.*
> *Servetur ad ufum. Sign. N°. 5.*

A défaut de ce baume, prenez deux poignées de fleurs récentes de mille-pertuis, fleurs de buglofe, de parvenche, de mille-feuille & de coquelicot, de chacune une poignée. Pilez-les avec poids égal de caffonade, & mêlez-les bien. A en prendre la valeur d'une groffe noix-mufcade, à la place du baume. Les pauvres y fuppléeront par la charge de la pointe du couteau de térébentine, broyée avec le
triple de jaune d'œufs ; mélange que l'on prendra dans une taffe de lait ; & ceux
qui feront pourvus de la pharmacie-portative, remplaceront l'ordonnance par l'effence balfamique n°. III, & le thé balfamique n°. XLI.

N°. 6.

Baume vulnéraire.

Prenez les feuilles récentes de plantin, de fanicule, de parvenche, de chacune
trois poignées ; des fommités de mille-feuilles, quatre poignées ; fleurs-de-lys blanches, de mille-pertuis & de bon-homme, de chacune deux poignées. Mêlez le tout
après l'avoir coupé menu ; faites-le infufer au foleil, fur la cendre ou au four,
dans un verre à gros gouleau, bien bouché, & le plus long-temps qu'il fe pourra,
avec deux livres & demie de bonne eau-de-vie. A mefure que l'on voudra faire
ufage de ce baume, on paffera ce qui en fera néceffaire par un linge, pour être
employé pur dans les plaies qui ne font pas irritées, & battu avec un tiers ou
avec la moitié d'huile d'olives, dans les plaies irritées ou feches.

> Rec. *Fol. recent. Plantagin.*
> *Sanicul.*
> *Vincæ per vincæ aa Manip. iij.*
> *Summit. Millefol. Manip. iv.*
> *Flor. Lilior. albor.*

Flor. Hyperici.
 Verbasci aa Manip. ij.
 Misce incisa ; infundantur cum spiritu vini libr. ij. & semis , in vitro orificii largioris & bene obturato. Sign. nº. 6.

A défaut de ce baume , prenez parties égales de sucre - candi blanc , en poudre, & de bonne huile-d'olives : broyez-les bien ensemble ; ajoutez-y petit-à-petit un poids égal d'eau-de-vie. Pour s'en servir , après avoir bien remué la bouteille , on fera tiédir pour chaque pansement la quantité nécessaire de ce baume : on y trempera des plumaceaux, que l'on appliquera sur la plaie , & par-dessus l'emplâtre diapalme. On renouvellera ce pansement , avec la précaution indiquée en traitant des plaies.

Ceux qui seront pourvus de la pharmacie - portative , remplaceront l'ordonnance par le baume Nº. I, & l'emplâtre par celui du Nº. XLVII , lorsqu'il faudra contenir les levres de la plaie rapprochées ; si-non on préférera l'emplâtre Nº. XLVIII.

Nº. 7.

Bol hydragogue.

Prenez de la poudre de la racine d'Iris vulgaire , huit grains ; vingt grains de poudre de la racine de Jalap résineuse ; cinq grains de résine de Jalap ; quinze grains de crème-de-tartre , & deux grains de gingembre. Triturez & mêlez-bien le tout ensemble , & faites-en un bol , avec une quantité suffisante de syrop de nerprun.

A prendre à la fois , le matin à jeun , dans un pain d'hostel , ou délayé dans un peu d'eau tiede ; & après chaque purgation un gobelet de bouillon clair.
 Rec. *Pulver. radic. Iridis vulg-r. Gran. viij.*
  Jalappæ , Gran. xx.
 Resinæ Jalapp. Gran. v.
 Cremor. Tartar. Gran. xv.
 Zingiber. pulveris. Gran. ij.
 Terantur , optime misceantur , & fiat cum sufficienti quantitate sirupi domestici Bolus. D. Sig. Nº. 7,

A défaut de ce bol , prenez trois onces d'écorce seconde & rejettons & jeunes branches de sureau en seve : faites les cuire à petit feu , avec une livre de lait , à la réduction de trois quarts-de-livre : coulez la décoction , pour en prendre de quart-d'heure en quart-d'heure une tasse , jusqu'à ce que l'on soit en train d'être purgé. Alors on usera du reste à de plus grands intervalles , & à raison du besoin.

Les personnes qui seront pourvues de la pharmacie-portative , remplaceront l'ordonnance par la poudre polycreste Nº. XXXIV , ou par la teinture hydragogue Nº. XVIII ; en observant de préférer celui de ces deux remedes qui évacuera le mieux les eaux.   B ij

Nᵒ. 8.

Bol contre la gravelle.

Prenez douze grains de favon de Venife, huit grains de poudre de coquilles d'huî-tres calcinées & édulcorées en les expofant à l'air humide, & feize grains de terre foliée de tartre. Mêlez le tout enfemble, pour en faire un bol, avec du fyrop d'althéa. A prendre matin & foir, & par-deffus un gobelet de tifanne de Pareira-brava, No. 214.

> Rec. *Sapon. Venet. ras. Gran. xij.*
> *Pulv. Conchar. Oftrear. calcinat. & in aëre humido edulc. Gran. viij.*
> *Terræ foliat. Tartar. Gran. xvj.*
> *Mifc. f. c. fyr. de Alth. Bolus. D. Sig.* No. 8.

A défaut de ce bol, prenez du favon blanc ou marbré & raclé, douze grains; & double dofe de coquilles d'œufs, calcinées dans un poëllon de fer prêt à rougir, pour en faire deux bols avec du miel.

Ceux qui feront pourvus de la pharmacie-portative, fuppléeront à l'ordon-nance, par les poudres Nᵒ. XXVII, en buvant par deffus-chaque prife une couple de gobelets d'infufion de la racine d'althéa, ou à fon défaut, de graine de lin.

Nᵒ. 9.

Bouillons anti-fcorbutiques.

Faites infufer fur les cendres chaudes, pendant l'efpace d'un quart-d'heure, dans une livre de bouillon de poulet ou de rouelle de veau, de la fumeterre, du beccabunga & du creffon de fontaine, de chacun une poignée ; & demi-poignée de cochléaria : coulez le bouillon, & ajoutez-y un gros de fel de Glauber.

A prendre le matin à jeun.

Les perfonnes pourvues de la pharmacie-portative, remplaceront ce bouillon par le bouillon fait avec les efpeces du No. XXXVIII, & le fel-de-Glauber par le fel Nᵒ. XIX.

Nᵒ. 10.

Bouillons amers.

Faites infufer pendant l'efpace de demi-heure, fur les cendres, dans une livre de bouillon fait avec un cœur de mouton, ou avec le quart d'une vieille volaille, demi-once de racine de chicorée-amere, & des racines hachées d'angélique, d'impératoires, de dompte-venin & de meum, de chacune un gros ; des fommités de petite-centaurée, & des feuilles de chamedrys, de chacune deux pincées : coulez le bouillon, ajoutez à la colature un gros d'*arcanum-duplicatum*, ou même deux gros, s'il y a des indications pour tenir le ventre ouvert. On remplacera, par les ingrédients que l'on aura à la main, ceux qui manqueront. Les personnes délicates pourront prendre la moitié du bouillon à jeun, & l'autre entre les deux repas : les autres prendront le tout en une fois à jeun.

Ceux qui seront pourvus de la pharmacie-portative, remplaceront ce bouillon par le bouillon fait avec les especes du No. XXXVII ; sans y ajouter les cinq racines apéritives ; mais on doublera la dose de la chicorée-amere, & l'on substituera à l'*arcanum-duplicatum*, la même dose de sel du No. XIX.

<h2 style="text-align:center">N°. II.</h2>

<h3 style="text-align:center">Bouillons apéritifs.</h3>

Faites infuser, dans une livre de bouillon mince de rouelle de veau ou de poulet, durant l'espace d'une demi-heure, les racines hachées, & s'il est possible, fraîches, de fenouil, d'asperges & de scrophulaire-mineure, de chacune demi-once ; du cerfeuil, & des feuilles de fraisier, de dent-de-lion & de scolopendre, de chacune demi-poignée : coulez le bouillon avec expression, & ajoutez-y un gros de terre foliée de tartre.

A prendre comme le bouillon précédent.

Ceux qui seront pourvus de la pharmacie-portative, suppléeront à ce bouillon par celui fait avec les especes indiquées sous le No. XXXVII ; & ils remplaceront la terre foliée de tartre, par la même quantité du sel N°. XIX.

<h2 style="text-align:center">N°. 12.</h2>

<h3 style="text-align:center">Bouillon aux écrevisses, adoucissant & balsamique.</h3>

Après avoir fait cuire un moment dans de l'eau, une huitaine de petites écrevisses de rivieres, vous en détacherez les pattes, les queues, & la robe mondée des entrailles. Prenez d'un autre côté quatre escargots nettoyés, & six couples de cuisses de grenouilles ; faites-les cuire à petit feu, pendant l'espace d'une heure, dans du bouillon de poumon de veau, à la réduction d'une livre : ajoutez-y sur la fin, une demi-poignee de cerfeuil, & un peu de macis : coulez le bouillon, & servez-vous en peu-à-peu & bouillant, pour le broyer avec lesdites parties de vos écrevisses concassées dans un mortier ; l'opération étant finie, vous coulerez votre bouillon avec expression.

A prendre comme le précédent.

On y suppléera par des bouillons de veau, mêlés avec une cuillerée de gelée-de-corne-de-cerf, No. 87.

N°. 13.

Bouillon contre les obstructions formées.

Prenez des racines coupées de curcuma, de garance, de grande-chélidoine & de chicorée-amere, de chacune demi-once; les herbes récentes de fcolopendre, de pimprenelle, d'hépathique-noble, de chacune demi-poignée; des capres, une forte pincée; du fafran de mars apéritif, enveloppé dans un nouet, une once. Faites infufer le tout fur les cendres chaudes, pendant la nuit, dans une livre & demie de bouillon mince de poulet ou de rouelle de veau : donnez le lendemain à l'infufion une vingtaine de bouillons : coulez-la, & ajoutez-y un gros de fel-végétal.

A prendre comme les bouillons précédents. Le nouet de mars pourra fervir plufieurs fois.

Les perfonnes pourvues de la pharmacie-portative, fuppléeront à ce bouillon en prenant trois des pilluies N°. XXIII, & par-deffus la prife du matin, le bouillon fait avec les efpeces No. XXXVII.

No. 14.

Bouillon rafraichiffant.

Faites une livre de bouillon d'un poulet maigre, farci d'avoine blanche, nette & lavée : fur la fin de la coction, ajoutez-y de la bourrache & de la buglofe, de chacune une poignée; demi-poignée de petite-ofeille, & un cœur de laitue. Après avoir coulé le bouillon, vous y jetterez une pincée de crème-de-tartre.

A prendre comme les bouillons précédents, & avec les mêmes remplacements. Les perfonnes qui feront d'une conftitution fort-feche, pourront retrancher les herbes & la crème-de-tartre. Elles prendront ce bouillon émultionné, ou broyé dans un mortier avec une centaine de pignons des Alpes, ou à leur défaut avec une vingtaine d'amandes-douces pelées, & le double de graines de courges ou de melon.

On pourra remplacer ces bouillons, chez les gens pauvres, par du petit-lait, ou par du lait battu pour faire du beurre.

N°. 15.

Cataplafme émollient.

Prenez demi-once de farine de graine de lin en poudre, & la mie d'un pain blanc de deux fols : faites-les bouillir avec du lait, jufqu'a la confiftance de la bouillie, & délayez-y à la fin un jaune d'œuf battu.

On appliquera ce cataplafme chaud, de l'épaiffeur du petit-doigt : on le renouvellera auffi fouvent qu'il fe refroidira ou qu'il fe féchera; & à mefure que la bouillie deviendra trop épaisse , on y ajoutera ce qu'il faudra de lait , pour la rendre plus liquide.

> Rec. *Farinæ Semin. Lini. Unc. semis.*
> *Micæ Panis alb. Unc. vj.*
> *Coq. c. s. q. Lactis ad consistentiam pulticula ; sub fin. adde*
> *Vitelli Ovi , no. I ;*
> *f. Cataplasma. Dr. Sign. No. 15.*

Ceux qui n'auront pas ces ingrédients, les remplaceront par de la graine de lin pulvérifée , cuite dans du lait. Pendant la nuit , les perfonnes pourvues de la pharmacie-portative , pourront remplacer le cataplafme par l'emplâtre No. XLVIII; & les autres avec celui de diabotanum.

No. 16.

Cataplafme de levain.

Prenez une livre de levure de pain, chez le boulanger; deux poignées de rue fraîche hachée; demi-poignée de fel commun , & une once de moutarde en poudre : broyez le tout exactement avec quantité de vinaigre fort, fuffifante pour lui donner la confiftance d'un cataplafme.

A appliquer tiede fur la plante des pieds, & fur les gras-de-jambes, de l'épaiffeur de la moitié du petit-doigt, pour être renouvellé à raifon du befoin , matin & foir.

> Rec. *Ferment. Panis. Libr. j.*
> *Herb. Rutæ contufæ Manip. ij.*
> *Salis communis Manip. femis.*
> *Seminum finap. contufor. Unc. j.*
> *Mifce exactiff. f. c. fuffic. quant. aceti optimi*
> *Cataplafma. Dr. Sign. No. 16.*

Au défaut de moutarde, l'on prendra le double de raifort fauvage , raclé menu.

No. 17.

Cataplafme maturatif.

Ajoutez au cataplafme émollient, No. 15, la pulpe de quatre oignons blancs, cuits dans les cendres, & trois cuillerées de miel. On s'en fervira comme du cataplafme émollient.

> *Adde cataplafmati emollienti :*
> *Pulpam quatuor ceparum alb. in cineribus affatarum ;*
> *Mellis cochlear. iij.*
> *f. Catapl. Dr. Sig. No. 17.*

N°. 18.

Cataplafme maturatif animé.

Ajoutez au cataplafme maturatif, une once de gomme-ammoniac en poudre. On demandera ce renforcement à part , & l'Apothicaire l'étiquettera N°. 18.

N°. 19.

Collyre pour les paupieres fujettes à fe gorger.

Prenez deux gros de fel commun ; un gros de vitriol blanc en poudre ; de l'eau-rofe, ou, à fon défaut, de l'eau de pluie claire & nette, neuf onces. Faites bouillir le tout pendant fix minutes : ajoutez fur la fin demi-gros de camphre en poudre : filtrez le tout, & confervez-le dans une bouteille bouchée, pour en mouiller du bout du doigt les paupieres, tous les foirs en fe couchant, & plus fouvent s'il le faut.

> Rec. *Salis commun. Drach. ij.*
> *Vitriol alb. Drach. j. contufis affunde*
> *Aquæ Rofarum , vel hac carente , aquæ pluv. Unc. ix.*
> *Coque paulifper , fub finem adde :*
> *Camphor. pulver. Drach. femis.*
> *Cola. Dr. ad vitr. Sign. No. 19.*

N°. 20.

Collyre réfolutif & adouciffant.

Prenez une vingtaine de pepins de coings : faites-les infufer dans une livre d'eau commune bouillante, ou, ce qui vaut mieux, d'eau-rofe : coulez cette eau muci-lagineufe, & broyez-la avec le mèlange de dix grains de camphre, & d'un gros de tutie préparée & fubtilement pulvérifée. On en diftillera , matin & foir, quelques gouttes dans l'œil : on appliquera outre cela , fur l'œil affecté, des compreffes molles trempées dans ce collyre tiede, avec la précaution que l'œil ne foit pas gêné : on humectera les compreffes auffi fouvent qu'elles fe fécheront, ou qu'elles fe refroidiront, & l'on retranchera la tutie, pendant que l'œil fera vivement irrité.

> Rec. *Semin. Cydonior. num. xv.*
> *Infundantur in aquæ commun. bullient. libr. j , vel , quod melius eft ,*
> *in Aqua Rofarum ejufdem ponderis.*
> *Cola & adde :*
> *Camphor. Gran. x. cum*

Tutiæ

Tutiæ præparat. subtil. pulveris. Drach. j. trit.
Dr. ad vitr. sign. No. 20.

A défaut de ce collyre, on humectera souvent l'œil avec du lait de femme encore tiede, ou, à son défaut, avec de l'eau tiede, infusée sur des fleurs de mauves; & dèsqu'on aura remédié à l'irritation, on se servira de compresses imbibées d'eau végéto-minérale camphrée de Goulard, que l'on appliquera tiede.

No. 21.

Décoction amere.

Prenez des racines de calmus & d'aunée, de chacune demi-once; de la racine de gentiane, un gros; des feuilles de chardon-bénit, de germandrée, de petite-centaurée, de chacune trois pincées; des écorces d'oranges-ameres & de cascarille, de chacune demi-gros. Coupez le tout, faites le infuser sur des cendres durant l'espace de deux heures, dans trois livres d'eau bouillante, & coulez l'infusion pour en boire un gobelet toutes les trois heures.

<blockquote>
Rec. Rad. Calami aromatic.
    Enulæ Campanæ aa Unc. sem.
    Gentianæ Drach. j.
  Herb. Cardui benedict.
    Chamædryos
    Centaurii minor. aa Pug. iij.
  Cort. Aurantior.
    Cascarill. aa Drach. semis.
Incisa infundantur fervide in aquæ commun. libr. iij. super cineres, per duas horas. Col. Dr. ad lagen. vitr. sign. No. 21.
</blockquote>

A défaut de cette décoction, on boira un gobelet d'une forte infusion de l'une ou de l'autre de ces herbes ameres, & de préférence de petite-centaurée ou de chardon-bénit; & les personnes pourvues de la pharmacie portative, remplaceront l'ordonnance par une once & demie des especes No. XXXVII, pour trois livres d'eau.

N°. 22.

Décoction anti-septique.

Prenez du quinquina choisi, grossiérement pulvérisé, trois onces; faites le bouillir avec trois livres d'eau, à la réduction de deux : coulez la décoction : ajoutez-y un gros d'esprit-de-vitriol; pour en prendre toutes les deux heures une tasse de trois onces environ, & pour s'en gargariser d'après les renseignemens donnés.

Rec. Cortic. Peruvian. grosso modo pulveris. Unc. iij.

Coq. in Aq. commun. libr. iij. ad libr. ij.
Colat. adde :
Spirit. vitriol. Drach. j. M. D. ad vitr. fign. No. **22.**

Les fuppléments pour les pauvres font rapportés dans le texte du livre ; & les perfonnes pourvues de la pharmacie portative , pourront, dans les fievres intermittentes , ou qui feront manifeftement rémittentes , remplacer cette décoction par les poudres N⁰. XXXV , & N⁰. XXXVI.

Nq. 23.

Décoction diurétique , lorfqu'il s'agit de détendre les voies urinaires crifpées.

Prenez de la racine d'althéa , demi-once ; de la gomme arabique, **deux gros,** &. un gros de régliffe : hachez & mêlez le tout , faites le infufer fur les **cendres,** avec deux livres d'eau bouillante , durant l'efpace de deux heures : donnez alors une vingtaine de bouillons à l'infufion, & coulez la décoction. A en prendre d'heure en heure une taffe.

> Rec. *Radic. Altheæ Unc. Sem.*
> *Gummi Arabic. Drach. ij.*
> *Rad. Liquirit. Drach. j.*
> *Incifa & mixta infundantur in Aquæ fimpl. bullient. libr. ij ,per*
> *bihorium : ebulliant paululum; & colaturam exhibe ad vitr. fign.* No. **23.**

Le pauvre y fuppléera par l'infufion faturée de la graine de lin ; & les perfonnes pourvues de la pharmacie portative , prendront en même temps , toutes les trois heures , une prife des poudres No. XXVII.

N⁰. 24.

Décoction des bois laxative.

Prenez deux onces de bois Guajac rapé ; racines de faife-pareille & de fquine, de chacune demi-once ; de la racine de fcrophulaire-mineure, deux gros : coupez le tout , & verfez deffus fix livres d'eau bouillante, que vous ferez infufer pendant l'efpace d'environ douze heures , fur des cendres chaudes, en fufpendant dans le pot un nouet chargé du mélange de trois onces d'antimoine-de-Hongrie, crud , trituré avec demi-once de mercure crud purifié jufqu'à ce que le mercure ait abfolument difparu. Faites bouillir votre infufion à petit feu , durant l'efpace de deux heures : fur la fin , ajoutez à la décoction dix gros de feuilles de féné mondé ; une once & demie de méchoacan , & demi-once de régliffe, que vous ferez infufer encore l'efpace d'une demi-heure, fur les cendres. Cela fait, & votre décoction étant refroidie, coulez-la pour en prendre le matin , à jeun , & à dix heures

avant midi d'abord la valeur d'un gobelet, & enfuite une quantité fuffifante pour
en être purgé deux, trois, ou quatre fois dans les vingt-quatre heures. Dans l'intervalle, entre les deux prifes, & une heure après la feconde, on prendra un bouillon
clair. Le même nouet fervira pour renouveller plufieurs fois la décoction.

    Rec. Rafuræ Ligni Guajaci Unc. ij.
      Radic. Sarfæparill.
        Chinæ aa Unc. fem.
        Scrophular. minor. Drach. ij.
    Incifa mifce , affunde
    Aqua commun. bullient. libr. vj.
    In vafe terreo, operculo probe tecto, in cujus media parte fufpendan-
    tur in nodulo Antimonii Hungarici crudi uncie tres , cum uncia una
    mercurii crudi - depurati , ad plenariam ejus difparitionem trit. In-
    fufio fervida fervetur per 12 horas fuper cineres : Coque tunc infu-
    fionem leni igne, per duas horas ; fub fin. coctionis adde :
    Fol. Sennæ mundat. Drach. x.
    Mechoacannæ concis. Unciam j. & femis.
    Liquirit. concis. Unciam femis.
    Stent adhuc per dimidiam horam fuper cineres calidos : refrigerat.
    decoctum cola & exhibe ad Lagenas vitreas. Sign. No. 24.

    À défaut de cette décoction, on prendra des bois récents de buis & de ge-
nievre, coupés en rubans, de chacun deux onces ; & trois onces de racine de
Bardane hachée. On fera cuire ces ingrédients avec fix livres d'eau, à la réduction de quatre, en ajoutant, fur la fin, deux onces de fené mondé, & une
once de fel de Glauber. On coulera la décoction, pour s'en fervir comme de la précédente.

    Les perfonnes pourvues de la pharmacie portative, prendront avec cette
derniere décoction, tous les foirs en fe couchant, une ou deux pillules No. XXI.

N°. 25.

Décoction des bois tempérée.

    Prenez une poignée de raifins de Corinthe ; des racines de fquine & de fal-
fe-pareille, hachées, de chacune une once : faites bouillir le tout à petit feu, avec
quatre livres d'eau, à la réduction de trois livres ; & coulez la tifane.

    Rec. Paffular. minor. Manip. j.
      Radic. Chinæ
        Sarfæparill. aa Unc. j.
    Incifa coque leni igne, in aquæ communis libris quatuor , ufque ad
    libras tres. Colatur. exhibe ad vitr. fign. No. 25.

C ij

A défaut de cette décoction , on prendra deux onces de racine de bardane ; une once de racine de faponaire , & deux gros de réglisse ; qu'on fera cuire comme il est prescrit ci-dessus , après les avoir hachées.

Cette décoction rendue laxative , avec une once & demie de séné , sera substituée à la précédente , chez les personnes d'un tempérament chaud , sec , ou d'une constitution foible ; & sans séné , elle pourra servir , pure ou coupée avec de l'eau , de boisson ordinaire à ceux qui useront de celle du N°. 24.

<h3 style="text-align:center">N°. 26.</h3>

Décoction des bois , avec de l'eau-de-chaux.

Prenez des racines coupées de squine résineuse & de salse-pareille , de chacune demi-once ; du bois de saffafras , avec l'écorce , deux gros ; de l'eau seconde de chaux , deux livres & demie. Faites infuser le tout , pendant la nuit , sur les cendres : le lendemain , vous les ferez bouillir à petit feu , à la réduction de deux livres environ. A en prendre un verre tiede , entre le déjeûné & le diner , & un autre entre les deux repas.

> Rec. *Radic. Chinæ*
>   *Sarfaparil. aa Unc. fem.*
> *Ligni Saffafras cum cortic. Drach. ij.*
> *Incifis affundantur aquæ fecundæ calcis vivæ, libr. ij. fem. Stent fervide in infufione per noctem : Coque dein leni igne , ad remanentiam librarum duarum. Colat. Dr. ad vitr. fign. N°. 26.*

On prendra à la place des susdits ingrédients , à l'usage des pauvres , deux onces de racine de bardane.

<h3 style="text-align:center">N°. 27.</h3>

Décoction de douce-amere.

Prenez une once & demie de tiges de douce-amere , & un gros & demi de réglisse : coupez le tout , & faites le cuire avec deux livres & demie d'eau , à la réduction de deux livres : coulez la décoction. A en prendre une livre par jour , tiede & par verrées , une moitié dans la matinée , à jeun , & l'autre dans la soirée.

> Rec. *Stipitum Dulcamaræ Unc. j. & femis.*
> *Rad. liquirit. Drach. j. & fem.*
> *Incifa , coque in Aquæ communis libris duabus & femis , ad remanentiam librar. duar. Cola & exhibe ad lagenam vitr. fign. N°. 27.*

Les personnes pourvues de la pharmacie-portative, joindront , pour dégluer & purifier la lymphe , à la prise du matin & du soir , les gouttes N°. VIII.

No. 28.

Décoction fébrifuge.

Prenez trois onces de bon quinquina en poudre, & une demi-once de terre foliée de tartre : faites bouillir le tout avec trois livres d'eau, dans un pot verniffé & couvert, à la réduction de la moitié : coulez la décoction : verfez fur le marc, demi-livre d'un excellent vin blanc ; & après l'avoir fait infufer à froid, pendant une couple d'heures, coulez le vin, & ajoutez-le à la décoction faite avec l'eau.

A en prendre entre les accès, toutes les deux heures, environ trois onces. Si le fébricitant étoit échauffé, ou d'une conftitution feche & chaude, il préférera, pour arrêter la fievre, la décoction anti-feptique N°. 22.

> Rec. *Cortic. Peruvian. opt. pulver. Unc. iij.*
> *Terræ foliat. Tartar. Unc. femis ;*
> *Mifce, coque in vafe terreo & claufo, cum aquæ fimplicis libr. iij, ad remanentiam libr. j. & fem. : Col. & affunde fuper refiduum libram femis vini albi optimi. Stent in infufione frigida per biborium : Colaturam mifce cum decocto aquofo, & exhibe ad vitr. fign. N°. 28.*

Les fuppléments feront les mêmes que ceux qui font rapportés fous la décoction anti-feptique No. 22.

No. 29.

Décoction fébrifuge & laxative.

Prenez du quinquina choifi & pulvérifé, une once : faites le bouillir à petit feu, avec trois livres d'eau, à la réduction de la moitié : ajoutez-y alors deux gros de fine rhubarbe hachée, & une once de fel-polycrefte ; & après avoir fait infufer le tout fur les cendres, durant l'efpace de deux heures ; vous coulerez la décoction, dont on prendra, dans les bons jours, environ un tiers, ou une quantité fuffifante pour être purgé deux ou trois fois entre chaque accès ; ce que l'on continuera jufqu'à ce que les premieres voies foient nettes. Une demi-once du fel No. XIX de la pharmacie-portative, remplacera l'once du fel polycrefte, qui vient d'être prefcrit.

> Rec. *Cortic. Peruvian. elect. pulveris. Unc. j.*
> *Coque leni igne in aquæ commun. libr. iij. ufque ad lib. j. & femis : adde deinde*
> *Rhei electi Drach. ij.*
> *Salis Polychreft. Unc. j.*
> *Infunde fervide per horas duas, & colaturam exhibe ad vitr. fign. N°. 29.*

Les perfonnes pourvues de la pharmacie portative , pourront remplacer cette décoction par les gouttes No. IX ; en prenant , après avoir été fuffifamment évacuées, la poudre No. XXXV. On donnera aux pauvres, au lieu de la décoction, environ une once de fel-des-Alpes, ou de celui de Glauber , dans un gobelet d'infufion de trefle-de-marais ou de petite-centaurée.

No. 30.

Décoction laxative & apéritive.

Prenez des racines de chicorée-fauvage , de patience , de pimprenelle, & de calmus-aromatique, de chacune un gros ; des feuilles de germandrée & d'yvette , de chacune une pincée ; de la rhubarbe choifie , un gros ; des feuilles de féné mondées , trois gros ; du tartre foluble , un gros & demi : coupez & mêlez le tout enfemble ; faites le infufer avec cinq onces d'eau bouillante , fur de la cendre chaude , pendant l'efpace d'une demi-heure, dans un vaiffeau de terre verniffé : donnez-lui alors une couple de bouillons , & coulez la décoction. A prendre en une fois , à jeun , avec le régime ufité quand on fe purge.

    Rec. *Radic. Cichorei*
          Lapathi acuti
          Calami aromatic.
          Pimpinellæ
    Herb. Chamæpyt.
          Chæmædr. aa Pug. j.
    Rhei. electi Drach. j.
    Fol. Senn. mund. Drach. iij.
    Tartar. folubil. Drach. j. & femis.
    Incifis & mixtis affundantur aquæ bullient. Unc. v. Stent fervida fuper cineres , per femi horam ; fiat tunc ebullitio per hor. momentum , & Colat. exhibe ad vitr. fign. No. 30.

A défaut de cette décoction, on prendra fix gros de tartre vitriolé , dans un gobelet d'eau infufée fur une couple de pincées de petite-centaurée.

Les perfonnes pourvues de la pharmacie portative, y fuppléeront par une double dofe des gouttes No. IX, ou par les pillules No. XXV ; & les pauvres, par la poudre No. XXXIV.

No. 31.

Décoction laxative.

Prenez de la racine d'aunée , & du calmus aromatique , de chacun un gros ;

des feuilles de petite-abfynthe & de petite-centaurée , de chacune demi-pincée ; de la fine rhubarbe , un gros ; du tartre vitriolé , fix gros : faites infufer le tout fur le foyer , dans un gobelet d'eau bouillante, pendant la nuit , & coulez la liqueur le lendemain. A prendre en une fois , à jeun , avec le régime ordinaire quand on fe purge.

> Rec. *Radic. Enulæ Campan.*
>> *Calami Aromatic. aa Drach. j.*
> *Herb. Centaur. minor.*
>> *Abfynth. aa Pug. fem.*
> *Rhei elect. Drach. j.*
> *Tartar. vitriol. Drach. vj.*
> *Incifis & mixtis affunde aquæ bullientis Unc. vj. Infund. per noctem fuper cineres ; Cola & exhibe ad vitr. fign. No. 31.*

Le pauvre y fuppléera par une once & demie de fel-des-Alpes , diffout dans un gobelet d'infufion de petite-abfynthe ; & les perfonnes pourvues de la pharmacie portative , remplaceront cette décoction comme la précédente , fous le No. 30.

N°. 32.

Décoction de la mouffe-d'Iflande.

Faites cuire à petit feu une once de mouffe-d'Iflande , dans une livre & demie d'eau , à la réduction d'une livre environ : coulez la décoction avec expreffion. A en prendre à jeun , deux heures avant les deux repas , & vers l'heure du fommeil , chaque fois une taffe coupée avec un quart de lait , chauffé au bain-marie.

> Rec. *Lichen. Iflandic. Unc. j.*
> *Coque in aquæ communi. libr. j. & femis ufque ad libr. j.*
> *Coletur cum levi expreffione. Dr. ad vitr. fign. No. 32.*

A défaut de cette décoction , prenez deux poignées de lierre-terreftre , fi poffible , récent : faites le cuire avec deux livres d'eau , a la réduction d'une livre & de mie. Ajoutez-y , fur la fin , trois cuillerées de miel , que vous écumerez ; & vous coulerez enfuite la décoction.

A prendre comme la décoction précédente.

Les perfonnes pourvues de la pharmacie portative , au défaut de la mouffe , remplaceront l'ordonnance par le thé balfamique , No. XLI , adouci avec du fucre-de-lait.

N°. 33.

Décoction pectorale.

Prenez deux figues graffes coupées , dix jujubes , & un gros de réglife : faites les bouillir , durant l'efpace d'un demi-quart d'heure , avec une livre & demie d'eau : ajoutez à la décoction bouillante , des fleurs de buglolfes , de mauves , de pas-d'âne , de petites-marguerites & de coquelicot , de chacune deux pincées : coulez la décoction , pour en prendre une couple de taffes à jeun , vers les quatre heures de l'après-midi , & en fe couchant , adoucie avec du fyrop de capillaire , ou avec du miel blanc.

> Rec. *Caricor. Pinguium No. ij.*
> *Jujubarum No. x.*
> *Rad. liquirit. Drach. j.*
> *Coque in aquæ commun. libr. j. & femis , per femi-quadrant. horæ fpatium ; addendo decocto bullienti*
> *Fl. Buglolfi*
> *Malvæ*
> *Tullilagin.*
> *Bellidis minor.*
> *Papaver. rhoeados aa Pug. ij.*
> *Cola & exhibe ad vitr. fign. No. 33.*

Les pauvres remplaceront les figues & jujubes , par deux gros de racines d'althéa , & ils fe ferviront de miel pour adoucir la décoction. Les perfonnes pourvues de la pharmacie portative , pourront remplacer l'ordonnance par le thé No. XLIV , en obfervant de l'adoucir avec du fyrop de guimauves , ou avec du miel blanc.

Nº. 34.

Décoction de fimaruba.

Prenez deux gros d'écorce hachée de fimaruba : faites les cuire avec deux livres d'eau , à la réduction de huit onces : coulez la décoction , que vous prendrez tiede , pure , ou adoucie avec du fyrop de pavôts rouges , en trois prifes , à la diftance de trois heures l'une de l'autre ; & fi cette dofe excitoit des naufées ou des tranchées , on en prendra de deux en deux ou de trois en trois heures , feulement une ou deux cuillerées à la fois , jufqu'à parfaite guérifon.

> Rec. *Cortic. fimarub. Drach. ij.*
> *Inc. coque in aquæ communis libr. ij. ad remanentiam Unc. viij.*
> *Colatur. exhibe ad vitr. fign. No. 34.*

A défaut de fimaruba , on fera la décoction avec une demi-once de la feconde écorce d'un jeune chêne , & la même quantité d'eau , pour en ufer de même.

No. 35.

Nº. 35.

Décoction de squine.

Prenez une once & demie de racines de squine résineuse, coupées en tranches menues, & un gros de réglisse : faites les bouillir à petit feu , avec quatre livres d'eau, à la réduction de trois, & coulez la décoction.

Rec. *Radic. Chinæ Unc. j. & semis*
  Liquirit. Drach. j.
  Incis. coque leni igne , in aquæ commun. libr. iv , ad libr. iij. Colat : exhibe ad vitr. sign. Nº. 35.

A défaut de cette décoction, on prendra au lieu de squine le double de racines de Bardane , ou une once & demie de celle de saponaire.

Nº. 36.

Décoction vermifuge , laxative.

Prenez de la mousse de Corse hachée , deux gros ; du tartre vitriolé , un gros & demi : faites les infuser, pendant la nuit, sur les cendres , avec quatre onces d'eau bouillante : ajoutez-y alors deux gros de séné mondé : donnez à l'infusion une douzaine de bouillons ; coulez-la , & mêlez-y une once de syrop de fleurs-de-pêches. A prendre en une fois, à jeun, & pendant quelques jours de suite , avec le régime usité quand on prend un laxatif; en observant de donner sur le soir, au malade, un lavement de parties égales d'eau & de lait , où l'on aura ajouté deux cuillerées d'huile-de-ricin.

Rec. *Musci Corsican. Drach. ij.*
  Tartar. vitriol. Drach j. & semis.
  Incisis affunde aquæ bullient. Unc. iv. infunde fervide per noctem; adde tunc fol. Sennæ sine stipitibus Drach. iij. ebull. per horæ momentum ; & colaturam exhibe ad vitr. Sign. Nº. 36.

Les pauvres feront bouillir, pendant quelques minutes, trois ou quatre gousses d'ail , dans un gobelet de lait ; pour prendre la collature à jeun, & en se couchant. Et le quatrieme jour, on les purgera avec la poudre purgative Nº. 186 , ou avec les pillules Nº. 155.

Les personnes pourvues de la pharmacie-portative , essayeront de remplacer l'ordonnance, en prenant pendant quelques jours de suite , en se couchant, une des pillules Nº. XXVI , & à jeun, les gouttes Nº. IX ; & l'on pourra substituer à ces différents vermifuges, l'huile-de-ricin. A en prendre pendant plusieurs jours de suite, à la dose de deux cuillerées à bouche dans la matinée pour les adultes,

D

& autant de cuillerées à café pleines , pour les enfants de quatre à huit ans : en obfervant de leur donner , fur le foir , un lavement de parties égales d'eau & de lait , où l'on aura ajouté les dofes fufdites d'huile - de - ricin , & de purger chaque quatrieme jour , les adultes comme il eft dit ci-deffus , & les enfants , avec ce qui conviendra à leur âge.

N°. 37.

Eau antacide & apéritive.

Prenez un gros de fel - de - Tachenius ; faites - le diffoudre dans deux livres d'eau de pluie , ou de bonne eau commune. A en prendre dans la matinée une livre , par verrées , & dégourdie ; & une heure après avoir fini la dofe prefcrite , on boira un bouillon.

Rec. *Salis Tachenii Drach. j.*
Diffolve in aquæ pluviatil. vel aquæ communis bonæ notæ libr. ij.
Dr. ad vitr. fign. N°. 37.

A défaut de ce fel , on le remplacera par un gros & demi de fel-de-tartre.

N° 38.

Eau-de-chaux.

Mettez demi-livre de chaux-vive dans une grande terrine : verfez - y deffus huit livres d'eau ; laiffez tremper & travailler le tout , l'efpace de fix à huit heures , en remuant ce mèlange une couple de fois ; & quand la chaux fe fera précipitée au fond , tirez l'eau claire par inclination , filtrez-la à travers une flanelle , & confervez la dans des bouteilles. Si vous voulez avoir de l'eau-de-chaux moins forte , laiffez travailler le mèlange pendant une heure , fans le remuer , décantez & jettez cette eau ; remplacez-la par la même quantité de nouvelle eau ; remuez alors la chaux à plufieurs reprifes , & quand elle aura ceffé de travailler , donnez-lui le temps de fe précipiter. Alors vous filtrerez l'eau , & la mettrez en bouteille.

Rec. *Calcis vivæ libr. femis*
Superfundantur aquæ fontanæ libr. octo. Poft ebullitionem quiefcat ;
decantetur aqua fupernatans , filtretur , & Dr. ad Lagenas vitreas
fign. N°. 38.

Nᵒ. 39.

Eau-de-rouille.

Verſez deux livres d'eau commune , ſur une centaine de petits clous de fer ,
à groſſe tète , que l'on aura fait rouiller , en les expoſant à la roſée, ou en les
arroſant avec de l'eau. On remuera les clous pour faire paſſer la rouille dans l'eau ,
que l'on décantera pour ſervir de boiſſon ordinaire. L'opération ſera réitérée aveo
les mèmes clous.

> Rec. *Clavor. minimorum rubiginos. num. C.*
>
> *Superaffundantur aquæ communis libr. ij , Clavos agitando , donec
> aqua rubigine ſit impregnata ; aqua rubiginoſa decantetur. Dr. ad
> lagenas vitreas ſign. Nᵒ. 39.*

Nᵒ. 40.

Eau - mercurielle.

Faites diſſoudre , dans ſix onces d'eau-de-fleurs-de-ſureau diſtillée , deux grains
de ſublimé-corroſif , trituré avec un grain de ſel-ammoniac : pour les ulceres calleux , on renforcera cette eau par un grain de ſublimé , & demi-grain de ſel-ammoniac.

> Rec. *Mercurii ſublimat. corroſiv. Gran. ij.*
>
> *Tere cum ſalis ammoniac. Gran. j. diſſolut. in aquæ florum ſambuci
> diſtillatis Unc. vj. Dr. ad vitr. ſign. Nᵒ. 40.*

Nᵒ. 41.

Eau-ſtiptique.

Prenez demi-livre d'alun-de-roche en poudre ; jettez ſur les deux-tiers une
livre d'eau bouillante ; remuez le mélange ſur les cendres chaudes, juſqu'à ce que
l'alun ſoit diſſout : ajoutez-y alors peu-à-peu le reſte de l'alun , pour le faire diſſoudre de même : verſez enſuite la liqueur claire , par décantation , dans une bouteille , & conſervez-la pour les uſages indiqués.

> Rec. *Alumin. rupei pulveris. libr. ſemis.*
>
> *Affundatur ℥. pulveris, libr. j. aquæ bullientis. Mixtum agitetur ſuper
> cineres , uſque ad diſſolutionem pulveris ; adde dein paulatim reliquum
> aluminis ; ſolutio decantetur ; Dr. ad vitr. ſign. Nᵒ. 41.*

N°. 42.

Eau-verte de Hartmann.

Prenez du miel-rosat, un gros ; du soufre vif, de l'alun-de-roche, de chacun demi - gros ; album græcum , feuilles de sabine , & fleurs de sureau, de chacun vingt grains ; des herbes de romarin, plantain , rue , sauge , pulot & mille-pertuis, de chacune une poignée & demie. Mèlez le tout enfemble , & faites-le cuire à très-petit feu avec une livre d'eau, & autant de bon vin blanc, jufques à la confomp-tion de la liqueur , qui furpaffe les efpeces à un travers de doigt près : ajoutez-y alors, en remuant bien la maffe , demi-gros de verd-de-gris ; & lorfque le tout fera refroidi, soulez la décoction.

> Rec. *Mellis* rofati *Drach. j.*
> *Sulphur. viv.*
> *Alumin. rupei aa Drach. femis.*
> *Albi græci*
> *Fol. fabinæ*
> *Fl. fambuc. aa Gran. xx.*
> *Herbar. Rofmarin.*
>   *Plantagiæ*
>   *Rutæ*
>   *Salviæ*
>   *Pulegii*
>   *Hyperici aa Manip. j. & femis.*
> *Mixta coque leni igne , in aquæ commun. & vini albi generofi aa libr. j. ad liquoris confumptionem , fub perpetua agitatione ufque dum , fupernatet unicus transverfim pofitus digitus ; adde tunc fenfim , viridis æris pulverifat. Drach. femis. Decoct. frigefact. Cola & exhibe ad vitr. fign. No. 42.*

A défaut de cette eau, on touchera les ulceres , légérement & prudemment, avec un morceau de vitriol bleu.

N°. 43.

Eau pour conferver la vue.

Prenez une once de graine de fenouil féchée à l'ombre , & demi-once de feuilles de rue fraiches : verfez par - deffus , huit onces d'eau-de-cerifes-fpiritueufe, ou à fon défaut , de la très-bonne eau-de-vie, & autant d'eau de pluie claire & nette : laiffez infufer le tout , durant l'efpace de quinze jours, au foleil, dans une bouteille bien bouchée, & que vous remuerez souvent : passez alors la liqueur à travers une feuille de papier à filtrer , & conservez-la bien bouchée, pour en humecter , matin & soir , les paupieres dans toute leur surface ; & tenez les fermées jusqu'à ce qu'elles soient seches.

> Rec. *Semin. fœnicul. in umbrâ siccat. Unc. j.*
> Fol. *recent. Rutæ Unc. semis : indita in lagen. vitr. super affunde spiritus Cerasor. vel spirit. vini optim. & aquæ pluviatilis purissimæ aa Unc. viij. insolentur una , vas. probe obturato per 15 dies , agitando sæpissime ; mixtum filtra demum & liquorem limpidum exhibe ad vitrum probe clausum sign. No. 43.*

No. 44.

Egglegme adoucissant.

Prenez de l'huile d'amandes-douces, où, à son défaut, de la bonne huile-d'olives , une once ; du miel-de-Narbonne ou du syrop de capillaire , une once & demie ; du sucre-candi en poudre, deux gros : mêlez le tout ensemble, & remuez-le toutes les fois que vous en prendrez. On en avalera lentement, de temps à autre , plein une petite cuillerée à café.

> Rec. *Olei Amygdal. dulc. vel hoc deficiente ,*
> Olei *olivarum optimi Unc. j.*
> Mellis *Narbonnens. vel ejus loco ,*
> Syrupi *Capillor. Vener. Unc. j. & semis.*
> Sacchar. *cand. pulveris. Drach. ij.*
> Misce *exacte, Dr. ad Ollam sign. No. 44.*

A défaut de cet egglegme, on prendra une partie de beurre bien frais, & deux parties de miel , mêlées ensemble , comme il est prescrit ci-dessus.

No. 45.

Electuaire anti-phlogistique.

Prenez de la crème-de-tartre , une once ; du nitre purifié, demi - once ; du sucre-blanc, dix gros : mêlez le tout, & faites-en une poudre impalpable, que l'on réduira en électuaire qui ne soit pas trop compact , avec une quantité suffisante de syrop de violettes, acidulé avec demi-gros d'esprit-de-soufre. Pour en prendre dans la matinée, toutes les deux heures, une bonne cuillerée à café pleine , on une quantité suffisante pour ouvrir le ventre deux ou trois fois dans les vingt-quatre heures.

Rec. *Cremor Tartar. Unc. j.*
    Nitr. depur. Unc. femis.
    Sacchar. alb. Drach. x.
    Mifce & fiat l. a. fufficienti quantitate fyrupi violarum & drachma
    femis fpirit. fulphur. per campanam Electuarium confiftentiæ mollio-
    ris. Dr. ad ollulam vitream fign. No. 45.

A fon défaut , on prendra parties égales de crème-de-tartre & de fucre ,
réduits en poudre. A en prendre une cuillerée à café dans de l'eau tiede , comme
il eft prefcrit ci-deffus. Les perfonnes pourvues de la pharmacie portative , fe tiendront le ventre ouvert avec le fel du No. XIX , ou avec une pillule du Numero
XXVI.

No. 46.

Electuaire anti-fcorbutique.

Prenez des feuilles récentes de creffon de fontaine , & de fumeterre , de chacun trois poignées ; feuilles de cochléaria , une poignée : pilez-les enfemble , avec
le double de leur poids de fucre ; ajoutez-y enfuite du gingembre confit aux Indes ,
deux onces ; fyrop d'écorces d'oranges , en quantité fuffifante pour faire un électuaire , dont on prendra matin & foir , & demi-heure avant les deux repas , la valeur d'une noix-mufcade. .

    Rec. *Folior. recent. Nafturt. aquatic.*
        Fumariæ aa manip. iij.
        Cochleariæ Manip. j.
    M. tere probe cum dupl. Sacchari ponder. ; adde dein Zingiberis
    in India conditi Unc. ij.
    Fiat c. fufficienti quantitate fyrup. Cortic. aurantior. l. a. Electuar.
    Dr. ad ollam. fign. No. 46.

A fon défaut , on prendra une partie de feuilles de trefle-de-marais , & trois
parties de cochléaria , qu'on pilera & mèlera avec le triple de leur poids de caffonade ; & l'on prendra cette conferve à la dofe & aux heures ci-deffus prefcrites.

No. 47.

Electuaire apéritif-martial.

Prenéz de la conferve d'abfynthe , une once ; du fafran de mars apéritif, des
cloportes récemment préparés & pulvérifés , de la liqueur de la terre foliée de tartre ,

de chacun deux gros ; de la poudre de racine d'Arum , un gros. Mêlez le tout enfemble, & faites-en felon l'art, un électuaire avec le fyrop des cinq racines apé-ritives. A en prendre le matin à jeun, & à quatre heures de l'après-midi, la valeur d'une groffe noix-mufcade.

> Rec. *Conferv. Abfynth. Unc. j.*
> *Croci Martis aperitiv.*
> *Milleped. recent. præparat. & pulverifat.*
> *Liquor. Terr. foliat. Tartar. aa Drach. ij.*
> *Pulv. radic. Ari Drach. j.*
> *Mifce fiat l. a. cum fyr. ꝝ. rad. aperient. fufficienti quantitate Elec-tuarium. Dr. ad Oll. fign. No. 47.*

A défaut de cet électuaire, on prendra aux heures indiquées, quatre grains de la limaille Nº. 113, dans un peu de miel , & par-deffus , un gobelet de l'eau-de-rouille Nº. 39.

Nº. 48.

Electuaire contre la diarrhée.

Prenez de la vieille conferve de rofes , deux onces ; de la confection d'hya-cinthes , & du diafcordium , de chacun deux gros ; de la rhubarbe torréfiée , un gros ; de l'ipécacuanha en poudre , vingt grains. Mêlez le tout intimément enfem-ble : faites-en un électuaire , avec quantité fuffifante de fyrop de coings. A en prendre gros comme une petite noix-mufcade , le matin à jeun , à dix heures avant midi, à quatre heures après midi, & le foir en fe couchant ; en buvant après chaque prife une taffe de la tifane blanche No. 208.

> Rec. *Confervæ Rofarum veteris Unc. ij.*
> *Confectionis de Hyacinth.*
> *Diafcord. Fracaftor. aa Drach. ij.*
> *Rhei torrefact. Drach. j.*
> *Pulv. rad. Hypecacuann. Gran. xx.*
> *Mifce intime , fiat l. a. cum fuffic. quantit. fyrupi Cydoniorum Elec-tuarium. Dr. ad Oll. fign. Nº. 48.*

A fon défaut , on prendra aux heures fufdites , la valeur d'une petite fève de diafcordium , ou , fi l'on en manque , de thériaque ; & double dofe en fe couchant.

Les perfonnes pourvues de la pharmacie portative, y trouveront la confection & la thériaque.

N°. 49.

Electuaire contre la dyffenterie.

Prenez de la racine de tormentille, & de la rhubarbe torréfiée, de chacune un gros ; de la gomme-arabique, deux gros ; du bol d'Arménie préparé, du cachou & du corail-rouge préparé, de chacun un gros ; du diafcordium, demi-once ; de la conferve de rofes rouges, trois onces ; du fyrop de myrte, quantité fuffifante pour en faire un électuaire. A en prendre de trois en trois heures, la valeur d'une noix-mufcade ; & l'on boira par-deffus, un petit verre de tifane blanche N°. 208.

> Rec. *Pulv. rad. Tormentill.*
>   *Rhei. torrefact. aa Drach. j.*
> *Gummi Arabic. Drach. ij.*
> *Boli Armen. præparat.*
> *Terræ Catbechu præparat.*
> *Corallorum rubr. præpar. aa Drach. j.*
> *Diafcord. Unc. femis.*
> *Conferv. rofar. rubr. Unc. iij.*
> *Mifce fiat cum fufficient. quantitat. fyrup. Myrtillorum Electuar. Dr. ad*
> *Ollam fign. No. 49.*

A défaut de cet électuaire, on prendra, aux heures ci-deffus indiquées, dans une cuillerée de vin rouge, la charge de la pointe d'un couteau de la poudre de gland de chène, fechée fur le foyer. Faute de vin, on la prendra dans une taffe de café très-foible.

Les perfonnes pourvues de la pharmacie portative, pourront effayer de remplacer l'ordonnance, en prenant le matin une demi-prife de la poudre No. XXXI, & fur le foir & vers l'heure du fommeil, chaque fois un gros, moitié de thériaque, & moitié de confection de hyacinthes N°. XLV & XLVI.

N°. 50.

Electuaire fébrifuge.

Prenez du rob de genievre, demi-once ; du quinquina choifi, fubtilement pulvérifé, deux onces ; du fel-ammoniac, de la vielle thériaque, de chacun un gros.

Faites

faites-en, avec du fyrop d'abfynthe, un électuaire, dont on ufera de façon que l'on en confume la moitié en fix ou huit prifes, dans l'intervalle d'un accès à l'autre. Ce remede fera continué jufqu'à la ceffation entiere de la fievre. Afin de prévenir la rechûte, on fera réitérer l'électuaire, pour en prendre après la guérifon, pendant les premiers huit jours, matin & foir, un gros. Si la fievre eft de l'efpece des tierces, on prendra derechef, encore plufieurs fois, de la même opiat, les feptieme & huitieme jours qui fuivront la premiere huitaine; & fi la fievre avoit été quarte, on commencera à en ufer feulement le treizieme jour après la guérifon, pour continuer d'en prendre pendant trois jours, & y revenir plufieurs fois, de treize en treize jours. Les perfonnes dont le tempérament fera fec, ou qui feront échauffées, pourront boire, après chaque prife, un verre de limonade légere & dégourdie. Celles au contraire qui feront d'un tempérament phlegmatique, boiront enfuite une taffe d'infufion de petite-centaurée; & plus les intervalles d'un accès à l'autre feront courts, plus la prife de l'électuaire fera forte & rapprochée.

On pourra fubftituer à l'électuaire, la décoction fébrifuge No. 28, foit la décoction anti-feptique No. 22, pour les fébricitants d'une complexion vive, & chez qui la chaleur de l'accès fera longue & forte.

> Rec. *Roob Juniperi Unc. femis.*
> *Cortic. Peruvian. fubtil. pulveris. Unc. ij.*
> *Salis Armoniaci*
> *Theriacæ veteris aa Drach. j.*
> *Mifce, fiat cum fufficient. quantitat. fyrupi Abfynthii Electuarium. Dr.*
> *ad Ollam fign. No. 50.*

Les pauvres y fuppléeront par trois onces de la feconde écorce d'un chêne de moyen âge, cuites avec trois livres de vin rouge, à la réduction de deux livres: A en prendre, après avoir coulé ce vin, une cuillerée d'heure en heure, dans les intervalles entre les accès.

De la poudre de fleurs de camomilles, prife toutes les deux heures dans un peu de vin, & feulement en quantité fuffifante pour en remplir un dé à coudre, a arrêté plus d'une fois les accès de la fievre intermittente. L'ufage d'une pillule du poids de quatre grains, faite avec de la toile d'araignée, à prendre comme la fleur de camomille, & la peau récente qui garnit la coquille de l'œuf de poule, appliquée autour du petit-doigt des enfants, ont eu quelquefois les mêmes bons fuccès.

Les perfonnes pourvues de la pharmacie portative, pourront remplacer l'ordonnance ci-deffus prefcrite par les poudres No. XXXV & No. XXXVI.

E

N°. 51.

Electuaire lénitif.

Prenez des pulpes de raifins de Corinthe, de tamarins & de caffe, de chacune deux onces ; un gros & demi de fine rhubarbe en poudre, trituré avec égale partie de crème-de tartre, ou de nitre dépuré lorfque la rhubarbe échauffera ; du fyrop-de-violettes, quantité fuffifante pour faire un électuaire. A en prendre foir & matin, d'abord la valeur d'une chataigne, & enfuite une quantité fuffifante pour être évacué deux ou trois fois dans les vingt-quatre heures. Une bonne heure après la prife du matin, on prendra une couple de taffes de thé foible, fans lait, ou un bouillon clair.

> Rec. *Pulp. Paffular. minor.*
> *Tamarindor.*
> *Caffiæ aa Unc. ij.*
> *Rhei electi pulveris. c. aa. part. crem. tart. vel nit. : depur. trit.*
> *Drach. j. & femis.*
> *Mifce, fiat c. fufficienti quantitate fyrupi violarum Electuarium. Dr. ad*
> *Oll. fign. N°. 51.*

Les pauvres feront cuire deux onces de racine de patience, & deux douzaines de pruneaux fecs, dans une chopine d'eau, à la réduction d'un bon gobelet : on coulera la décoction, qu'on prendra en une fois à jeun, & qu'on réitérera & renforcera à raifon du befoin. Les perfonnes pourvues de la pharmacie portative, remplaceront l'ordonnance par une des pillules N°. XXVI, ou par le thé N°. XLIII. A en prendre en fe couchant, & le lendemain à jeun, une couple de taffes.

N°. 52.

Electuaire martial.

Prenez du roob de genievre, deux onces ; des extraits de gentiane & de pimprenelles, de chacun un gros & demi ; de la limaille brûlée N°. 113, deux gros & demi ; de l'écorce de cafcarille en poudre, deux gros ; du fyrop d'écorces d'oranges, quantité fuffifante pour en faire un électuaire. A en prendre la valeur d'une noix-mufcade, demi-heure avant les deux repas.

> Rec. *Roob Juniper. Unc. ij.*
> *Extr. Gentian.*
> *Pimpinell. aa Drach. j. & femis.*

Limatur. calcinat. **No.** 113. *Drach. ij. & femis.*
Pulver. Cortic. Cafcarill. Drach. ij.
Mifce , fiat cum fufficienti quantitate fyrupi Corticis Aurantior. Electua-
rium. Dr. ad Ollam fign. No. 52.

A fon défaut, on prendra immédiatement avant les deux repas , dans la
premiere cuillerée de foupe , fix grains de poudre fine de limaille non-rouillée ,
& mêlée avec autant de poudre de feuilles de chardon-bénit. Et les perfonnes
pourvues de la pharmacie portative, remplaceront l'ordonnance, en prenant, dans
la premiere cuillerée de foupe, à midi & le foir , fix grains de la poudre Num.
XXX.

No. 53.

Electuaire pour purifier le fang.

Prenez du mercure crud purifié, & de l'antimoine-de-Hongrie crud, de chacun demi-once ; de la gomme de Gajac , une once : faites en , par trituration , un
éthiops que vous réduirez en électuaire , avec quantité fuffifante de roob de fureau,
mêlé avec un tiers d'eau diftillée de fureau. A en prendre à jeun , & en fe couchant,
la valeur d'un gros , une heure après avoir légérement foupé.

> Rec. *Mercur. crud. depur.*
> *Antimon. crud. Hungar. aa Unc. femis.*
> *Gummi Guajaci Unc. j.*
> *triturando fiat æthiops redigendus in confiftentiam Electuarii c. fuffi-*
> *cienti quantitate roob Sambuci. c. tertia parte aq. ftill. fl. Sambuci dilut.*
> *Dr. ad ollul. vitr. fign.* N°. 53.

Le pauvre fubftituera aux heures de l'électuaire , demi-gros de poudre de
cloportes , que l'on aura noyés dans du vin blanc. On les féchera à l'ombre , &
on les pulvérifera. A prendre dans une taffe de bouillon. Les perfonnes pourvues
de la pharmacie portative , fuppléeront à l'ordonnance par les gouttes No. VIII,
& par les bouillons faits avec les efpeces No. XXXVIII.

N°. 54.

Electuaire roborant & ftomachique.

Prenez les conferves de menthe & d'abfynthe , de chacune trois onces ; du gingembre confit aux Indes , une once ; de la confection d'Alkermes , de quinquina & de l'écorce de cafcarille choifis & finement pulvérifés , de chacune demi-once. Faites-en , avec du fyrop d'écorce d'oranges , un électuaire. A en prendre le matin à jeun , à dix heures avant midi , à quatre heures après midi , & le foir en fe couchant , la valeur d'une noix-mufcade.

> Rec. *Conferv. Menth.*
>   *Abfynth. aa Unc. iij.*
> *Zingiber. in India condit. Unc. j.*
> *Confect. Alkermes ,*
> *Pulv. Cortic. Peruvian.*
>   *Cafcarill. aa Unc. femis.*
> *Mifce, f. c. fufficient. quantit. fyrup. Cortic. Aurantior. Electuar. Dr. ad*
> *Oll. fign. Nº. 54.*

A fon défaut , on prendra aux heures fufdites un verre de vin d'abfynthe; & fi l'on en manque , on fera infufer quatre poignées de menthe , & deux de petite-abfynthe , dans quatre livres de vin ou de biere , pour en ufer comme du vin d'abfynthe. Faute de ces infufions , on prendra aux heures ci-deffus marquées , chaque fois la valeur d'une groffe noix-mufcade de roob de genievre.

Les perfonnes pourvues de la pharmacie portative , remplaceront l'ordonnance par les gouttes Nº. X & XI , que l'on mèlera par parties égales.

Nº. 55.

Electuaire vifcéral.

Prénez de l'électuaire anti-fcorbutique Nº. 46 , quatre onces; des racines de gentiane rouge, & d'ariftoloche ronde; des feuilles de germandrée, d'yvette & de chardon-bénit , féchées à l'ombre & rédutes en poudre fine , de chacune un gros : mèlez le tout enfemble , & faites-en un électuaire avec quantité fuffifante de liqueur de terre foliée de tartre. A en prendre la valeur d'une noix-mufcade , immédiatement avant les deux repas.

> Rec. *Electuar. antifcorbut. No. 46. Unc. iv.*
> *Pulv. rad. Gentian. rubr.*
>   *Ariftoloch. rotund.*
> *Fol. Chamædryos*
>   *Chamæpythios*
>   *Cardui benedict. aa Drach. j.*

Mifce ; fiat c. fuffic. quantit. Liquoris Terræ foliat. Tartari Electuarium.
Dr. ad Oll. fign. N°. 55.

A fon défaut , on prendra, aux heures de l'électuaire, la charge de la pointe d'un couteau de poudre des feuilles de chardon-bénit, réduite en bol avec le roob de genievre.

Les perfonnes pourvues de la pharmacie portative , y fuppléeront en prenant à jeun des bouillons faits avec les efpeces N°. XXXVII , & en même temps , avant les repas, les gouttes N°. XI.

N°. 56.

Elixir atténuant.

Prenez de l'élixir de propriété de Paracelfe , de l'efprit-volatil-huileux de Sylvius , de chacun demi-once : mêlez-les. A en prendre vingt gouttes , le matin à jeun, & l'après-midi à quatre heures , dans une taffe d'infufion de petite-centaurée.

Rec. *Elixyr. Propriet. Paracels.*
    Spirit. volatil. oleos. Silvii aa Unc. femis.
    Mifce. Dr. ad vitr. fign. N°. 56.

A fon défaut, on prendra aux heures fufdites , quatre grains de fel-ammoniac , dans un bouillon ou dans de l'eau.

Les perfonnes pourvues de la pharmacie portative , fuppléeront à l'ordonnance , par les gouttes N°. X, & par les bouillons faits avec les efpeces Numero XXXVIII.

No. 57.

Elixir bilieux.

Prenez de la myrrhe & de l'aloès , choifis & pulvérifés , de chacun demi-once: broyez-les avec une once de fiel de bœuf; féchez la pâte au foleil ; pulvérifez-la, & verfez-deffus une livre de bonne eau-de-vie. Mettez le vafe au foleil , ou fur les cendres , pendant l'efpace de quatre jours : remuez-le de temps à autre , & filtrez l'élixir. A en prendre vingt-cinq à trente gouttes , demi-heure avant les deux repas, dans une taffe d'infufion de trefle-de-marais.

Rec. *Myrrh. &*
    Aloës elect. & pulver. aa Unc. femis. admifce

Optime tritis fellis bovini Unc. j. Siccetur maffa fuper focum aut in folis calore, & pulverifat. affunde
Spiritus vini libr. j.
vas infoletur per quatuor dies ; agitetur fæpe, filtretur. Dr. ad vitr. fign. No. 57.

A fon défaut, on prendra aux heures marquées, dans le même véhicule, des pillules du poids de trois grains chacune, faites avec du fiel de bœuf infpiffé fur des petites braifes, à la confiftance pillulaire.

Les perfonnes pourvues de la pharmacie portative, remplaceront l'ordonnance en prenant à jeun les bouillons faits avec les efpeces fous le No. XXXVII, & en fe couchant, quatre des pillules fous le No. XXIII.

No. 58.

Elixir vifcéral.

Prenez de l'extrait amer No. 77, demi-once ; de la myrrhe & de l'écorce de cafcarille, choifies & pulvérifées, de chacune un gros ; de l'ambre jaune, demi-gros ; des ceftes d'oranges ameres, récentes, demi-once ; du fel-de-tartre, deux gros : mêlez le tout enfemble, verfez par-deffus, une livre de vin de Malvoifie ou d'Efpagne, blanc & doux, que vous ferez cuire à petits bouillons, pendant un quart-d'heure, dans une phiole bouchée au bain-marie, foit fur les cendres dans un vafe de terre verniffé, bien couvert. Coulez la liqueur à travers un linge ferré. A en prendre vingt-cinq à trente gouttes, dans un doigt de vin, à la fin du repas.

Rec. Extract amari No. 77. Unc. femis.
Mirrh. &
Cortic. Cafcarill. elect. & pulveris. aa Drach. j.
Succin. flav. Drach. femis.
Flavedin. Cortic. Aurantior. amaror. recent. Unc. femis.
Salis Tartari Drach. ij.
Contus. & mixt. affunde :
Vini Malvatic. vel Hifpanic. alb. & dulc. libr. j.
Bulliant in phiola bene claufa in Balneo Mariæ per horæ quadrantem: filtra liquorem & exhibe ad vitr. fign. No. 58.

Le pauvre y fuppléera par la charge de la pointe du couteau de poudre de la feuille de chardon-bénit, réduite en bol avec le roob de genievre.

Les perfonnes pourvues de la pharmacie portative, remplaceront l'ordonnance par les gouttes No. XI.

No. 59.

Elixir de vitriol compofé.

Prenez de l'élixir-de-vitriol de Mynficht, & de l'élixir-de-propriété , fait avec du vinaigre diftillé, de chacun demi-once : mèlez-les. A en prendre vingt-cinq gouttes, un quart-d'heure avant les deux repas , dans un doigt de vin.

> Rec. *Elixyr. vitrioli Mynfichti ,*
> *Proprietat , aceto diftill. parat. aa Unc. femis.*
> *M. Dr. ad vitrum fign. No. 59.*

A fon défaut, on ufera aux repas largement d'ofaille, de jus de citron & de vinaigre pur où infufé fur de la citronnelle & de l'eftragon , dans les mêts & falades.

Les perfonnes pourvues de la pharmacie portative , fuppléeront à l'ordonnance par les gouttes No. X , mêlées , pour chaque prife , de deux ou trois gouttes d'ef-prit-de-foufre No. XIV.

No. 60.

Emplâtre , qui , prudemment employé , détruit les cors aux pieds , & les verrues.

Prenez du fublimé corrofif, quatre grains ; des cantharides , du verd-de-gris , de la cire-vierge , de la poix-noire , de chacun vingt grains : faites-en , felon l'art , un emplâtre , en y ajoutant ce qu'il faut d'huile-de-vers-de-terre. On couvrira d'abord exactement les environs de la racine du cor ou de la verrue , avec l'em-plâtre de diapalme : on appliquera enfuite fur leur fommet , une mouche de l'emplâtre prefcrit , de l'épaiffeur d'une ligne , que l'on arrêtera au moyen d'un fecond em-plâtre de diapalme , appliqué fur la mouche , & le tout fera affujetti par une bande-lette convenable. On laiffera cet appareil , fans y toucher , durant l'efpace de trois jours : on le lévera au bout de ce terme , & on remarquera à l'ordinaire une petite fuppuration à l'entour du cor , que l'on dégagera peu-à-peu , à l'aide de l'onguent-bafilic , en entretenant la fuppuration jufques à ce que le cor tombe. Puis on guérira la petite plaie avec le baume d'Arceus.

Le mélange de parties égales des emplâtres de galbanum fafrané , d'ammo-niac , & de diachylon gommeux , malaxé avec un douzieme de camphre , produit lentement & doucement le même effet.

L'emplâtre de la pharmacie portative , No. XLVII , remplacera celui de diapalme ; & le Nº. XLVIII, tiendra lieu de l'onguent-basilic, & du baume d'Arceus.

> Rec. *Mercur. sublimat. corros. Gran. iv.*
> *Cantharid.*
> *Viridis æris,*
> *Ceræ albæ.*
> *Picis nigræ aa Gran. xx.*
> *Misce, fiat l. a. emplastrum addendo q. s. Olei Lumbricorum : Dr. in*
> *Magdaleone, sign. Nº. 60.*

A son défaut, on couvrira le cor de l'écorce blanche de citron, trempée durant l'espace de vingt-quatre heures, dans du fort vinaigre. On renouvellera, matin & soir, cette application : on pourra aussi se servir de la cire verte en guise d'emplâtre, jusqu'à ce qu'il se forme à l'entour du cor une petite inflammation, qui, suivie de la suppuration, le dégagera peu-à-peu.

Les personnes pourvues de la pharmacie portative, pourront essayer d'exciter cette inflammation avec une mouche de l'emplâtre Nº. XLIX : à renouveller pendant une couple de jours. La suppuration étant établie, l'emplâtre Nº. XLVIII, fera le reste, & l'on préservera les alentours du cor ou de la verrue, avec l'emplâtre Nº. XLVII.

Nº. 61.

Emplâtre mercuriel.

Prenez de l'emplâtre diachylon, une once ; de la gomme - ammoniac, demi-once : faites-les fondre ensemble, & ajoutez-y trois gros de mercure crud, broyé prémierement jusqu'à ce qu'il disparoisse entièrement, avec un gros de térébenthine-de-Venise ; demi-gros de storax liquide, & un gros & demi de fleur-de-soufre : faites-en, selon l'art, un emplâtre.

> Rec. *Emplast. Diachyl. Unc. j.*
> *Gummi Ammoniac. Unc. semis.*
> *Liquefactis adde*
> *Mercurii crudi, Drach. iij.*
> *l. a. ad plenariam ejus disparitionem, cum*
> *Therebinth. Venet. Drach. j.*
> *Storacis liquid. Drach. semis.*
> *Flor. sulphur. Drach. j. & semis. trit.*
> *Misce, fiat l. a. Emplastrum. Dr. in magdaleone, sign. Nº. 61.*

Nº. 62.

N°. 62.

Emplâtre stomachal.

Prenez de la cire jaune, de la térébenthine, de chacune deux onces ; de la gomme tacamahéca, une once ; de l'huile de baies de laurier, une once & demie; de la poudre de clous-de-girofle, six gros ; de noix-muscade, deux gros ; des huiles distillées de menthe & de saffafras, de chacune un gros : faites-en, selon l'art, un emplâtre.

> Rec. *Ceræ citrin.*
> *Terebinthin. aa Unc. ij.*
> *Gummi Tacamah. Unc. j.*
> *Olei Laurin. expreff. Unc. j. & femis.*
> *Pulv. Caryophill. Drach. vj.*
> 　　　*Nucis Mofchat. Drach. ij.*
> *Olei deftillat. Menth.*
> 　　　*Saffafras aa Drach. j.*
> *Mifce, fiat l. a. emplaftrum. Dr. in magdaleone aut requifitum ad alutam.*

A son défaut, on se servira d'une croûte de pain grillée, imbibée de bonne eau-de-vie, poudrée de parties égales de canelle, de fleurs-de-muscade & de clous-de-girofle pulvérisés.

N°. 63.

Emplâtre véficatoire , & manière d'en ufer.

Prenez chez l'apothicaire, de l'emplâtre de mouches-cantharides : étendez-le fur une peau souple, de l'épaisseur d'un petit écu, & d'une grandeur proportionnée à la partie où le véficatoire sera appliqué. Pour le rendre plus actif, on poudrera l'emplâtre avec de la poudre de mouches-cantharides. On applique le plus souvent les véficatoires sur les gras-de-jambes, à la nuque, entre les épaules, & ailleurs, selon le cas. L'application se fait après avoir frotté cette partie de la peau. On lévera l'emplâtre au bout de dix à douze heures, ou lorfqu'on remarquera que la vessie est formée : on l'ouvrira alors, & au cas qu'on veuille entretenir la suppuration, on continuera d'y appliquer, selon le besoin, un nouvel emplâtre de mouches-cantharides, mais qu'on ne soupoudrera pas, étendu de l'épaisseur d'une feuille de papier. On pourra panser aussi la partie, matin & soir, avec une feuille de blette fraîche, que l'on chauffera un peu, & que l'on enduira de beurre frais.

F

lorsque l'on aura à diminuer la douleur qui en provient. D'ailleurs , l'onction avec du beurre frais, ou avec la pommade adouciffante N°. 161 , fuffira ordinairement pour terminer la fuppuration , & opérer la guérifon.

> Rec. *Emplaft. veficator. officin. q. f.*
> *Dr. requifitum ad alutam , afpers. l. a. Pulvere Cantharidum : fign.*
> No. 63.

A défaut de véficatoire , on pilera une cuillerée de graine de moutarde , avec quantité fuffifante de fort vinaigre. On pourra auffi mèler du vieux levain , au double de fon poids , avec du raifort-fauvage , fucculent & raclé : on laiffera ces cataplafmes, étendus fur du linge de l'épaiffeur d'un doigt, pendant une douzaine d'heures fur la peau : on les renouvellera, felon le befoin , matin & foir ; & pour en arrèter l'effet, on emploiera les onctions fufdites.

Les perfonnes pourvues de la pharmacie portative, remplaceront l'ordonnance par l'emplàtre No. XLIX.

N°. 64.

Emplâtre volatil.

Prenez de la térébenthine de Venife , une once ; de la gomme-tacamahéca en poudre , demi-once : mèlez-les enfemble, & ajoutez-y, moyennant le broyement, deux gros d'efprit-de-fel-ammoniac-volatil, & demi-once d'efprit-de-fel-ammoniac-aromatique. L'on étendra cet emplâtre fur de la peau molle , ou fur de la toile qui ait la grandeur de la place à couvrir.

> Rec. *Terebinthin. Venet. Unc. j.*
> *Gummi Tacamahac. pulv. Unc. femis.*
> *Mifce , adde terendo*
> *Spiritus falis armoniac. volatil. Drach. ij.*
> *aromatic. Unc. femis.*
> *Dr. in magdaleone, vel requifitum ad alutam fign. N°. 64.*

A fon défaut, prenez parties égales de fuie luifante de cheminée , & d'ail: contufez & broyez-les à froid avec la quantité de térébenthine néceffaire pour en faire une pâte un peu molle , que vous étendrez comme l'emplâtre volatil.

Nᵒ 65.

Emulſion adouciſſante.

Prenez vingt-cinq amandes douces, & demi-once des quatre ſemences-froides pelées : faites-en, avec deux livres d'une infuſion légere de graine de lin proprement lavée, une émulſion, que vous adoucirez avec deux onces de ſyrop-de-guimauves, ou de nenuphar.

> Rec. *Amygdal. dulc. excortic.* Nᵒ. *xx.*
> *Quatuor Seminum frigidor. Drach. ij.*
> *Fiat cum tenui infuſione ſeminis Lini repurgati libr. ij.*
> *Emulſio edulcor. c. ſyrupi Altheæ, aut Nymphæ Unc. ij. Dr. ad*
> *vitr. ſign.* Nᵒ. *65.*

A ſon défaut, on fera l'émulſion avec deux onces de graines de courges ou de melons pelées, & avec l'infuſion ſuſdite de graine de lin, qu'on adoucira avec du ſucre. On pourra encore remplacer l'ordonnance par le ſyrop-d'orgeat, dont on ſe ſervira pour adoucir l'eau de graine de lin.

N°. 66.

Emulſion calmante.

Prenez deux gros de ſemences-froides majeures, & une douzaine d'amandes-douces pelées : faites-en, avec les eaux de laitue ou de bourrache diſtillées, ſix onces d'émulſion : ajoutez-y quinze grains de nitre dépuré ; deux gros d'eau-de-canelle orgée, & ſix gros de ſyrop-de-pavôts-blancs. A prendre en deux fois, à deux heures d'intervalle l'une de l'autre.

> Rec. *Quatuor Seminum frigidor. major. Drach. ij.*
> *Amygdal. dulcium excortic. No. xij.*
> *Fiat c. aq. ſtillatit. lactucæ vel borraginis Unc. vj emuls. adde*
> *colaturæ :*
> *Nitri depurati Gran. xv.*
> *Aquæ Cinamomi hordeat. Drach. ij.*
> *Syrup. Papav. alb. Drach. vj.*
> *Dr. ad vitr. ſign. No. 66.*

A ſon défaut, faites infuſer deux têtes de pavôts blancs, coupées en quartiers, & dépouillées de leur graine, avec ſept à huit onces d'eau bouillante : broyez l'in-

fusion avec demi-once de graines de courge ou de melons, pour en faire une émulsion. A prendre comme la précédente , adoucie avec demi-once de sucre.

No. 67.

Emulsion contre la dyssenterie.

Prenez une once de graines de pavôts blancs ; vingt amandes - douces , &
quarante graines de courges ou de melons : faites-en, avec une légere infusion de graine
de lin mondée & lavée , deux livres d'émulsion , qu'on adoucira avec deux onces
de sucre.

> Rec. *Semin. Papaver. alb. Unc. j.*
> *Amygdal. dulcium* No. *xx.*
> *Semin. Cucurbit. vel Melon.* No. *xl.*
> *Fiat cum infusione tenui Semin. Lini libr. ij. Emulf. edulcorand. c.*
> *Sacchar. alb. Unc. ij. Dr. ad vitr. sign.* No. 67.

No. 68.

Emulsion stibiée.

Faites avec une once de graines de courges ou de melons, & quatre livres
d'eau , une émulsion que vous adoucirez avec deux onces de sucre , & vous y ajouterez deux grains de tartre-émétique , dissouts dans une cuillerée d'eau bouillante,
dont le malade boira chaque demi-heure un verre tiede , jusqu'à ce qu'il commence à aller du ventre. L'on continuera de lui en donner ensuite, d'heure en
heure , puis de deux en deux, ou de trois en trois heures , selon les circonstances,
un verre , aussi long-temps qu'il sera indiqué d'entretenir doucement cette évacuation. On pourra substituer à l'émulsion , le petit - lait clarifié , dont on animera
quatre livres avec la dose susdite de tartre - émétique.

> Rec. *Semin. Cucurbit. vel. melon. Unc. j.*
> *Aquæ commun. libr. iv.*
> *Fiat emulsio , edulcoretur c. sacchar. alb. Unc. ij. addendo :*
> *Tartari emetici Gran. ij. dissolut. in aquæ bullient. Unc. j. Dr. ad*
> *vitr. sign.* No. 68.

Les personnes pourvues de la pharmacie portative , feront la même opération
avec deux grains de la poudre No. XXXIII.

No. 69.

Epitheme aromatique.

Prenez de l'eau-à-la-reine ou de lavande , deux onces ; de l'huile diftillée de clous-de-girofle , douze gouttes : mèlez le tout enfemble : trempez - y des linges pliés en fix , pour les appliquer à l'entour des poignets , fur les tempes , & fur le creux de l'eftomac. A renouveller felon le befoin.

> Rec. *Aquæ Lavendul. aut regin. Hungar. Unc ij.*
> *Olei ftillat. Caryophyll. gutt. xij.*
> *Mifce. Dr. ad vitr. probe obturatum fign.* No. 69.

A fon défaut , on jettera , dans un verre de bonne eau-de-vie , trois ou quatre clous-de-girofle contufés.

Nº. 70.

Epitheme fébrifuge.

Prenez des feuilles de rue fraîche , deux poignées ; fix gouffes d'ail , & demi-gros de graine de moutarde en poudre : contufez le tout enfemble , & mèlez - le avec une once de miel , pour en appliquer un volume égal à celui d'une noix-mufcade , autour de chaque poignet. A renouveller de douze en douze heures.

> Rec. *Fol. recent. Rutæ*
> *Allii enucleati particulas vj.*
> *Seminis Sinapeos Drach. femis.*
> *Contufa mifce cum Mell. Unc. j. Dr. ad Oll. fign.* No. 70.

A fon défaut , on prendra parties égales de fuie luifante , de fel-ammoniac , & de vieux levain , pour s'en fervir , mêlé avec un peu de miel , comme il eft prefcrit ci-deffus. On pourra envelopper encore les petits-doigts des enfants avec la peau récente qui garnit l'intérieur de la coquille de l'œuf.

No. 71.

Epitheme contre les maux de tête.

Prenez du vinaigre-rofat , & de l'huile-rofat , de chacun une once ; du camphre , demi-gros : broyez le tout enfemble , avec le blanc d'un œuf : vous appliquerez un linge imbibé de ce mèlange fur le front & fur les tempes. A renouveller auffi fouvent qu'il fe féchera.

> Rec. *Aceti Rofac.*
> *Olei Rofac. aa Unc. j.*
> *Camphor. Drach. femis.*
> *Tere c. albumine Ovi. M.* Dr. *ad ollul.* fign. **No. 71.**

A fon défaut , on prendra parties égales de baies de genievre contufées , & de mie de pain , que l'on réduira à la confiftance de cataplafme , avec du vinaigre.

Nº. 72.

Epitheme anti-paralytique.

Prenez des efprits de fourmis & de vers-de-terre , de chacun deux onces ; de l'efprit-de-lavande , quatre onces : faites-y diffoudre fur les cendres , deux gros de favon raclé : ajoutez à la folution refroidie , de l'efprit-de-fel-ammoniac-volatil , deux gros : mêlez bien le tout enfemble , pour en laver & envelopper les parties affectées de paralyfie , après les avoir frottées avec de la flanelle parfumée d'afphalt.

Le mèlange d'une once d'huile de vers-de-terre , avec un gros & demi d'efprit de corne-de-cerf , s'emploie de la mème façon , & non fans fuccès.

> Rec. *Sapon. Venet. rafi Drach. ij.*
> *Diffolv. len. calore in*
> *Spirit. formicar.*
> *Lumbricor. aa Unc. ij.*
> *Lavendul. Unc. iv. adde folutioni frigefact.*
> *Spirit. vol. fal. ammon. aromatic. Unc. femis.*
> *Mifce.* Dr. *ad vitr. probe obturatum* fign. No. 72.

A fon défaut , on prendra demi-once de favon raclé , diffout fur les cendres avec une livre de bonne eau-de-vie, dans un vafe bien bouché ; & l'on parfumera la flanelle avec des baies de genievre, brûlées fur une pelle rougie au feu.

N°. 73.

Esprit pour conserver les gencives.

Prenez demi-once d'esprit-thériacal ; de l'esprit-de-sauge, deux onces ; de la teinture de gomme-laque, faite avec de l'eau-de-menthe distillée, & de l'esprit-de-cochléaria, de chacun deux gros ; de l'esprit-de-nitre dulcéfié, un gros : mêlez le tout ensemble. Pour conserver les gencives, on jettera une cuillerée de ce mélange dans six cuillerées de vin blanc : on s'en lavera la bouche une couple de fois dans la semaine, matin & soir, & plus souvent, même tous les jours, si les gencives étoient en mauvais état.

> Rec. *Spirit. Theriacal.*
> 　　　　*Salviæ aa Unc. ij.*
> 　　*Tinctur. Gumm. Laccæ aquâ menthæ destill. parat.*
> 　*Spirit. Cochlear. aa Drach. ij.*
> 　　　　*Nitr. dulc. Drach. j.*
> 　*M. Dr. ad vitr. sign. N°. 73.*

A son défaut, on fera infuser une poignée de sauge, & deux poignées de cochléaria, au soleil, dans une pinte de vin, pour s'en servir comme il vient d'être prescrit.

N°. 74.

Esprit résolutif.

Prenez de l'esprit de vers-de-terre, trois onces ; faites-y dissoudre, sur les cendres, demi-once de savon de Starkei, dans un verre bien bouché ; & quand le flacon sera refroidi, ajoutez-y de l'esprit de Mindererus, une once & demie. On en frottera une couple de fois par jour les membres paralysés, & les parties affectées d'un rhûmatisme rebelle.

> Rec. *Saponis Starkeyan. semi-unciam.*
> 　*Solve in vase vitreo, bene clauso super cineres calidos, in*
> 　*Spirit. Lumbric. terrestr. Unc. iij.*
> 　*Frigefacto adde*
> 　*Spirit. Mindereri Unc. j. & semis.*
> 　*Misce, Dr. ad vitr. probe obturatum. sign. N°. 74.*

Le pauvre y suppléera par une once de savon, dissout sur les cendres dans huit onces d'eau-de-vie, à laquelle les personnes, pourvues de la pharmacie portative ajouteront quelques cuillerées de l'eau-d'arquebusade N°. 11.

Nº. 75.

Esprit volatil.

Prenez de l'esprit-de-sel-ammoniac volatil , un gros ; des eaux-à-la-reine ou des-Carmes , trois gros : mèlez les enfemble , pour en flairer de temps à autre fur un mouchoir.

> Rec. *Spirit. falis armoniac. volatil. Drach. j.*
> *Aquæ Regin. Hungar. vel Carmelit. Drach. iij.*
> *M. Dr. ad vitr. piſtillo vitreo exactiſſime obturatum ; fign. No. 75.*

Les perfonnes pourvues de la pharmacie portative , remplaceront l'ordonnance par l'efprit volatil Nº. XVI. Et on y fubſtituera le vinaigre des quatre voleurs , chez les perfonnes qui ne fupportent pas les odeurs fpiritueufes aromatifées.

Nº. 76.

Eſſence balſamique.

Prenez de l'eſſence de bois & de la teinture d'antimoine , de chacune deux onces ; du baume de copahu , demi-once ; du baume du Pérou , deux gros : mèlez le tout enfemble , & remuez bien la bouteille avant que d'en prendre. La dofe eſt communément de vingt-cinq gouttes , à prendre matin & foir , dans un peu de fyrop de capillaire.

> Rec. *Eſſent. Lignor.*
> *Tinctur. Antimonii aa Unc. ij.*
> *Balſami de Copaiba Drach. ij.*
> *Peruvian. Drach. j.*
> *Miſce , Dr. ad vitr. probe obturat. fign. No. 76.*

A fon défaut , on donnera la même dofe d'huile de térébenthine , dans du jaune d'œuf.

Les perfonnes pourvues de la pharmacie portative , mèleront partie égale de la teinture Nº. XVII , avec l'eſſence Nº. III , pour fuppléer à l'ordonnance.

Nº. 77.

Extrait amer.

Prenez les herbes récentes de chardon-bénit , d'abfynthe , de cochléaria &

de

de petite-centaurée, de chacune fix poignées : nettoyez & coupez-les , & exprimez-en le fuc fous la preſſe : faites bouillir enſuite le marc avec un peu de vin
blanc , pendant l'eſpace d'un quart-d'heure , pour en tirer les parties réſineuſes.
Ajoutez cette décoction bien exprimée au fuc précédent : coulez le mélange pendant qu'il fera chaud ; puis faites évaporer la liqueur à petit feu, à la conſiſtance
d'extrait.

> Rec. *Herb. recent. Cardui benedict.*
>   *Abſynthii*
>   *Cochleariæ*
>   *Centaur. minor. aa Manip. vj.*
> *Repurgat. & concis. exprimatur ſuccus ; coquatur dein reſiduum c. pau-*
> *xillo vini albi, per horæ quadrantem , ut exinde extrahantur partes*
> *reſinoſæ : admiſceatur decoct. hoc expreſſum ſucco præcedenti ; coletur*
> *dum calet , & colatura leni igne ad extract. conſiſtentiam evaporetur.*
> *Dr. hujus extract. quantitas requiſit. ad oll. vitr. ſign. Nº. 77.*

Nº. 78.

Fomentation aromatique.

Prenez les herbes, autant qu'il ſe pourra faire récentes , de ſauge , de thym,
de rue , de marjolaine-ſauvage, de pulot, de romarin, & de fleurs de lavande,
de chacune demi-poignée : coupez & mêlez le tout, & faites infuſer ſur les cendres
chaudes une poignée de ces eſpeces, avec une livre de vin blanc bouillant : coulez la décoction avec expreſſion, & trempez-y une flanelle ou une ſerviette molle
pliée en quatre , que vous appliquerez chaudement ſur les parties affectées. A renouveller auſſi ſouvent qu'elle ſe refroidira ou ſe ſéchera.

> Rec. *Herbar. recent. Salviæ*
>   *Thymi*
>   *Rutæ*
>   *Majoranæ*
>   *Pulegii*
>   *Roſmarin.*
> *Fl. Lavendulæ aa Manip. ſemis :*
> *Conciſa miſce ; infundatur manipulus unus harum ſpecierum in*
> *libra una vini albi bullientis ſuper cineres ; coletur cum expreſſione.*
> *Dr. ad vitr. ſign. Nº. 78.*

Au défaut de l'un ou de l'autre de ces ſimples , on doublera les doſes de ceux

G

que l'on aura à fa portée, pour s'en fervir comme il eſt preſcrit ci-deſſus. Si l'on manquoit de vin, on fe fervira d'eau , en doublant les eſpeces , & l'on animera chaque pinte de la décoction, avec un verre d'eau-de-vie.

Les perſonnes pourvues de la pharmacie portative , remplaceront l'ordonnance par les eſpeces No. XXXIX.

N°. 79.

Fomentation aſtringente.

Prenez des racines de biſtorte & de tormentille ; de l'écorce de grenade , & de la feconde écorce de chêne , de chacune demi-once ; des fleurs de balauſte, demi-poignée : coupez & mèlez le tout enſemble ; faites le cuire pendant une demi-heure , avec deux livres de gros vin rouge , & fervez vous en comme de la fomentation précédente No. 78.

> Rec. *Radic. Biſtort.*
>   *Tormentill.*
> *Cortic. Granator.*
>   *Secundi Quercus aa Unc. femis.*
> *Flor. Balauſtior. Manip. femis.*
> *Concifa miſce ; coque per dimidiam horam in vini rubri libr. ij ; coletur. Dr. ad vitr. fign.* No. 79.

A défaut de ces drogues, on fera bouillir trois poignées de la feconde écorce de chêne , avec une livre & demie de vin rouge ; & faute de vin, avec de l'eau où les maréchaux-ferrants éteignent leurs fers rouges , & qu'on animera comme le N°. 78 , avec de l'eau-de-vie.

N°. 80.

Fomentation contre la grangrene.

Prenez trois onces de quinquina pulvérifé ; du fcordium , quatre poignées ; de la rue & de l'abſynthe , de chacune trois poignées : faites les cuire doucement fur la braife, dans un pot verniſſé & couvert, l'eſpace de demi-heure, avec trois livres de vin blanc ; coulez la décoction avec expreſſion , & ajoutez-y demi-livre d'eſprit-de-vin camphré : fervez vous-en comme de la fomentation aromatique : au lieu de lever les compreſſes, on les entretiendra chaudes & humides, en les arroſant fouvent avec la fufdite liqueur.

Rec. *Pulv. Cortic. Peruvian. Unc. iij.*
 Herb. Scordii
  Rutæ
   Abſynth. aa Manip. iij.
Coque leni igne per dimidiam horam c. vini albi libr. iij ; cola deco-
ctum cum expreſſione & adde ſpirit. vini camphorat. libr. ſemis.
Dr. ad lagen. vitream. ſign. N°. 80.

A défaut de l'une ou de l'autre herbe , on remplacera celles qui manquent par
celles qu'on aura à la main : faute de vin , on fera la décoction avec deux livres
d'eau, à la réduction d'une livre, & on ajoutera à la coliature une livre d'eau-de-vie.
Les perſonnes pourvues de la pharmacie portative , aromatiſeront ce ſupplément de
l'ordonnance , avec une centaine de gouttes de l'eſſence N°. V.

N°. 81.

Fomentation rafraichiſſante.

Trempez dans une forte décoction d'eau-de-ſon mêlée avec la ſixieme partie
de vinaigre , des ſerviettes molles : exprimez-les , & enveloppez les jambes avec
ces linges chauds & humides. A renouveller auſſi ſouvent qu'ils ſe refroidiront ou
qu'ils ſe ſécheront.

No. 82.

Fomentation réſolutive & anodine.

Faites cuire dans trois livres d'eau, à la réduction de deux livres , une demi-
once de graine de lin , & une once & demie de ſemence de juſquiame , & deux
poignées de fleurs de ſureau : coulez la décoction , & faites-y diſſoudre demi-once
de ſavon blanc : pour en uſer comme de la fomentation No. 78.

Rec. *Semin. Lini Unc. ſemis.*
  Hyoſciam. Unc. j. & ſemis.
 Flor. Sambuci Manip. ij.
Coque in aquæ commun. libr. iij. ad remanentiam libr. ij. in colatur.
ſolve ſaponis alb. Unc. ſemis. Dr. ad Oll. ſign. N°. 82.

N°. 83.

Fomentation réfolutive & émolliente.

Prenez des fleurs de mauves , de mélilot, de fureau , de chacune une poignée ; faites-les bouillir l'efpace de quelques minutes, avec du petit-lait ou de l'eau , à la réduction de deux livres : coulez la décoction avec expreffion : fervez vous-en comme de la fomentation N°. 78 ; & fi vous préférez un cataplafme, faites cuire du ris dans cette décoction : paffez le mucilage , & infpiffez-le fur de la braife, en confiftance de cataplafme.

> Rec. *Flor. Malvæ*
>   *Melilot.*
>   *Sambuci aa Manip. j.*
>   *Coque paulifper in aquæ communis vel feri lactis quantit. fufficient.*
>   *ad remanentiam libr. ij. ; cola decoctum cum expreffione. Dr. fign.*
>   N°. 83.

A fon défaut, faites votre décoction avec demi-poignée de graine de lin, & trois poignées de fleurs de foin ; & fi vous voulez un cataplafme, vous y ajouterez de la farine d'orge.

N°. 84.

Gargarifme anti-fcorbutique rafraîchiffant.

Prenez une poignée de fauge, & deux de petite-ofeille : faites-les cuire un moment avec demi-livre de vin rouge , & autant d'eau ; coulez la décoction, & ajoutez-y du miel-rofat , deux onces ; de l'efprit-de-fel , un gros ; & vous vous laverez la bouche & les gencives avec ce mélange tiede , plufieurs fois par jour.

> Rec. *Herb. Salviæ*
>   *Acetofell. aa Manip. ij.*
>   *Coque paulifper in vini rubr. & aquæ commun. aa libr. femis.*
>   *Colatur. adde*
>   *Mellis rofar. Unc. ij.*
>   *Spirit. Salis Drach. j.*
>   *Mifce. Dr. ad vitr. fign.* N°. 84.

Pour fupplément , on adoucira la décoction fufdite avec du miel commun,

& on y ajoutera une couple d'onces de fuc de Joubarbe , & trois ou quatre cuillerées de vinaigre.

N°. 85.

Gargarifme anti-fcorbutique fpiritueux.

Prenez de l'efprit-de-cochléaria , deux onces ; de la teinture de myrrhe , deux gros ; de la teinture de gomme-laque , un gros & demi ; du vin rouge , une livre ; du miel-rofat , trois onces : mêlez le tout , & fervez vous-en comme du gargarifme précédent , pur ou coupé , à raifon du befoin , avec plus ou moins de vin.

  Rec. *Spirit. Cochlear. Unc. ij.*
   Tinctur. Myrrh. Drach. ij.
     Gummi Lacca Drach. j. & femis.
   Vini rubr. libr. j.
   Mellis rofar. Unc. iij.
   Mifce. Dr. ad vitr. fign. No. 85.

A fon défaut , faites infufer à froid , dans une livre d'eau , & demi-livre d'eau-de-vie , trois poignées de cochléaria.

N°. 86.

Gargarifme commun.

Prenez quatre parties d'eau-d'orge , ou d'infufion de fleurs de fureau , & une partie de vinaigre : vous adoucirez ce mêlange avec quantité fuffifante de miel ou de fyrop de mûres : on fe gargarifera fouvent avec ce gargarifme tiede ; & pour le rendre plus efficace , on fera diffoudre deux gros de fel de prunelle dans chaque livre.

N°. 87.

Gelée à la corne-de-cerf.

Prenez une vieille volaille maigre : ôtez-en la peau : contufez les os & les pattes : ajoutez-y deux onces de raclure de corne-de-cerf , & deux onces de ris : faites bouillir le tout à petit feu , avec trois livres d'eau , à la confiftance d'une gelée ,

que l'on affaifonnera avec du jus de citron , ou de l'excellent vin blanc, felon l'art.
A en prendre de deux en deux heures , une ou deux cuillerées.

> Rec. *Gallinam vetulam evifceratam ; removeatur cutis ; contundantur offa
> pedefque; addantur rafura cornu cervi & orizæ an Unc. ij. Coque in aquæ
> commun. libr. iij. ad confiftentiam Gelatinæ , fucco citri vel optimo
> vino albo ad gratiam acidulandæ. Dr. fign. N°. 87.*

N°. 88.

Gelée de falab.

Prenez de la racine de falab réduite en poudre fine , un gros : faites la cuire
à petit feu , dans huit onces d'eau, jufqu'à ce qu'elle prenne la confiftance d'une
gelée claire : coulez-la à travers un linge. A en prendre de deux en deux heures ,
une ou deux cuillerées à foupe.

> Rec. *Pulver. radic. falab Drach. j.*
> *Coque leni igne, in aquæ commun. Unc. viij. ufque ad confiftent. Ge-*
> *latinæ : Cola & exhibe ;fign. N°. 88.*

A fon défaut , on prendra parties égales de crème-de-ris , & du mucilage de
pepins de coings , infpiffés & affaifonnés d'un peu de fucre : on ufera de ce mêlange comme il vient d'être prefcrit , mais d'heure en heure.

N°. 89.

Gouttes anodines.

Prenez de la liqueur minérale-anodine de Hoffmann , & du laudanum liquide
de Sydenham , de chacun un gros : mêlez-les enfemble. A en prendre vingt-quatre
gouttes dans une taffe d'eau diftillée de fleurs de tilleul , ou , à fon défaut , dans
une cuillerée d'eau commune dégourdie. Ce calmant pourra être réitéré, s'il en eft
befoin , de fix en fix heures, dans des cas de douleurs pénibles , & à de plus grands
intervalles pour l'infomnie.

> Rec. *Liquor. anodyn. mineral. Hoffm.*
> *Laudan. liquid. Sydenh. aa Drach. j.*
> *Mifce. Dr. ad vitr. fign. N°. 89.*

Les pauvres pourront remplacer ces gouttes par le fupplément indiqué au

Nº. 66 ; & les perfonnes pourvues de la pharmacie portative, remplaceront l'ordonnance par les gouttes anodines Nº. XII.

Nº. 90.

Gouttes anti-fpafmodiques.

Prenez de la liqueur de corne-de-cerf fuccinée, un gros ; de la liqueur anodine de Hoffmann, demi-gros : mèlez-les enfemble. A en prendre de deux en deux heures vingt gouttes, dans une taffe d'eau-de-fleurs de tilleul diftillée.

    Rec. *Liquor. Corn. Cerv. fuccin. Drach. j.*
           anodyni mineral. Hoffm. Drach. femis.
    Mifce, Dr. ad vitr. fign. No. 90.

A leur défaut, on boira de deux en deux heures, une taffe d'infufion de feuilles de grofeiller noir, dit caffis.

Les perfonnes pourvues de la pharmacie portative, fubftitueront à l'ordonnance les gouttes Nº. VII ; & leur boiffon fera de l'infufion de fleurs de tilleul.

Nº. 91.

Gouttes apéritives.

Prenez de la teinture de Mars apéritive, & de l'effence d'abfynthe compofée, de chacune deux gros : mèlez-les enfemble. A en prendre, demi-heure avant les deux repas, vingt-cinq gouttes dans un doigt de vin, ou avec un peu de fyrop-de-capillaire.

    Rec. *Tinctur. Martis aperitiv.*
        Effent. Abfynth. compof. aa Drach. ij.
    Mifce. Dr. ad vitr. fign. No. 91.

A défaut de ces gouttes, on prendra un verre d'eau-de-rouille No. 39, faite avec de l'eau infufée fur des baies de genievre.

Les perfonnes pourvues de la pharmacie portative, remplaceront l'ordonnance par les poudres Nº. XXX, en buvant par-deffus un verre d'eau-de-rouille.

N°. 92.

Gouttes carminatives.

Prenez de l'effence carminative de Wedel , demi-once ; de la liqueur anodine de Hoffmann , deux gouttes ; de l'extrait de camomilles , demi - gros ; des huiles
diftillées de citron & d'anis, de chacune dix gouttes : mèlangez le tout enfemble. A
en prendre vingt gouttes , le matin à jeun , dans une taffe d'infufion de fleurs de
camomilles , & autant en fe couchant.

> Rec. *Extract. Chamomill. Drach. femis , folve in*
> *Effentiæ carminat. Wede Unc. femis : adde*
> *Liquor. anodyn. mineral. Hoffm. Drach. ij.*
> *Admifce l. a.*
> *Olei deftillat. Citr.*
>   *Anifi aa Gutt. x.*
> *Dr. ad vitr. fign.* No. 92.

A leur défaut , on prendra aux fufdites heures , une cuillerée d'eau-de-vie
infufée fur de l'anis ou fur du cumin.

Les perfonnes pourvues de la pharmacie portative, qui feront fujettes à la
conftipation, remplaceront l'ordonnance par les gouttes N°. IX, & les autres par
les gouttes défignées fous le N°. X.

N°. 93.

Gouttes pour dépurer les humeurs-blanches.

Prenez du foufre-doré-liquide-d'antimoine, une once ; pour en avaler quia-
rante gouttes à jeun , & en fe couchant, deux heures après avoir légérement foupé,
dans une taffe de la décoction tiede de douce-amere N°. 27 , de laquelle on boira
dans la matinée une couple de verres par-deffus.

> Rec. *Sulphur. aurant. antimon. liquid. Unc. j.*
> *Dr. ad vitr. fign.* N°. 93.

Les perfonnes pourvues de la pharmacie portative, remplaceront l'ordonnance
par les gouttes No. VIII , & par les bouillons faits avec les efpeces dépuratives
N°. XXXVIII.

N°. 94.

N°. 94.

Gouttes laxatives & apéritives.

Prenez de la teinture-de-Mars-élléborée de Wedel, une once : faites-y diffoudre demi-gros d'extrait-d'ellébore noir, & autant des extraits d'aloès-gommeux
& de rhubarbe, A en prendre à jeun, dans une cuillerée d'eau dégourdie, foixante
gouttes, ou une quantité fuffifante pour en être purgé une couple de fois dans les
vingt-quatre heures.

> Rec. *Extr. Hellebor. nigr.*
> *Aloës gummos.*
> *rhei elect. aa Drach. femis.*
> *folve in*
> *Tinctur. Martis hellebor. Wedel. Unc. j.*
> *Dr. ad vitr. fign.* N°. 94.

Les perfonnes pourvues de la pharmacie portative, remplaceront l'ordonnance
par les gouttes N°. IX, ou en prenant, en fe couchant, une pillule du N°. XXVI.

N°. 95.

Gouttes de térébenthine camphrée.

Prenez de l'huile de térébenthine, une once ; du fucre-de-Saturne, un gros;
du camphre, un fcrupule : broyez-les enfemble, & mettez ce mèlange dans une
phiole, pendant une couple d'heures, fur les cendres ou fur du fable chaud. A en
prendre vingt gouttes, les matins & foirs, dans une cuillerée de fyrop-de-menthe.

> Rec. *Olei Terebinth. Unc. j.*
> *Sacchar. Saturn. Drach. j.*
> *Camphor. fcrup. j.*
> *Tere, & mixta digere in phiola vitr. per bihorium fuper cineres,*
> *vel in balneo arenæ. Dr. ad vitr. fign.* N°. 95.

Le pauvre y fuppléera par l'huile de térébenthine ; & les perfonnes pourvues
de la pharmacie portative, pourront effayer de remplacer l'ordonnance par l'effence
N°. III, en buvant fur chaque prife une taffe du thé N°. XLI.

H

N°. 96.

Infusion anti-spasmodique.

Prenez des racines de pivoine, de dictamne blanc , & de petite-valériane , de chacune une once ; des fleurs de prime-vere & de tilleul , de chacune une poignée : coupez & mélangez le tout enfemble. On en fera infufer deux fortes pincées, durant l'efpace d'un quart-d'heure , avec demi-livre d'eau bouillante en guife de thé , pour en prendre une taffe chaque quart-d'heure , pendant la durée du fpafme.

    Rec. *Radic. Pæoniæ*
          Dictamn. alb.
          Valerian. minor. aa Unc. j.
     Flor. Primulæ veris ,
          Tiliæ aa Manip. j. Concis. Misc. Dr. ad chart. sign. N°. 96.

A fon défaut, on prendra de l'infufion de fleurs de tilleul ou de prime-vere. Les perfonnes pourvues de la pharmacie portative , remplaceront l'ordonnance par les gouttes anti-fpafmodiques N°. VII , en buvant par-deffus chaque prife une taffe d'infufion de fleurs de tilleul ou de prime-vere , foit de l'une & de l'autre mêlées enfemble par parties égales.

N°. 97.

Infusion anti-scorbutique.

Prenez deux onces de raifort fauvage raclé ; une once de racine d'arum , & demi-once de graine de moutarde ; quatre poignées de feuilles d'alliaria ; trois poignées de celles de cochléaria , & deux de treffe-de-marais : hachez le tout ; contufez les graines, & mêlez enfemble ces drogues : mettez-les dans un pot de terre verniffé : verfez y deffus trois livres d'eau bouillante , & une livre & demie de bon vin blanc : fermez exactement le pot , & laiffez le fur les cendres chaudes durant l'efpace de fix heures ; coulez la décoction , & confervez-la dans des bouteilles bien bouchées. On prendra tous les matins , au lit , huit onces de cette décoction tiede ; & l'on fe couvrira fuffifamment pour favorifer la tranfpiration , & provoquer une douce moiteur.

    Rec. *Raphan. ruftican raf.*
          Rad. Ari aa Unc. j.
          Sem. Sinapeos Unc. femis.
          Fol. Alliariæ Manip. iv.
             Cochleariæ Manip. iij.
          Trifol. fibrin. Manip. ij.

Concis. & contus. superfundantur, in vase figulino vitreato , aquæ bullientis libræ tres & vini albi bonæ notæ libra una & semis : vas exacte opertum stet super cineres calidos, per sex horas. Cola infusum. Dr. ad lagenas vitr. probe clausas sign. No. 97.

A défaut de l'un ou de l'autre de ces ingrédients , on augmentera proportionnellement la dose du raifort fauvage ; & les perfonnes pourvues de la pharmacie portative, pourront fubftituer à l'ordonnance les bouillons faits avec les efpeces No. XXXVIII; en y faifant infufer fur la fin, demi-once de raifort fauvage , & deux poignées de cochléaria.

No. 98.

Infufion Arabique compofée.

Prenez une livre de gomme-Arabique choifie ; trois onces de graine de pavot blanc ; du favon de Venife, du fel-de-tartre , & du nitre dépuré , de chacun demi-once : mêlez le tout intimément, & réduifez-le en poudre : on la confervera dans une boëte, pour en ufer comme il fuit.

On verfera deux livres d'eau bouillante fur demi-once : après avoir remué le tout , jufqu'à ce que la poudre foit fondue , on coulera l'infufion avec expreffion, & on en boira par verrées trois ou quatre coups à jeun, mêlée avec le quart de lait chaud. On vivra en même temps principalement de laitage , & des farineux du régime fous la lettre F. On continuera cette marche jufqu'à la parfaite guérifon, & pour l'accélérer, on prendra encore une couple de verres de cette infufion entre les deux repas, & un en fe mettant au lit.

> Rec. *Gummi Arabic. elect. libr. j.*
> *Semin. Papav. alb. Unc. iij.*
> *Sapon. Venet.*
> *Salis Tartari*
> *Nitr. depurat. aa Unc. femis. Mifc. exactiffime. Dr. ad fcatulam fign.* No. 98.

Le pauvre remplacera quelque peu ce remede , par une infufion faturée de racines de guimauves , & à fon défaut, de graine de lin, en ajoutant une cuillerée à café pleine de graine de pavots blancs.

N.º 99.

Infufion atténuante.

Prenez de la racine d'Iris-de-Florence, demi-once ; de l'écorce de faffafras, une once ; de la petite-centaurée, une poignée ; de l'anis étoilé, deux gros : coupez, contufez & mêlez le tout enfemble. Ces efpeces ferviront à faire, le matin & fur les quatre heures du foir, avec une forte pincée, trois taffes d'infufion , comme du thé, que l'on adoucira avec du fucre-candi rouge , ou avec du fyrop-d'Erifymum. Dans les forts engluements de poitrine, on avalera immédiatement avant chaque taffe, une demi-cuillerée à café pleine d'oxymel-fquillitique.

> Rec. *Radic. Ireos Florent. Unc. femis.*
> *Cortic. Saffafras. Unc. j.*
> *Centaur. minor. Manip. j.*
> *Anifi ftellat. Drach. ij.*
> *Incifa & l. a. contufa , mifce. Dr. ad chartam fign.* No. 99.

A fon défaut, on prendra de l'infufion de petite-centaurée , mêlée avec la huitieme partie de trefle-de-marais. On remplacera l'oxymel, par une cuillerée à café pleine de parties égales de miel & de vinaigre.

Les perfonnes pourvues de la pharmacie portative , remplaceront l'ordonnance par les gouttes No. X , en buvant par-deffus chaque prife une couple de taffes du thé No. XLIV , adouci avec du fyrop-de-vinaigre.

N.º. 100.

Infufion balfamique.

Prenez des feuilles d'agrimoine, de bétoine, de lierre-terreftre , de véronique & de mille-feuille, de chacune une poignée ; des fleurs de mille-pertuis, de petite-marguerite & de fcabieufe, de chacune demi-poignée : mêlez le tout enfemble , & faites-en infufer une forte pincée avec quatre taffes d'eau bouillante. A prendre en guife de thé , adoucie avec du miel-de-Narbonne , ou avec du fyrop-de-capillaire.

> Rec. *Folior. Agrimon.*
> *Betonic.*
> *Hered. terreftr.*
> *Veronic.*
> *Summit. Millefol. aa Manip. j.*
> *Flor. Hyperic.*

Flor. Bellid. minor.
  Scabios. aa Manip. femis.
Concis. mifce. Dr. ad chartam. fign. No. 100.

A fon défaut, on prendra de l'infufion de véronique & de fleurs de mille-pertuis, adoucie avec du miel commun.

Les perfonnes pourvues de la pharmacie portative , remplaceront l'ordonnance par l'effence balfamique No. 111., en buvant, après chaque prife , une couple de taffes du thé balfamique No. XLI.

No. 101.

Infufion carminative.

Prenez des fleurs de camomilles , une poignée ; du cefte d'écorces d'oranges-amères, demi-once ; de l'anis étoilé concaffé, deux gros : coupez & mèlez le tout enfemble. Faites-en infufer une pincée avec quatre taffes d'eau bouillante. A prendre en guife de thé, adoucie fi l'on veut avec du fucre.

  Rec. *Flor. Chamomill. Manip. j.*
    Flaved. Cortic. Aurant. amar. Unc. femis.
    Anifi ftellat. groffo modo contus. Drach. ij.
    Incifa mifce: Dr. ad chartam. fign. No. 101.

A fon défaut, on fe fervira de l'un ou de l'autre des fimples indiqués ; & on remplacera l'anis étoilé par de l'anis commun. Les perfonnes pourvues de la pharmacie portative , pourront prendre en mème temps une prife des gouttes No. XI , dans la premiere taffe.

No. 102.

Infufion céphalique.

Prenez les herbes de méliffe & de bétoine , de chacune une poignée ; de l'écorce de faffafras, une once ; des fleurs de lavande & de romarin , de chacune deux pincées : coupez & mèlez le tout enfemble ; fervez vous en comme de l'infufion précedente. On fuppléera de même à ce que l'on n'aura pas à fa portée. Les perfonnes pourvues de la pharmacie portative , fubftitueront à l'ordonnance le thé céphalique No. XLII.

Rec. *Herb. Meliſſæ*
    Betonic. aa Manip. j.
Cort. ſaſſafras Unc. j.
Flor. Lavendul.
    Roſmarin. aa pug. ij.
Incis. miſce. Dr. ad chartam ſign. No. 102.

No. 103.

Infuſion diaphorétique.

Prenez une poignée de fleurs de fureau ; deux pincées de fleurs de ſtoechas, & autant de fleurs d'arnica ; coupez & mèlez le tout enſemble, pour en prendre trois à quatre taſſes infuſé comme du thé.

Rec. *Flor. Sambuci Manip. j.*
Stæchad.
Arnic. aa pug. ij.
Miſce. Dr. ad chartam ſign. No. 103.

A ſon défaut, on boira de l'infuſion de-fleurs-de fureau ; & les perſonnes pourvues de la pharmacie portative, remplaceront l'ordonnance par une ou deux priſes des gouttes No. XIII ; & elles boiront par-deſſus, une couple de taſſes des eſpçces ſous le No. XXXIX, infuſées comme le thé.

No. 104. *a*

Infuſion pectorale.

Prenez de la racine d'althéa, & de la régliſſe, de chacune deux gros ; fleurs de bouillon blanc, & de pas-d'âne, de chacune une poignée : coupez & mèlez le tout enſemble, pour en faire, avec une forte pincée, trois taſſes d'infuſion.

Rec. *Rad. Alth.*
    Liquirit. aa Drach. ij.
Flor. Verbaſc.
    Farfar. aa Manip. j.
Conciſ. miſce. Dr. ad chartam.

A ſon défaut, on boira de la tiſane No. 218, ou de l'infuſion de fleurs de bouillon - blanc , adoucie avec du miel ou du fyrop - de - capillaire. Les perfonnes pourvues de la pharmacie portative , remplaceront l'ordonnance par le thé fous le No. XLIV.

NO. 104. *b*

Infufion pectorale laxative.

Prenez du polypode & de la racine de méchoacan : de chacun trois gros ; de l'agaric , un gros ; des feuilles de véronique , demi-poignée ; des fleurs d'acacia , de violettes , de bouillon-blanc & de rofes-páles , de chacune deux pincées ; de la graine d'anis-étoilé , concaffée , dix grains pefant. Coupez & mèlez le tout intimément. On en infufera pendant un quart - d'heure , fur les cendres chaudes , deux fortes pincées , avec trois taffes d'eau bouillante. A en prendre à jeun & dans l'après-diner , adoucie avec quantité fuffifante de fyrop-de-violettes , pour ouvrir le ventre une couple de fois dans les vingt-quatre heures.

> Rec. *Rad. Polypodii*
>   *Mechoacan. aa Drach. ij.*
> *Agaric. Drach. j.*
> *Folior. Veronicæ Manip. femis.*
> *Flor. Acaciæ*
>   *Violarum*
>   *Verbafci*
>   *Rofar. pallidar. aa Pug. ij.*
> *Semin. Anifi ftellat. groffo modo contus. Gran. x.*
> *Concis. Mifc. Dr. ad chartam. fign. No. 104.*

Les perfonnes pourvues de la pharmacie portative , y fuppléeront par le thé No. XLIII.

N°. 105.

Injection defficative.

Prenez de l'eau de plantain , fix onces, de la pierre-médicamenteufe de Crollius , & du fucre-de-Saturne finement pulvérifé, de chacun un gros ; la moitié du blanc d'un œuf, broyé fur une affiette de fayance avec une piece d'alun-de-roche , jufqu'à ce qu'il écume : mèlez le tout enfemble , & fervez vous en ,après avoir bien remué la bouteille.

Rec. *Aquæ Plantagin. Unc. vj.*
Lapid. medicament. Crollii
Secchar. Saturn. pulv. aa Drach. j.
Dimid. part. albuminis ovi cum aluminis rupei frusto ad
spumam usque trit.
Misce exactissime , & exhibe ad vitr. sign. Nº. 105.

A son défaut , on prendra l'écume d'un blanc-d'œuf, faite avec de l'alun , comme il est dit ci-deslus , & qu'on mêlera avec six parties d'eau dépurée par filtration , où les maréchaux-ferrants éteignent leurs fers.

Nº. 106.

Injection déterfive & balfamique.

Prenez une once de racine d'ariltoloche coupée ; du fcordium, une poignée : faites les infufer fur les cendres, durant l'efpace de deux heures, avec deux livres de vin blanc : coulez la décoction avec expreflion ; ajoutez y une once d'é-lixir-de-propriété , & trois onces de miel-rofat : si la partie affectée étoit fort-fordide, délayez-y demi-once d'onguent Egyptiac.

Rec. *Radic. Ariftoloch. Unc. j.*
Herb. Scordii Manip. j.
Incifis & mixtis affundantur vini albi libræ duæ; stet infufum fu-
per cineres calid. per bihorium ; cola cum expreffione , & admifce
Elixyr propriet. Unc. j.
Mellis rofac. Unc. iij.
Dr. ad vitr. sign. No. 106 ; addendo , si requiritur ung. ægyptiac.
Unc. femis.

A son défaut , on fera bouillir une poignée de feuilles récentes de noyer, durant l'efpace de six minutes, avec deux livres d'eau ; & l'on ajoutera à la décoction coulée , deux onces de miel.

Les perfonnes pourvues de la pharmacie portative, remplaceront l'ordonnance en faifant cuire un moment deux pincées des vulnéraires No. XXXIX, avec une livre de vin, & en ajoutant à la colature une cuillerée de l'eau-d'arquebufade No. II, & deux cuillerées de miel.

No. 107.

Nᵒ. 107.

Julep cordial.

Prenez les eaux diſtillées de méliſſe , de cerifes-noires , de bugloſſe & de canelle orgée , de chacune trois onces ; de la confeſtion d'alkermès , deux gros ; du
ſyrop-d'œillets , trois onces ; de l'eſprit-de-vitriol , quinze gouttes : mêlez le tout
enſemble, pour en prendre une taſſe de quatre en quatre heures.

> Rec. *Aquæ deſtill. Meliſſæ*
> 　　　　*Ceraſor. nigr.*
> 　　　　*Bugloſſ.*
> 　　　　*Cinnamom. hordeat. aa Unc. iij.*
> *Confeſt. Alkermes Drach. ij.*
> *Syrup. flor. Tunic. Unc. iij.*
> *Spirit. vitriol. gutt. xv.*
> *Miſce. Dr. ad vitr. ſign. Nᵒ. 107.*

À ſon défaut, on donnera au malade un doigt d'un excellent vin de liqueur ;
& les perſonnes pourvues de la pharmacie portative , remplaceront l'ordonnance
par une ou une couple de priſes de l'eſſence Nº. IV.

Nᵒ. 108.

Lavement domeſtique - émollient.

Faites bouillir une poignée de mauves , autant de mercurielle , & une pincée
de fleurs de camomilles , avec quantité ſuffiſante d'eau , pour avoir environ quatorze onces de colature ; ajoutez-y une cuillerée de miel , ou , ſi c'eſt pour des
perſonnes hyſtériques , de caſſonade , & autant d'huile-d'olives : en cas de fievre ,
on fera encore diſſoudre dans le lavement deux gros de nitre.

> Rec. *Herb. Malvæ*
> 　　　　*Mercurial. aa manip. j.*
> *Flor. Chamomil. pug. j.*
> *Coque in ſuffic. quantitat. aquæ ut remaneant Colat. unc. xiv. Adde*
> *mellis cochlear plenum & totidem olei olivarum. Si ægrotans febre*
> *laborat, ſolve in enemate nitr. depurat. Drach. ij. Dr. ſign. Nᵒ. 108.*

À défaut des ingrédients , on fera la décoction avec une poignée de ſon de
froment paſſé à l'eau froide , ou avec une cuillerée de graine de lin ; & l'on rem-

I

placera l'huile par du beurre frais. Deux cuillerées d'huile-d'olives, battues avec une cuillerée de fel commun, mèlées dans quantité fuffifante d'eau tiede, font un lavement très-convenable pour déboucher les ventres conftipés. Parties égales d'eau & de lait, avec deux cuillerées à café pleines de fucre ou de caffonade, font un lavement fort-doux & convenable aux perfonnes irritables & aux enfants. On pourra encore remédier à la conftipation, avec un fuppofitoire de betteraves, de miel infpiffé, ainfi que par un bout de chandelle ou de favon, taillés à l'inftar de la premiere phalange du petit-doigt, arrondis aux deux bouts, & que l'on introduira dans le fondement, après les avoir trempés dans de l'huile-d'olives.

Les perfonnes pourvues de la pharmacie portative remplaceront, dans les conftipations habituelles & dans la pareffe du ventre où il n'y a point de fievre, très-avantageufement pour leur fanté, les lavements, par les pillules fous le No. XXVI.

No. 109.

Lavement émollient & carminatif.

Prenez des feuilles de mauves & des fleurs de camomilles, de chacune une poignée ; du cumin contufé, une pincée : faites-les bouillir avec de l'eau : coulez la décoction, & délayez dans une livre la quantité d'huile & de miel prefcrite au No. 108.

> Rec. *Herb. Malvæ*
> *Flor. Chamomill. aa manip. j.*
> *Semin. Cumin. contus. pug. j.*
> *Coque in aquâ communi; Colatur. libr. j. adde*
> *Mellis & olei olivarum aa Unc. ij. Dr. fign. No. 109.*

N°. 110.

Lavement fébrifuge.

Prenez deux poignées de camomilles; faites-en une livre de décoction : coulez-la; & délayez-y une once de quinquina fubtilement pulvérifé.

On commencera par évacuer les inteftins avec le lavement No. 108 : immédiatement après que le malade l'aura rendu, on lui appliquera feulement la moitié de ce lavement fébrifuge, qu'il retiendra le plus long-temps qu'il pourra ; & deux heures après, on lui donnera l'autre moitié. On réitérera de cette maniere ces deux fortes de lavements, entre les accès, jufqu'à ce que la fievre foit arrêtée : & pour prévenir la rechûte, on en continuera l'ufage pendant les premiers huit jours, de deux jours l'un, & enfuite durant l'efpace de trois femaines, encore d'une huitaine à l'autre, en comptant du jour du dernier accès.

Rec. *Flor. Chamomill. manip. ij.*
  Coque in aqua commun. Colatur. libr. j. adde
  Cortic. Peruvian. subtil. pulverif. Unc. j.
  Dr. fign. No. 110.

Les fuppléments font rapportés au No. 22.

<h3 style="text-align:center">No. 111.</h3>

<h3 style="text-align:center">Lavement purgatif.</h3>

Faites bouillir, pendant l'efpace d'un quart-d'heure , avec quantité fuffifante d'eau, deux poignées de mercurielle : coulez la décoction, & ajoutez à une livre, une once & demi de catholicon en électuaire ; & fi le malade a beaucoup de fievre, l'on y fera diffoudre deux gros de nitre. Dans le catarre fuffoquant, & dans les affections foporeufes , apoplectiques & paralytiques , on animera ce lavement par une once & demie de fyrop-émétique , ou demi-once de vin-émétique,

Rec. *Herb. Mercurial. manip. ij.*
  Coque in aqua commun. Colatur. libr. j. adde
  Electuarii Catholic. Unc. j. & femis , & fi requiritur ;
  Nitri depurat. Drach. ij. vel
  Vini emetici. Unc. femis. Dr. fign. No. 111.

A fon défaut, délayez dans une livre d'eau tiede, une cuillerée & demie de fel commun , battue avec autant d'huile-d'olives.

<h3 style="text-align:center">No. 112. a</h3>

<h3 style="text-align:center">Lavement tonique.</h3>

Prenez une poignée de rofes-rouges , & demi-poignée de fleurs de balaufte, que vous ferez bouillir pendant un demi-quart-d'heure , avec une livre de lait de vache ; puis vous délayerez , dans une huitaine d'onces de cette décoction coulée , demi-once de diafcordium. On cherchera à retenir ce lavement le plus longtemps qu'il fe pourra.

Rec. *Flor. Rofar. rubr. manip. j.*
  Balauftior. manip. femis.
  Coque per femi-quadrantem hor. in lact. vaccin. libr. j.

I ij

Cola , hujufque decoɛti Unciis viij adde :
Diafcordii Unc. femis. Dr. fign. No. 112. a.

A fon défaut, on délayera la valeur d'une groffe noix-mufcade de thériaque,
dans huit onces de l'eau où les maréchaux-ferrants éteignent leurs fers , qui foit
bien chargée , & que l'on aura coulée à travérs une toile compacte.

N°. 112. *b*

Lait artificiel.

Faitès cuire deux onces d'orge-perlée , & demi-once d: raclure de corne-de-
cerf , avec trois livres d'eau , à la réduction de deux livres. Ajoutez alors deux
onces de racines de chardon-roland, & demi-douzaine d'efcargots mondés & hachés:
continuez la coction à petit feu , à la réduction d'une livre & demie : coulez-la ,
pour en prendre matin & foir, quatre à fix cuillerées , blanchies avec un quart
de lait. *Sign.* N°. 112. *b.*

N°. 113.

Limaille brûlée.

Prenez de la limaille de fer non-rouillée , quelques onces ; lavez-la fouvent ,
avec de l'eau commune, jufqu'à ce que l'eau ne foit plus du tout louche. Séchez
alors la limaille fur une plaque : faites-la bien rougir enfuite dans un creufet ,
pendant un quart-d'heure , & réduifez-la en poudre impalpable.

Rec. *Limatur. Mart. non rubigin. q. v.*
Abluatur aquâ communi ufque dum aqua non amplius perturbetur ;
ficcetur limatura fuper laminam, candefcat deinde per hor. quadran-
tem in crucibulo, & redigatur in pulverem alcoholifatum. Dr. ad fcatu-
lam figu. No. 113.

Les perfonnes pourvues de la pharmacie portative , y fuppléeront avec la
poudre N°. XXX , & les pauvres avec la même dofe de limaille fine , mélée avec
deux grains de la poudre de feuilles de chardon-bénit. A prendre fix grains de ce
mêlange , aux deux repas, dans la premiere cuillerée de foupe.

Nº. 114.

Liniment de limaçons.

Prenez une vingtaine de limaçons rouges, dépouillés de leurs coquilles : fufpendez-les dans un fachet de toile poreufe : poudrez les limaçons avec une poignée de fel commun, & recevez dans un vafe la liqueur qui diſtillera du fachet. On oindra avec ce mucilage, deux ou trois fois le jour, les parties affectées, après les avoir premiérement frottées à fec.

Nº. 115.

Liniment fébrifuge.

Prenez du favon raclé & de l'huile-de-laurier, de chacun trois gros ; du baume de Pérou, un gros ; de l'efprit-de-fel-ammoniac, demi-gros : mèlez-le tout enfemble. On frottera premiérement l'épine-du-dos avec une flanelle chaude ; on l'oindra enfuite avec la valeur d'une noifette de ce liniment chaud : cela fe fera demi-heure avant les accès, & on mettra auffi-tôt après le malade dans un lit baffiné.

> Rec. *Saponis rafi*
> *Olei Laurini aa Drach. iij. probe mixtis adde*
> *Balfam. Peruvian. Drach. j.*
> *Spirit. falis ammoniac. Drach. femis.*
> *Dr. ad Oll. fign.* Nº. 115.

A fon défaut, on emploiera de la même maniere le mélange fait avec deux parties de bonne eau-de-vie, une partie de favon raclé, & une d'huile-éthérée-de-térébenthine.

No. 116.

Mixture pour l'accouchement.

Prenez de l'eau-de-canelle orgée, deux onces ; du borax en poudre, demi-gros ; du fafran, fix grains, & du fyrop-d'œillets, demi-once : mêlez le tout enfemble. A en prendre toutes les demi-heures, pleine une cuillerée à bouche.

> Rec. *Aquæ Cinnamom. hordeat. Unc. ij.*
> *Borac. pulverif. Drach. femis.*
> *Croci Gran. vj.*

Syrupi flor. Tunic. Unc. femis.
Mifce. Dr. ad vitr. fign. No. 116.

A fon défaut, on donnera dix grains de borax , dans une taffe de café , ou dans un doigt de vin , infufé fur un clou-de-girofle & quelques filets de fafran , & que l'on aura adouci avec un peu de fucre.

Dans l'épuifement des forces , les perfonnes pourvues de le pharmacie portative , remplaceront l'ordonnance par une ou une couple de prifes de l'effence No. 1V.

N°. 117.

Mixture adouciffante & anti-feptique.

Prenez cinquante pepins de coings : verfez par-deffus , une livre d'eau bouillante que vous laifferez refroidir fur les pepins : coulez cette eau mucilagineufe , avec expreffion : ajoutez-y deux onces de miel , & un gros d'efprit-de-foufre. A en prendre , toutes les demi-heures , une couple de cuillerées à bouche.

Rec. *Semin. Cydonior. No. L.*
  Infundantur in aquæ bullient. libr. j. Frigefacta coletur cum leni
  expreffione ; adde colatur.
  Mellis Unc. ij.
  Spirit. fulphur. Drach. j. Dr. ad vitr. fign. No. 117.

A fon défaut , l'on mêlera une couple de cuillerées de jus de citron , ou de bon vinaigre , avec le double de miel commun , & on les délayera dans une livre d'eau-de-graine-de-lin.

N°. 118.

Mixture anti-afthmatique.

Prenez les eaux d'hyffope & de rue , de chacune quatre onces ; de la gomme-ammoniac pulvérifée , deux gros ; du fel-volatil de fuccin , vingt grains ; de l'oxymel-fcillitique , deux onces : mêlez le tout enfemble.

Rec. *Aquæ Hyffop.*
  Rutæ aa Unc. iv.
  Gumm. ammoniac. pulverif. Drach. ij.
  Salis volatil. fuccin. Gran. xx.

Oxymel. fcillitic. Unc. ij.
Mifce. Dr. ad vitr. fign. Nº. 118.

A en prendre toutes les heures une cuillerée à bouche pleine , & par-deffus , une taffe d'infufion d'hyffope , adoucie avec du miel.

Les pauvres y fuppléeront par vingt grains de fleur-de-foufre , ou vingt gouttes d'huile-de-térébenthine. A prendre toutes les deux heures dans un peu de miel. Les perfonnes pourvues de la pharmacie portative , remplaceront l'ordonnance par les pillules Nº. XXIV , en buvant fur chaque prife une couple de taffes du thé Nº. XLI , fans lait.

Nº. 119.

Mixture anti-byftérique.

Prenez de l'eau de Bryonne compofée , ou , à fon défaut , de celle de camomilles , quatre onces ; de la liqueur de corne-de-cerf fuccinée , de la teinture de caftor , de chacune un gros ; du fyrop-de-pivoine , fix gros : mêlez le tout enfemble. A en prendre d'abord la moitié d'une taffe , & enfuite toutes les demi-heures , une cuillerée à foupe.

> Rec. *Aquæ Bryoniæ compof. vel aquæ Chamomill. Unc. iv.*
> *Liquor. corn. cerv. fuccinat.*
> *Tinctur. caftor. aa Drach. j.*
> *Syrupi Pæoniæ Drach. vj.*
> *Mifce. Dr. ad vitr. fign. Nº. 119.*

A fon défaut , l'on donnera une couple de cuillerées d'eau-de-fleurs-d'oranges , aux perfonnes qui pourront la fupporter , après l'avoir chauffée & adoucie avec un peu de fucre : une couple de taffes d'infufion de fleurs-de-camomilles , foulagera les autres.

Les perfonnes pourvues de la pharmacie portative , remplaceront l'ordonnance par dix ou douze des gouttes Nº. VI , en buvant , par-deffus chaque prife , une taffe du thé Nº. XL.

N°. 120.

Mixture anti-spafmodique.

Prenez des eaux diftillées de fleurs-de-tilleul & de prime - vere , de chacune une once & demie ; de la poudre de guttete , un gros ; du fyrop-de-pavots rouges , demi-once. A en prendre la moitié à la fois , & enfuite une cuillerée tous les quarts-d'heures , jufqu'à ce que le fpafme ceffe.

  Rec. *Aquæ deftill. flor. Tiliæ ,*
       Primul. veris aa Unc. j. & femis.
   Pulv. de Guttetâ. Drach. j.
   Syr. Papav. rhæad. Unc. femis.
   Mifc. Dr. ad vitr. fign. N°. 120.

A fon défaut, on boira quelques taffes d'infufion de fleurs-de-tilleul , mèlée avec partie égale de racine de petite - valériane , hachée menue.

Les perfonnes pourvues de la pharmacie portative , remplaceront l'ordonnance par les gouttes No. VII , en buvant par-deffus chaque prife une taffe de l'infufion fufdite. A défaut de fuccès , l'on pourra s'en promettre de la poudre fous le No. XXXVI , en la réitérant.

No. 121.

Mixture bézoardique.

Prenez de l'eau diftillée de fcorfoneres , huit onces ; de l'efprit-thériacal , demionce ; de l'effence alexipharmaque de Stahl , deux gros ; du fyrop-de-canelle , une once & demie : mèlez le tout enfemble. A en prendre de fix en fix heures , deux cuillerées à bouche , hors le temps de la vigueur du redoublement , s'il y en a chez le fébricitant.

  Rec. *Aquæ Scorzoner. Unc. viij.*
   Spirit. Theriacal. Unc. femis.
   Effent. Alexipharm. Stahlii Drach. ij.
   Syrup. Cinnamom. Unc. j. & femis.
   Mifce. Dr. ad vitr. fign. No. 121.

A fon défaut, on prendra toutes les heures une taffe d'infufion de feuilles de fcordium , ou une cuillerée de vinaigre , dont on aura fait infufer fix onces

avec

avec trois goufles d'ail ; & on fera fondre , dans chaque cuillerée , un morceau de fucre.

Les perfonnes pourvues de la pharmacie portative , remplaceront l'ordonnance par une couple de prifes de l'effence fous le N°. IV. Elles boiront une couple de taffes d'une légere infufion de fcordium , par-deffus chaque prife ; & lorfqu'il s'agira de provoquer la fueur , on préférera les gouttes fudorifiques No. XIII.

<h3 style="text-align:center">N°. 122.</h3>

<h3 style="text-align:center">Mixture camphrée.</h3>

Faites avec une douzaine d'amandes - douces pelées , & fix onces d'eau-de-buglofle , une émulfion , à laquelle vous ajouterez un fcrupule de camphre , broyé avec un gros de nitre dépuré , & une once & demie de fyrop-de-capillaire : à prendre comme la mixture bézoardique No. 121 , mais de trois en trois heures.

> Rec. *Amygdal. dulc. excortic.* No. *xij.*
> *fiat c. aquæ Bugloff. Unc. vj. Emulfio , cui adde*
> *Camphor. fcrup. j. trit. c. nitri depur. Drach. j.*
> *Syr. capill. vener. Unc. j. & femis. M. Dr. ad vitr. fign.* No. *122.*

A fon défaut , on prendra aux fufdites heures , trois grains de camphre , dans une demi-cuillerée de fyrop-d'orgeat.

Lorfque|la fueur fera indiquée , les perfonnes pourvues de la pharmacie portative , fubftitueront à cette mixture les gouttes No. XIII.

<h3 style="text-align:center">N°. 123.</h3>

<h3 style="text-align:center">Mixture céphalique.</h3>

Prenez des eaux de bétoine & de mélifle , de chacune trois onces ; de l'efprit-volatil-huileux de Sylvius , deux gros ; du fel-volatil de fuccin , vingt grains ; du fyrop-de-bétoine , une once. Mèlez le tout enfemble. A en prendre , toutes les deux heures , pleine une cuillerée à bouche.

> Rec. *Aquæ Betonicæ*
>   *Meliffæ aa Unc. iij.*
> *Spirit. volatil. oleos. Sylvii Drach. ij.*
> *Sal. volatil. fuccin. Gran. xx.*
> *Syrupi Betonic. Unc. j.*

K

Mifce. Dr. ad vitr. fign. N°. 123.

A fon défaut, on boira une couple de taffes d'infufion de méliffe ; & les per-fonnes pourvues de la pharmacie portative , remplaceront l'ordonnance par le thé N°. XLII, en prenant, dans la premiere taffe, une prife des gouttes No. VII.

N°. 124.

Mixture cordiale.

Prenez des eaux-de-cerifes noires , de bugloffe & de canelle-orgée , de cha-cune trois onces ; de la confection d'alkermès , trois gros ; du fyrop d'œillets , deux onces : mèlez le tout enfemble, pour en prendre, de trois en trois heures , une couple de cuillerées , ou, à fon défaut, autant de vin de liqueur.

> Rec. *Aquæ Cerafor. nigr.*
>   *Bugloff.*
>   *Cinnamom. hordeat. aa Unc. iij.*
> *Confect. Alkermes Drach. iij.*
> *Syr. flor. Tunicar. Unc. ij.*
> *Mifce. Dr. ad vitr. fign. N°. 124.*

Les perfonnes pourvues de la pharmacie portative , remplaceront l'ordon-nance par une couple de prifes de l'effence N°. IV.

N°. 125.

Mixture diaphorétique.

Prenez de l'eau-de-chardon-bénit & de fleurs-de-fureau , de chacune trois onces ; de la poudre-de-la-Comteffe-de-Kent, deux gros ; du camphre broyé avec un peu de fucre , dix grains ; du fyrop-de-pavots rouges , une once : mèlez le tout , pour en prendre de deux en deux heures , deux cuillerées à foupe, en obfervant de bien remuer la phiole , & immédiatement après , une couple de taffes d'infu-fion de fleurs-de-fureau.

> Rec. *Aquæ ftillat. Cardui bened.*
>   *Flor. Sambuc. aa. Unc. iij.*
> *Pulv. Comitiffæ de Kent. Drach. ij.*
> *Camphor. pauxillo Sacchar. trit. gr. x.*

Syrup. flor. rhæad. Unc. j.
Misce. Dr. ad vitr. sign. Nº. 125.

A son défaut , on prendra une cuillerée à café pleine de rob-de-sureau , &
par-dessus, l'infusion de fleurs-de-sureau. Les personnes pourvues de la pharmacie
portative , remplaceront l'ordonnance par une ou une couple de prises des gouttes No. XIII.

Nº. 126.

Mixture digestive.

Prenez les eaux distillées de cerfeuil & de cerises-noires , de chacune quatre
onces ; du tartre-vitriolé , du nitre-d'antimoine, de chacun un gros & demi ; de
la poudre d'yeux-d'écrevisses, saturée avec du jus de citron, un gros ; du syrop-
de-limon , deux onces : mèlez le tout ensemble. A en prendre une petite tasse ,
de trois en trois heures.

> Rec. *Aquæ Chærefol.*
>   *Ceras. nigr. aa Unc. iv.*
>   *Tartar. vitriol.*
>   *Nitr. Antimon. aa Drach. j. & semis.*
>   *Pulv. lapid. Cancror. succ. Citr. saturat. Drach. j.*
>   *Syr. Limonum Unc. ij.*
>   *Misce. Dr. ad vitr. sign. Nº. 126.*

A son défaut, on donnera , de trois en trois heures, vingt grains de crème
de tartre , mêlés avec moitié autant de sucre , dans une tasse d'eau dégourdie.

Les personnes pourvues de la pharmacie portative , remplaceront l'ordonnance, en prenant , de trois en trois heures , demi-cuillerée à café , pleine du mèlange
de parties égales de la poudre Nº. XXVII, & du sel Nº. XIX.

Nº. 127.

Mixture contre la rage.

Prenez les herbes récentes de petit-plantain , de carline , de rue de jardin , de chardon-bénit , de grande-consoude , de rue-de-murailles , de cerfeuil , de joubarbe & de
renoncule-des-prés , de chacune deux poignées : coupez & contusez le tout , dans
un mortier de marbre : exprimez-en le suc : dépurez-le ; ajoutez-y le double de bon
vinaigre , & à une livre de ce mèlange , deux onces de vieille thériaque. A en

prendre , pendant fix jours confécutifs , matin & foir , deux cuillerées à bouche , au lit , où l'on cherchera à fuer , en buvant par-deffus , quelques taffes d'infufion de fcordium.

  Rec. *Herb. rec. Plantagin. anguſtifol.*
    Carlinæ
    Rutæ hortens.
    Cardui bened.
    Confolid. major.
    Rutæ murar.
    Chærefol.
    Sedi min.
    Ranuncul. pratens. aa manip. ij.
Incis. contundantur in mortario marmoreo , & exprimatur fuccus ; depuretur ; addätur Aceti duplum ponderis fucci & libra hujus mixti admifceantur :
Theriacæ veteris Unc. ij. Dr. ad vitr. ſign. No. 127.

No. 128.

Mixture d'air-fixe , contre les irritations nauféeufes , & les congeſtions rénales non-inflammatoires.

Ayez , dans une figuette de verre , demi-gros de fel-de-tartre , diffout dans deux onces d'eau-diſtillée-de-cerfeuil , & dans une autre figuette , quinze gouttes d'efprit-de-vitriol , mèlées avec la mème quantité de la dite eau. Le malade avalera premiérement la folution du fel-de-tartre , & incontinent après , l'efprit-de-vitriol mèlangé. Il prendra ce remede à jeun. Dans les irritations rénales , il le réitérera une heure avant les deux repas , & vers l'heure du fommeil : il en continuera l'ufage pendant quelque temps ; il prendra , demi-heure après la prife du matin , un bouillon , & il obfervera le régime fous la lettre G.

Dans les irritations nauféeufes qui proviennent de l'eftomac , il ufera de ce remede l'eftomac étant vuide , & il y reviendra , à une couple d'heures d'intervalle , une ou une couple de fois , fi le befoin l'exige.

Les perfonnes qui ne feront pas difpofées à avaler féparément & très-preftement le contenu des deux figuettes , le mèleront dans une taffe , & avaleront fur-le-champ le mèlange , afin que la fermentation fe faffe dans l'eftomac. Les premiers aliments que le malade prendra , le vomiffement étant appaifé , feront une cuillerée d'une bonne gelée de viande , ou une couple de cuillerées d'un bon bouillon bien dégraiffé ; & il fera très-circonfpect , quant à fa nourriture , pendant plufieurs jours.

Rec. *Salis Tartar. Drach. Semis.*
　　Solve in
　　Aquæ deſtill. Chærefol. Unc. ij. Dr. ad vitr. ſign. Sel‑de‑tartre,
　　Nº. 128.

Rec. *Spirit. vitriol. gutt. xv. Miſc. c.*
　　Aquæ deſtillat. Chærefol. Unc. ij. Dr. ad vitr. ſign. Eſprit, Nº. 128.

A défaut d'eſprit‑de vitriol, on prendra, immédiatement avant d'avaler la ſo‑
lution du ſel‑de‑tartre, deux onces de jus de citron, paſſées par un linge, & mêlées
avec partie égale d'eau. Les perſonnes pourvues de la pharmacie portative, pour‑
ront remplacer l'eſprit‑de‑vitriol par l'eſprit‑de‑ſoufre Nº. XIV.

Nº. 129.

Mixture ſtiptique.

Prenez les eaux diſtillées de plantain & de bourſe‑à‑paſteur, de chacune
trois onces ; de l'eau‑de‑canelle orgée, & du vinaigre diſtillé, de chacun deux
gros ; de la pierre‑hématite préparée, du corail rouge, préparé, de chacun demi‑
gros ; du ſyrop‑de‑grande‑conſoude, & de pavots rouges de chacun demi‑once :
mêlez le tout enſemble. A en prendre, de deux en deux heures, une taſſe ; & dans
des cas preſſants, d'abord la moitié, & enſuite, tous les quarts‑d'heure, une cuillerée.

Rec. *Aquæ ſtillat. Plantagin.*
　　　Burſæ Paſtor. aa Unc. iij.
　　　Cinnamom. ſtillat. hordeat.
　　Aceti deſtillat. aa Drach. ij.
　　Lapid. Hæmatit. præparat.
　　Corallor. rubr. præparat. aa Drach. ſemis.
　　Syrupi Conſolid. major.
　　　Fl. rhœados aa Unc. ſemis.
　　Miſc. Dr. ad vitr. ſign. Nₒ. 129.

A ſon défaut, on boira d'une forte infuſion de racines de grande‑conſoude,
de feuilles de plantain, ou de bourſe‑à‑paſteur ; en jettant, dans chaque taſſe, demi‑
cuillerée de vinaigre, que les perſonnes pourvues de la pharmacie portative, rem‑
placeront par ſix à huit gouttes d'eſprit‑de‑ſoufre Nₒ. XIV.

N⁰. 130.

Mixture tempérante.

Prenez des eaux de bugloffe & de bourrache, de chacune trois onces ; du nitre dépuré & des yeux d'écreviffes faturés avec du jus de citron ou du vinaigre diftillé, de chacun un gros & demi ; du fyrop-de-limon, une once & demie : mêlez le tout enfemble, pour en prendre d'abord une taffe, & enfuite deux cuillerées à bouche, de quatre en quatre heures, ou à de plus petits intervalles, fi le cas le demande.

> Rec. *Aquæ Buglo[.*
>   *Borragin. aa Unc. iij.*
> *Nitr. depurat.*
> *Oculor. cancror. c. fucc. citr. aut acet. fatur. aa Drach. j. & femis.*
> *Syrupi Limonum Unc. j. & femis.*
> *Mifce. Dr. ad vitr. fign. N⁰. 130.*

A fon défaut, on boira quelques taffes d'infufion de fleurs-de-tilleul, en ajoutant à chaque taffe, une demi-cuillerée de vinaigre, & ce qu'il faut de fucre pour l'agrément.

Les perfonnes pourvues de la pharmacie portative, remplaceront l'ordonnance par la poudre fous le N⁰. XXVIII ; & fi l'agitation étoit vive, elles boiront par-deffus chaque prife, un verre d'émulfion faite avec les femences-froides, ou avec le fyrop-d'orgeat.

N⁰. 131.

Onguent anodin.

Prenez du vinaigre-de-litharge, quatre onces ; des huiles exprimées des graines de jufquiame & de pavot blanc, de chacune une once & demie ; de l'opium réduit en poudre, demi-gros ; du camphre, un gros : broyez le tout dans un mortier de marbre, avec un pifton de bois, pour en faire un onguent, dont on oindra & qu'on appliquera affiduement fur la partie fouffrante.

> Rec. *Aceti Lythargyrii Unc. iv.*
> *Olei expreffi femin. Hyofcyam.*
>   *Papaver. alb. aa Unc. j. & femis.*
> *Opii pulverifat. Drach. femis.*

Camphor. Drach. j.
M. l. a. tere in mortario marmoreo piſtillo ligneo : fiat Unguen-
tum. Dr. ad Oll. ſign. No. 131.

A ſon défaut , on broicra comme il eſt preſcrit, parties égales d'huile-de lin
& de vinaigre ; & l'on ajoutera , quand l'onguent ſera bien lié , à une livre , une
once de thériaque.

Nº. 132.

Onguent anti-ſpaſmodique.

Prenez de la graiſſe de caſtor, deux onces ; du caſtoreum réduit en poudre,
un gros ; de l'huile diſtillée de ſuccin , deux gros , & de l'huile diſtillée de rue,
quarante gouttes : mèlez le tout enſemble, pour en faire un onguent. On fera
entrer , dans la partie affectée, la quantité d'onguent qui pourra s'abſorber, en la
frottant avec la main chauffée ſur de la braiſe.

 Rec. *Axung. Caſtorei Unc. ij.*
   Caſtor. pulveris. Drach. j.
   Olei deſtill. ſuccin. Drach. ij.
    Rutæ gutt. xl.
  Miſce ; fiat Unguentum. Dr. ad Oll. ſign. Nº. 132.

A ſon défaut , on verſera ſur quelques poignées de rue fraîche , hachée menue ,
ce qu'il faudra d'huile-d'olives pour couvrir la rue ; & après quelques heures d'infuſion ſur les cendres, on coulera l'huile , avec expreſſion du marc, par un linge,
pour s'en ſervir comme il eſt dit ci-deſſus.

Nº. 133.

Onguent contre les brûlures.

Prenez de la ſeconde écorce & des feuilles récentes de ſureau , de chacune quatre onces : contuſez-les, & faites-les cuire avec deux livres d'huile-de-lin, juſqu'à
ce que les parties aqueuſes du ſureau ſoient évaporées : coulez alors l'huile avec
expreſſion , & mèlez-la peu-à-peu avec ſix onces de cire-blanche fondue , en remuant la maſſe au moyen d'une ſpatule de bois ; pour en faire un onguent qui
ſoit médiocrement liquide , & dont on tiendra conſtamment la partie brûlée bien
enduite.

Rec. *Cortic. ſecund. rec. Sambuci·*
Flo. recent. Sambuci aa Unc. iv.
Contuſa coque in oleo Lini libr. ij. , uſq ; ad evaporationem partium
aquoſarum. Cola oleum cum expreſſione ; agitetur piſtillo ligneo , &
adde ſenſim
Ceræ alb. liquefaďt. Unc. vj. fiat Unguentum. Dr. ad Oll. ſign. No. 133.

A ſon défaut , on broiera ſix onces d'huile-de-lin , avec deux onces d'eau-de-vie & le jaune d'un œuf, pour s'en ſervir comme il eſt preſcrit ci-deſſus. L'on pourra auſſi agiter long-temps ſix onces d'huile-de-noix, ou, à ſon défaut , de celle de lin , & une once de dragées de plomb , dans une écuelle de terre , en y verſant goutte à goutte ce qu'il faut d'eau commune pour faire prendre à l'huile la conſiſtance d'un onguent.

<h3 align="center">N°. 134.</h3>

<h3 align="center">*Onguent coſmétique.*</h3>

Prenez une once de la pommade-adouciſſante N°. 161 ; de l'huile-de-tartre par défaillance , trente gouttes ; des fleurs de biſmuth , vingt grains ; de l'huile-diſtillée-de bois-de-Rhode , trois gouttes : faites-en , ſelon l'art , un onguent, pour en enduire légérement , matin & ſoir, la peau affectée.

Rec. *Pomati lenient. No. 161.*
Olei Tartar. per deliquium gutt. iij.
Flor. Biſmuth. Gran. xx.
Olei deſtillat. lign. Rhod. gutt. iij.
Fiat. l. a. Unguentum. Dr. ad Oll. vitr. ſign. No. 134.

A ſon défaut, on fera une pâte molle , avec de la farine de feves & du miel : on y incorporera la huitieme partie de fiel-de-bœuf, & l'on mêlera la portion dont on voudra uſer , avec partie égale de ſain-doux frais, fondu & coûlé.

<h3 align="center">N°. 135.</h3>

<h3 align="center">*Onguent digeſtif.*</h3>

Prenez de la térébenthine de Veniſe , deux onces ; le jaune d'un œuf frais ; du miel, une once ; de la myrrhe & de l'aloès en poudre fine, de chacun un gros : mêlez le tout enſemble pour en faire un onguent, qu'on appliquera tiede, moyennant des plumaceaux.

Rec.

Rec. *Terebinthin. Venet. Unc. ij. cum*
　　Vitelli ovi N°. *j. intime mixt.*
　　Mellis Unc. j.
　　Myrrh. elect. &
　　Aloës pulverif. aa Drach. j.
　　Mifce , fiat l. a. Unguentum. Dr. ad Oll. fign. N°. 135.

A fon défaut , on mêlera exactement deux parties de fain-doux , liquéfiées & coulées avec une partie de térébenthine.

Les perfonnes pourvues de la pharmacie portative , remplaceront l'ordonnance par le baume No. I.

N°. 136.

Onguent contre les engelures.

Prenez trois onces de l'onguent-nutritum N°. 139 ; de la tutie & de la pierre-calaminaire , préparées & réduites en poudre impalpable , de chacune un gros : mêlez le tout enfemble , pour en faire un onguent , auquel vous donnerez une confiftance molle , lorfque vous voudrez vous en fervir , en y ajoutant une goutte de vinaigre.

　　Rec. *Unguent. nutrit.* N°. 139.
　　　Tutiæ
　　　Lapid. calaminar. præpar. in pollinem redact. aa Drach. j.
　　　Mifce : fiat l. a. Unguentum. Dr. ad Oll. vitr. fign. No. 136.

La pommade-de-Saturne de Goulard , remplacera l'ordonnance.

N°. 137.

Onguent contre la galle.

Prenez deux onces d'onguent d'oxylapathum ; de la racine d'hellébore-blanc, réduite en poudre fine , deux gros ; de la fleur-de-foufre , demi-once ; de l'huile-diftillée-de-romarin , dix gouttes : faites-en , avec un peu de beurre frais , un onguent , pour en ufer d'après le texte du livre.

　　Rec. *Unguent. Oxylapath. Unc. ij.*
　　　Rad. Hellebor. alb. in pollinem redact. Drach. ij.
　　　Flor. Sulphur. Unc. femis.
　　　Olei deftillat. Rofmarin. gutt. x.

Misce; fiat cum Butyri recent. sufficient. quantit. Unguentum. Dr. ad Ollam. sign. N°. 137.

A son défaut, on broiera dans un mortier de marbre, demi-once de mercure crud & net, avec le blanc de deux œufs ; & quand tous les globules auront disparu, on enduira avec ce mélange, jusqu'à ce que le tout soit absorbé, une lisiere de drap, de la largeur d'un pouce, & suffisamment longue pour servir de ceinture qui fasse le tour des reins : quatre autres lisieres pareillement enduites, seront appliquées, deux autour des poignets, & les deux autres autour des jambes, sous les genoux : toutes ces lisieres seront appliquées sur la peau, après les avoir séchées à l'air ; & on les y laissera durant l'espace de quinze jours, ou jusqu'à ce que la galle soit entiérement dissipée, avec la précaution d'éviter le froid, & de les ôter, si le mercure portoit à la bouche, pour se purger avec la poudre N°. 186, laquelle les personnes pourvues de la pharmacie portative, remplaceront par celle sous le N°. XXXIV.

N°. 138.

Onguent Napolitain.

Prenez du sain-doux frais purifié, & du mercure crud & net, de chacun une once : broyez le mercure dans un mortier de marbre ou de verre, avec une couple de drachmes de térébenthine claire, jusqu'à ce que le mercure soit éteint ; puis avec le sain-doux, jusqu'à ce qu'il ait entiérement disparu.

> Rec. *Axung. porcin. repurgat.*
> *Mercur. crud. depurat. c. drachmis aliqu. terebinth. liquid. probe extinct. aa Unc. j.*
> *Terantur in mortario vitreo vel marmoreo, usque dum mercurius perfectissime extinctus sit. Dr. ad Oll. sign. N°. 138.*

N°. 139.

Onguent nutritum.

Prenez parties égales de vinaigre de litharge & d'huile-de-lin fraîche : broyez les ensemble dans un mortier de marbre, jusqu'à ce que le tout soit bien lié, en consistance d'onguent.

Rec. *Aceti Lithargyr.*
    Olei recent. Lini , partes æquales. Misce &
    Sub perpetuâ agitatione in mortario marmoreo fiat Unguentum.
    Dr. ad Oll. vitr. sign. N°. 139.

A son défaut, on fera infuser dans un vaisseau de terre, durant l'espace de vingt-quatre heures, une livre de vinaigre fort avec deux onces de la plus petite dragée de plomp de chasseur : on remuera souvent l'infusion, & on décantera le vinaigre, que l'on broiera avec partie égale d'huile-de-lin , comme il est indiqué ci-dessus.

N°. 140.

Onguent pectoral.

Prenez de la graisse de chapon, deux onces ; du blanc-de-baleine, une once ; des huiles-de-lin & de jusquiame , de chacune demi-once ; de l'huile exprimée de noix-muscade, un gros : mêlez le tout enfemble, pour en faire un onguent , dont on oindra, matin & soir, la poitrine, avec la valeur d'une noix-muscade.

Rec. *Axungiæ Caponis Unc. ij.*
    Spermat. Ceti Unc. j.
    Olei Lini
        Hyosciami aa Unc. semis.
        expressi Nucis Moschat. Drach. j.
    Miscendo fiat Unguentum. Dr. ad Oll. sign. N°. 140.

A son défaut, on se servira de graisse de chapon , cuite avec le quart de son poids de graine de pavots-blancs contusée , & quelques cuillerées d'eau-de-vie : on passera l'onguent, avec expression, à travers un linge, pendant qu'il sera chaud.

N°. 141.

Onguent de savon.

Prenez des esprits-de-fourmis & de vers-de-terre, de chacun trois onces ; du savon-de-Venise raclé, demi-once, de l'huile-de-vers-de-terre , une once : posez le tout dans une phiole, sur la cendre, jusqu'à ce que le savon soit dissout, & ajoutez-y à la fin, un gros de camphre, demi-once d'esprit-de-sel-ammoniac., & deux gros de teinture de cantharides.

On pourra fubftituer à l'ordonnance , trois onces d'eau-fpiritueufe-d'Anhalt , où l'on aura fait diffoudre , fur les cendres , demi-once de favon blanc.

> Rec. *Spiritus formicar.*
> > *Lumbricor. terreftr. aa Unc. iij.*
>
> *Sapon. Venet. rafi Unc. femis.*
> *Olei Lumbric. terreftr. Unc. j. Mifce ; folvatur fapo fuper cineres , adde tunc ab igne remot.*
> *Camphor. Drach. j.*
> *Spirit. falis ammoniac. Unc. femis.*
> *Tinctur. Cantharid. Drach. ij.*
> *Dr. ad vitr. probe obturat. fign. No. 141.*

A fon défaut , faites diffoudre fur les cendres , dans une livre d'eau-de-vie , une once de favon. Les perfonnes pourvues de la pharmacie portative , animeront ce fupplément avec une once de l'eau No. II.

<h3 style="text-align:center">N°. 142.</h3>

<h3 style="text-align:center">Onguent de Tutie.</h3>

Prenez quatre onces de beurre frais : faites le fondre fur les cendres , dans demi . livre d'eau - rofe : enlevez le beurre qui furnagera ; ajoutez-y deux gros & demi de tutie préparée ; deux gros de pierre - calaminaire ; du fel-de-Saturne , & du vitriol - blanc , de chacun deux fcrupules , & un gros de camphre ; le tout réduit en poudre impalpable , & mêlez les intimément enfemble.

> Reç. *Butyri recent. Unc. iv.*
> *Solve fuper cineres calid. in*
> *Aquæ Rofar. libr. femis.*
> *Removeatur Butyrum fupernatans , cui in pollinem redact. admifceto*
> *Tutiæ præparat. Drach. ij. & femis.*
> *Lapidis Calaminar. Drach. ij.*
> *Sachar. Saturn.*
> *Vitrioli alb. aa fcrup. ij.*
> *Camphor. Drach. j.*
> *Mifceantur intime ; fiat l. a. Unguent. Dr. ad Oll. vitr. fig. No. 142.*

A fon défaut , on prendra un gros de vitriol-blanc , féché au foleil ou fur le foyer : on en fera une poudre très-fine , que l'on incorporera intimément dans deux onces de beurre frais.

Nᵒ. 143.

Onguent vermifuge.

Prenez de l'huile-de-laurier, une once ; du fiel de bœuf & de l'aloès en pou-dre , de chacun un gros ; de la coloquinthe-pulvérifée , & de l'huile-de-tanaife , de chacune demi gros : mêlez le tout enfemble , & faites-en un onguent. On frottera tous les foirs le nombril aux petits enfants , avec la valeur d'un pois de cet onguent ; & on en prendra double 'dofe, pour ceux qui feront âgés de fix à à douze ans ; avec la précaution d'en modérer & d'en fufpendre même l'ufage , toutes les fois qu'ils feront beaucoup purgés.

> Rec. *Olei Lauri Unc. j.*
> *Fellis taurin.*
> *Aloës pulveris. aa Drach. j.*
> *Pulv. Colocynthid.*
> *Olei Tanacet. aa Drach. femis.*
> *Mifce intime : fiat Unguentum. Dr. ad Oll. fign.* No. 143.

A fon défaut , on appliquera fur le ventre , dans un fachet, deux poignées de feuilles d'abfynthe , bouillies dans parties égales d'eau & de vin blanc. A renouveller matin & foir.

N°. 144.

Opiat fébrifuge , apéritif , & qui tient le ventre libre.

Prenez du quinquina choifi, en poudre, une once ; des fels-ammoniac & d'abfynthe , de chacun un gros ; du tartre-ftibié, douze grains. Après avoir parfaitement mêlé les trois derniers ingrédients , on les mêlera intimément avec la dite poudre de quinquina , & on en fera un opiat avec du fyrop-d'abfynthe. A en prendre un gros, de quatre en quatre heures, entre les accès , & double dofe , deux heures avant le commencement du paroxyfme prochain. On continuera fur ce pied , jufqu'à ce que la fievre foit arrêtée , ce qui arrive affez promptement ; & pour prévenir la récidive , on prendra pendant quinze jours , matin & foir , un gros de quinquina en poudre, dans un verre de bon vin.

> Rec. *Cortic. Peruvian. elect. & pulveris. Unc. j.*
> *Salis ammoriac.*
>   *Abfynthii aa Drach. j.*
> *Tartar. ftibiat. Gran. xij.*
> *Salibus bene mixt. cum tartar. admifceatur intime Pulv. Cortic. Pe-*
> *ruviani , & fiat l. a. c. fyrup. Abfynth. Electuar. Dr. ad Oll.*
> *fign. No. 144.*

Les fuppléments font rapportés dans le texte du livre , & rappellés fous les No. 22 , 28 & 29 , des ordonnances qui précedent.

Nº. 145.

Opiat contre le goître.

Prenez de la poudre d'éponge-de-mer , calcinée felon l'art , deux onces ; deux gros d'écailles-d'huitres , premiérement calcinées , & enfuite expofées à l'air pour les édulcorer ; demi-once d'arcanum-duplicatum ; deux gros de racine de dompte-venin , & demi-gros de canelle en poudre : pulvérifez & mêlez le tout exacte-ment enfemble , & faites-en , avec quantité fuffifante de fyrop-d'éryfimum , un opiat , dont , après s'être purgé , on prendra , pendant le décroît de la lune , à jeun & en fe couchant , la valeur d'une moitié de noix-mufcade , & immédiatement après , un gruau , ou un bouillon farineux.

> Rec. *Spongiæ marin. calcinat. & pulverif. Unc. ij.*
> *Oftreocodermat. calcinatar. atq. in aëre edulcor. Drach. ij.*
> *Arcani duplicati Unc. femis.*
> *Radic. Vincetoxic. Drach. ij.*
> *Cinnamon. pulverif. Drach. femis.*
> *Pulverifat. mifceantur intime , & fiat cum fyrup. de Eryfimo Electuar.*
> *Dr. ad Ollam fign. No. 145.*

A fon défaut , on prendra aux mêmes heures , un dé plein de graine con-caffée d'orties-blanches , dans une taffe de bouillon : c'eft ce qui a réuffi plus d'une fois.

Nᵒ. 146.

Petit-lait anti-scorbutique.

Prenez une livre & demie de petit-lait , fait avec de la crême-de-tartre , & s'il se peut , avec du lait de vaches nourries au verd , & dont on aura levé la crème : ajoutez à la premiere tasse de ce petit-lait clarifié , quatre onces de suc exprimé & dépuré , de parties égales de pissenlit , d'oseille & de beccabunga : prenez ce mèlange à jeun : vous adoucirez le reste de votre petit-lait , avec du syrop-de-limon , ou avec de l'oxymel simple ; & vous en boirez tous les quarts-d'heure un gobelet tiede , jusqu'à ce que la dose prescrite soit consumée.

Rec. Seri lactis cum Cremore Tartar. parat. libr. j. & semis.
Dr. ad vitr. simulque
succi expressi & depurati ex anatic. part. fol. mund. & rec.
Taraxaci
Acetos.
Beccabung. Unc. iv.
Dr. ad vitr. sign. No. 146.

A défaut de petit-lait , on lui substituera la tisane No. 209 , ou celle sous le Nᵒ. 211. Les sucs pourront se prendre aussi dans un bouillon clair de poulet ou de veau , comme il est dit ci-dessus.

Nᵒ. 147.

Petit-lait chalybé.

On éteindra une couple de fois , dans deux livres de petit-lait clarifié , une livre d'acier rougi au feu. On en boira , dans la matinée des premiers jours , la valeur d'une livre , & l'on en augmentera peu-à-peu la dose jusqu'à deux livres.

Nᵒ. 148.

Petit-lait tamarindé.

Prenez une livre & demie de lait de vache bien écrèmé : faites infuser dans ce lait , prèt à bouillir , trois onces de tamarin ; & quand il sera bien tranché , donnez-lui une douzaine de bouillons : coulez le petit-lait , que vous adoucirez avec du syrop-de-violettes. On en prendra , dans la matinée , tous les quarts-d'heure .

un gobelet tiede, jufqu'à ce qu'on commence à être purgé : dès-lors on en prendra de demi-heure en demi-heure, pour être évacué à volonté.

> *Rec. Lactis vaccin. libr. j. & femis.*
> *Adde Lacti tepefact. Tamarindor. concis. Unc. iij. f. coagulum :*
> *Ebulliat lac coagulatum per horæ momentum ; filtretur & edulcoretur*
> *fyrupo violarum q. f. ad gratum faporem. Dr. ad vitr. fign. No. 148.*

A défaut de petit-lait, on boira, felon qu'il vient d'être prefcrit, quantité fuffifante d'une décoction agréablement faturée, faite avec parties égales de pruneaux & de cerifes-aigrelettes féchés, & l'on fera diffoudre dans le premier verre, deux ou trois gros de fel-de-Glauber, que les perfonnes pourvues de la pharmacie portative remplaceront par deux gros du fel No. XIX, ou par demi-once, ou fix gros de celui fous le No. XX.

No. 149.

Pillules balfamiques.

Prenez de l'oliban & de la farcocolle choifis, de chacun deux gros ; de la myrrhe, trois gros ; de la gomme-Arabique, un gros & demi : faites-en, felon l'art, avec quantité fuffifante de baume-du-Pérou, des pillules de trois grains chacune. On en prendra communément trois ou quatre, toutes les quatre heures.

> *Rec. Oliban.*
> *Sarcocoll. elect. aa Drach. ij.*
> *Myrrh. Drach. iij.*
> *Gummi Arabici Drach. j. & femis.*
> *Mifce ; fiant c. fufficienti quantitate Balfami Peruviani Pillul. ponder.*
> *Gran. iij. Dr. ad fcatulam fign. No. 149.*

Les perfonnes pourvues de la pharmacie portative, pourront remplacer l'ordonnance par l'effence No. III, en buvant par-deffus, du thé No. XLI.

No. 150.

Pillules de calomel.

Prenez deux gros de calomel, & demi-gros de gomme-Arabique, triturée avec ce qu'il faut de baume-de-Copahu, pour y incorporer intimément le calomel :

faites,

faites , de la maffe de ce mèlange , des pillules de deux grains , pour en ufer d'a-près la prefcription de ce livre.

> Rec. *Calomelan. Drach. ij.*
> *Tere cum*
> *Gummi Arabici Drach. femis &*
> *Balfami Copaib. f. q. ut exinde intime mixt.*
> *Fiat Maffa Pillul. ex qua formentur Pill. fing. pond. gr. ij.*
> *Dr. ad fcatulam confperfæ pulv. liquirit. fign. No. 150.*

Les perfonnes pourvues de la pharmacie portative , remplaceront l'ordonnance par des demi-dofes des pillules No. XXI , foit par le No. 158 des ordonnances pour l'apothicaire , en prenant les précautions indiquées en cet endroit.

No. 151.

Pillules céphaliques , qui purgent le cerveau.

Prenez des extraits de rue, & de bétoine , de chacun deux gros ; des extraits d'hellébore noir & de rhubarbe , de chacun un gros ; de la gomme-ammoniac & de l'extrait d'aloès-gommeux , de chacun un fcrupule ; du fel-volatil-de-fuccin , dix grains : faites-en , avec de la teinture de caftor , des pillules de trois grains. A en prendre cinq en fe couchant , & huit le matin à jeun , foit le nombre nécef-faire pour aller trois ou quatre fois à felle , en obfervant le régime ufité lorfqu'on fe purge.

> Rec. *Extract. Rutæ*
> *Betonic. aa. Drach. ij.*
> *Hellebor. nigr.*
> *Rhei elect. aa Drach. j.*
> *Aloës gummos.*
> *Gummi Ammoniac. aa fcrup. j.*
> *Sal. volat. fuccin. Gran. x.*
> *Mifce l. a. intime ; fiant c. Tinctur. Caftorei Pillulæ Pond. gran. iij.*
> *Dr. ad fcatulam fign. No. 151.*

Les perfonnes pourvues de la pharmacie portative , remplaceront l'ordon-nance , en prenant , lorfqu'elles iront fe coucher, trois des pillules No. XXIV , & à leur réveil , fix à huit des pillules fous le No. XXV.

M

N°. 152.

Pillules gommeufes.

Prenez du favon de Starckei, un gros ; des gommes pulvérifées d'ammoniac, deux gros ; de fagapene, un gros ; de myrrhe, d'affa-fœtida & de galbanum, de chacun demi-gros : mèlez le tout enfemble, & faites-en des pillules de trois grains chacune, avec de l'élixir-de-propriété. On en prend communément trois ou quatre au réveil, & un bouillon par-deffus.

> Rec. *Sapon. Starkei. Drach. j.*
>   *Pulv. Gummi ammoniac. præparat. Drach. ij.*
>   *Sagapeni Drach. j.*
>   *Galbani*
>   *Myrrhæ*
>   *Affæ fœtidæ aa Drach. femis.*
>   *Mifce l a. fiant Pillulæ pond. Gran. iij. cum Elixir. proprietat.*
>   *Dr. refperf. pulv. liquiritiæ ad fcatul. fign. N°. 152.*

Les perfonnes pourvûes de la pharmacie portative, remplaceront l'ordonnance par les pillules No. XXIV, dont on ne prendra, les premiers jours, qu'une prife à jeun, & enfuite une autre en fe couchant.

N°. 153.

Pillules de Helvétius.

Prenez de l'alun-de-roche choifi & pulvérifé, une once ; du fang-dragon préparé, deux gros : faites-en, felon l'art, des pillules de cinq grains chacune, avec le mucilage de la gomme-adragant. A en prendre deux, dans des cas preffants, tous les demi-quarts-d'heure, & un gobelet de tifane-de-fymphitum N°. 219, par-deffus. Quand l'hémorrhagie aura ceffé, on continuera encore ce remede pendant le premier jour, de fix en fix heures, & enfuite, durant une couple de jours, feulement les matins & foirs.

> Rec. *Alumin. rupei pulveris. Unc. j.*
> *Sanguin. Draconis præparat. Drach. ij.*
>   *Mifce ; fiant cum mucilag. Gummi Tragacanth. Pillul. pond. Gran. v.*
>   *Dr. ad fcatulam. fign. N°. 153.*

A leur défaut, on prendra chaque fois dix grains d'alun-de-roche en poudre, dans une demi-cuillerée de blanc-d'œuf.

Nᵒ. 154.

Pillules laxatives.

Prenez de la gomme-hédre, des extraits-de-fume-terre, d'abſynthe, de char-don-bénit, de chacun vingt-grains ; des extraits-de-rhubarbe, un gros ; d'aloès-gommeux, demi-gros : mêlez le tout intimément enſemble, & faites-en, avec quelques gouttes de baume-de-Copahu, des pillules de trois grains chacune. A en prendre trois en ſe couchant, & cinq au réveil, ſoit le nombre ſuffiſant pour être évacué trois ou quatre fois.

>　Rec. *Gummi hædr.*
>　　*Extract. fumariæ*
>　　　*Abſynthii*
>　　　*Cardui benedict. aa ſcrupul. j.*
>　　　*Rhubarb. Drach. j.*
>　　　*Aloës gummos. Drach. ſemis.*
>　　*Miſce intime ; fiant cum Balſam. de Copaiba guttis aliquot Pillul.*
>　　*pond. Gran. iij. Dr. ad ſcatul. ſign. Nᵒ. 154.*

Les perſonnes pourvues de la pharmacie portative, remplaceront l'ordonnance par deux des pillules ſous le Nᵒ. XXVI, dont elles prendront une en ſe couchant, & l'autre à leur réveil.

Nᵒ. 155.

Pillules de calomel purgatives.

Prenez de l'extrait-Panchymagogue de Crollius, vingt-cinq grains ; du calomel, ſix grains ; de la réſine-de-Jalap, quatre grains : mêlez bien le tout, & faites-en, avec de l'élixir-de-propriété, dix pillules. A prendre en une fois, le matin à jeun, en obſervant le régime ordinaire lorſque l'on ſe purge.

>　Rec. *Extract. Panchymagog. Croll. Gran. xxv.*
>　　*Calomel. Gran. vj.*
>　　*Reſinæ Jalapp. Gran. iv.*
>　　*Miſce ; fiant c. elixir. Proprietat. Pillul. æqual. Nᵒ. x.*
>　　*Dr. ad ſcatul. ſign. Nᵒ. 155.*

Les perſonnes pourvues de la pharmacie portative, ſubſtitueront à l'ordonnance les pillules Nᵒ. XXV.

N°. 156.

Pillules purgatives.

Prenez de l'extrait-Panchymagogue de Crollius, vingt grains ; de l'extrait-d'hellébore-noir, de l'aloès bien choiſi, de chacun trois grains ; des trochiſques-d'Alhandal, un grain ; de l'huile-d'anis, une goutte : faites-en dix pillules égales, qu'on prendra en une fois, le matin à jeun.

> Rec. *Extract. Panchymagog. Crollii Gran.* **xx.**
> *Hellebor. nigr.*
> *Aloës elect. aa Gran.* **iij.**
> *Trochiſc. Alhandal Gran.* **j.**
> *Olei Aniſi gutt.* **j.**
> *Miſce ; fiant Pillul.* N°. **x.** *Dr. ad ſcatul. ſign.* N°. 156.

Les perſonnes pourvues de la pharmacie portative , remplaceront l'ordonnance par la poudre polychreſte N°. XXXIV.

N°. 157.

Pillules pour purifier les humeurs.

Prenez de l'extrait-d'aconit, huit grains ; du mercure doux , un gros ; du ſucre blanc, une once. Mèlez les intimément enſemble ; ajoutez-y peu-à-peu de l'extrait-de-ciguë , demi-once ; du ſavon-de-Starckei, deux gros, & quantité ſuffiſante de baume-du-Pérou , pour faire de cette maſſe, qu'on aura mèlée avec le plus grand ſoin, des pillules de quatre grains chacune. A en prendre au commencement trois, matin & ſoir, pour augmenter enſuite journellement chaque doſe d'une pillule , auſſi long-temps que l'augmentation n'occaſionnera aucune incommodité conſidérable , & à continuer, à la doſe qu'on pourra ſupporter, juſqu'à la guériſon.

> Rec. *Extract. Aconiti Gran.* **viij.**
> *Mercur. dulc. Drach.* **j.**
> *Sacchar. alb. Unc.* **j.**
> *Mixtis intime adde paulatim*
> *Extract. Cicut. Unc. ſemis.*
> *Sapon. Starkei. Drach.* **ij.** *fiat cum*
> *Balſamo Peruviano Maſſ. Pillul. exactiſſime mixta , & exinde pillul.*
> *ſing. pond. gr.* **iv.** *argent. fol. ob duct. Dr. ad ſcatul. ſign.* N°. 157.

Les perfonnes pourvues de la pharmacie portative, remplaceront l'ordonnance par les gouttes dépuratives No. VIII, & par le bouillon fait avec les efpeces N°. XXXVIII.

No. 158.

Pillules anti-fyphilitiques.

Prenez douze grains de fublimé corrofif, tiré d'une perfonne fûre, & autant de fel-ammoniac : triturez-les bien enfemble : diffolvez ce mêlange dans une once d'eau diftillée de fleurs-de-fureau. Ayez à la main de la mie de pain de froment ou d'épéautre, recuite au four, au point de pouvoir être réduite en poudre impalpable : verfez la folution fufdite, dans un grand mortier de verre ou de marbre ; jettez-y peu-à-peu de votre poudre de pain, autant que l'eau en pourra bien imbiber. Commencez alors à travailler votre mêlange, en y ajoutant très-infenfiblement, & en continuant d'agiter affidument la maffe, ce qu'il faudra de poudre de pain, pour lui donner, après l'avoir intimément mêlé, affez de confiftance pour pouvoir en faire des pillules de trois grains chacune. Afpergez alors vos pillules, avec de la poudre de réglifle, & confervez-les dans une boete. On commencera par en prendre une fe couchant, deux heures après avoir foupé, en obfervant de boire par-deffus, une couple de verres de la tifane-d'orge, No 213. On en augmentera de deux en deux jours la dofe, d'une feule pillule, & cela, jufqu'à ce qu'on s'apperçoive qu'elles produifent du pincement à l'eftomac, ou à la poitrine. Dès-lors, on diminuera la dofe, que l'on réduira au point où l'on pourra commodément la fupporter, & on en continuera patiemment l'ufage, felon cette méthode, jufqu'à ce que la ceffation des accidents annonce la guérifon parfaite.

> Rec. *Mercur. fublim. corrofiv.*
> *Salis ammoniac. aa Gran. xij.*
> *Probe terantur unà in mortar. vitr. magnitudinis adæquatæ in pollinem, cui fenfim affunde*
> *Aquæ deftillat. flor. Sambuc. Unc. j.*
> *agita unà, donec pulvis perfecte fit folutus.*
> *Sit fimul ad manum mica bifcocta panis tritici vel fpeltæ in pulverem impalpabilem redacta : faturetur folutio paulatim pane pulverifato ; agitetur maffa faturata indefeffe, addendo fub perpetua agitatione fenfim panis pulverifati q. f. ut fiat maffa pillularis intime commixta & exinde pillul. fingul. ponderis gr. iij. exhibeantur pulv. liquirit. refpers. ad fcatul. fign. No. 158.*

Les perfonnes pourvues de la pharmacie portative, remplaceront l'ordonnance par les pillules anti-fyphilitiques No. XXI.

Nᵒ. 159.

Pillules de favon.

Prenez du favon blanc, & de l'extrait de Taraxacum, de chacun une once; de la liqueur de terre-foliée-de-tartre , ce qu'il en faut pour faire une maffe à pillules , dont on fera des pillules de quatre grains chacune. A en prendre quatre à fix à la fois , au réveil , & vers les dix heures du matin : on déjeûnera , dans l'intervalle des deux prifes, avec un bouillon altéré avec une poignée de chicorée-amere.

> Rec. *Saponis Venet.*
> *Extract. Taraxac. aa Unc. j.*
> *Liquor. Terr. foliat. Tartar. quantum fatis ad Pillularum maffam conficiendam ; fiant exinde Pillul. ponder. gr. iv. Dr. ad fcatul. fign.*
> No. 159.

A leur défaut, on réduira du favon raclé , en pillules , avec quantité fuffifante de miel , & l'on boira par-deffus chaque prife, un ou deux verres de décoction de chicorée-amere.

Nᵒ. 160.

Pillules vermifuges.

Prenez des extraits d'abfynthe & de gentiane , de chacun trois grains ; du mercure doux, fix grains ; d'affa-fœtida , deux grains ; d'aloès choifi , de la réfine de-Jalap, & des trochifques-Alhandal, de chacun deux grains ; de l'huile-de-tanaife , une goutte : mèlez le tout enfemble , & faites-en , avec l'élixir-de-propriété , des pillules de deux grains. A prendre en une fois , le matin à jeun , & pour lavage, quelques taffes d'infufion de fleurs-de-pêches.

> Rec. *Extract. Abfynth.*
>   *Gentian. aa Gran. iij.*
> *Mercur. dulc. Gran. vj.*
> *Affæ fœtid. Gran. ij.*
> *Aloës elect.*
> *Refin. Jalapp.*
> *Trochifcor. Alhandal aa Gran. ij.*
> *Olei Tanacet. Gutt. j.*
> *Mifce , fiant cum elixir. Propriet. Pillul. pond. Gran. ij. Dr. ad fcatulam. fign. Nᵒ. 160.*

A leur défaut, on prendra, dans la matinée, deux ou trois onces d'huile-de-ricin, s'il eſt peſſible d'Amérique, en deux fois, à la diſtance d'une couple d'heures une moitié de l'autre. On avalera cette huile, dans le double de bouillon, & le foir, on prendra un lavement d'infuſion d'abſynthe, animé de deux onces de la même huile.

Les perſonnes pourvues de la pharmacie portative, pourront tenter de fuppléer à l'ordonnance, en prenant en fe couchant, une des pillules du No. XXVI, pendant pluſieurs jours de fuite, & les lendemains à jeun, une once d'huile-de-ricin. En finiſſant ces eſſais, on fe purgera avec les pillules No. XXV, & on aura aſſez fouvent lieu d'en être fatisfait.

<h2 style="text-align:center">N_o. 161.</h2>

Pommade adouciſſante.

Prenez du blanc-de-baleine récent, deux gros; de l'huile-d'amandes-douces, une once; de la cire-vierge, deux gros : faites-en, felon l'art, une pommade, & ajoutez-y, en l'ôtant du feu, demi-gros d'huile-diſtillée-de-cire, paſſée cinq ou fix fois à l'alambic.

> Rec. *Spermat. Ceti non rancid. Drach. ij.*
> *Olei amygdal. dulc. Unc. j.*
> *Ceræ alb. Drach. ij.*
> *fiat l. a. pomatum ; ab igne remot. adde*
> *Olei deſtillati puriſ. Ceræ Drach. femis.*
> *Dr. ad Oll. fign. No. 161.*

A fon défaut, on baſſinera aſſidument la partie affectée avec de la crème-fraîche.

<h2 style="text-align:center">N°. 162.</h2>

Pommade rouge.

Prenez deux onces de beurre frais, qui aura été infuſé pendant quelques jours au foleil ou fur le foyer, dans le triple d'eau-rofe : décantez l'eau, ajoutez au beurre de la cire-vierge liquéfiée, trois gros; du précipité rouge, réduit en poudre très-fine, & du camphre, de chacun un gros & demi : faites-en, felon l'art, une pommade exactement mêlée.

Rec. *Butyri recentis Unc. ij.*
   Aq. ſtill. roſ. r. Unc. vj. inſolentur per dies aliquot unà , poſt aquæ
   decantationem admiſce butyro
   Ceræ albæ liquefact. Drach. iij.
   Mercur. præcipit. rubr. &
   Camphor. aa Drach. j. & ſemis ; probe unà trit.
   Fiat l. a. Pomatum intime mixtum. Dr. ad veſiculam vel Ollulam
   vitr. ſign. N°. 162.

<h3 style="text-align:center">N°. 163.</h3>

Potion anti-émétique.

Prenez du ſel-d'abſynthe-alkalin, ou , à ſon défaut , du ſel-de-tartre, demi-gros , que vous tiendrez dans une figuette de verre bien bouchée , juſqu'au moment où vous voudrez vous en ſervir. Jettez-le alors dans deux cuillerées à bouche d'eau-diſtillée-de-menthe ou d'eau-de-canelle orgée , mèlées avec deux cuillerées de jus de citron paſſé par un linge ; & avalez incontinent le mélange en une fois , au plus fort de la fermentation.

   Rec. *Salis abſynth. perfect. alkalin. ; vel hoc deficiente*
       Tartari Drach. j. Dr. ad vitr. probe obturatum.
   Rec. *Succi Citri depurat. Unc. ij.*
       Aquæ deſtill. Menth. Unc. ij. M.
     Dr. ad vitr. ſign. Ingrédients pour faire la potion anti-émétique.
     N°. 163.

A défaut de jus de citron & d'eau de menthe , on mèlera le ſel , comme il vient d'être preſcrit , avec deux cuillerées de vinaigre & autant d'eau ſimple.

Les perſonnes pourvues de la pharmacie portative remplaceront les acides par trente gouttes d'eſprit-de-ſoufre N°. XIV , étendues dans deux onces d'eau-de-menthe. A prendre comme il eſt indiqué à l'ordonnance N°. 128.

<h3 style="text-align:center">N_o. 164.</h3>

Potion calmante.

Prenez de l'eau-diſtillée-de-menthe , deux onces ; de l'eau-de-canelle orgée , & du jus épuré de citron , de chacun une once ; vingt gouttes-anodines-de-Sydenham , & du ſyrop-de-menthe , demi-once : mèlez le tout enſemble. A en prendre
la

la moitié, & deux heures après, le refte, fi la premiere prife ne produit pas l'effet defiré.

.Rec. *Aqua deſtill. Menth. Unc. ij.*
　　　　　　Cinnamom. hordeat.
　Succi citri aa Unc. j.
　Laudan. liquid. Sydenh. gutt. xx.
　Syrupi Menthæ Unc. femis.
　Miſce. Dr. ad vitr. ſign. N°. 164.

Les perfonnes pourvues de la pharmacie portative , remplaceront l'ordonnance , par double dofe des gouttes N°. XII , prifes dans une cuillerée du meilleur vin que l'on aura , & que l'on aromatifera avec une douzaine de gouttes de l'effence fous le N°. IV.

N°. 165.

Potion émétique & laxative.

Faites diffoudre, dans une livre d'eau tiede , trois gros de fel-végétal, & ajoutez-y trois grains de tartre-émétique , diffout dans une couple de cuillerées d'eau bouillante. On en prendra la moitié tiede , à jeun , & après chaque évacuation , un gobelet d'eau tiede. Si, au bout d'une heure, la dite dofe ne faifoit pas d'effet, on prendra l'autre moitié ; & fi l'effet de la premiere prife étoit médiocre , on l'appuyera avec le refte, par verrées , à raifon du befoin.

　Rec. *Salis vegetabil. Drach. iij.*
　　Solve in
　　Aquæ tepidæ libr. j. ; ſolutioni adde
　　Tartar. emetic. in aquæ bullient. Unc. ij. ſoluti Gran. iij.
　　Dr. ad vitr. ſign. N°. 165.

Les perfonnes pourvues de la pharmacie portative , remplaceront le fel-végétal par deux gros du fel-polychrefte No. XIX, & le tartre-émétique par trois grains de la poudre No. XXXIII.

No. 166.

Potion laxative.

Prenez une once & demie de tamarins ; trois gros de feuilles mondées, ou de follicules de féné ; de la rhubarbe choifie & coupée , demi-gros ; de l'anis, fix grains ;

N

du fel-de-Sedliz , deux gros : faites tremper le tout fur les cendres , pendant deux heures , avec quatre onces d'eau bouillante : donnez-lui enfuite une dixaine d'on-des : coulez la décoction , & ajoutez-y une once de fyrop-de-rofes-pâles. A pren-dre tiede , en une fois , & à jeun ; & après chaque évacuation , une taffe de thé foible ou un bouillon clair de veau. Il arrive que l'on a befoin fur-le-champ d'un laxatif. Dans ces cas , l'apothicaire fera fondre dans quatre onces d'eau , demi-once d'électuaire - lénitif , & deux onces de manne : cela fera fait dans quelques minu-tes. Les perfonnes pourvues de la pharmacie portative , remplaceront l'ordon-nance fur-le-champ , avec le fel N°. XX.

> Rec. *Tamarind. Unc. j. & femis.*
> *Fol. Senna f. Stipit. Drach. iij.*
> *Rhei elect. concis. Drach. femis.*
> *Semin. Anifi Gran. vj.*
> *Salis Sedlizens. Drach. ij.*
> *Mixta infundantur per bihorium cum aquæ fervid. Unc. iv.*
> *Coque dein per horæ momentum ; Colat. admifce fyrup. rof. folutiv.*
> *Unc. j. & exhibe ad vitr. fign. No. 166.*

N°. 167.

Potion de manne.

Prenez trois onces de manne-en-larmes : faites-la fondre dans un gobelet de bouillon clair de veau : délayez - y enfuite demi-once d'huile - d'amandes-douces. A prendre en une fois , à jeun , en obfervant le régime ufité lorfque l'on fe purge.

> Rec. *Manna elect. Unc. iij.*
> *Solve in jufculi vitulin. tenuis Unc. v. & admifce*
> *Olei Amygdal. dulc. Unc. femis.*
> *Dr. ad vitr. fign. No. 167.*

A défaut de cette potion , après avoir avalé une couple de cuillerées à bou-che d'huile-d'olives , on boira du jus de pruneaux-fecs , adouci avec un peu de miel , en quantité fuffifante pour en être purgé une couple de fois.

Les perfonnes pourvues de la pharmacie portative , remplaceront l'ordon-nance par dix gros du fel N°. XX. , diffout dans une très-légere infufion de graine-de-lin.

Nᵒ. 168.

Potion minorative.

Prenez de la pulpe de caffe & de tamarins, de chacune une once : faites-les bouillir à petit-feu, avec fix onces d'eau commune, à la réduction de quatre. Ajoutez-y, fur la fin, deux onces de manne & un gros de crème-de-tartre. Coulez la décoction. A prendre en une fois, tiede ; & après chaque évacuation, on boira un gobelet de bouillon clair de veau.

> Rec. *Pulp. Caffiæ*
> *Tamarind. aa Unc. j. & femis.*
> *Coque leni igne in Aquæ commun. Unc. vj. ad Unc. iv.*
> *Adde tunc*
> *Mannæ Unc. ij.*
> *Cremor. Tartar. Drach. j. Colat. Dr. ad vitr. fign. No. 168.*

A défaut de cette potion, on prendra, dans fix onces de jus de pruneaux fecs, deux ou trois gros de crème-de-tartre.

Les perfonnes pourvues de la pharmacie portative, y fuppléeront par une once du fel Nᵒ. XX, diffout dans une livre d'eau dégourdie, qu'on boira dans l'efpace d'une heure, par verrées.

Nᵒ. 169.

Poudre abforbante.

Prenez des coquilles d'œufs & des yeux d'écreviffes préparés, de chacun un gros : mèlez le tout enfemble, & faites-en une poudre. A en prendre trente grains dans un verre d'eau. fraîche.

> Rec. *Teftar. Ovor.*
> *Lapid. Cancror. præparat. aa Drach. j.*
> *Mifce. Dr. ad chartam. fign. Nᵒ. 169.*

A défaut de cette poudre, prenez même dofe de craie blanche fine. Les perfonnes pourvues de la pharmacie portative, remplaceront l'ordonnance par les poudres Nᵒ. XXVII.

N°. 170.

Poudre abſorbante & carminative.

Prenez de la magnéſie-blanche , demi-once ; de la racine de pied-de-veau préparée , de la canelle , des cubebes & cardomomes , de chacune un gros ; des huiles-diſtillées-de-menthe & d'anis , broyées avec une once & demie de ſucre blanc , de chacune dix gouttes ; du Santal-rouge , un gros & demi : mêlez le tout enſemble , & réduiſez-le en une poudre fine. A en prendre , d'heure en heure , demi-gros.

> Rec. *Magnes. alb. Unc. ſemis.*
> *Radic. Ari præpar.*
> *Cinnamom.*
> *Cubebar.*
> *Cardomom. aa Drach. ſemis.*
> *Olei deſtillat. Menthæ & Aniſi cum Sacchar. alb. Unc. j. & ſemis triti , aa gutt. x.*
> *Ligni Santali rubri Drach. j. & ſemis.*
> *Mixta in pulv. Dr. ad Scatul. ſign. N°. 170.*

A défaut de cette poudre , on prendra la charge de la pointe d'un couteau de cumin & d'anis en poudre ; & l'on boira par-deſſus , une couple de taſſes d'inſuſion de fleurs-de-camomilles.

Les perſonnes pourvues de la pharmacie portative , ſuppléeront à l'ordonnance , en prenant , de deux en deux heures , une priſe des poudres N°. XXVII , & par-deſſus , la ſuſdite infuſion.

N°. 171.

Poudre anti-hectique.

Prenez de l'anti-hectique-de-Poterius , demi-once ; du quinquina & de l'écorce de caſcarille en poudre , de chacun deux gros ; mêlez le tout enſemble , & faites-en des paquets de vingt grains. On prendra chaque paquet en une fois , dans de l'eau dégourdie.

> Rec. *Antihectic. Poterii Unc. ſemis.*
> *Pulv. Cortic. Peruvian.*
> *Caſcarill. aa Drach. ij.*
> *Miſce exacte. Divid. in dos. æqual. ſing. pond. gr. xx.*
> *Dr. ad chartam ſign. N°. 171.*

A défaut de cette poudre , on pilera des feuilles de lierre-terreftre , choifies
& récentes , avec un tiers de fucre-candi rouge ou de caffonade. A prendre
de cette conferve, la valeur d'une noix-mufcade, toutes les trois heures ; en buvant par-deffus , une couple de taffes d'une infufion faturée des dites feuilles. Les
perfonnes pourvues de la pharmacie portative , remplaceront l'ordonnance par le
thé No. XLIV , s'il y a de la fievre ; & fi le malade en eft exempt , par le thé
indiqué fous le No. XLI.

Nº. 172.

Poudre apéritive martiale.

Prenez du fafran-de-Mars apéritif, & de la terre-foliée-de-tartre, de chacun
deux gros ; du calmus-aromatique, demi-once : mèlez le tout enfemble , & faites-
en des paquets de demi-gros chacun. A en prendre une prife, deux heures avant
les deux repas , & par-deffus, un bouillon altéré avec un bouquet de chicorée-
amere.

> Rec. *Croci Martis aperient.*
> *Terræ fol. Tartar. aa Drach. ij.*
> *Calami aromatic. pulv. Unc. femis.*
> *Mifce ; f. pulv. div. in xvj. doſ. æqual.*
> *Dr. ad chart. fign. No. 172.*

A défaut de cette poudre , on prendra huit grains de rouille-de-fer pure,
mèlée avec dix grains de crème-de-tartre , & deux grains de feuilles de chardon-
bénit, dont on fera une poudre pour une prife. On ufera en mème-temps de l'eau-
de-rouille Nº. 39.

Nº. 173.

Poudre camphrée.

Prenez deux gros de nitre-purifié ; deux fcrupules de camphre ; un gros de
fucre blanc : mèlez le tout enfemble , & faites-en des paquets de vingt grains chacun ,
pour en ufer comme il eft prefcrit dans le livre.

> Rec. *Nitr. depurat. Drach. ij.*
> *Camphor. fcrup. ij.*
> *Sacchar. alb. Drach. j.*
> *Mifce ; divid. in dofes æqual. fingul. gr. xx.*
> *Dr. ad chart. fign. No. 173.*

N°. 174.

Poudre de cloportes compofée.

Prenez de cloportes nouvellement préparés , trois gros ; du cinnabre-d'antimoine & du mercure-doux , de chacun vingt grains : mèlez le tout exactement
enfemble , & faites-en des paquets de vingt grains chacun , pour vous en fervir
felon qu'il eft indiqué dans le livre.

> Rec. *Milleped. recent. præpar. Drach. iij.*
> *Cinnabar. Antimonii*
> *Mercurii dulc. aa Gran. xx.*
> *Mifce intime ; f. dos. fing. pond. gr. xx. Dr. ad chartam fign.*
> N°. 174.

A défaut de cette poudre , on lui fubftituera une demi-cuillerée de fuc exprimé de cloportes lavés , qu'on avalera dans une taffe de bouillon. Les perfonnes
pourvues de la pharmacie portative , remplaceront l'ordonnance par les gouttes
N°. VIII , & par des bouillons faits avec les efpeces N°. XXXVIII.

N°. 175.

Poudre de crême-de-tartre.

Prenez demi-once de crème-de-tartre ; du nitre-dépuré , de la magnéfie-blanche , de chacun deux gros , & du fucre blanc , deux gros & demi. Mèlez le tout
enfemble , & faites-en une poudre. A en prendre les matins & foirs , une cuillerée à café pleine , battue dans un verre d'eau fraîche.

> Rec. *Cremoris. Tartar. Unc. femis.*
> *Nitr. depurat.*
> *Magnefiæ alb. aa Drach. ij.*
> *Sacchar. alb. Drach. ij. & femis.*
> *Mifce ; fiat Pulv. Dr. ad fcatul. fign. N°. 175.*

Les perfonnes pourvues de la pharmacie portative , remplaceront l'ordonnance par le mèlange de parties égales des poudres N°. XXVII , & du fel N°.
XIX : l'ufage & les dofes de ce remede font les mêmes que pour la poudre à
laquelle elle doit fervir de fupplément.

N°. 176.

Poudre digeſtive.

Prenez du tartre-vitriolé & du ſel-polychreſte pulvériſé, de chacun deux gros: mèlez-les enſemble, & faites-en des paquets de demi-gros chacun. A prendre dans une taſſe d'eau tiede , d'après les renſeignements donnés dans le livre. En prenant une priſe de cette poudre en ſe couchant, la veille du jour où l'on aura à ſe purger , on diſpoſera les premieres voies a ſe débarraſſer de la ſaburre. Quelques priſes remédieront auſſi aux crudités paſſageres , & aux petites plénitudes de l'eſtomac.

 Rec. *Tartar. vitriol.*
   Salis polychreſt. pulv. aa Drach. ij.
   Miſce ; divide in viij part. æqual. Dr. ad chartam ſign. N°. **176.**

A ſon défaut, on prendra de la poudre de crème-de-tartre N° 175 , que les perſonnes pourvues de la pharmacie portative remplaceront, ſelon qu'il eſt recommandé à l'ordonnance N°. 175.

N°. 177.

Poudre diurétique.

Prenez trois à quatre grains de ſquille préparé ; ſix grains de tartre-vitriolé ; deux grains de nitre , & autant de racine de dompte-venin : pulvériſez & mèlez le tout : faites-en un paquet, qu'on prendra en une fois, dans de l'eau dégourdie ou dans du pain enchanté. On fera faire le nombre néceſſaire de tels paquets , qui feront préparés ſéparément , de la maniere qu'il vient d'être indiquée.

 Rec. *Scillæ præpar. Gran. iv.*
   Tartar. vitriol. Gran. vj.
   Nitri depurat.
   Rad. vincetoxic. aa Gran. ij.
   Miſce ; fiat Pulv. Dr. ad chartam & ſ. tal. doſes No. requiſito,
  *ſign. N*o. 177.

A défaut de cette poudre , on uſera du vin diurétique N°. 224.

N°. 178.

Poudre émétique.

Faites diſſoudre , dans demi-taſſe d'eau bouillante , quatre grains de tartre-émétique: mêlez cette ſolution avec un gobelet d'eau tiede, pour en prendre la moitié, & l'on uſera de l'autre moitié, comme de la potion émétique & laxative N°. 165, en obſervant de la prendre par cuillerées dans un verre d'eau tiede. On pourra ſubſtituer à la poudre-émétique, le ſyrop-émétique , dont un gros équivaut.à un grain de tartre ; & on prendra de ce ſyrop, par cuillerées à café, dans le double d'eau tiede : une cuillerée ou deux de ce mêlange , ſuffiront pour les enfants.

    Rec. *Tartar. emetic. gr. iv. Dr. ad Chartam. ſign.* N°. 178.

Les perſonnes pourvues de la pharmacie portative , ſubſtitueront à l'ordonnance une priſe de la poudre N°. XXXIII.

N°. 179.

Poudre contre l'éréſipelle.

Prenez des fleurs-de-camomilles & de ſureau, de la farine de ſeigle, de chacune une poignée ; de la céruſe , demi-once ; du camphre, deux gros : mêlez le tout enſemble, & faites-en une poudre fine , dont on poudrera la partie affectée.

    Rec. *Pulv. flor. Chamomil.*
                     Sambuc.
       Farin. Secalin. aa Manip. j.
       Ceruſſæ Unc. ſemis.
       Camphor. Drach. ij.
       Miſce : fiat pulv. tenuis. Dr. ad ſcatulam ſign. N°. 179.

A défaut de cette poudre, on prendra ſix parties de farine de ſeigle , & une partie de craie blanche pulvériſée , pour s'en ſervir comme il vient d'être preſcrit, ou ſur du papier.

N°. 180.

N°. 180.

Poudre hydragogue.

Prenez douze grains de gomme-goutte ; trente grains de fel-d'abfynthe neutre , & deux grains de favon de Starkei : faites-en une poudre intimément mê'ée, qui fervira pour une prife. A prendre le matin , dans du pain enchanté , ou délayée dans une taſſe d'eau dégourdie.

> Rec. *Gumm. Gutta Gran. xij.*
> *Sal. Abfynth. neutr. Gran. xxx.*
> *Sapon. Starkei. Gran. ij.*
> *Mifce intime. Dr. ad chartam ; fiant tales doſes ſeorfim* , No. *requifito , fign.* N°. 180.

Les perfonnes pourvues de la pharmacie portative , remplaceront l'ordonnance par la teinture-hydragogue No. XVIII.

N°. 181.

Poudre de magnéfie.

Prenez de la magnéfie-blanche , une once ; du nitre-dépuré , deux gros , & du fucre blanc , demi-once : pulvérifez & mêlez le tout enfemble. A en prendre , d'heure en heure , une cuillerée à café pleine , battue dans un verre d'eau.

> Rec. *Magnes. alb. Unc. j.*
> *Nitr. depurat. Drach. ij.*
> *Sacchar. alb. Unc. femis. Mifce exacte ; Dr. ad fcatul. fign.* N°. 181.

A défaut de cette poudre , on lui fubftituera une portion égale de crème-de-tartre & de fine craie blanche ; & les perfonnes pourvues de la pharmacie portative , remplaceront l'ordonnance par la poudre N°. XXVII.]

No. 182.

Poudre martiale & roborante.

Ajoutez à la dofe preſcrite de la poudre-abforbante & carminative N°. 170, deux gros de limaille-brûlée N°. 113. A en prendre, le matin à jeun ,.& demi-heure avant les deux repas , la valeur d'une cuillerée à café pleine , dans de l'eau ou dans du pain enchanté.   O

Rec. Doſ. præſcript. Pulver. abſorbent. & carminat. Nᵒ. 170,
    Limaturæ uſtæ Nᵒ. 113. *Drach. ij. Miſce intime. Dr. ad ſcatul.*
    ſign. Nᵒ. 182.

A défaut de cette poudre , on prendra , aux heures qui viennent d'être indiquées , une taſſe de vin chalybé Nᵒ. 223.

Les perſonnes pourvues de la pharmacie portative , remplaceront l'ordonnance par les poudres Nᵒ. XXX , en obſervant d'ajouter à chaque priſe un grain de canelle en poudre , & trois grains de poudre d'écorce de caſcarille. A défaut de ce dernier ingrédient , on prendra la même quantité de ceſte d'oranges-ameres , ſéché à l'ombre & pulvériſé.

Nᵒ. 183.

Poudre de Kermès.

Prenez un grain de kermès-minéral , trois grains de tartre-vitriolé , & deux grains de ſucre blanc : mèlez le tout enſemble ; faites-en une poudre fine pour une priſe , & le nombre dont on aura beſoin , ſe préparera ſéparément. A prendre dans une cuillerée à café de ſyrop-de-capillaire. Lorſque cette doſe n'occaſionnera pas des nauſées , on fera de trois priſes deux , & mème de deux une , ſi le beſoin l'exige.

Rec. Kerm. mineral. Gran. j.
    Tartar. vitriol. Gran. iij.
    Sacchar. alb. Gran. ij.
    Miſc. Dr. ad chart. fiant tales doſes ſeorſim No. *requiſito , ſign.*
    Nᵒ. 183.

Les perſonnes pourvues de la pharmacie portative , remplaceront l'ordonnance , en faiſant boire au malade , d'heure en heure , une taſſe d'infuſion , faite avec parties égales des thés Nᵒ. XLI & XLIV , adoucie avec du ſyrop-de-capillaire.

Nᵒ. 184.

Poudre de quinquina.

Prenez vingt grains de quinquina choiſi , trois grains de racine de ſerpentaire , & un grain de canelle : mèlez le tout enſemble pour une priſe. A en prendre de trois en trois heures un paquet , dans une cuillerée de vin , mèlée avec partie égale d'eau.

Rec. *Cortiç. Peruvian. Gran. xx.*
Radic. Serpentar. Gran. iij.
Cinnamom. acut. Gran. j.
M. f. Pulv. Dr. ad chartam ; fiant tal. dofes feorfim No. requi-
fito , fign. N°. 184.

Les perfonnes pourvues de la pharmacie portative , remplaceront l'ordonnance par l'effence vitale N°. IV. On y fuppléera, chez les pauvres, par quelques
cuillerées d'un bon vin adouci avec du fucre.

N°. 185.

Poudre pectorale.

Prenez du blanc-de-baleine récent, deux gros ; des fleurs-de-benjoin, du nitre
d'antimoine & du fafran , de chacun un fcrupule ; du fucre - candi , demi-once :
mêlez le tout enfemble , & réduifez ce mêlange en poudre : faites-en des paquets
de demi-gros chacun. A en prendre, de quatre en quatre heures, une prife, & par-
deffus , une couple de taffes d'infufion de véronique.

Rec. *Spermat. Ceti Drach. ij.*
Flor. Benzoës
Nitr. Antimoniat.
Croc. aa fcrup. j.
Sacchar. Cand. Unc. femis.
Mifc. fiat Pulv. divid. in xiv. dof. æqual. Dr. ad chartas fign.
N°. 185.

A défaut de cette poudre , on prendra la valeur d'une noifette de beurre frais,
mêlé avec deux grains de fafran , broyé avec le triple de fucre. Les perfonnes pourvues de la pharmacie portative , boiront par-deffus chaque prife de ce fupplément,
une couple de taffes du thé N°. XLIV.

N°. 186.

Poudre purgative.

Prenez vingt grains de poudre-de-Jalap choifi & réfineux ; vingt-cinq grains
de crème-de-tartre, & trois grains de réfine-de-Jalap : broyez le tout enfemble,
& ajoutez-y une goutte d'huile-d'anis. A prendre en une fois à jeun, dans de l'eau
tiede , en fuivant le régime ufité quand on fe purge.

O ij

Rec. *Pulv. rad. Jalapp. elect. Gran. xx.*
 Cremor. Tartar. Gran. xxv.
 Refin. Jalapp. Gran. iij.
 Terantur unà in pulv. addendo olei anifi gutt. j. Dr. ad chart.
 *fign. N*o. 186.

Cette compofition eft à fort-bas prix, purge très-bien, & les ingrédients fe trouvent chez tous les apothicaires, & même chez quelques marchands épiciers de la campagne.

Les perfonnes pourvues de la pharmacie portative, remplaceront l'ordonnance par la poudre No. XXXIV.

No. 187.

Poudre de rhubarbe.

Prenez de la fine rhubarbe, trente-cinq grains ; des yeux d'écreviffes préparés, fix grains ; de la canelle, deux grains : mèlez le tout, & réduifez-le en poudre. A prendre ce mèlange à jeun, dans du pain enchanté, ou délayé dans une taffe d'eau tiede ou de café foible, en obfervant le régime ufité quand on fe purge.

Rec. *Rhei elect. Gran. xxxv.*
 Oculor. Cancr. prepar. Gran. vj.
 Cinnamom. pulveris. Gran. ij.
 *Mifce ; fiat Pulv. Dr. ad chart. fign. N*o. 187.

Les perfonnes pourvues de la pharmacie portative, pourront remplacer l'ordonnance par une dragme de la poudre indiquée fous le No. XXXI, en y ajoutant deux grains de canelle en poudre.

No. 188.

Poudre ftomachale.

Prenez deux gros de poudre de la feuille de chardon-bénit ; de la canelle, des cubebes & des petites-cardomomes, de chacune un gros ; du poivre-long, de la noix-mufcade, de chacun vingt grains ; des huiles diftillées d'écorces-d'oranges & de menthe, de chacune fix gouttes ; du Santal rouge, réduit en poudre fine, demi-once. Mèlez le tout avec quatre onces de fucre blanc, & faites-en une poudre. A en prendre une cuillerée à café pleine, à jeun, & autant, demi-heure avant les deux repas, dans un doigt de vin.

Rec. *Pulv. Cardui benedict.   Drach. ij.*
    Cinnamom.
    Cubebar.
    Cardomom. minor. aa Drach. j.
    Piper. longi
    Nucis moschatæ aa Gran. xx.
Olei destillat. Cortic. Aurant.
       Menth. aa gutt. vj.
Pulv. Santal. rubr. Unc. semis.
Sacchar. albiss. Unc. ij. M.
Fiat Pulv. tenuiss. Dr. ad scatul. sign. Nº. 1͜ᴜᴜ.

A défaut de cette poudre, on prendra gros comme une noix-muscade, de rob-de-genievre, mêlé avec trois grains de poudre de racine-de-gentiane.

Les perfonnes pourvues de la pharmacie portative, remplaceront l'ordonnance par les gouttes Nº. X, qu'elles prendront dans un verre de vin de liqueur fec.

Nº. 189.

Poudre ftiptique.

Prenez de l'alun-de-roche, deux gros ; du fang-dragon, un gros ; du colcothar-de-vitriol, demi-gros ; du bol-d'Arménie & de la pouffiere de farine, répandue dans les moulins, (*folle-farine*) de chacun deux gros : mèlez enfemble tous ces ingrédients, & faites-en une poudre.

Rec. *Alumin. rupei Drach. ij.*
    Sanguin. Dracon. Drach. j.
    Colcothar. vitriol.
    Boli Armen.
    Farinæ molend. volat. (folle-farine) *aa Drach. ij.*
    Mifce intime : fiat Pulv. tenuiss. Dr. ad scatul. fign. Nº. 189.

Les perfonnes pourvues de la pharmacie portative, remplaceront l'ordonnance par la poudre ftiptique No. XXIX.

Nº. 190.

Poudre tempérante.

Prenez du nitre-dépuré, deux gros ; des yeux d'écreviffes faturés avec du vinaigre-diftillé, deux gros & demi ; du cinnabre-d'antimoine préparé, un fcru-

pule : faites-en une poudre, dont on prendra de deux en deux heures vingt grains,
dans une couple de cuillerées d'eau diſtillée de fleurs-de-tilleul, ou dans un verre
d'eau fraîche.

> Rec. *Nitr. depurat. Drach. ij.*
> *Lapid. Cancr. aceto deſtillat. ſaturat. Drach. ij. & ſemis.*
> *Cinnabar. Antimonii præparat. ſcrup. j.*
> *Miſce ; fiat Pulv. Dr. ad ſcatul. ſign.* No. 190.

A défaut de cette poudre, on uſera de ce qui eſt ſubſtitué à la mixture tempérante No. 130.

Les perſonnes pourvues de la pharmacie portative, remplaceront l'ordonnance par la poudre No. XXVIII.

<h2 style="text-align:center">No. 191.</h2>

<h3 style="text-align:center">*Poudre vermifuge.*</h3>

Prenez de la ſemence contre les vers & de la coralline, de chacune deux gros;
du tartre-vitriolé, demi-once : mêlez & réduiſez le tout en poudre. A en prendre
demi-gros, le matin à jeun, & autant une heure avant le diner , dans un gobelet
d'eau tiede.

> Rec. *Semin. contra Vermes*
> *Muſc. Corallin. aa Drach. ij.*
> *Tartar. vitriol. Unc. ſemis.*
> *Miſce ; f. Pulv. Divid. in xvj. doſ. æqual. Dr. ad chartas. ſign.*
> No. 191.

On ſuppléera à l'ordonnance, par ce qui eſt rapporté dans le texte du livre,
& ſous le No. 36.

<h2 style="text-align:center">No. 192.</h2>

<h3 style="text-align:center">*Poudre vomitive d'Ipécacuanha.*</h3>

Prenez de l'Ipécacuanha récemment pulvériſé , vingt-quatre grains; du tartre-vitriolé , ſix grains : faites-en une poudre. A prendre en une fois , à jeun,
dans une taſſe d'eau tiede. Après chaque vomiſſement, le malade prendra un gobelet d'eau tiede , pour le faciliter. Les perſonnes qui ont beaucoup de fievre,
& chez qui il y a de la diſpoſition à l'inflammation , s'humecteront avant que de
prendre le vomitif, avec quelques verres de la tiſane-d'orge No. 213.

Rec. *Radic. Hypecacuan. alb. recent. pulverif. Gran.* xxiv.
    Tartar vitriolat. Gran. vj.
    Mifce ; fiat Pulv. Dr. ad chartam. fign. No. 192.

A défaut de cette poudre, on boira beaucoup d'infufion de fleurs-de-camomilles tiede, & on animera le premier verre, avec une cuillerée à café pleine d'eau-des-Carmes.

Les perfonnes pourvues de la pharmacie portative, remplaceront l'ordonnance par la poudre No. XXXII.

No. 193.

Suc d'herbes apéritif.

Prenez les herbes récentes d'hépatique, d'oxylapathium, & de dent-de-lion ; de chacune quatre poignées ; du creffon de-fontaine & du beccabunga, de chacun trois poignées : exprimez-en le fuc fous la preffe : épurez-le, & ajoutez y le fuc de cent cloportes lavés vivants dans du vin blanc, & qu'on aura enfuite écrafés. A en prendre, le matin à jeun, & à quatre heures après-midi, une taffe, dans le triple de bouillon clair ou de petit-lait.

    Rec. *Herb. recent. Hepatic.*
        Oxylapat.
        Taraxac. aa Manip. iij.
        Nafturt. aquatic.
        Beccabung. aa Manip. ij.
    Exprimat. fuccus depuretur, & addatur
    Succus Milleped. in vino albo ablut. & contus. No. 100.
    M. Dr. ad vitr. fign. No. 193.

Les perfonnes pourvues de la pharmacie portative, remplaceront l'ordonnance par les bouillons faits avec les efpeces fous le No. XXXVII, en prenant en même temps, en fe couchant, quatre ou cinq des pillules du No. XXIII.

No. 194.

Suppofitoire d'Aloès.

Prenez deux gros de favon blanc, raclé, un gros d'aloès-Socotorin pulvérifé, & quantité fuffifante de miel, pour en faire, felon l'art, des fuppofitoires, dont on introduira un dans le fondement, après l'avoir enduit d'huile.

Rec. *Sapon. raf. Drach. ij.*
Aloës Socotorin. pulv. Drach. j.
Fiant. cum quantit. fufficient. Mellis l. a. fuppofitoria. Dr. ad fca-
tulam fign. No. 194.

A défaut de ce fuppofitoire, on fe fervira de ceux rapportés fous les lavements No. 108 ; & les perfonnes pourvues de la pharmacie portative, remédieront à la conftipation par une des pillules fous le No. XXVI.

No. 195.

Syrop balfamique de favon.

Prenez du fyrop-de-fucre clarifié, neuf onces ; trois gros de térébenthine-de-Chypre ; du favon-d'Alicante raclé, neuf gros ; du baume-du-Pérou, deux gros. Faites diffoudre le tout, felon l'art, dans le fyrop ; mêlez les ingrédients intimément, & ajoutez-y une douzaine de gouttes d'huile-diftillée-de-citron. A en prendre, à jeun & en fe couchant, une cuillerée à bouche, dans un verre d'eau.

Rec. *Syrup. Sacchar. clarific. Unc. ix.*
Therebinth. Cypr. Drach. iij.
Saponis Venet. raf. Drach. ix.
Balfami Peruvian. Drach. ij.
Bene folutis, mixtis & l. a. ad fyrupi confiftentiam redactis adde
Olei deftillat. Citr. gutt. xij. Dr. ad vitr. fign. No. 195.

On pourra fuppléer à l'ordonnance par les pillules No. 159.

N°. 196.

Syrop contre le crachement de fang.

Prenez parties égales des fucs exprimés & dépurés de petit-plantain, d'orties & de citron : faites-en, felon l'art, avec du fucre, un fyrop. A en prendre, de quatre en quatre heures, deux cuillerées à foupe, dans un gobelet d'infufion de mille-feuille ou de bourfe-à-pafteur.

Rec. *Succi expreff. & depurat. Plantagin. min.*
Urticæ
Burf. paftoris aa part. æqual.
Mifce ; fiat l. a. cum Saccharo fyrup. Dr. ad vitr. fign. N°. 196.

A

A défaut de ce fyrop, on prendra, aux mêmes heures, demi-gros de la gomme-de-pêcher, diffoute dans un gobelet d'infufion de mille-feuille.

N°. 197.

Syrop laxatif.

Prenez du diagrede fulphuré, quinze grains ; de l'antimoine diaphorétique non-lavé, dix grains ; du mercure-doux, quatre grains : triturez-les bien enfemble, & ajoutez-y demi-once de fyrop-de-rofes pâles. A prendre en une fois, dans une taffe d'eau tiede, en obfervant le régime ordinaire lorfqu'on fe purge.

> Rec. *Diagryd. fulphur. Gran. xv.*
> *Antimon. diaphor. non loti Gran. x.*
> *Mercur. dulc. Gran. iv.*
> *Bene tritis adde*
> *Syrupi Rofar. folutiv. Unc. femis.*
> *Mifce; Dr. ad vitr. fign.* N°. 197.

Les perfonnes pourvues de la pharmacie portative, pourront y fuppléer par une double dofe des gouttes N°. IX, ou des pillules N°. XXVI.

N°. 198.

Syrop vermifuge.

Prenez du fyrop de fleurs-de-pêcher, fix gros ; du mercure-doux, deux grains : mêlez-les. A prendre en une fois, pour les enfants âgés de deux à quatre ans inclufivement. On ajoutera à ce mêlange, un grain de trochifques-Alhandal, pour ceux qui feront âgés de quatre à huit ans ; & l'on augmentera la dofe du fyrop & du mercure, à proportion de leur âge.

> Rec. *Syrup. flor. Perficor. Drach. vj.*
> *Mercur. dulc. Gran. ij. M. Dr. ad vitr.*
> *Syrupo adde*
> *Trochifcor. Alhandal Gran. j. ad ufum infantum ætatis ann. quatuor ad octo. Dr. fign.* N°. 198.

Pour les perfonnes adultes, on pourra remplacer l'ordonnance par les fuppléments fous le N°. 36.

P

No. 199.

Tabac céphalique.

Prenez des feuilles d'Afarum, de la racine d'Iris-de-Florence, de chacune deux gros ; des feuilles de romarin avec la fleur, de chacune un gros & demi ; fleurs-de-lavande & de muguet, un gros ; de la racine d'hellébore-blanc, vingt grains : faites-en une poudre, à prendre en guife de tabac, avec modération.

> Rec. *Radic. Ireos Florentin. Drach. ij.*
> *Hellebor. alb. Gran. xx.*
> *Folior. Afari Drach. j.*
> *Rofmarin. c. floribus Drach. j. & femis ;*
> *Flor. Lavendul.*
> *Lil. conval. aa Drach. j.*
> *Mixta redigantur in pulverem. Dr. ad fcatulam fign. No. 199.*

A défaut de ce tabac, on ufera des feuilles de bétoine en fiches ou en tabac.

N°. 200.

Tablettes balfamiques.

Faites fondre, dans un vafe d'argent, fur un réchaud, quatre onces de pâte de cacao : incorporez-y demi-once de cachou préparé & fubtilement pulvérifé ; autant de baume-de-Copahu, & deux gros de baume-du-Pérou : faites-en, avec la quantité néceffaire de fucre-candi, des tablettes de demi-gros chacune.

> Rec. *Cacao in paftam l. a. redact. Unc. iv.*
> *Liquefcant in vafe argenteo, leni igne ; admifce dein*
> *Terræ catechu præparat. fubtiliff. pulverifat.*
> *Balfam. Copaib. aa Unc. femis.*
> *Peruviani Drach. ij.*
> *Fiant l. a. cum fuffic. quantit. Sacchar. Cand. Tabula fingul.*
> *pond. drach. divid. Dr. ad fcatul. fign. N°. 200.*

Les perfonnes pourvues de la pharmacie portative, y fuppléeront par l'effence No. III, & par l'ufage fréquent du cachou en grains ou en tablettes, fans ambre ni mufc.

N°. 201.

Teinture de Mars.

Prenez les teintures de Mars de Ludovicus, de gomme-laque & de quinquina, de chacune demi-once : mêlez enfemble les trois teintures. A en prendre le matin à jeun, un quart-d'heure avant les deux repas, & en fe couchant, chaque fois quarante gouttes, dans du fyrop-de-menthe, ou dans un doigt de vin.

> Rec. *Tinctur. Mart. Ludovic.*
> *Gumm. Laccæ,*
> *Cortic. Peruvian. aa Unc. femis.*
> *Mifce ; Dr. ad vitr. fign.* N°. 201.

A défaut de cette teinture, on prendra du vin chalybé No. 223.

N°. 202.

Teinture pour remédier à l'ouïe, diminuée par le relâchement des membranes.

Prenez de la teinture-de-caftor, deux gros ; des huiles diftillées de fauge & de romarin, de chacune trois gouttes. Mélez le tout enfemble, pour en humecter légérement un peu de coton, qu'on placera dans le conduit de l'oreille, pas plus de trois ou quatre lignes en avant.

> Rec. *Tinctur. Caftorei Drach. ij.*
> *Olei deftillat. Salviæ,*
> *Rofmarin. aa Gutt. iij.*
> *Mifce ; Dr. ad vitr. fign.* No. 202.

A défaut de cette teinture, on foufflera, matin & foir, avec précaution, de la fumée d'un bon tabac, dans le conduit antérieur de l'oreille.

N°. 203.

Teinture de rhubarbe.

Prenez un gros & demi de fine rhubarbe raclée, & trois gros de fel-de-Glauber : faites-les infufer pendant la nuit, fur le foyer, avec un gobelet d'eau bouil-

P ij

lante : donnez, le lendemain, à l'infusion, une couple de bouillons. Coulez la teinture , qu'on prendra en une fois à jeun , en suivant le régime usité lorsqu'on se purge. Si l'on a besoin de ce remede pendant plusieurs jours, on pourra y suppléer en mâchant, en se couchant , un morceau de rhubarbe du poids d'un gros.

> Rec. *Rhei elect. minutim concis. Drach. j. & semis;*
> *Salis. Glauber. Drach. iij.*
> *Infund. per noctem moderato cinerum calore in aquæ bullient. Unc. iv. Ebulliant per horæ momentum mane sequenti , & Colatur. exhibe ad vitr. sign.* N°. 203.

Les personnes pourvues de la pharmacie portative , remplaceront l'ordonnance par une double dose des gouttes N°. IX.

N°. 204.

Teinture de rhubarbe tempérée.

Prenez deux gros de fine rhubarbe rapée, & un citron succulent, coupé en tranches : faites les infuser sur les cendres, durant l'espace de trois heures, avec une livre d'eau bouillante : coulez la liqueur. A en prendre une couple de jours de suite , à jeun , & demi-heure avant le dîner, chaque fois environ le quart de la dose prescrite , ou une quantité suffisante pour en être légérement évacué.

> Rec. *Rhei elect. minutiss. incis. Drach. ij.*
> *Mali Citrei succulent. incis.* N°. *j.*
> *Infund. super cineres per trihorium , cum aquæ commun. bullientis libr. j. Colatur. exhibe ad vitr. sign.* N°. 204.

Les personnes pourvues de la pharmacie portative , remplaceront l'ordonnance par la poudre N°. XXXI , à prendre dans de l'eau; & au lieu de bouillon, on boira quelques tasses de limonade chaude, une heure après chaque prise.

N°. 205.

Tisane anti-scorbutique & laxative.

Prenez des racines d'arum & de pimprenelle, de chacune demi-once; du trefle-de-marais , demi-poignée; des graines de moutarde & de cresson, de chacune trois gros ; méchoacan & rhubarbe fine, de chacun deux gros; des feuilles de séné-

mondé , une once: coupez & concaffez les ingrédients : infufez les fur les cendres chaudes, avec deux livres d'eau bouillante , pendant la nuit: coulez le lendemain la tifane. A en prendre, plufieurs jours de fuite, le matin à jeun, un gobelet, ou la dofe fuffifante pour en être purgé deux ou trois fois , en obfervant de boire, après chaque évacuation, un gobelet de bouillon de veau clair,

> Rec. *Radic. Ari ,*
>   *Pimpinell. aa Unc. femis ;*
> *Herb. trifolii fibrin. Manip. femis.*
> *Semin. finapeos groff. m. contus.*
>   *Nasturtii aa Drach. iij ,*
> *Mechoacann.*
> *Rhei elect. aa. Drach. ij.*
> *Fol. fenn. f. ftipit. Unc. j.*
> *Incifa infundantur in aquæ bullient. libr. ij. per noctem , moderato cinerum calore. Colaturam exhibe ad vitr. fign. No. 205.*

À défaut de cette tifane, on infufera , comme il vient d'être prefcrit, deux onces de raifort-fauvage, avec trois onces de racine-de-patience ; pour en prendre un gobelet, à jeun , & un autre une heure avant le dîner.

N°. 206.

Tifane apéritive.

Prenez les racines de fenouil, de garance & de fcrophulaire mineure, de chacune demi-once; régliffe, deux gros : coupez le tout, & faites le infufer, durant l'efpace d'une heure , avec trois livres d'eau bouillante : donnez enfuite à cette infufion une dixaine de bouillons, & coulez-la.

> Rec. *Rad. fœnicul.*
> *Rubiæ Tinctor.*
> *Scrophular. minor. aa Unc. femis ;*
> *Liquirit. Drach. ij. incis. Misce , & infunde fervide cum aquæ bullient. libr. iij. per unam horam ; fac dein ebullire per horæ momentum , & Colatur. exhibe ad vitr. fign. No. 206.*

A défaut de cette tifane, on fera cuire une once & demie de racines de chicorée-fauvage & un gros de régliffe, avec deux livres & demie d'eau , à la reduction d'environ deux livres.

Les perfonnes pourvues de la pharmacie portative pourront y fuppléer par des bouillons faits avec les efpeces du N°. XXXVII.

N°. 207.

Tifane Arabique émulfionnée.

Prenez deux gros de gomme-Arabique choifie : faites la diffoudre dans deux livres d'infufion légere de graine-de-lin : broyez ce mèlange avec deux douzaines d'amandes-douces pelées & une couple d'amandes de pèches ; puis adouciffez l'émulfion qu'on aura coulée, avec deux onces de fyrop-d'althéa.

> Rec. *Gumm. Arabic. elect. Drach. ij.*
> *Solv. in infufionis tenuis feminis Lini libr. ij.*
> *f. exinde l. a. emulfio cum*
> *Amygdal. dulc. excortic.* N°. *xxiv.*
> *Nucl. Perficor. No. ij. Colat. adde*
> *Syrupi Altheæ Unc. ij. Dr. ad vitr. fign.* N°. 207.

A défaut de cette tifane, on ufera de celle de graine-de-lin N°. 212.

N°. 208.

Tifane blanche.

Prenez une once de corne-de-cerf brûlée ; en poudre, & la mie d'un pain blanc d'un fou : faites les bouillir avec quatre livres d'eau, à la réduction de trois livres : coulez la décoction, & ajoutez y quatre onces de fyrop-de-coings & deux onces d'eau-de-Canelle orgée. A en prendre de temps en temps un gobelet.

> Rec. *Cornu Cervi uft. pulveris. Unc. j.*
> *Micæ panis alb. Unc. iv.*
> *Coquantur in aquæ commun. libr. iv. ad remanent. libr. iij.*
> *Cola, adde fyrupi Cydoniorum Unc. iv. & Aquæ Cinnamomi hor-*
> *deatæ Unc. ij. Dr. ad vitr. fign.* N°. 208.

A défaut de cette tifane, faites infufer un gros de canelle avec deux livres d'eau panée faturée, que vous coulerez & adoucirez avec du fyrop ou de la geléc de coings.

Nᵒ. 209.

Tifane de citron.

Prenez deux livres d'une légere décoction d'orge ou de ris: ajoutez y le fuc d'un citron plein de jus, ou de deux s'ils étoient moins abondants en fuc : coulez ce mèlange à travers un linge, & adouciffez la tifane avec une quantité fuffifante de fucre , fur lequel on aura premiérement frotté le cefte du citron , afin de rendre la tifane plus agréable.

> Rec. *Decoct. hordei tenuis libr. ij. adde*
> *Succ. Mali Citrei fuccul.* Nᵒ. *j.*
> *Colat. edulcoretur fufficienti quantitate facchari fuper flaved. Corticis Citri fric. Dr. ad vitr. fign.* No. 209.

A défaut de citron & de fucre, on ajoutera aux deux livres d'eau-d'orge ou de ris , deux cuillerées de vinaigre & une cuillerée de miel ; & les perfonnes qui feront pourvues de fyrop-de-limon , s'en ferviront pour faire leur tifane.

Nᵒ. 210.

Tifane commune.

Prenez de la racine de chiendent, une once, & de celle d'ofeille , demi-once; régliffe , un gros: coupez le tout: faites le bouillir avec trois livres d'eau , à la réduction de deux: coulez la tifane. L'on pourra fubftituer au gros de régliffe quelques grains d'anis & un peu de fucre.

> Rec. *Radic. Gramin. unc. j.*
> *Acetos. Unc. femis ;*
> *Liquirit. Drach. j.*
> *Concifa coque cum aquæ commun. libr. iij. ad remanent. libr. ij.*
> *Colat. exhibe ad vitr. fign.* N°. 210.

A défaut de cette tifane, on boira de la tifane-d'orge N°. 213.

N°. 211.

Tifane de crème-de-Tartre.

Faites bouillir, dans un pot de terre verniffé, une once & demie de crème-de-tartre, avec trois livres d'eau, à la réduction de deux : coulez la décoction , pour en boire, de deux en deux heures, un verre, pure ou adoucie avec du fyrop-de-violettes, foit avec du fucre, jufqu'à ce que le ventre s'ouvre. Dès-lors on en prendra à de plus grands intervalles, ce qu'il faudra pour entretenir les évacuations à raifon du befoin. L'on pourra frotter le fucre fur du cefte de citron.

> Rec. *Cremor. Tartar. Unc. j. & femis.*
> *Coque cum aquæ commun. libr. iij. ad libr. ij.*
> *Colatur. ut fupra edulcorat, exhibe ad vitr. fign.* N°. 211.

N°. 212.

Tifane de graine-de-lin.

Prenez demi-once de graine-de-lin, lavée dans de l'eau froide ; deux pommes-renettes pelées, dépouillées du coeur, & coupées par quartiers, & un gros de régliffe : faites bouillir le tout durant l'efpace d'un quart-d'heure, avec trois livres d'eau, & coulez la tifane. Lorfque cette tifane, ainfi que les autres tifanes farineufes qui fuivent, feront trop chargées , on les coupera avec de l'eau qui aura bouilli.

> Rec. *Semin. Lini in Aqua frigid. ablut. Unc. femis.*
> *Malor. de Renettes ut fupra mundat. & in fruft. concis.* No. ij.
> *Radic. Liquirit. Drach. j.*
> *Coque per horæ quadrantem cum Aquæ commun.*
> *libr. iij , & Colatur. exhibe ad vitr. fign.* No. 212.

N°. 213.

Tifane d'Orge.

Prenez une cuillerée à bouche pleine d'orge : faites la cuire un moment : jettez en la premiere eau , & faites bouillir l'orge derechef, durant l'efpace d'un quart-d'heure, avec trois livres d'eau : coulez la tifane : adouciffez la avec du fyrop

de

de limon , & dans les maladies inflammatoires , avec de l'oxymel fimple , à une once & demie pour la livre de tifane.

> Rec. *Hordei Unc. j. & femis.*
> *Coque paulifper & decanta aquam : fac ebullire denuo hord. cum aquæ commun. libr. iij. per horæ quadrantem ; Cola decoctum ; edulcoretur libr. j. cum*
> *Syrup. Limonum Unc. j. & femis ; & cum totidem*
> *Oxymel fimplic. in morbis inflammatoriis.*
> *Dr. ad vitr. fign.* No. 213.

A défaut du fyrop , on ajoutera à cette tifane deux cuillerées de vinaigre & une cuillerée de miel , fur chaque livre.

No. 214.

Tifane de pareira-brava.

Prenez de la racine de pareira-brava , hachée , demi-once ; réglifle , deux gros : faites infuſer le tout pendant une heure , avec trois livres d'eau bouillante : donnez-lui enfuite une dixaine de bouillons , & coulez la tifane.

> Rec. *Radic. Pareiræ bravæ concifæ Unc. femis.*
> *Liquirit. Drach. ij. Mifce.*
> *Infundant. per horam in aquæ bullient. libr. iij.*
> *Coque dein per horæ momentum. Colatur. exhibe ad vitr. fign.*
> No. 214.

A défaut de pareira-brava , faites votre décoction , comme il vient d'être preſcrit , avec deux onces de racines de perfil.

No. 215. a.

Tifane laxative.

Faites cuire à petit-feu trois onces de tamarin , & demi-once de crème-de-tartre , avec trois livres d'eau , à la réduction de deux livres : ajoutez alors une once de féné mondé , & deux femences entières d'anis-étoilé : ôtez la décoction du feu : quand elle fera refroidie , vous la coulerez , & vous ajouterez à la colature , deux onces de fyrop-de-rofes pâles. A en prendre , de deux en deux heures , un verre , ou une quantité fuffifante pour entretenir une petite diarrhée.

Q

Rec. *Tamarind. Unc. iij.*
    Cremoris Tartar. Unc. femis.
    Coque in aquæ commun. libr. iij. ad remanentiam libr. ij. adde dein
    Fol. Sennæ f. ftipit. Unc. j.
    Semin. Anifi ftellati No. *ij.*
    Removeatur ab igne decoctum , & frigefactum cola , addendo
    Syrup. rofarum folutiv. Unc. ij. Dr. ad vitr. fign. No. 215. *a.*

A défaut de cette tifane , faites diffoudre , dans une livre d'eau dégourdie , une once & demie de fel-des-Alpes , pour en ufer comme il eft prefcrit ci-deſſus ; & les perfonnes pourvues de là pharmacie portative , fe ferviront de la même dofe du fel No. XX.

No. 215. *b.*

Tifane de ris.

Prenez du ris , & procédez comme il a été dit pour faire la tifane-d'orge. On adoucira l'eau-de-ris avec du fucre frotté fur l'écorce extérieure d'un citron.

No. 216.

Tifane des bois de Santals.

Prenez deux onces de racines-de-fenouil , une once de chacun des trois bois de Santals , & deux gros de régliſſe : coupez le tout , & faites-le bouillir avec cinq livres d'eau , à la réduction de quatre livres. Coulez la tifane , pour en ufer d'après le livre : à défaut de la prefcription de l'ufage , on en boira un verre de deux en deux heures.

Rec. *Radic. fœnicul. Unc. ij.*
    Lign. Santal. albi
          citrini
          rubri aa Unc. j.
    Radic. liquirit. Drach. ij.
    Concifa coquantur cum aquæ commun. libr. v. ad remanent. libr.
    iv. Colatur. exhibe ad vitr. fign. No. 216.

A défaut de cette tifane , on fera la décoction avec quatre onces de racines de fenouil , que l'on adoucira avec du miel.

N°. 217.

Tisane de scorsoneres.

Prenez deux gros de raclure de corne-de-cerf; trois gros de racine de scorsoneres, & un gros de réglisse : coupez & mêlez le tout ensemble : faites bouillir ces especes à petit-feu, avec quatre livres d'eau , à la réduction de trois , & coulez la tisane.

> Rec. *Rasur. Corn. Cerv. Drach. ij.*
> *Radic. Scorzon. Drach. iij.*
> *Liquirit. Drach. j.*
> *Concisa & mixta coquantur leni igne cum aquæ communis libr. iv.*
> *ad remanentiam libr. iij. Colatur. exhibe ad vitr. sign. N°. 217.*

A défaut de raclure de corne-de-cerf , vous ferez votre tisane avec les deux autres ingrédients.

N°. 218.

Tisane de son.

Prenez une poignée & demie de son de froment ou d'épéautre, lavée à l'eau froide , pour le monder , & deux cuillerées de raisins-de-Corinthe , ou , à leur défaut, deux pommes-renettes accommodées comme au N°. 212 : faites bouillir le tout avec quatre livres d'eau , à la réduction de trois : ajoutez à la colature un gros de nitre-dépuré , & trois onces de miel blanc.

> Rec. *Furfuris tritici vel speltac. in aqua frigid. ablut. Manip. j. & sem.*
> *Uvar. Corinth. Unc. ij. vel his carentibus*
> *Pulp. Malor. de Renettes secund. N°. 212. parat. N°. ij.*
> *Coquantur c. aquæ commun. libr. iv. ad remanent. libr. iij.*
> *Colatur. adde :*
> *Nitri depurat. Drach. j.*
> *Mellis alb. Unc. iij. despumat. & colat. Dr. ad vitr. sign. No, 218.*

No. 219.

Tifane de fymphitum.

Prenez de la racine de fymphitum ou de grande-confoude , hachée , une once ; des fommités de mille-feuille , une demi-poignée ; de la graine contufée de pavots blancs , deux gros : faites bouillir le tout , durant l'efpace d'un demi-quart-d'heure , avec deux livres d'eau : coulez la tifane , que vous adoucirez avec deux onces de fyrop-de-fymphitum , pour en boire en guife de tifane.

> Rec. *Radic. Confolid. major. Unc. j.*
> *Summit. Millefolii Manip. femis.*
> *Semin. contus. papav. alb. Drach. ij.*
> *Concifa coque per horæ quadrantem , cum aquæ communis libr. ij.*
> *Colatur. admifce*
> *Syrupi fymphit. Unc. ij. Dr. ad vitr. fign.* No. 219.

Nº. 220.

Vapeur pour les oreilles , lorfqu'il y a des engorgements muqueux , fans inflammation , dans les membranes de cet organe.

Prenez des racines de grand-raifort & d'héllébore-blanc , de chacune demi-once ; des baies-de-genievre & de laurier , de chacune trois gros ; de la graine de cumin , deux gros ; des feuilles de rue & d'abfynthe , de chacune demi-poignée : coupez , contufez & mêlez le tout enfemble : faites le cuire dans une livre & demie d'eau : ajoutez-y , en la retirant du feu , quatre onces d'efprit-de-vin camphré , & conduifez prudemment la vapeur à l'orifice extérieur de l'oreille affectée , moyennant un entonnoir , que le malade recevra matin & foir , pendant l'efpace de quelques minutes , & plus long-temps s'il le fupporte.

> Rec. *Raphan. ruftic.*
> *Radic. Hellebor. alb. aa Unc. femis.*
> *Baccar. Juniper.*
>   *Lauri aa Drach. iij.*
> *Semin. Cumini Drach. ij.*
> *Folior. Rutæ*
>   *Abfynth. aa Manip. femis.*
> *Incifa , contufa & mixta ebulliant cum aquâ commun. libr. j. & femis : Colatur. exhibe ad vitr. & feorfim fpirit. vini camphor. Unc. iv. Sign.* No. 220.

A défaut de cette vapeur, vous envelopperez dans du coton un peu du mêlange de parties égales d'ail & de camphre, groffiérement concaffés, que vous pla-
cerez dans le conduit externe de l'oreille : à renouveller tous les matins, pendant
une huitaine de jours.

N°. 221.

Vin anti-fcorbutique.

Prenez des racines d'arum & de raifort-fauvage récents, de chacune une once ;
du creffon & du beccabunga, de chacun deux poignées; de la graine de creffon,
du cefte d'orange-amere, de l'écorce-de-tamarifque & des capres, de chacun demi-
once : coupez & infufez le tout au foleil, ou fur un foyer tempéré, durant l'efpace
de quatre jours, dans une bouteille affez grande pour contenir ces efpeces, & huit
livres de bon vin, ou, à fon défaut, autant de la meilleure bierre, que vous y
verferez par-deffus ces ingrédients, en obfervant qu'un fixieme de la bouteille
refte vuide : couvrez votre bouteille de cinq à fix doubles de papiers, arrêtés
avec une ficelle : remuez tous les jours la bouteille : coulez votre vin avec expreffion légere du marc, & confervez-le dans des flacons bien bouchés. A en prendre,
à jeun, & demi-heure avant les deux repas, d'abord chaque fois environ deux onces,
en en augmentant peu-à-peu la dofe, jufqu'à quatre à cinq onces.

Lorfqu'on aura à traiter un fcorbutique confirmé, on ajoutera aux fufdits
ingrédients, deux poignées de cochléaria, demi-once de fel-ammoniac, & une once
& demie de graine de moutarde, pilée avec un peu de vin. On ne prendra, de
ce remede renforcé, que la moitié ou les deux tiers de la dofe ci-deffus prefcrite.
On verfera fur le marc quatre livres de vin rouge : après vingt-quatre heures d'infufion, on le coulera avec forte expreffion, & on ajoutera à la colature, une
once & demie de teinture de gomme-laque, trois onces d'efprit-de-cochléaria, &
fix onces de miel, pour s'en gargarifer fouvent ; & on panfera les ulceres avec
un liniment compofé d'une livre & demie d'eau-de-vie, un gros & demi de fel-ammoniac, un gros de camphre, & trois onces de favon noir, diffout fur les cendres
dans de l'eau-de-vie.

Rec. *Radic. Ari*
    Raphani ruftican. rec. aa Unc. j.
 Herb. Nafturt. aquatic.
    Beccabung. aa Manip. ij.
 Seminis Nafturtii
 Flav. Cort. Aurant.
 Cortic. Tamarifci

Fruct. Capparum aa Unc. sem.
Incisa infundantur in lagen. vitr. capaci, cum vini generosi, vel hoc
carente , cerevisiæ bonæ notæ libris viij : claudatur lagena probe
chartis ligatura firmatis ; digere mixtum per quatuor dies solis vel
moderato cinerum calore : Cola cum levi expressione liquorem , & serva
ad usum. Sign. No. 221.

 In scorbuto confirmato adde ingredientibus supra dictis Herbæ
Cochlear. Manip. ij. Salis ammoniac. Unc. semis , seminis sinapeos Unc. j.
& semis. Superaffunde residuo , vin. rubr. libr. iv ; infus. per 24 horas ,
col. c. expressione & colatur. admisce Tinctur. Gumm. Laccæ Unc. j.
& semis , spirit. Cochlear. Unc. iij. Mell. despumat. Unc. vj. Dr. pro
gargarismate. Sign. Gargarisme No. 221 ; simulq. exhibe liniment. ad ul-
cera scorbutica sequens :

  Rec. *Spirit. vin. libr. j.*
   Sal. Ammoniac. Drach. j. & semis.
   Camphor. Drach. j.
   Sapon. nigr. Unc. iij.
   Digere unà super cineres, & probe solut. & mixta exhibe ad vitr.
   sign. Liniment No. 221.

No. 222.

Vin apéritif , diurétique & corroborant.

 Prenez deux onces de racines de raifort-sauvage, raclé , & les cestes de deux
oranges-ameres , récentes, coupés menus : faites les infuser comme il est prescrit
au No. 221 , durant l'espace de quatre jours , avec quatre livres de bon vin blanc.
Coulez le vin, pour vous en servir d'après le livre : d'ailleurs on en prendra à
jeun , avant les deux repas , & en se couchant, environ trois onces.

  Rec. *Rad. Raphan. rustic. rec. Unc. ij.*
   Flaved. Cortic. Aurant. rec. minut. concis. No. ij.
   Infundantur per quatuor dies in vini albi generos. libr. iv. &
   Colatur. exhibe ad vitr. sign. N°. 222.

No. 223.

Vin chalybé.

Prenez deux onces de limaille d'acier ou de fer, non-rouillée, & une orange-amere, coupée par tranches : faites-les infuser au soleil ou sur le foyer, durant l'espace de quatre jours, avec deux livres de bon vin blanc, pour en prendre chaque fois une once, un quart-d'heure avant les deux repas.

> Rec. *Limatur. Mart. non rubiginos. Unc. ij.*
> *Pom. Aurant. amar. concis.* No. *j.*
> *Infund. in lagena vitrea cum vini albi generos. libr. ij. super cineres aut solis æst. per quatuor dies. Colatur. Dr. ad vitr. sign.*
> No 223.

Les personnes pourvues de la pharmacie portative, suppléeront à ce vin par la poudre No. XXX.

No. 224.

Vin diurétique.

Prenez des cendres de genet-d'Espagne, ou, à son défaut, de sarments de vigne, ou de bois de genievre, demi-livre : faites les infuser à froid, durant l'espace de douze heures, avec deux livres de bon vin blanc, en remuant souvent le vase : coulez le vin, pour en prendre le matin à jeun, à dix heures avant midi, & à quatre heures du soir, chaque fois une bonne tasse ; & un quart-d'heure après, un gobelet de tisane-de-pareira-brava No. 214.

> Rec. *Cinerum Genistæ libr. sem.*
> *Infund. frigide per 12 horas cum vini albi bonæ notæ libr. ij. agitetur sæpe vas ; filtr. vinum & exhibeatur ad vitr. sign.* No. 224.

No. 225.

Vin eccoprotique.

Prenez de la fine rhubarbe, deux gros ; polypode, deux onces ; des fibres d'héllébore noir, demi-once ; des feuilles de séné mondé, six gros ; des cubebes & cardomomes, de chacun un gros ; sel-de-tartre, un gros & demi : coupez & contufez le tout , & faites-le infufer pendant la nuit fur les cendres , avec deux livres d'eau bouillante : ajoutez-y enfuite une livre de bon vin blanc : remuez bien la bouteille ; & après douze heures d'infufion à froid , vous coulerez la liqueur, pour en prendre à jeun , & demi-heure avant le diner, d'abord une bonne taffe, & enfuite une quantité fuffifante pour en avoir le ventre bien libre.

> Rec. *Rhei elect. Drach. ij.*
>   *Polypod. quercin. Unc. ij.*
>   *Fibr. Hellebor. nigr. Unc. femis.*
>   *Fol. Sennæ f. ftip. Drach. vj.*
>   *Cubebar.*
>   *Cardamom. aa Drach. j.*
>   *Salis Tartar. Drach. j. & femis.*
>   *Concifa & contufa infundantur per noctem fuper cineres calid. cum aquæ bullient. libr. ij. adde tunc*
>   *Vini alb. generof. libr. j. ftent adhuc in infufione frigida , agitando fæpius lagenam , per duodecim horas. Colat. exhibe ad vitr. fign.*
>   Nº. 225.

Les perfonnes pourvues de la pharmacie portative , remplaceront l'ordonnance, foit par les gouttes fous le Nº. IX , ou par une des pillules du Nº. XXVL

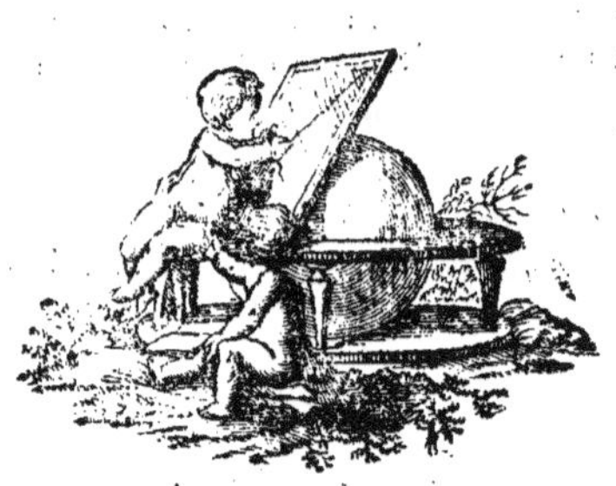

Des pharmacies portatives, dans lefquelles les perfonnes éloignées d'un bon apothicaire, trouveront des médicaments
équivalents à ceux qui font prefcrits, avec l'indication de
leur vertus en général.

J E ne ferai pas long fur cet article, qui n'a pas laiffé de m'embarraffer très-fort,
pour produire fcrupuleufement le bien que j'ai en vue, & qui m'a donné beaucoup de peine.

Chaque médecin a des remedes pour lefquels il a de la prédilection. Ceux dont
mes pharmacies portatives font compofées, répondront, j'efpere, au but que j'ai
de mettre les poffeffeurs de mon livre à même de fe pourvoir de médicaments propres à remplacer, dans le befoin, mes ordonnances. Des épreuves difpendieufes,
& que j'ai réitérées, font mes garants de l'efficacité & de la fûreté de mes compofitions. Je les ai employées avec fuccès dans le courant de ma pratique, pour les
deux fexes de toutes les complexions, de divers âges & de différentes nations :
mes fuccès ayant été diftingués, lorfque j'ai été à portée de faire ufage de végétaux
de la Suiffe, je les ai employés non-feulement dans mes compofitions, qui font purement végétales, mais auffi pour d'autres, qui entrent dans les pharmacies portatives ; & toutes font de nature, qu'employées à propos, & felon ma direction,
elles produiront les effets qu'on peut attendre des meilleurs médicaments officinels.
C'eft-là tout ce que je me permettrai de dire à ce fujet. D'ailleurs, j'ai eu foin que
mes compofitions puiffent fe conferver long-temps, même fur mer. Celles qui confiftent dans un mèlange pur de fimples, feront entiérement faites avec des fimples
de Suiffe, cueillis dans leur force, & bien foignés ; & les extraits qui entrent
dans les pillules, de même que les gouttes, effences, &c., feront en tout, ou en
grande partie, tirés des mèmes fimples.

L'apothicaire qui préparera ces médicaments, eft Mr. C. Fréd. Morell, chymifte & maître en pharmacie, à Berne, où il eft propriétaire d'une pharmacie
accréditée. Il eft éleve du célebre Dr. Spielmann, en fon vivant Profeffeur en
chymie à l'univerfité de Strasbourg, & il s'eft perfectionné fous le célebre Gme-
lin de Gottingue, les Margrave, Achard de Berlin, les Sage & d'Arcet de Paris.
Il vient de fe faire connoître, par fes analyfes des principales eaux-minérales & ther-

R

males de la Suiffe ; & ces titres , joints à fes qualités perfonnelles , m'ont perfuadé que je ferois bien de remettre à lui feul le foin de pourvoir le public de pharmacies portatives de ma compofition : vu que , faute des fimples que j'emploie , la majeure partie des recettes , que je lui ai remifes , s'exécuteroient imparfaitement dans l'étranger , & en France fur-tout , où les herborioftes négligent de donner à leurs plantes médicinales , qui font , dans ce royaume , de bonne qualité , les foins requis ; d'autant plus qu'il n'eft pas d'ufage de s'y pourvoir du dehors de ce dont on manque. C'eft pourquoi , quant aux fimples des Alpes & montagnes de l'Helvétie , j'ai donné nouvellement les renfeignements néceffaires à une perfonne en place , qui s'occupera de cet objet.

Je fais , que dans les villes principales de la Suiffe , il y a des maîtres en pharmacie qui feroient en état de bien préparer la plus grande partie des médicaments dont il s'agit ici. Mais je n'ignore pas non plus , que le plus grand nombre d'entre eux les prépareroient mal , & que des altérations , même les plus légeres , dégraderoient mes compofitions. D'ailleurs comme , à la réferve de cinq , mes compofitions ne font pas officinelles , & vu le temps qu'il faut pour fe pourvoir de la matiere médicale & pour la préparer , ainfi que pour fe procurer les caffettes , les flacons & les autres acceffoires , il feroit inévitable , fi plufieurs apothicaires étoient occupés de cet objet , qu'il n'en réfultât pas une hauffe confidérable dans le prix des pharmacies portatives , & une lenteur dans l'expédition , qui interdiroit l'acquifition aux uns & en dégoûteroit les autres. Ces confidérations , & la facilité de faire paffer de mes pharmacies , de Berne , non-feulement dans les autres Cantons , mais plus loin , ont achevé de me déterminer à ne pas publier les recettes des médicaments qui y entrent , pendant que Monfieur Morell fecondera & remplira mes intentions. De cette maniere , je refterai le maître de perfectionner mes pharmacies, ce qui deviendroit fort-difficile après la publication.

Au refte , mes ordonnances pour l'apothicaire fuffiront à nombre de perfonnes qui feront ufage de mon traité des maladies ; & comme j'ai indiqué , dans le préambule des recettes , la marche que j'ai fuivie pour compofer des fuppléments équivalents , mes compatriotes , qui auront chez eux des médecins inftruits , & fur-tout experts , pourront les charger de compofer des fuppléments à leur gré ; lesquels ils feront préparer par leurs apothicaires. Dèsque cela s'effectuera exactement , le bien que j'ai en vue fe fera ; en cas contraire , je ne participerai pas au manque de fucccès.

Quant aux pharmacies portatives de ma compofition , l'on trouvera ci-après un précis des vertus en général des médicaments qui y entrent ; & dans le texte du livre , foit fous les ordonnances pour l'apothicaire , on verra l'ufage que l'on devra en faire , & à quelle dofe , deforte , qu'avec un peu d'attention , une perfonne intelligente ne fauroit s'y méprendre ; & les perfonnes pourvues du livre

& d'une caffette , feront en état de fe foigner & de fe médicamenter avec celles qui les intéreffent, fans rien négliger d'effentiel ; & dans les maladies graves & difficiles , elles pourront attendre tranquillement l'arrivée d'un médecin de confiance , lequel , en attendant les remedes qu'il trouvera bon de prefcrire , trouvera, dans mes pharmacies , des médicaments analogues à mes ordonnances. Au refte, M. Morell, à qui j'ai développé , & qui a fuivi ma façon de penfer , pour rendre mes pharmacies auffi utiles que poffible, a fait fur cet objet l'annonce qui fe trouve à la fin de cet ouvrage.

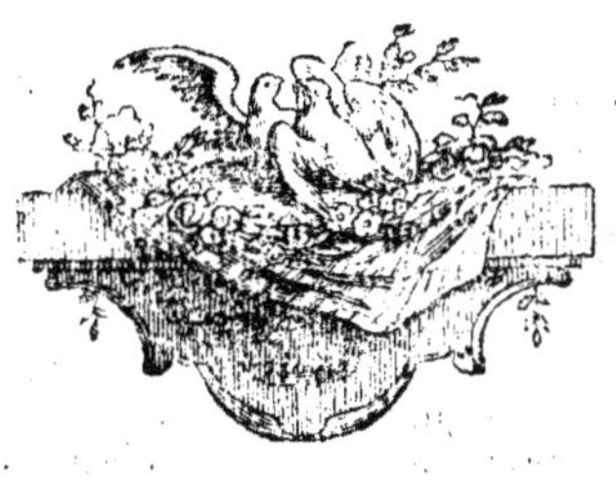

Les médicaments de la pharmacie portative.

Nº. I.

Baume vulnéraire.

LE baume vulnéraire fervira à panfer toutes les petites plaies fraîches. Après les avoir purgées doucement du fang caillé, avec du vin blanc tiede, on imbibera, de ce baume, du papier des Indes, ou, à fon défaut, un linge fin , que l'on appliquera & laiffera fur la plaie auffi long-temps qu'il tiendra, à moins qu'elle ne s'enflamme & ne commence à fuppurer, ce qui arrivera rarement. Si néanmoins cela arrivoit, on mouillera le papier ou le linge , avec du vin tiede , jufqu'à ce qu'il fe détache, & on les remplacera par une mouche de l'emplâtre Nº. XLVIII, fort-légérement couverte , & que l'on ne changera qu'une fois en vingt-quatre heures.

Lorfqu'il arrivera qu'un clou, une épine , une buchille , auront percé la peau & atteint un nerf ou un tendon , après avoir fait fortir doucement & en entier, le corps étranger , on chauffera quelque peu de ce baume , que l'on fera couler dans la plaie. Cela étant fait , on la couvrira avec le fufdit emplâtre. Le plus fouvent la douleur ceffera , & la guérifon fuivra. Si la douleur continuoit, ou réitérera l'inftillation du baume, au bout de quelques heures ; & , pendant que la douleur fera vive , on appliquera par-deffus, l'emplâtre, le cataplafme de mie de pain, qui eft indiqué fous le Nº. 15 des ordonnances pour l'apothicaire.

Dans les plaies plus confidérables, pourvu qu'elles foient récentes, après les avoir nettoyées, comme il eft prefcrit ci-deffus, on y verfera ce qu'elles pourront contenir de baume tiede : on rapprochera doucement & exactement les bords de la plaie, que l'on contiendra proprement rapprochés, avec l'emplâtre Nº. XLVII, étendu mince fur de la peau fouple, & en obfervant de n'y pas toucher fans néceffité. Le bleffé guérira promptement fans cicatrice, ou elle fera auffi légere que poffible.

N°. II

Eau-d'arquebusade concentrée.

Cette eau vulnéraire eft la quinteffence des plantes balfamiques de l'Helvé-tie. Les vertus & l'ufage de ce vulnéraire font connus. Cette compofition, mêlée avec le triple & davantage de bonne eau-de-vie, aura encore les vertus de l'eau-d'arquebufade ordinaire.

No. III.

Effence balfamique.

Cette effence eft tirée des fleurs cordiales & balfamiques des Alpes. Elle re-leve les forces, fans beaucoup échauffer ; elle met du baume dans le fang, forti-fie la poitrine & anime la tranfpiration infenfible. Vingt gouttes, prifes dans une taffe d'infufion de méliffe, remplaceront le thé balfamique No. XLI. C'eft un médicament à prendre au moment du befoin. Les perfonnes qui font épuifées, ou dont la conftitution eft phlegmatique, remédieront à leur langueur, en con-tinuant, les matins & foirs, l'ufage de cette effence : elles pourront boire par-deffus, une couple de taffes du thé fufdit, adouci avec du fyrop-de-menthe, fi l'eftomac eft débile ; & avec celui de capillaire, fi c'étoit la poitrine.

N°. IV.

Effence vitale.

L'effence vitale remplacera les cordiaux que l'on donne dans les défaillances, & la fufpenfion de la circulation du fang, ou de la diftribution des efprits. La dofe eft de vingt à vingt-cinq gouttes, dans un doigt du meilleur vin qu'on aura ; & l'on réitérera ce remede, de quart-d'heure en quart-d'heure, auffi long-temps que le befoin fubfiftera.

N°. V.

Effence vulnéraire.

Cette effence eft efficace, pour diffoudre le fang ftagnant & extravafé par des chûtes & efforts, ou par la rupture d'un petit vaiffeau, produite par des caufes internes ou externes. La dofe eft de vingt-cinq à trente gouttes, dans une taffe d'infufion d'arnica ou de mille-feuille. A défaut de falltrank, cette effence le remplacera fupérieurement, en buvant, par-deffus chaque prife, une couple de taffes du thé balfamique No. XLI.

No. VI.

Gouttes anti-hyftériques.

Ces gouttes font efficaces, tant pour prévenir que pour abréger les paroxyfmes de vapeurs hyftériques & hypochondriaques. Dès le premier fymptôme de l'approche de l'attaque, on en prendra trente gouttes dans une cuillerée d'eau-de-fleurs d'oranges chauffée, & l'on boira par-deffus, une couple de taffes du thé No. XL, ou, à défaut de ce thé, on prendra de l'infufion de rue. On ufera en même temps de celui des efprits, volatils, fous les No. XV & XVI, que le malade fupportera, & on réitérera les gouttes, toutes les demi-heures, jufqu'à la ceffation du paroxyfme.

Pour diffiper les vapeurs, ou pour en éloigner & affoiblir les retours, on effayera d'en prendre, pendant une quinzaine de jours de fuite, à jeun & vers les quatre heures du foir, une prife dans une taffe du thé anti-hyftérique No. XL, dont on boira une ou deux taffes par-deffus.

No. VII.

Gouttes anti-fpafmodiques.

Les gouttes anti-fpafmodiques font efficaces dans les attaques de fpafme. On en prendra d'heure en heure, trente gouttes, dans une taffe d'infufion de racines de petite-valériane, dont on boira encore une taffe après chaque prife ; &, pour prévenir ou éloigner les récidives, on ufera de ces gouttes comme des précédentes indiquées fous le No. VI.

No. VIII.

Gouttes dépuratives.

Les gouttes dépuratives font des plus efficaces pour purifier la maffe des liquides des âcretés qui y font mêlées, & qui fe trouvent enveloppées de vifcofités, au point de ne pas pouvoir être expulfées par la nature. On en prendra, au réveil, pendant quinze jours ou trois femaines, quarante gouttes, & par-deffus, le bouillon No. XXXVIII. Dans les impuretés du fang qui feront invétérées, on prendra encore une trentaine de ces gouttes, vers l'heure du fommeil, dans un peu d'eau dégourdie; & on atteindra fon but, fi l'on fe purge en même temps, tous les huit jours, avec les pillules ou les poudres polycreftes No. XXV & No. XXXIV.

Nº. IX.

Gouttes laxatives.

Ces gouttes laxatives font en même temps ftomachiques. Cinquante ou foixante gouttes, prifes au réveil, dans une cuillerée de thé ou de bouillon, procureront communément deux ou trois felles. En les continuant quelques jours, elles fondront les glaires, & débarrafferont le tube alimentaire de la bile recuite & des crudités. Une bonne heure après les avoir avalées, on prendra un bouillon clair; & fi la première dofe produifoit plus ou moins d'effet qu'il vient d'être dit, on augmentera ou diminuera en conféquence le nombre des gouttes.

No. X.

Gouttes ftomachiques & pectorales.

Les gouttes ftomachiques, font en même temps efficaces pour débarraffer la poitrine des glaires, qui, chez les perfonnes qui digerent mal, s'y amaffent & empâtent les glandes. Elles aiguiferont un peu l'appétit, & produiront infenfiblement une bonne digeftion, fi le régime concourt à leur bon effet. La dofe eft de vingt à trente gouttes, à prendre, fi l'appétit languit, demi-heure avant les deux repas, dans un doigt de bon vin; & lorfque la digeftion fera lente, & l'eftomac pareffeux, on ufera de ce remede à la fin des repas.

Nº. XI.

Gouttes vifcérales.

Ces gouttes rappelleront dans l'eftomac & dans le duodenum, les menftrues qui fervent à la première & feconde digeftion : par-là, elles contribueront à affiner le chyle, & à prévenir & diminuer les flatuofités, qui, après les repas, moleftent un grand nombre de perfonnes : l'eftomac fera infenfiblement remonté, & fa pareffe & celle des inteftins fe diffiperont. La dofe de ces gouttes, qui n'échauffent pas, eft de quarante gouttes. A prendre comme celles fous le Nº. X, & de la même maniere.

Nº. XII.

Gouttes anodines.

Ces gouttes calmeront les douleurs, & tranquilliferont , fans caufer la ftupeur que produifent les narcotiques, & fur-tout l'opium. La dofe néceffaire pour tranquillifer & faciliter le fommeil , eft de vingt gouttes. A prendre vers l'henre du fommeil dans une taffe d'eau diftillée de fleurs-de-tilleul. On en prendra double dofe , pour calmer des douleurs vives , non-inflammatoires ; & on pourra , au befoin , réitérer la prife de cette dofe , de douze en douze heures.

Nº. XIII.

Gouttes fudorifiques.

Ces gouttes, à la dofe de quarante, prifes dans une cuillerée d'infufion de fleurs-de-fureau, & dont on boira une ou deux taffes par-deffus, & que l'on réitérera, s'il le faut , toutes les trois heures, manqueront rarement de provoquer, à la feconde ou à la troifieme prife , une fueur abondante. On prendra , dans le milieu des intervalles d'une prife à l'autre, un bouillon chaud, & l'on entretiendra la fueur au lit , par la boiffon chaude de ladite infufion.

Nº. XIV.

Efprit-de-foufre.

L'efprit-de-foufre eft l'acide minéral qui a été employé le premier par les médecins. On pourra le remplacer , pour aciduler les boiffons anti-putrides , par l'efprit-de-vitriol ; & on ufera de ces acides , d'après les renfeignements donnés dans le livre , & même plus abondamment, s'il le faut.

Nº. XV.

Efprit-volatil fétide.

L'efprit-volatil fétide fervira à le préfenter fous le nez des perfonnes hyftériques , & de celles qui font vaporeufes , & qui ne fupportent pas les odeurs fuaves. L'afpiration de cet efprit préviendra quelquefois les paroxyfmes, & les abrégera , ou elle mettra le malade en état d'avaler les remedes convenables pour cela. S'il étoit difficile à émouvoir, au lieu de lui mettre le flacon fous le nez, on imbibera

bibera de cet esprit un bout de mouchoir , qu'on approchera des narines & de la bouche du malade , si elle est ouverte.

Nº. XVI.

Esprit-volatil suave.

Cet esprit sera employé comme le fétide , lorsque l'on se trouvera mal , ou que des personnes, qui ont perdu connoissance , auront besoin d'être excitées par l'usage de l'essence vitale.

Nº. XVII.

Teinture des bois.

La teinture des bois est d'une composition qui est efficace , quoique tempérée. Vingt à trente gouttes, prises pendant quelque temps , matin & soir au lit, en buvant par-dessus, un gobelet de décoction chaude de racines de saponaire, ou , à son défaut, de racines de bardane , remplaceront la décoction des bois, & produiront une douce moiteur , si l'on demeure au lit , convenablement couvert.

Nº. XVIII.

Teinture hydragogue.

Cette teinture réussira souvent dans les hydropisies , où les viscères sont en bon état. On commencera par en prendre soixante gouttes dans une tasse de bouillon , & d'heure en heure , on prendra un gobelet d'un bouillon clair de rouelle de veau. Si cette dose purge une demi-douzaine de fois , on la continuera plusieurs jours de suite : au cas contraire, on augmentera ou diminuera la dose, pour en obtenir cet effet. Dèsque le malade se trouvera considérablement fatigué , il en usera seulement de deux jours l'un , & il continuera sur ce pied , jusqu'à ce que les eaux soient entiérement évacuées. Une couple de vomissements opérés par les premieres prises feront salutaires ; mais si les évacuations du ventre n'étoient pas passablement copieuses & aqueuses , à moins que les urines ne soient abondantes , on quittera cet hydragogue , & on suivra les préceptes donnés dans le livre.

No. XIX.

Sel polychrefte.

Ce fel, à la dofe de deux gros, fervira à rendre les bouillons aux herbes médicinales, plus apéritifs. Une double dofe, prife à jeun, dans un bouillon de
veau ou de poulet, ouvrira le ventre. Ce fel eft très-convenable pour les femmes en couches qu'il faut déboucher, & dont il faut précipiter le lait. Dans ce
dernier cas, on le réitérera, en obfervant de régler les dofes d'après l'effet de la
premiere, pour obtenir trois ou quatre évacuations.

N°. XX.

Sel des Alpes édulcoré.

Le fel des Alpes adouci, eft le plus doux de tous les purgatifs. En en faifant diffoudre une once & demie ou douze gros, dans une ou deux livres d'eau
dégourdie, les perfonnes qui ont les entrailles des plus irritables, & celles qui
feront échauffées au point de ne pas pouvoir être évacuées par d'autres purgatifs, feront très-doucement purgées par cette eau laxative, nitreufe & tempérante,
dont elles boiront par verrées, tous les quarts-d'heure un verre, jufqu'à ce que
le ventre s'ouvre. Le furplus fe boira à raifon du befoin, à de plus grands intervalles. Ce laxatif, réitéré plufieurs jours de fuite, fera auffi bien couler la bile,
que la plupart des eaux-minérales-purgatives.

N°. XXI.

Pillules anti-fiphylitiques.

J'ai trouvé néceffaire de faire entrer ces pillules dans mes petites pharmacies,
parce que j'ai vu de terribles ravages, occafionnés par le fublimé corrofif mal préparé. Deforte que, fur-tout les voyageurs, ne fauroient être trop fur leurs gardes
à ce fujet. J'ai muni ces pillules, autant qu'il m'a été poffible, contre le défîé-
chement; & on s'en fervira, à tous égards, felon les préceptes que j'ai donnés
pour ufer des pillules anti-fiphylitiques que j'ai prefcrites fous le N°. 158 de mes
ordonnances pour l'apothicaire, & qui font de trois grains chacune, au lieu que
celles-ci ne font que de deux grains, à caufe des foins donnés aux ingrédients,
pour les rendre plus fûres & plus efficaces.

N°. XXII.

Pillules anti - hyſtériques.

Les pillules anti-hyſtériques feront falutaires aux femmes vaporeufes , qui ne fupportent pas l'odeur de l'efprit-volatil fuave N°. XVI, mais bien celle du fétide fous le N°. XV. En prenant, dans les intervalles du bénéfice périodique , trois de ces pillules , demi-heure avant le déjeûner & les deux repas, elles diminueront & éloigneront peu-à-peu les paroxyfmes , dont la caufe fera infenfiblement détruite , & par-conféquent fes effets.

N°. XXIII.

Pillules apéritives.

Les pillules apéritives fondent doucement les glaires , & divifent la bile épaiſ-fie & réfineufe : elles rétabliffent les féçrétions ; elles défobſtruent les vifceres non-glanduleux , & débarraffent infenfiblement le tube alimentaire des vifcofités recuites. On en prendra trois en fe couchant , & quatre au réveil , foit à dofe requife pour être évacué deux ou trois fois dans les vingt-quatre heures ; & dans des cas invétérés , on fera de temps à autre une paufe d'une dixaine de jours , pour détremper les matieres recuites, avec le petit-lait , ou avec des eaux-minérales favonneufes ; & on détendra en même temps le bas-ventre, en prenant fur le foir des demi-bains d'eau-de-fon, un peu plus chauds que tiedes.

N°. XXIV.

Pillules gommeufes.

Ces pillules font compofées enforte qu'elles font un remede efficace dans l'hypochondrie , & dans l'efpece de vapeur où il faut débarraffer le bas-ventre d'un mordant , qui ne fe remue pas impunément , fi l'on ne remédie pas en même temps à l'irritabilité. La dofe de ces pillules eſt de trois en une fois. A prendre deux heures avant le déjeûner , & une bonne heure après le fouper , en buvan fur chaque prife , une couple de taffes d'infufion de racine de petite-valériane. Si l'ont a la patience de perfifter dans leur ufage , & de s'évacuer tous les huit jours avec ce qu'il faudra de l'eau laxative rapportée fous le No. XX, on atteindra infenfible-ment fon but.

No. XXV.

Pillules polychreftes purgatives.

Les pillules purgatives polychreftes, purgent le corps de toutes les humeurs peccantes quelconques. Comme, pour obtenir ce bien, il faut ftimuler un peu les lieux du dépôt, ce purgatif caufe par fois quelques tranchées, qu'une couple de bouillons clairs diffiperont. La premiere dofe fera de huit pillules, dont on prendra trois en fe couchant & cinq au réveil ; & fi l'on avoit à y revenir, on réglera la dofe d'après l'effet connu, pour être purgé quatre ou cinq fois.

No. XXVI.

Pillules eccoprotiques.

Les pillules eccoprotiques font tout-à-fait amies de l'homme : tous les tempéraments s'en accommodent : elles rétabliffent les fécrétions & les excrétions des glandes, qui verfent dans le tube alimentaire des fluides qui concourent à perfectionner le chyle. Une de ces pillules, prife en fe couchant, une bonne heure après avoir foupé, ou à jeun, deux heures avant le déjeûner, ouvrira le ventre une fois dans les vingt-quatre heures, & plufieurs fois s'il y a de la faburre dans les premieres voies. Au fouper, fi l'on en ufe le foir, & au déjeûner, lorfqu'on les prendra le matin, on s'abftiendra du lait. Ces pillules produifent leur effet fans caufer aucune autre incommodité, fi ce n'eft qu'elles excitent quelque peu de naufées, lorfqu'elles rencontrent & détachent des humeurs recuites & fort-adhérentes. De tous les remedes pour tenir le ventre ouvert, je n'en connois pas d'auffi bienfaifant, & qui difpofe en même temps le ventre a fonctionner par lui-même. Les perfonnes goutteufes, qui chercheront, fi-non la guérifon parfaite, du moins un foulagement folide dans la cure mixte de lait, ou la diete blanche rapportée fous la lettre G des régimes, en prenant en même temps la dofe néceffaire de ces pillules, pour avoir tous les jours le ventre ouvert, atteindront d'autant mieux & plus promptement leur but, ces pillules étant ftomachiques & très-propres à affiner le chyle, &, par-là auffi, la maffe des humeurs. S'il eft poffible de lever la caufe qui difpofe aux hémorrhoïdes, ou de les faire fluer, l'on y parviendra par le long ufage de ces pillules, prifes à la dofe requife pour tenir le ventre libre. Comme elles font très-commodes pour purger doucement les enfants, qu'elles débarrafferont, en les continuant de deux jours l'un, des vers, on trouvera dans la même cafe, de ces pillules, qui font partagées par moitié, à leur ufage & à l'ufage des adultes à qui une pillule ne fuffit pas, ou fait trop d'effet. Ceux-ci effayeront de les prendre à mi-dofe, & les autres renforceront la pillule d'une des petites, ou en prendront deux grandes.

No. XXVII.

Poudres anti - acrimonieufes.

Ces poudres abforbent l'acrimonie acide , & adouciffent les autres âcres des premieres voies. On en prend une cuillerée à café pleine , dans une taffe d'eau dégourdie. Cet abforbant a l'avantage de ne pas empâter l'eftomac , & de ne pas fe transformer en mortier. Lorfque l'eftomac ou les inteftins font chargés d'acides , cette poudre fe neutralife & fe précipite par la voie du ventre , fi bien que l'on peut en ufer abondamment , même chez les enfants , à qui l'on en peut donner toutes les trois heures la charge de la pointe du couteau , dans un peu de panade : les adultes en prendront à jeun & en fe couchant , une cuillerée à café pleine , dans le fufdit véhicule ; & cette dofe leur tiendra le ventre libre.

N°. XXVIII.

Poudre tempérante.

La poudre tempérante abat l'effervefcence de la bile , & l'orgafme du fang : elle calme & rafraîchit , fans refroidir l'eftomac. La dofe eft de vingt grains, dans un verre d'eau fraîche , dont on pourra boire un autre verre par-deffus ; & on réitérera , s'il eft befoin , la même dofe de deux en deux heures , ou une fois dans l'après-diner & encore en fe couchant. Ce médicament eft bienfaifant dans les émotions & dans les agitations quelconques.

N°. XXIX.

Poudres ftiptiques.

On afperge les vaiffeaux d'où jaillit le fang , avec cette poudre , & l'on en fouspoudrera la charpie & les plumaceaux à appliquer fur les vaiffeaux ouverts. On arrètera le tout avec l'emplâtre adhéfif N°. XLVII, & , après avoir placé par-deffus , quelques compreffes graduées, on contiendra l'appareil par un bandage convenable. On évitera de lever l'appareil fans néceffité , avant qu'il fe foit écoulé deux fois vingt-quatre heures ; & pour le lever , on prendra la précaution d'humecter , avec du vin blanc tiede , toutes les pieces , jufqu'à ce qu'elles fe détachent aifément l'une après l'autre. Si le fang n'étoit pas bien arrêté , on nouvellera auffi-tôt le fufdit appareil : fi au contraire les vaiffeaux ne rendent plus de fang , on y fubftituera des plumaceaux trempés dans de l'eau-d'arquebufade N°. II , coupée avec la moitié de bonne eau-de-vie tiede ; & le fang étant bien arrêté , on panfera la plaie avec le baume No. I.

Nº. XXX.

Poudres martiales.

Cette préparation du mars, produira plus ou moins vîte des effets diftingués, dans la fuppreffion des regles, dans les pâles-couleurs, & dans la cachexie. La dofe eft de fix grains ; à prendre aux deux repas, dans la premiere cuillerée de foupe, en obfervant d'éviter le lait & les acides.

Nº. XXXI.

Poudre de rhubarbe tempérée.

Dans cette compofition, il y a des correctifs, qui empêchent que la rhubarbe ne pince beaucoup les entrailles ; & elle n'échauffera pas, lorfque l'on aura befoin d'en continuer l'ufage pour terminer une diarrhée, ou pour débarraffer le tube alimentaire de crudités indigeftes. Ce médicament fortifie en même temps l'eftomac. La dofe eft de vingt à trente grains. A prendre au réveil, dans de l'eau tiede ou dans une taffe de café foible ; & fi la prife du matin n'a pas commencé à faire effet dans l'avant-dîner, on en prendra une autre vers l'heure du dîner, foit une demi-prife, dans la premiere cuillerée de foupe, lorfque l'on aura lieu de croire que la moitié fuffira.

Nº. XXXII.

Poudres vomitives d'Ipécacuanha.

Les dofes de ces poudres font en paquets de vingt-quatre grains : en les gardant en poudre pendant plus d'une année, leur efficacité diminue ; & fi le paquet ne commençoit pas à faire effet au bout d'une heure après qu'on l'auroit avalé, on l'appuiera, de demi-heure en demi-heure, avec un tiers de la dofe. Ce vomitif irrite moins que le tartre, & ne laiffe pas d'impreffion, puifqu'on le rend en fubftance dans les premiers vomiffements, & il eft moins fujet à opérer par la voie du ventre. On l'avale dans une taffe d'eau tiede, & on facilite les évacuations, comme celles que produit l'émétique de tartre Nº. XXXIII.

N°. XXXIII.

Poudre de tartre émétique.

Les prifes de tartre-émétique, font en paquets de trois grains. Après avoir fait fondre une prife dans une taffe d'eau bouillante, on mêle cette folution avec égale portion d'eau cuite, qui a été refroidie, & on avale ce mèlange en une fois, tiede ; ou fi l'on a des motifs pour vouloir prendre l'émétique en lavage, on jette la folution du tartre dans une livre ou deux d'eau cuite tiede. On commence par en boire par verrées & tiede, toutes les fix à huit minutes, un gobelet plein, jufqu'à ce que l'on ait vomi deux fois : dès-lors, on laiffe de plus grands intervalles, & on n'en avale que ce qu'il faut pour foutenir les évacuations à raifon du befoin ; en obfervant de boire, immédiatement après chaque vomiffement, un gobelet plein d'eau tiede : c'eft ce que l'on fera auffi dans les fortes naufées, pour faciliter les évacuations. Et comme il arrive, dans les apoplexies, & chez les perfonnes dif-ficiles à émouvoir, que les trois grains ne produifent pas d'effet, on préparera, dans ces cas, une feconde dofe, pour appuyer fans interruption, comme il eft dit ci-deffus, à moins que l'émétique ne prenne décidément fon cours par en bas. Son opération étant finie, le malade prendra du bouillon ; & dans la fuper-purgation, on confultera & fuivra les avis donnés à l'article des maladies de l'eftomac.

N°. XXXIV.

Poudres polychreftes purgatives.

Les poudres polychreftes purgatives purgent à fonds ; elles coûtent peu, & les perfonnes qui ont beaucoup de domeftiques, ou qui exercent par charité la médecine, à la campagne, s'en ferviront avantageufement pour les malades & pour leur bourfe. La dofe eft de trente à quarante grains, à prendre à jeun, délayée dans une taffe d'eau tiede.

N°. XXXV.

Poudres fébrifuges.

Les poudres fébrifuges font d'une compofition apéritive, tonique & laxative : elles ont réuffi dans des cas où le quinquina avoit échoué. Les dofes font en pa-quets de quarante grains. Dans les fievres-d'accès, on en donnera une dans du pain enchanté, ou réduite en bol avec du fyrop-de-capillaire, au commencement de la chaleur qui fuccede au friffon ; & trois à cinq prifes arrèteront communément la fievre. Ces poudres, prifes au milieu des redoublements, dans les fievres continues, qui ont des rémiffions réglées, diminueront les redoublements, & diffiperont la fievre, fi l'on en continue réguliérement l'ufage, & qu'après avoir employé les remedes généraux, l'on obferve un régime convenable. Ce médicament a produit des effets diftingués dans les récidives des fievres de Flandre, & d'autres lieux, où l'air, l'eau & les aliments concourent à relâcher les folides, à empâter les vifceres, à la génération des faburres pituiteufes ou vermineufes, & à des récidives réitérées.

No. XXXVI.

Poudres anti-convulfives.

Les poudres contre les convulfions font très-difpendieufes par les ingrédients & l'élaboration, mais elles font d'une grande efficacité dans les maladies convulfives en général, & dans les convulfions des enfants en particulier. Les dofes font en paquets de deux grains feulement. On mêlera exactement, pour les enfants, une prife, & pour les adultes deux prifes, avec un peu de fyrop-de-capillaire ou de pomme cuite, afin de la faire avaler en entier au malade. A cet effet, il boira encore incontinent par-deffus, quelques gorgées d'eau dégourdie, & il reprendra de ces poudres, une couple de fois, d'heure en heure, fi le cas eft menaçant, fi-non de deux en deux heures, jufqu'à ceffation de la force du mal. Dèsque les premieres prifes toucheront, en continuant ce remede les matins & foirs, on viendra à bout de guérir des maladies convulfives & fpafmodiques des plus invétérées, fi le malade obferve en même temps un bon régime.

Les poudres anti-convulfives, prifes en double dofe, une heure avant le friffon des fevres d'accès, & réitérées trois ou quatre fois, guériffent fouvent & radicalement les fievres intermittentes. Souvent encore elles préviennent, éloignent ou abregent les redoublements, dans les fievres continues avec des redoublements, fi l'on en prend une couple de fois une prife, au commencement, & une autre à la fin du redoublement.

Dans la goutte remontée, ces poudres enlevent l'érétifme, & par leur vertu cordiale, facilitent aux levains goutteux le retour aux extrêmités, où on les attirera plus aifément avec les topiques ufités. Réitérées matin & foir, ces poudres ont fouvent été falutaires dans la coqueluche.

L'effet de ce médicament eft quelquefois infenfible. Quand le foyer du mal eft dans l'eftomac, il excite un ou une couple de vomiffements : lorfque les inteftins font embarraffés, il produit quelques évacuations par le bas ; & il provoque la fueur, quand la matiere morbifique eft difpofée à prendre fon cours vers l'habitude du corps. Ces faits paroîtront problématiques, mais l'expérience les conftatera.

No.

N°. XXXVII.

Especes apéritives.

Avec une cuillerée à café bien remplie de ces especes, & le double des cinq racines apéritives, feches & coupées menues, que l'on fera cuire avec une livre de bouillon de rouelle de veau ou de poulet, pendant l'espace de cinq à fix minutes, en y ajoutant, fur la fin de la coction, demi-poignée de feuilles de chicorée-amere & autant de cerfeuil, on aura en hyver un bouillon amer & apéritif, qui remplacera au mieux les bouillons amers & apéritifs de l'été ; & lorfqu'il fera indiqué de rendre ces bouillons légérement laxatifs, on fera diffoudre dans chacun, deux gros ou quantité fuffifante du fel polychrefte N°. XIX, pour opérer une couple de felles dans les vingt-quatre heures. Ces bouillons, loin d'affoiblir l'eftomac, le fortifieront par les vertus des efpeces apéritives, cueillies dans leur force, fur les montagnes de Suiffe, & féchées avec foin. L'ufage de ce bouillon eft indiqué fous celui qui fuit.

N°. XXXVIII.

Especes dépuratives.

La préparation des bouillons que l'on en fera, fera la même que la précédente fous le N°. XXXVII. On prendra feulement double dofe des efpeces dépuratives, & l'on fera infufer dans ce bouillon une poignée de beccabunga, autant de creffon-de-fontaine, & deux pincées de cochléaria. Ce bouillon & le précédent fe prendront au réveil. Les perfonnes qui ne pourront pas prendre la dofe entiere à jeun, la partageront pour boire l'autre moitié fur le foir, après que la digeftion du diner fera faite ; & celles d'un tempérament échauffé, qui prendront les bouillons pour dépurer la maffe des liquides, les tempéreront en y jetant un ou deux gros de crème-de-tartre : on obfervera de faire cuire les bouillons dans un vafe de terre.

No. XXXIX.

Especes vulnéraires.

Les vertus de ces efpeces, & l'ufage tant intérieur qu'extérieur que l'on en fait, font connus par-tout. Cette compofition eft faite avec choix. Une couple de pincées, cuites avec deux livres de vin blanc, fuffiront pour des fomentations : une demi-pincée, infufée avec trois ou quatre taffes d'eau bouillante, fervira de

T

boiffon vulnéraire dans les chûtes , contufions, &c. ; & cette infufion, faite avec une forte pincée , & prife au lit , fera le plus fouvent fuer, & remédiera au reflux de la tranfpiration.

N°. XL.

Thé anti-hyftérique.

Le thé anti-hyftérique facilite la diftribution réguliere des efprits : il appaife les irritations à la matrice, & dégage les vents reclus dans les paroxyfmes hyf-tériques , en faifant ceffer le fpafme. Ce thé eft ami des nerfs , qu'il remonte quand ils ont perdu de leur ton. La dofe eft une petite pincée pour trois ou quatre taffes de thé , que l'on boit peu-à-peu dans les attaques de vapeurs, & cela après avoir pris les gouttes anti-hyftériques du N°. VI.

N°. XLI.

Thé balfamique.

Ce thé, pris pendant quelque temps , imprégnera le fang de parties balfa-miques : il facilitera la guérifon des plaies & des ulceres rebelles, & réparera in-fenfiblement les forces. La dofe eft une pincée pour trois taffes d'eau. On pren-dra ce thé à jeun & fur le foir, après que la digeftion du dîner fera faite. On l'adoucira avec du miel de Narbonne ; & les perfonnes à qui le lait convient, & qui le fupportent , le couperont avec un tiers de lait. Celles qui préféreront de fe paffer de miel & de lait , feront fondre, dans chaque taffe, une cuillerée à café pleine de fucre-de-lait ; & les unes & les autres ne tarderont pas long-temps à s'en trouver bien , fi leur cas en eft fufceptible.

N°. XLII.

Thé céphalique.

Le thé céphalique fera efficace dans les foibleffes nerveufes de la tête : il for-tifiera tous les fens & la mémoire. On en fera infufer une médiocre pincée avec trois taffes d'eau. Dans les foibleffes de la tête, ce thé fe prend adouci avec du fucre-candi brun, aux heures où l'on a befoin d'être foulagé. D'ailleurs, on en pren-dra fans interruption , à jeun & fur le foir, fi l'on eft dans le cas d'en avoir befoin pour les incommodités fufdites.

Nº. XLIII.

Thé laxatif.

Ce thé eſt un médicament également utile & commode. Deux bonnes pin-cées , infuſées pendant demi-heure ſur les cendres chaudes , avec trois taſſes d'eau bouillante , manqueront rarement , chez les adultes , d'ouvrir le ventre : adouci avec du ſyrop-de-violettes , il purgera doucement les enfants ; & en continuant d'en prendre pendant quelques jours , à jeun , il terminera les rhûmes pituiteux , en précipitant la matiere catarrhale.

Nº. XLIV.

Thé pectoral.

Le thé pectoral , à la doſe d'une pincée , infuſée avec trois ou quatre taſſes d'eau bouillante , blanchi avec du lait , & adouci avec du ſucre-candi rouge , ou avec du ſyrop-de-capillaire , & pris à jeun & ſur le ſoir , fera mûrir les rhûmes , humectera & lubrifiera les voies de l'expectoration , déchargera les bronches & le poumon des irritants catarreux , & abrégera les rhûmes de poitrine.

Nº. XLV.

Confection d'hyacinthes.

Les vertus de ce médicament , & la maniere d'en uſer , ſont connues.

Nº. XLVI.

Thériaque.

J'ai à dire de la thériaque , la même choſe que du médicament précédent , la confection d'hyacinthes.

Nº. XLVII.

Emplâtre adhéſif.

Cet emplâtre s'étend fort-mince ſur de la peau ou ſur du linge : il s'attache fortement , & tient en regle les parties qui ont été diviſées , & que l'on a rappro-

chées. On ne lévera pas ces emplâtres fans néceſſité : pour les lever, on commencera par oindre le deſſous de leurs bords avec de l'huile tiede , & on continuera
la même opération , tout doucement, des bords au centre , juſqu'à ce que l'on
puiſſe ôter l'emplâtre fans efforts, & fans écarter les levres réunies de la plaie.

No. XLVIII.

Emplâtre univerſel.

L'emplâtre univerſel eſt efficace pour divers cas : étendu médiocrement épais,
il eſt réſolutif ; plus épais , il favoriſe la ſuppuration , l'incarnation, & étendu mince ,
la cicatriſation & même la deſſication de la cicatrice. Dans ces derniers cas , on ne le
lévera , pour le rechanger, qu'une fois en trente-ſix ou deux fois vingt-quatre heures.

Nº. XLIX.

Emplâtre véſicatoire.

La compoſition de cet emplâtre eſt telle, qu'étendue ſur de la peau ou ſur
une toile ſerrée , de l'épaiſſeur de trois ou quatre lignes , il lévera des veſſies ,
pourvu que l'on obſerve de laver avant l'application , avec du vinaigre chaud ,
l'endroit de la peau où l'on ſe propoſe de le placer. Dans les cas où il fera preſſant de faire des veſſies , l'on prendra la précaution de poudrer l'emplâtre avec
de la poudre de cantharides fraîche. Pour entretenir la ſuppuration , on continuera
d'appliquer ſur la plaie, du linge très-légérement enduit de l'emplâtre véſicatoire ;
& par ce panſement, renouvellé les matins & ſoirs , on fera fluer le véſicatoire
auſſi long-temps qu'il fera néceſſaire , fans avoir à craindre, les ſuites fâcheuſes ,
qui quelquefois ont lieu en pareil cas. Cet emplâtre produira encore un fort-bon
effet , & fans incommoder autant que les véſicatoires uſités, dans les défluxions &
autres affections locales où le véſicatoire eſt indiqué , parce que le mordant qui
enflamme y eſt émouſſé par des balſamiques.

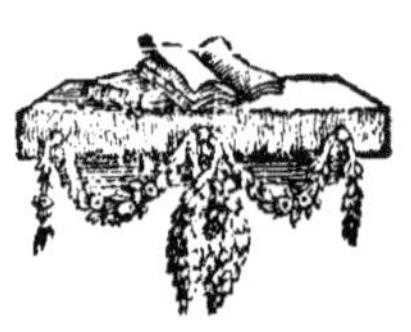

ANNONCE DE Mr. MORELL,

Au fujet des Pharmacies portatives.

Afin de faciliter aux poffeffeurs du traité des maladies de Mr. de Herren-fchwand, l'acquifition des pharmacies portatives de fa compofition, j'en débiterai de trois fortes, dont la matiere & la forme des caffettes, les vafes, uftenfiles & les médicaments feront les mêmes : ces objets ne différeront que par le volume & par la provifion des divers médicaments.

Les caffettes feront d'un beau bois de cerifier, qui ne fe trouve qu'en Suiffe : elles feront propres, folides, & renforcées par des bandelettes de cuivre jaune : elles fe fermeront à clef, & leur légéreté, auffi bien que leur forme & les acceffoires, en rendront le tranfport commode pour les envois, & pour qu'elle puiffent être placées dans le caveau d'un caroffe où de toute autre voiture de ce genre.

Les flacons, au nombre de dix-huit, tirés de la fabrique royale du Mont-Cenis, feront à pifton de verre, ou d'un verre femblable au criftal de Bohème ; & les médicaments fecs feront proprement cafés. Il y aura en outre, dans chacune de ces caffettes, une petite balance avec les poids d'ufage, depuis le grain jufqu'à l'once ; un petit mortier en pierre de ferpentine, & une fpatule à divers ufages, & dont la branche fervira de clef pour ouvrir doucement les flacons. Les médicaments feront bien arrangés. Pour éviter, autant qu'il eft poffible, les contrefaçons frauduleufes, j'appliquerai mon cachet, en cire en paillette, fur l'intérieur du couvert des caffettes, & les médicaments, qui feront dans du papier, feront enveloppés de papiers forts, où le même cachet fera imprimé. Ces médicaments feront étiquetés d'après le Numéro & la dénomination qui font rapportés dans l'avis de l'Auteur, qui précede cette annonce ; ce qui fervira en même temps à prévenir toute méprife.

En examinant l'état ci-après, on verra que j'ai fait tout ce qui a dépendu de moi, pour former la plus petite de ces pharmacies, No. 1, au plus bas prix poffible, & que les médicaments les plus néceffaires, les évacuants fur-tout, n'y manquaffent pas. Cette pharmacie, No. 1, confiftera dans une caffette meublée des vafes & uftenfiles fufdits, de la valeur de L. 15 de Suiffe, ou L. 22, 10. de France. *

---

* Le franc de Berne eft de 10 batz, qui font 20 fols de Suiffe, ou 30 fols de France ; L. 2 de Suiffe en faifant 3 de France. Le louis d'or, en écus neufs, a cours à Berne à raifon de L. 24. de Fr.

	No.	De Suiſſe. L. 15		De France. L. 22 10	
Prix de la caſſette ,					
Elle contiendra					
2 onces , Baume vulnéraire	I.	-	12	-	18
Idem. Eau-d'arquebuſade concentrée	II.	-	8	-	12
Idem. Eſſence balſamique	III.	-	12	-	18
Idem. vitale	IV.	-	12	-	18
Idem. vulnéraire	V.	-	12	-	18
1 ½ once , Gouttes anti-hyſtériques	VI.	-	12	-	18
Idem. anti-ſpaſmodiques	VII.	-	12	-	18
Idem. dépuratives	VIII.	1	4	1	16
Idem. laxatives	IX.	1	4	1	16
Idem. ſtomachiques & pectorales	X.	-	12	-	18
Idem. viſcérales	XI.	-	18	1	7
1 once anodines	XII.	1	6	1	19
Idem. ſudorifiques	XIII.	-	14	1	1
Idem. Eſprit-de-ſoufre	XIV.	-	4	-	6
Idem. volatil fétide	XV.	-	12	-	18
Idem. ſuave	XVI.	-	12	-	18
Idem. Teinture des bois	XVII.	-	6	-	9
Idem. hydragogue	XVIII.	-	12	-	18
2 onces , Sel-polychreſte	XIX.	-	12	-	18
6 onces, des Alpes édulcoré	XX.	-	12	-	18
1 ½ once, Pillules anti-ſyphilitiques	XXI.	1	4	1	16
½ once , anti-hyſtériques	XXII.	-	12	-	18
Idem. apéritives	XXIII.	-	12	-	18
Idem. gommeuſes	XXIV.	-	12	-	18
Idem. polychreſtes purgatives	XXV.	-	16	1	4
2 dragmes , eccoporotiques	XXVI.	1	-	1	10
2 onces, Poudre anti-acrimonieuſe	XXVII.	1	-	1	10
Idem. tempérante	XXVIII.	1	-	1	10
1 once , ſtiptique	XXIX.	-	6	-	9
Idem. martiale	XXX.	-	12	-	18
Idem. de rhubarbe tempérée	XXXI.	-	14	1	1
6 priſes , vom. d'Ipécacuanha , de 24 gr.	XXXII.	-	12	-	18
12 de tartre émetique, de 3 gr.	XXXIII.	-	6	-	9
Idem. polychreſte purg. de 30 gr.	XXXIV.	1	16	2	14
Idem. fébrifuge , de 40 grains	XXXV.	2	-	3	-
6 priſes , anti-convulſive, de 3 gr.	XXXVI.	1	10	2	5

L. 43 , - L. 64 , 10

				De Suiſſe.		De France.	
				L.	S.	L.	S.
Tranſport.				43		64	10
2 onces , Eſpeces apéritives		No.	XXXVII.	-	12	-	18
Idem.	dépuratives	.	XXXVIII.	-	12	-	18
Idem.	vulnéraires	.	XXXIX.	-	8	-	12
Idem. Thé anti-hyſtérique	.	.	XL.	-	12	-	18
Idem.	balſamique	.	XLI.	-	12	-	18
Idem.	céphalique	.	XLII.	-	12	-	18
Idem.	laxatif	.	XLIII.	-	12	-	18
Idem.	pectoral	.	XLIV.	-	12	-	18
Idem. Confection d'hyacinthes	.		XLV.	I	-	I	10
Idem. Thériaque	.	.	XLVI.	I	-	I	10
Idem. Emplâtre adhéſif	.		XLVII.	-	4	-	6
3 onces,	univerſel	.	XLVIII.	-	12	-	18
Idem.	véſicatoire	.	XLIX.	I	10	2	5

Prix de la pharmacie portative No. 1.   L. 51, 18. L. 77, 17.

La proviſion des médicaments qu'elle contient, eſt calculée d'après les beſoins éventuels qui ſurviennent le plus ordinairement : elle ſuffira aux particuliers de tous les états, qui ſe trouveront à portée , ou qui auront des occaſions de me demander ce qui viendra à leur manquer ; & ils pourront, à peu de frais, entreténir conſtamment leurs pharmacies garnies de tous les articles. Cette caſſette de médicaments ſera encore de la plus grande utilité, & ſuffira pour pluſieurs années à des militaires & voyageurs qui ſeroient ſeuls , ou qui n'auroient qu'une ſuite peu nombreuſe.

Elle ſera encore très-utile à Mrs. les médecins des villes , qui ſont ſouvent appellés dans les campagnes ; aux perſonnes qui ont des penſionnaires ou une nombreuſe famille , ne fût-ce que pour ſubvenir aux accidents qui arrivent la nuit.

Les étudiants en médecine , en tireront des avantages conſidérables, pour eux & leurs amis , tant à l'univerſité que pendant leurs voyages , où ils auront fréquemment l'occaſion de s'initier dans la pratique , & de ſe rendre familiers les effets des remedes. Dans les grandes auberges, ſituées en des lieux éloignés d'une ville , cette petite proviſion de médicaments ſera d'une grande reſſource pour des paſſants, qui ſeroient dans le cas de devoir être ſecourus ſans délai. &c.

Les pharmacies No. 2, contiendront au double la proviſion que je viens de détailler.

La caffette coûtera, en argent de Berne,   L. 15   13 S.
Et les médicaments fe monteront à   73   16 S.

                                                            L. 89   9 S.

Ce qui fait, en argent de France,   L. 134   3 S.

Ce Nº. conviendra à des perfonnes, qui, ayant famille & plufieurs domeftiques, ne feroient pas à portée de remplâcer facilement, & fans une perte de temps
confidérable, les articles qui viendront à leur manquer : elle fera auffi fort-utile
aux voyageurs dont la fuite fera nombreufe, aux feigneurs qui font en préfecture,
ou qui paffent la belle faifon dans leurs terres ; aux particuliers qui font aifés, &
qui demeurent toute l'année à la campagne ; à Mrs. les Pafteurs, Curés & autres
perfonnes, qui, par des motifs d'humanité, veulent bien donner leurs foins aux
malades de leurs paroiffes & des environs. Cette pharmacie conviendra fort dans les
lieux où il y a des eaux-minérales & bains, aînfi que pour les hofpices ifolés, &
les couvents qui ne font point pourvus d'apothicairerie.

Les pharmacies Nº. 3, font principalement deftinées aux médecins-chirurgiens,
attachés à de grandes maifons, ou à ceux qui exercent leur art dans les troupes &
dans les campagnes. Elles conviendront encore à des Seigneurs qui auront à faire,
par mer ou fur terre, des voyages de plufieurs années, avec une fuite nombreufe,
& elles feront entre autres d'une très-grande utilité pour les fabriques quelconques,
où beaucoup d'individus font raffemblés.

La caffette du Nº. 3, coûtera, argent de Berne   L. 22   S.
Elle contiendra, au double, tous les médicaments de celle Nº. 2. 147,   12.

                                                        L. 169,   12.

Ce qui fait, argent de France,   L. 254,   8 S.

Mr. de Herrenfchwand ayant trouvé que ces trois pharmacies fuffifoient aux
befoins de toutes les claffes d'individus, il me refte à offrir mes fervices aux perfonnes qui pourroient defirer de plus fortes provifions. Pourvu qu'elles me faffent
prévenir, je me procurerai les caffettes & vafes néceffaires ; & comme les fimples
des Alpes & montagnes de la Suiffe ne peuvent fe cueillir que pendant une couple de mois de la belle faifon, qu'il faut les fécher & les trier foigneufement, & que je
me propofe de préparer moi-même les fufdits médicaments, je defirerois que les
perfonnes qui fouhaiteront de mes pharmacies portatives, vouluffent bien charger,
fur-tout cette premiere année, un négociant de Berne, de foufcrire pour elles,
                                                                        chez

chez moi. Les payements fe feront lors de la livraifon, & je m'engage à remplacer les articles qui viendront à manquer, au même prix, à l'once, tel qu'il eft indiqué ci-avant.

J'aurai la même attention pour les perfonnes qui, fouhaitant d'apprendre à connoître préliminairement les vertus des uns ou des autres de ces médicaments, par leur propre expérience, m'en demanderont ; & je les pourvoirai comme il eft dit ci-deffus, & même des articles qui fuivent, en auffi petite quantité qu'elles le voudront & à raifon des prix qui font énoncés.

Prix par prifes.

	L.	S.	D.
60 Gouttes laxatives, dans demi-once d'eau-d'épines blanche No. IX.	-	3	-
25 Gouttes anodines, dans demi-once d'eau-de-fleurs-de-tilleul XII.	-	2	6
40 Gouttes fudorifiques, dans demi-once d'eau-de-chardon-bénit XIII.	-	1	6
2 Drachmes de fel-polychrefte XIX.	-	1	6
12 des Alpes édulcoré XX.	-	2	6
Demi-drachme de pillules polychreftes purgatives XXV.	-	2	-
Une pillule eccoprotique XXVI.	-	1	-
Une drachme de poudre anti-acrimonieufe XXVII.	-	1	6
Une drachme de poudre tempérante XXVIII.	-	1	6
6 grains de poudre martiale XXX.	-	-	6
Une drachme de poudre de rhubarbe tempérée XXXI.	-	2	-
Demi-drachme de poudre polychrefte purgative XXXIV.	-	3	-
40 grains de poudre fébrifuge XXXV.	-	3	6
3 grains de poudres anti-convulfives. XXXVI.	-	5	-
½ once des efpeces vulnéraires ou faltrank XXXIX.	-	2	-
½ once de thé anti-hyftérique XL.	-	2	6
½ once de thé balfamique XLI.	-	2	6
1½ once de thé céphalique XLII.	-	2	6
2½ onces de thé laxatif XLIII.	-	2	6
3½ onces de thé pectoral XLIV.	-	2	6
½ once d'emplâtre univerfel XLVIII.	-	2	-
½ once d'emplâtre véficatoire XLIX.	-	5	-

Signé, Charles-Fréderic Morell, Chymifte
& Maître en Pharmacie, à Berne.

V

P. S. J'offre encore d'ajouter, fur la demande qu'on m'en aura faite, le Traité des maladies, en Allemand ou en François, au prix annoncé dans le profpectus, à raifon de dix francs de Suiffe, qui en font quinze de France, pour l'exemplaire. Les perfonnes qui defireront de recevoir directement de moi les deux objets, font priées de m'en faire parvenir le payement franc de port.

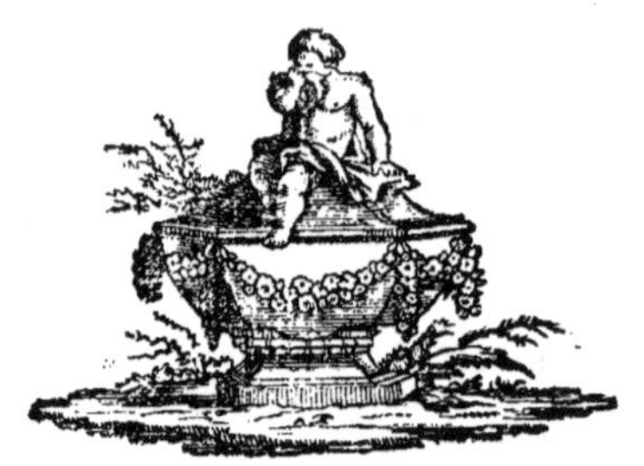

ERRATA.

PAGE 10,	ligne 23,	*lisez* trois-cents *au lieu de* trois-cent
15,	4,	*lisez* partie pratique *au lieu de* partie-pratique
19,	1,	*lisez* TEMPÉRAMENTS *au lieu de* TEMPERAMENS,
Ibid.	7,	*lisez* fort & fréquent. *au lieu de* fort fréquent.
20,	23,	*lisez* Schinznach *au lieu de* Schinſinach
Ibid.	27,	*lisez* où *au lieu de* ou
24, & ailleurs	12,	*lisez* aiguës *au lieu de* aigues
28,	27,	*lisez* maladies *au lieu de* maladie
33,	12,	*lisez* , ces liquides *au lieu de* . Ces liquides
35,	3,	*lisez* mixture *au lieu de* mixtion
38,	14,	*lisez* quinquina *au lieu de* quinquiina
44,	20,	*effacez* un
50,	20 & 21,	*lisez* les parties glanduleuſes *au lieu de* la partie glanduleuſe
51,	22,	*lisez* d'épurer *au lieu de* de dépurer
54,	22 & 23,	*lisez* fievre-continente *au lieu de* fievre-continue
Ibid.	23,	*lisez* éruption *au lieu de* irruption
56,	19,	*lisez* fievre-continue *au lieu de* fievrec-ontinue
61,	35,	*lisez* quelconque *au lieu de* quelconques
66,	5,	*lisez* abondance *au lieu de* a bondance
Ibid.	*ead.*	*lisez* provoqué *au lieu de* a provoqué
67,	derniere,	*lisez* tète *au lieu de* tete
70,	12,	*lisez* ſymptômes *au lieu de* ſymtômes
78,	2,	*lisez* ſaignée *au lieu de* ſaignées
81,	16,	*lisez* à une parotide *au lieu de* une parotide
82,	3,	*lisez* , ſi le cas en eſt ſuſceptible. On *au lieu de* . Si le cas en eſt ſuſceptible, ou
Ibid.	33,	*lisez* infuſé ſur des feuilles *au lieu de* infuſé ſur de feuilles
85,	27,	*lisez* plutôt *au lieu de* pluôtt
86,	14,	*lisez* N°. 166, ſi *au lieu de* N°. 166. Si
Ibid.	32,	*lisez* *Des* *au lieu de* *De*
Ibid.	derniere,	*lisez* des levains *au lieu de* & des levains
87,	derniere,	*lisez* légitime *au lieu de* légime
88,	13,	*lisez* affecté *au lieu de* affectée
Ibid.	*ead.*	*lisez* conſéquemment *au lieu de* conſéquemment
91,	2,	*lisez* blanc *au lieu de* blancs

Errata.

Page. 91, ligne 17, *lifez* dans ces cas *au lieu de* dans ce cas
99, 6, *lifez* Dèsque *au lieu de* Dèsque que
Ibid. 9, *lifez* de même *au lieu de* de mèmes
104, 31, *lifez* rémiffions *au lieu de* remiffions
Ibid. 32, *lifez* Dans le redoublement, il boira, *au lieu de* dans le redoublement. Il boira
Ibid. *ead. lifez* & peu en une fois, *au lieu de* & en une fois,
107, 20, *lifez* fort-violents *au lieu de* fortvi-olents
108, 9, *lifez* local ou univerfel, *au lieu de* local & univerfel.
121, 2, *lifez* bras, *au lieu de* avant-bras,
123, 14, *lifez* à fix ou huit jours *au lieu de* à fix à huit jours
125, 31, *lifez* tite-vérole difcrette, *au lieu de* tite-vérole,
129, 33, *lifez* fort-agité *au lieu de* for-tagité
134, 25, *lifez* vite, en *au lieu de* vite en,
138, & ailleurs 18, *lifez* de bonne-heure *au lieu de* de-bonne-heure
146, 11, *lifez* l'endurciffement *au lieu de* l'endurdiffement
155, 2, *lifez* confidérable *au lieu de* peu confidérable
Ibid. 29 & 30, *lifez* qualité *au lieu de* quantité
162, 22, *effacez* chauds
Ibid. 31, *lifez* la veffie *au lieu de* de la veffie
163, 7, *lifez* goutteux, en *au lieu de* goutteuxen,
171, & ailleurs 6, *lifez* ciguë *au lieu de* cigue
173, 22, *lifez* indolentes *au lieu de* ind.lentes
180, avant derniere, *lifez* la maladie fera *au lieu de* elle fera
187, 7, *lifez* ces farines *au lieu de* fes farines
Ibid. derniere, *lifez* petit-lait. *au lieu de* petit-lait
193, 13, *lifez* fort-fenfible *au lieu de* fort, fenfible
Ibid. 21, *lifez* inflammations *au lieu de* infiammations
200, 4, *lifez* fuppuration *au lieu de* fuppurtation
Ibid. avant derniere, *lifez* fon *au lieu de* fon
203, 18, *lifez* inflammations en général, *au lieu de* inflammations, en général,
215, 22, *lifez* pharmacie portative *au lieu de* pharmacie, portative
223, 3, *lifez* large *au lieu de* large,
231, 31, *lifez* fort-compacts *au lieu de* forts-compacts
232, 27, *lifez* violente fievre *au lieu de* violente-fievre
238, 5, *lifez* s'il étoit néceffaire, animé avec *au lieu de* s'il étoit néceffaire, avec
239, 25, *lifez* comme *au lieu de* comms

Errata.

Page 244, ligne 18, *lifez* on y fera infufer *au lieu de* on fera infufer
252, 1, *lifez* Des *au lieu de* Deu
253 & la fuivante font fauffement cotées : 353 & 354.
261, 4, *lifez* décharnent *au lieu de* décharnents
Ibid. 5, *lifez* relâchement des *au lieu de* relâchement de
268, 31, *lifez* la pleure *au lieu de* le péritoine
286, 6, *lifez* Luce *au lieu de* Lufe
289, 3, *lifez* verres *au lieu de* verrées
313, 23, *lifez* de la pharmacie *au lieu de* la pharmacie
339, 23, *lifez* avec *au lieu de* avce
347, 23, *lifez* gommes *au lieu de* gommes,
354, 2, *lifez* obfede *au lieu de* obfcede
363, 11, *lifez* tous *au lieu de* de tous
379, 14, *lifez* palliatif. *au lieu de* palliatif
392, derniere, *lifez* aliment *au lieu de* alimeut
394, 17, *lifez* infufion *au lieu de* l'infufion
400, 17, *lifez* neutre *au lieu de* n utre
401, 7, *lifez* fentiffent *au lieu de* fentiffant
442, 32, *lifez* il *au lieu de* li
443, 12, *lifez* plus *au lieu de* plu
Ibid. 13, *lifez* pillules *au lieu de* pilluless
444, 13, *lifez* on réitérera *au lieu de* ou réitérera
448, avant derniere, *lifez* fymptômes *au lieu de* fymtômes
458, 9, *lifez* C'eft-pourquoi *au lieu de* C'eftpourquoi
454, 30, *lifez* une once *au lieu de* un once
487 eft fauffement cotée : 784.
515, 11, *lifez* puiffe *au lieu de* puiss
522, 9, *effacez la virgule après* éleves
Ibid. 12, *lifez* quinteffence *au lieu de* quintefcence
527, & ailleurs 12, *lifez* d'épeautre *au lieu de* d'épéautre
529, 15, *lifez* table : *au lieu de* table
535, derniere, *lifez* doux. *au lieu de* doux
539, 27, *lifez* falfifis *au lieu de* ferfifis
VIII, 23, *lifez* édulcoré *au lieu de* & ulcoré
XII, 16, *lfez* par-deffus *au lieu de* par deffus-
XIII, 24, *lfez* écreviffes *au lieu de* éoreviffes
XXII, 21, *lfez* Chæmædr. *au lieu de* Chæmædr.
XXIII, 28, *lifez* demie. *au lieu de* de mie.

Errata.

Page   XXVIII, ligne 25, *effacez la virgule après* dum
      XXXII,   28, *lifez* d'hyacinthes *au lieu de* de hyacinthes
      XXXIII, & ailleurs 21, *lifez* Ammoniaci *au lieu de* Armoniaci
      XXXIX,   7, *lifez* Proprietat. *au lieu de* Proprietat,
      XLI,   30, *lifez* d'y *au lieu de* d''y
      LVI,   4, *lifez* gouttes *au lieu de* gonttes
      Ibid.   27, *lifez* aurat. *au lieu de* aurant.
      LXXI,   25, *effacez la virgule après* camomilles
      LXXVII,   1, *lifez* Ordonnances *au lieu de* donnances
      LXXXIII,   3, *lifez* æquales *au lieu de* æqua les
      XCIX,   24, *effacez le point après* d'eau
      CXIII,   10, *lifez* Diagred. *au lieu de* Diagryd.
      CXXIX,   4, *lifez* leurs *au lieu de* leur
      Ibid.   9, *lifez* j'efpére *au lieu de* j'efpere
      Ibid.   30, *lifez* Gœttingue *au lieu de* Gottingue
      CXXXII,   19, *effacez la virgule après* par deffus
      CXXXIV,   12, *lifez* efprits volatils *au lieu de* efprits, volatils
      CXXXVI,   6, *lifez* l'heure *au lieu de* l'henre
      CXXXIX,   27, *lifez* buvan *au lieu de* buvant
      Ibid.   28, *lifez* l'on *au lieu de* l'ont
      CXLIV,   3, *lifez* diffiperont *au lieu de* diffiperont

ERRATA DE LA DÉDICACE.

Page   6, ligne 11, *lifez* j'efpére *au lieu de* j'efpere
    Ibid.   23, *lifez* feconde *au lieu de* feconds
    7,   7, *lifez* non - interrompue *au lieu de* non - interrompue